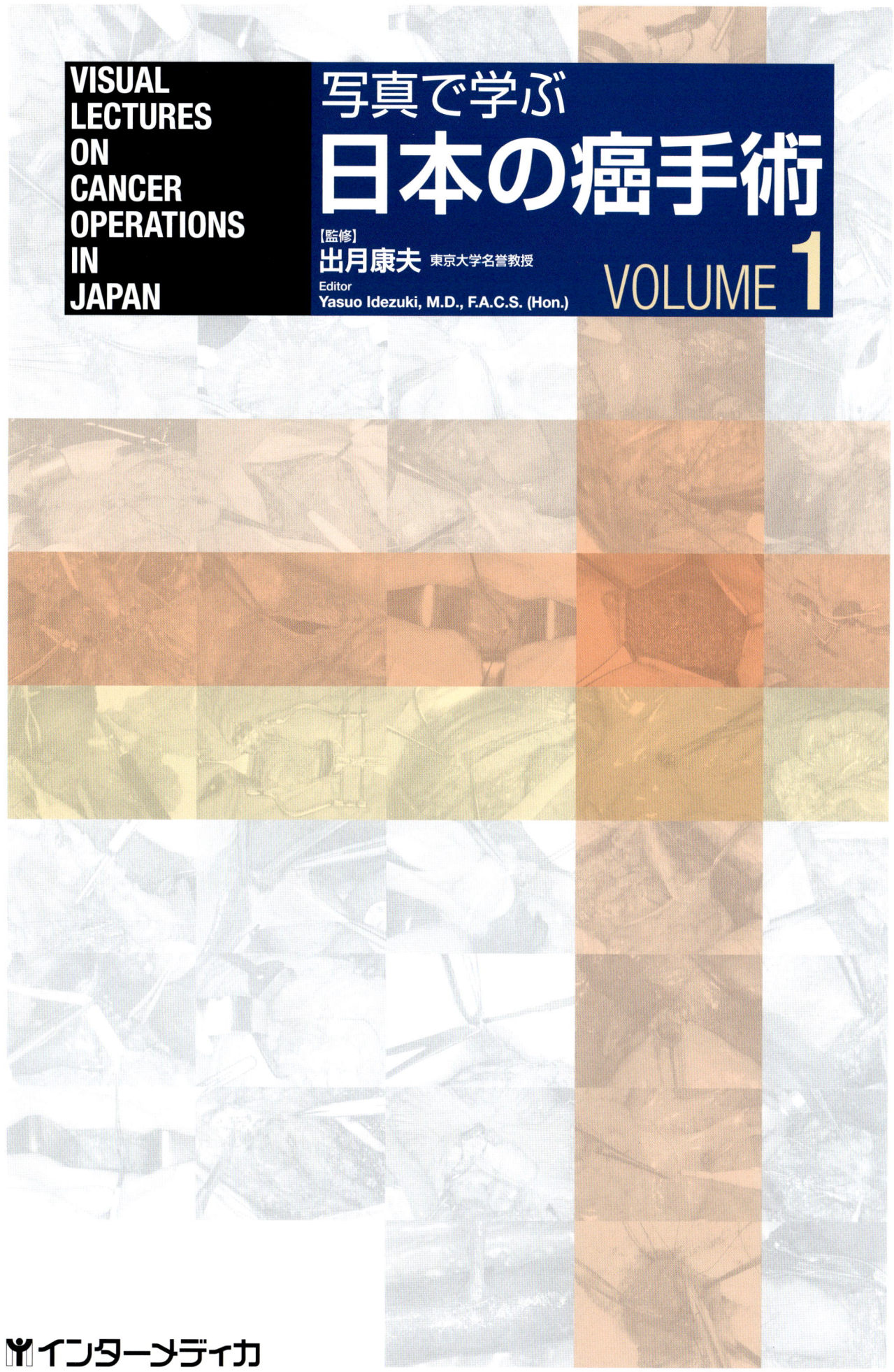

VISUAL LECTURES ON CANCER OPERATIONS IN JAPAN

写真で学ぶ
日本の癌手術

[監修] 出月康夫 東京大学名誉教授
Editor Yasuo Idezuki, M.D., F.A.C.S. (Hon.)

VOLUME 1

インターメディカ

序

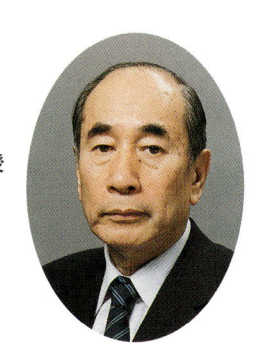

東京大学名誉教授
出月康夫

　外科学 chirurgia の原語 χειρουργία は χείρ（手）の ἔργον（術）の意である。"Art and Science of Surgery" という言葉は、外科が science に基づいた art であることを示している。手術は外科そのものであるが、単なる職人仕事ではない。確かに手術には職人的な要素が大きいが、手技と呼ばずに手術というのは、手術が芸術と同様に art だからである。技と術との違いは心がこもっているかどうかである。技も術も手を使って行う "わざ" に変わりはないが、手技、芸技といわずに手術、芸術というのは、いずれにも術者、作者の心が込められているからである。

　手術を習得するためには、手術書を繰り返し読み、すぐれた術者のよい手術を数多く見たうえで、イメージトレーニングを繰り返し、自分で実際に手術を経験することが必要である。science の進歩はそのまま次世代に引き継ぐことができるが、art の習得はその人一代限りであって、獲得した技を次世代に伝えることはむずかしい。そこに外科手術のむずかしさがある。

　日本の癌手術は、癌研究会附属病院の故梶谷鐶先生によって始められたといっても過言ではない。先生は古今東西を通じて、世界最高の癌外科医であった。その後、先生を超える癌外科医は出ていない。先生が主宰された胃癌研究会、大腸癌研究会、乳癌研究会によって日本の癌研究、癌手術の基礎が築かれ、わが国の癌手術のレベルは今や世界一である。日本のすべての癌外科医は直接、間接に梶谷先生の薫陶を受け、恩恵を受けている。

　本書は、平成13年9月から平成21年3月の8年間にわたって順次刊行された30編の「最新外科手術手技」のテキストに、2編を加えてまとめたものである。このシリーズは、第1集の "刊行の言葉" で述べたように、文字通りわが国の外科の最高の手術のエキスパートの方々に最も得意とする分野の手術を供覧していただいたものである。撮影は、わが国の医学写真の第一人者として自他共に認めるインターメディカ社の赤土正幸氏が担当され、術者の気のすむまで何度でも撮影を繰り返し、手術場面の写真をそのまま使用した世界にも類を見ない手術書である。1枚1枚の写真を通じて術者の "手術のこころ" が読者に直接伝わることを願っている。

　赤土正幸氏の卓越した技量と凸版印刷の最新技術が結集された結果、写真としても素晴らしいできばえである。このように素晴らしい手術書を世に送ることができることを幸せに感じている。

　　　平成21年8月

執筆者一覧

【監修者】

出月康夫　　東京大学名誉教授

【執筆者】 ＊掲載順／所属・肩書は執筆当時

VOLUME 1

加藤抱一	国立がんセンター中央病院臨床検査部長
井垣弘康	国立がんセンター中央病院ICU医師
桜庭 実	国立がんセンター中央病院形成外科医師
鶴丸昌彦	順天堂大学医学部消化器外科講座 上部消化管外科学教授
西平哲郎	結核予防会複十字病院副院長
田中洋一	埼玉県立がんセンター消化器外科部長
磯野伸雄	東京女子医科大学形成外科
野﨑幹弘	東京女子医科大学形成外科教授
森 俊幸	杏林大学医学部第一外科学講師
跡見 裕	杏林大学医学部第一外科学教授
笹子三津留	国立がんセンター中央病院第一領域外来部部長
山口俊晴	癌研究会附属病院消化器外科部長
三輪晃一	富山労災病院院長・外科
小西敏郎	NTT東日本関東病院外科部長
愛甲 孝	鹿児島大学大学院腫瘍制御学・消化器外科学教授
上之園芳一	鹿児島大学大学院腫瘍制御学・消化器外科学助手
森谷冝皓	国立がんセンター中央病院手術部部長
宇野雅紀	国立がんセンター中央病院外科レジデント
木村賢哉	国立がんセンター中央病院外科レジデント
小平 進	帝京大学医学部外科客員教授
岩間毅夫	佐々木研究所付属杏雲堂病院副院長
高橋 孝	千葉医療生命科学総合病院副院長
根本達久	医療法人根本医院院長
谷川允彦	大阪医科大学一般・消化器外科学教授
杉原健一	東京医科歯科大学大学院医歯学総合研究科 消化機能再建学教授

VOLUME 2

川崎誠治	順天堂大学医学部第2外科教授
万代恭嗣	社会保険中央総合病院副院長
國土典宏	東京大学大学院医学系研究科肝胆膵外科学助教授
幕内雅敏	東京大学大学院医学系研究科肝胆膵外科学教授
高山忠利	日本大学医学部消化器外科教授
二村雄次	愛知県がんセンター総長
田中紘一	京都大学大学院医学研究科移植免疫医学教授
古川博之	北海道大学大学院医学研究科置換外科・ 再生医学講座教授
近藤 哲	北海道大学大学院医学研究科腫瘍外科学教授
跡見 裕	杏林大学医学部第一外科学教授
草野満夫	昭和大学医学部一般消化器外科教授
中尾昭公	名古屋大学大学院医学系研究科病態制御外科学教授
今村正之	大阪府済生会野江病院院長
河本 泉	大阪府済生会野江病院外科部長補佐
霞 富士雄	癌研究会附属病院乳腺外科部長
三浦 健	三浦病院院長
松本吉郎	三浦病院外科部長

VISUAL LECTURES ON CANCER OPERATIONS IN JAPAN

写真で学ぶ 日本の癌手術

CONTENTS

VOLUME 1

序　　出月康夫 ……… iii
執筆者一覧 ……… v

第1章　食道

- 1-❶ 下咽頭・頸部食道癌根治手術　遊離腸管移植による食道再建術
  加藤抱一・井垣弘康・桜庭　実 ……… 1
- 1-❷ 胸部中部食道癌手術　鶴丸昌彦 ……… 23
- 1-❸ 胸部中部食道癌に対する後縦隔経路頸部食道噴門間有茎空腸移植術　西平哲郎 ……… 49
- 1-❹ 胃切除既往のある食道癌に対する有茎空腸を用いた胸壁前再建術
  田中洋一・磯野伸雄・野﨑幹弘 ……… 75
- 1-❺ 左側アプローチによる腹腔鏡下食道裂孔ヘルニア根治術　森　俊幸・跡見　裕 ……… 97

第2章　胃・十二指腸

- 2-❶ 胃悪性腫瘍手術　幽門側胃切除　笹子三津留 ……… 115
- 2-❷ 胃癌に対する迷走神経を温存した幽門保存胃切除術　山口俊晴 ……… 137
- 2-❸ 胃下部癌の手術　センチネルリンパ節誘導小範囲幽門側胃切除術　三輪晃一 ……… 155
- 2-❹ 膵体尾部・脾合併切除の胃全摘術　小西敏郎 ……… 177
- 2-❺ 膵温存の脾合併切除胃全摘術　小西敏郎 ……… 201
- 2-❻ Sentinel Node Navigation Surgeryを用いた胃局所切除術　愛甲　孝・上之園芳一 ……… 219

第3章　大腸

- 3-❶ 結腸右半切除術　森谷宜皓・宇野雅紀 ……… 241
- 3-❷ 結腸左半切除術　森谷宜皓・木村賢哉 ……… 259
- 3-❸ S状結腸切除術　小平　進 ……… 277
- 3-❹ 肛門機能温存大腸全摘術　岩間毅夫 ……… 291

第4章　直腸・肛門

- 4-❶ 直腸癌低位前方切除術　高橋　孝・根本達久 ……… 309
- 4-❷ 下部直腸癌手術　谷川允彦 ……… 327
- 4-❸ 直腸切断術　杉原健一 ……… 345

CONTENTS in English ……… ❶
執筆者所属一覧 ……… ❸
索引 ……… ❹

VOLUME 2

序　　出月康夫 ……… iii

執筆者一覧 ……… v

第5章　肝臓

- 5-❶　肝癌に対する肝右葉切除術　　川崎誠治 ……… 359
- 5-❷　転移性肝癌に対する拡大肝左葉切除術　　万代恭嗣 ……… 381
- 5-❸　肝右旁正中領域（S5＋S8）切除術　　國土典宏・幕内雅敏 ……… 403
- 5-❹　肝尾状葉単独全切除術　　高山忠利 ……… 429
- 5-❺　肝門部胆管癌に対する肝右葉切除・尾状葉切除・肝外胆管切除術　　二村雄次 ……… 451
- 5-❻　成人生体肝移植術　　田中紘一 ……… 469
- 5-❼　小児生体肝移植術　　古川博之 ……… 495

第6章　膵臓

- 6-❶　膵頭十二指腸切除術　　近藤 哲 ……… 517
- 6-❷　膵管内乳頭腫瘍（IPMT）に対する膵頭十二指腸切除術　　跡見 裕 ……… 539
- 6-❸　膵癌に対する膵体尾部切除術　Sentinel Lymph Node同定の試み　　草野満夫 ……… 561
- 6-❹　膵頭部癌に対するIsolated Pancreatectomy　　中尾昭公 ……… 579
- 6-❺　ガストリノーマ根治術　　今村正之・河本 泉 ……… 605

第7章　乳腺

- 7-❶　左乳房温存手術・左乳房切除術　　霞 富士雄 ……… 631

第8章　癌の動注化学療法

- 8-❶　癌の動注化学療法　　三浦 健・松本吉郎 ……… 657

CONTENTS in English ……… ❶

執筆者所属一覧 ……… ❹

索引 ……… ❻

1-① 下咽頭・頸部食道癌根治手術
遊離腸管移植による食道再建術

国立がんセンター中央病院
臨床検査部長
加藤抱一

国立がんセンター中央病院
ICU医師
井垣弘康

国立がんセンター中央病院
形成外科医師
桜庭 実

下咽頭・頸部食道癌
根治手術では
微小血管吻合を用いた
遊離腸管移植が第一選択

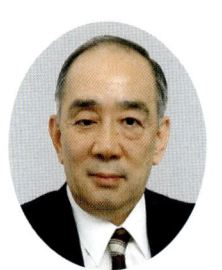

国立がんセンター中央病院
臨床検査部長
加藤抱一

　本邦における下咽頭・頸部食道癌の頻度は全食道癌の5％程度と推測され、それほど多いものではない。しかし、その手術手技は胸部食道癌の場合と大きく異なり、食道切除、リンパ節郭清、食道再建いずれにおいても特別な体制と知識・技術を要する。

　かつて、頸部食道の再建法は食道抜去による胃の挙上が一般的であったが、顕微鏡下の微小血管吻合が応用可能となり、今日では、より低侵襲な遊離腸管移植が一般的な再建法となっている。手術に際しては頭頸部領域の手術の知識と経験、および微小血管吻合を行う形成外科医との緊密な連携が必要になる。さらに、腫瘍の進達度によって、気管・喉頭温存の可能性の判断と方法、上縦隔にまで及ぶ術野のアプローチ法など通常の頭頸部外科手術の範囲を越えた知識、経験を要することになる。

術式の選択

　移植腸管としては、空腸あるいは横行結腸が用いられるが、食道との口径差、内部の清潔さなどから大部分の症例で空腸が用いられるのが一般的である。今回は、最も一般的な遊離空腸移植例を提示した。

　遊離空腸移植術は、多くの場合、咽頭、喉頭、頸部食道切除の後の食道再建に用いられるが、喉頭切除の有無は患者にとって重大な問題であり、最近では比較的進行度の早い腫瘍が発見される機会も増えていることから、可能な限り喉頭温存を目指す努力が払われている。今回は喉頭温存の症例である。

　下咽頭・頸部食道癌の手術の場合、口側、肛門側、側方向の腫瘍の進展範囲を正確に評価することから術式の選択がなされる。口側や側方進展によって喉頭温存の可能性が規定され、肛門側進展によって胸骨縦切開などによる縦隔へのアプローチが、さらに気管への浸潤部位などによって縦隔気管瘻を作成する必要が生じてくる。今回は、これらの喉頭合併切除の症例や、さらに胸部上部食道と気管を合併切除した場合の症例の写真も挿入し提示した。

手術手技のポイント

　我々の施設では、食道外科医、頭頸部外科医、形成外科医の3チーム合同の共同作業として手術を行っており、相互の有効で能率的な協調作業が必要である。手術は頸部郭清から始めるが、頸部手術と腹部手術はある時点で同時進行となる。頸部郭清の途中でrecipient vesselsを決定し、その情報に基づいてdonor vesselsと採取腸管の部位を決定する。また、頸部食道が切除される時点で腹部からdonor腸管が切除されて頸部の術野に供給されるというタイミングで、腹部手術操作を進める。

　下咽頭・頸部食道癌のリンパ節郭清範囲は、胸部食道癌の場合と異なって、下咽頭癌のリンパ節郭清と同様に上・中・下内深頸リンパ節、鎖骨上リンパ節および副神経リンパ節の郭清も行う。上縦隔の郭清も必要に応じて行う。

　喉頭を合併切除する場合でも、甲状腺、副甲状腺は癌の根治性を損なわない限り可及的に温存する。

　頸部食道癌の場合、喉頭温存や縦隔内へのアプローチに関連して、胸部食道癌の場合以上に口側および肛門側の断端陰性が問題となる。したがって、術中に食道を切開して粘膜のルゴール染色を行うことや、切除断端の病理迅速診断は不可欠である。

　喉頭温存手術の場合、術後の呼吸障害や誤嚥による肺炎を起こさせないために、少なくとも片側の反回神経は温存されるようにしなければならない。

　微小血管吻合に際しては、全身はもとより移植腸管にもヘパリン投与を行う必要はない。また、移植腸管の疎血時間は、室温で3時間は問題ない。移植腸管および血管の吻合は、腸管の肛門側、腸管の口側、静脈、動脈の順序で行う。

CASE & FLOW CHART

症例

76歳・女性

喉のつかえ感を主訴として近医で内視鏡検査を受け、頸部食道癌を発見された。

身長155.1cm、体重47.0kg、喫煙、飲酒歴あり。虫垂切除の既往がある。入院時の血液生化学検査上は異常なく、心電図、呼吸機能にも異常はなかった。

食道造影にて頸部食道に隆起性病変を認めた。CT検査および頸部超音波検査にて腫瘍の中心は気管の対側に存在し、腫瘍近傍に軽度腫大したリンパ節は認めるが腫瘍浸潤は固有筋層に留まっており、周囲臓器への浸潤はなしと診断された。腫瘍が食道入口部に近いため内視鏡による遠景の撮影が不可能で、肉眼的に腫瘍の全体像の把握は困難であったが、生検で扁平上皮癌の診断が得られた。腫瘍の術前総合診断は、占拠部位Ce、長径35mm、肉眼型Type 1。進行度はT2N1M0、Stage ⅡBと診断した。

本症例においては、腫瘍は気管に浸潤してはいないが腫瘍口側が食道入口部に近く、喉頭温存が可能かどうかの術前判断が困難であったので、術中に迅速診断を行って決定することにした。

手術中に頸部食道を遊離したうえで、腫瘍対側食道壁に切開を加え、ヨード染色で肉眼的に腫瘍範囲を認識し切除範囲を決定した。さらに、術中迅速組織診断で断端陰性を確認したうえで喉頭温存手術を選択した。

切除標本病理診断は、頸部食道の中分化扁平上皮癌で、33×23mm、肉眼型Type 2+0-Ⅱc、ly0、v0、切除断端陰性、36個の切除リンパ節には転移陰性で、pT3N0M0、pStage ⅡAであった。

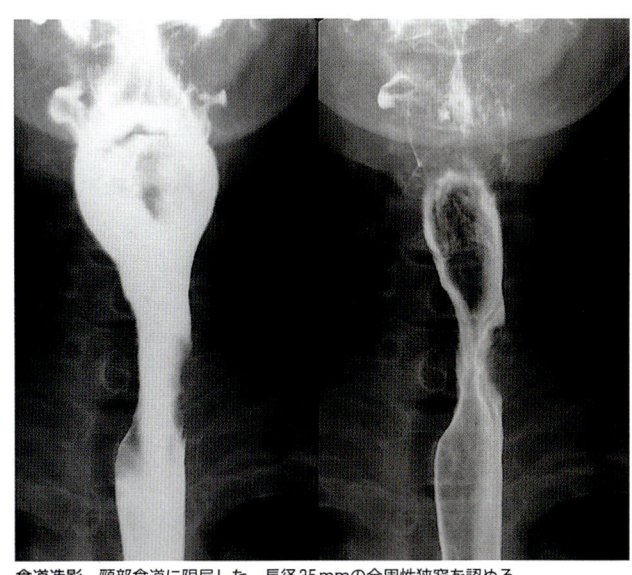
食道造影　頸部食道に限局した、長径35mmの全周性狭窄を認める。

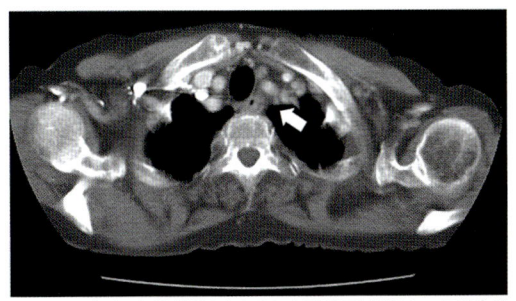
CT　頸部食道の気管対側を中心とした壁肥厚を認めた。頸部食道腫瘍で周囲臓器への浸潤なし。近傍に軽度腫大したリンパ節を認め、リンパ節転移陽性と診断された。

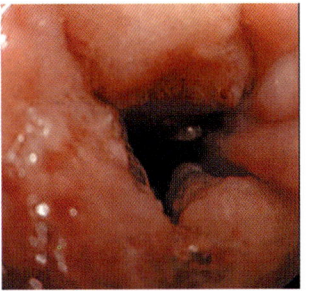
内視鏡　食道入口部に近い病変のため全体像をとらえることは困難であったが、亜全周性の腫瘍性狭窄を認め、腫瘍露出部の生検で扁平上皮癌と診断された。

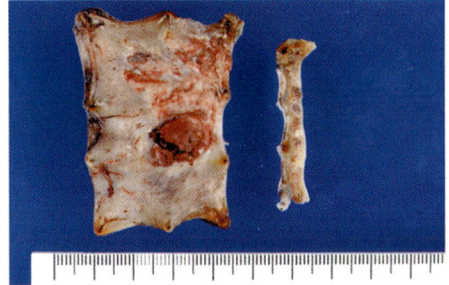
切除標本　頸部食道を腫瘍対側で切開した標本。右が口側で、頸部食道に限局し主に上皮内に存在するType 2+0-Ⅱc、20×15mmの腫瘍を認める。鏡検にて腫瘍深達度はpT3であった。

術式

※丸囲みの数字は図版番号

1	体位と皮膚切開	❶〜❿
2	両側反回神経の確認・温存、頸部食道の露出	⓫〜⓭
3	食道内腔から腫瘍進展範囲の確認	⓮〜⓰, ⓱〜⓳
4	両側頸部リンパ節郭清	⓴〜㉘
5	空腸移植片の採取	㉙〜㊴
6	移植空腸の消化管吻合	㊵〜㊺
7	移植空腸の血管吻合	㊻〜㊾
8	閉創	㊺〜㊼

1-❶　下咽頭・頸部食道癌根治手術

頸部U字切開

遊離腸管移植に最も一般的に用いられる腸管は空腸である。遊離空腸移植による食道再建が頸部のみで可能な頸部食道癌手術の場合は、一般的には頸部U字切開と、腸管採取のため腹部上中部正中切開創で手術を行う。参考に、食道切除が上縦隔にまで及ぶ場合の切開例も示した。

❶ 遊離空腸移植による再建を前提とした頸部食道癌の手術の場合、患者は背臥位にて肩部分の背側に枕を挿入して頸部を十分伸展させる。
術野が頸部と腹部中央付近の2か所になるため、皮膚の消毒は下顎部から下腹部まで行う。

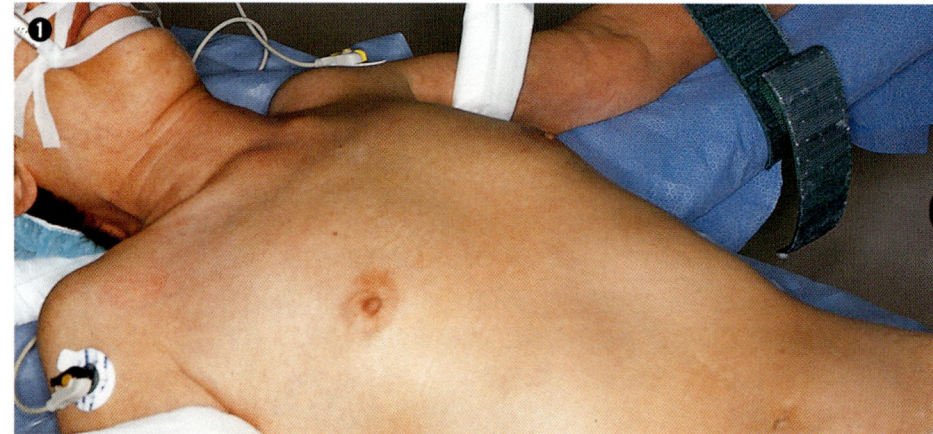

❷ 頸部食道癌の手術の場合、術野は頸部上部にまで及ぶので、頸部の皮膚切開はカラー切開ではなく、両側胸鎖乳突筋の前縁と胸骨上縁やや頭側を結んだU字型切開で行うのが一般的である。U字切開の頭側の皮膚は縮んでしまうので、閉創時の皮膚のずれを防ぐため、目印として、切開線と交差する線を3か所程度加えておく。

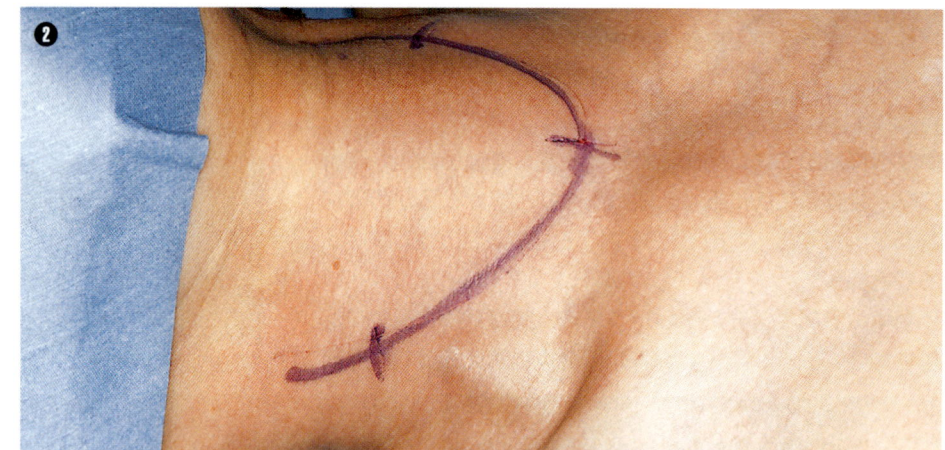

❸ U字切開創は広頸筋まで切開し、皮膚を広頸筋とともに剥離するようにして頸筋膜を露出させる。
剥離した皮膚を翻転させ、周囲の皮膚との間にかけた糸で牽引して創を展開させる。

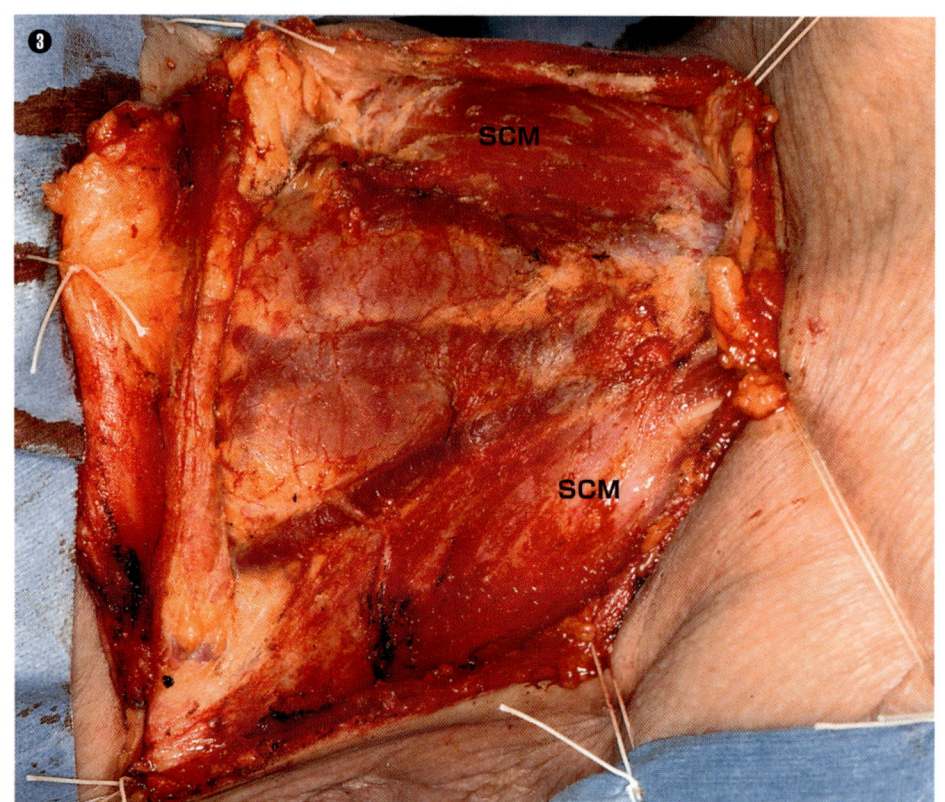

SCM：sternocleidomastoid muscle

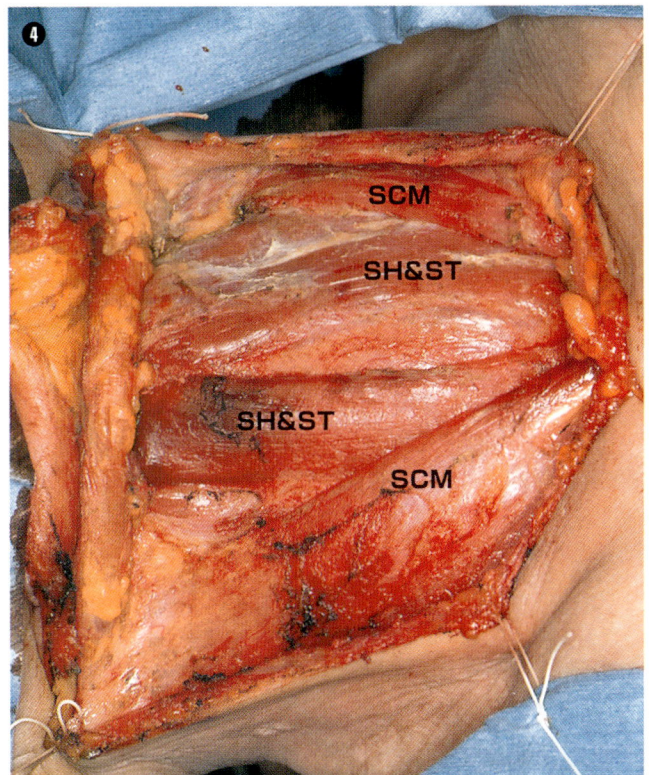

SCM : sternocleidomastoid muscle
SH&ST : sternohyoid and sternothyroid muscle

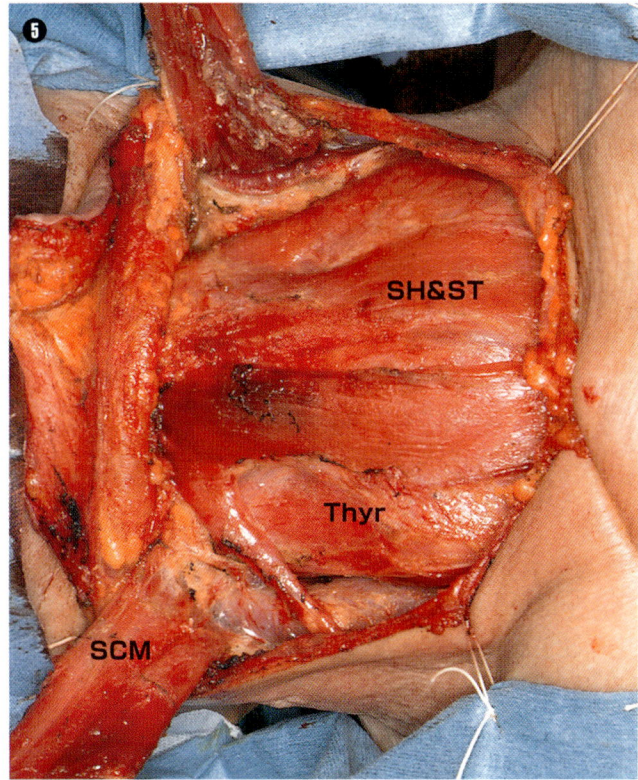

SCM : sternocleidomastoid muscle　Thyr : thyroid
SH&ST : sternohyoid and sternothyroid muscle

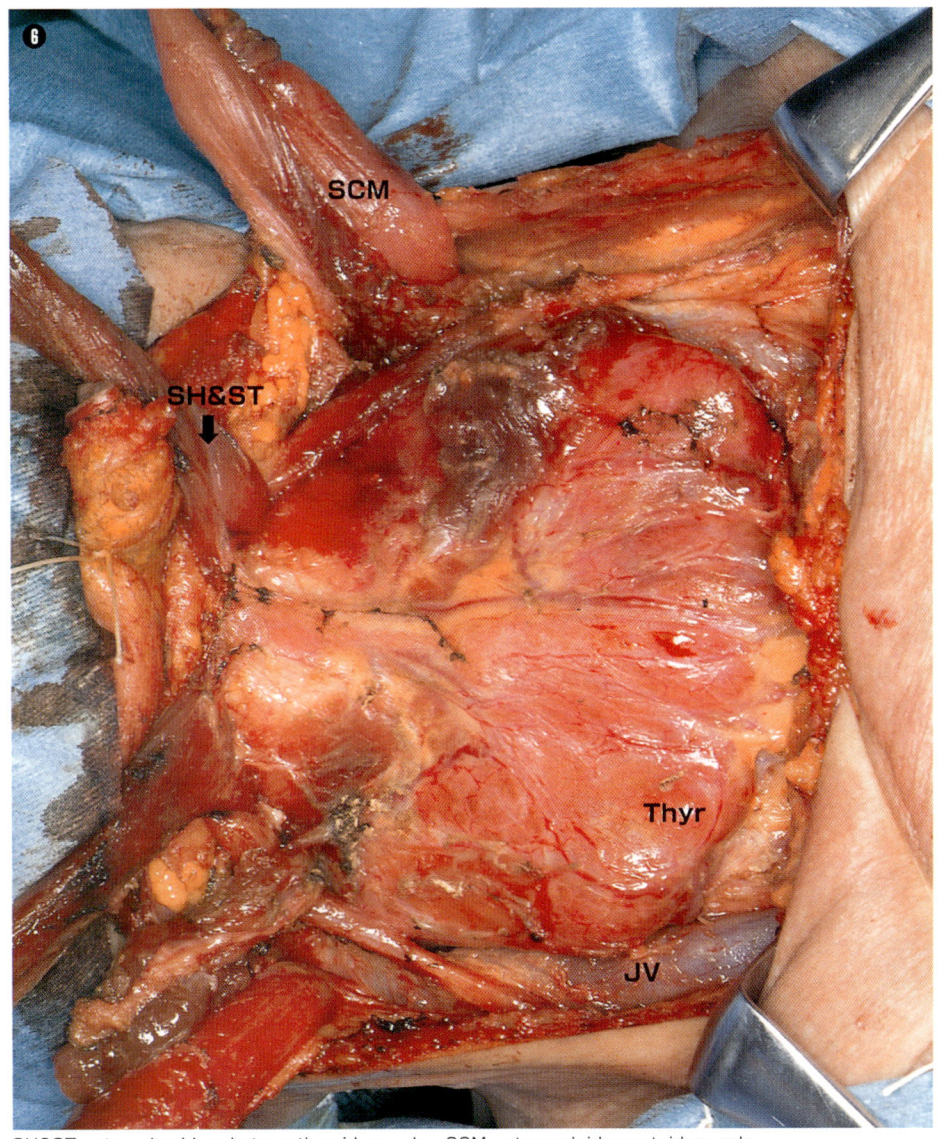

SH&ST : sternohyoid and sternothyroid muscle　SCM : sternocleidomastoid muscle
Thyr : thyroid　JV : jugular vein

❹ 側方は胸鎖乳突筋（SCM）の外側縁に至るまで、皮膚と広頸筋を剥離する。
胸鎖乳突筋、胸骨舌骨筋および胸骨甲状筋（SH&ST）を解剖学的に明確にしたうえで以下の操作を行う。

❺ 胸鎖乳突筋を下端の胸骨、鎖骨付着部で切断して頭側へ翻転させると、前頸筋群と肩甲舌骨筋が現れる。
前頸筋群の外側には、甲状腺（Thyr）が確認できる。

❻ 前頸筋群を胸骨上縁付近で切断して頭側に翻転すると、甲状腺の全貌が術野に現れる。
甲状腺の外側では、総頸静脈（JV）が確認できる。

1-❶　下咽頭・頸部食道癌根治手術

胸骨縦切開を加える場合

❼ 胸部上部食道で食道を切断する必要がある場合、U字切開に縦切開を加えて前述の操作を行う。

❽ 前頸筋群を切断した後に、電動胸骨鋸で胸骨（Ster）上縁から始めて尾側に向かって胸骨縦切開を加える。

❾ 第2肋骨の高さに至って胸骨を横方向に切開し、逆T字型の胸骨切開とする。

❿ 胸骨縦切開用の開胸器をかけ、肋骨を損傷しないように胸骨背面を剥離しつつ徐々に左右に広げる。視野に胸腺が現れる。
この操作によって、写真で示すように頸胸境界部の術野の展開はすこぶる良好となる。

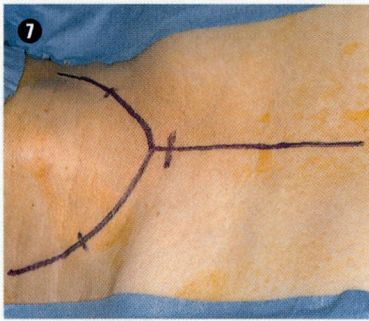

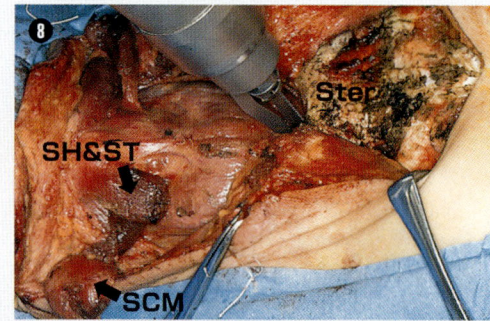

SH&ST : sternohyoid and sternothyroid muscle
Ster : sternum   SCM : sternocleidomastoid muscle

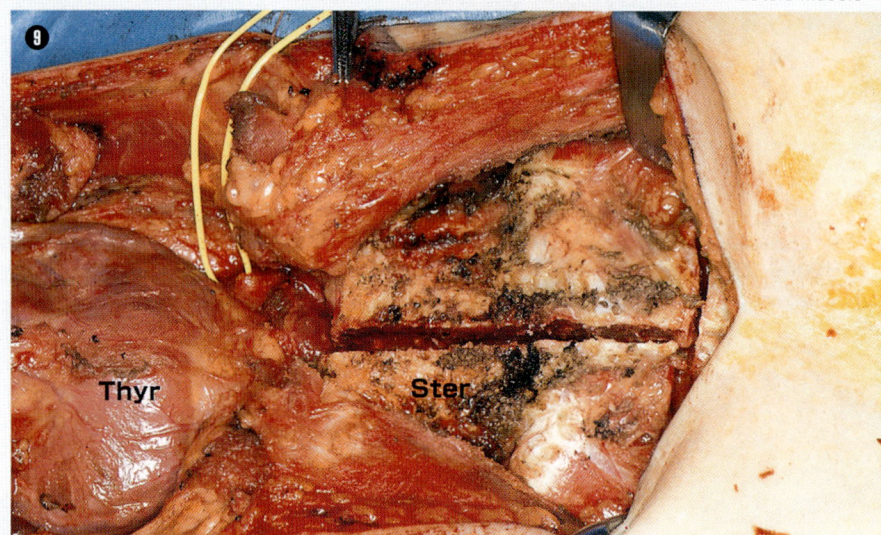

Thyr : thyroid   Ster: sternum

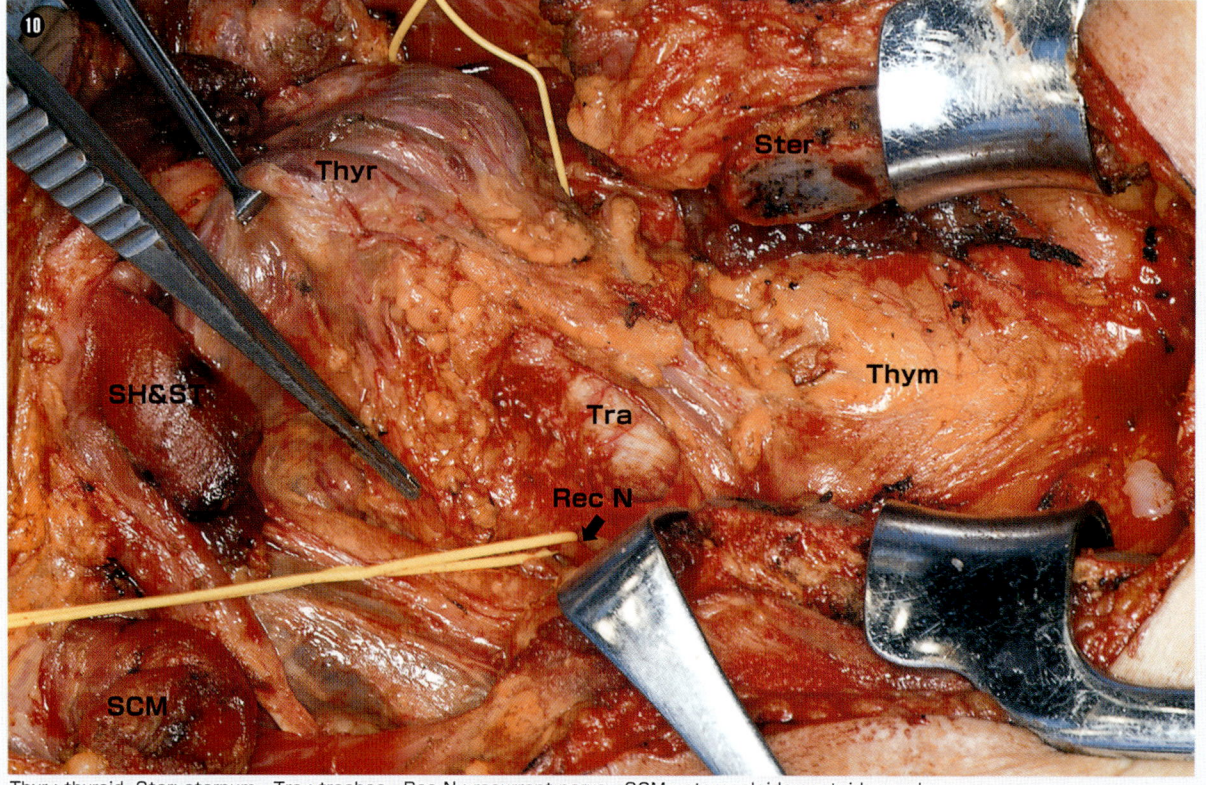

Thyr : thyroid Ster: sternum Tra : trachea Rec N : recurrent nerve   SCM : sternocleidomastoid muscle
SH&ST : sternohyoid and sternothyroid muscle   Thym : thymus

反回神経の確認・温存から食道露出

本症例は喉頭および両側反回神経を確認、温存した症例である。喉頭を温存する場合、誤嚥を防ぐ意味で少なくとも一方の反回神経は温存する必要がある。また、食道の切除範囲を決定するため食道の剥離が必要で、その際には、食道のすぐそばに存在する反回神経を確認しておくことが不可欠である。

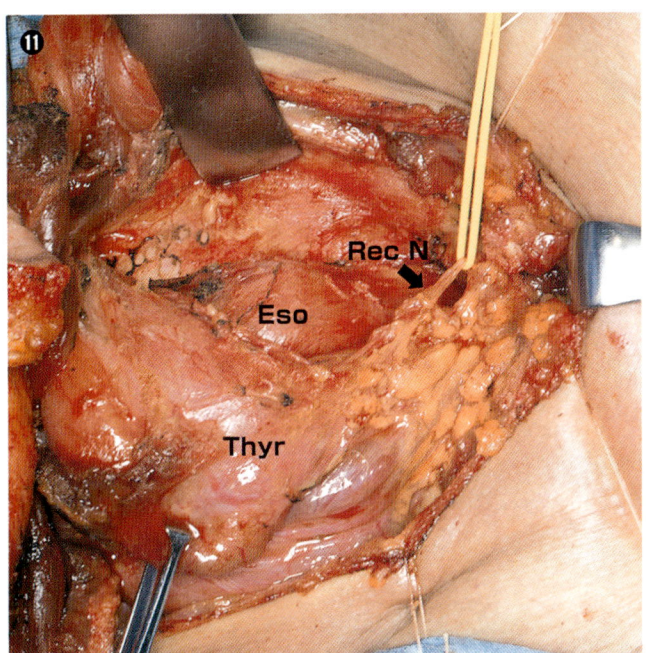

Thyr : thyroid　Eso : esophagus　Rec N : recurrent nerve

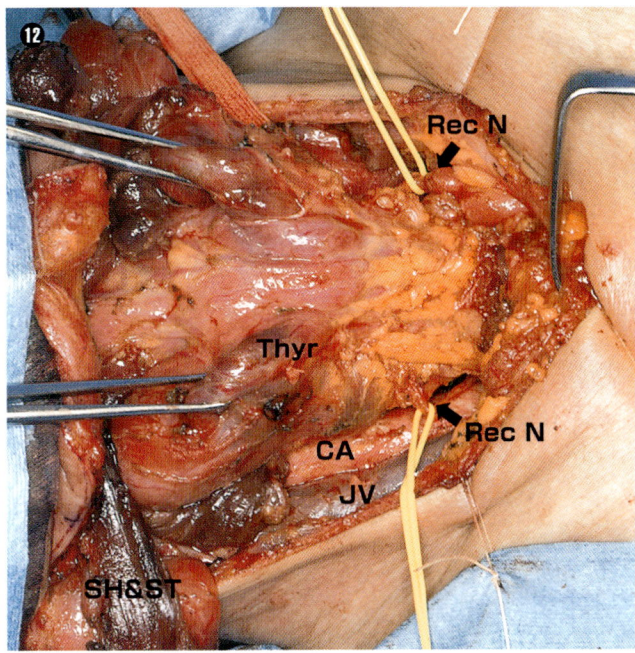

Thyr : thyroid　Rec N : recurrent nerve　CA : carotid artery
JV : jugular vein　SH&ST : sternohyoid and sternothyroid muscle

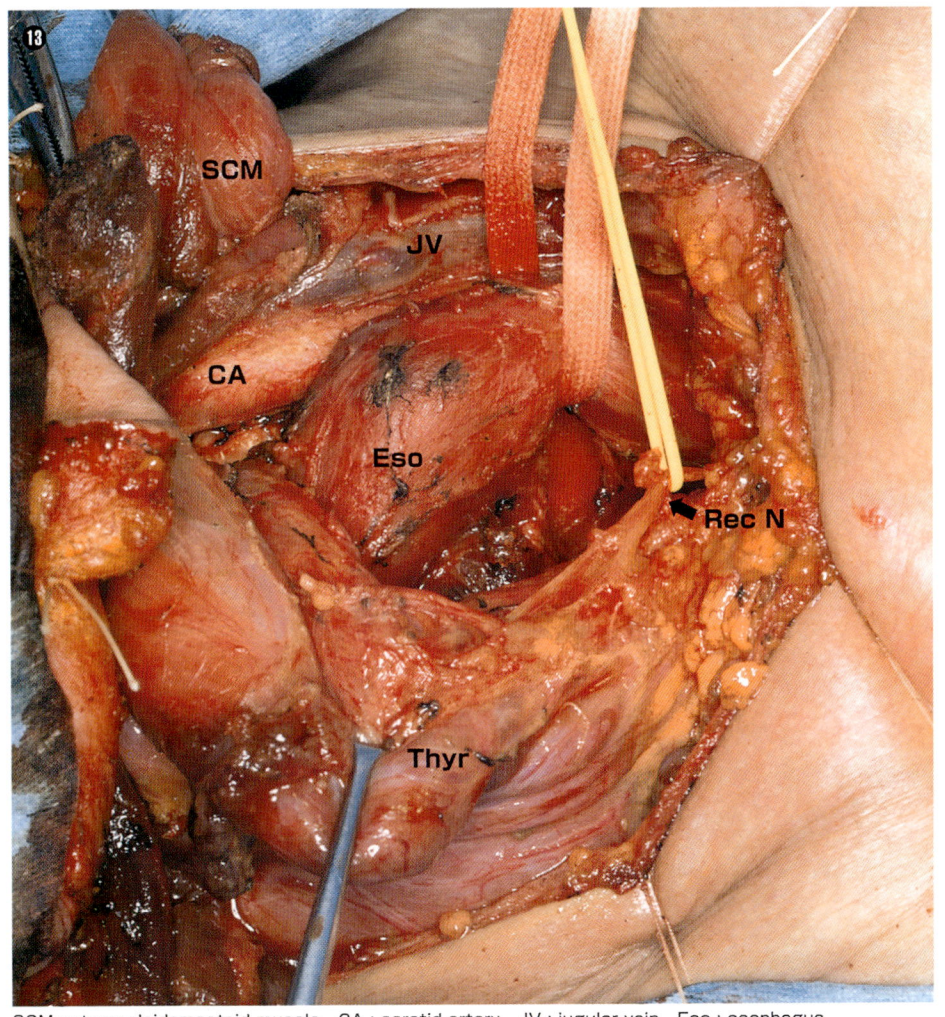

SCM : sternocleidomastoid muscle　CA : carotid artery　JV : jugular vein　Eso : esophagus
Rec N : recurrent nerve　Thyr : thyroid

⓫　甲状腺左葉を右方に牽引して左反回神経（Rec N）を確認したら、目印のために細いゴム製の血管テープをかけておく。

⓬　右側でも同様の操作を行う。甲状腺の両側下葉は、小アリス鉗子で牽引されている。
通常、この操作そのものに由来する反回神経麻痺は起こらないと考えてよいが、血管テープは強く牽引しないように気を付けている。

⓭　両側の反回神経を確認してテープで保持した後に、食道（Eso）を周囲臓器から剥離する。食道は綿テープがかけられて牽引されている。
食道は体中央よりやや左側に存在するため剥離された左側に引き出されることになる。その際、むしろ、直視されない右側の反回神経が損傷される危険性に注意が必要である。

1-❶　下咽頭・頸部食道癌根治手術

食道内腔から腫瘍進展範囲の確認

腫瘍の進展が食道入口部に近い場合、術前に口側の進展範囲を確認するのは困難なことが多い。また、狭窄の強い腫瘍などでは、術前に腫瘍肛門側の検索ができないことも珍しくない。よって、術中の確認結果で喉頭合併切除や、肛門側進展による胸骨縦切開が必要となることもある。時には食道抜去術を行わざるをえない。

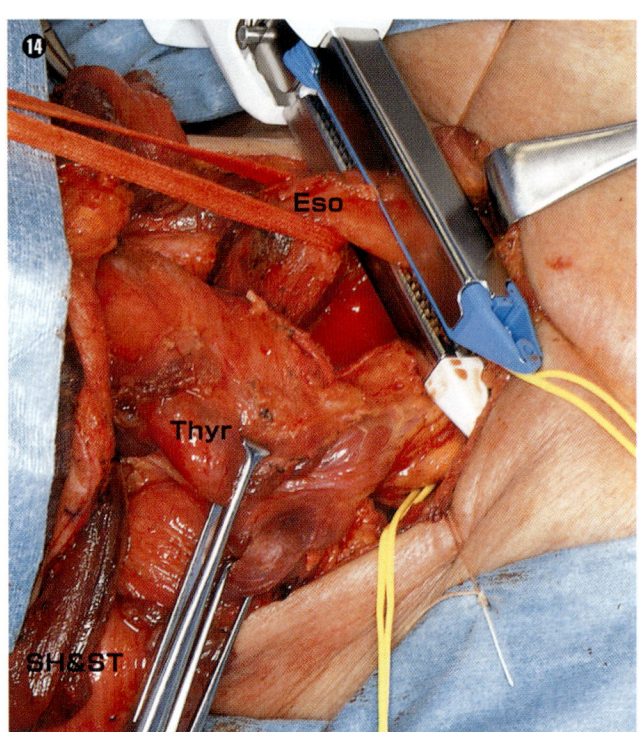

Thyr : thyroid　Eso : esophagus
SH&ST : sternohyoid and sternothyroid muscle

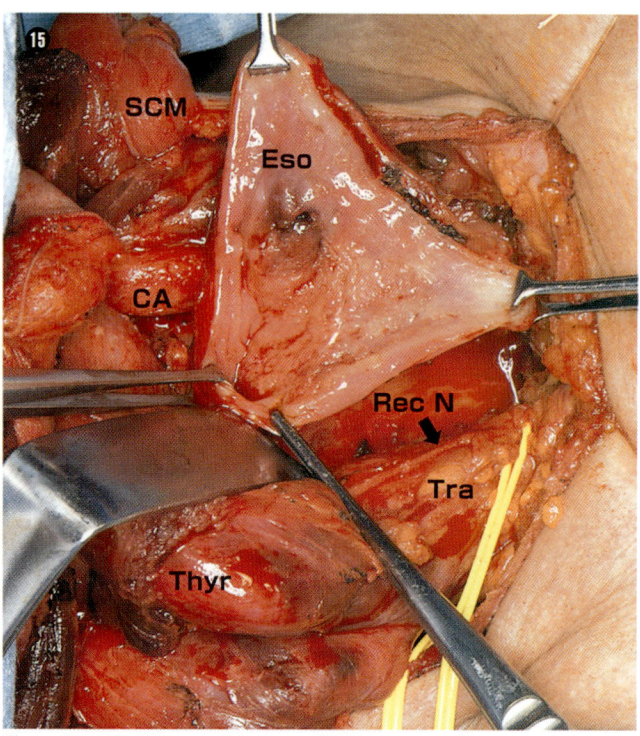

Thyr : thyroid　CA : carotid artery　SCM : sternocleidomastoid muscle
Eso : esophagus　Rec N : recurrent nerve　Tra : trachea

⓮　術前検査結果に基づいて、食道を縦切開するか、または写真のようにGIAなどを用いて、腫瘍がないと思われる場所で食道を仮切断する。

⓯　腫瘍の存在する側の断端を開放し、小アリス鉗子や支持糸などで把持して断端を広げることによって内腔を肉眼的に確認する。

⓰　内腔にヨウ素液を散布して（ルゴール染色）、肉眼的に腫瘍の範囲を確認したうえで肛門側断端の迅速組織診断を行う。さらに腫瘍対側食道に縦切開を加えて、口側の断端についても同様に断端が陰性となる部位を確認する。
以上の操作で、食道の切除範囲を最終的に決定する。

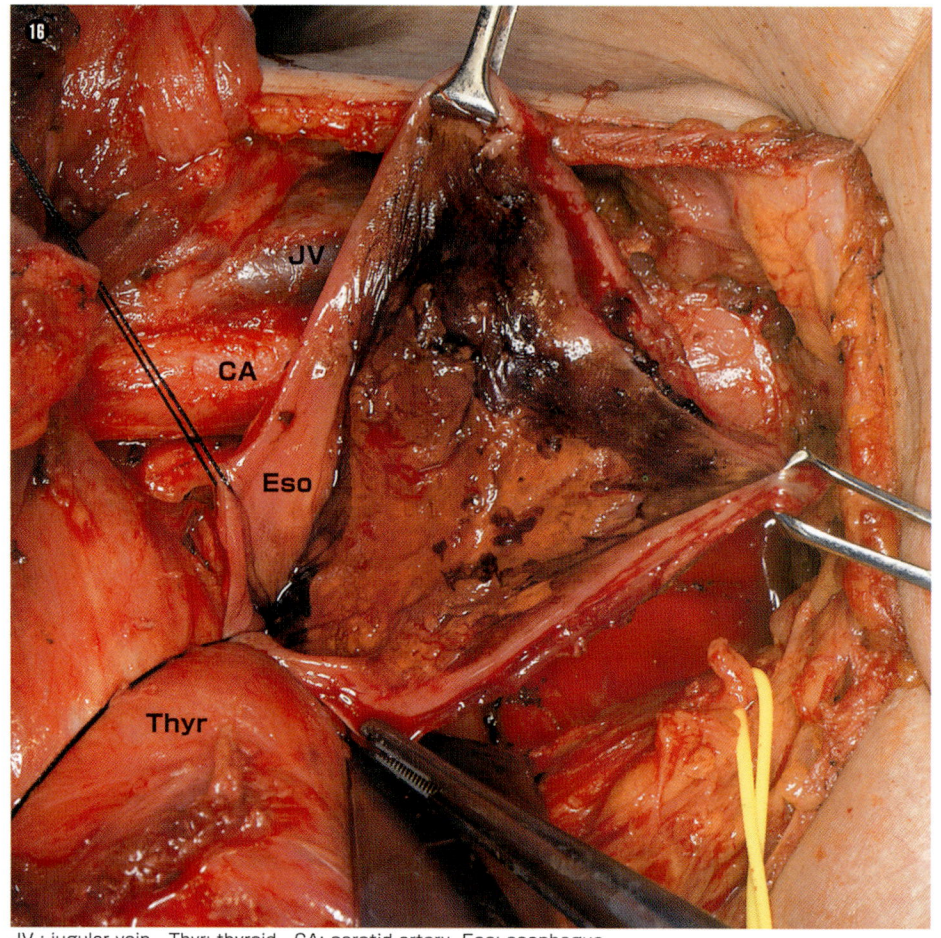

JV : jugular vein　Thyr: thyroid　CA: carotid artery　Eso: esophagus

頸部食道切除

腫瘍の進展範囲を確認し、断端が陰性となる範囲で食道を切除する。本症例とは異なって、口側の進展によっては喉頭合併切除が必要となり、いわゆる咽喉食摘という術式になる場合や、肛門側の進展が上縦隔に及ぶ進行癌で縦隔部分の気管も合併切除する必要がある場合には、縦隔気管瘻を造設せざるをえないこともある。

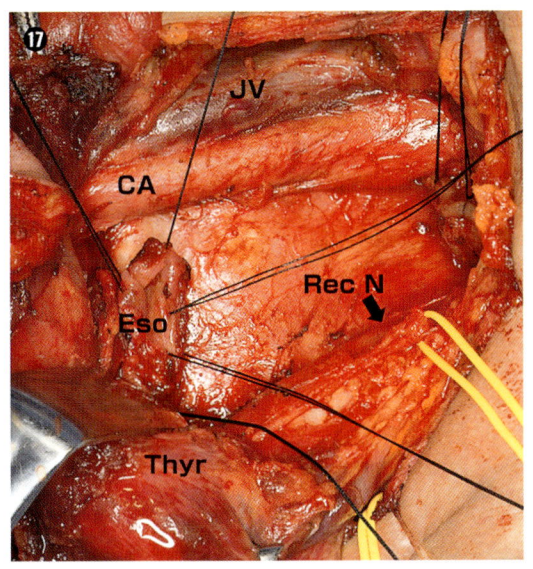

❶ 本症例は頸部食道に限局し、周囲臓器への浸潤がない腫瘍であったため、食道の口側、肛門側断端いずれも頸部U字切開創内にある。

しかし、通常、食道の切断は牽引して行わざるをえないことが多く、残る食道の断端が収縮して喉頭や気管の背側に縮み込んでしまう。

そのため、針糸を数針かけて把持し、消化管吻合の際に牽引して断端を引き出すことができるようにしておく。

本症例の場合も、写真に示されているように、口側および肛門側断端の全周に均等に数本の支持糸をかけて断端が埋没しないようにしている。支持糸は、周囲の組織と区別しやすいように無傷針付きの黒色の絹糸を用いて全層刺通している。

Thyr : thyroid　CA : carotid artery　JV : jugular vein
Eso : esophagus　Rec N : recurrent nerve

咽喉食摘の場合

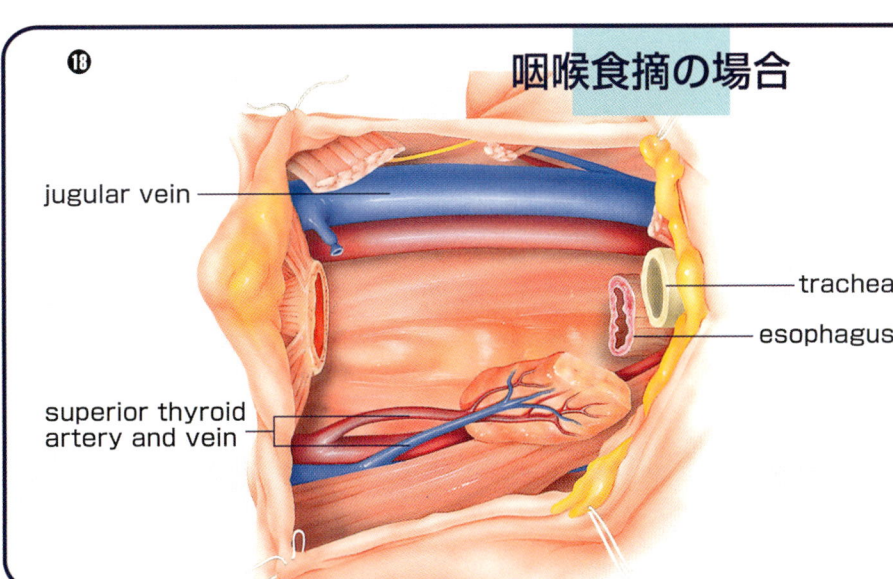

❽ 咽喉食摘となった場合のシェーマである。

喉頭が切除されるため口側断端は下咽頭となる。食道外膜に露出した腫瘍の場合、腫瘍占拠側の甲状腺は喉頭とともに切除されることが多い。

切除された側の上甲状腺動静脈が空腸移植の際のrecipient vesselsとなることも少なくない。

縦隔気管瘻を作製する場合

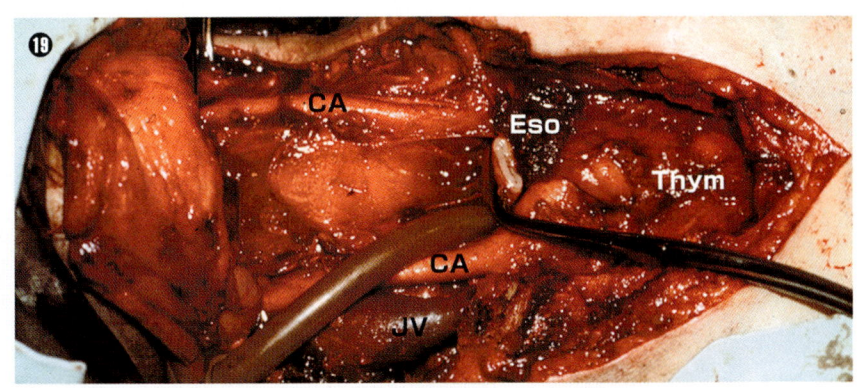

❾ 頸部食道癌が頸胸境界部まで及ぶ進行癌である場合、腫瘍の気管への浸潤を考慮して縦隔部分の気管合併切除が必要なことがある。

その場合、当然、食道肛門側断端も縦隔内となる。

写真の症例では胸骨上半と鎖骨正中側3分の1が切除されている。

CA : carotid artery　JV : jugular vein　Eso : esophagus　Thym : thymus

右側頸部リンパ節郭清

遊離空腸移植は、多くの場合、下咽頭癌または頸部食道癌の手術の再建方法の一つとして行われる。したがって、両側頸部郭清は通常、遊離空腸移植に至るまでの手術に不可欠な一過程である。

❷⓿ まず血管鞘を切開して右総頸静脈前面を露出する。
次いで、浅頸動静脈の根部を確認し、鎖骨上リンパ節の胸腔側郭清範囲を決める。浅頸動脈は頸部を横走することから「頸横動脈」とも呼ばれている。
右浅頸動脈の根部は右静脈角近くにあり、その前面で右リンパ本管が流入することがあるので注意して結紮しておく。

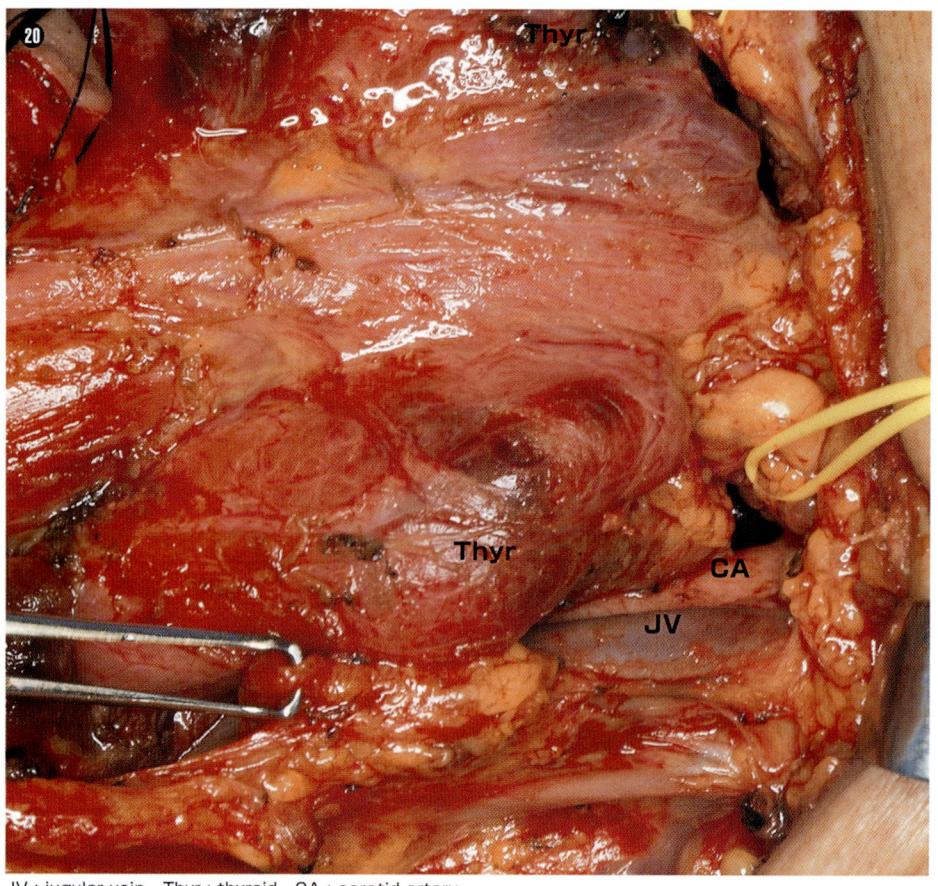

JV : jugular vein　Thyr : thyroid　CA : carotid artery

❷❶ 次いで、浅頸動静脈の前面に沿って外側に向かい、浅頸動静脈の前面に存在する鎖骨上リンパ節の背側郭清範囲を確定させる。外側は副神経リンパ節まで至る。
浅頸動静脈の背側の横郭神経および腕神経叢は、浅頸動静脈とは fascia cervicalis をはさんで存在するので、そこには剥離層が存在する。

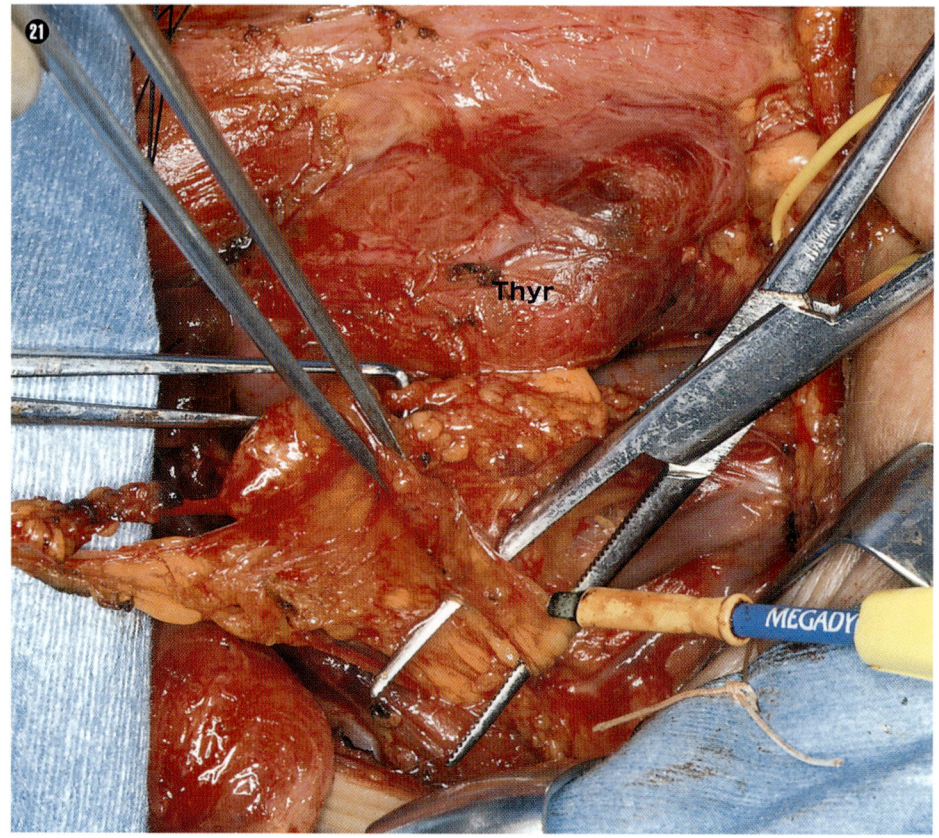

Thyr : thyroid

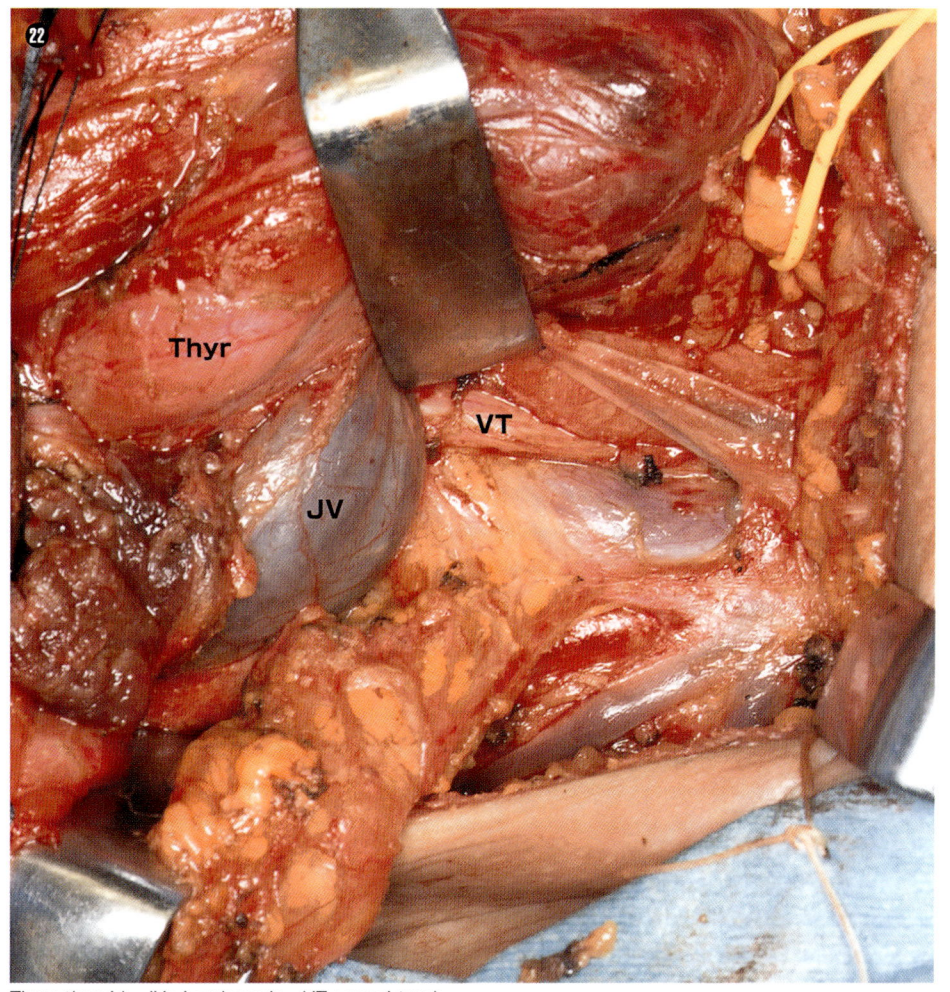

㉒ 鎖骨上リンパ節を副神経リンパ節に至るまで剥離すると、鎖骨上リンパ節は一塊となって内深頸リンパ節につながる。総頸動静脈および迷走神経幹を露出するようにして正中側に圧排し、その外背側から内深頸リンパ節と鎖骨上リンパ節を一塊として郭清する。

Thyr : thyroid　JV : jugular vein　VT : vagal trunk

㉓ 右側頸部郭清終了時である。鎖骨上リンパ節、内深頸リンパ節、副神経リンパ節、傍食道リンパ節が郭清されている。

㉔ 総頸動静脈と迷走神経幹の背側・内側も郭清されている。

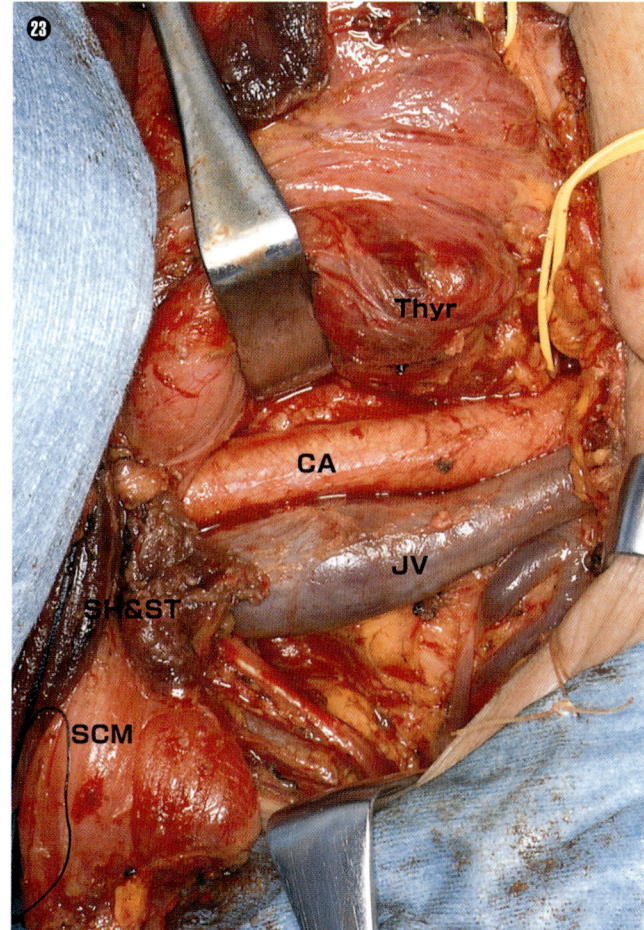

Thyr : thyroid　CA : carotid artery　JV : jugular vein
SCM : sternocleidomastoid muscle　SH&ST : sternohyoid and sternothyroid muscle

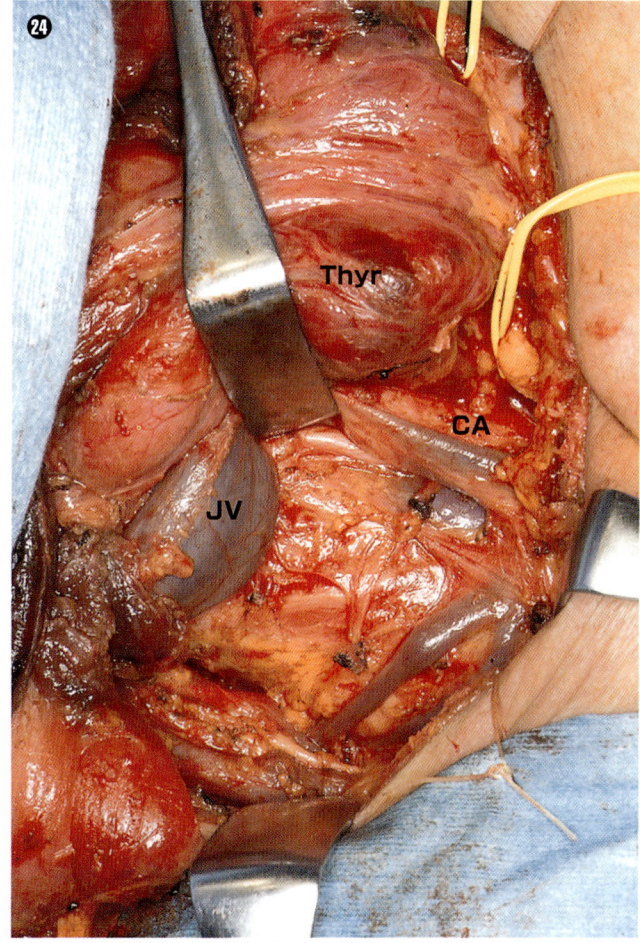

Thyr : thyroid　CA : carotid artery　JV : jugular vein

左側頸部リンパ節郭清

基本的には右側と同様に行うが、術野に食道またはその断端が存在すること、本症例はrecipient vessels を左側頸部に求めるため、候補となる血管を障害しないことが大切である。

㉕　左側頸部リンパ節郭清に移る。

もし、予定した recipient vessels が、血流が乏しいことなどによって使用に適さないと判断された場合には、臨機応変に、同側や対側頸部の他の血管に recipient vessels を求めることも大切である。

写真では、総頸動静脈より外側に向かって、頸部郭清が進められている。黒い糸は、食道の口側と肛門側にかけた支持糸である。

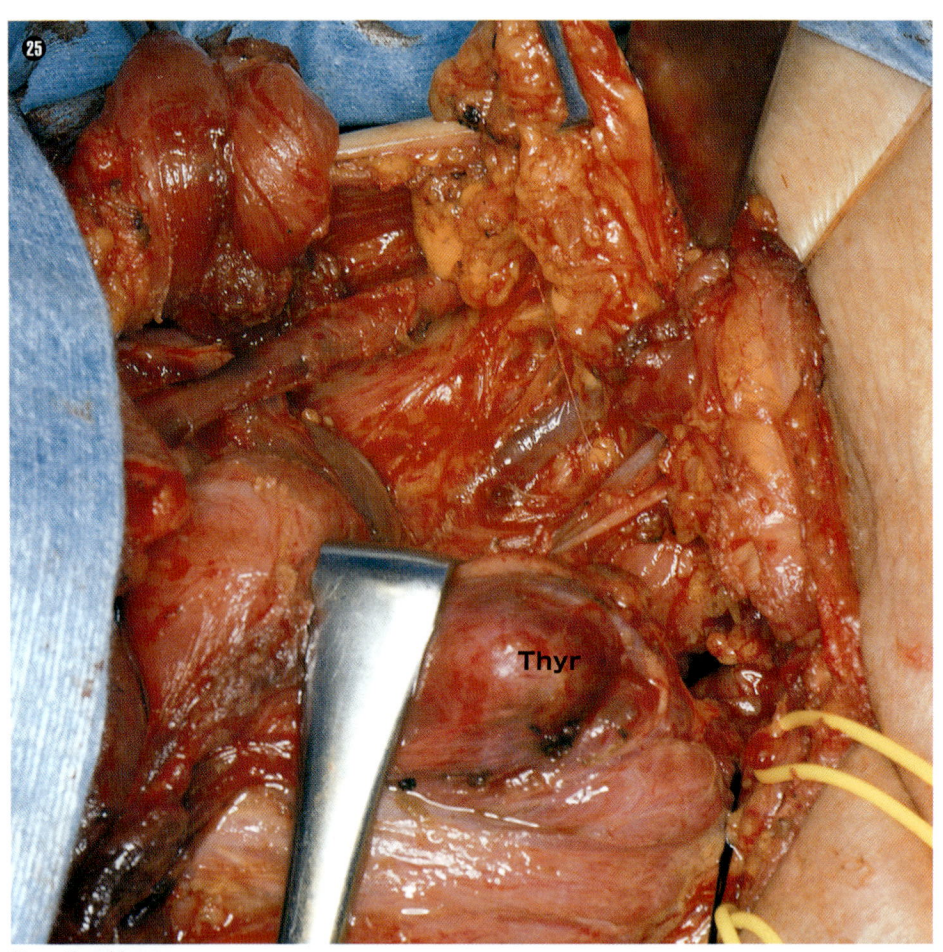

Thyr：thyroid

㉖　左側でも右側と同様に、リンパ節郭清範囲の外側は副神経リンパ節群まで行う。

本症例は、術式決定の目的で最初に頸部食道の切除を行ったため、右側と逆に深頸リンパ節から鎖骨上リンパ節と一塊にして外側に向かって郭清を進めた。頭背側は副神経を露出するようにして副神経リンパ節とともに外側に郭清を進めている。

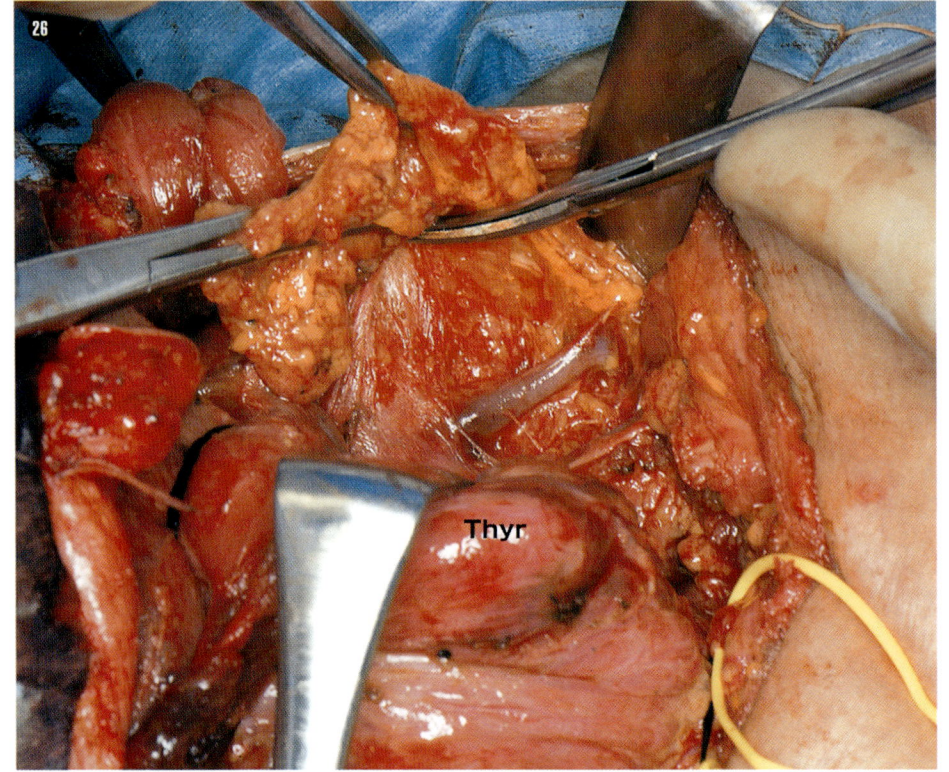

Thyr：thyroid

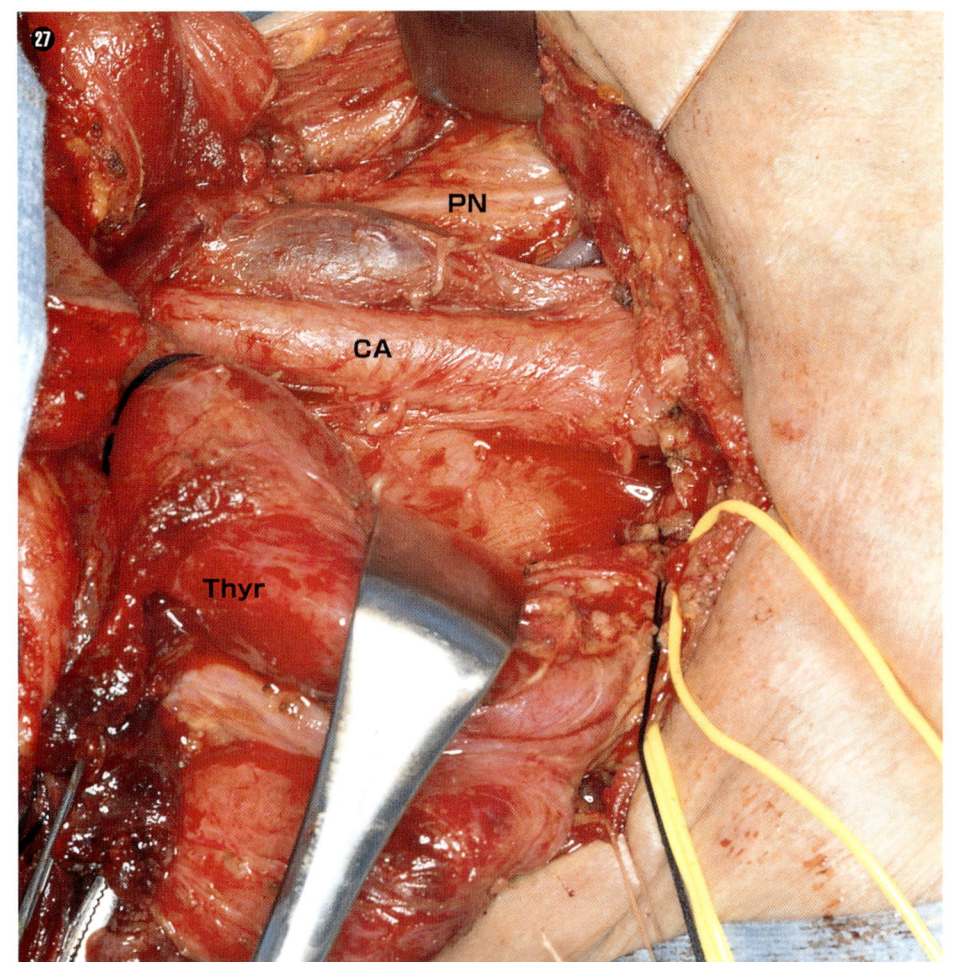

Thyr : thyroid　CA : carotid artery　PN : phrenic nerve

㉗　左側傍食道リンパ節の郭清も終了した状態である。本症例では最初に食道切除を行ったので、頸動静脈内側の傍食道リンパ節郭清は、外側の郭清がすんでから改めて行った。
横郭神経を温存しなければならないのは右と同様で、温存された横隔神経がfascia cervicalisを被って透見されている。
浅頸動脈は画面上方の皮下に隠れて視野に現れていない。

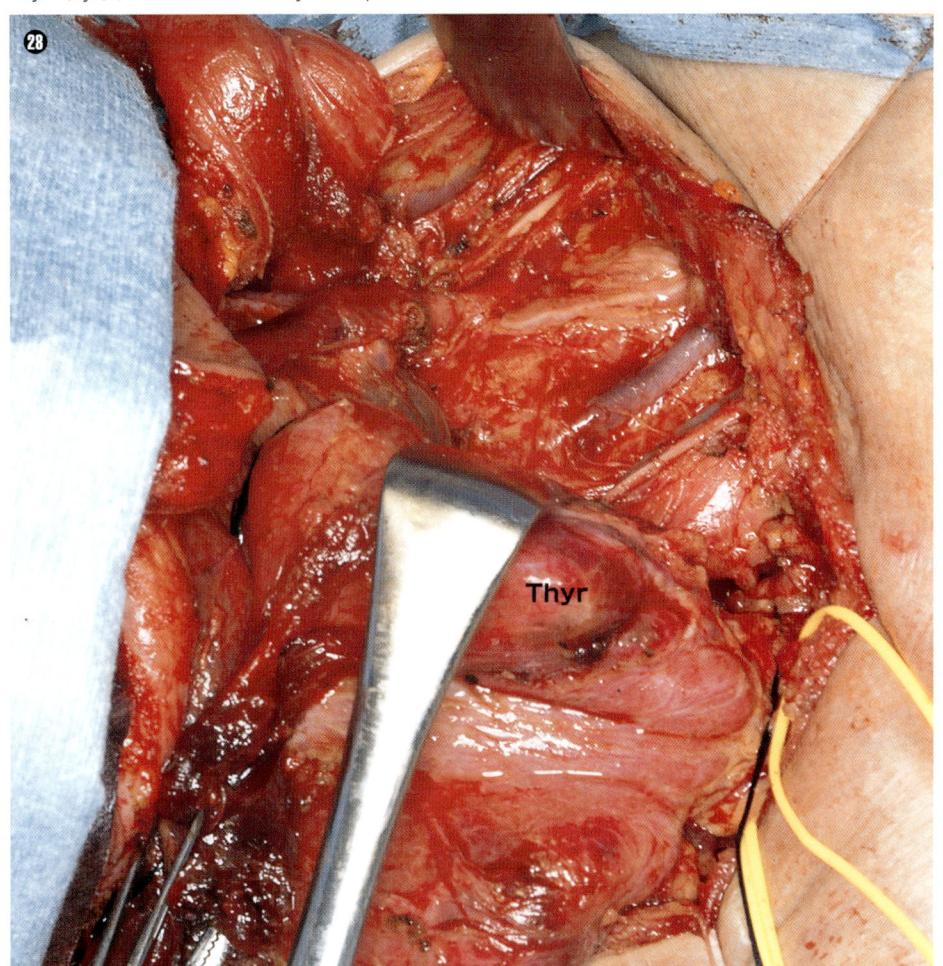

Thyr : thyroid

㉘　頸動静脈を内側に圧排してその背側を見せている。左頸部のリンパ節郭清がすべて終了した状態である。
静脈角では胸管の損傷による乳糜の漏出がないことを確認しておくことも重要である。
この段階でrecipient vesselsが決定され、腹部の手術におけるdonor vesselsの位置や腸管切除の長さに反映された。

遊離空腸片の採取

遊離空腸片採取の開腹術は、頸部の食道切除と郭清が終了する少し前に、頸部とは別のチームで前に示した開腹創で開始される。頸部操作の終了時点でrecipient vesselsを決定するので、その時には適応するdonor vesselsが決定できるようなタイミングで開腹操作を開始する。

㉙ 腹部正中切開創からdonorとなる起始部付近の空腸を体外に出して、頸部の腸管および脈管の解剖学的配置予定にしたがって使用腸管の切除のおおよその見当を付ける。
腸管膜の脂肪織が少ない症例では、この段階でdonorとなる腸管と、茎となる血管を決定することができる。

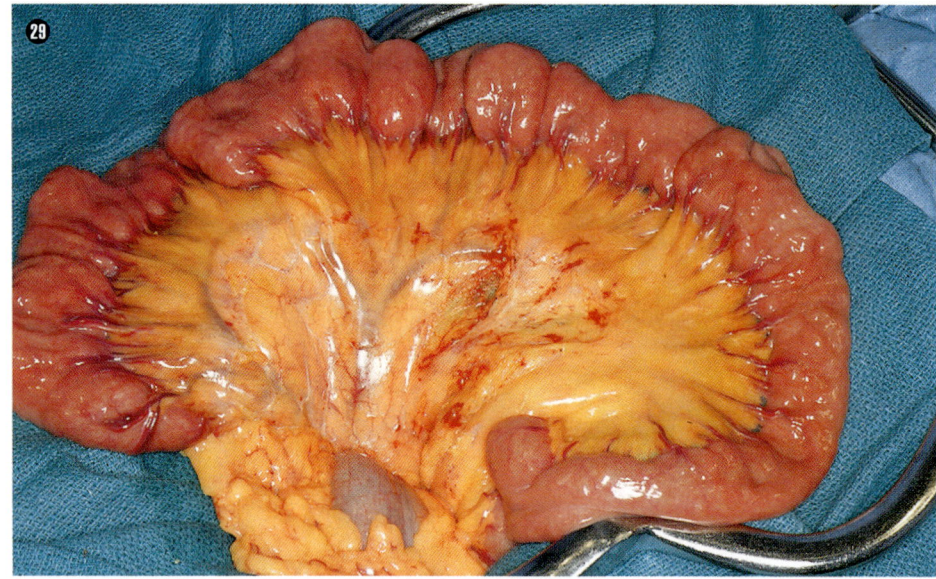

㉚ 近年は、腸管膜の脂肪が豊富な症例が多くなっている。その場合、腸管を扇形に広げ、背面から手術用のライトで照らして、その透過光線によって血管の走行を認識することができる。
そのままで切開予定部の腸管膜に目印の傷を付けた後に、腸管を元の位置に戻す。

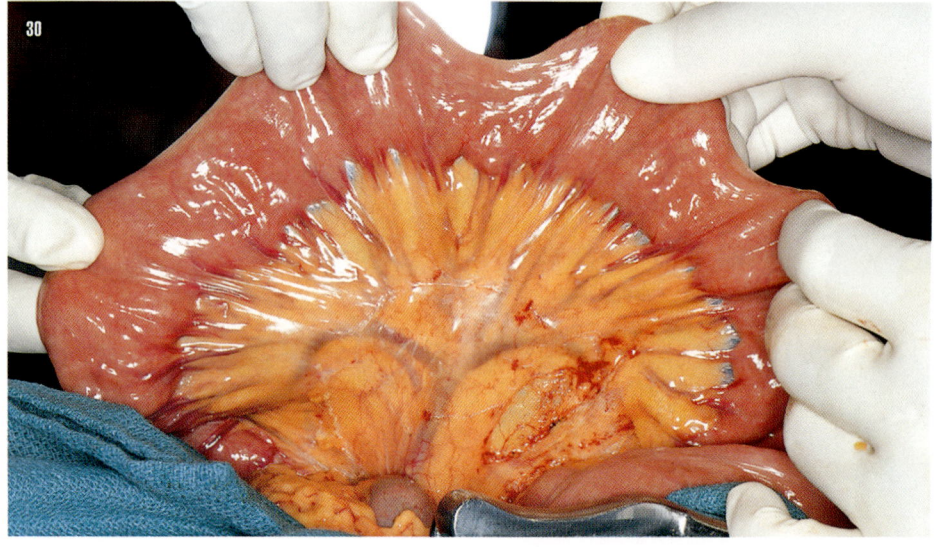

㉛ 透過光線で血管を確認して付けた腸管膜の印に基づいて、donorとする腸管の辺縁動静脈の結紮切断を行う。

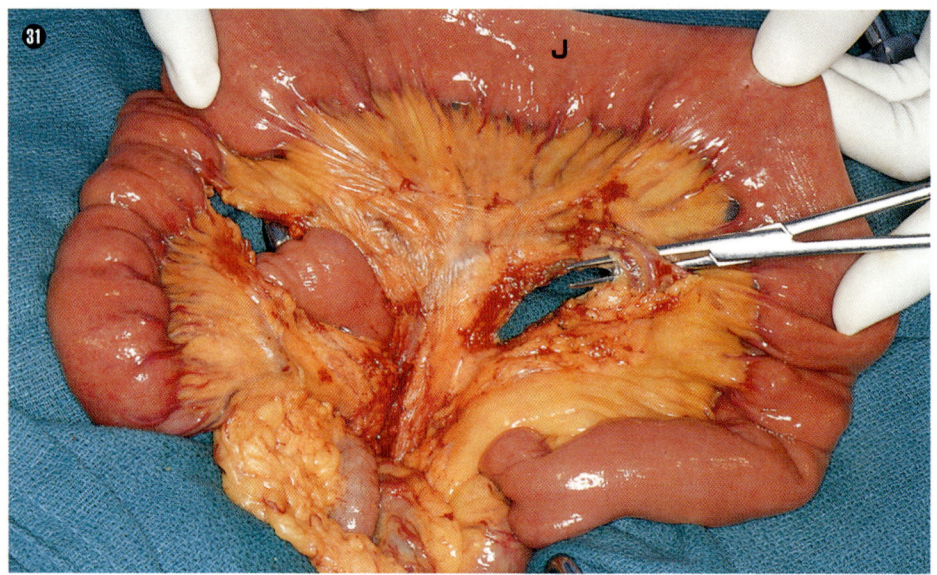

J : jejunum

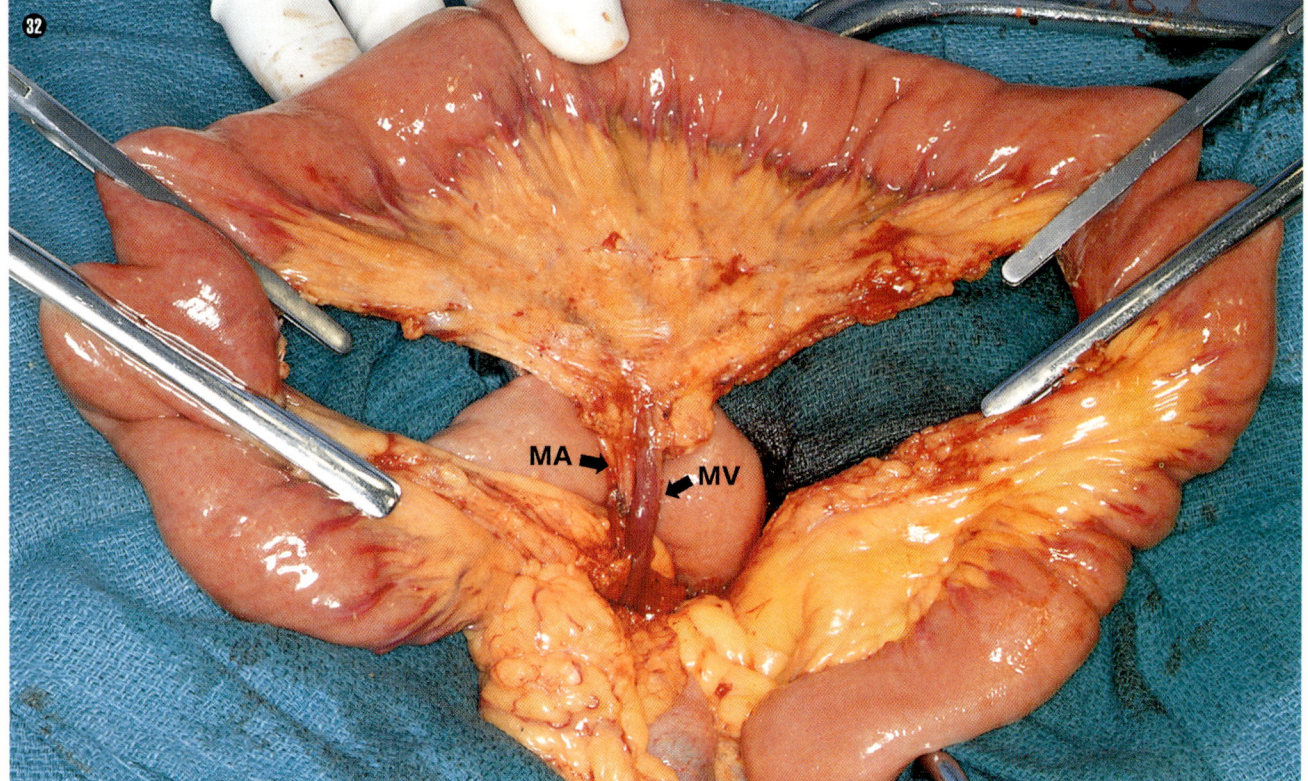

MA：mesenteric artery　MV：mesenteric vein

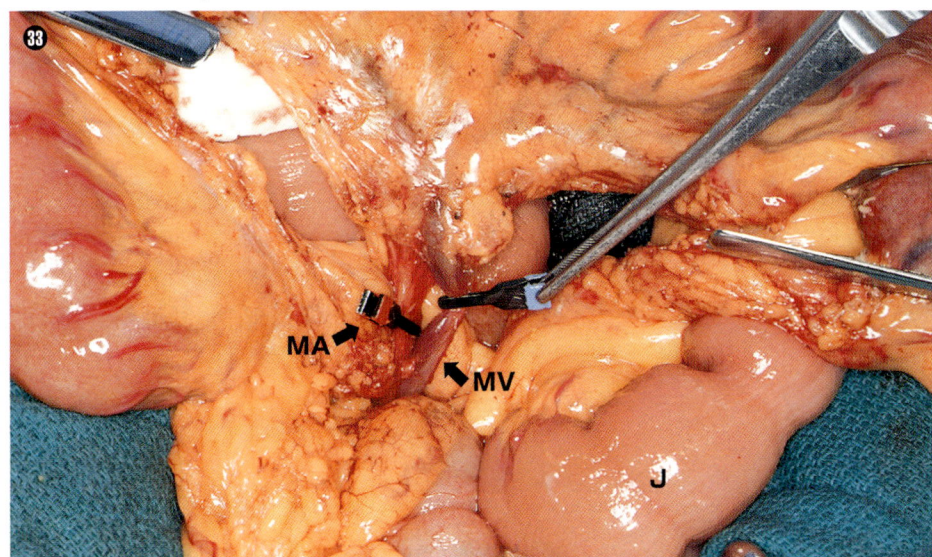

MA：mesenteric artery　MV：mesenteric vein　J：jejunum

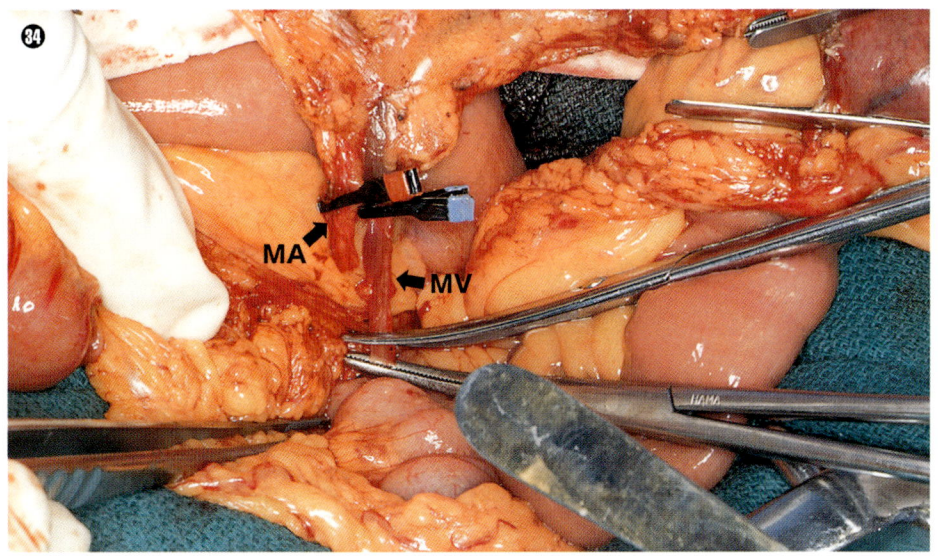

MA：mesenteric artery　MV：mesenteric vein

❷ donor腸管の血流が、茎となる血管だけで保たれていることを確認した後、口側および肛門側で腸管の切断を行う。

❸ 剥離されたdonor vesselsの腸管側に、動・静脈別々にマイクロ用のクリップをかける。この時点で、donor腸管の疎血が開始となる。

❹ 可能な限り、クリップより離れたdonor vesselsの中枢側でこれを切断し、血管の中枢側断端は結紮する。

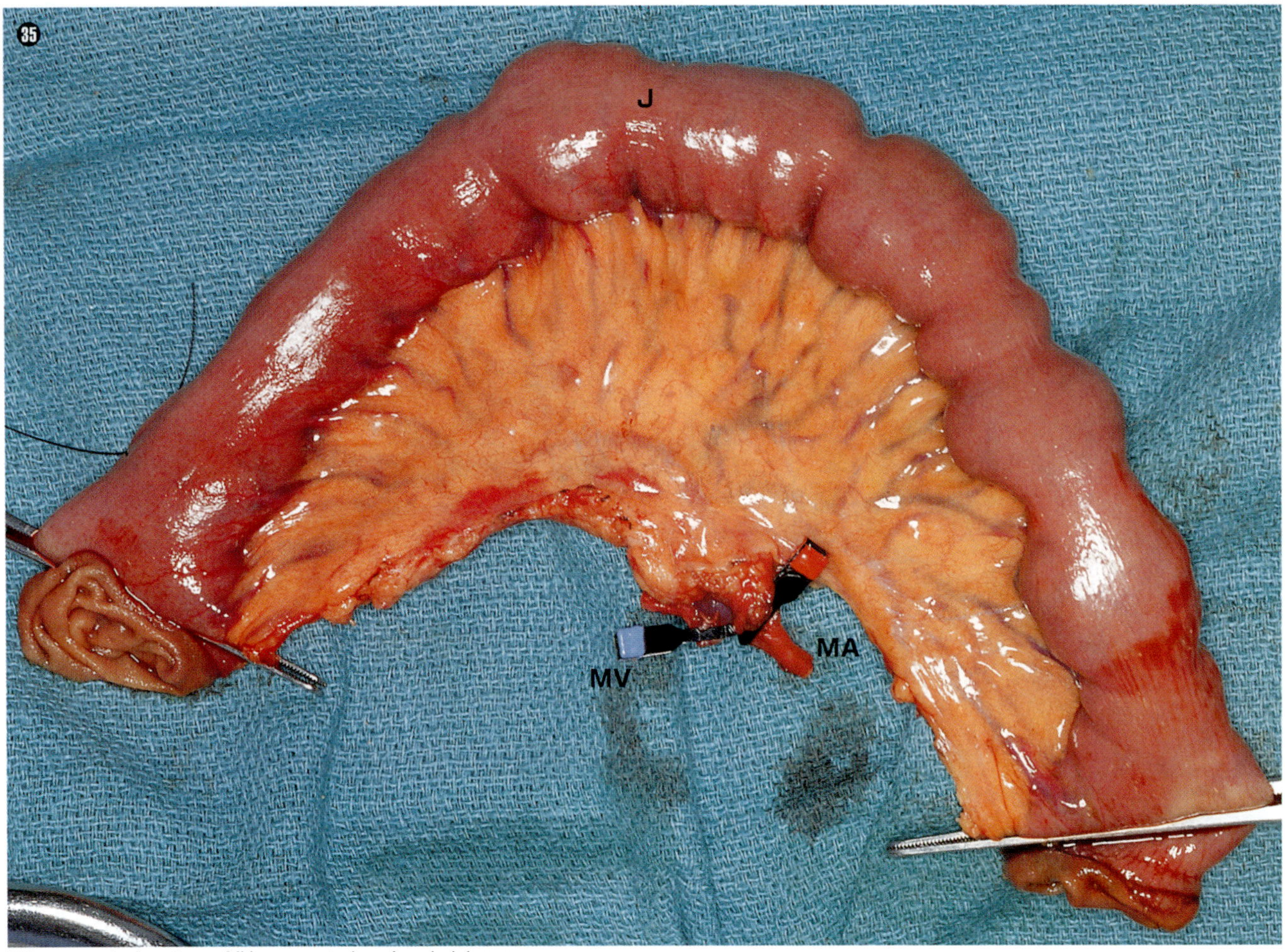

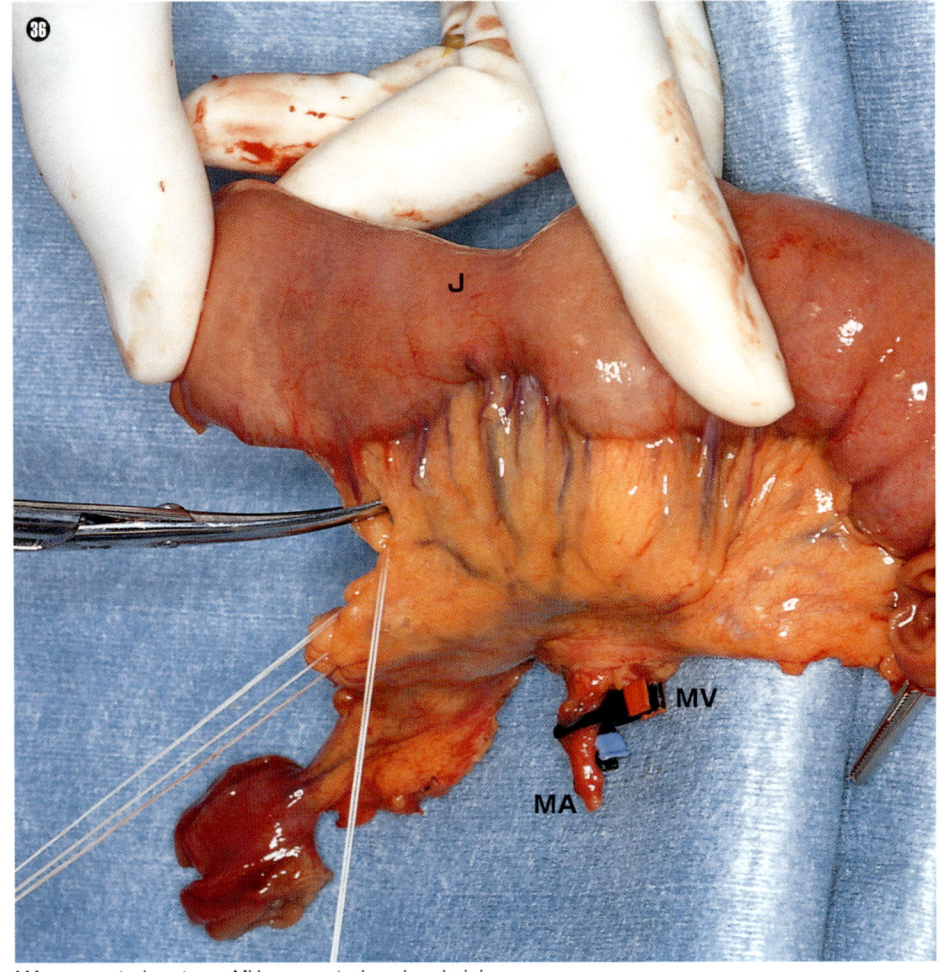

MA：mesenteric artery　MV：mesenteric vein　J：jejunum

㉟　採取されたdonor腸管である。
実際に移植される部分の腸管はこの一部であり、この腸管から、頸部における食道の欠損長やrecipient vesselsの位置に合わせて詳細なトリミングが行われる。

㊱　移植空腸のvasa rectaを切離してトリミングを行っているところである。
写真の左下方には、移植腸管の血行を体外で観察するためのモニターとして用いられる腸管片が作製されている。

MA：mesenteric artery　MV：mesenteric vein　J：jejunum

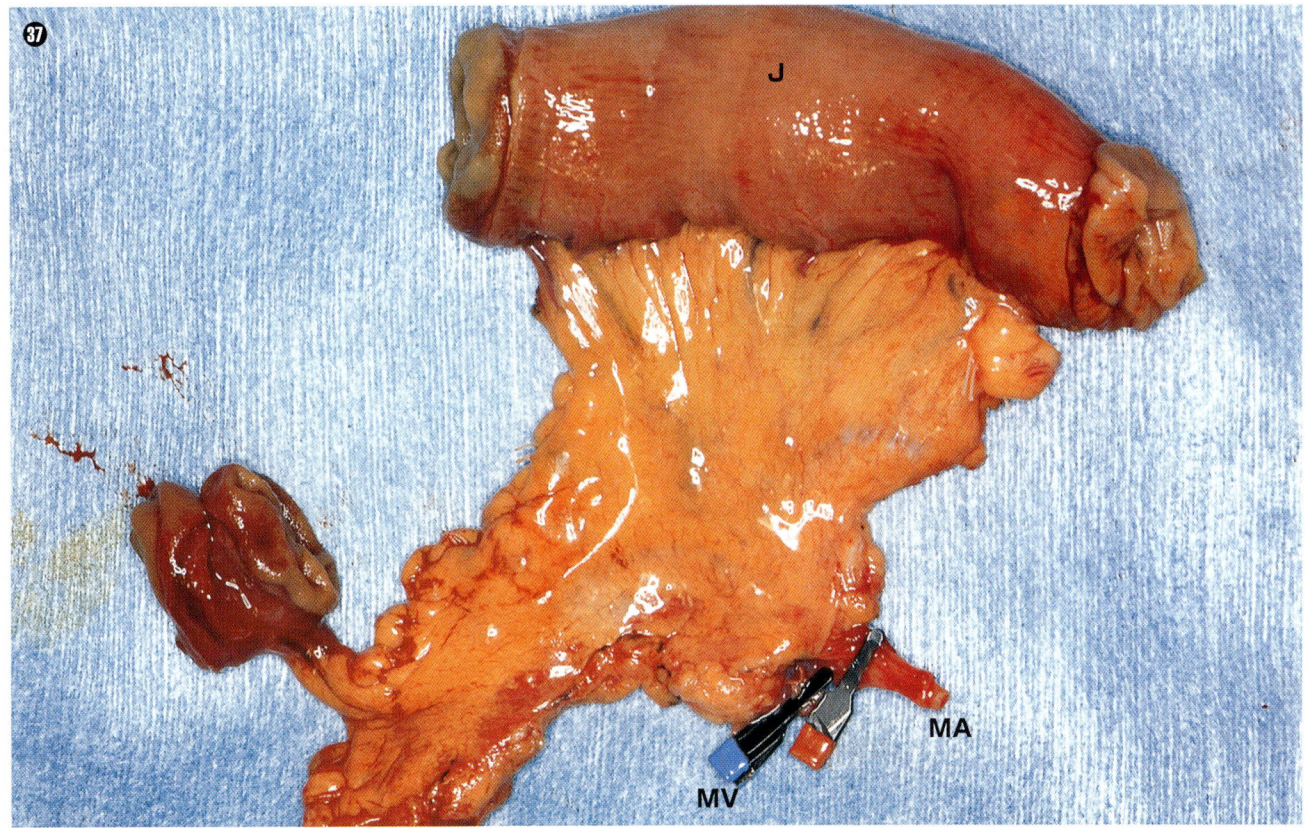

MA : mesenteric artery　MV : mesenteric vein　J : jejunum

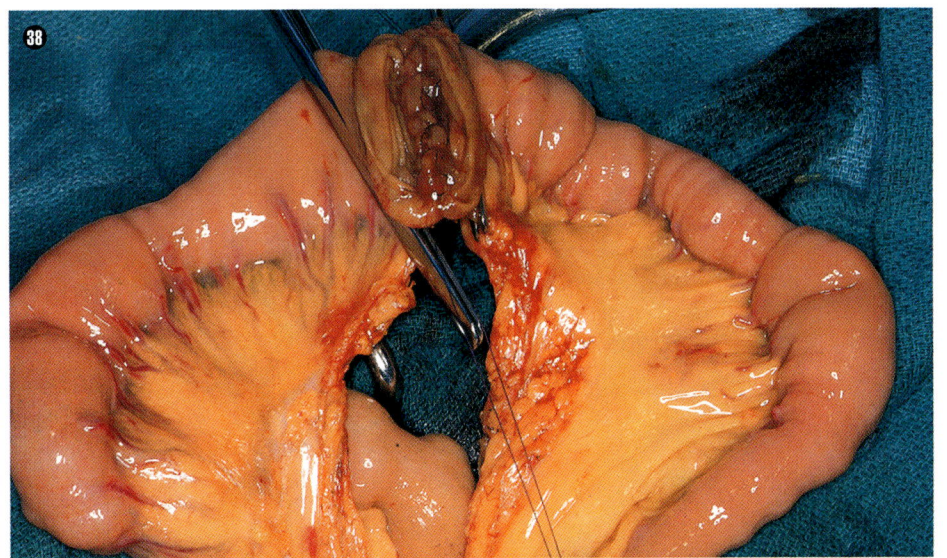

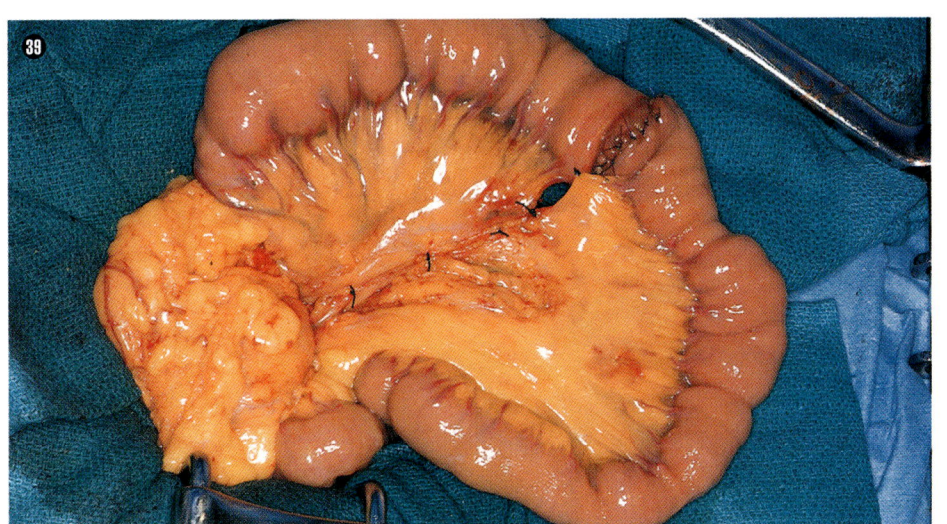

㊲　移植腸管が完成した状態である。トリミングによって腸管が直線化され、腸管膜にも余裕が生じている。

㊳　移植腸管が切除された後の空腸は用手で端端吻合する。我々はGambee法で、前後壁の縫合時に腸管を翻転させて結節が腸管外側に来るように吻合している。

㊴　開腹術野の癒着などのトラブルは、せっかく小さくした侵襲を台無しにしかねないので、腸管採取部の腸管膜も表裏ともに漿膜縫合を加えて、可及的に漿膜損傷部が露出しないように修復しておく。

1-❶　下咽頭・頸部食道癌根治手術　16

空腸片の移植

空腸片の移植のポイントは、適切な長さの腸管を用い、屈曲などの無理がない適切な位置になるように血管を配して血管吻合を行うことである。血管そのものは比較的太いが、当院では形成外科医が手術用顕微鏡を用いて微小血管吻合を行っている。

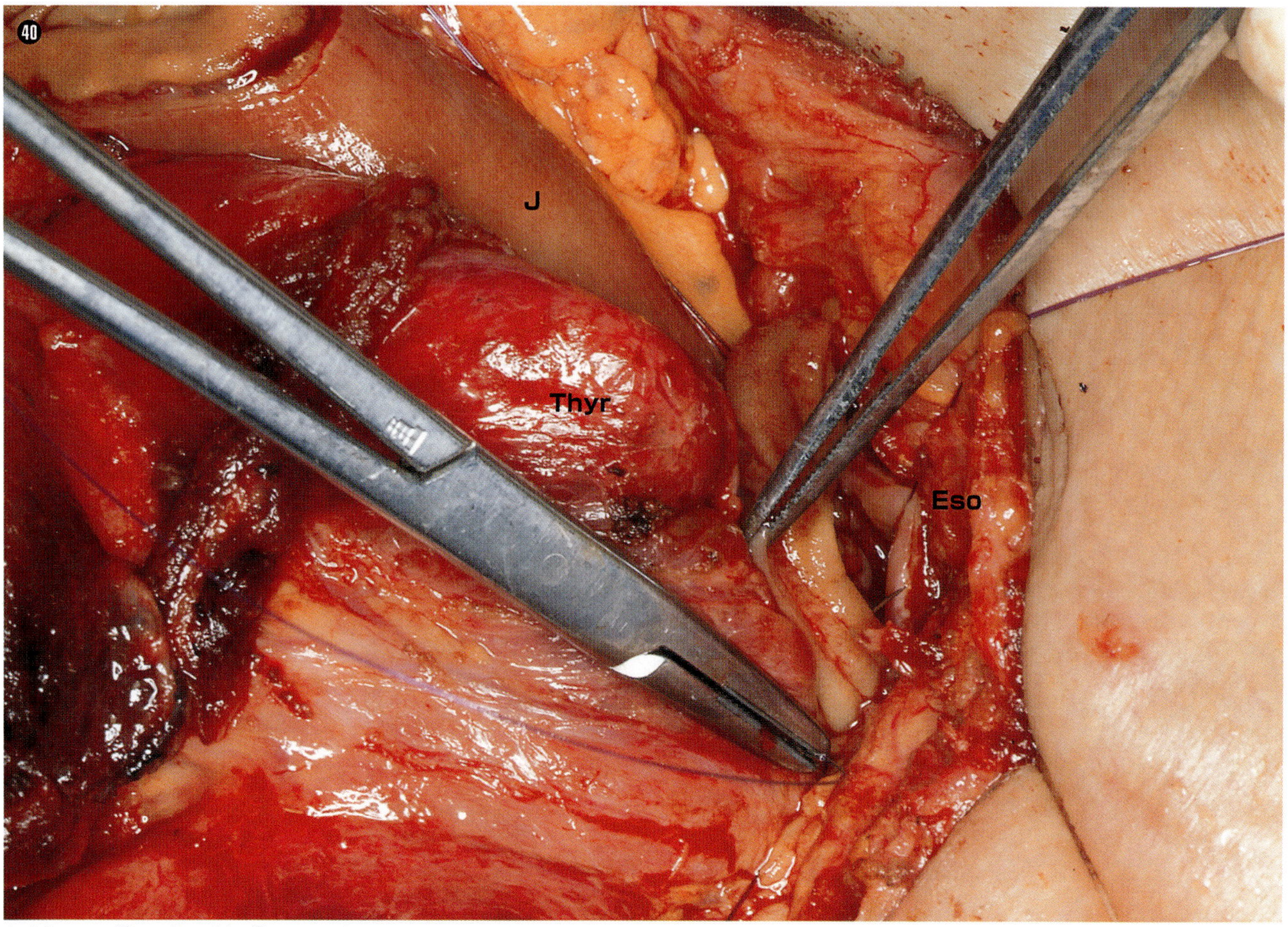

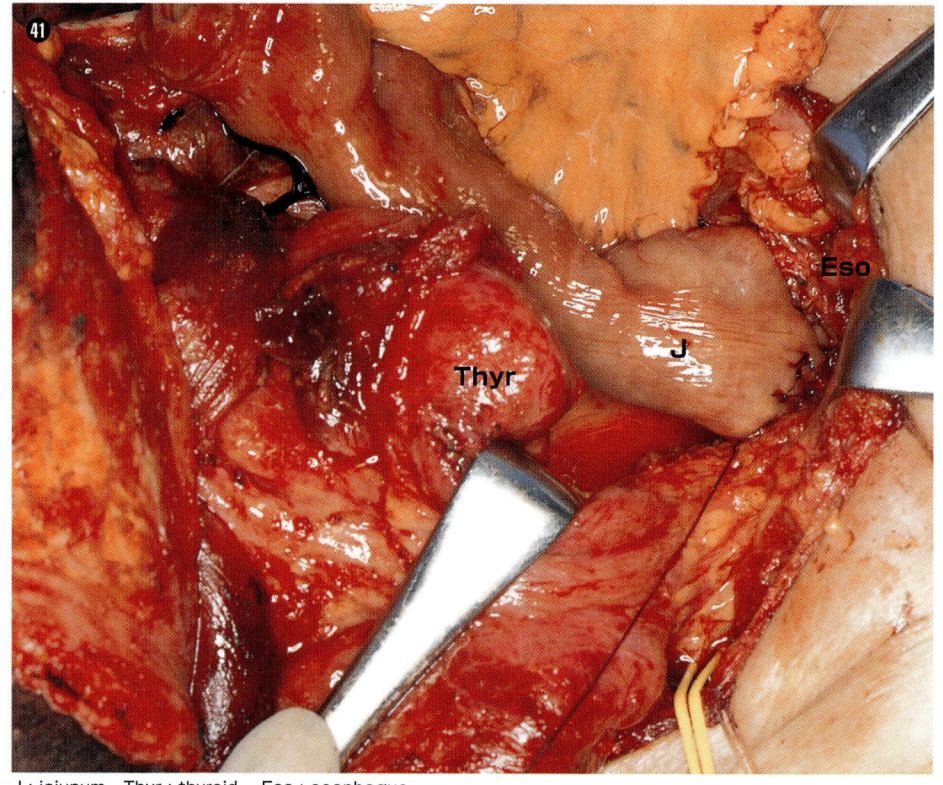

J：jejunum　Thyr：thyroid　Eso：esophagus

❹⓪ 当院では、まず肛門側腸管吻合から始める。
移植空腸片の消化管吻合は肛門側を後で行うと血管吻合に緊張がかかったり、視野が悪くなり、技術的にも困難となりかねない。かつ、縫合不全は縦隔炎などの重篤な合併症ともなりかねない。一方、最初に肛門側腸管・食道吻合から始めることによって、移植片を自由に翻転・側転することが可能となり、後壁や側壁の縫合も直視下で確実に行うことができるのである。

❹① 移植腸管の肛門側消化管吻合が完成した状態である。
食道の肛門側断端が縦隔内となってしまう場合など、この吻合を器械吻合で行うこともある。

J：jejunum　Thyr：thyroid　Eso：esophagus

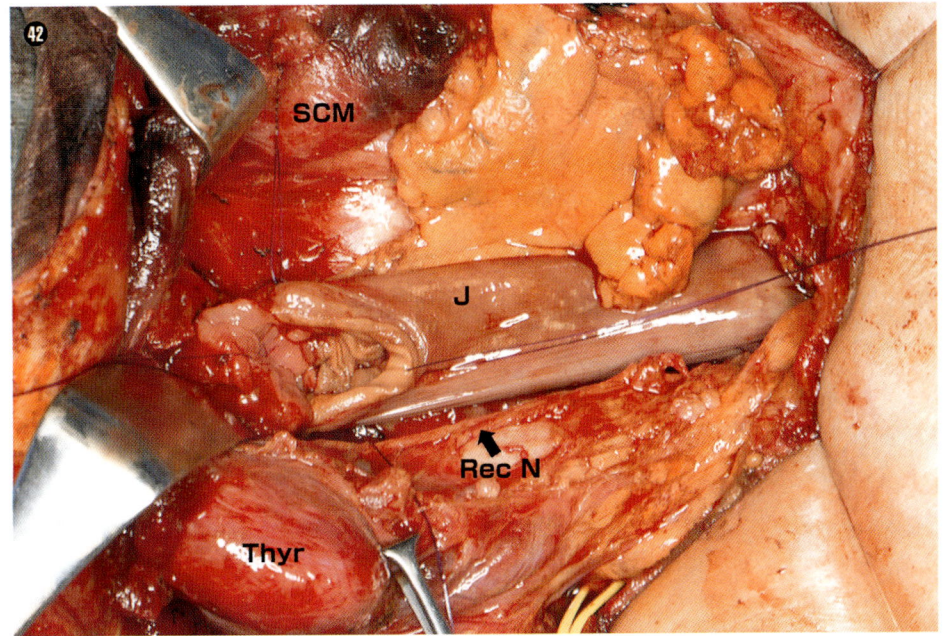

SCM : sternocleidomastoid muscle　Rec N : recurrent nerve　Thyr : thyroid　J : jejunum

❷ 移植腸管の口側の消化管吻合を行う。この時点では、移植腸管の長さは軽い緊張がかかる程度に設定されている。甲状腺左葉が口側吻合の視野を妨げることが多いので、これを小アリス鉗子などで把持して正中側に牽引圧排すると喉頭自体にも回転が加わり良視野となる。甲状腺左葉の下半を切除して視野を確保することもある。
口側吻合に際しては、写真のように、左反回神経が喉頭に入る部分と極端に隣接することになるので、鉤の牽引も含めて各操作には十分注意する必要がある。

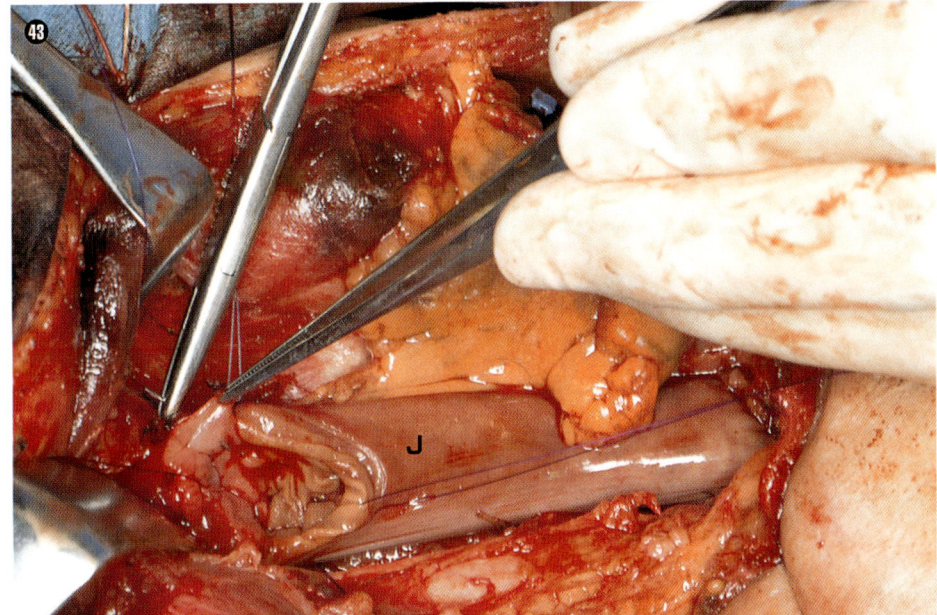

J : jejunum

❸ 消化管吻合は多くの場合 Gambee 法で行っている。消化管吻合の際には、食道口側断端は通常収縮して喉頭背側に埋もれがちである。
また、移植腸管の内腔を確保する意味でも、食道断端および移植消化管の断端にも支持糸をかけて牽引することによって良視野で吻合が可能となる。

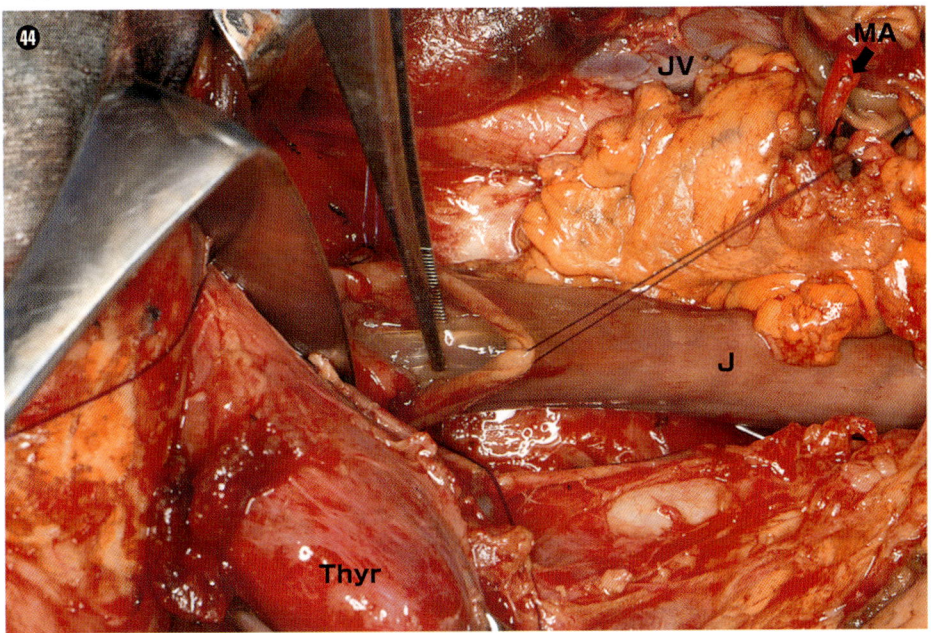

Thyr : thyroid　MA : mesenteric artery　JV : jugular vein　J : jejunum

❹ あらかじめ咽頭まで挿入しておいた N-G チューブを、後壁および側壁の縫合が完成した時点で、ピンセットで誘導して移植空腸片と食道を経由して胃まで送り込んでおく。消化管吻合が完成した時点で盲目的に挿入することによって、吻合部に思わぬ障害をもたらすことがないようにとの配慮である。

1-❶　下咽頭・頸部食道癌根治手術　18

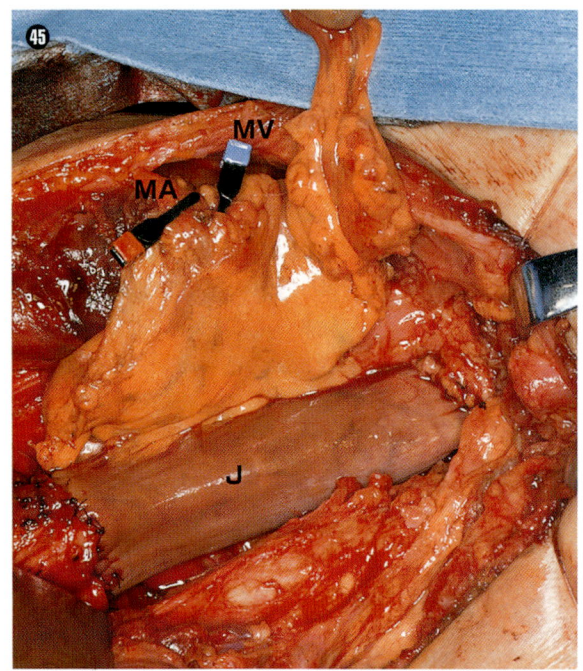

MA : mesenteric artery　MV : mesenteric vein　J : jejunum

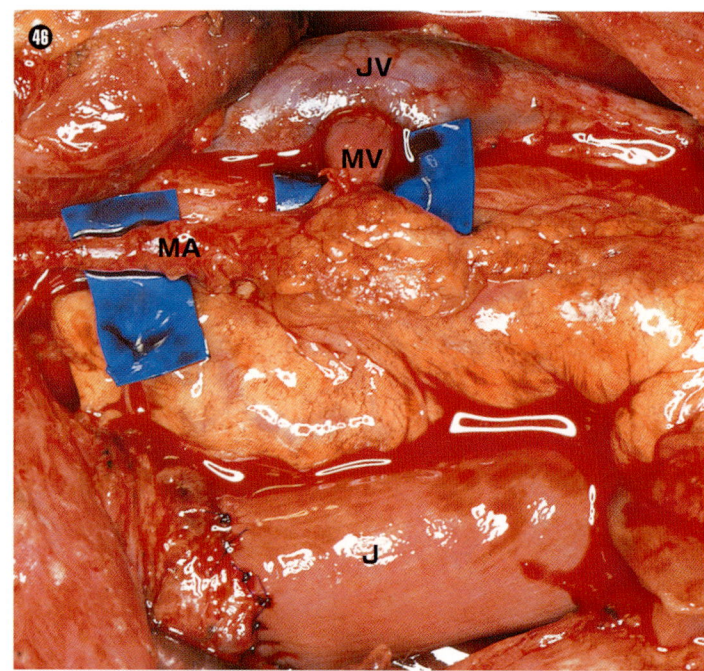

MA : mesenteric artery　MV : mesenteric vein　JV : jugular vein　J : jejunum

❹❺ 口側・肛門側の消化管吻合が完成した状態である。
この段階では移植腸管はやや短めで、緊張がかかるように見える程度に間置されている。

❹❻ 本症例では、recipient arteryには左上甲状腺動脈が、recipient veinには頸静脈を用いた。
血管吻合が終了した段階で、静脈・動脈の順で血流を再開させる。この時点で移植腸管の疎血は終了となる。
微小血管吻合時には、動・静脈の吻合の背側に柔らかいプラスチック片が敷かれ、コントラストを付けるとともに隣接組織との間を隔絶させている。

❹❼ 遊離空腸移植が完成し、血行が再開された状態の移植腸管とモニター腸管を示す。
血行が再開されると移植腸管の長さが増して、緊張がとれ余裕ができている。また、刺激を加えると蠕動も起こるようになる。モニター腸管の血流も良好である。

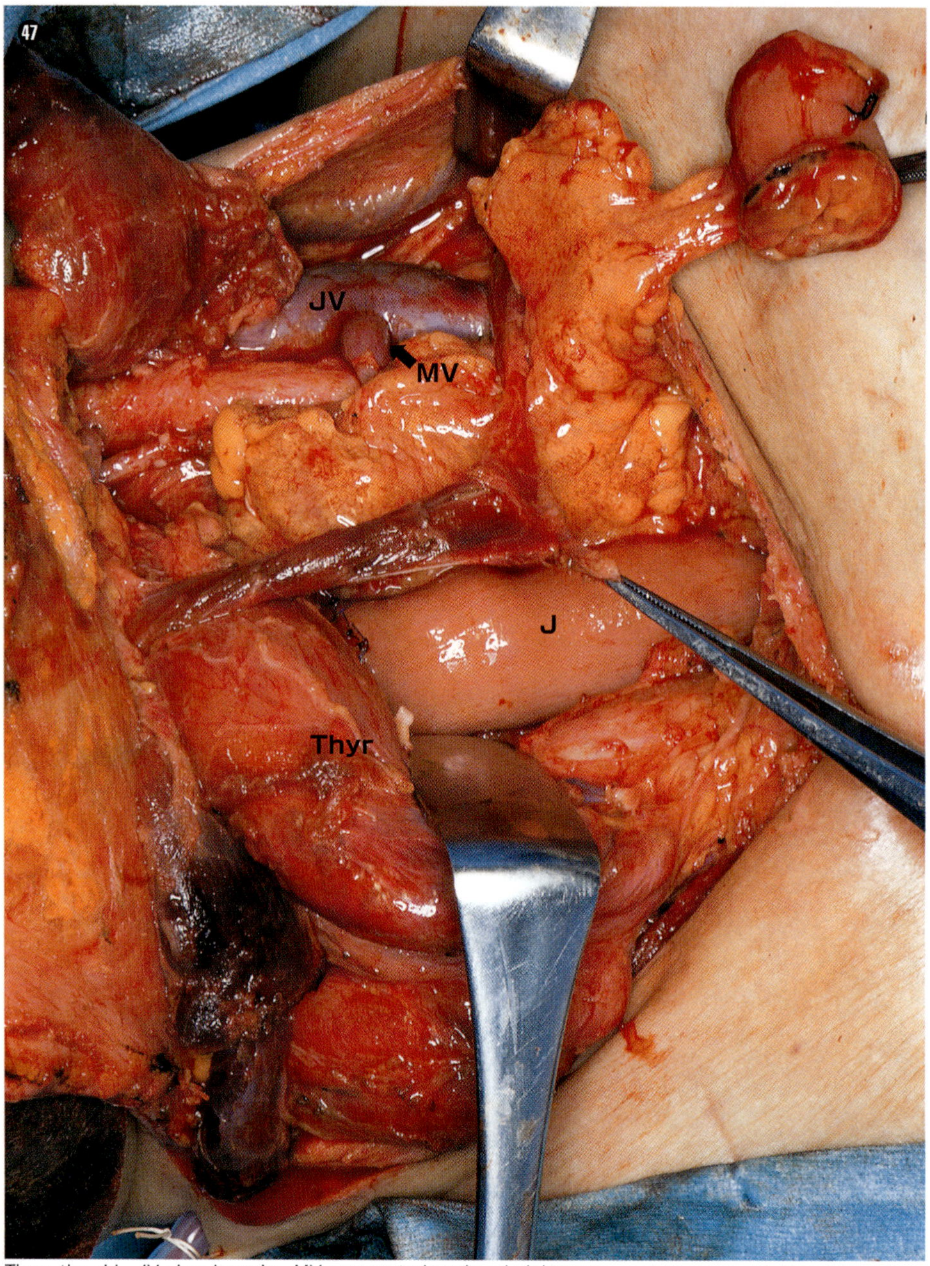

Thyr : thyroid　JV : jugular vein　MV : mesenteric vein　J : jejunum

血管吻合

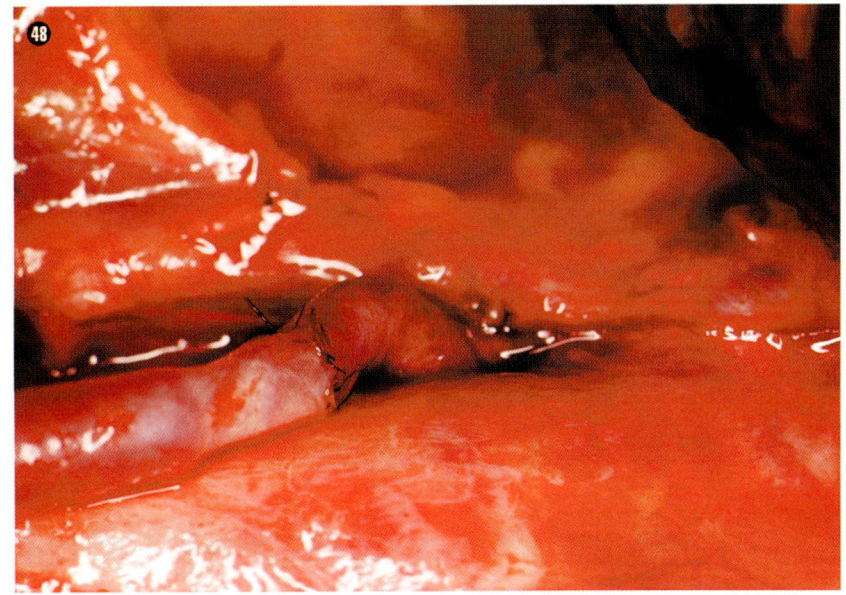

❹❽ 動脈の血管吻合部の手術用顕微鏡写真である。血管吻合の成否は形成外科医の吻合技術によるが、吻合部の位置や角度に無理がないように配置して吻合することも形成外科医の重要な技術である。血管の縫合は手術用顕微鏡下に8-0〜10-0ナイロン糸を用いて全周10針前後で行う。

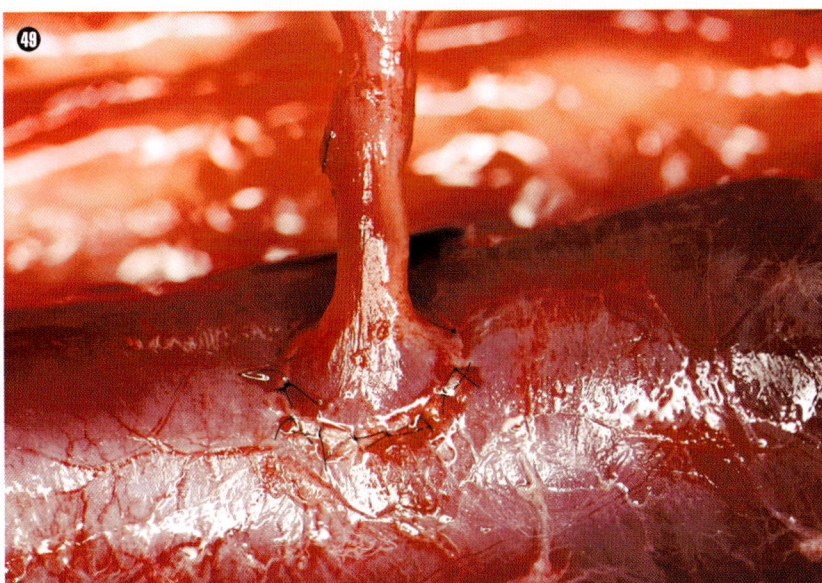

❹❾ 静脈の血管吻合部の手術用顕微鏡写真である。
静脈の場合、吻合部破綻の場合でも大事に至らないので、頸静脈がrecipientとして用いられることが多い。

❺⓿ 血管吻合は、微小血管吻合に習熟した形成外科医が手術用の顕微鏡を用いて行う。

❺❶ recipient vesselsとなる候補の血管をシェーマで示す。頸部の状況および血管の状態に応じて、これらの血管のうちで適切なものをrecipient vesselsとする。

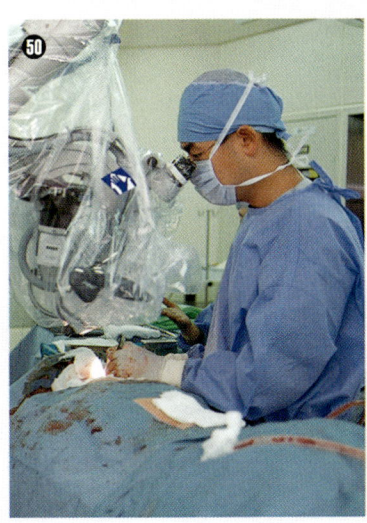

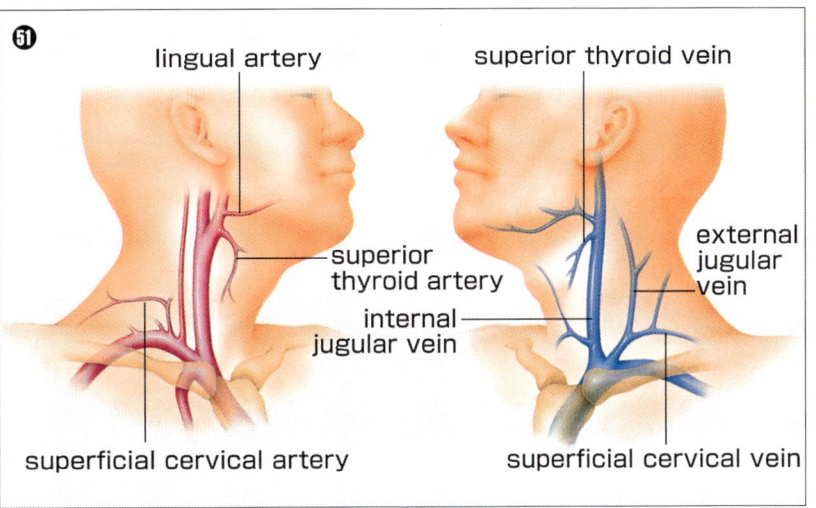

1-❶　下咽頭・頸部食道癌根治手術　20

咽喉食摘の場合の遊離空腸移植

❺❷　腫瘍の口側が咽頭に近いために喉頭の温存が不可能と判断された場合、咽喉食摘が行われる。
一般的には、この形の切除術後の再建手段として、遊離腸管移植を行うことが多い。その場合の移植完成時の写真を示す。
喉頭・気管が切除されている場合のほうが、消化管の吻合部の視界を遮る臓器がないだけ、技術的には容易といえる。腸管の色調は回復し、蠕動も再開されている。

❺❸　喉頭が合併切除された場合の遊離空腸移植をシェーマで示す。
このシェーマでは、口側消化管吻合は咽頭・空腸吻合、肛門側消化管吻合は空腸・食道吻合、recipient vesselsは浅頸動静脈である。

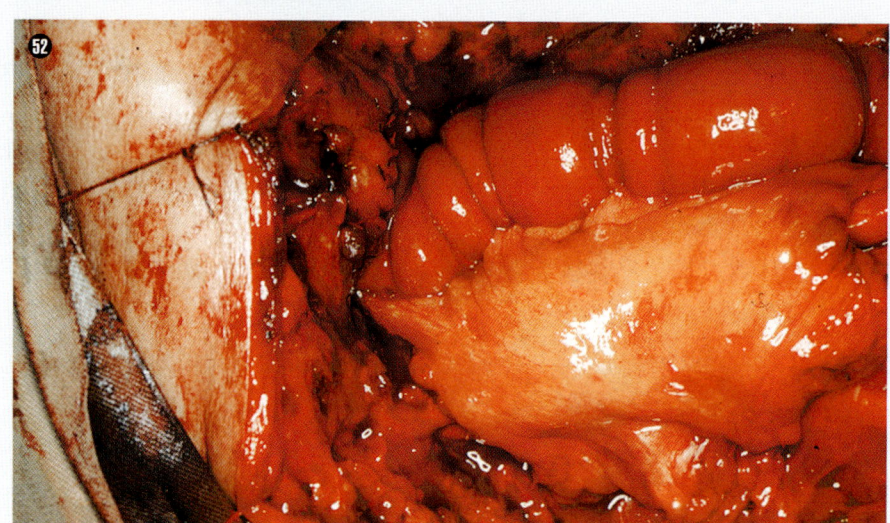

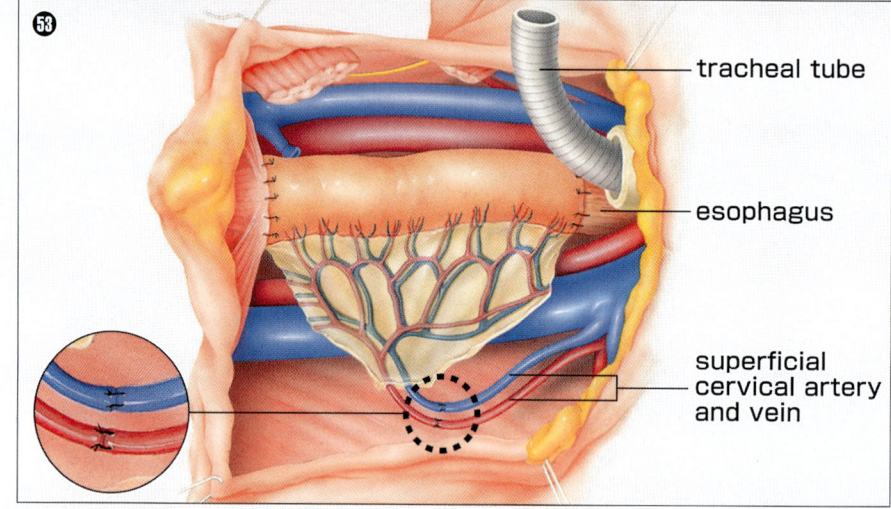

縦隔気管瘻作製の場合の遊離空腸移植

❺❹　腫瘍が頸胸境界部食道に存在して、その浸潤によって頸部から上縦隔の気管合併切除が避けられない症例の場合の写真である。
胸骨上部と鎖骨骨頭を切除して、縦隔気管瘻が作製される。その場合でも、食道は遊離腸管移植で再建することが可能である。
写真は、その場合の遊離空腸移植が完成した状態である。

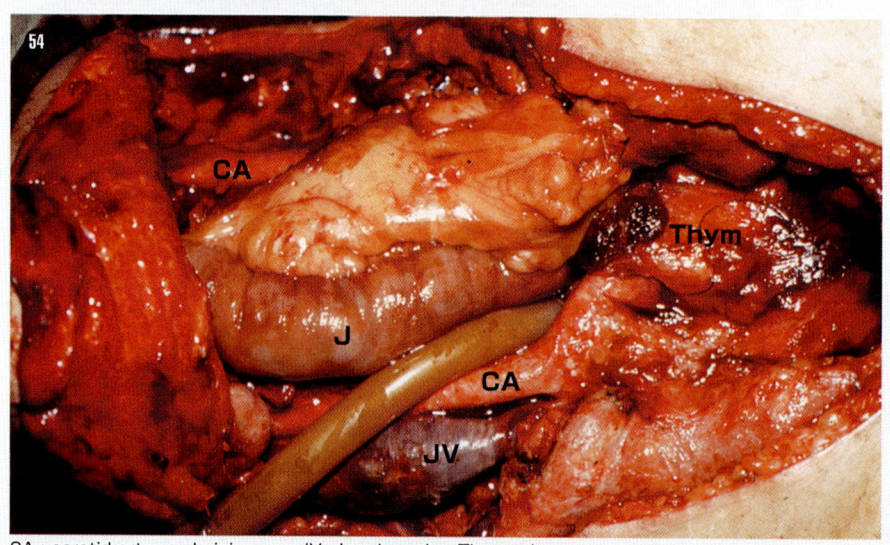

CA : carotid artery　J : jejunum　JV : jugular vein　Thym : thymus

閉　創

頸部で消化管吻合が終了する前に、ドレーンなしで順層閉腹が行われている。
血管吻合が完了し、移植腸管の血流の回復を確認してから、頸部の閉創が行われる。

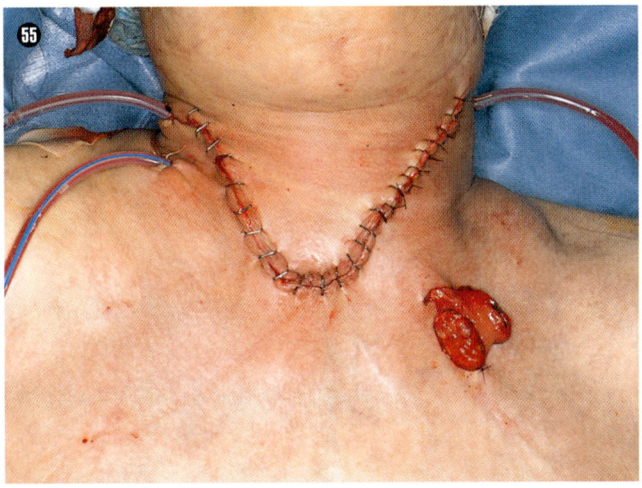

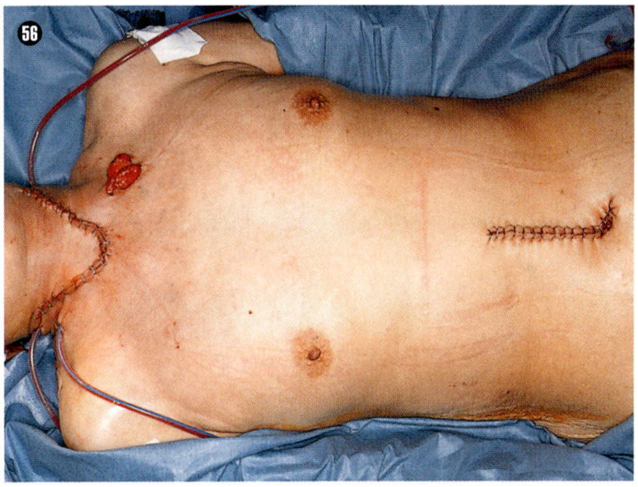

(55)　頸部創には、左右から吸引ドレーンが留置され、その先端は各々吻合部付近に置かれる。
創縁から少し離れて無理のない位置に、移植腸管の血流確認のためのモニター腸管を体外に出しておく。
この腸管は術後３〜４日間、移植腸管の生着を観察した後、茎の血管を結紮して切除され、血管断端を還納して皮膚の穴は縫合閉鎖される。

(56)　すべての創の閉鎖が完了した。操作が頸部と腹部に及び、途中で微小血管吻合が行われるなどによって手術時間はかかるものの、全体として創は小さく、手術侵襲そのものは小さい。

縦隔気管瘻を作製する場合

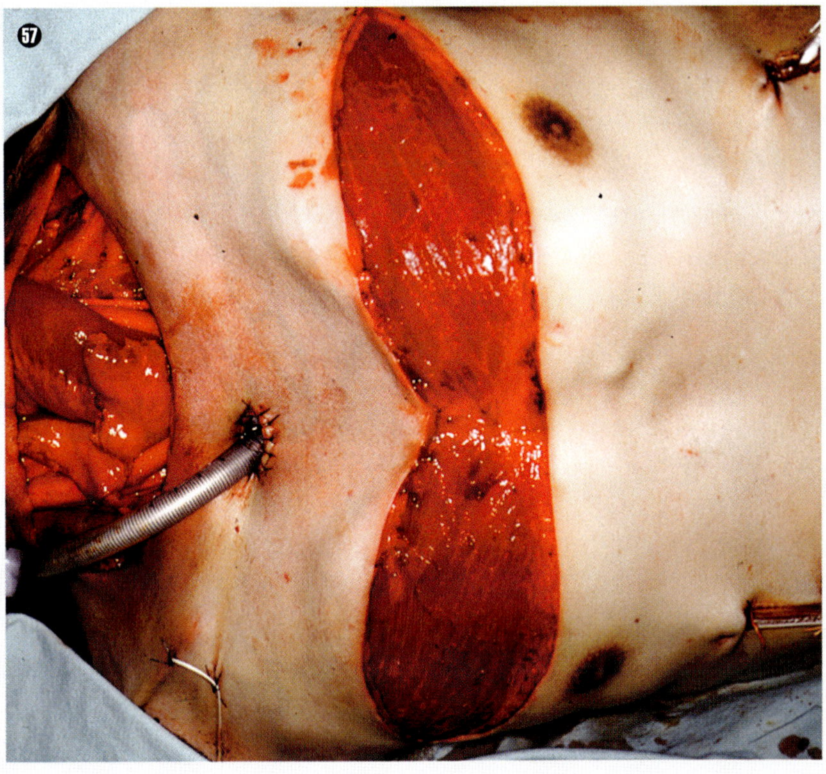

(57)　縦隔気管瘻の場合の閉創の１例を示す。
頸部創内に移植された腸管が見える。この例は、いわゆるGrilloの術式といわれるパターンの閉創の仕方である。
胸骨上部と両鎖骨骨頭が切除されており、気管瘻を作製する位置を尾側に変位させ、瘻形成部の皮膚を縦隔内に陥凹させねばならない。
そのため前胸部上部の皮膚を下に凸の弧状に切開し、両側から血流を保持した形で頭側にずらして、その中程に気管瘻を造設する。
尾側に生じる皮膚欠損は、大腿部からの中間層遊離皮膚移植で補う。

1-②　胸部中部食道癌手術

VISUAL LECTURES ON CANCER OPERATIONS IN JAPAN

順天堂大学医学部消化器外科講座
上部消化管外科学教授
鶴丸昌彦

胸部食道癌の手術では、上縦隔から頸部にかけてのリンパ節郭清が最も重要である

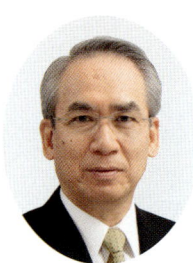

順天堂大学医学部
消化器外科講座
上部消化管外科学教授
鶴丸昌彦

　食道癌の治療成績は、リンパ節転移の有無が予後を規定する大きな因子である。リンパ節転移の有無は、癌腫の深達度と密接な関連があり、私の経験では粘膜筋板に達しないM1、M2ではリンパ節転移は経験していないが、筋板に達したもの (M3) では、約15％にリンパ節転移を見ている。

　粘膜下組織に入ったSM1では約30％、SM2では約45％、SM3では約60％にリンパ節転移を認めており、SM全体では約50％の転移率であった。この事実から、食道癌では粘膜筋板に達したものでは手術の適応となることを考慮に入れて、治療計画を立てるべきであろう。しかし、リンパ節転移率が比較的低いM3、SM1では、EMR/ESDで対処できるものも多いわけであるが、リンパ節転移の画像による術前診断正診率は約70％と、まだまだ満足できるものではない。転移リンパ節の長径は比較的小さなものが多く、5mm未満のものが37％を占め、リンパ節内の転移巣も長径5mm未満のものが、実に67％であった。最近、CTや超音波診断装置も改良されてはいるものの、5mm以下のリンパ節を正確に診断することは難しい。すなわち、false negativeが少なくなく、M3、SM1といえども、EMR/ESDのみで治療することにはかなりの不安が伴うことは否めない。

　胸部食道癌は、癌腫の占居部位によりリンパ節転移の頻度に差はあるが、転移がくる範囲は頸部から腹部まで広範囲である。胸部上部食道癌 (Ut) では、リンパ節転移は主に頸部・上縦隔であるが、胸部下部食道癌 (Lt) では下縦隔から腹部にかけて主に見られる。胸部中部食道癌 (Mt) では、その中間的な転移頻度で頸部、上縦隔、中縦隔、下縦隔、腹部と均等にリンパ節転移が見られた。すなわち、いずれの占居部位でも頸部から腹部まで広範囲なリンパ節郭清が必要である。

　胸部食道癌の手術成績は、頸部上縦隔を精力的に郭清するようになってから確実に改善された。いわゆる3領域郭清は、1984年頃から次第に普及し始め、頸部上縦隔を郭清する以前の5年生存率は20～30％台であったが、3領域郭清施行以降は50％台に改善された。上縦隔から頸部にかけてのリンパ節郭清が重要であることの証しである。

　この領域では上縦隔から頸部にかけて反回神経が走行しており、この部位では両側の反回神経周囲の郭清がポイントである。私は、縦隔郭清に要する時間の2/3は上縦隔の郭清に費やして、この部位の郭清に主力を注いでいる。もちろん他の部位の郭清も大切であるが、上縦隔の郭清は術後の合併症の発症にも大いに関連してくるので、イライラせずに忍耐強くていねいに行う必要がある。

主占居部位別リンパ節転移率

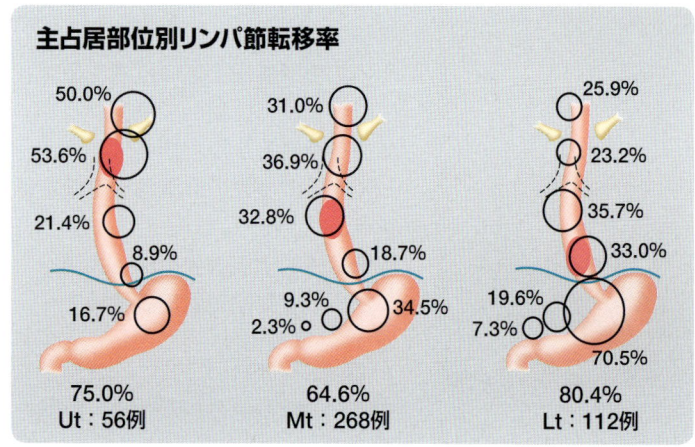

CASE & FLOW CHART

症　例

52歳・男性

約1か月前からつかえ感が出現して近医を受診し、上部消化管造影検査および内視鏡検査を受けた。切歯より31cmから37cmまで、進行したtype 3の潰瘍性病変が見られ、長径8cmの胸部中部食道癌であった。

術前の縦隔CT検査では、原発巣はかなり大きく、肺静脈を圧排しており、肺静脈への浸潤も否定はできないが、T3と判定した。

術前合併療法は行わず、根治手術可能と考え、手術した。右第4肋間開胸にてアプローチした。腫瘍は心嚢に直接浸潤しており、右下肺静脈に浸潤する直前であった。心嚢を大きく合併切除して、根治切除することができた。胸腹部食道胃上部切除、胸管合併切除、両側頸部郭清、胸骨後胃挙上、頸部食道胃吻合で再建した。術後はやや胸水貯留が遷延したが、順調に経過し、17日目に退院した。

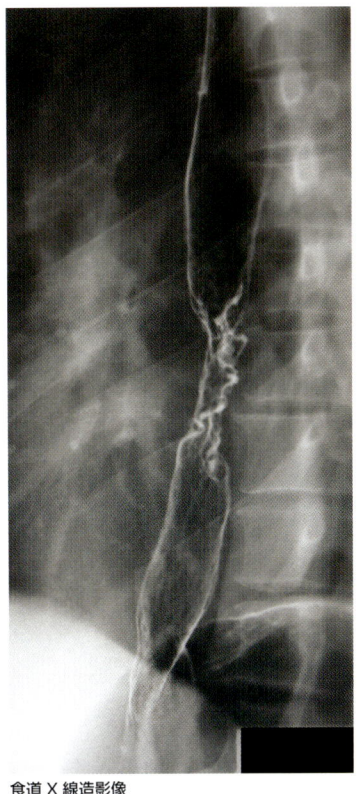

食道X線造影像
門歯列より31cmから37cmまで、進行したtype 3の潰瘍性病変が見られ、長径8cmの胸部中部食道癌であった。

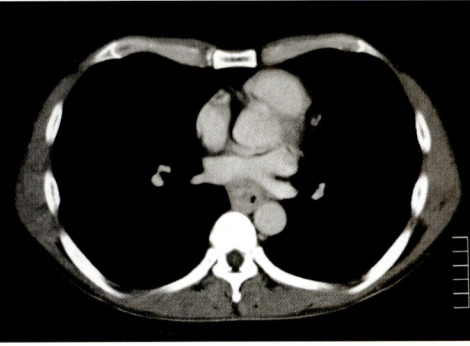

CT
術前の縦隔CT検査では、原発巣はかなり大きく、肺静脈を圧排していた。

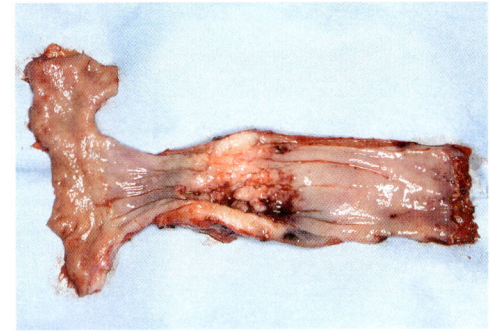

切除標本
固定前の新鮮切除標本。type 3の進行癌。

術　式

※丸囲みの数字は図版番号

① 皮膚切開と開胸　❶〜❻	⑩ 大動脈周囲の郭清（食道動脈切離）　㊲〜㊳
② 右反回神経周囲の郭清　❼〜⓫	⑪ 下縦隔郭清　㊴〜㊶
③ 奇静脈弓の切除と右気管支動脈の温存　⓬〜⓱	⑫ 腹部・頸部切開創　㊷
④ 右迷走神経肺枝の温存とNo.109の郭清　⓲〜㉒	⑬ 腹部郭清　㊸〜㊺
⑤ 気管左側の郭清（No.106recLの郭清、食道の仮切断）　㉓〜㉙	⑭ 右頸部郭清　㊻〜㊿
⑥ 胸管合併切除　㉚	⑮ 左頸部郭清　57〜59
⑦ 食道の移動　㉛	⑯ 胃の切離と挙上胃の作成　60〜63
⑧ 左迷走神経肺枝の温存　㉜〜㉝	⑰ 胸骨後経路胃挙上　64
⑨ 上・中縦隔の郭清終了　㉞〜㊱	⑱ 食道胃吻合　65〜74

上中縦隔郭清

縦隔郭清のポイントは上縦隔、特に両側の反回神経沿いの郭清である。左側では視野も悪く、ていねいな郭清が必要である。まず No.106 recR を、次に No.109R, No.107, No.109L を郭清して上縦隔に戻り、No.106recL, No.106tbL を郭清する。気管左側郭清の前に中縦隔を剥離したほうが気管左側がよく展開できる。

❶ 左側臥位であるが、やや術者側（背側）に傾けておく。
第一助手が肺を圧排する力で、術中体位が助手側に傾く傾向があるためである。
体位固定にはマジックベッドを用いると、任意の位置に体位を固定できて便利である。
右第4肋間、前側方開胸で開胸するが、皮膚切開は通常乳輪のすぐ足側になる。
女性では、乳房を避けて皮膚切開を弧状におき、乳腺組織裏の筋膜を剥離して、第4肋間に達する。乳房の位置は坐位と背臥位では異なるので、皮膚切開ラインは、術前に坐位の状態でマークしておいたほうがよい。

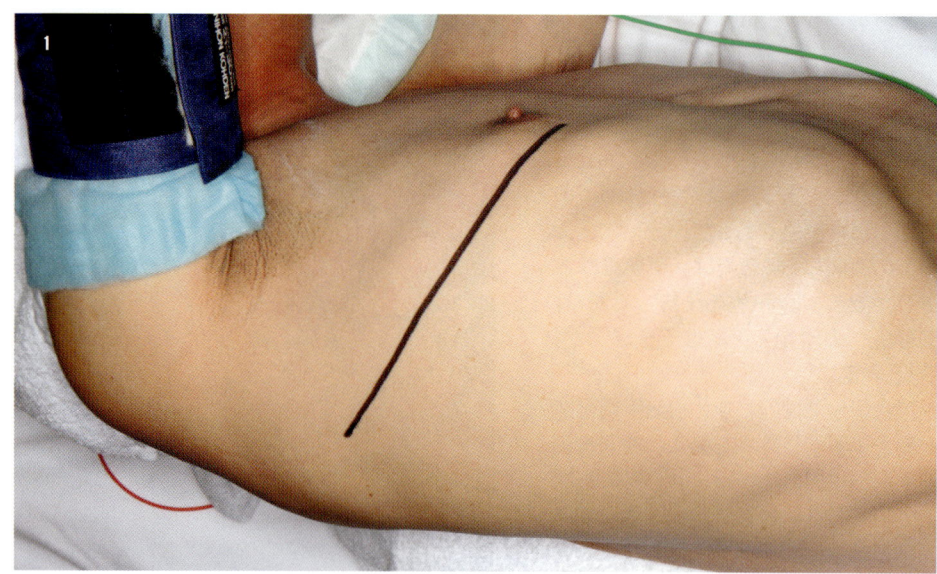

❷ 広背筋は、剥離はするが、切離はしないで温存する。
術後の喀痰力保持や、疼痛軽減のためには有利である。
また、気管膜様部損傷など広背筋筋弁を必要とするときにも、筋弁作成が可能である。
右上肢の運動障害も少ない。

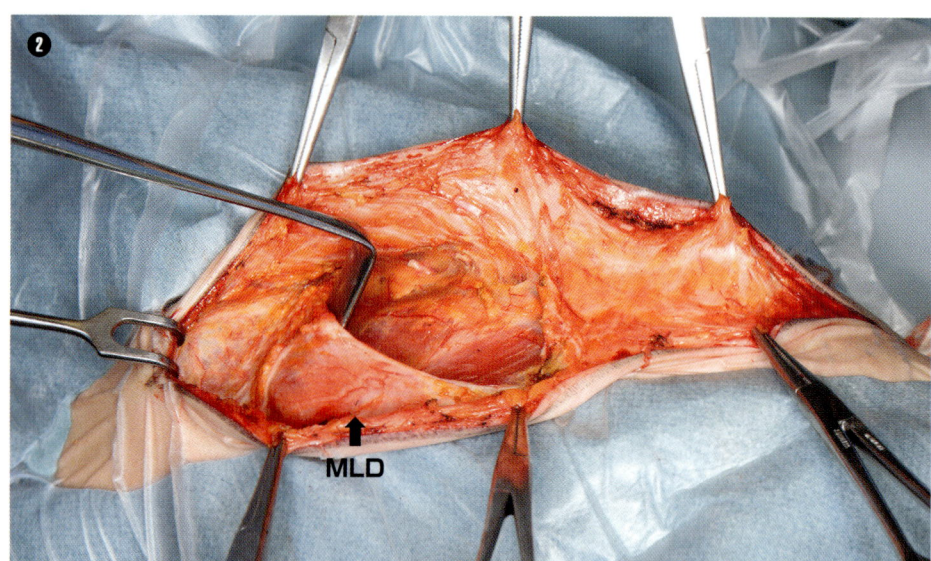

MLD : musculus latissimus dorsi

❸ 第5肋骨の胸肋関節の軟骨部に切開を入れて関節をはずすと、肋骨も骨折せずに大きく展開できる。

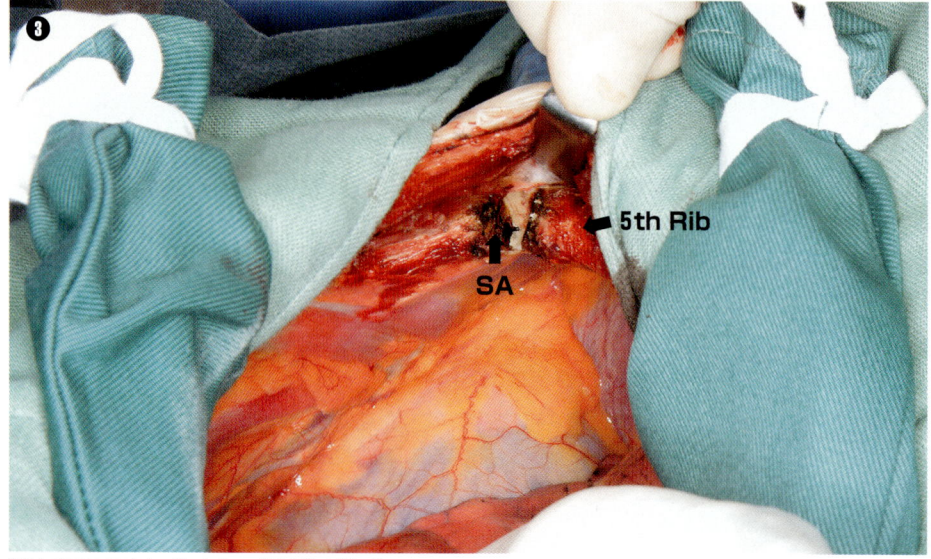

SA : sternocostal articulation 5th Rib : 5th rib

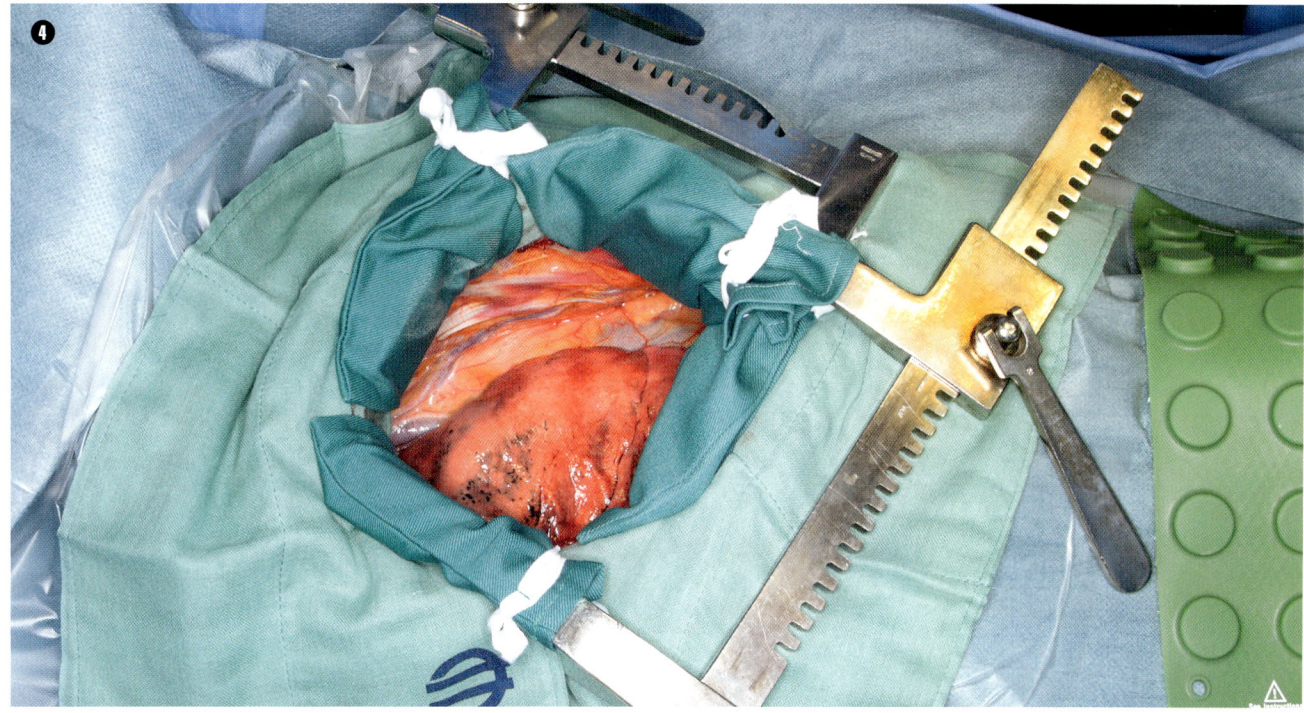

❹ 開胸器を縦・横に2個用いると、比較的小さな術創で広背筋を温存しても、良好な視野が得られる。

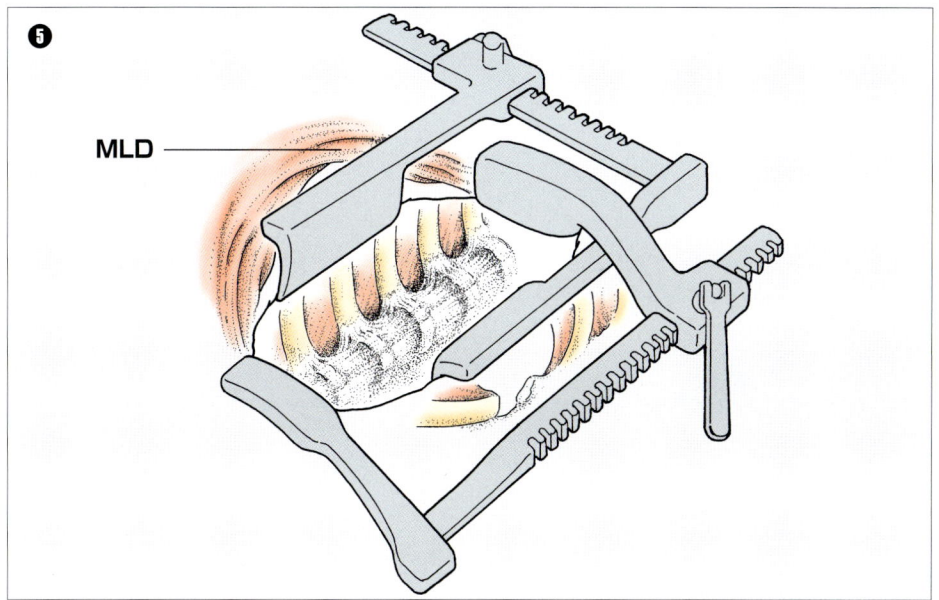

MLD：musculus latissimus dorsi

❺ 気管内チューブは、両側換気用のスパイラルチューブを用いる。
気管支ブロッカーチューブを用いて片肺換気とすることにより、気管を容易に偏位させることができて気管左側の展開が可能になる。

❻ 周囲臓器浸潤の有無を確認する。
腫瘍は心嚢に密着しており、心嚢を切開してみると、右下肺静脈に浸潤する直前であった。
腫瘍と接している心嚢の一部を合併切除した。

RPV：right inferior pulmonary vein　PI：pericardium incision

1-❷　胸部中部食道癌手術　26

❼ 上縦隔郭清は、右反回神経の同定から始める。
上大静脈に沿って胸膜を切開し、気管の右側で右迷走神経に達する。

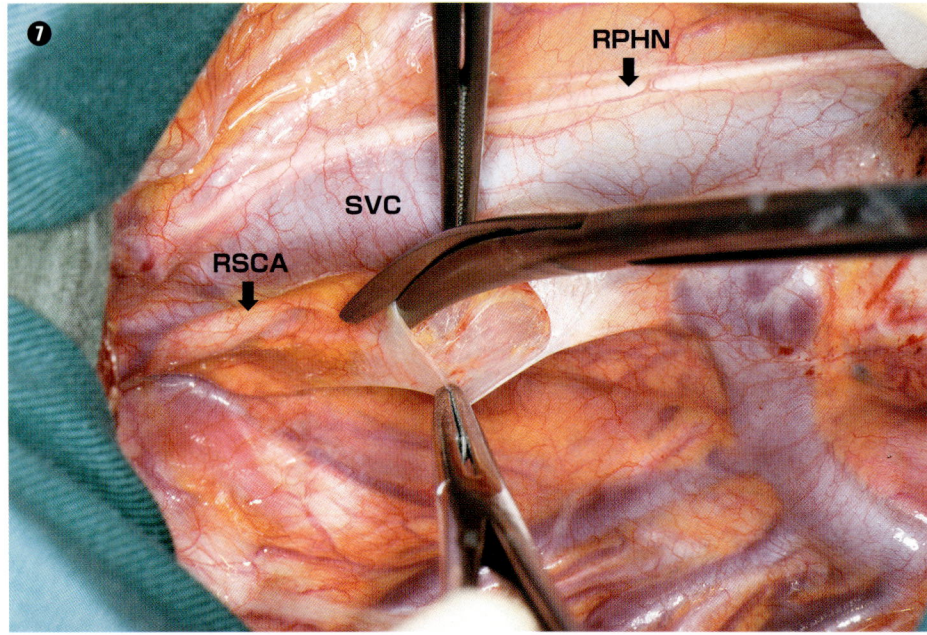

SVC：superior vena cava　RSCA：right subclavian artery　RPHN：right phrenic nerve

❽ 右鎖骨下動脈を同定し、反回神経から離れたところで動脈を剥離しておく。

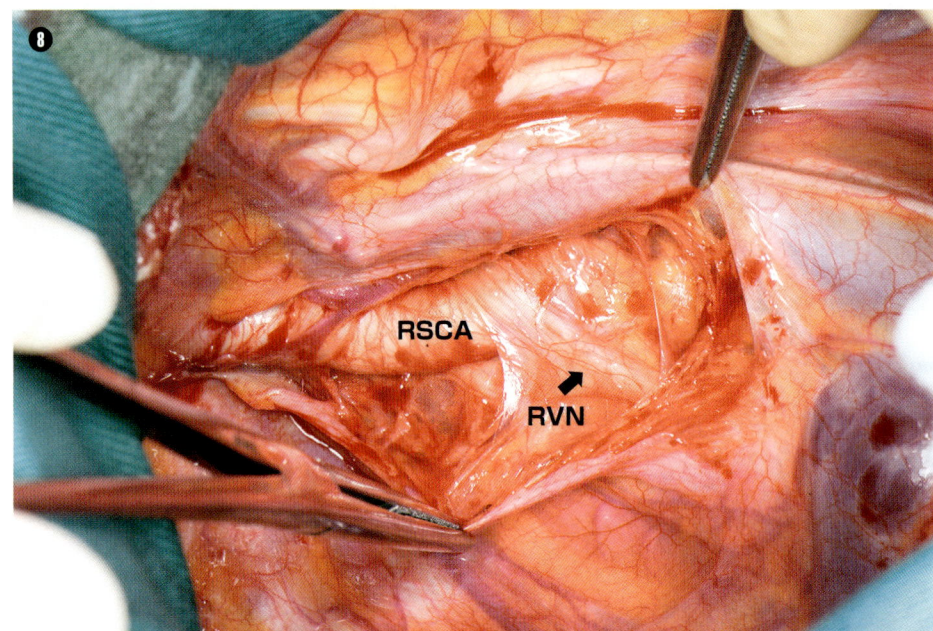

RSCA：right subclavian artery　RVN：right vagus nerve

❾ 右反回神経は、比較的同定が容易だが、症例によっては鎖骨下動脈に密着して、確認が困難なことがある。
縦隔神経鉤で迷走神経を背側に牽引して、腹側から反回神経を確認するほうがより安全である。直視下に右反回神経を剥離しておく。

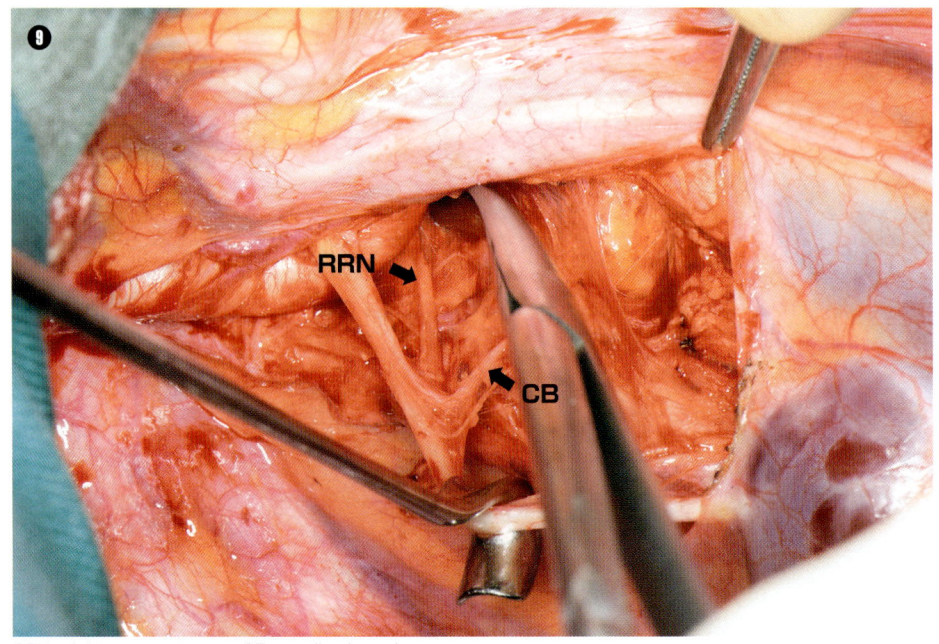

RRN：right recurrent nerve　CB：cardiac branch

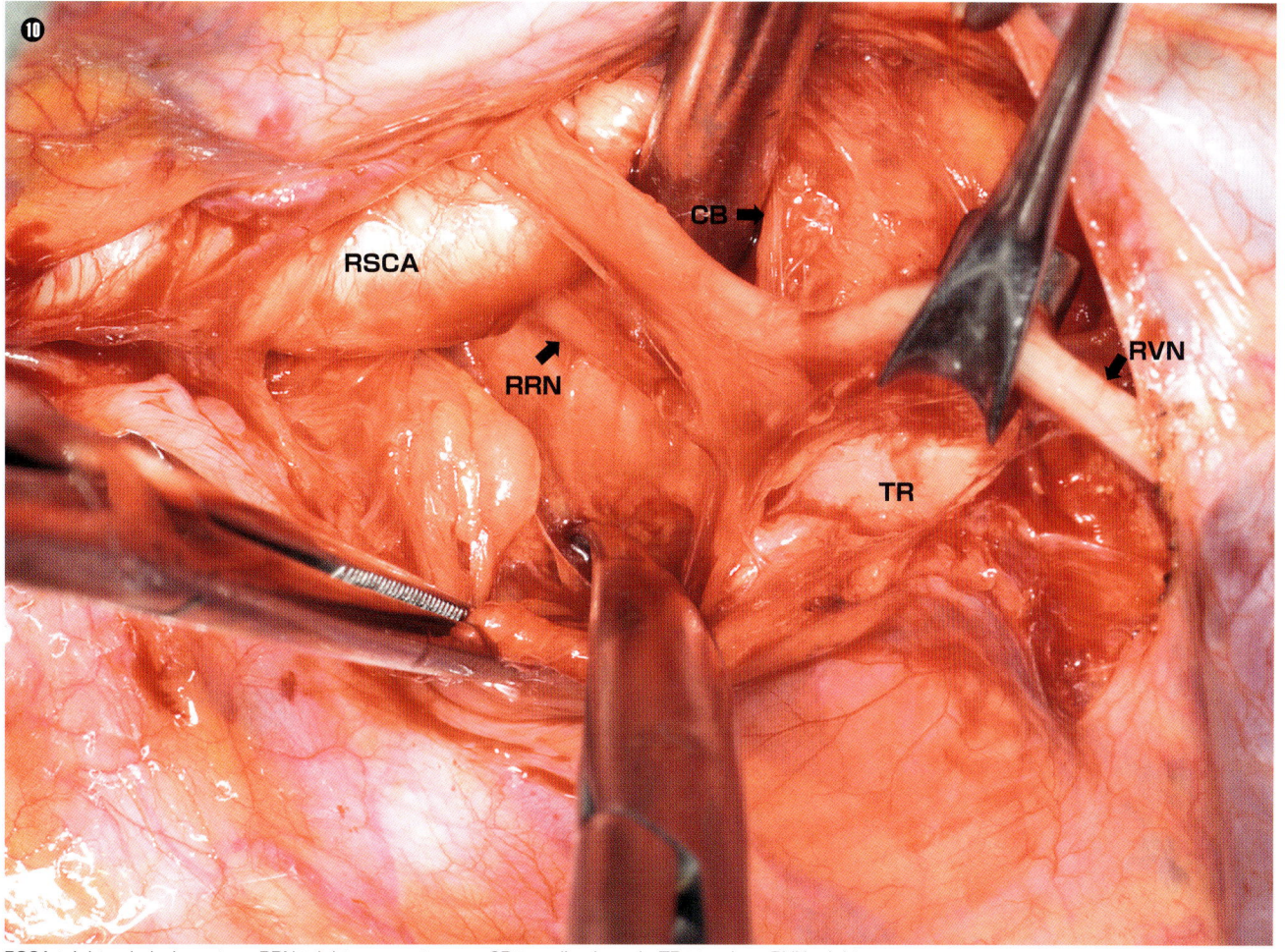

RSCA : right subclavian artery　RRN : right recurrent nerve　CB : cardiac branch　TR : trachea　RVN : right vagus nerve

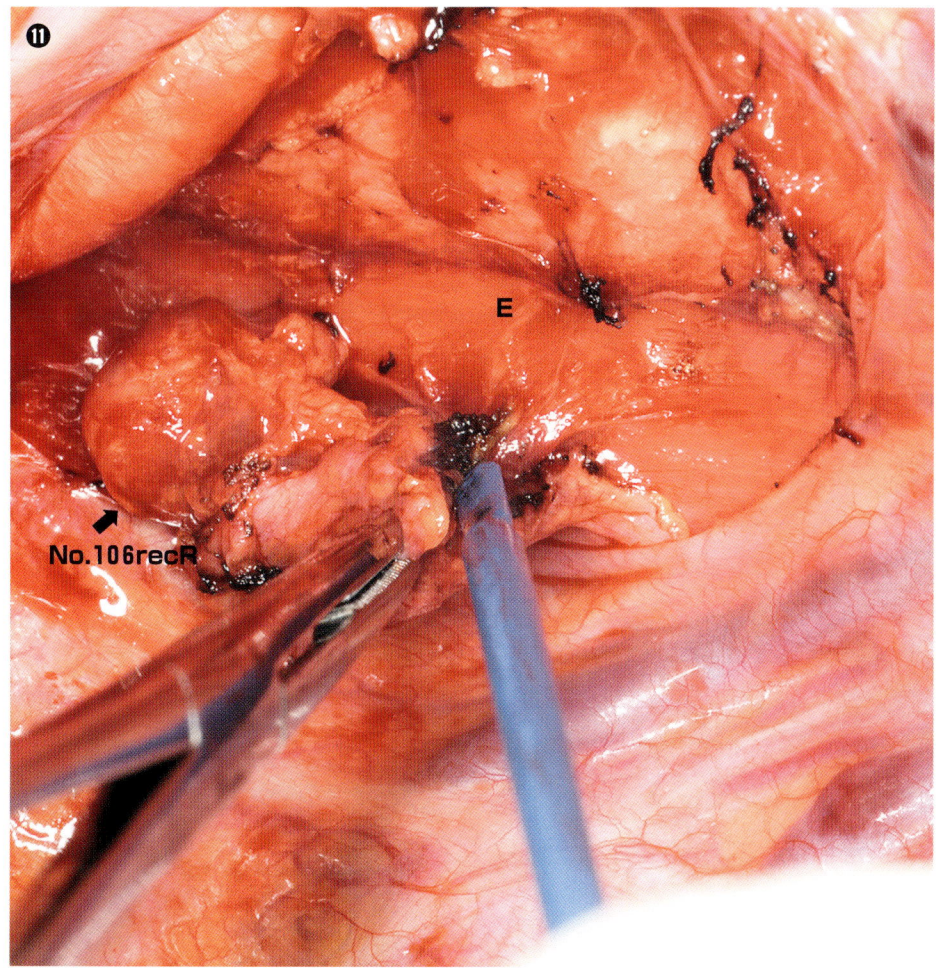

No. 106recR : No. 106recR lymphnode　E : esophagus

❿ 背側からNo.106recRを郭清する。
すでにある程度反回神経は剝離されているので、まず損傷することはない。

⓫ No.106recRは食道から分離して切除し、代表的なリンパ節を迅速診断に提出する。
もし転移陽性であれば、No.106preの腕頭動脈付近を郭清して、リンパ節郭清断端をnegativeとする。
右迷走神経から数本の心臓枝が分枝しているが、これらは可及的に温存する。縦隔神経鉤で迷走神経を強く背側に牽引すると、心臓枝が浮き出てよく確認できる。

1-❷　胸部中部食道癌手術　28

❷ 奇静脈弓部を切除する。
通常、奇静脈は、弓部から第4、第5肋間静脈のレベルまで切除する。
右気管支動脈が大動脈から分枝する根部まで直視下に捉えるには、奇静脈弓の切離だけではよい視野は得られない。
奇静脈のすぐ裏面に密着している右気管支動脈を損傷しないように注意する。

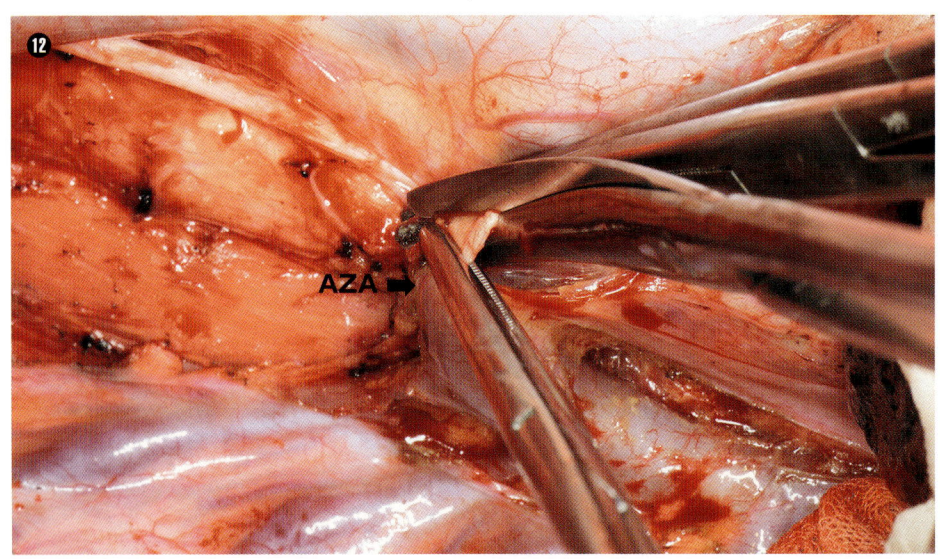

AZA：azygos arch

❸ 奇静脈には半奇静脈や左肋間静脈が流入していることがあり、気がつかずに損傷すると出血点が脊柱の左側に隠れて止血に難渋することがあるので、まず右肋間静脈を切離して、左側からの枝がないか、注意深く確認する。

❹ 切除した奇静脈弓の部分を頭側に挙上し、右肺門部の胸膜を切開すると右気管支動脈が確認できる。背側に動脈を追って、第3肋間動脈との合流部からさらに大動脈まで剥離する。

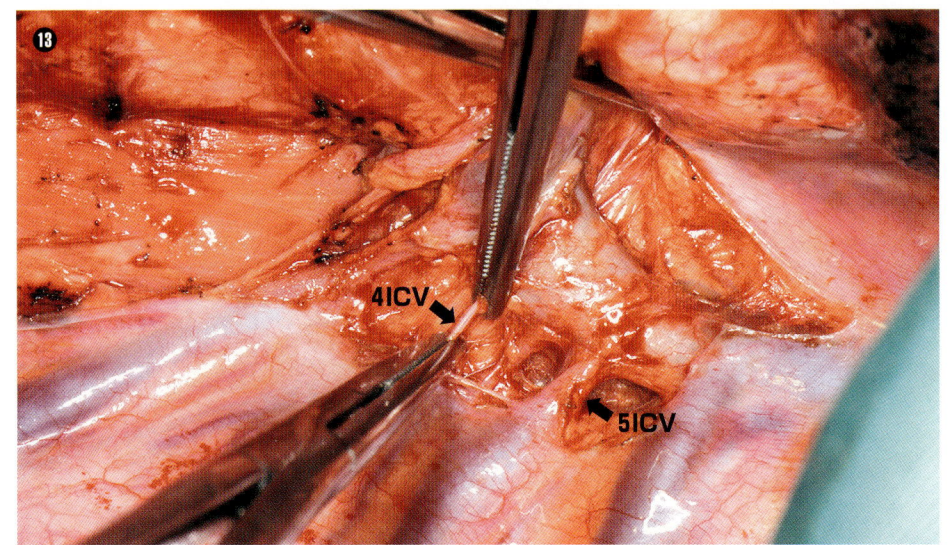

4ICV：4th intercostal vein　5ICV：5th intercostal vein

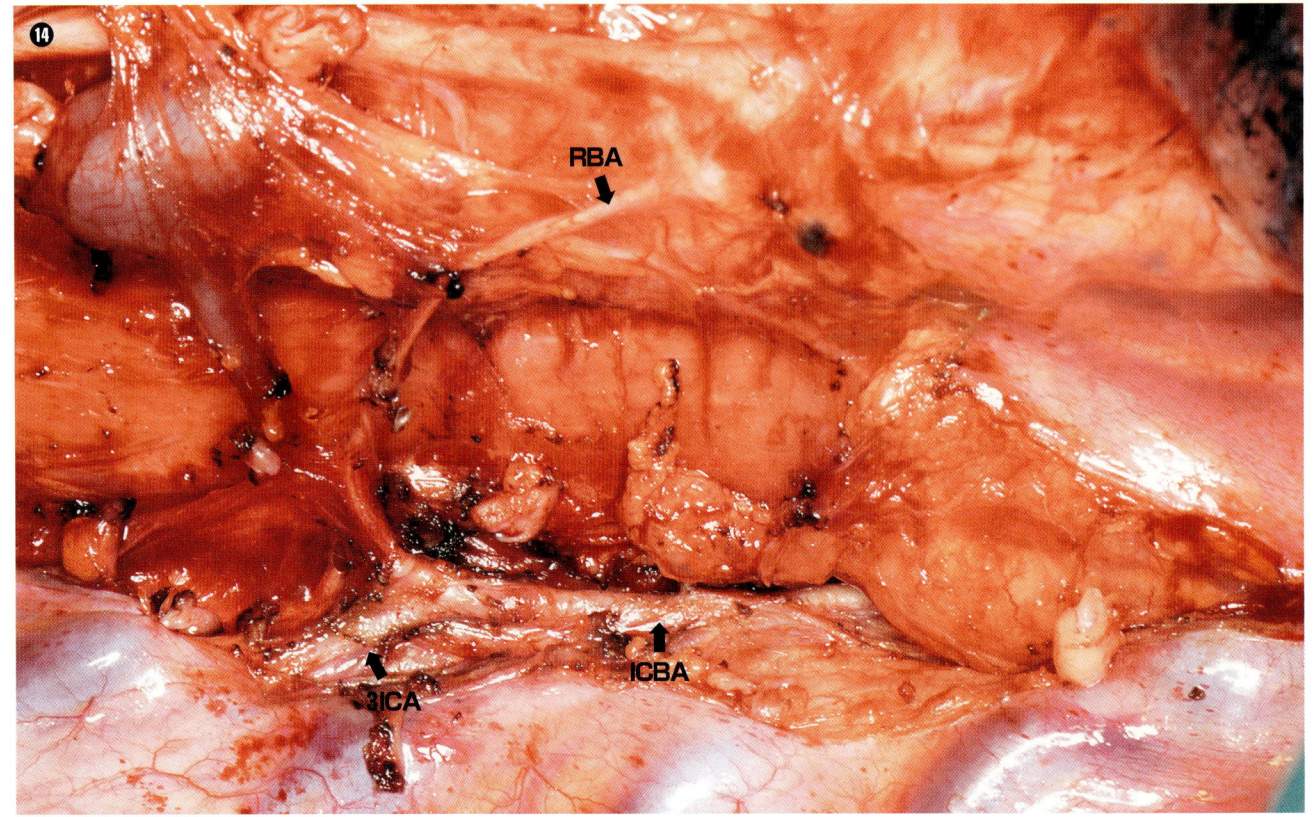

RBA：right bronchial artery　ICBA：intercostal bronchial artery　3ICA：3rd intercostal artery

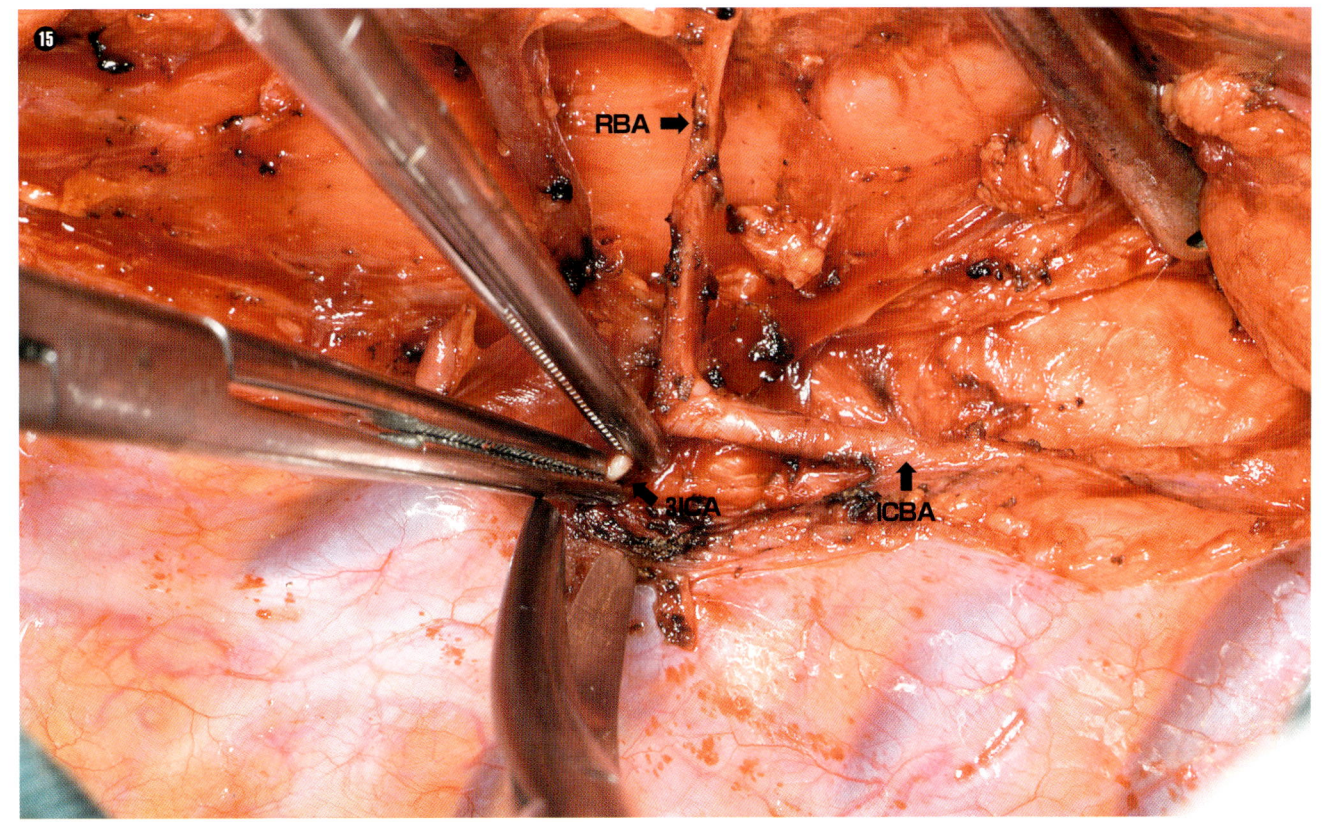

RBA : right bronchial artery　ICBA : intercostal bronchial artery　3 ICA : 3 rd intercostal artery

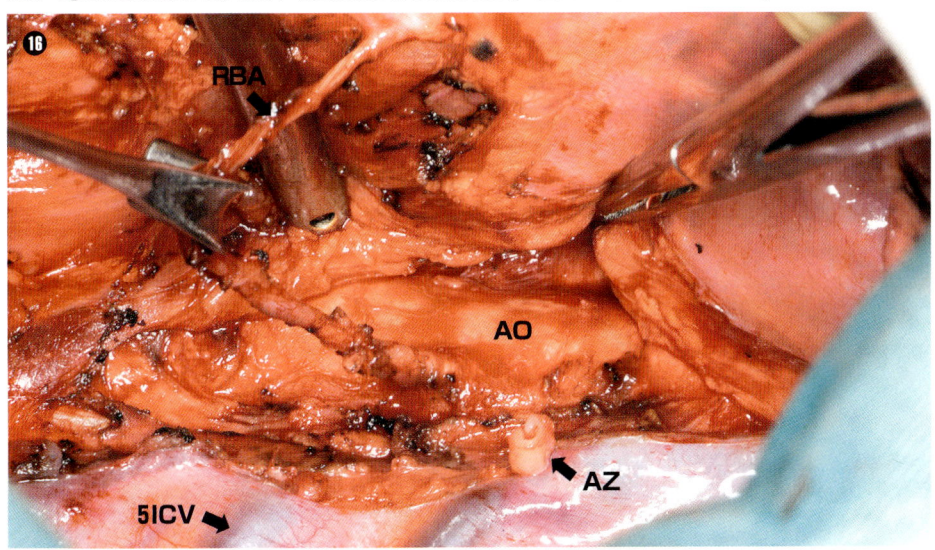

RBA : right bronchial artery　5ICV : 5th intercostal vein　AO : aorta　AZ : azygos vein

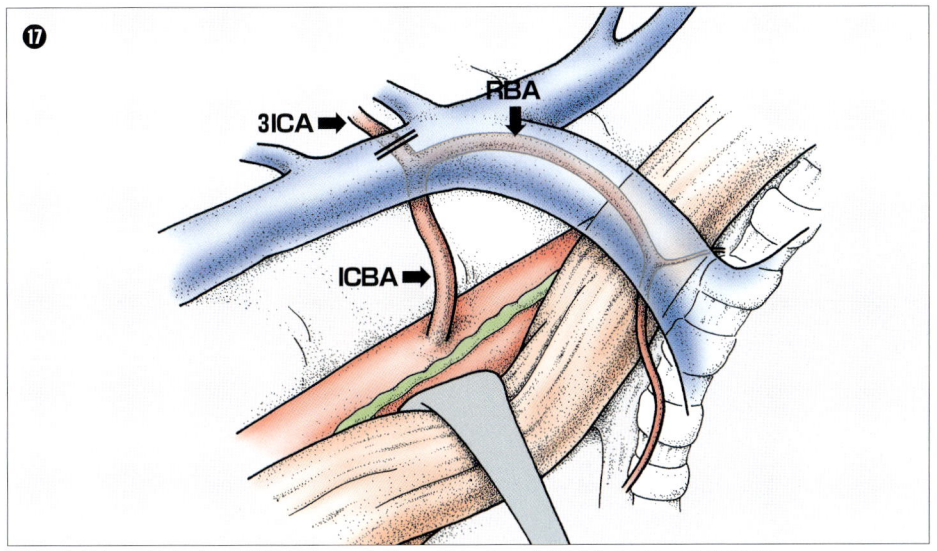

RBA : right bronchial artery　ICBA : intercostal bronchial artery　3 ICA : 3 rd intercostal artery

❶❺　右気管支動脈は、第3肋間動脈と共通幹を形成して、大動脈から直接分岐している。
第3肋間動脈を切離して分離すると、右気管支動脈がフリーとなり、気管支動脈を温存していても上縦隔の展開が容易になる。

❶❻　右気管支動脈の温存は必須ではないが、No.106preを郭清した場合や、CRT後のsalvage surgeryでは、気管の阻血が問題になることがある。
温存した症例では、自力喀痰が可能で気管支鏡吸痰が不要な症例が多い。

❶❼　右気管支動脈は比較的異型が少ない。
症例によっては細くて温存できないことがあるが、私の経験では約90％の症例で温存可能である。その場合は左気管支動脈が太いことが多いので、左気管支動脈の温存を試みる。
右第3肋間動脈を分離すると、右気管支動脈を温存しても十分な上縦隔の展開が可能となる。

1-❷　胸部中部食道癌手術　30

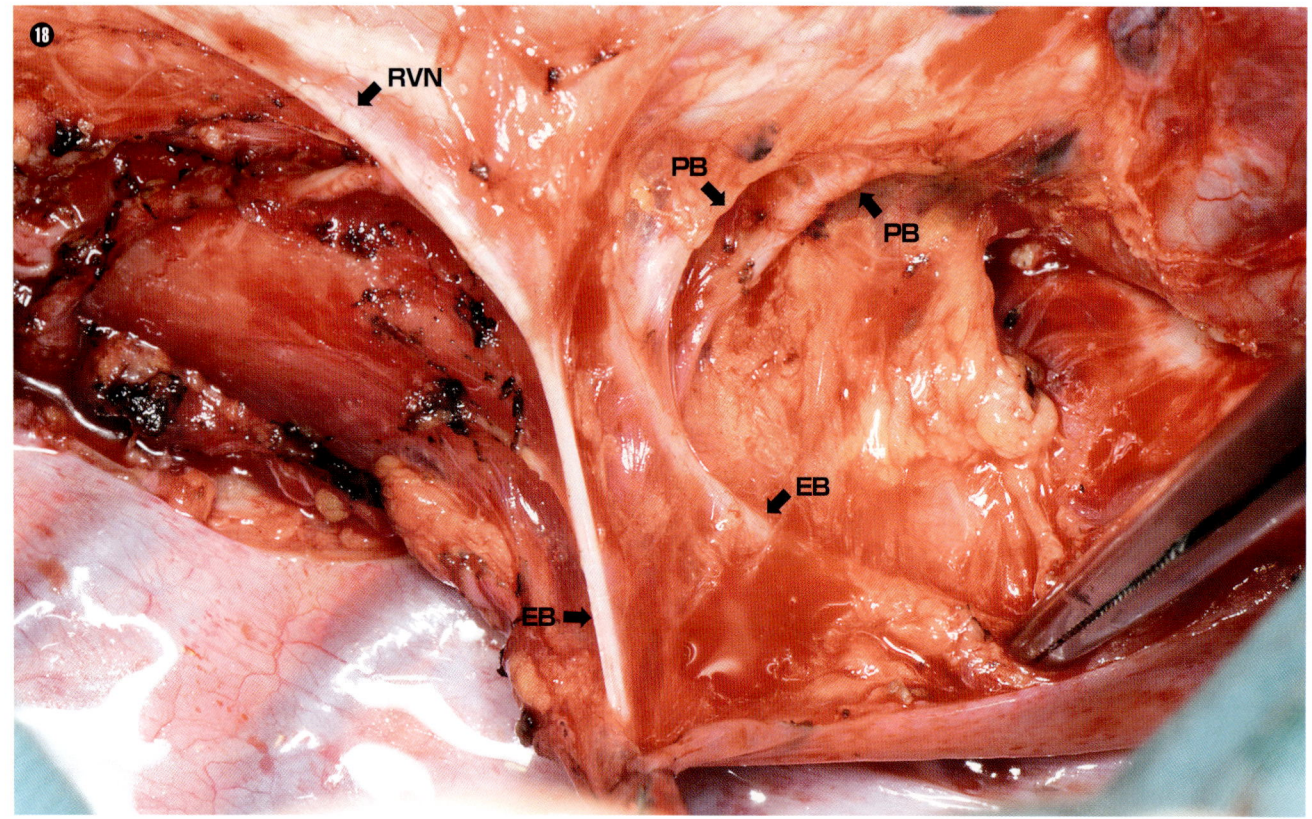

RVN：right vagus nerve　PB：pulmonary branch　EB：esophageal branch

❶⓼ 右肺門部の郭清では、まず胸膜を切開すると、迷走神経の走行が把握できる。
右迷走神経の走行を確認して、肺枝と食道枝（腹腔枝）とを露出させる。
肺枝は通常、2〜3本認められる。

❶⓽ 肺枝を温存するために、食道枝の根部をそれぞれ鉗子で把持して、食道枝を切離する。

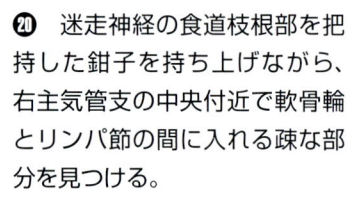

EB：esophageal branch

❷⓪ 迷走神経の食道枝根部を把持した鉗子を持ち上げながら、右主気管支の中央付近で軟骨輪とリンパ節の間に入れる疎な部分を見つける。
No.109Rの郭清は、必ずしもNo.109R末端から開始する必要はない。
リンパ節を確実に気管支から分離できる部分をまず見つけることが大切である。

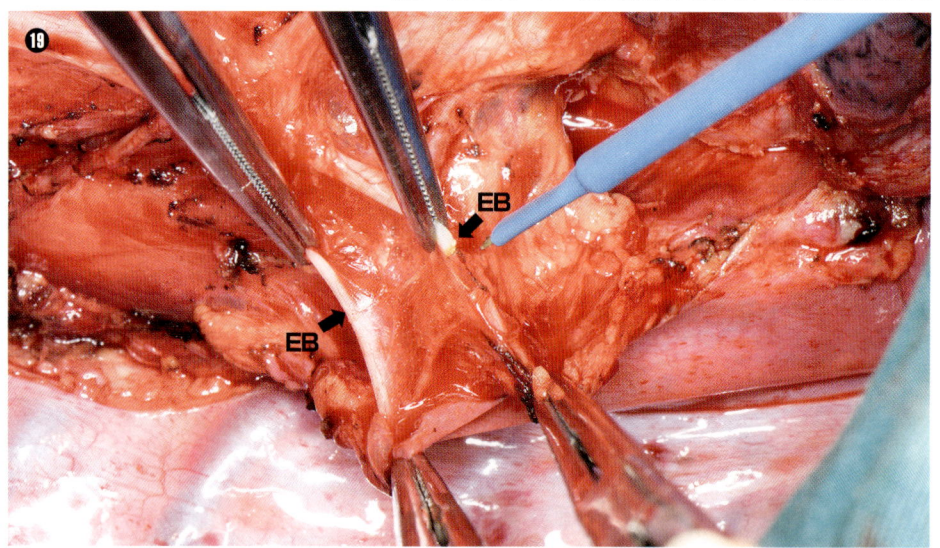

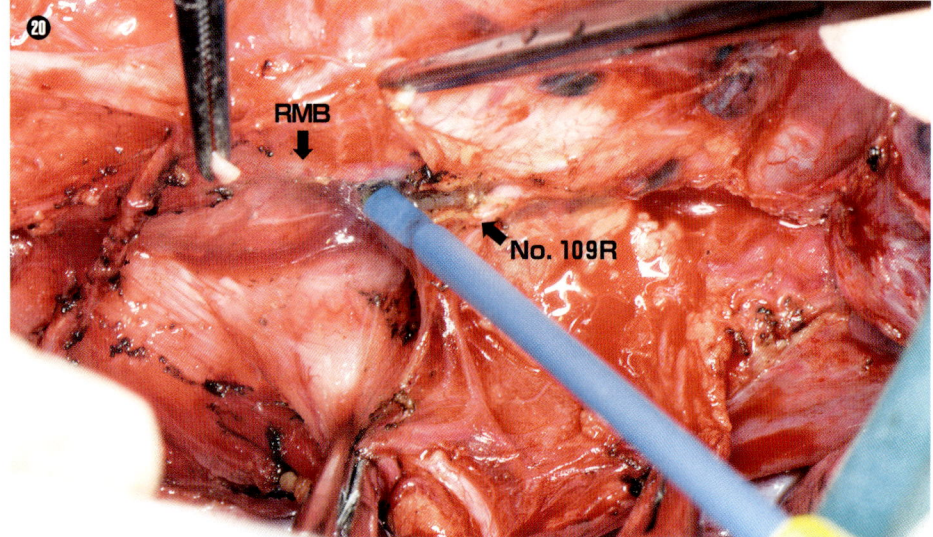

RMB：right main bronchus　No.109R：No.109R lymphnode

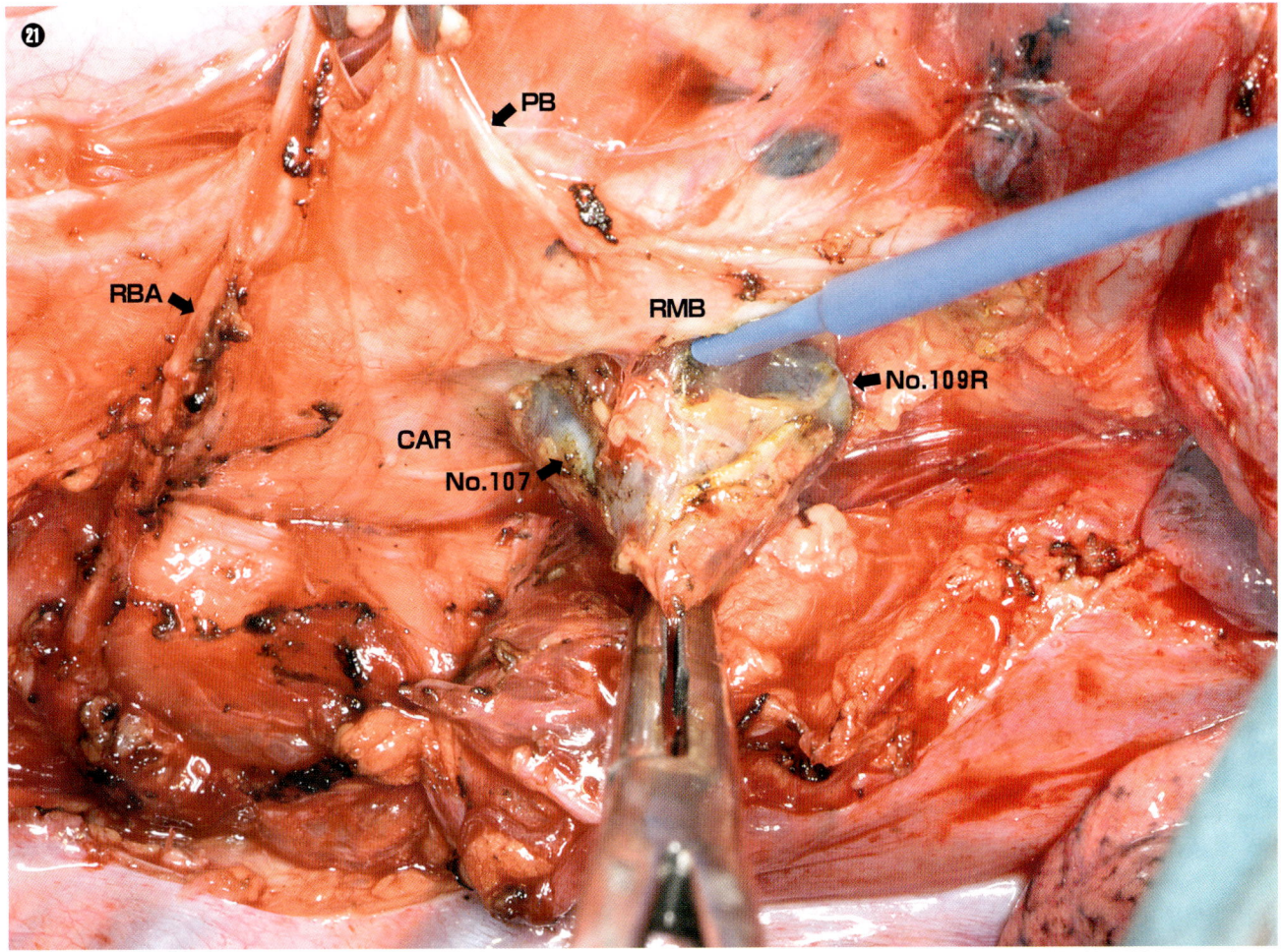

RBA : right bronchial artery　CAR : carina　PB : pulmonary branch　RMB : right main bronchus　No.107 : No.107 lymphnode　No.109R : No.109R lymphnode

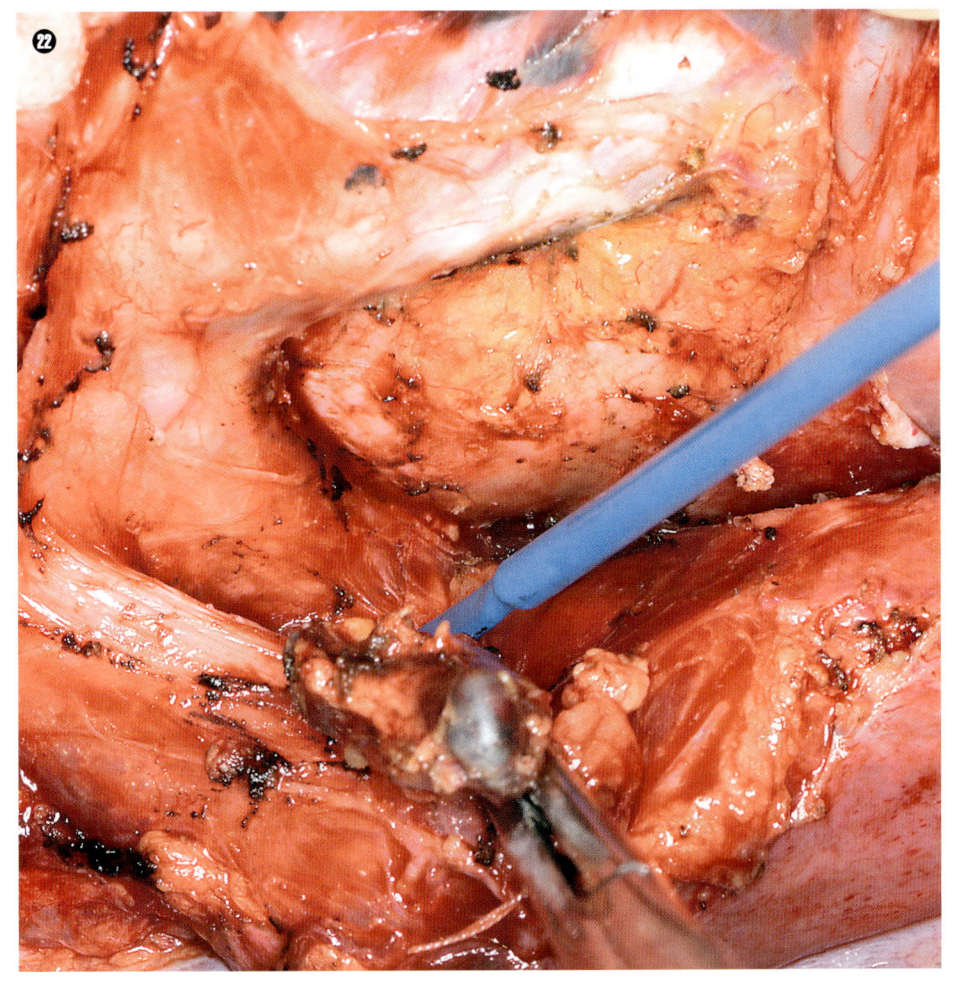

❷❶　リンパ節のカプセルを損傷しないように、ていねいに気管分岐部に向かって郭清する。
リンパ節のカプセルを破ると、しつこい出血をきたす。
気管分岐部直下には、左気管支動脈の分枝が走行していることがあるので、あらかじめ結紮切離するなどの注意が必要である。

❷❷　郭清は気管分岐部を越えて、さらに左主気管支の下縁に沿って進める。ここではほとんど出血は見られない。左迷走神経が確認されるまで郭清する。
No.109Lを左主気管支から分離しておく。

1-❷　胸部中部食道癌手術

㉓　No.106recLの郭清は上縦隔郭清の主要な部分であり、焦らず十分な時間をかけて行う。
反回神経麻痺は術後肺合併症の一因であり、またほとんどが左側の麻痺である。
まず、気管と食道間の腱膜を気管に接して鉗子で把持し、気管を持ち上げ、気管左側の視野を展開する。
スパイラルチューブを使用しているので、容易に気管を持ち上げることができる。

㉔　気管左側辺縁に沿って、No.106recLリンパ節群を食道に付けて剥離する。
通常、左反回神経沿いのリンパ節は神経より腹側にあるので、大きな転移がある時などは反回神経が確認できないこともある。
気管から一塊として分離すると、その組織の裏面に左反回神経が見られる。
上縦隔には左反回神経と類似した神経が縦走しているので、大動脈弓を反回していることが確認できるまでは、安心は禁物である。

㉕　ある程度左反回神経が分離できたら食道に綿テープをかけて背側に牽引し、食道を周囲組織から剥離しておく。
左反回神経は、頸胸境界部では食道壁に密着していることがあるので、食道分離の際に反回神経を損傷しないよう注意が必要である。

㉖　食道の仮切断を行うが、腫瘍から十分離して切離する。断端はそれぞれZ字縫合で閉鎖して、内容がこぼれないようにする。
Utまで腫瘍の浸潤が見られる時は、食道の仮切離は下縦隔で行い、食道を頸部に引き出した後に食道切開をおく。食道粘膜のヨード染色を行い、腫瘍口側を確認して安全な部位で切離する。

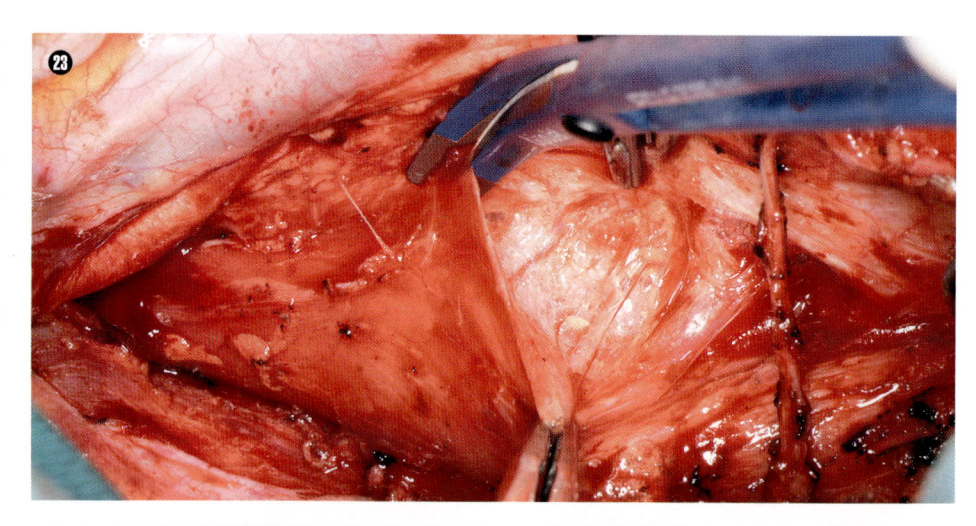

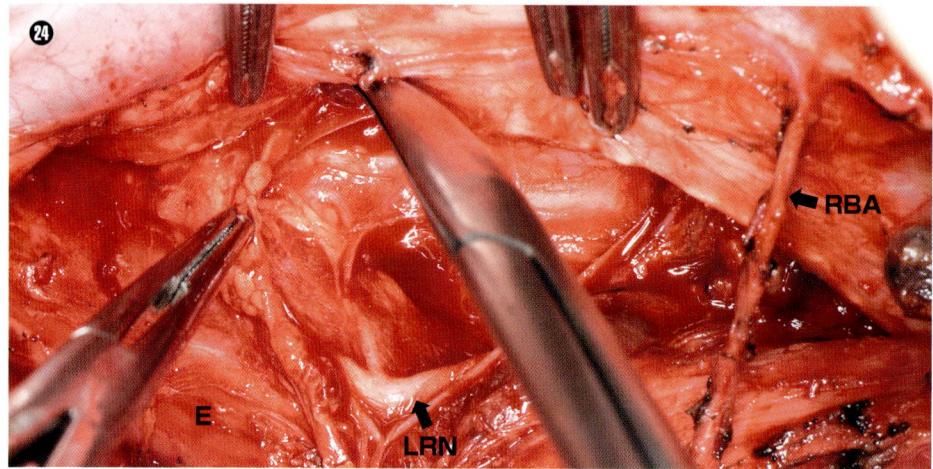

E：esophagus　LRN：left recurrent nerve　RBA：right bronchial artery

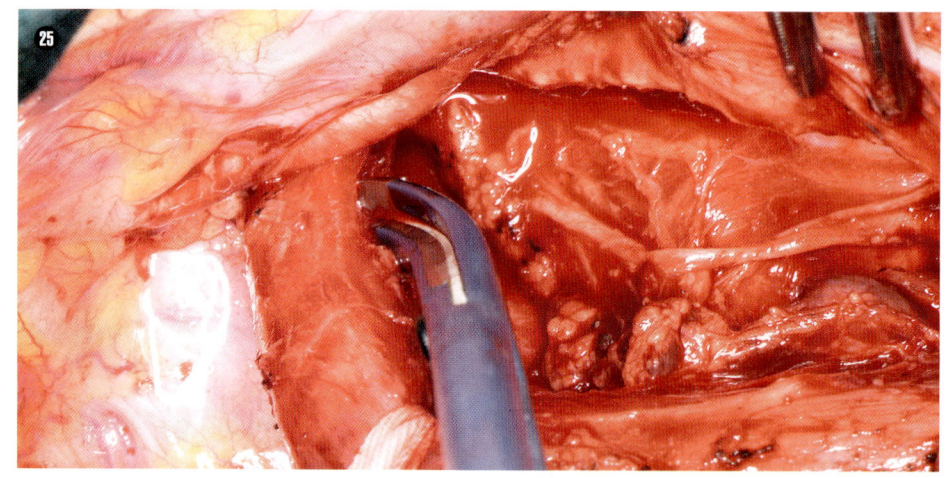

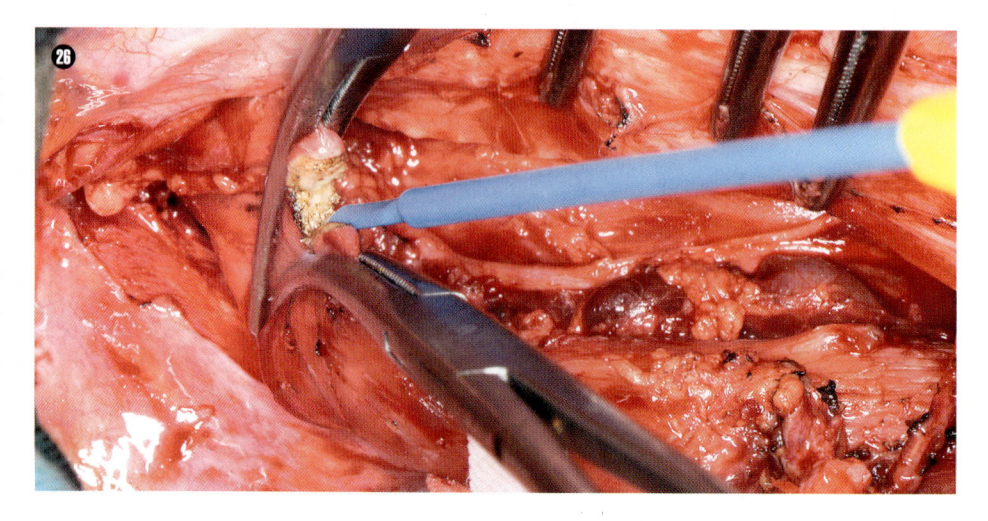

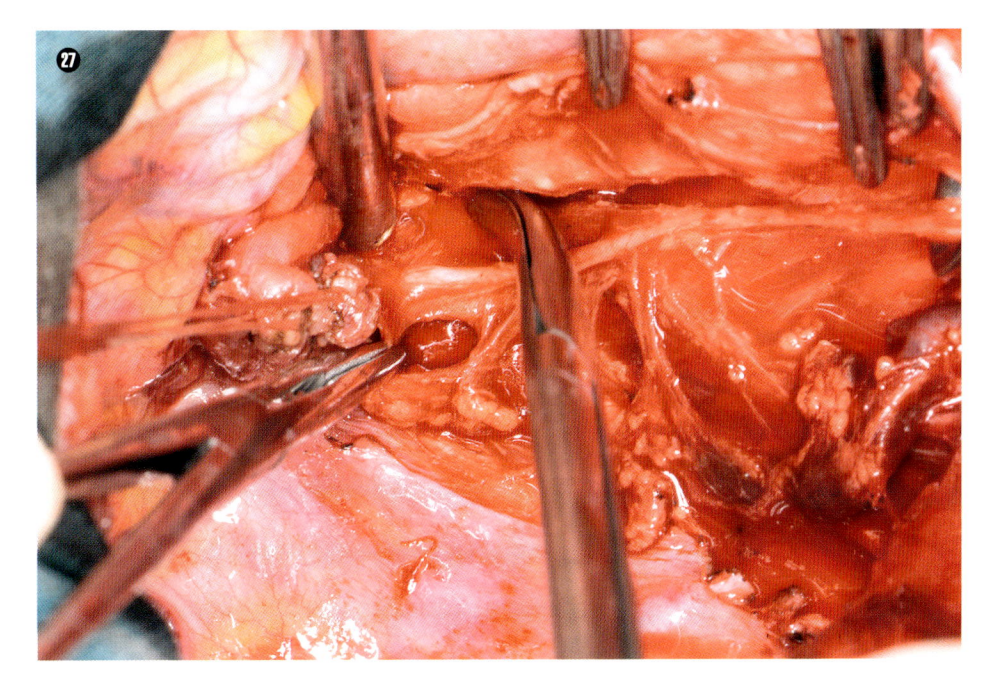

㉗ 食道を切離すると、上縦隔がよく展開されて良視野が得られる。
反回神経など温存すべき臓器の周囲の郭清は、まずその臓器をていねいに遊離しておいて、しかる後に周りの組織を郭清するというコンセプトで、反回神経をていねいに可及的に頭側まで剥離しておく。

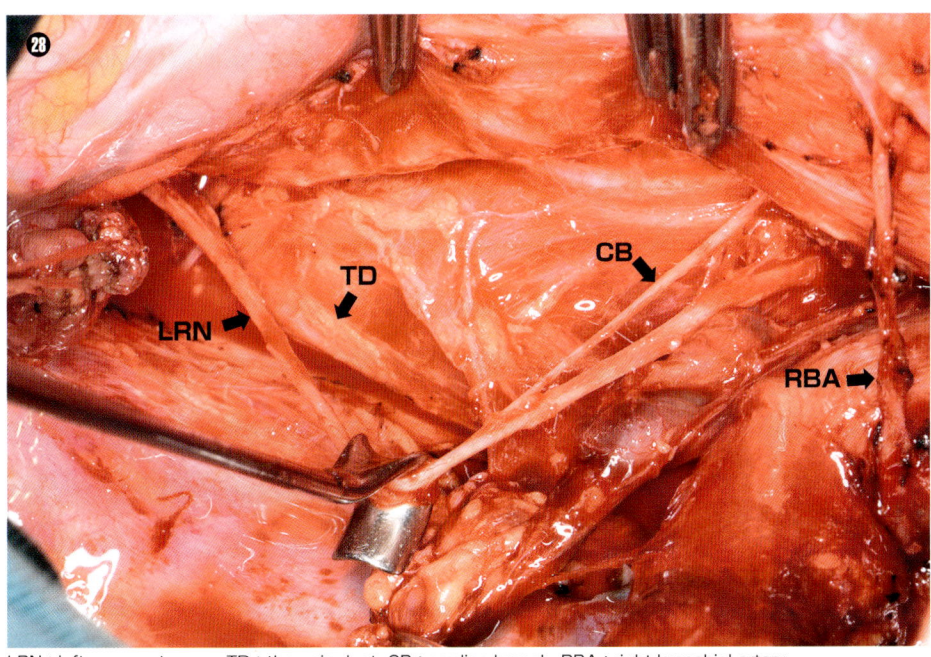

㉘ No.106recLの郭清が終了したところである。
反回神経から心臓枝が分岐している。

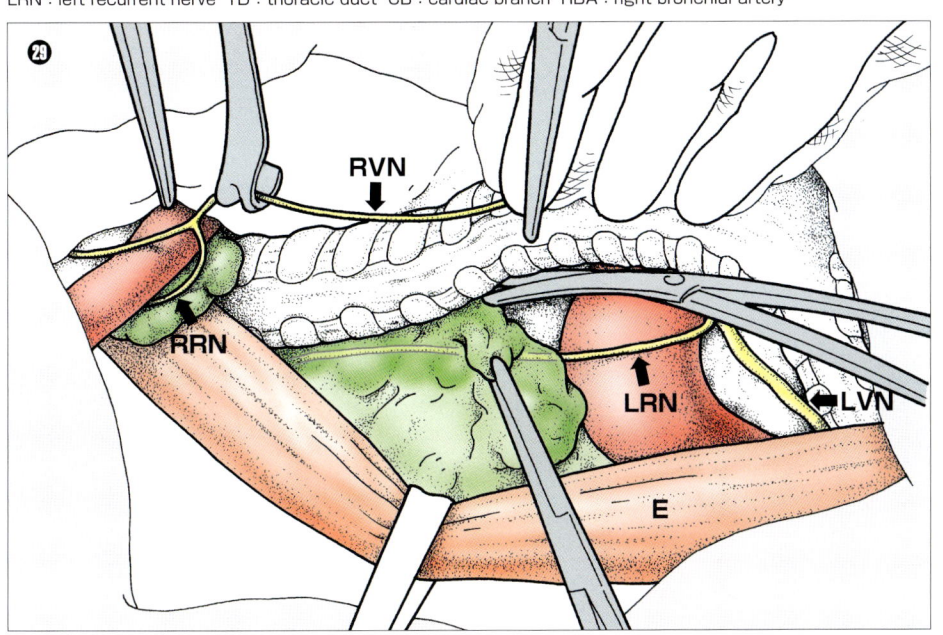

LRN : left recurrent nerve TD : thoracic duct CB : cardiac branch RBA : right bronchial artery

㉙ 左反回神経の同定は慎重に行う。
慣れないうちは、反回神経を先に確認して郭清するほうが安全である。
神経が大動脈弓を反回していることを確認するまでは、安心は禁物である。

RVN : right vagus nerve LRN : left recurrent nerve RRN : right recurrent nerve LVN : left vagus nerve
E : esophagus

1-❷ 胸部中部食道癌手術　34

㉚ 進行した癌では、胸管は合併切除する。ただ、肝硬変症や高度の呼吸機能障害がある症例では温存する。

胸管は食道と膜1枚で分離されてはいるが、気管分岐部のレベルでは食道と接している。胸管周囲にもリンパ節転移をみることがあったり、胸管内に腫瘍細胞塊が顕微鏡的に認められることがあり、転移進行の経路の1つと考えられるので、切除する。胸管を切除した場合は、十分な補液が必要である。

私どもは通常、バランスで+8 ml/kg/h（手術時間）を基準にしている。

㉛ 大動脈弓部から食道を遊離し、右気管支動脈のループをくぐらせて、食道断端を足側に移動させる。くぐらせると、温存した右気管支動脈を誤って切ることはまずない。

㉜ 食道を背側に牽引すると、左主気管支沿いに左肺門部への迷走神経肺枝を認める。
食道枝は2〜3本に分離しているが、ケリー鉗子で食道枝をすくって肺枝を確認する。

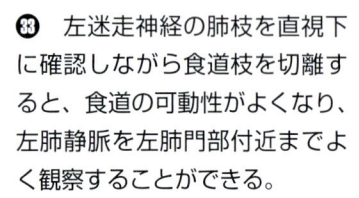

㉝ 左迷走神経の肺枝を直視下に確認しながら食道枝を切離すると、食道の可動性がよくなり、左肺静脈を左肺門部付近までよく観察することができる。
左肺門部付近の肺静脈下縁には、必ずリンパ節があるので、これまで郭清する。

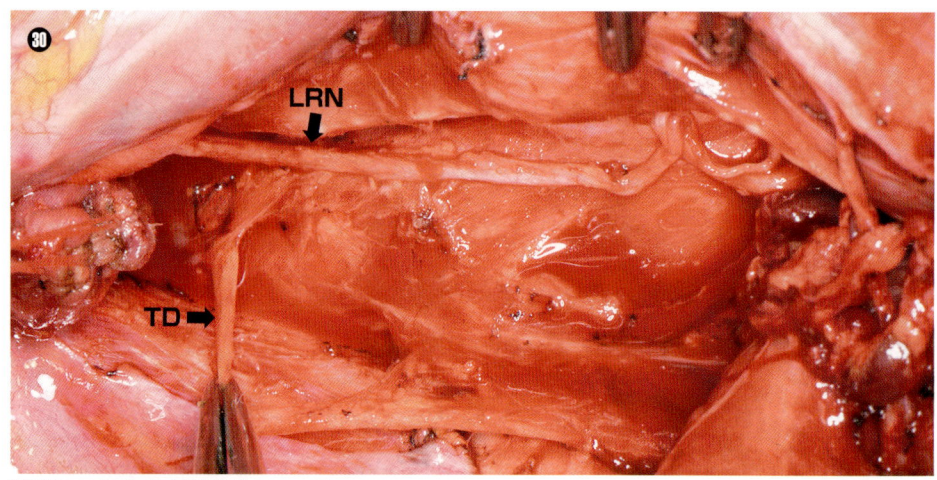

TD：thoracic duct　LRN：left recurrent nerve

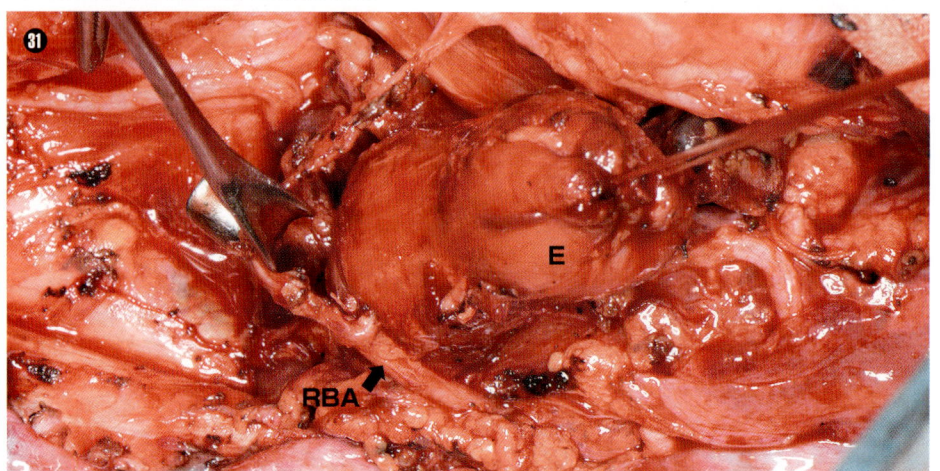

E：esophagus　RBA：right bronchial artery

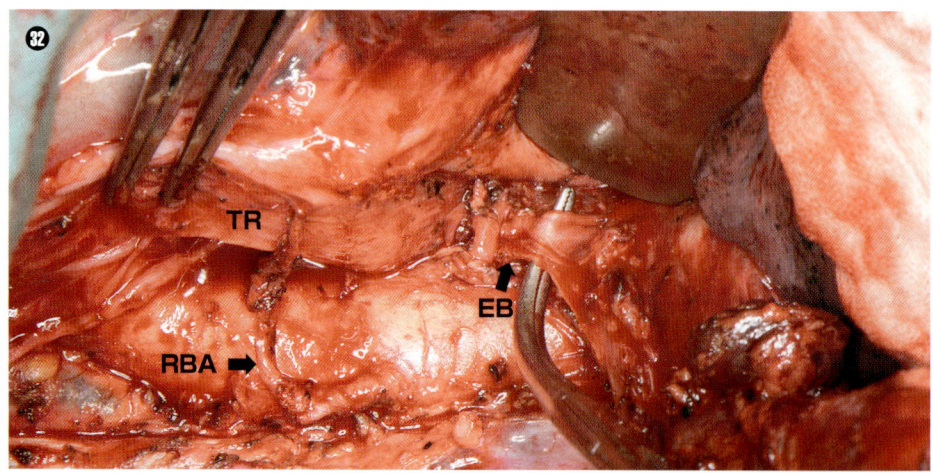

TR：trachea　EB：esophageal branch　RBA：right bronchial artery

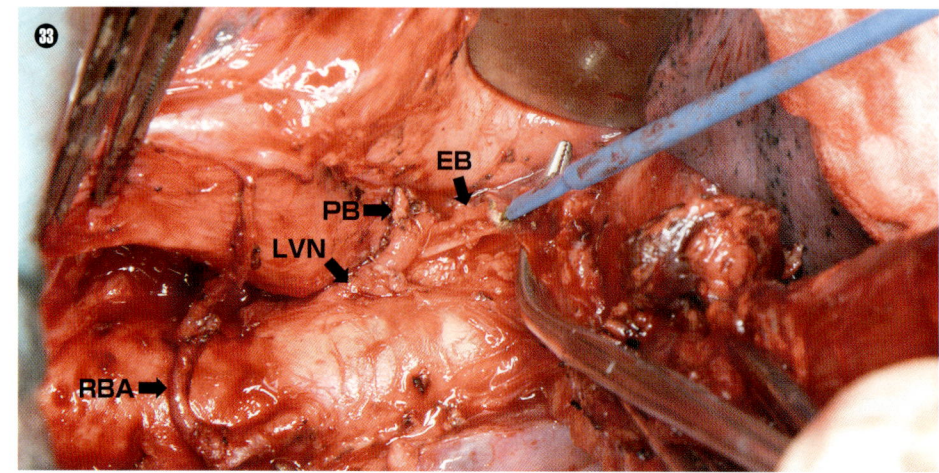

RBA：right bronchial artery　PB：pulmonary branch　EB：esophageal branch　LVN：left vagus nerve

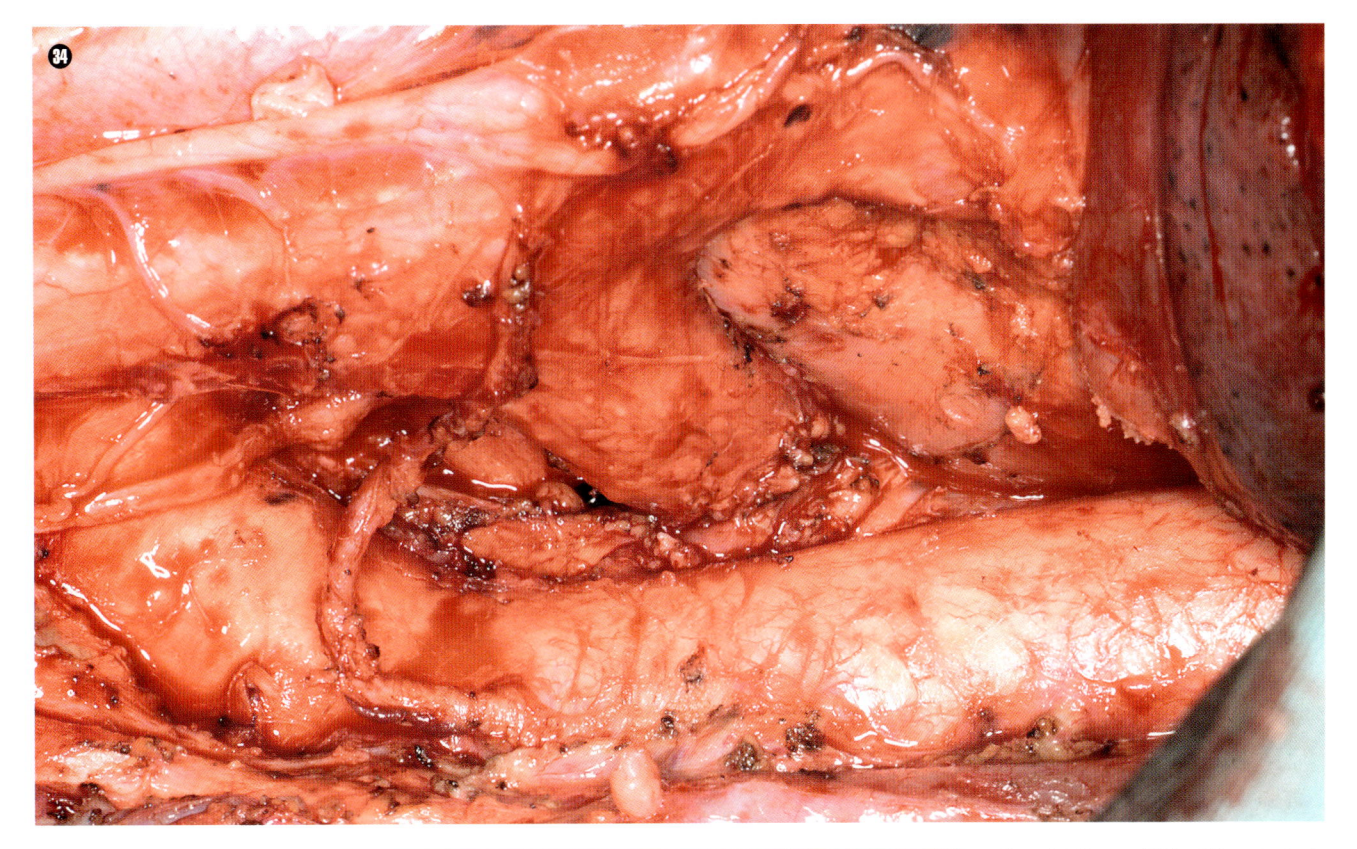

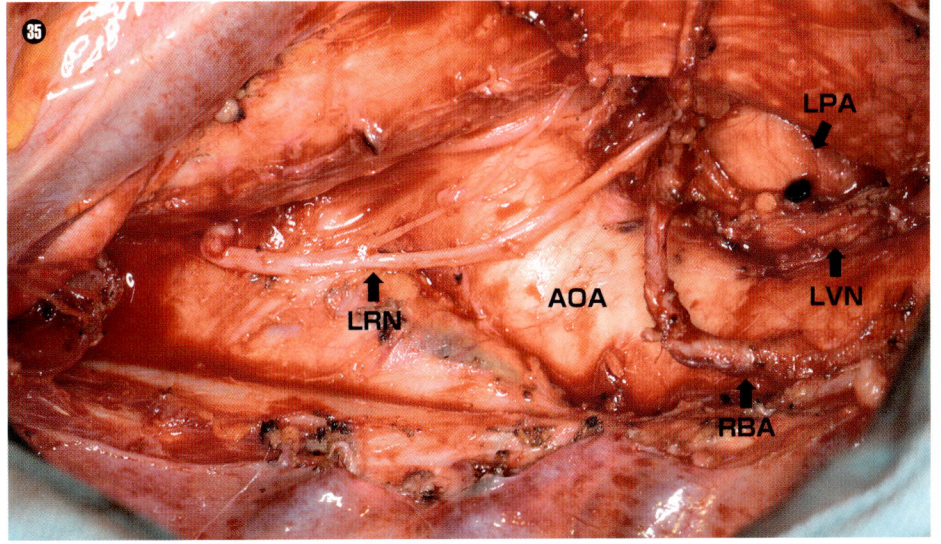

㉞ 上縦隔の郭清が終了したところである。
迷走神経、肺枝、右気管支動脈、左反回神経が温存されている。
大動脈弓下では、左肺動脈が認められる。

㉟ 左反回神経が大動脈弓の左側裏から出てくるところや、No.106tbL郭清後に左肺動脈壁が露出されているのがわかる。
反回神経からの心臓枝が温存されている。

AOA：aortic arch　LPA：left pulmonary artery　LRN：left recurrent nerve　RBA：right bronchial artery
LVN：left vagus nerve

㊱ 大動脈弓下では左迷走神経本幹が左肺動脈上に認められ、左反回神経が分岐して大動脈弓を反回している。
左気管支動脈が大動脈弓の内側から分岐しているので、可能であれば温存することにしている。
No.106tbL単独のリンパ節転移も経験しているので、この部分はていねいに必ず郭清する。

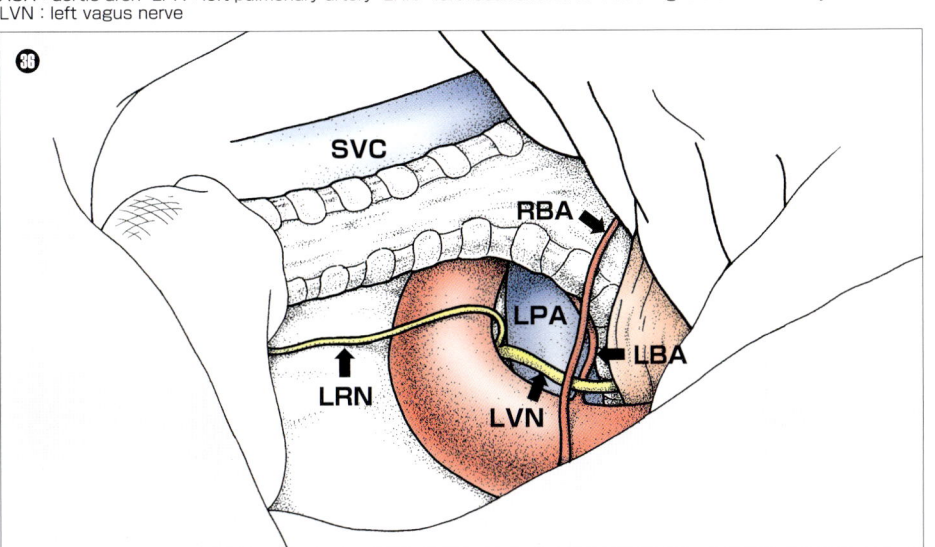

SVC：superior vena cava　LVN：left vagus nerve　LRN：left recurrent nerve　LPA：left pulmonary artery
RBA：right bronchial artery　LBA：left bronchial artery

下縦隔郭清

第4肋間で開胸しているが、肺を術者の左手の中に把持して術野を展開すると良視野が得られる。この部分の郭清では胸管の処理、食道固有動脈の処理、大動脈外膜を剥離して No. 112の郭清、No. 111の郭清を行う。

㊲ 中下縦隔には2～3本の食道固有動脈が大動脈から直接分岐しているので、これを損傷しないように注意して根部で結紮切離する。大動脈の外膜に沿って、ていねいにゆっくりと剥離していくと、比較的容易に食道固有動脈を確認することができる。もし、不用意に損傷した場合は、音が出るほどの出血となることがあるが、あわてずに、まず示指または中指で確実に出血点を押さえて止血し、約10分押さえておく。ほとんどの場合、いったん止血されるか出血が弱くなるので、針糸で縫合止血する。大動脈壁が脆弱な時は、プレジェットを用いて止血する。

㊳ 食道固有動脈を損傷しないように注意して、根部で結紮切離する。大動脈の左側から分岐していることもあるので、大動脈左側壁の剥離には十分な注意が必要である。

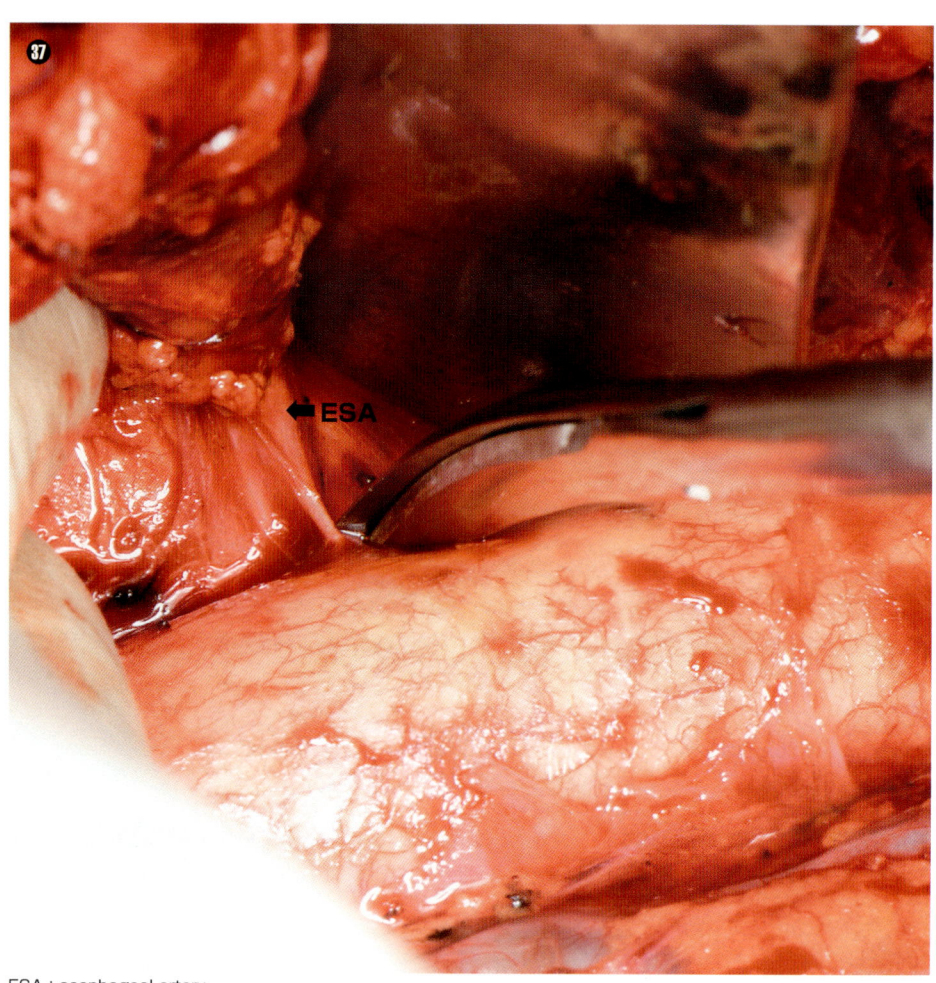

ESA：esophageal artery

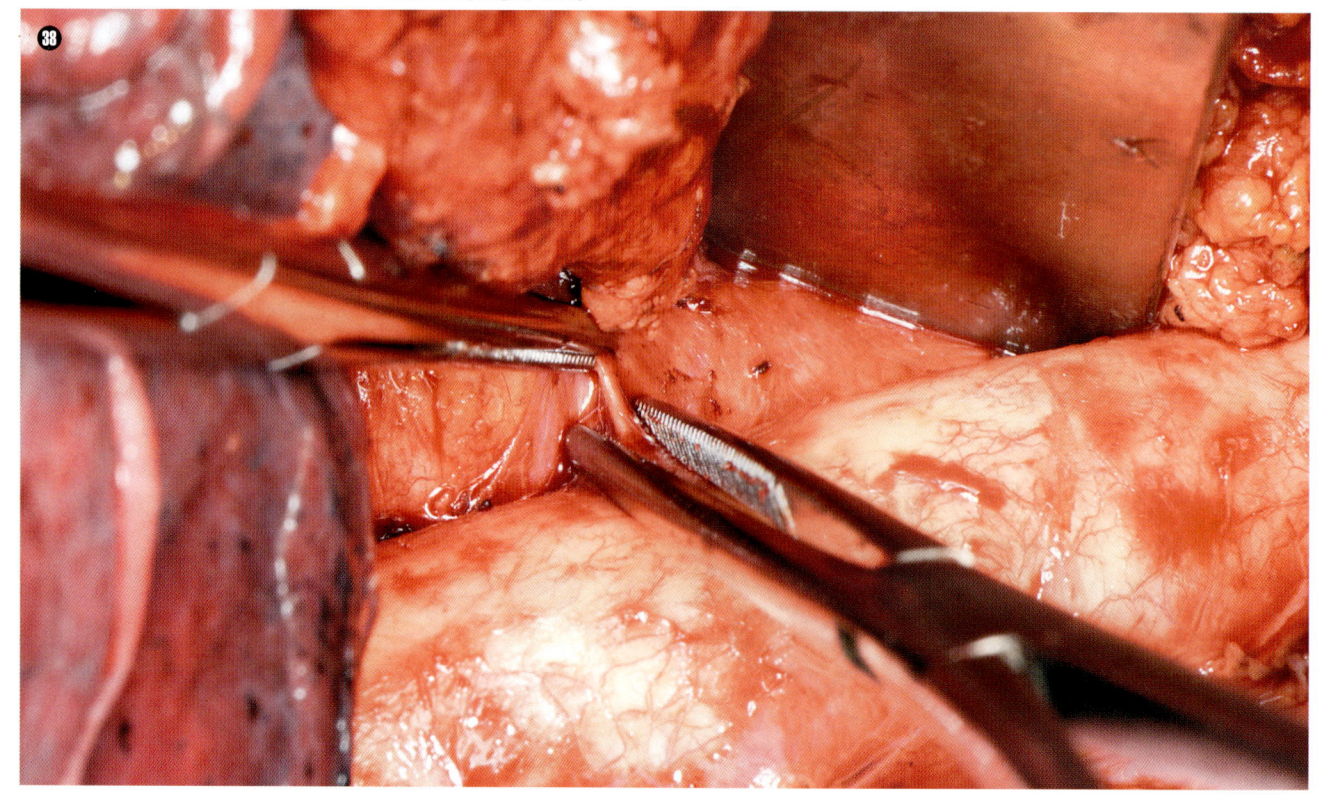

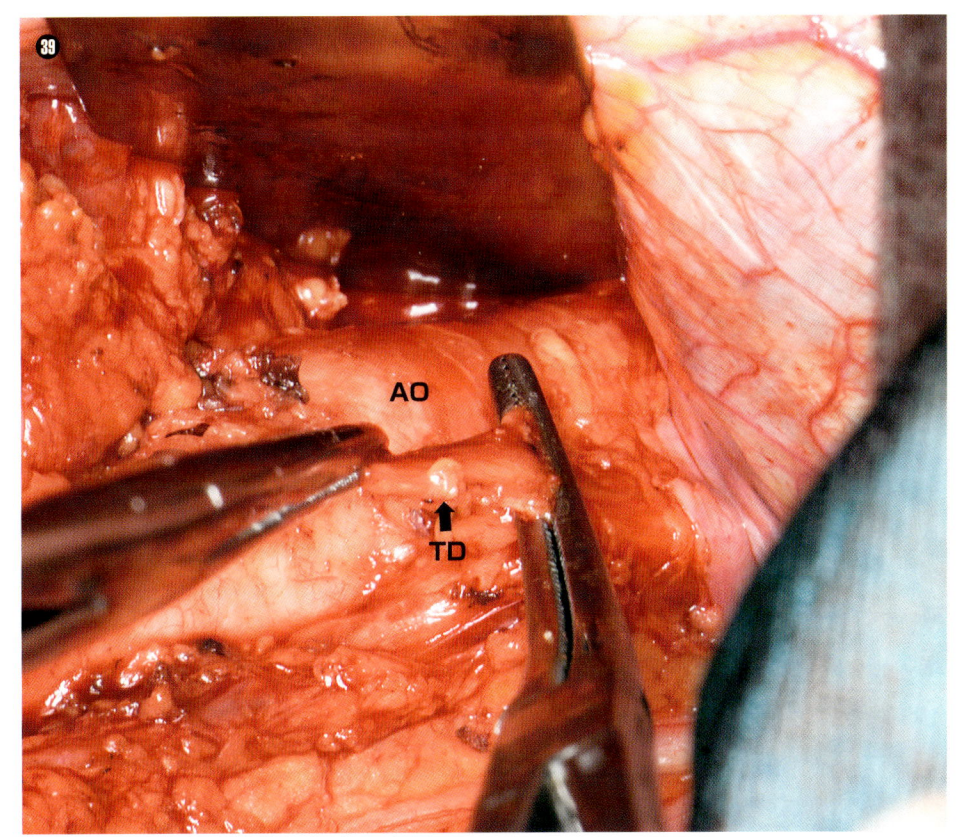

TD : thoracic duct　AO : aorta

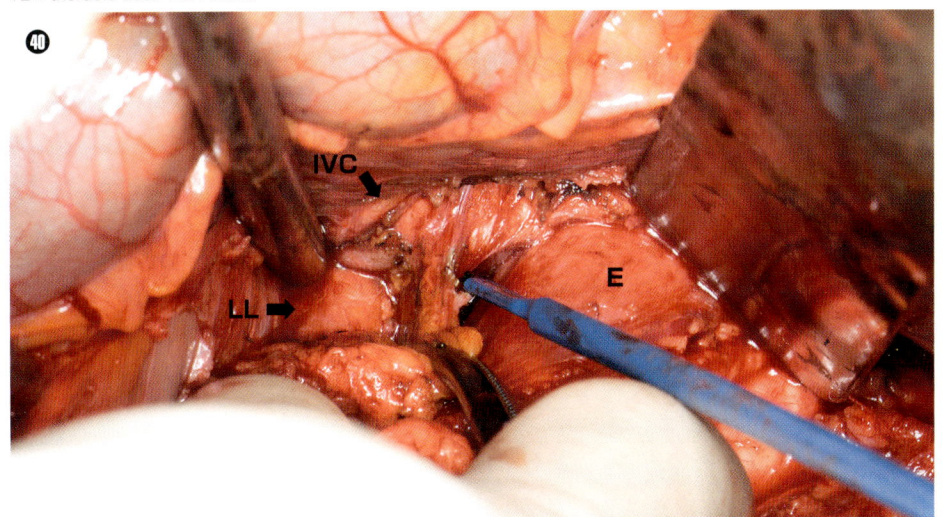

IVC : inferior vena cava　E : esophagus　LL : left lung

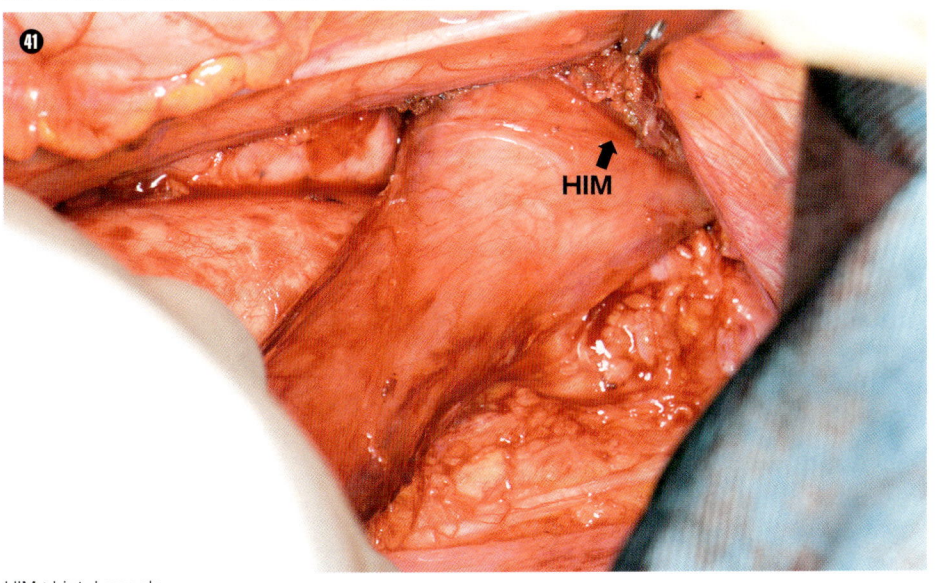

HIM : hiatal muscle

❸❾　下縦隔での胸管尾側の切離を行う。

胸管は教科書的には、奇静脈と大動脈に挟まれた間隙に位置している。

しかし、しばしば走行の異型が見られ、大動脈の左側を走行したり、2本に分岐したりすることがあるので、それぞれ確実に結紮しておくことが肝要である。遷延性胸水や乳糜胸の原因となる。

❹⓪　No.111の郭清を行う。

この部位の転移率は比較的少ないが、Lt症例では腫瘍に近接した部分であるので十分郭清しておく。

横隔膜リンパ節は大動脈、下大静脈、横隔膜、食道壁に囲まれた脂肪織内に含まれているので、これらの臓器を露出した後、これらに囲まれた部分を切除する。

❹❶　下縦隔の郭清が終了したところである。

食道下端には、食道裂孔の筋束が見られる。

1-❷　胸部中部食道癌手術　38

腹部郭清

腹部操作は頸部郭清と同時に2チームで行う。腹部の郭清では左胃動脈領域を中心に行うが、No.8からNo.11までの郭清を胃癌のD1+βに準じて行う。胃上部の切離では胃壁内の血管網を考慮して行い、挙上胃を作成する。

㊷ 背臥位として腹部郭清、頸部郭清を2チームで同時並行で行う。
頸部と腹部の術創を示した。
頸部は皮膚腺に沿ったcollar incision、腹部は臍上部までの上腹部正中切開で行う。

㊸ 腹部の郭清範囲と血管の切離点を示した。短胃動静脈はすべて切離する。大彎側にはまずリンパ節転移は見られないので、右・左胃大網動静脈の連絡がなくても、左胃大網動静脈血管ループが温存できれば、これも温存しておくほうがよい。胃壁内血管網の血流の一部が、温存した壁外の血管ループを伝って流れる血流経路が確保できる。

㊹ 腹部のリンパ節郭清は、胃癌のD1+βに準じてNo.8からNo.11まで行う。

㊺ 腹部リンパ節郭清が終了した状態である。郭清対象は左胃動脈領域とNo.8a, No.9, No.11である。

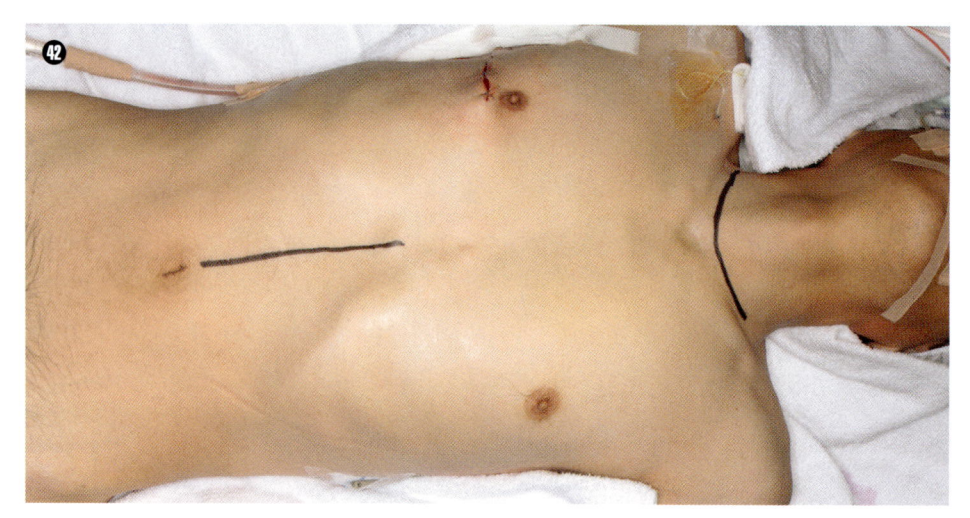

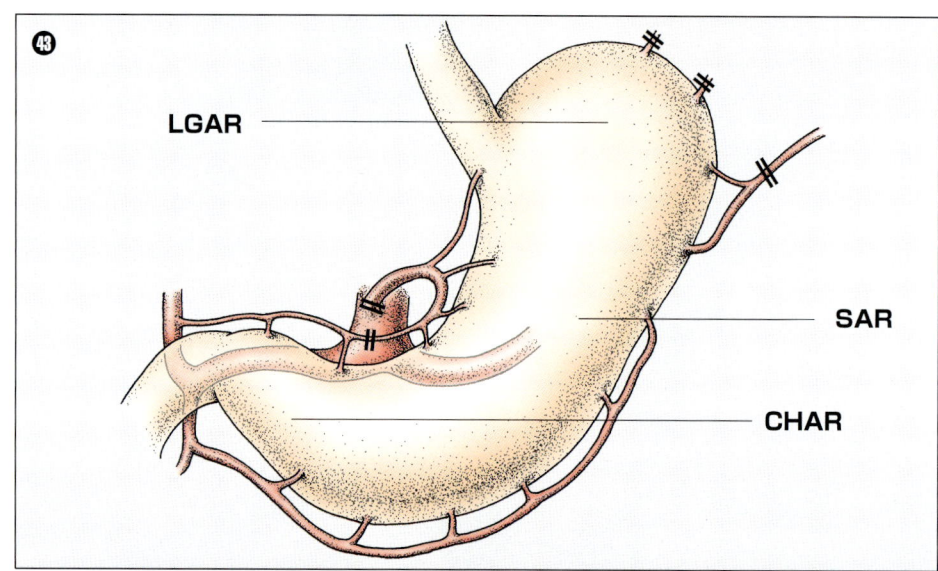

LGAR : left gastric artery region　SAR : splenic artery region　CHAR : common hepatic artery region

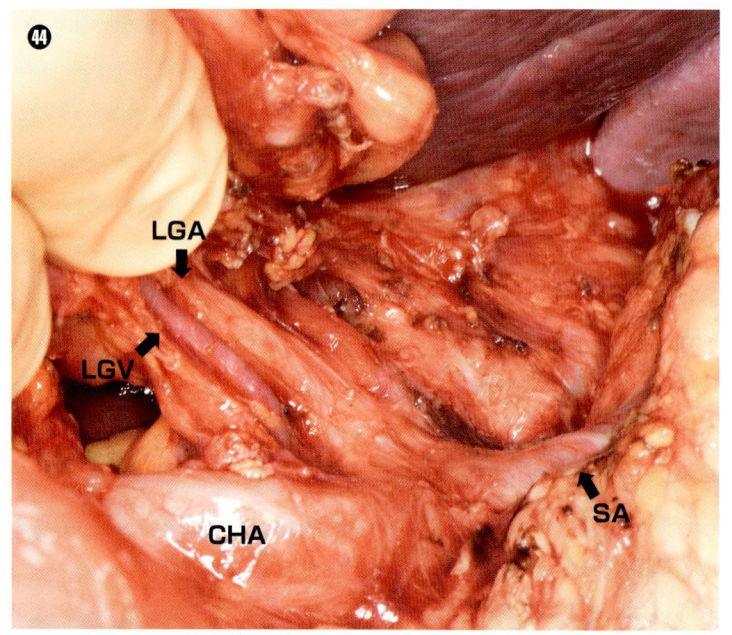

LGA : left gastric artery　LGV : left gastric vein　CHA : common hepatic artery
SA : splenic artery

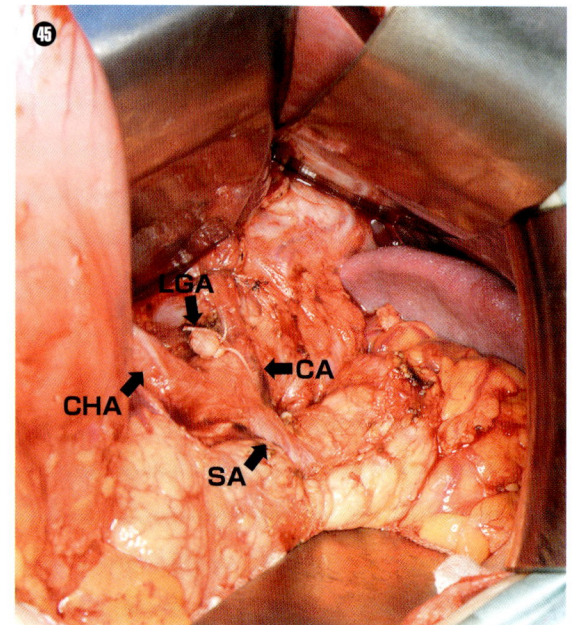

CA : celiac axis　LGA : left gastric artery
CHA : common hepatic artery　SA : splenic artery

頸部郭清

郭清の中心は No.101 と No.104 である。No.102 の一部も郭清範囲に入る。頸部の右反回神経沿いのリンパ節 No.101R は、縦隔からある程度は切除できるが、郭清というからには直視下に喉頭に入るところまで郭清すべきと考えている。

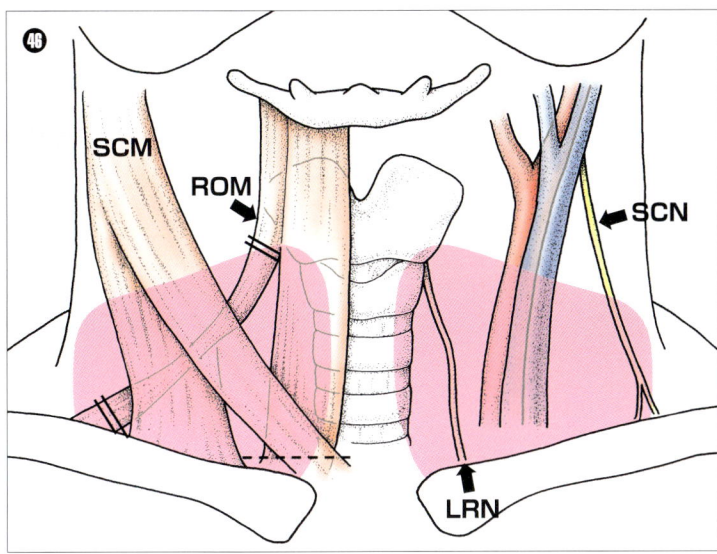

ROM：right omohyoid muscle　LRN：left recurrent nerve　SCN：supraclavicular nerve
SCM：sternocleidomastoid muscle

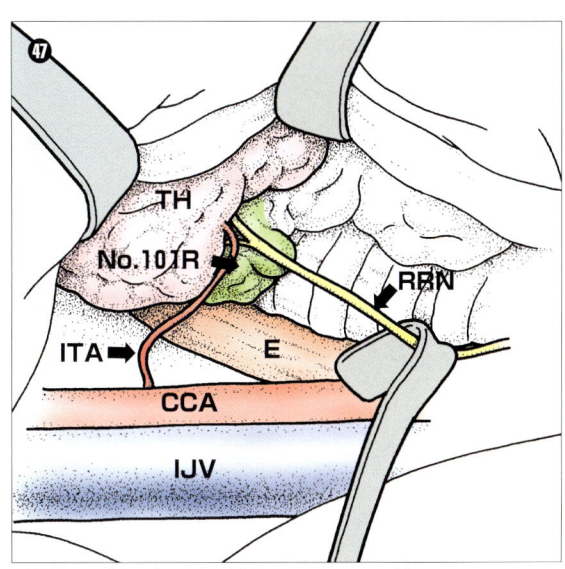

IJV：internal jugular vein　CCA：common carotid artery
E：esophagus　TH：thyroid gland　RRN：right recurrent nerve
No.101R：No.101R lymphnode　ITA：inferior thyroid artery

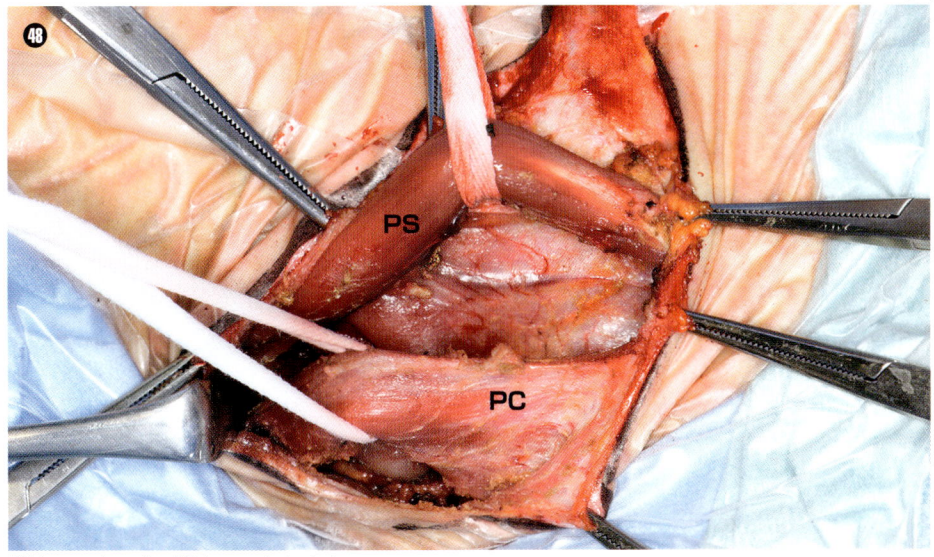

PS：pars sternalis　PC：pars clavicularis

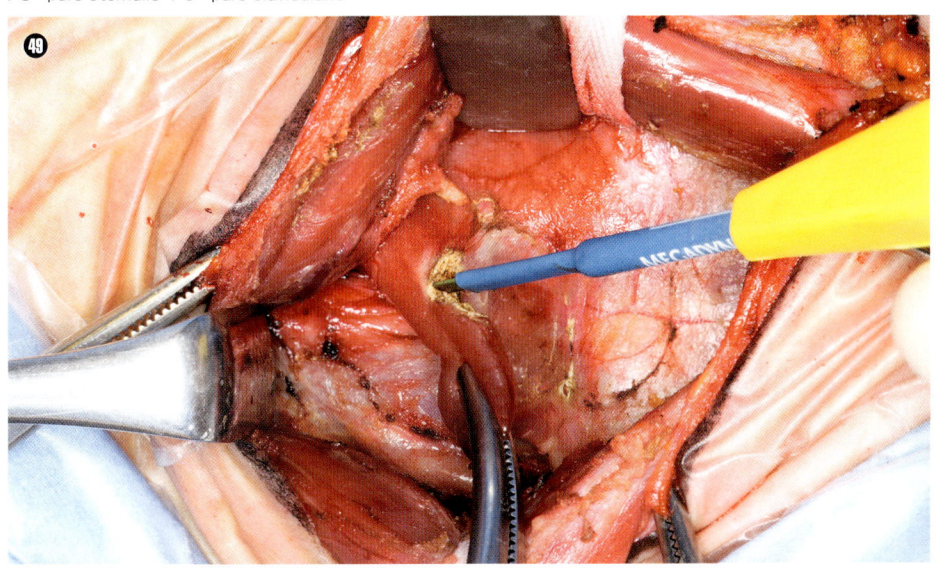

❹⓿ 胸部食道癌では、頸部リンパ節の転移はその約90％が肩甲舌骨筋の尾側にある。
郭清はこの肩甲舌骨筋を切除して、これより少し頭側まで郭清すれば十分である。
（郭清域をピンクで示した）

❹⓿ No.101Rの郭清は、縦隔からの郭清端より頭側のグリーンで示した部分の郭清である。
下甲状腺動脈と右反回神経が甲状腺下極背側で交差するが、No.101Rはその背側にある。

❹⓿ 頸部郭清はcollar incisionでアプローチする。
胸鎖乳突筋は切離すると術後、瘢痕形成で頸部が硬くなったり、筋の委縮が強いので、胸骨部と鎖骨部を分離して術野を展開し、胸鎖乳突筋は切離せずに温存する。写真は右頸部である。

❹⓿ 頸部郭清は、頸動脈鞘の内側と外側と分けて行う。
まず、内頸静脈の真上で肩甲舌骨筋を切離し、これを合併切除する。

1-❷　胸部中部食道癌手術

㊿ 頸横動脈を見つけ、その前面の平面で、水平方向に広く剥離する。頸横動脈の背側には、横隔神経を認める。

㊿ 頸横動脈をさらに外側まで追及すると、鎖骨上神経に当たる。鎖骨上神経は、前胸部に分布している知覚神経で、これに沿った領域を頸部郭清の外側縁としている。
胸部食道癌での頸部転移は、副神経領域にはまず見られないので、鎖骨上神経を外側縁のランドマークとしている。

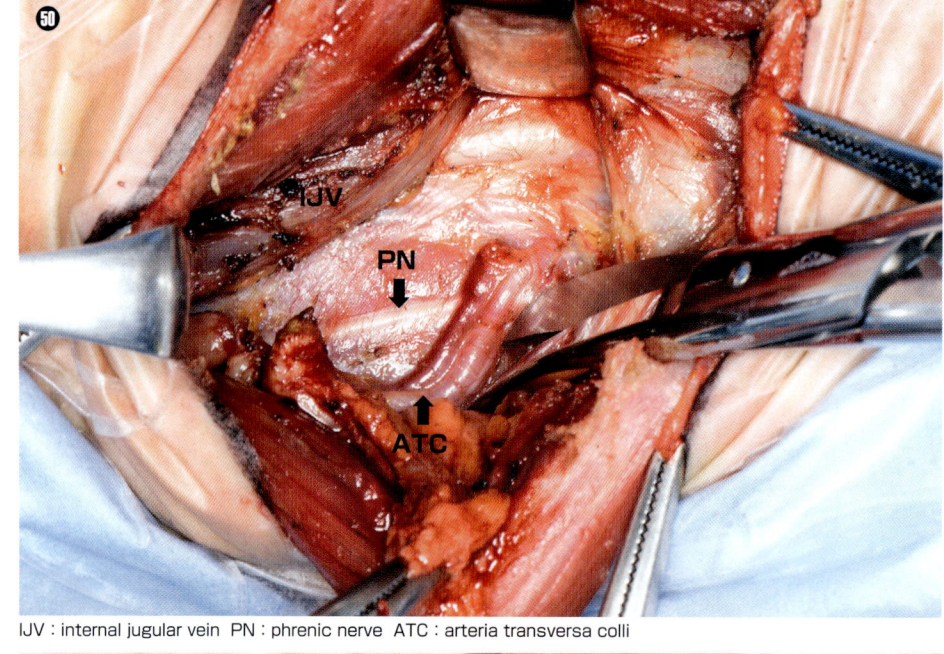

IJV：internal jugular vein　PN：phrenic nerve　ATC：arteria transversa colli

㊾ 鎖骨の上縁で、肩甲舌骨筋の肩甲骨側を切離し、合併切除する。切離すると、そのすぐ下面には脂肪組織に覆われた腕神経叢が見られるので、これを損傷しないように前面を剥離し、頸部郭清の底面としている。

㊸ 前頸筋群を切離し、筋断端を鉗子で把持して甲状腺を持ち上げる。
総頸動脈の内側縁に沿って椎前筋膜まで達すると、縦隔の郭清域とつながる

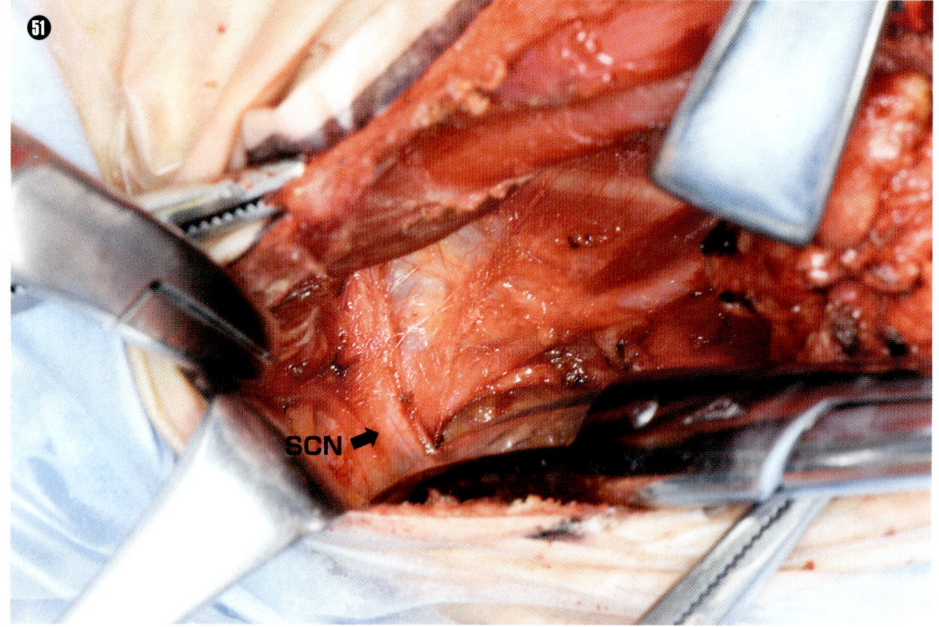

SCN：supraclavicular nerve

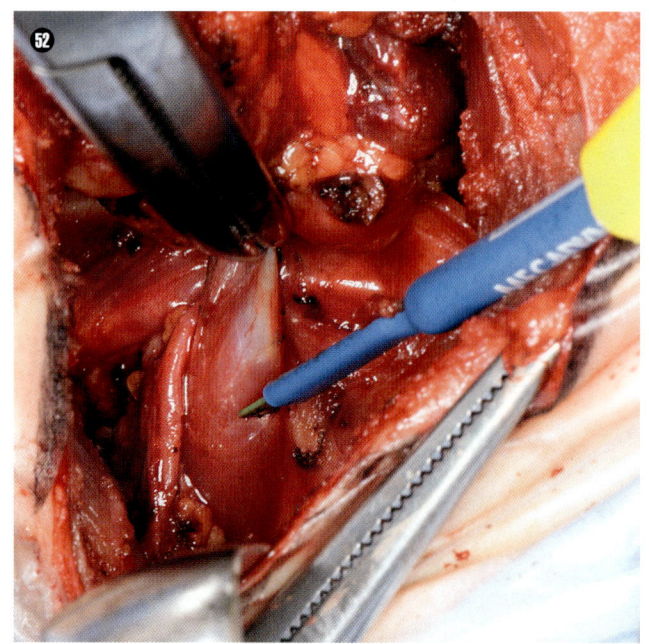

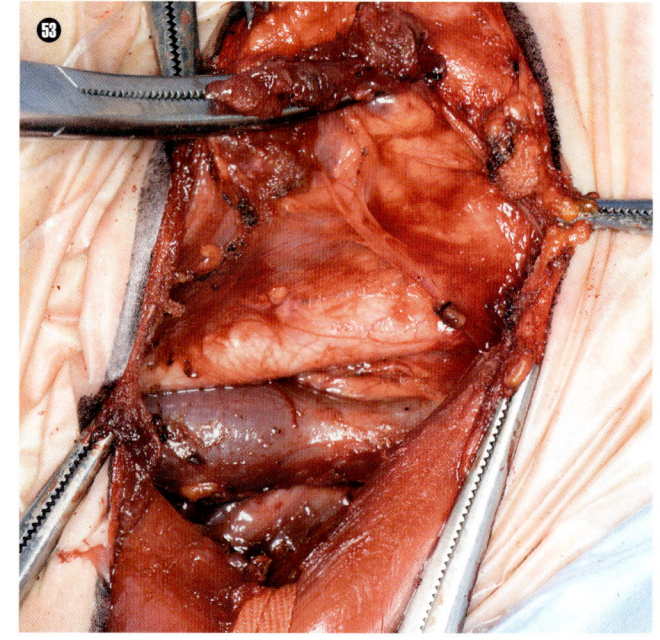

41

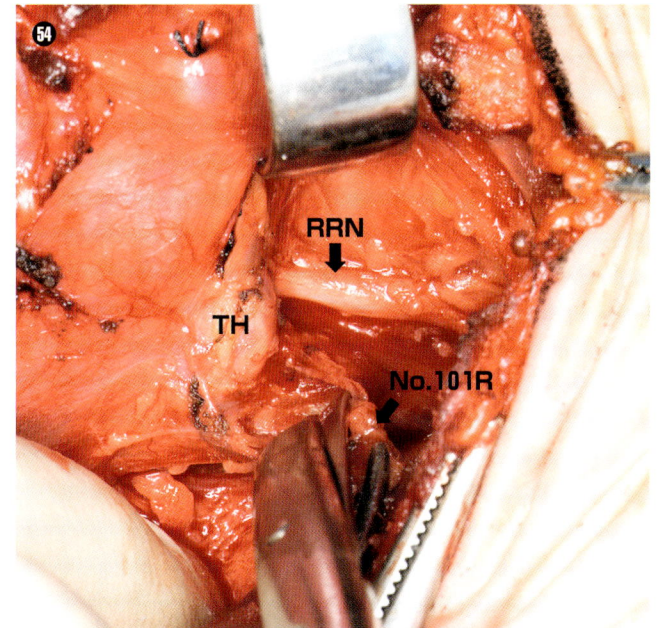

RRN：right recurrent nerve　TH：thyroid gland　No.101R：No.101R lymphnode

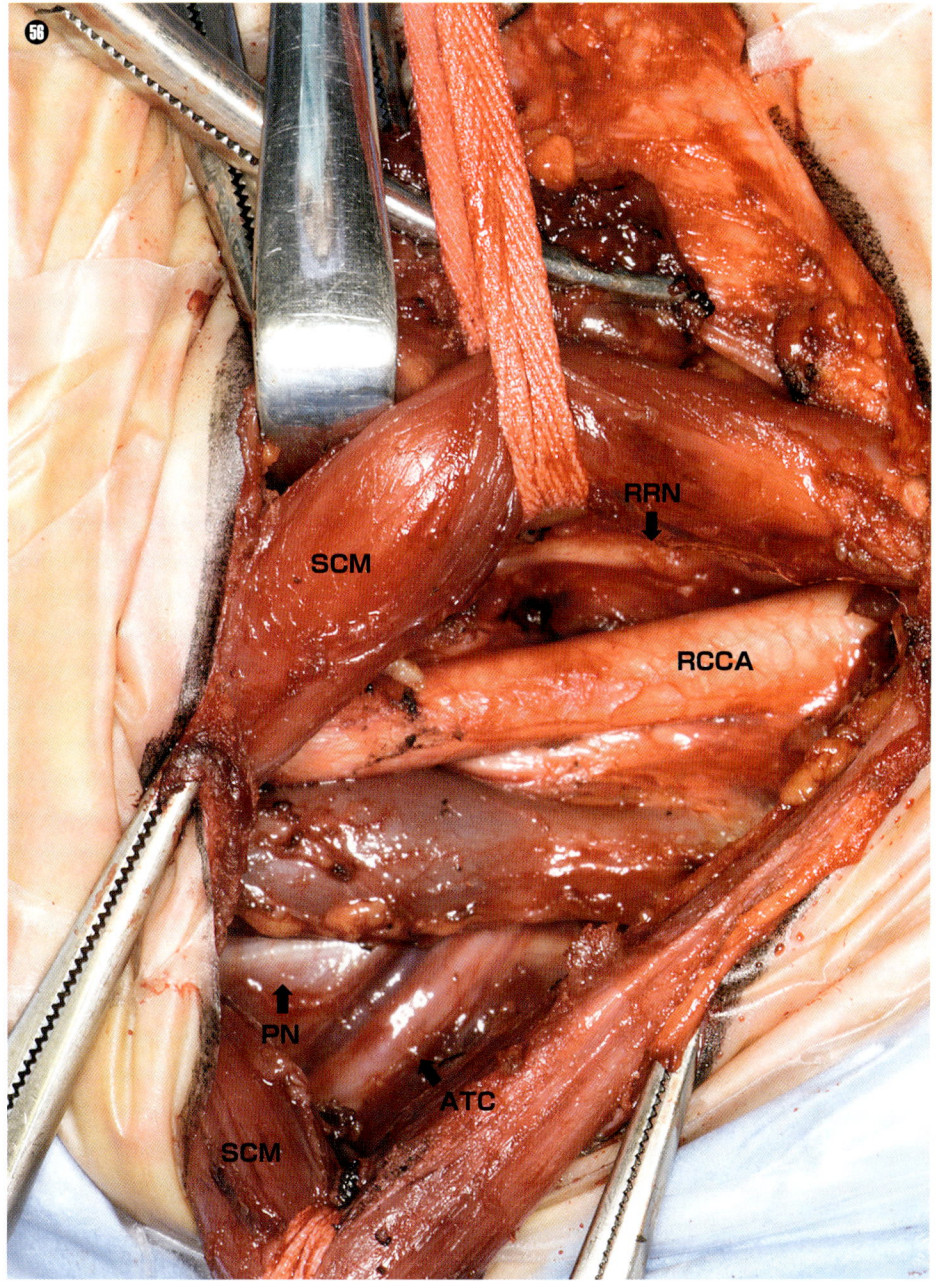

SCM：sternocleidomastoid muscle　PN：phrenic nerve　RCCA：right common carotid artery
RRN：right recurrent nerve　ATC：arteria transversa colli

❺❹　右反回神経は、甲状腺下極付近まですでに遊離されており、No.106recRは頸部では反回神経の背側の部分で、遺残した組織を反回神経、甲状腺から剥離、郭清する。

❺❺　No.101Rの郭清が終了したところである。
No.101Rの転移は、反回神経の腹側にはまず見られない。

❺❻　右頸部郭清が終了したところである。
頸動脈鞘の中にはリンパ節はないので、総頸動脈、内頸静脈、迷走神経をそれぞれ分離する必要はない。
しかし、静脈角付近では頸動脈鞘の裏面でNo.101とNo.104が連絡していると思われる転移を経験しているので、この部分は転移がないか確認しておく。

1-❷　胸部中部食道癌手術　42

㊼ 左反回神経沿いのリンパ節はほとんどが神経の腹側にあるので、No.101Lは頸部からの郭清はまず不可能である。

左反回神経の確認は、右側より難しいことが多い。

食道断端を先に出して牽引すると見つけやすい。

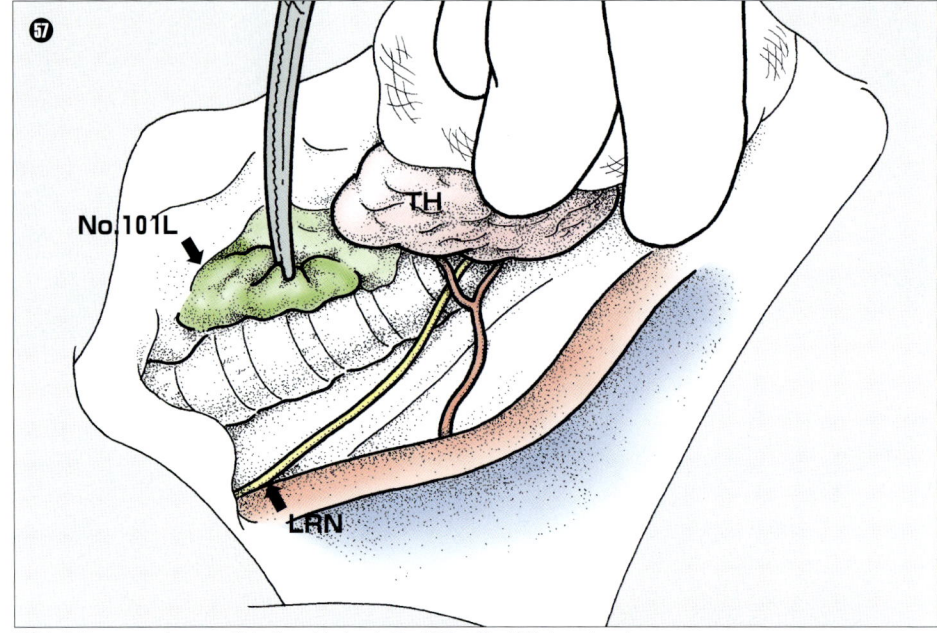

LRN：left recurrent nerve　TH：thyroid gland　No.101L：No.101L lymphnode

㊽ 左頸部の郭清を行う（No.101L）。

右側と同様に、総頸動脈の内側縁に沿って椎前筋膜に達すると、縦隔の郭清領域とつながる。

食道を引き出すと、左反回神経は甲状腺下極付近まで遊離されており、容易に確認することができる。

左側ではNo.101転移は反回神経の腹側に見られるので、どちらかといえば気管傍リンパ節といえるが、胸腺の組織が一部切除される範囲まで、確実に郭清しておく。

㊾ 左頸部郭清が終了したところである。

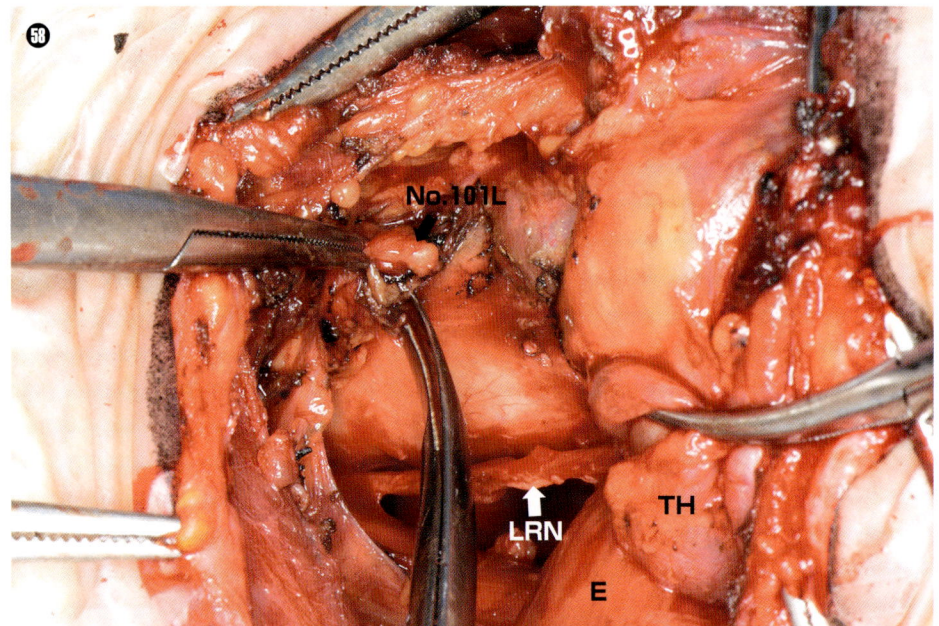

No.101L：No.101L lymphnode　LRN：left recurrent nerve　TH：thyroid gland　E：esophagus

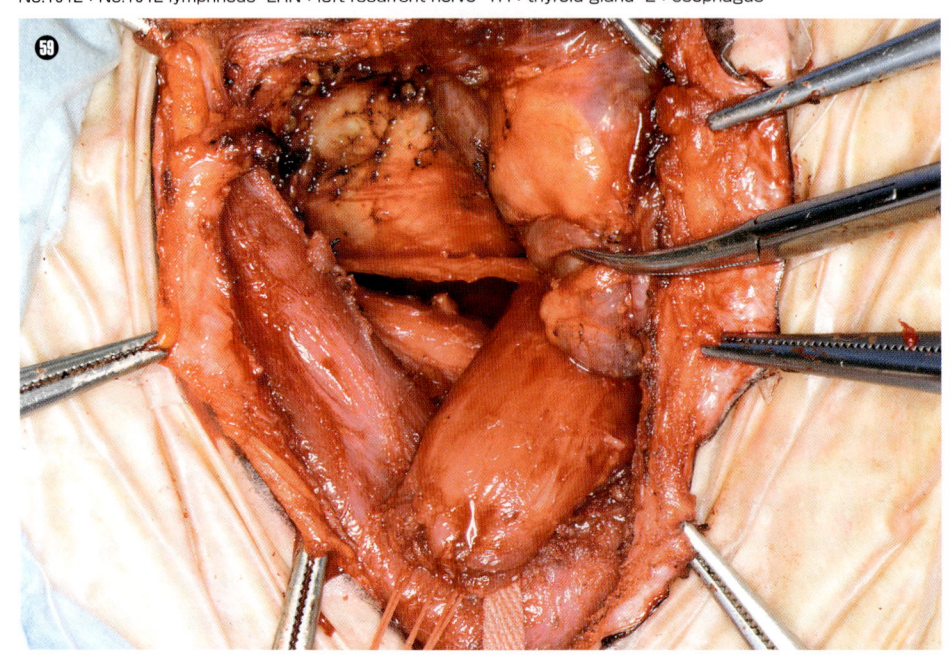

胃による再建

食道の再建には胃を用いる。吻合部は1か所ですみ、操作も単純で所要時間も短い。挙上経路は胸骨後を原則としている。機能的には後縦隔経路が優れているが術後、挙上胃に潰瘍が発生したり、第2の異時性重複癌が起こった際には、胸骨後が対処しやすい。

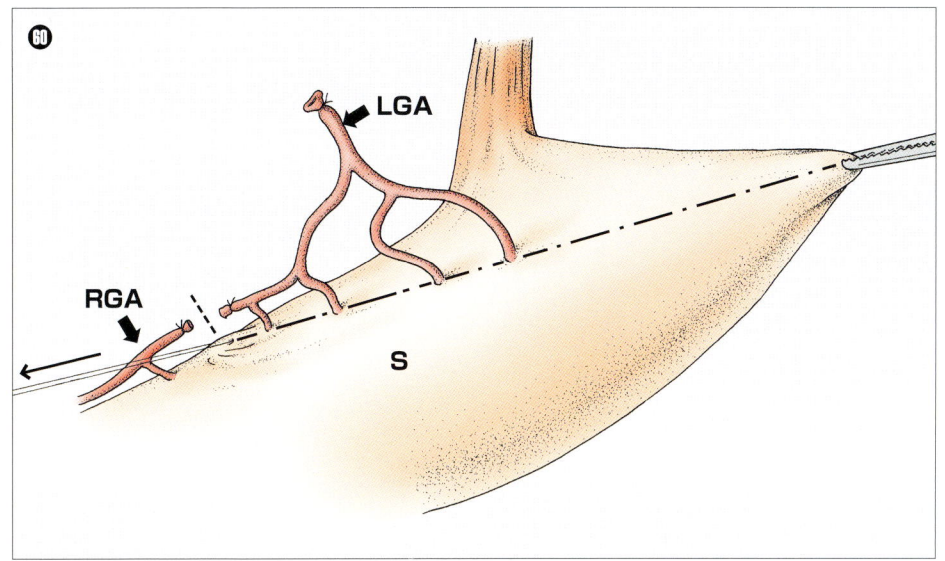

LGA : left gastric artery　RGA : right gastric artery　S : stomach

⓪ 左胃動脈領域はリンパ節転移の多いところなので、確実に切除する必要がある。
右胃動脈領域は温存する。胃壁内の血管網を温存して、しかも小彎側の郭清を十分に行うことが基本である。

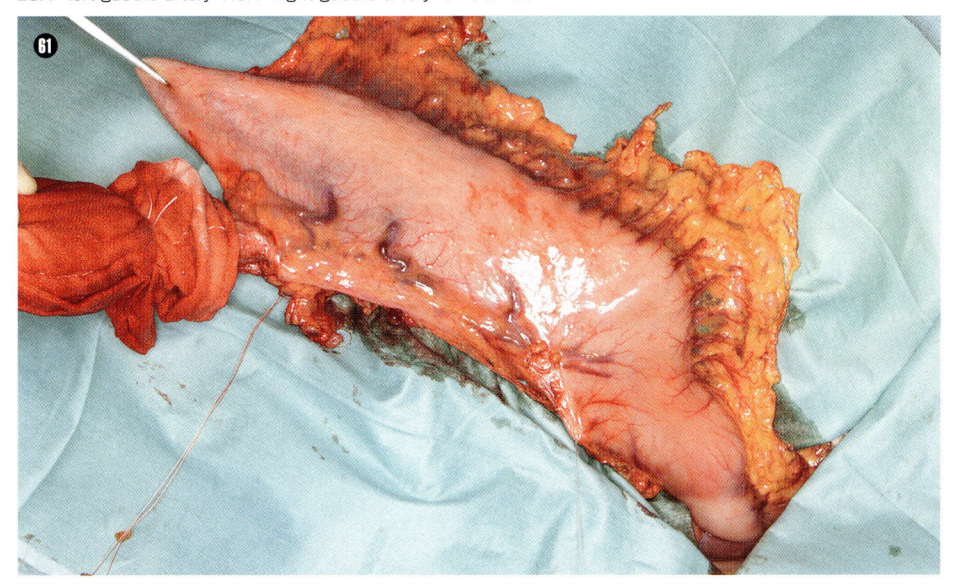

⓫ 腹部のリンパ節郭清が終了した後に、食道・胃を創外に取り出し、左胃動脈領域を切除する。

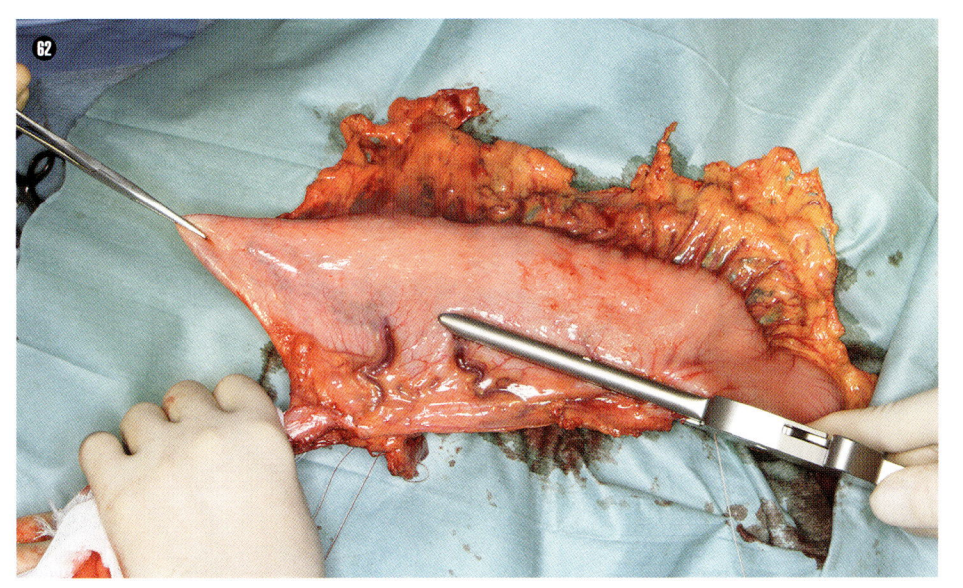

⓬ 右胃動脈と左胃動脈の合流点で切離し、この部分にステイスーチャーをおく。
胃がもっとも伸びる穹窿部の最高点を見つける。
左右胃動脈切離点と最高点を結んだ線上で、左胃動脈分枝が胃壁を貫く点を結ぶようにして、縫合器をセットする。こうすることにより、小彎側の必要十分な郭清と、胃壁内の血管網の温存が可能となる。

1-❷　胸部中部食道癌手術　44

❻❸ 切離した縫合線は、漿筋層縫合を追加して、補強しておく。

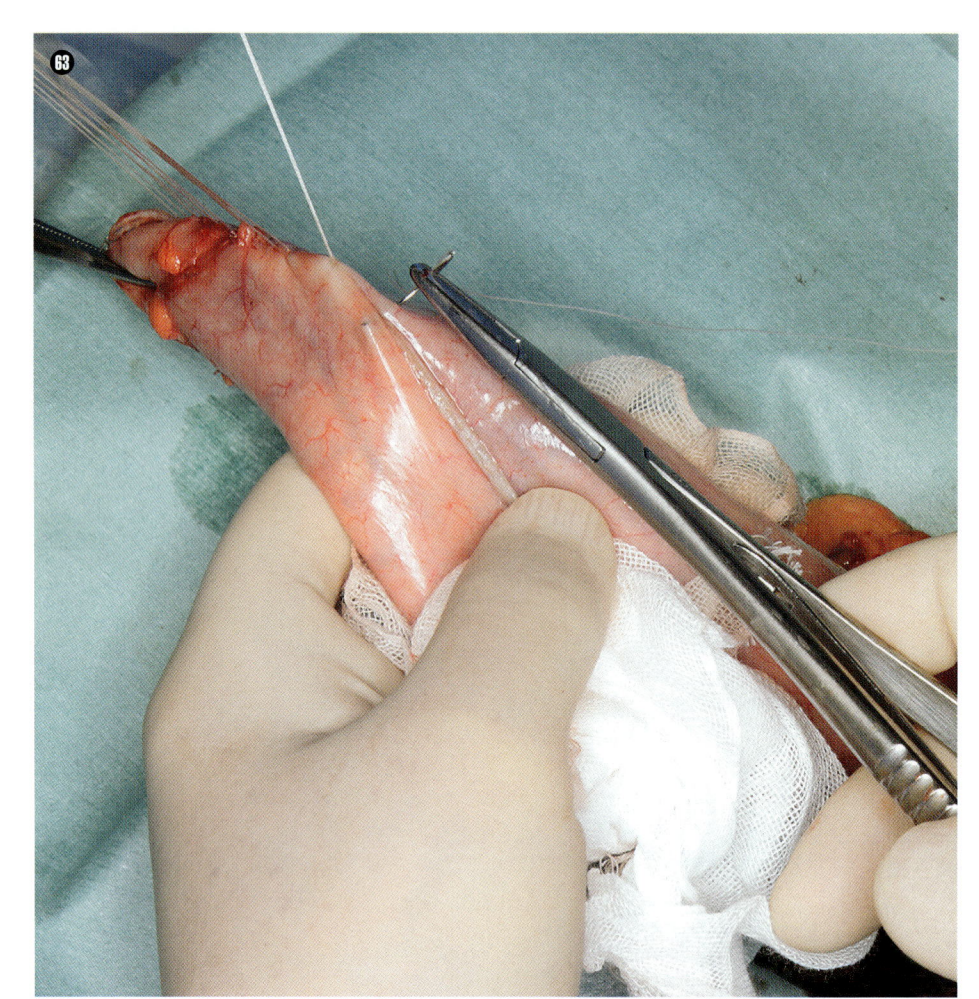

❻❹ 胸骨後ルートで、胃を挙上する。穴開きスパーテルを用いて、この穴に挙上胃先端を糸で固定して、頸部に引き上げる。幽門形成は行っていないが、挙上前に幽門輪を触診し、やや狭ければ拇指を用いてfinger-bougieを行う。
胃を挙上する際には、小彎の縫合線が後壁になるように挙上する。弱い縫合線を保護するためである。

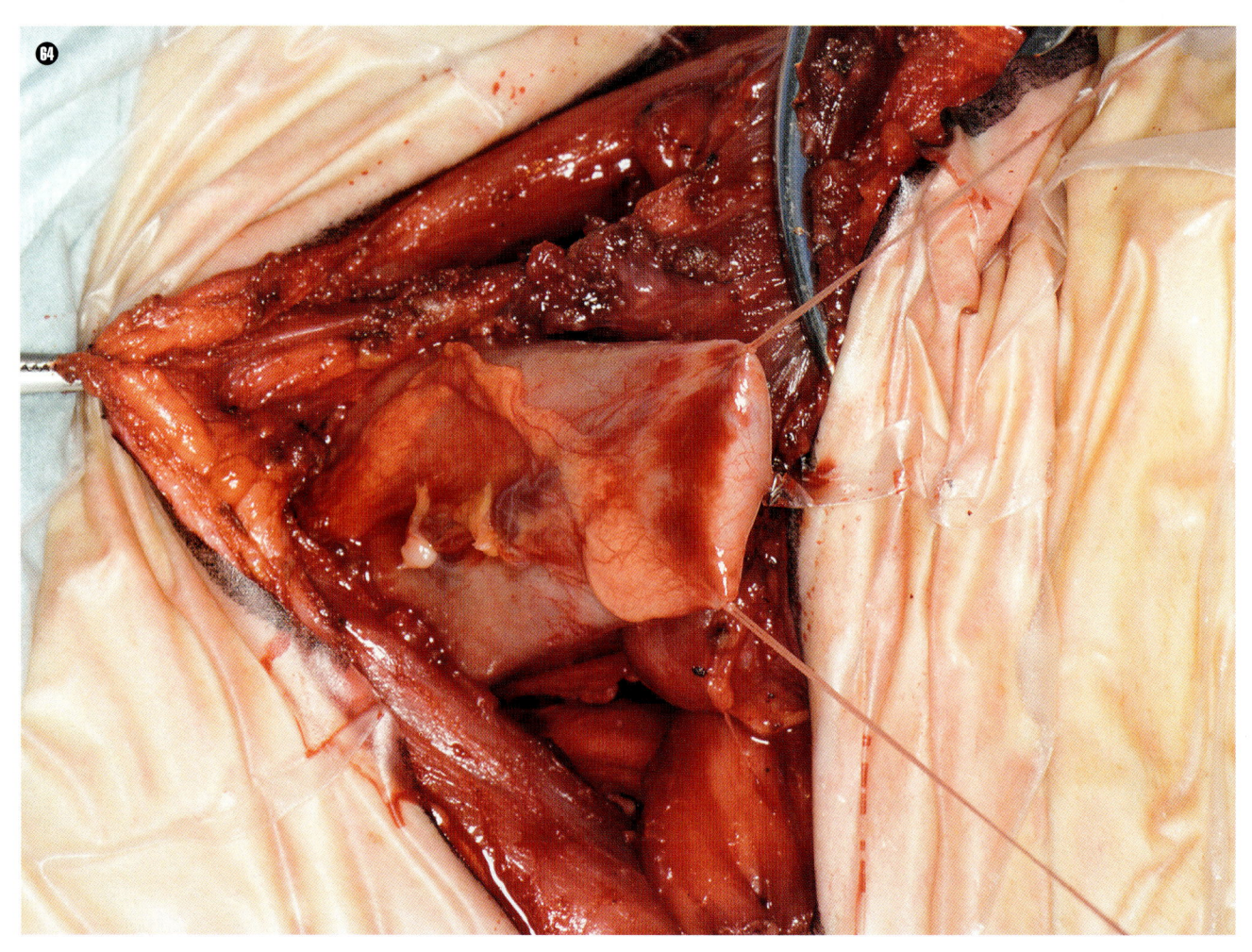

食道胃吻合

吻合は手縫吻合である。術野は良好であるから、あえて器械を用いる必要はないと考えている。吻合は基本的には層々の二層吻合である。異物を少なくする意味で、比較的細い縫合糸を用いている。消化管の断端を正確に接合させることが大切である。

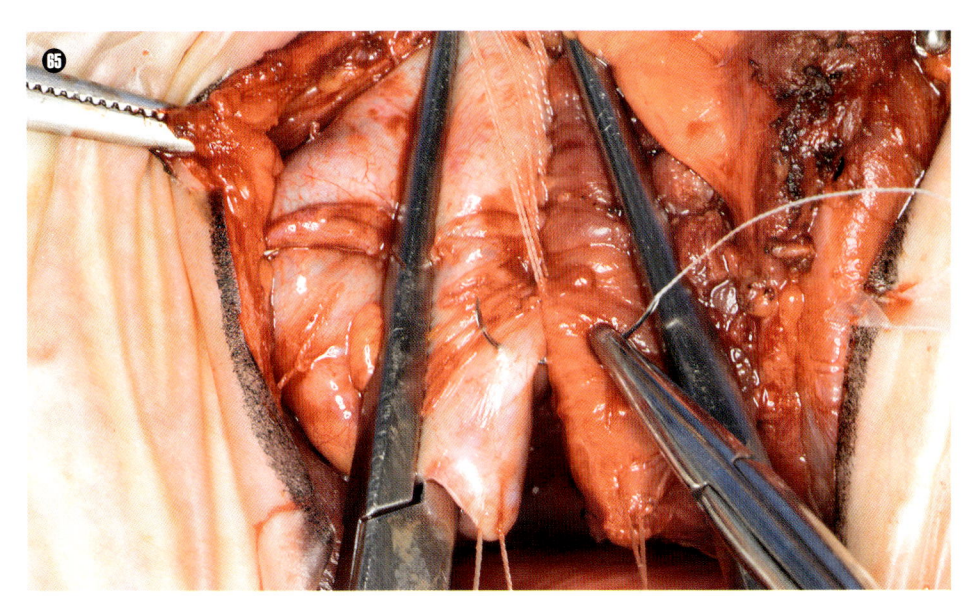

❻❺ まず、外層縫合であるが、両端には3-0シルクによる縫合をおき、後壁の外層縫合を行う。外層縫合には4-0針付きシルクの秋山氏式消化管縫合糸を用いている。
縫合間隔は約2.5〜3.0mm、縫い代は約2mm程度としている。

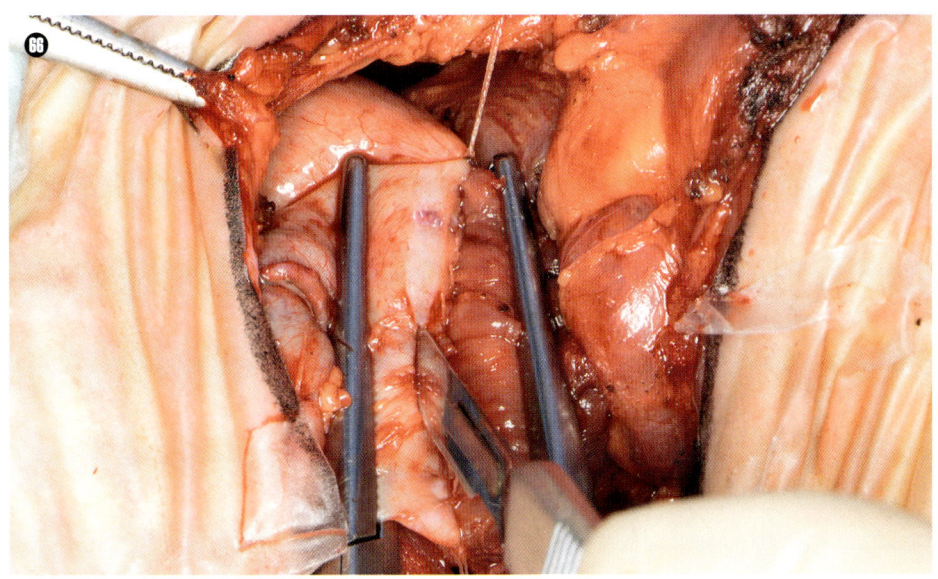

❻❻ 後壁の外層縫合が終了したら、漿筋層切開をして、内層の縫合線を設定する。

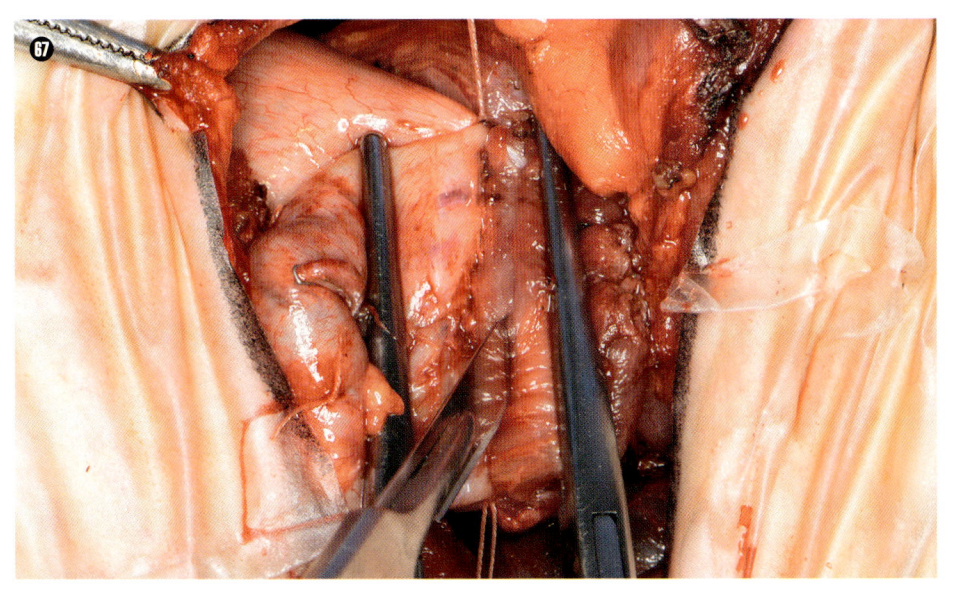

❻❼ 食道には外膜筋層切開を、胃には漿膜筋層切開をおくが、筋層の一部は温存しておく。

1-❷　胸部中部食道癌手術　46

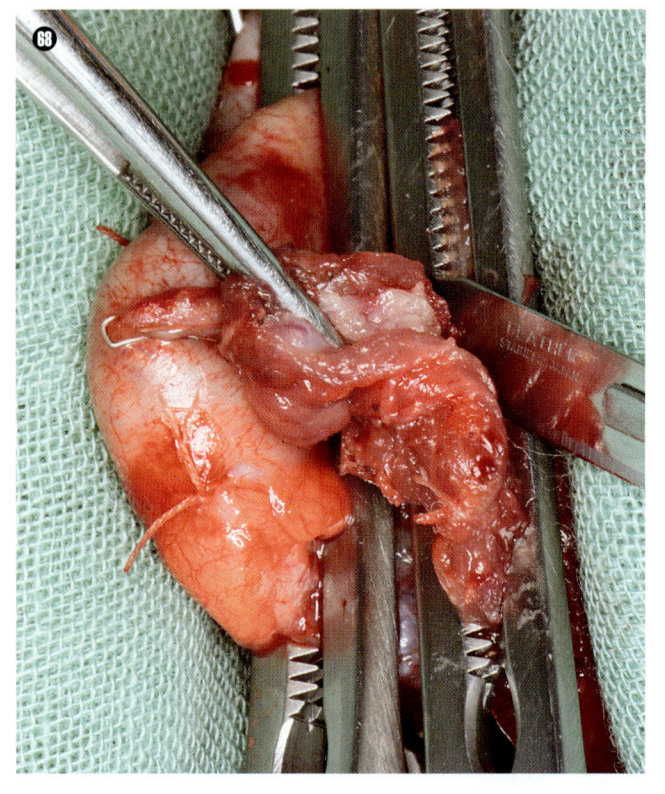

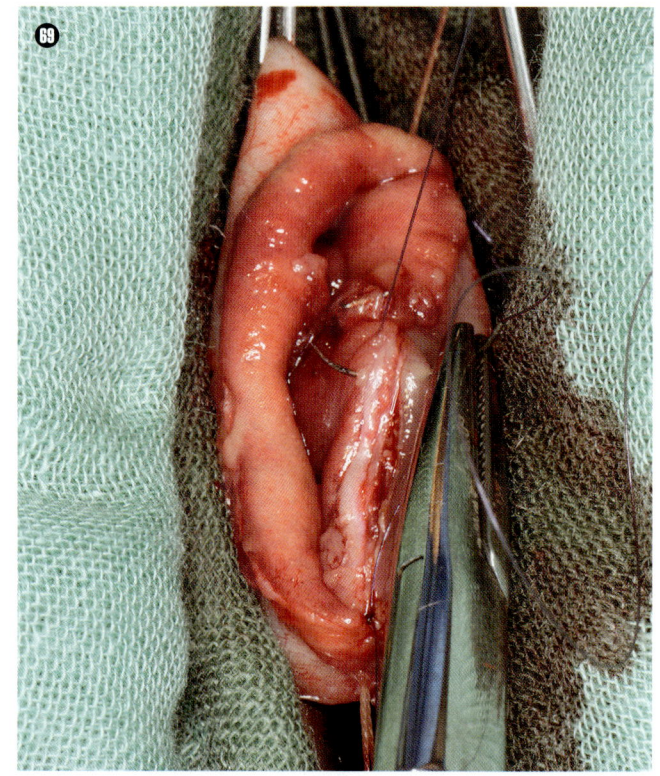

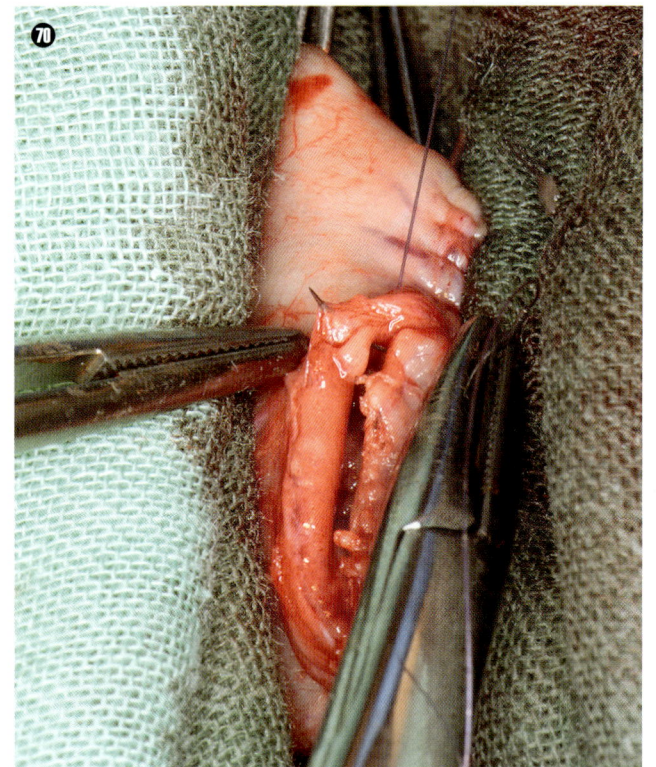

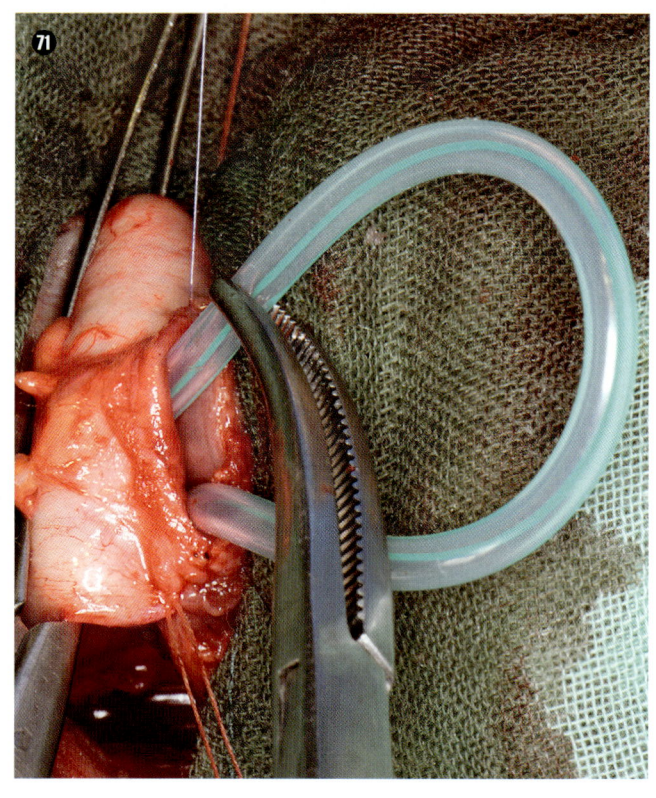

68 外膜筋層切開、漿膜筋層切開をおいたところに腸断端鉗子をかけ、余剰組織を切り落とす。

69 内層は、針付5-0モノフィラメント吸収糸（バイオシン®）を用いて連続縫合を行う。縫合間隔は約2mm、縫い代は約1mmと1.5mmの交互のバイトで粘膜のみの縫合、粘膜・粘膜下組織・筋層のごく一部をひろった縫合と、状況に即して交互に縫合している。
要するに、消化管の両断端の層どうしが正確に接合できるように、特に粘膜面が背中合わせにならないように注意することがポイントである。

70 基本的には、縫合間隔を約2mm、縫い代を約1.5mmにとっているが、一針一針異なる縫い方をしている。
粘膜断端を正確に合わせる意味で、粘膜の断端のみ、縫合間隔を1mm、縫い代を1mmにとった縫合を加える。
粘膜のみの縫合、粘膜・粘膜下組織、筋層のごく一部をひろった縫合と、状況に即して交互に縫合する。

71 前壁内層縫合が終了する前に、減圧のための経鼻チューブを細めのチューブと入れ替えて、術後、患者さんが少しでも楽なように心がける。

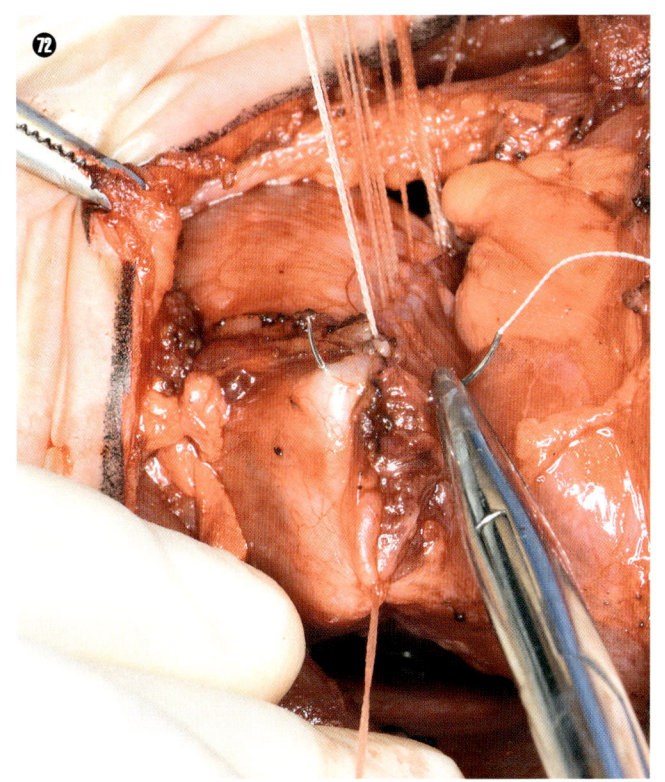

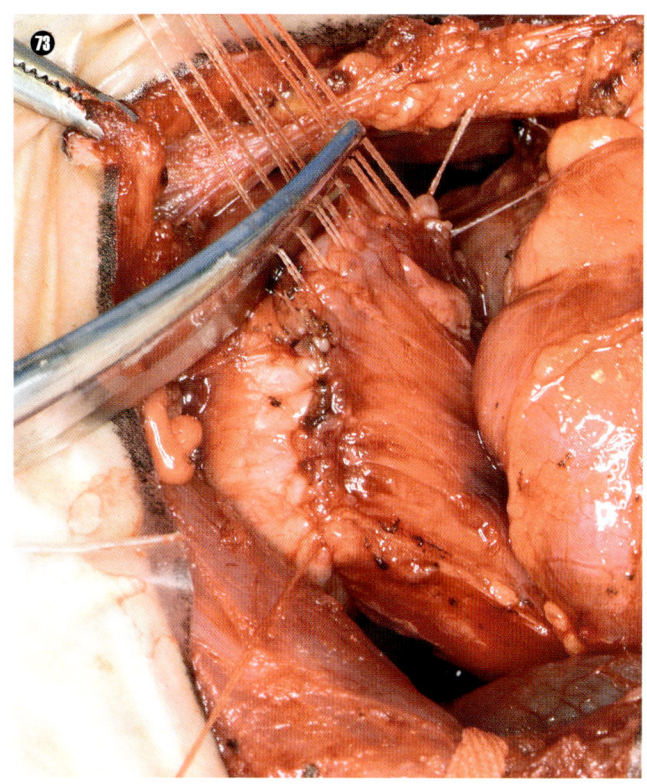

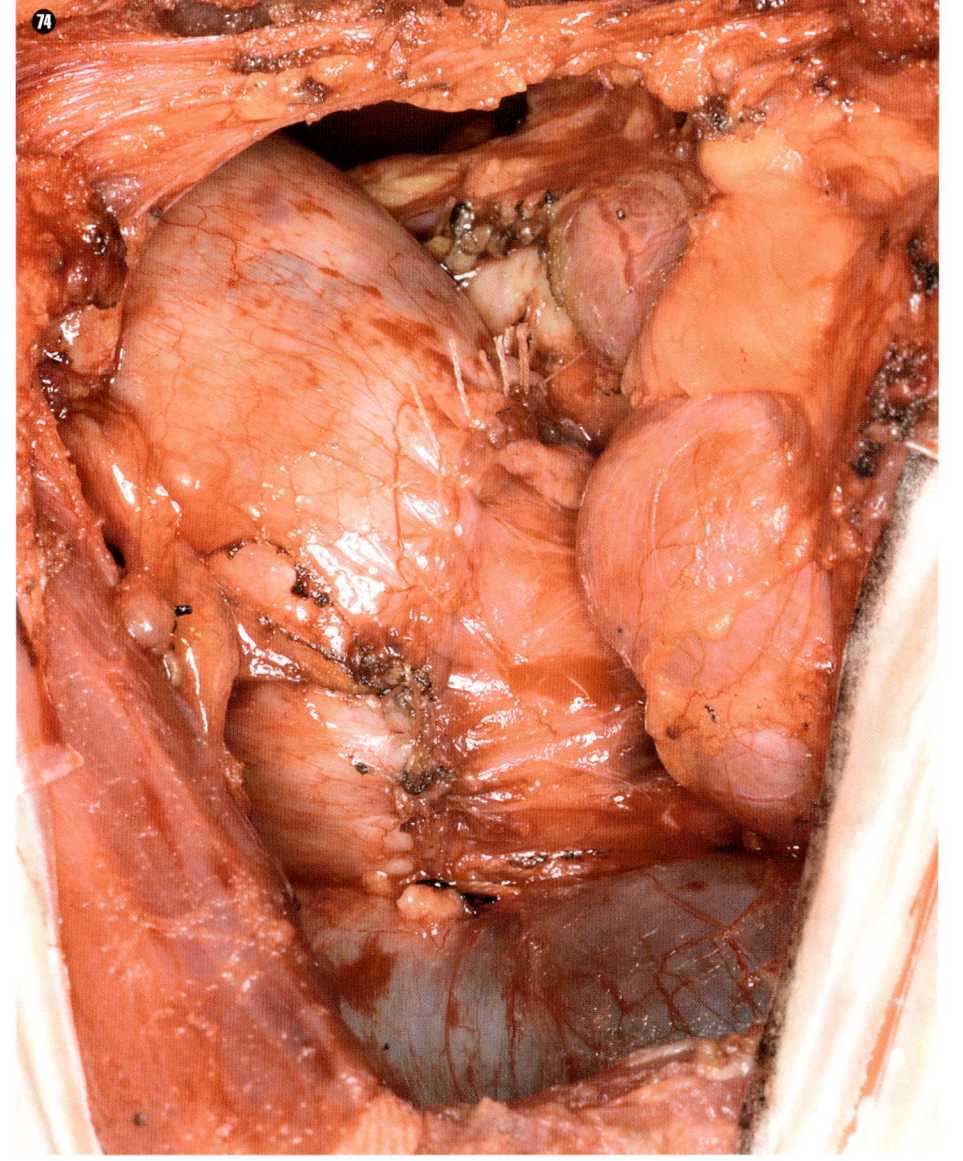

⓻⓶ 前壁の外層縫合も、後壁の外層縫合と同様に、4-0～5-0シルクの結節縫合で行う。

⓻⓷ 漿(外膜)筋層の縫合で、縫合間隔は約2.5～3.0mm、縫い代は約2mm程度としている。

⓻⓸ この吻合法はどちらかといえば一見、細かい密な縫合である。しかし、粘膜のみの縫合はわずかなバイトであるので、まず吻合部の血流には影響を及ぼさない。
血流が悪くなるという理由で縫合間隔を粗くとる人もいるが、私は細い糸を用いて断端の正確な層どうしの接合がより大切であると考える。しかも、粘膜断端のみの縫合を交えて、血流を障害しないように工夫している。外層縫合では、咳嗽時に伴う物理的な消化管内圧の急上昇に耐えるに必要十分な縫合がポイントと考えている。
特に胸骨後経路では、咳嗽時には挙上胃が胸骨後面に押しつけられることになり、挙上胃内の内圧の上昇は大きい。

1-❷ 胸部中部食道癌手術 48

1-3 胸部中部食道癌に対する後縦隔経路頸部食道噴門間有茎空腸移植術

結核予防会複十字病院副院長
西平哲郎

食道癌手術の要点は
重点的リンパ節郭清と
食道再建法の工夫。
本改良術式を供覧する

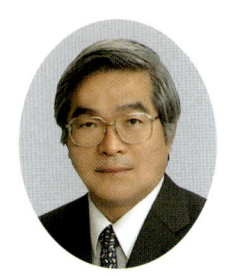

結核予防会複十字病院副院長
西平哲郎

　食道癌手術の要点は、「リンパ節郭清を含めた主病巣の完全切除」と「食道再建法」の2点である。すなわち、術後の再発予防のための徹底した、しかも合理的リンパ節郭清法（重点的リンパ節郭清術）を行うことと、術後の嚥下性肺炎防止やQOLを高めるための消化管機能温存を目的とした食道再建法を工夫し、再建臓器の選択をすることである。

　私の在籍した東北大学の教室では、桂重次教授時代、胸部中部・下部食道癌に対し、有茎空腸移植術による食道再建法が提唱された[1]。当時、腹部臓器であり、かつ横行結腸より足側の空腸を胸腔内に持ち上げるという術式は画期的な再建法であった。有茎の血管茎を持つ空腸片をその口側・噴門側とも右開胸下で行うもので、開胸時間も長くなった。

　これに対し葛西森夫教授は、開腹により有茎空腸片の空腸肛門側と噴門部の吻合を行い、次いで開胸により胸部食道と空腸片口側を吻合し、再び開腹して空腸片の再確認と噴門固定術を行った。この術式は、開胸時間を短縮させ、噴門固定術による逆流防止を図ったものであった[2]。

　私は、空腸動静脈間の腸間膜の切開や腸間膜と後腹膜間に広範な切開創を加えて、空腸片の挙上性を高め、さらに長い空腸片を用いて後縦隔を通した空腸片口側と頸部食道を頸部で吻合する術式に改良した[3]。

　本術式では、逆流防止のための腹部操作の必要がない。当該術式では、胃が温存されるので術後の食物摂取量が多く、消化吸収能も良好である[4]。また、かつて胃・十二指腸潰瘍あるいは胃癌による胃切除術の既往を持つ食道癌症例にきわめて有用である。

　本術式は、胃管による再建法よりいくぶん手術侵襲が大となる。したがって、全身状態が良好で根治切除が可能な長期生存が期待されうる症例を選ぶ。また、長い血管茎（空腸動静脈の各1本ずつ）による空腸片を用いることから、動脈硬化症の進んだ70歳以上の症例や、空腸動静脈を連絡する血管弓の未発達例には、非適応である。

　リンパ節郭清に関して、葛西教授は右反回神経リンパ節（106-recR）を「Topリンパ節（胸郭最上部リンパ節）」として早くもその郭清の意義を唱えた[2]。私は同リンパ節を胸部食道癌のセンチネルノードとして、また頸部リンパ節転移の指標としての意義を説いた[5]。

　さらに、本稿に示すように、左反回神経リンパ節（106-recL）や大動脈弓下縁の左気管気管支リンパ節（106-tbL）を郭清することの意義と、これらに連なる頸部リンパ節（101,102,104）の郭清も提唱した。ただし、気管前リンパ節（106-pre）や前縦隔リンパ節（114、肺癌取扱い規約の#3a）の郭清意義は認めていない。

　胸部食道癌の重点的リンパ節郭清とは、主に両側反回神経リンパ節と大動脈弓下リンパ節を確実に郭清することである。このために奇静脈の切離や左右気管支動脈の切離の判断を、術後肺合併症発生との兼ね合いで総合的に考慮しつつ、根治性を損なわないよう手術操作を進めることが肝要である。

---

1) Katsura S, Ishikawa Y, Okayama G : Transplantation of the partially resected middle esophagus with a jejunal graft. Ann. Surg 147 : 146-156, 1958.
2) 葛西森夫、西平哲郎：胸部中部食道癌に対する食道噴門間有茎空腸移植術．消化器外科（へるす出版）4 : 1478-1491, 1981.
3) Nishihira T : Alternatives for reconstruction after radical resection of the esophagus and stomach. Surgery of the Esophagus, Stomach, and Small Intestine (Fifth Edition). Little, Brown and Company : 287-300, 1995.
4) Nishihira T, et al : Reconstruction of the thoracic esophagus with jejunal pedicled segments for cancer of the thoracic esophagus. Diseases of the Esophagus 8 : 30-39, 1995.
5) Nishihira T, et al : Lymph flow and lymph node metastasis in esophageal cancer. Surg Today. Jpn J Surg 25 : 307-317, 1995.

CASE & FLOW CHART

症例

症例は、54歳7か月の男性で、生来健康であった。酒は焼酎を1合/日、喫煙は40本/日を35年間続けていた。入院3か月前ころ、上腹部の重苦しい感じと熱い物、冷たい物、刺激物を摂取するとしみる感じが出現して来院。食道胃透視で下の写真のような病変を認めたため食道内視鏡検査を受けた。

その結果、門歯より31～37cmに表面なだらかな立ち上がりを示す隆起病変と、一部発赤し、陥凹を伴う境界不明瞭な病変を認めた。

ルゴール染色において、腫瘍長径は6cmに及び、腫瘍の深達度はmp以上と診断された。腫瘍口側に多発癌を認めず、本術式の適応として手術を行った。総出血量は650mlであった。

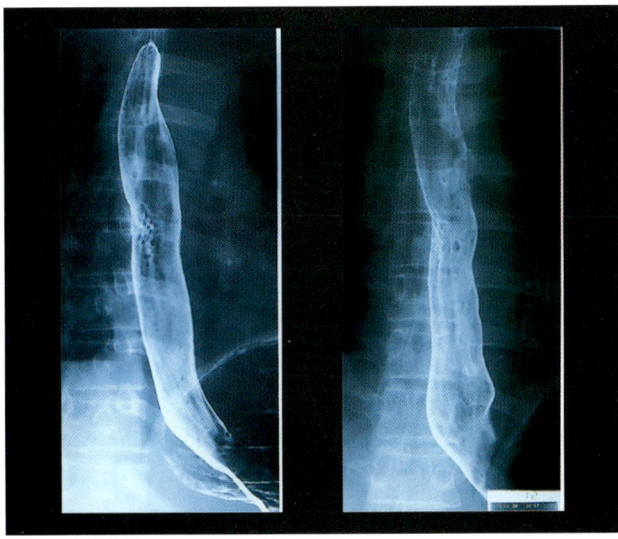

術前食道透視
腫瘍は胸部食道中部の右壁を占拠し、胸部下部食道に至る軽度の隆起と軽度の複数陥凹を認める境界不明な病変を呈している。

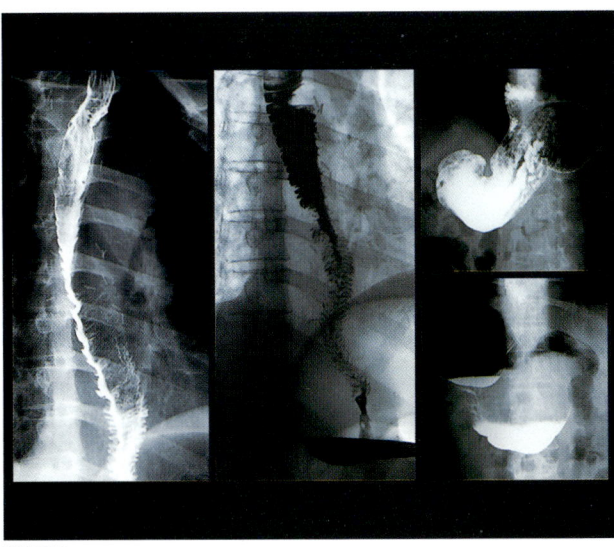

術後透視
縦隔の中央に位置し、食道本来と同じ位置と太さで頸部食道と噴門間に有茎空腸が移植されている。吻合部に狭窄もなく、また、胃の形状も解剖学的位置もほぼ正常に保たれている。
空腸片の蠕動運動（順蠕動性）を認めるが、これが術後に頸部食道や口内への食物・消化液の逆流の防止となっている。透視上でも造影剤の逆流は認めていない。

術式　※丸囲みの数字は図版番号

① 開胸操作
1) 右第5肋間開胸 ❷❸
2) 上縦隔リンパ節郭清
   a. 上縦隔左側の剥離 ❹
   b. 右反回神経周囲の郭清 ❺～❽
   c. 左反回神経周囲の郭清 ❾
   d. 胸部上部食道切断 ❿⓫
   e. 胸部食道の剥離 ⓬⓭⓯
      下縦隔リンパ節郭清 ⓮⓰⓱
   f. 気管分岐部の郭清、左気管支上縁・
      大動脈弓下リンパ節郭清 ⓲～㉒
   g. 頸部食道と肛門側食道に、つり上げ用の糸を結ぶ ㉓
3) 縦隔胸膜の閉鎖 ㉔㉕ 閉胸 ㉖

② 両側頸部リンパ節郭清 ㉗～㉚

③ 開腹操作
1) 胃領域リンパ節郭清 ㉜～㉞
2) 胸部食道の腹腔内への引き出し ㉟
3) 有茎空腸片作成と空腸片の腹腔操作
   a. 血管走行の確認 ㊱～㊳
   b. 血管処理 ㊴㊵
   c. 有茎空腸の口側 ㊶
   d. 有茎空腸の肛門側 ㊷
   e. 余剰（犠牲）腸管の作成 ㊸～㊻
   f. 空腸片の口側断端処理 ㊼㊽
   g. 第2, 第3および第3, 第4空腸動静脈間腸間膜切開 ㊾
   h. 有茎空腸片の長さの測定 ㊿
4) 有茎空腸片の挙上 ㊿1～㊿3
5) 小腸間膜根部の切離 ㊿4㊿5
6) 有茎空腸をビニールで覆う ㊿6㊿7
7) 有茎空腸を頸部まで挙上（後縦隔経路）

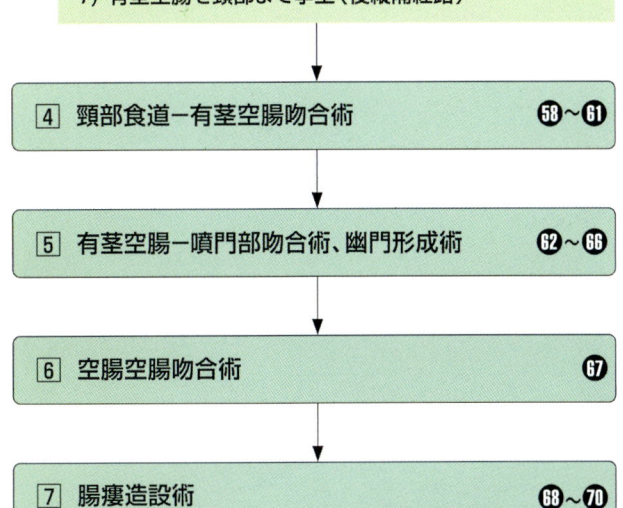

④ 頸部食道−有茎空腸吻合術 ㊿8～㊿1

⑤ 有茎空腸−噴門部吻合術、幽門形成術 ㊿2～㊿6

⑥ 空腸空腸吻合術 ㊿7

⑦ 腸瘻造設術 ㊿8～㊿0

1-❸　胸部中部食道癌に対する後縦隔経路頸部食道噴門間有茎空腸移植術

開胸操作

左右反回神経リンパ節は上縦隔に位置し、センチネルノードとして必ず郭清すべきであり、頸部リンパ節転移を高率に予知できる。左気管気管支リンパ節は大動脈弓下に位置し、胸腔内操作で最も狭く深い部位を郭清する。気管支動脈は、左右の一側は温存する。病巣は、後縦隔のリンパ節を含む組織を食道側につけて主病巣とともに切除する。

❶ 本症例は、癌の主占拠部位が中部食道にあり、腫瘍長径が6cmに及び、腫瘍の深達度もmp以上と診断されることから、第3群までのリンパ節のすべてを郭清する。癌腫がLtをも占拠していることより、横隔膜上下リンパ節、腹腔動脈周囲リンパ節も確実に郭清する。
また、深頸リンパ節（102）は第4群となるが、頸部操作においてこれを両側郭清する。

❷ 患者を左側臥位とし、右第5肋間開胸（後側方開胸）を行う。皮膚切開創の後方は脊柱と肩甲骨下角間より開始し、側胸部より前胸部に向かって乳頭部下約2横指足側に至り、肋骨弓より外側に達する。

❸ 第5・6肋骨を胸椎横突起の肋骨結節部で約1cm切除し、第5・6肋骨体部を単鋭鉤で上下に牽引して肋間を広げる。第6肋骨上縁にて、電気メスにより肋間筋を切開する。
胸膜は、メスで切開する。肺に胸壁癒着がある場合、電気メスは肺に熱傷を与えるので、通常のメスを注意深く用いる。

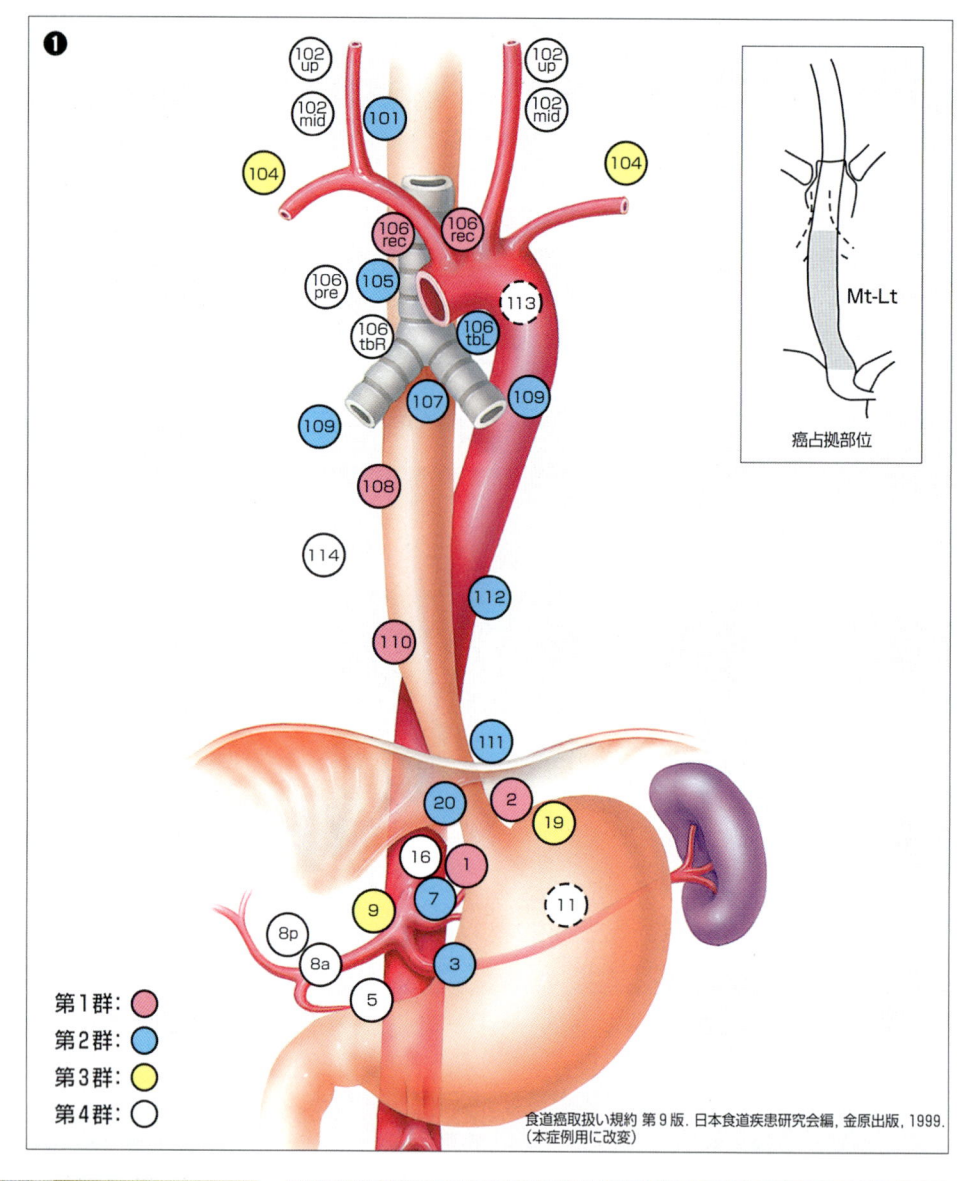

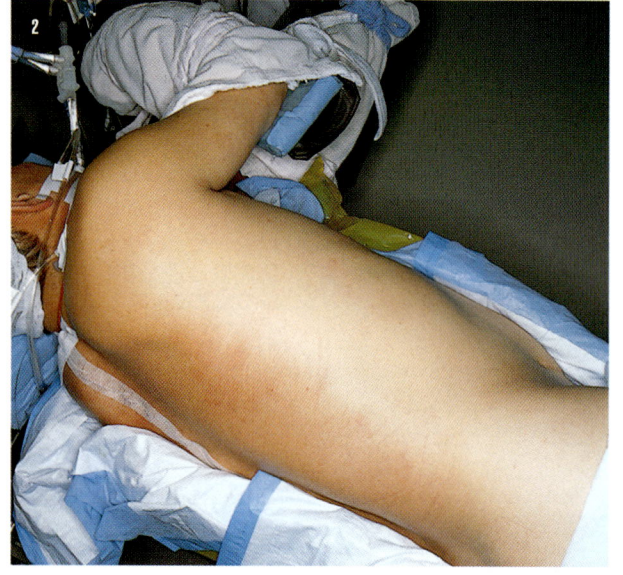

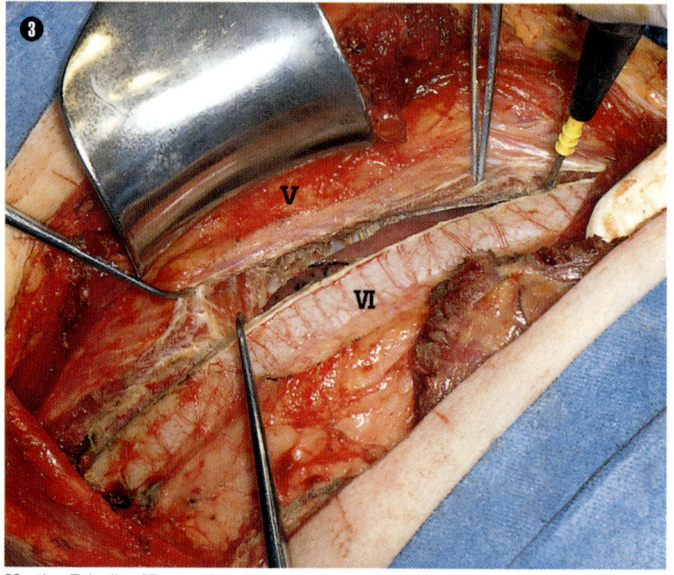

第1群：● (pink)
第2群：● (blue)
第3群：● (yellow)
第4群：○ (white)

食道癌取扱い規約 第9版．日本食道疾患研究会編，金原出版，1999.
（本症例用に改変）

Ⅴ：the 5th rib　Ⅵ：the 6th rib

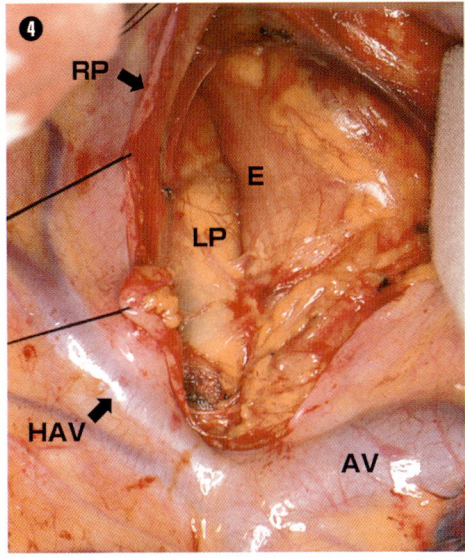

❹ 胸水の存在、縦隔胸膜への浸潤の有無を確かめた後、縦隔胸膜を奇静脈上縁で切離し、胸椎前方の胸膜を胸郭最上部まで切離する。胸骨前の脂肪組織（胸管含む）を、前方の食道方向に向けて剥離し、左縦隔胸膜を露出すると左側肺が透見されてくる。頭側は左鎖骨下動脈、足側は大動脈弓部上縁に至る。

❺ 右迷走神経にテーピングして軽く牽引すると、右鎖骨下動脈部の神経の走行がわかる。
すなわち、右腕頭静脈下に位置する鎖骨下動脈下縁で脂肪組織を食道側につけるように、ていねいに剥離していくと、右反回神経が露出する。
反回神経のループ部で比較的浅い部位に存在するリンパ節は、胸部上部食道傍リンパ節（105）とするが、このリンパ節より頭側（右鎖骨下動脈後方）の脂肪組織内に、我々の提唱するTopリンパ節（右反回神経リンパ節、106-recR）が見えてくる。この点、106-recRは解剖学上でも、胸部と頸部の境界域に存在する頸胸境界域リンパ節である。

❻ 右迷走神経と食道の間（気管側壁）にも、通常、脂肪組織があり、この組織内に胸部気管リンパ節（106）がある。
当該リンパ節群のうち気管前面のものは郭清しないが、気管側壁に沿って脂肪組織を食道につけるように奇静脈より頭側に向かって剥離していくと、胸部上部食道傍リンパ節（105）も郭清される。この操作で迷走神経の心臓枝（下頸心臓神経）が露出されるが、本神経を損傷しないよう操作を行う。

❹
RP : right mediastinal pleura　E : esophagus
LP : left mediastinal pleura　HAV : hemiazygos vein
AV : azygos vein

❺ Right upper mediastinum

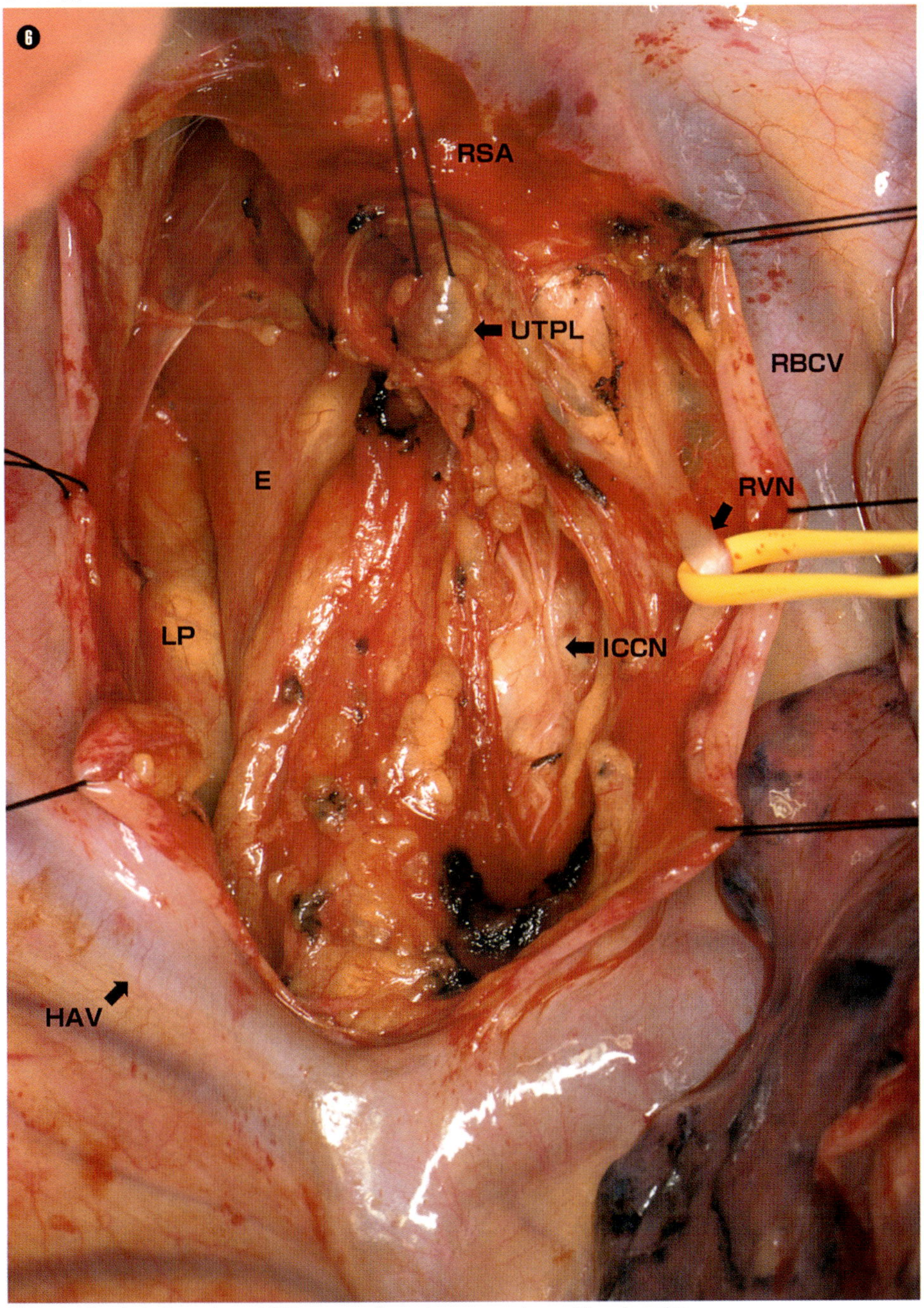

❻
RSA : right subclavian artery　UTPL : upper thoracic paraesophageal lymph nodes
RBCV : right brachiocephalic vein　E : esophagus　RVN : right vagal nerve　LP : left mediastinal pleura
ICCN : inferior cervical cardiac nerve　HAV : hemiazygos vein

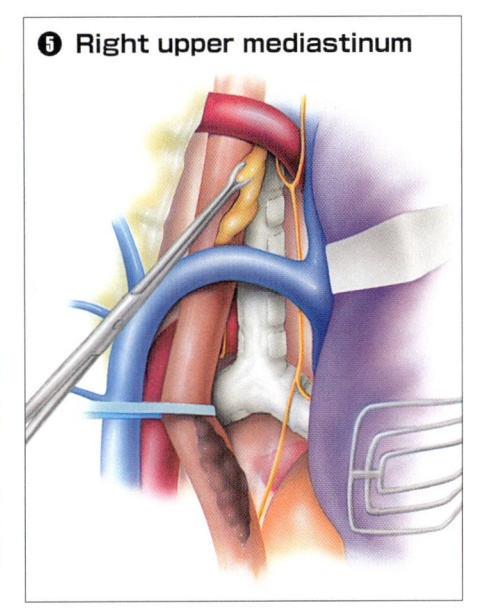

❼ 右鎖骨下動脈下部を、反回神経を損傷しないように郭清を椎骨に向かって進める。

最上肋間動脈の枝や下甲状腺動脈の食道・気管支をクリップで止血する。

気管右側壁、鎖骨動脈、食道の間の組織を下方に牽引すると「Topリンパ節(右反回神経リンパ節、106-recR)」が露出してくる。

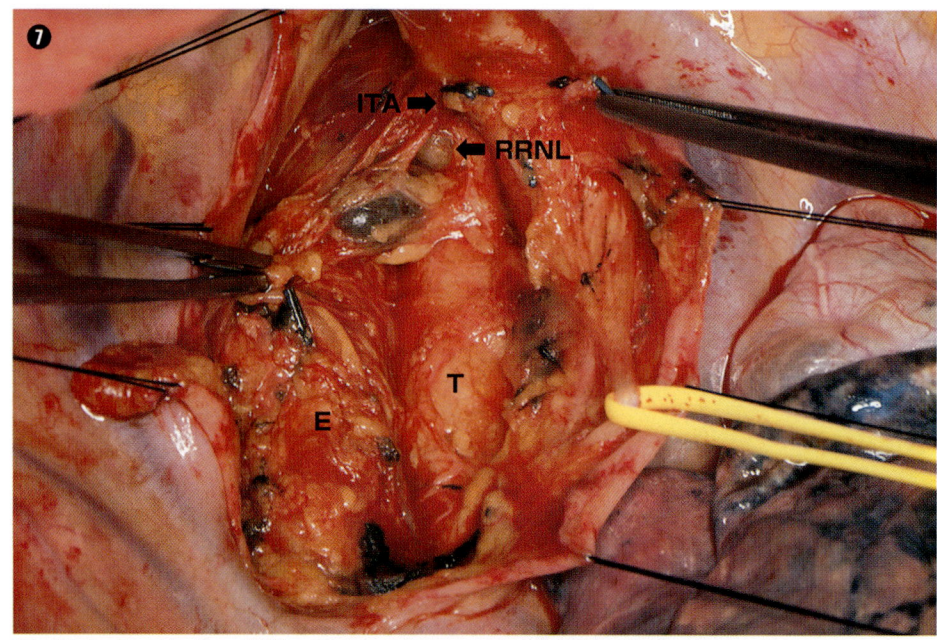

ITA : inferior thyroid artery　RRNL : right recurrent nerve lymph nodes　E : esophagus　T : trachea

❽ 反回神経に接する組織を、反回神経に注意しながら鋏で下方に引き下ろしていくと、右反回神経リンパ節(106-recR)とこれに連なるリンパ節が郭清される。

食道と気管膜様部は気管・食道筋束があり、これを剥離して膜様部を損傷しないよう、注意しながら気管左側に至る。

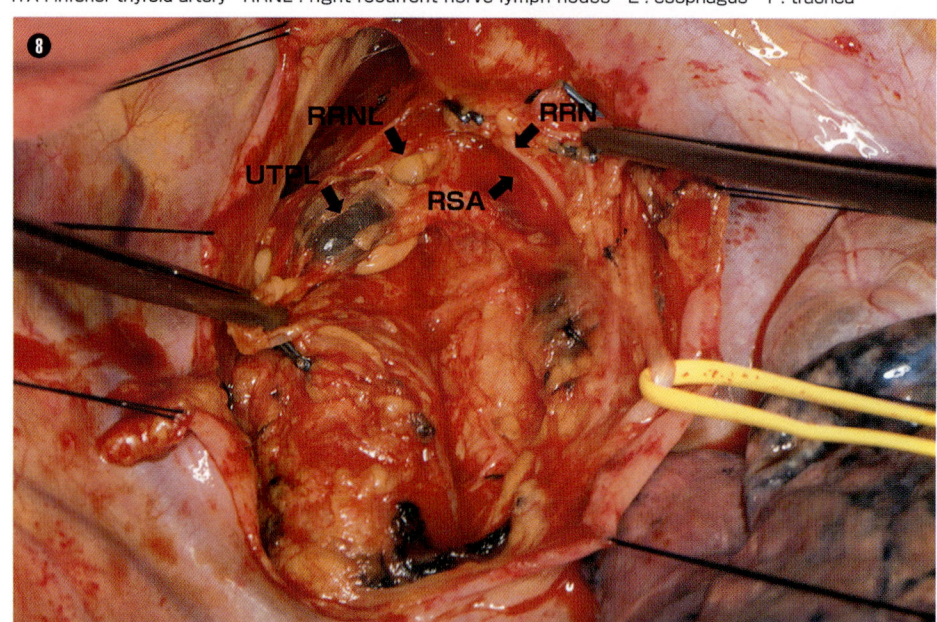

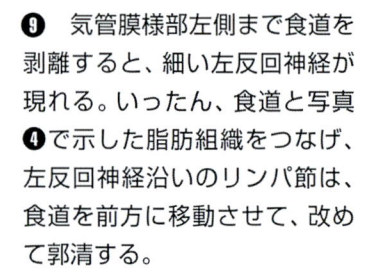

RRNL : right recurrent nerve lymph nodes　RRN : right recurrent nerve　RSA : right subclavian artery
UTPL : upper thoracic paraesophageal lymph nodes

❾ 気管膜様部左側まで食道を剥離すると、細い左反回神経が現れる。いったん、食道と写真❹で示した脂肪組織をつなげ、左反回神経沿いのリンパ節は、食道を前方に移動させて、改めて郭清する。

本症例では、当該リンパ節の1個を黒糸で牽引している写真を示すが、その頭側にも左反回神経リンパ節(106-recL)を認める。本写真では、剥離された右気管支動脈と胸管を奇静脈上縁に認める。

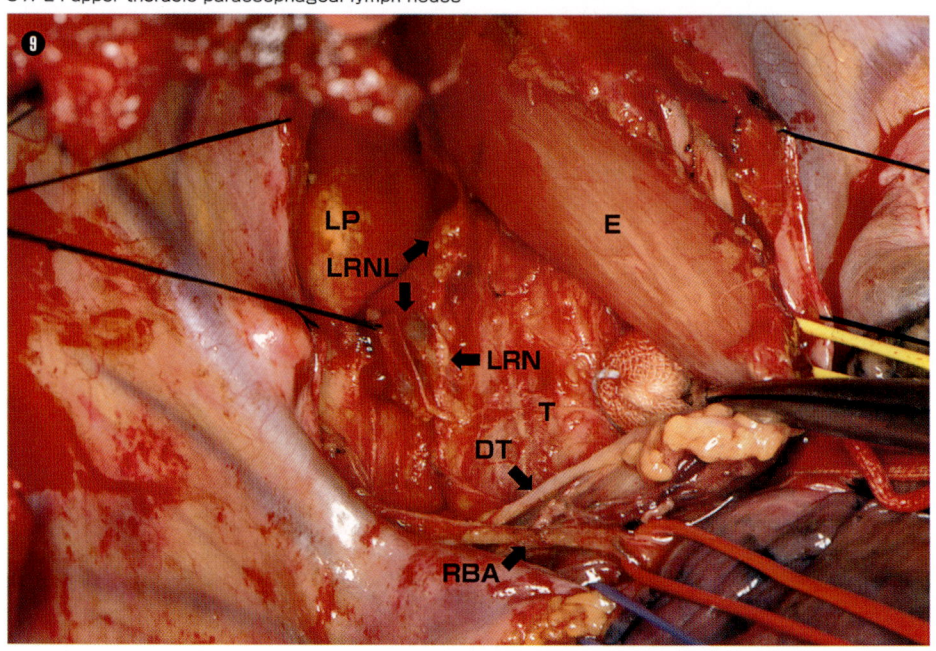

LP : left mediastinal pleura　E : esophagus　LRNL : left recurrent nerve lymph nodes
LRN : left recurrent nerve　T : trachea　DT : ductus thoracicus　RBA : right bronchial artery

53

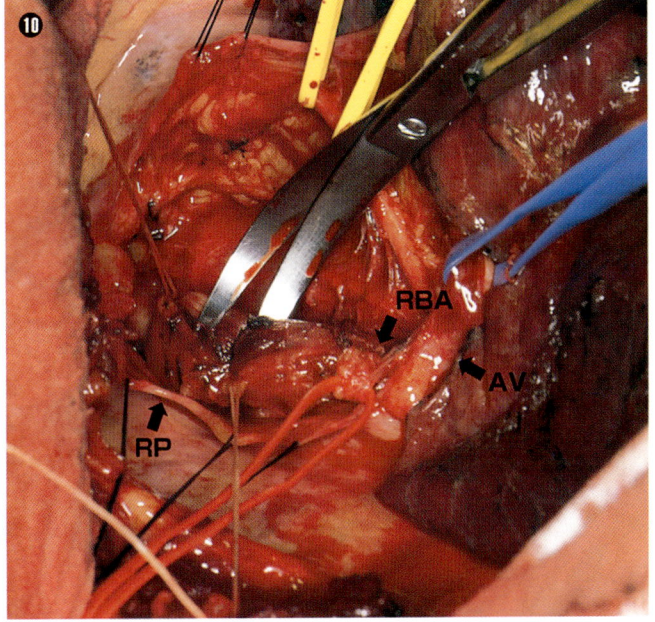

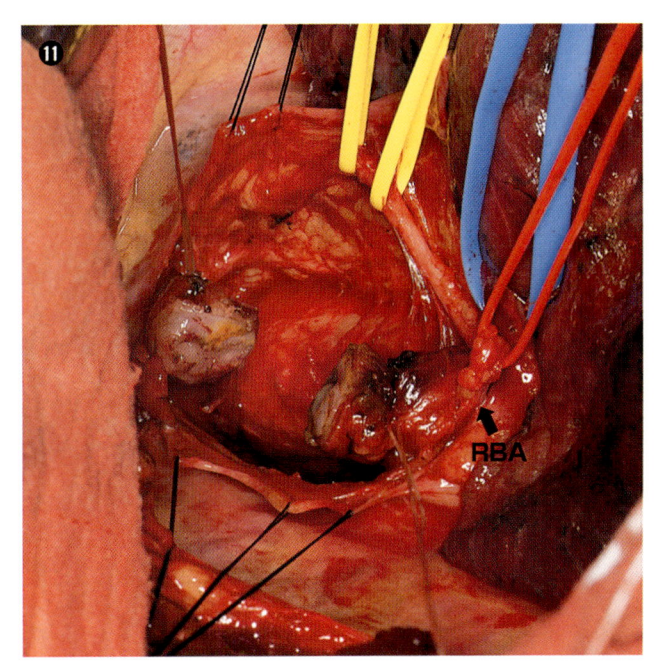

RBA : right bronchial artery　AV : azygos vein　RP : right mediastinal pleura

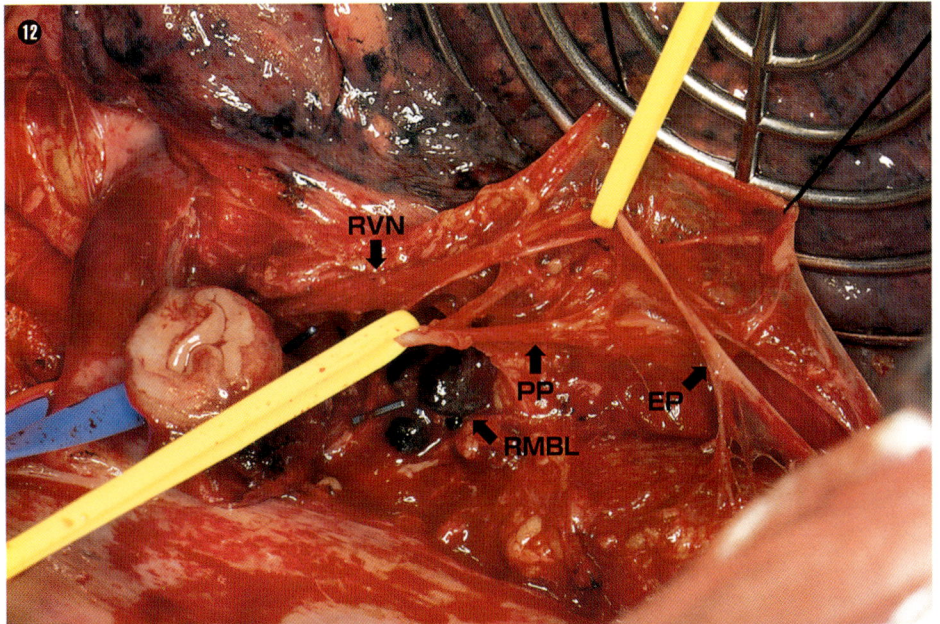

RVN : right vagal nerve　PP : pulmonary plexus　EP : esophageal plexus　RMBL : right main bronchus lymph nodes

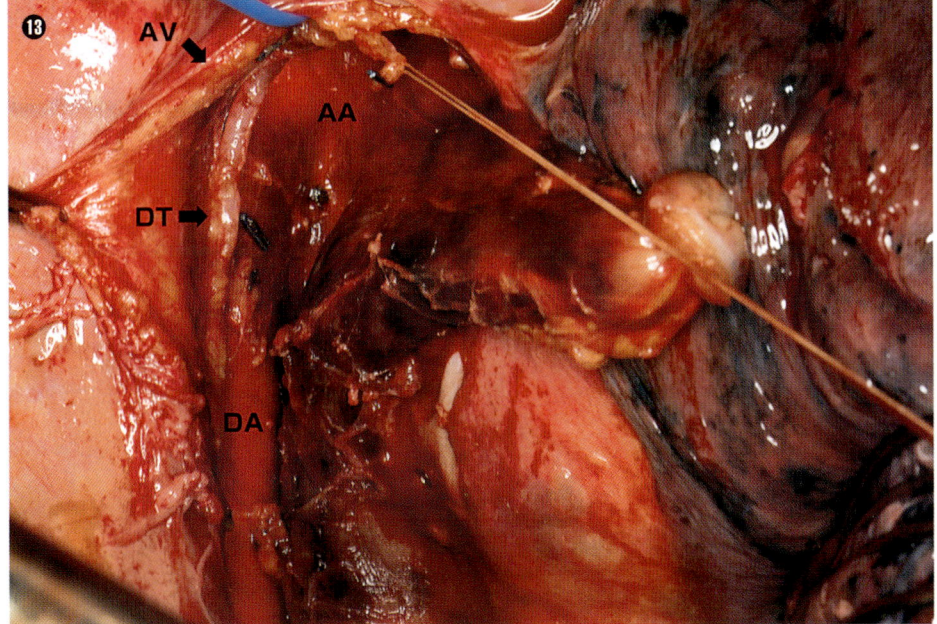

AV : azygos vein　AA : aortic arch　DT : ductus thoracicus　DA : descending aorta

❿　本写真では、肋間動脈より分岐した右気管支動脈が露出されている。胸部食道を胸郭最上部近くで直角鋏刀で切断する。切断部は十分消毒する。

⓫　右気管支動脈の気管に分枝する枝を温存するため、食道を気管支動脈より注意深く剥離する。奇静脈は、この症例では温存している。

⓬　右迷走神経の肺枝に血管テープをかけ、これを温存するが、食道枝は切断する。
食道切断端を奇静脈弓の下をくぐらせて下方に牽引し、右主気管支下リンパ節（109R）を郭清する。

⓭　食道断端を下方に牽引し、大動脈弓部と下行大動脈前壁を剥離すると胸管が認められるが、リンパ節郭清を徹底させるため、通常は合併切除をしている。
胸管切除範囲は、大動脈弓上部より横隔膜上部までの胸腔内胸管のほとんどを切除することとなる。

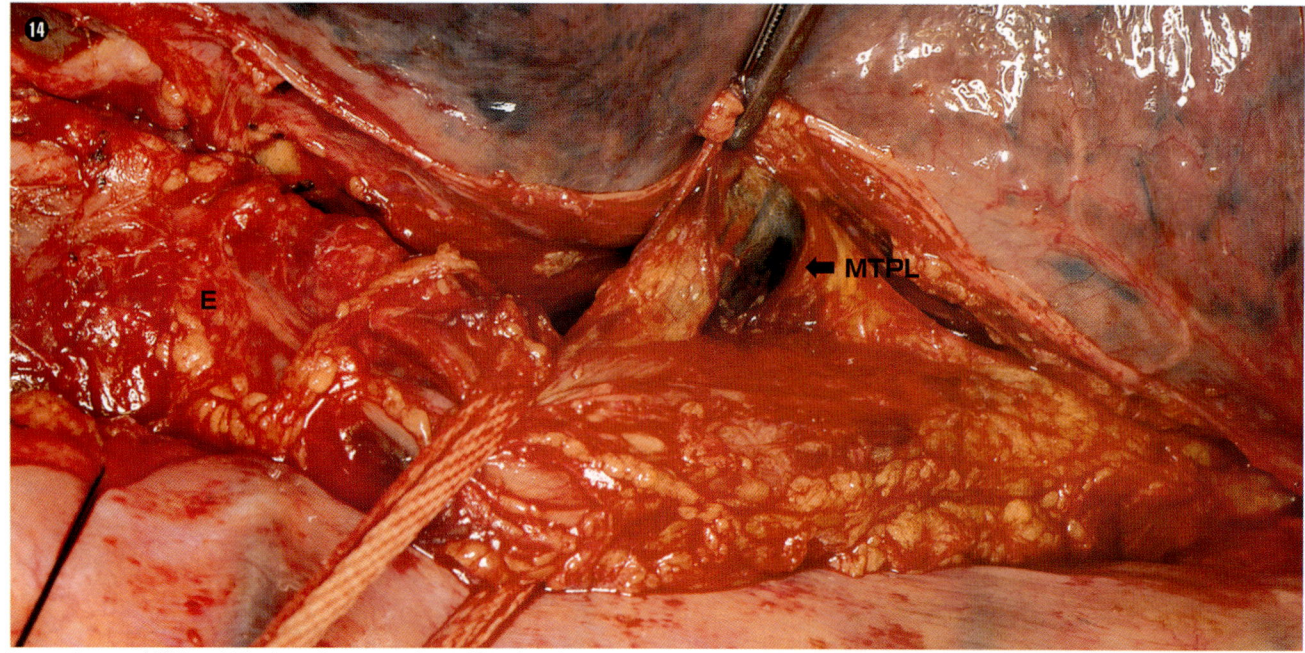

E : esophagus　MTPL : middle thoracic paraesophageal lymph nodes

⓮ 縦隔胸膜を肺下葉外縁で切離し、この部の脂肪組織を食道につけるようにして剥離していくと、胸部中部食道傍リンパ節（108）、胸部下部食道傍リンパ節（110）が郭清される。心嚢の部は、食道への血管はまったくなく、鋏刀で心嚢の表面を剥離していく。ただし、左右肺門部は下肺静脈が存在するので注意する。

⓯ 胸椎前面で下行大動脈と食道を剥離する。超音波メスを用いて食道動脈を露出し、大動脈起始部でしっかりクリップ、あるいは糸で結紮する。この操作で、胸部大動脈周囲リンパ節（112-ao）が郭清される。

⓰ 食道切断端を下方に牽引しつつ剥離していくと、横隔膜上部に至る。肺靱帯を切離し、食道前面の下大静脈壁および心嚢を露出する。
さらに、胸椎体前面より横隔膜表面の脂肪組織を削ぐように切離し、下大静脈表面に至る。
心嚢と左胸膜前面の脂肪組織を、横隔上リンパ節（111）を含めて食道につけるように郭清する。主病巣がLtの場合、本操作は重要である。

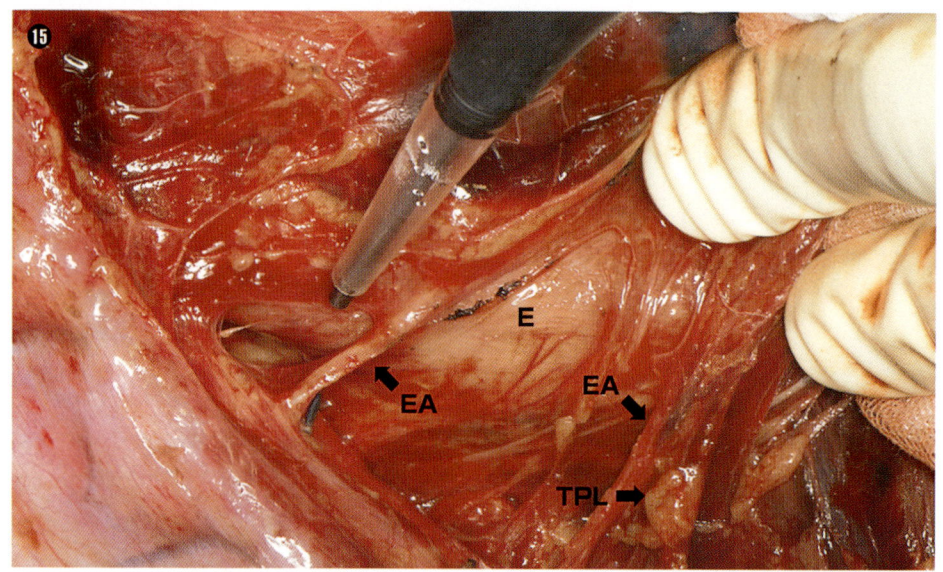

E : esophagus　EA : esophageal artery　TPL : thoracic paraaortic lymph nodes

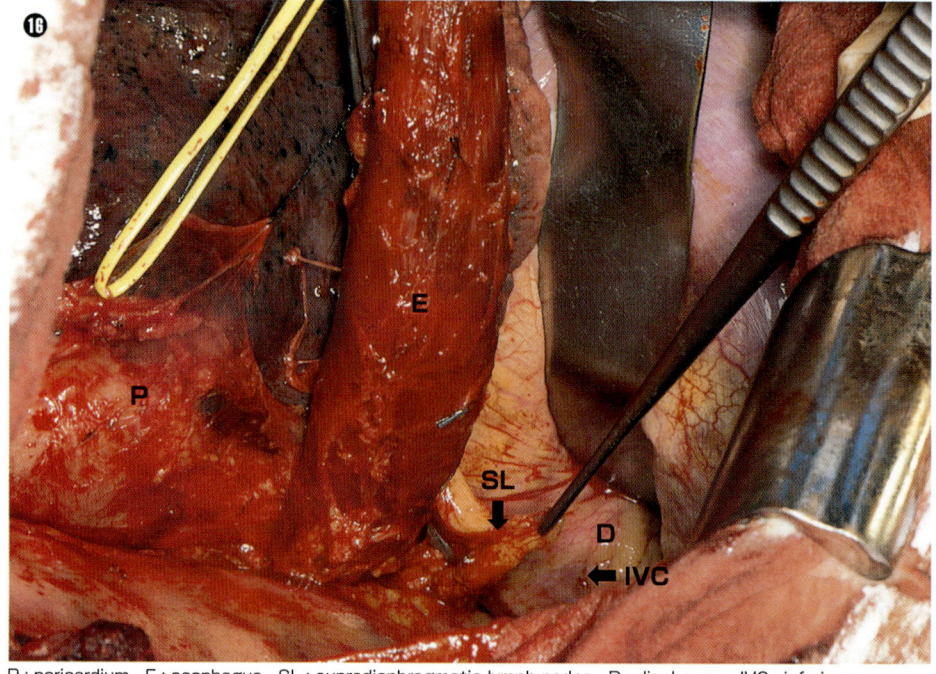

P : pericardium　E : esophagus　SL : supradiaphragmatic lymph nodes　D : diaphragm　IVC : inferior vena cava

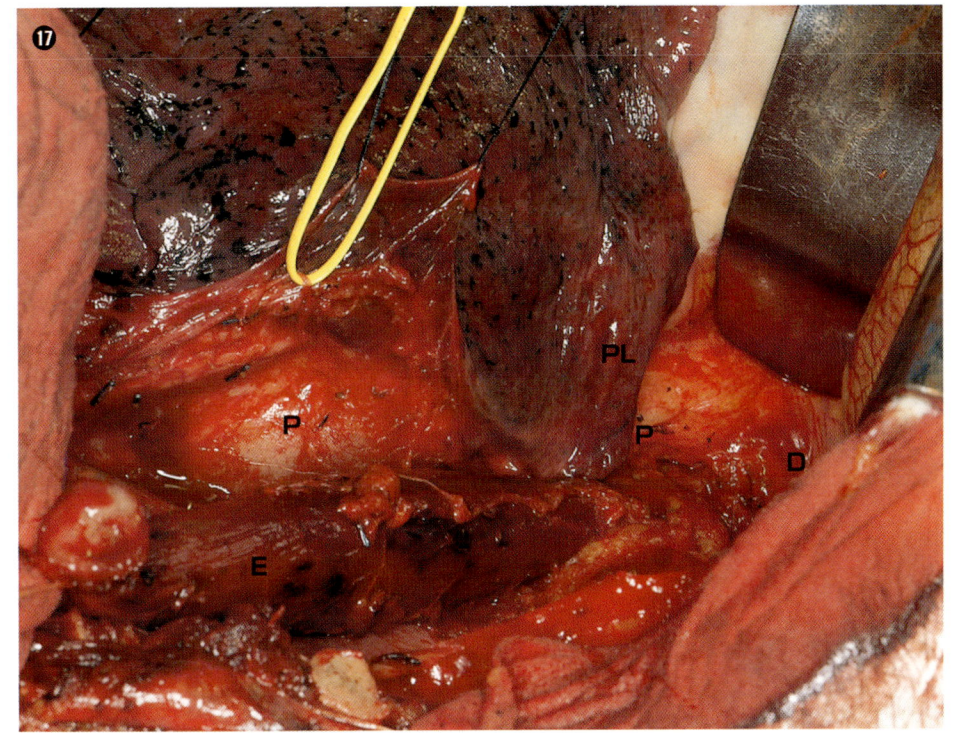

⑰ **PL** : pulmonary ligament　**P** : pericardium　**D** : diaphragm　**E** : esophagus

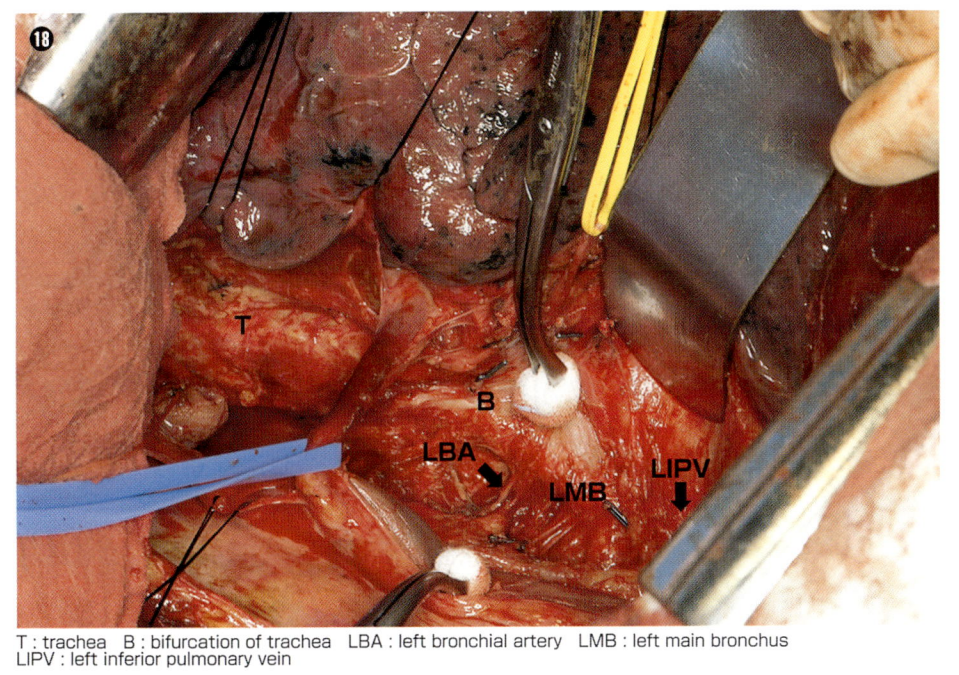

⑱ **T** : trachea　**B** : bifurcation of trachea　**LBA** : left bronchial artery　**LMB** : left main bronchus
LIPV : left inferior pulmonary vein

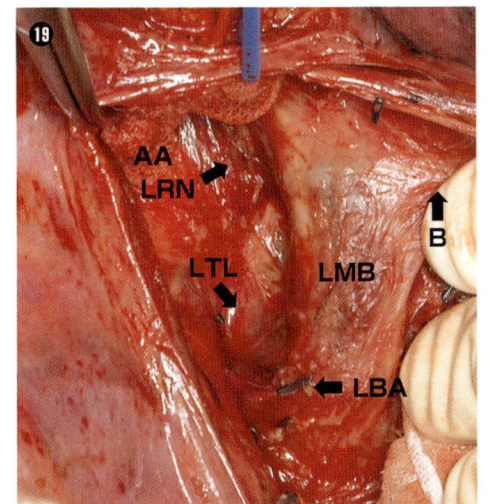

⑲ **AA** : aortic arch　**LRN** : left recurrent nerve
LTL : left tracheobronchial lymph nodes　**B** : bifurcation of trachea
LMB : left main bronchus　**LBA** : left bronchial artery

⑳ Area of aortic arch and left tracheobronchial region

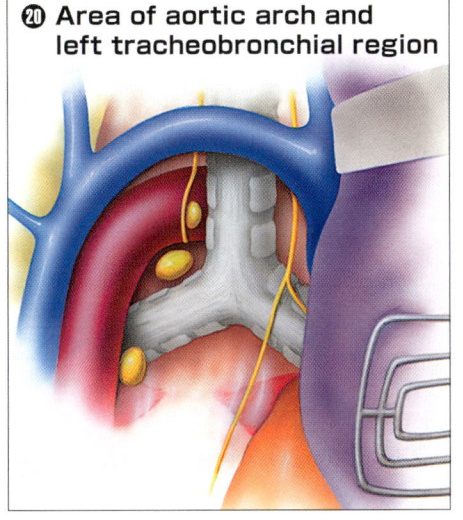

⑰ 本写真では、剥離された胸部食道を生理的位置に置いてある。横隔膜表面、心嚢表面、胸椎前面の脂肪・結合組織は、すべて切除され、食道側に付けてある。

⑱ ここで再び、左上縦隔操作に移る。主病巣切除操作では及ばない部位の重要リンパ節が残存し、これを郭清するものである。左下肺静脈部と左肺門部の左主気管支下リンパ節（109L）を郭清した後、左気管気管支辺縁と大動脈弓をそれぞれツッペル鉗子で開大させ、超音波メスなどを用いて左前方に剥離していくと、左気管支動脈を認める。

⑲ 左気管支動脈は本例では切断したが、通常は温存する。本動脈は郭清時（あるいは主病巣切除時）、容易に大動脈弓部起始部で断裂し、出血するので注意する。
さらに、十分注意しながら大動脈弓下縁を頭側に剥離していくと、左反回神経が露出されてくる。転移の有無にかかわらず、通常、左気管気管支リンパ節（106-tbL）を認めるので、これを郭清する。

⑳ 大動脈弓下部と、左気管気管支左側上縁および左肺門部を描いている。大動脈弓下部より左反回神経が上行しているが、胸部食道癌手術のリンパ節郭清術で最も重要なところである。さらに、左反回神経周囲のリンパ節を郭清しながら頸部（甲状腺下極部）に至る。十分剥離しておくと、頸部での神経損傷をまぬがれる。

1-❸　胸部中部食道癌に対する後縦隔経路頸部食道噴門間有茎空腸移植術　56

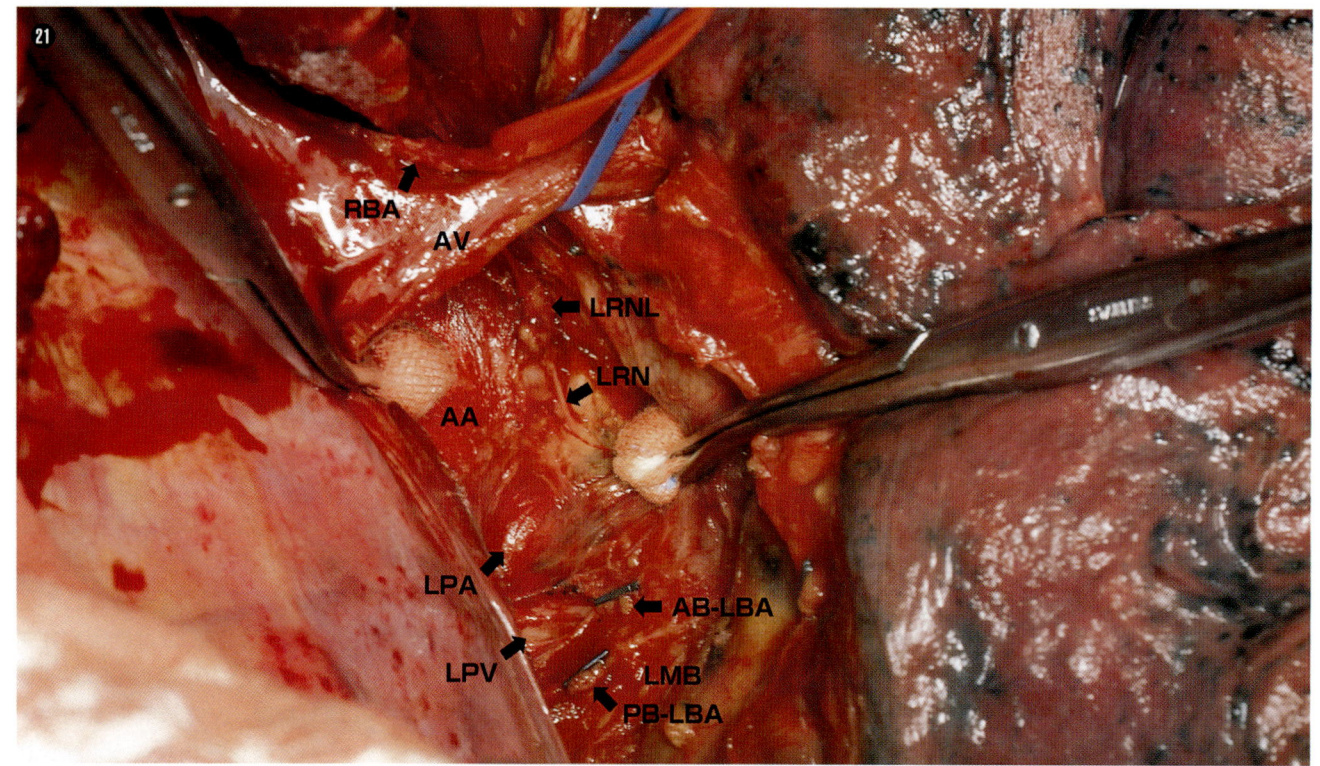

RBA : right bronchial artery　AV : azygos vein　LRNL : left recurrent nerve lymph nodes　AA : aortic arch　LRN : left recurrent nerve　LPA : left pulmonary artery
AB-LBA : anterior branch of left bronchial artery　LPV : left pulmonary vein　LMB : left main bronchus　PB-LBA : posterior branch of left bronchial artery

㉑ 左気管気管支リンパ節（106-tbL）を郭清した後の写真である。左反回神経の大動脈弓部位で左反回神経リンパ節（106-recL）を認める。
左主気管支を下方に圧排すると、拍動が目立つ左肺動脈表面（左肺動脈幹の肺側）が露出される。また、症例によっては、左肺静脈を認めることがある。

㉒ 写真㉑を模式化したものであるが、動脈管の左方に存在する動脈管索リンパ節（113）は郭清しない。
左気管支動脈前枝（気管支中枢側）とその後枝（気管末梢側）に、それぞれクリップをかけてある。

㉓ 食道切断端口側と肛門側端に、太くて長い糸（connective thread：CT、約30cm）を結ぶ。本糸は、空腸片を後縦隔経路で頸部まで挙上するためのガイド挙上用糸である。
この写真では、上縦隔で切断した肛門側食道を生理学的位置に戻してある。

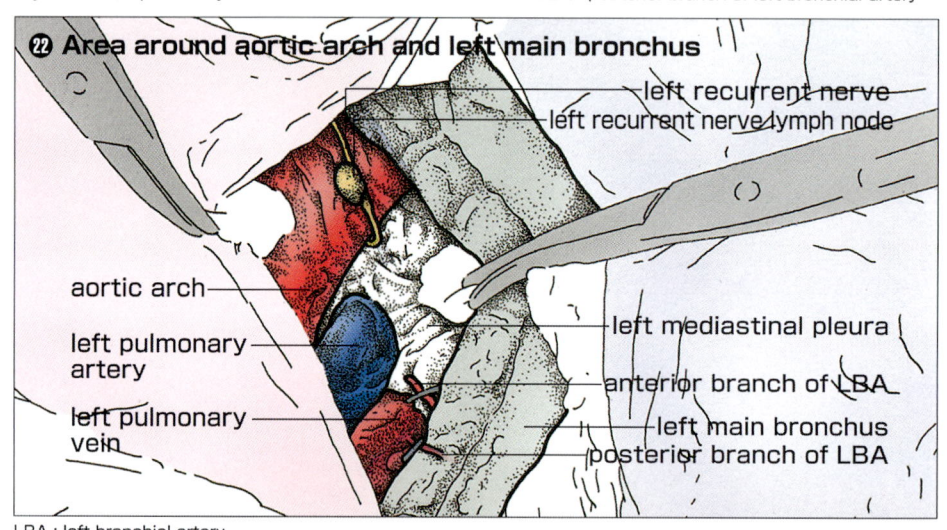

㉒ Area around aortic arch and left main bronchus

LBA : left bronchial artery

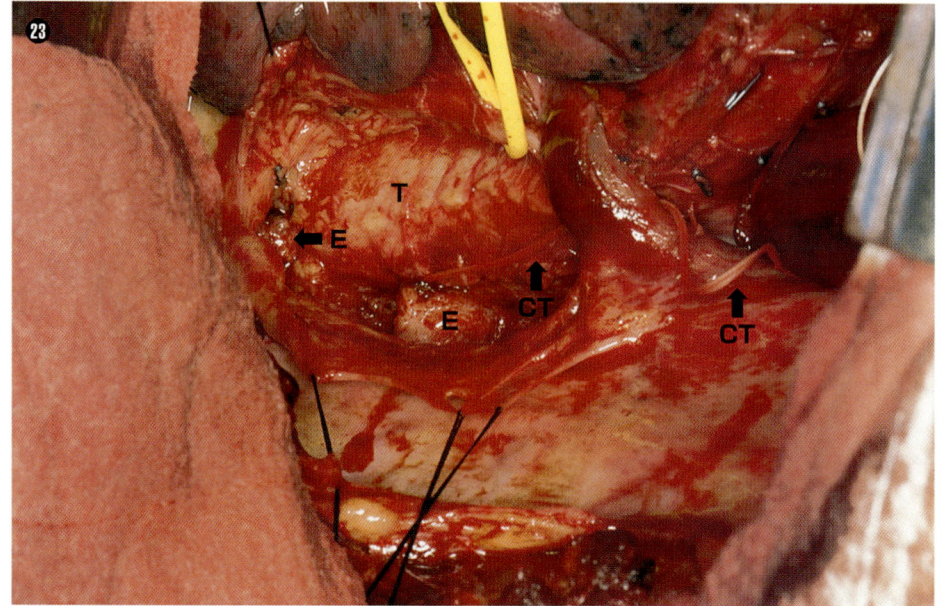

T : trachea　E : esophagus　CT : connective thread

57

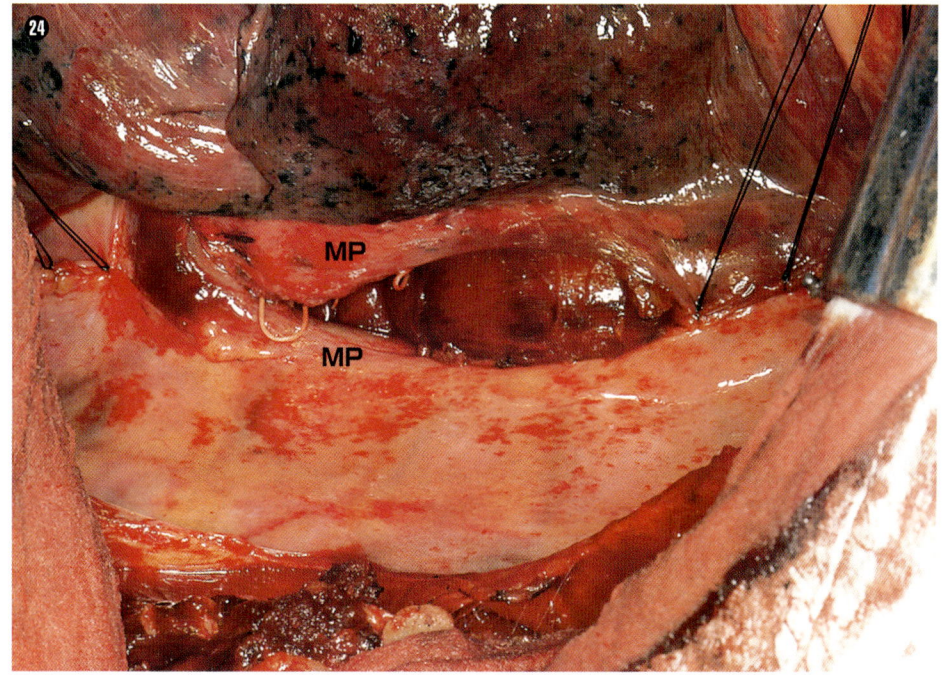

MP : mediastinal pleura

❷❹ 縦隔胸膜の修復を行う前に、しっかりと止血し、十分量の生理食塩水で洗浄する。
その後、縦隔胸膜を比較的密に縫合する。その目的は、胸腔内と縦隔の隔離である。

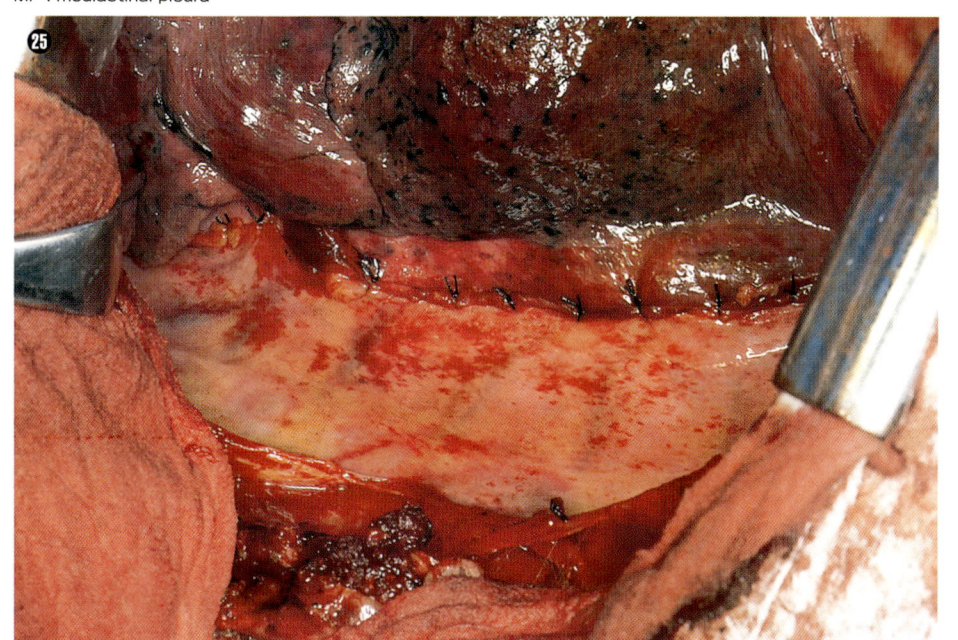

❷❺ 胸膜合併切除を余儀なくされる症例では、欠損部の縫合は行わなくてよい。上記操作により、移植空腸片の右胸腔内への逸脱や屈曲が防止できる。
縫合終了後、胸腔内洗浄を行って閉胸する。

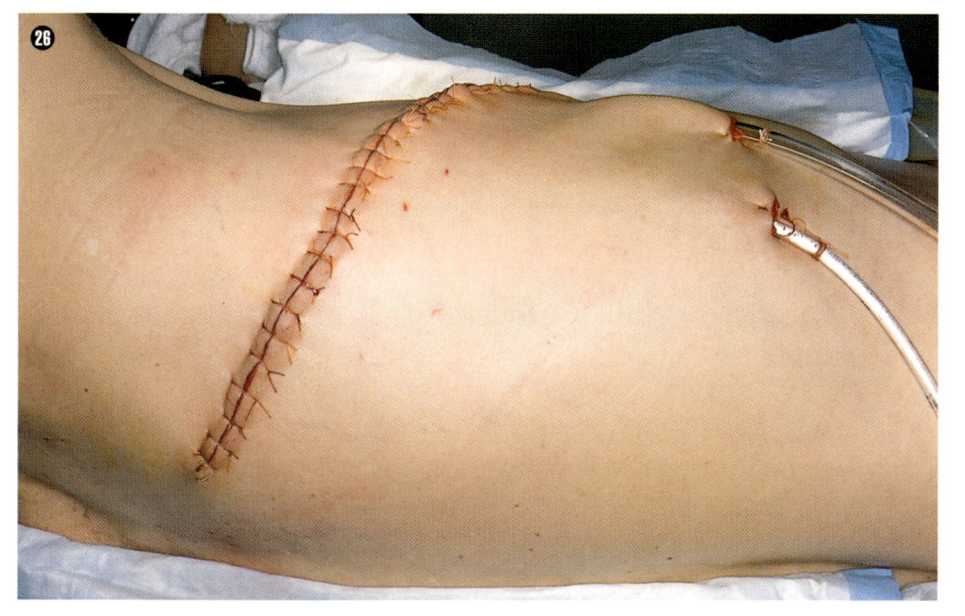

❷❻ 胸腔ドレーンは通常、脱気用と排液用の2本を挿入するが、脱気用ドレーンは肺合併症切除例などを除き、術後2日目に抜去している。

1-❸ 胸部中部食道癌に対する後縦隔経路頸部食道噴門間有茎空腸移植術　58

両側頸部リンパ節郭清

両側の総頸動脈、迷走神経、内頸静脈周囲の脂肪組織および、不十分となりがちな頸部食道傍リンパ節を郭清する。胸管の静脈流入部を損傷したら、確実に結紮切離する。

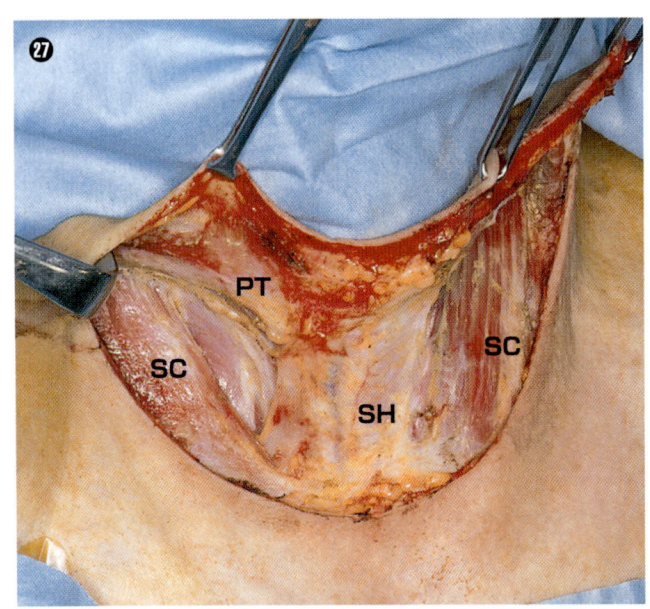

㉗
PT：platysma　SC：sternocleidomastoid muscle　SH：sternohyoid muscle

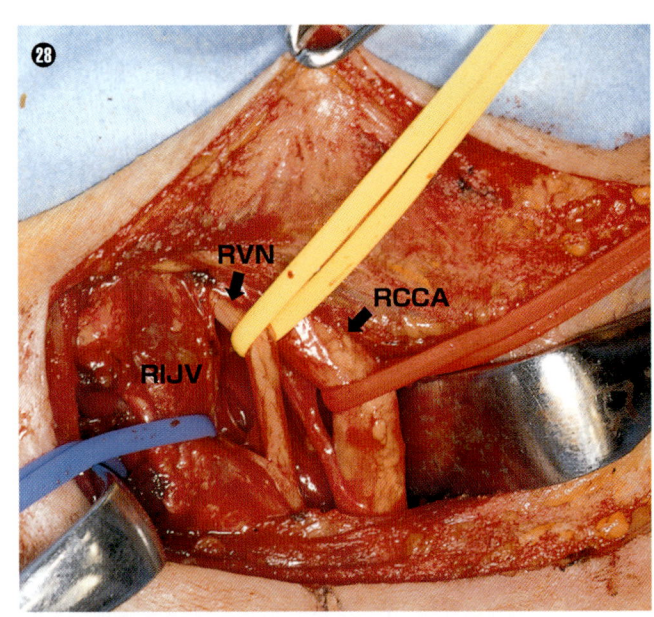

㉘
RVN：right vagal nerve　RCCA：right common carotid artery
RIJV：right internal jugular vein

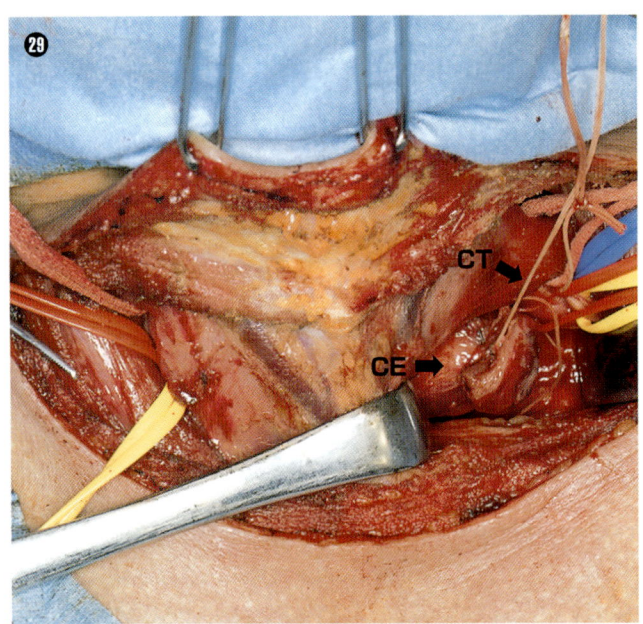

㉙
CT：connective thread　CE：cervical esophagus

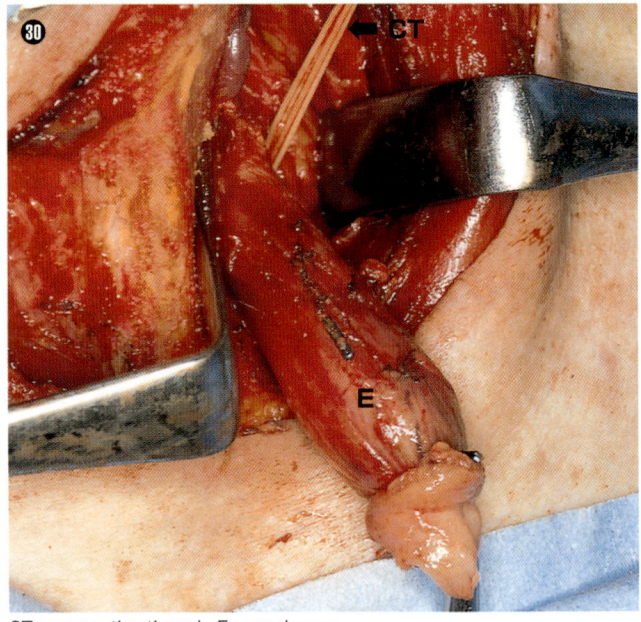

㉚
CT：connective thread　E：esophagus

㉗ 頸部操作では、カラー切開にて皮膚切開を置く。胸骨・鎖骨上1.5横指頭側に、胸鎖乳突筋中央まで置く。
広頸筋は、皮膚につけるようにして前頸筋群、左右胸鎖乳突筋間を剥離し、通常、甲状腺上極に至る。

㉘ 総頸動脈、迷走神経、内頸静脈のそれぞれに血管テープを置く。下甲状腺動脈流入部で、反回神経が気管と食道との間の溝を上行するので、これを確かめ、十分注意しつつ、その頭側と足側をていねいに剥離していき、頸部食道傍リンパ節（101）を郭清する。通常、甲状腺下極近くまでは、胸部操作により郭清されていることが多い。
次いで、内頸静脈外側で鎖骨上リンパ節（104）を郭清し、さらに副神経のレベルで頭側に向かって進め、深頸リンパ節（102）を郭清する。
特に、左鎖骨上部を郭清する時、胸管が鎖骨下静脈あるいは内頸静脈に流入しているので、細い索状物も確実に結紮切離する。

㉙ 通常、左頸部で吻合しているので、前頸筋左側を内側に牽引して、連結糸の頭側を引き出す。

㉚ 連結糸を切断しないよう注意しながら、頸部食道を食道入口部近くまで剥離する。
この操作で、食道はさらに手術野に展開される。

開腹操作

有茎空腸片作成には十分時間をとり、一次・二次血管弓の走行を見定めて空腸間膜を処理する。空腸動静脈の処理は上腸間膜動静脈起始部近くで行い、通常、第4空腸動静脈を血管茎とする。余剰腸管は通常30〜40cm、空腸片は長すぎず、腸間膜根部を後腹膜より広範囲に切開して挙上性を高めることがコツである。腸瘻造設術は本術式で必須である。

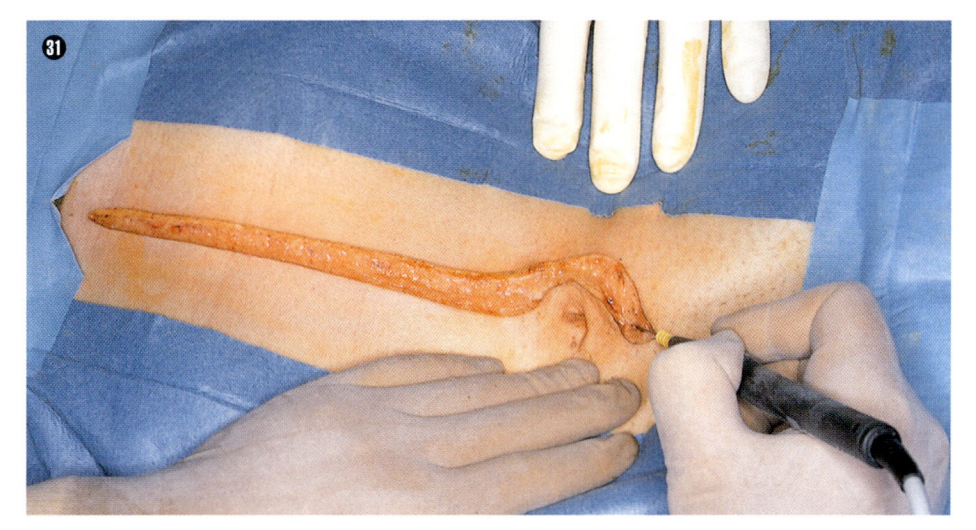

㉛ 胸骨剣状突起より臍下部に至る上腹部正中切開にて、開腹する。

㉜ 食道裂孔部リンパ節(20)、左右噴門リンパ節(1, 2)、小彎リンパ節(3)、左胃動脈幹リンパ節(7)、総肝動脈幹リンパ節(8)を郭清する。右胃動脈は必ず温存する。

㉝ 横隔食道靱帯を切離して噴門を引き下ろすと、食道が現れる。食道裂孔部の内外脚部の脂肪組織を郭清する。

㉞ 本症例は内臓脂肪が多いが、右胃動脈第2枝より口側小彎側を郭清していく。
総肝動脈幹リンパ節(8)は通常郭清し、腹腔動脈へと郭清を進めていく。左胃動脈を根部で切断した後、胃穹窿部の高位に向け、小彎側を郭清していく。噴門周囲(1, 2)、小彎側(3, 7)の脂肪組織をひとかたまりとして切除する。

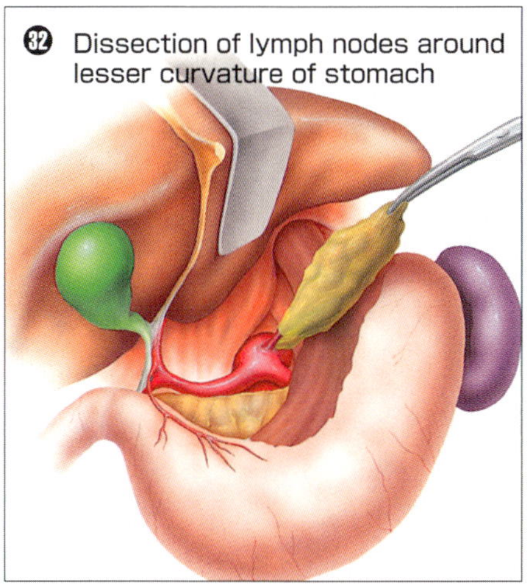

㉜ Dissection of lymph nodes around lesser curvature of stomach

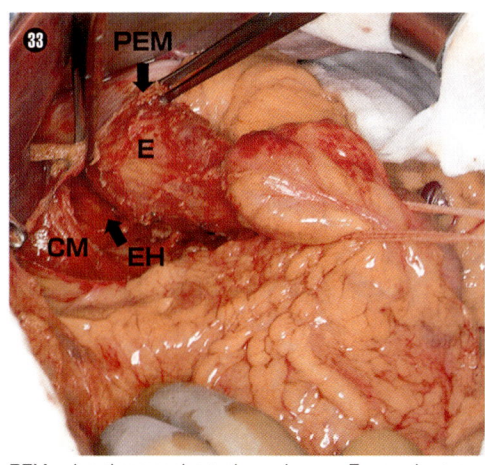

PEM : phrenico-esophageal membrane　E : esophagus
CM : medial crus of the diaphragm　EH : esophageal hiatus

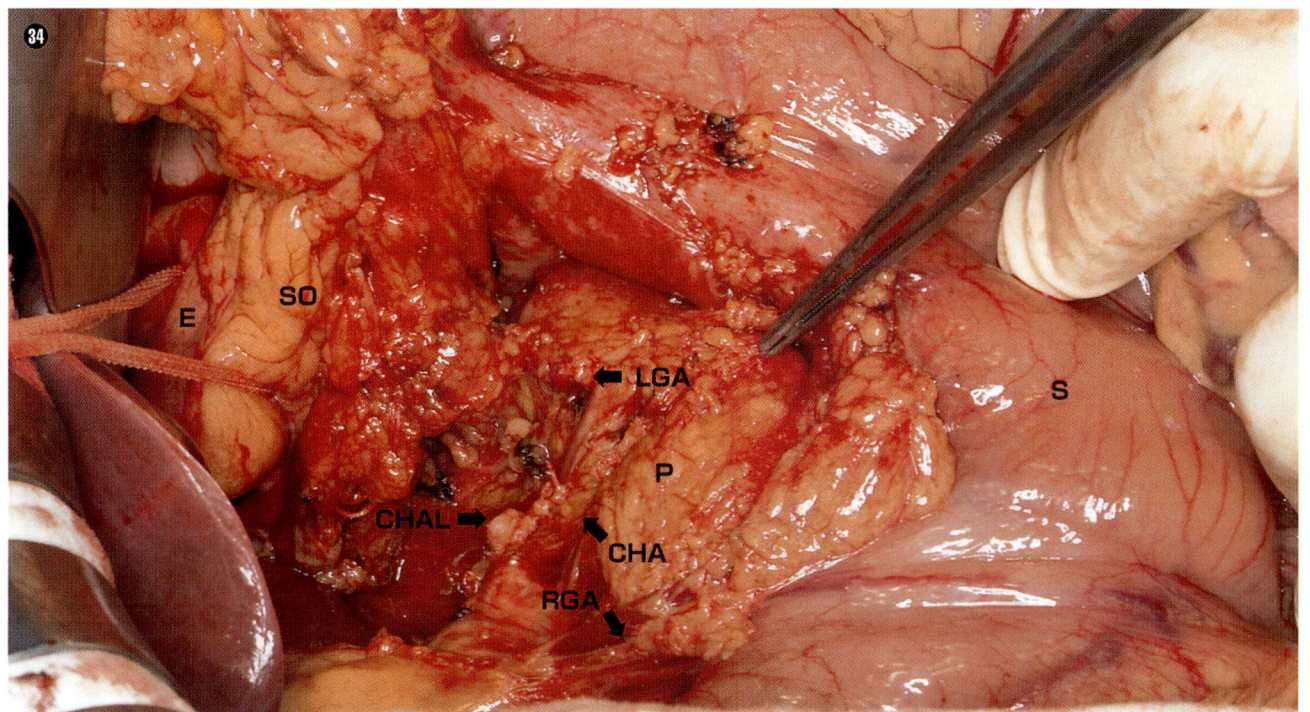

E : esophagus　SO : small omentum　LGA : left gastric artery　S : stomach　P : corpus of pancreas　CHAL : common hepatic artery lymph nodes
CHA : common hepatic artery　RGA : right gastric artery

1-❸ 胸部中部食道癌に対する後縦隔経路頸部食道噴門間有茎空腸移植術　60

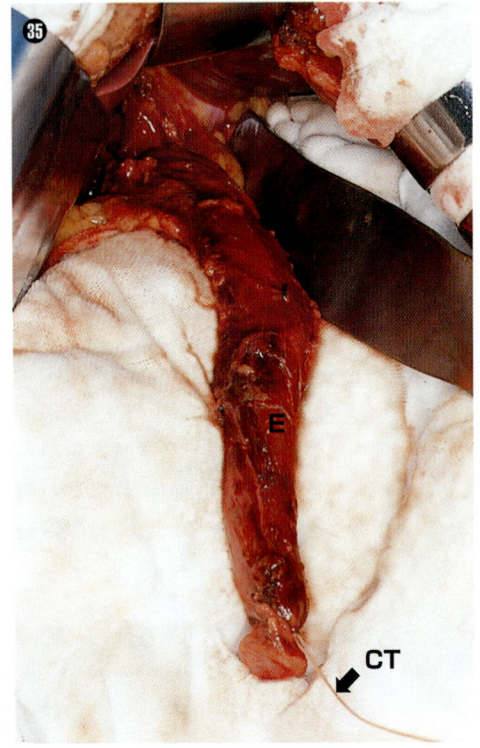

E : esophagus　CT : connective thread 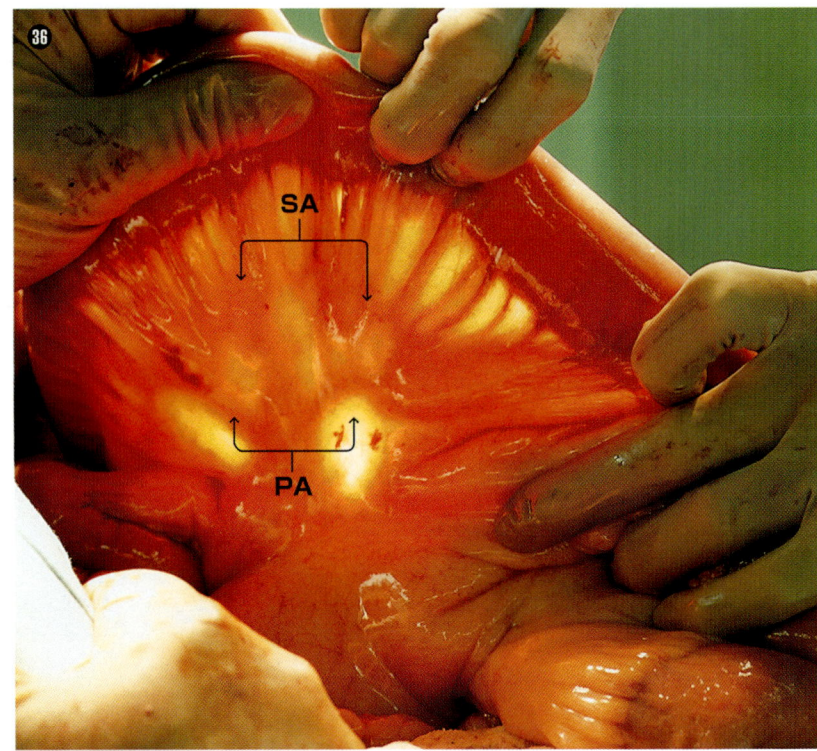　　　SA : secondary arcade　PA : primary arcade

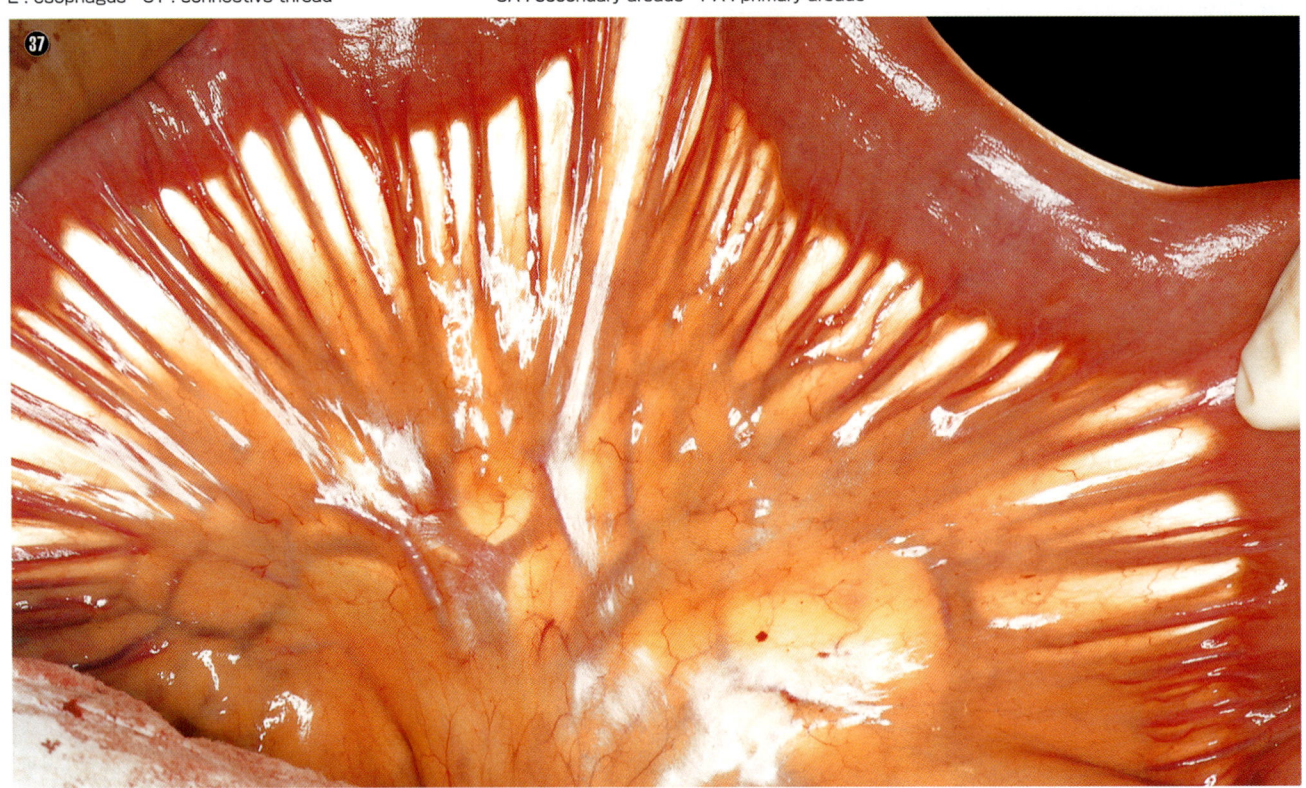

㉟ 食道裂孔より食道を引き出したところである。
ほかの多くの症例では、胸腔内横隔膜上で食道を切断する。
連結糸は、食道と切り離し、鉗子で保持しておく。

㊱ 次いで、有茎空腸片作成に移る。Treitz靭帯近くの空腸を垂直に持ち上げ、水平方向に光を当てると（trans-illumination）、空腸動静脈と血管弓の走行が判明する。ここで、血管弓の断裂がないかを確かめる。血管弓の未発達例には、本術式は用いられない。
空腸動静脈は、太い一次弓（primary arcade）と、これより腸管側の細い二次弓（secondary arcade）により連絡し、腸管側に流入出する動静脈（終末動静脈、直動静脈〔vasa rectae〕）と交通している。この操作により、一次・二次血管弓の走行や終末血管の検索を行う。

㊲ trans-illuminationを行うと、静脈の走行はわかりやすいが、血管弓の動脈は同定しにくい。光量を適宜調節して、走行を確かめることが肝要である。

61

㊳ Schema of jejunal vascular arcades and numerous sites of ligation and cutting of the vessels, mesentery, and intesitine for preparation of jejunal segments.

Figure. I

Figure. II

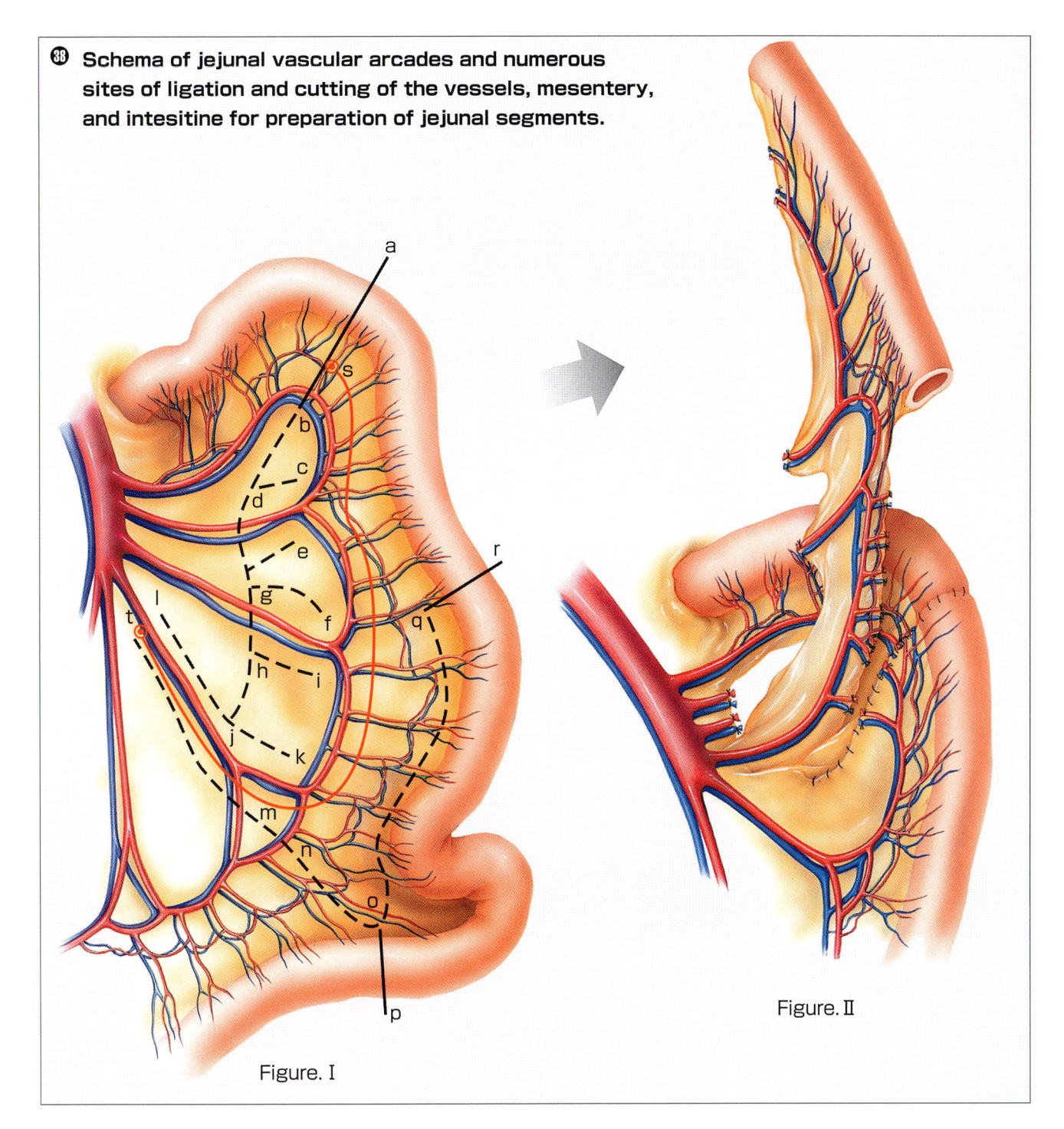

㊳ 有茎空腸片の作成法を示す。
Figure. I・IIに示す有茎空腸片は、空腸第4枝を栄養血管茎とする術式を示している。

空腸片口側が頸部まで達するかを調べる方策として、第4枝が上腸間膜動脈と分枝する点から、第1・2空腸動静脈が形成する血管弓の切離線（a↔b）に至る長さを太い糸になぞらえる。その長さ（s→t）を計ることによって、おおよその目安をつけることができる。

場合によっては、Treitz靱帯より十二指腸を剥離し、空腸第1枝を切断して、この部位の空腸も移植空腸片に供することや、第4枝を切断して第5枝を栄養血管系とすることも可能である。第5枝を用いる場合は、血流は不良となることもあり、注意を要する。

いずれの場合でも、血管弓の途絶例は適応外である。空腸動静脈の切離は、上腸間膜との分岐部の近くで結紮切離し、血管弓を損傷しないようにする。

使用予定空腸片は、口側切断端より約20数cm強でよく（a-r）、第4・5枝間の切離線をそのまま空腸に進め、この部を切断する（t→m→n→o→p）。この部から空腸片として用いうる空腸肛門部の空腸は、余剰空腸（犠牲空腸）として（p→r）、切除してしまう。

また、第2・3（e, f, g）および第3・4空腸動静脈間（i, h, j, k）の腸間膜に、血管弓を損傷しないように切り込む。

本操作によって、解剖学的に係蹄をなしていた腸管はFigure. IIのように直線となる。空腸片は第4空腸動静脈のみで栄養される。

1-❸　胸部中部食道癌に対する後縦隔経路頸部食道噴門間有茎空腸移植術

㊴ 第2・3空腸動静脈を上腸間膜分枝部近くでそれぞれ剥離・露出し、血管テープをかける。

㊵ 第2・3空腸動静脈にブルドック鉗子をかけ、さらに空腸口側に腸鉗子をかける。
この操作で、移植予定空腸片口側の終末血管の拍動や移植予定空腸の色調を確かめる。
動脈系の交通が不良な時には、空腸片は急激な蠕動運動と腸管の収縮をきたし、白色調を呈する。特に、終末動脈の拍動を認めなくなるので、判定は比較的容易である。
静脈系の交通不良であればうっ滞を起こし、空腸は暗赤色となる。これらの変化が起これば、速やかに結腸再建などに変更するとよい。

㊶ 第2・3空腸動静脈を上腸間膜動静脈の分枝部付近で結紮切離し、腸間膜を血管弓に向かって切り込んだところを示す。

㊷ 第4・5空腸動静脈間の腸間膜を上腸間膜動静脈を損傷しないよう切開し、腸管に至る。この時、一次・二次血管弓とも切断結紮を行う。空腸は、この時は切断せず、空腸片作成時の血管茎過度牽引のクッションの役目として、余剰腸管作成が10cmほど進んだ時点まで温存しておく。

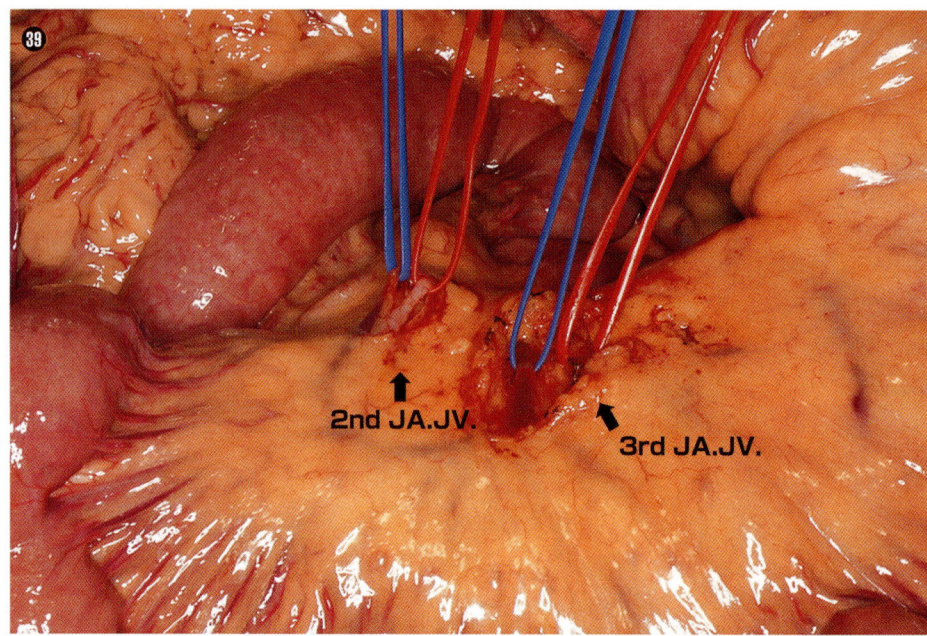

㊴ 2nd JA.JV. : 2nd jejunal artery and vein　3rd JA.JV. : 3rd jejunal artery and vein

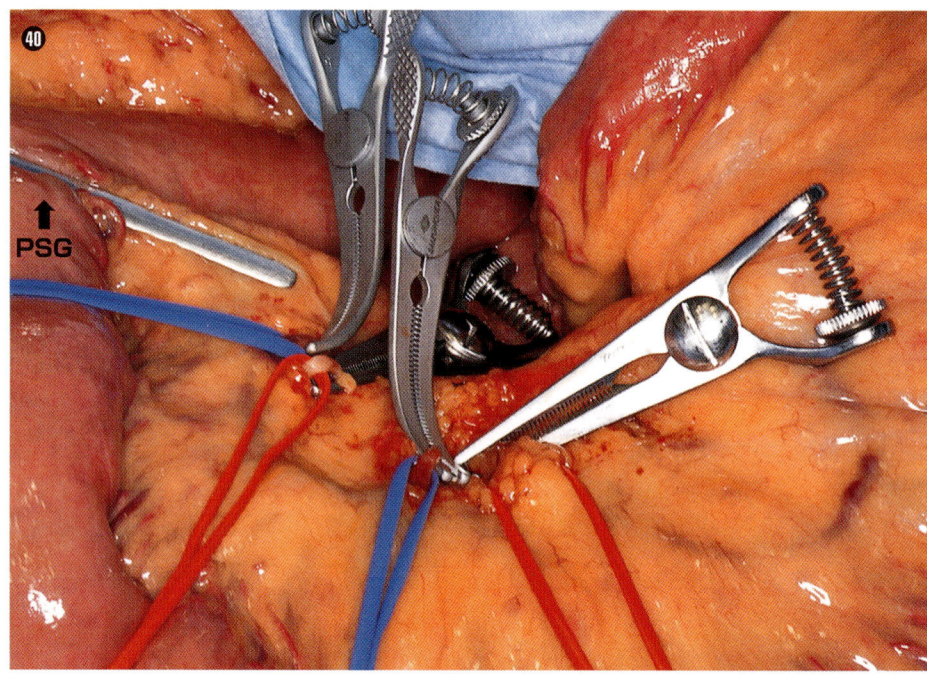

㊵ PSG : proximal site of estimated jejunal graft

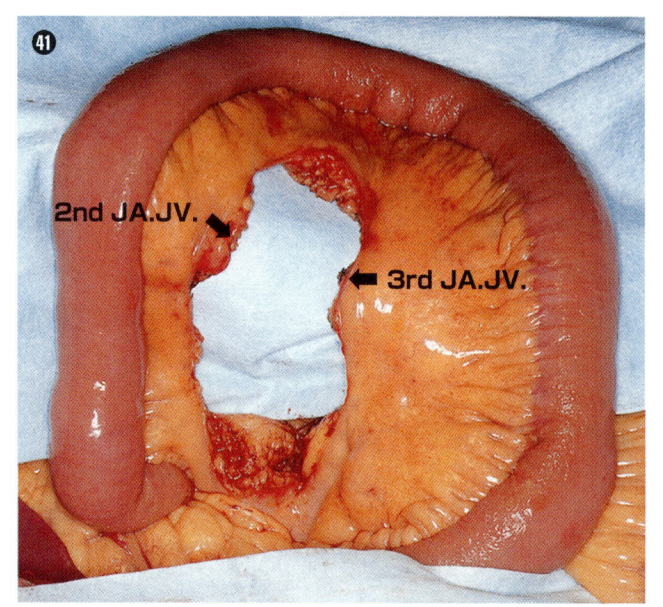

㊶ 2nd JA.JV. : 2nd jejunal artery and vein　3rd JA.JV. : 3rd jejunal artery and vein

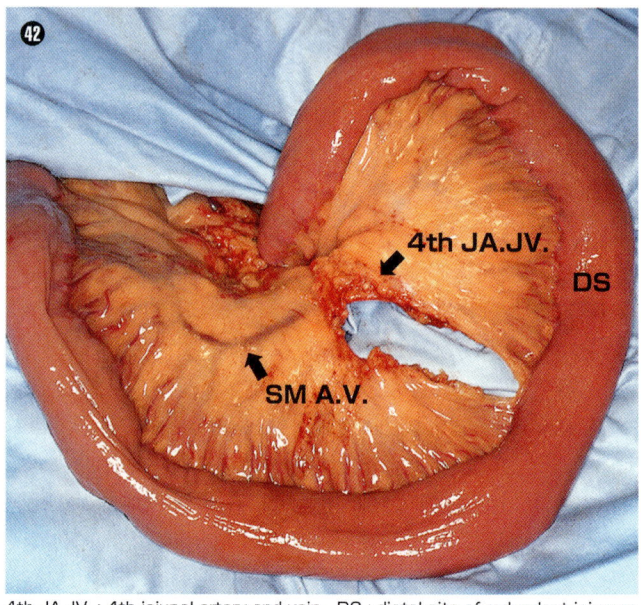

㊷ 4th JA.JV. : 4th jejunal artery and vein　DS : distal site of redundant jejunum
SM A.V. : superior mesenteric artery and vein

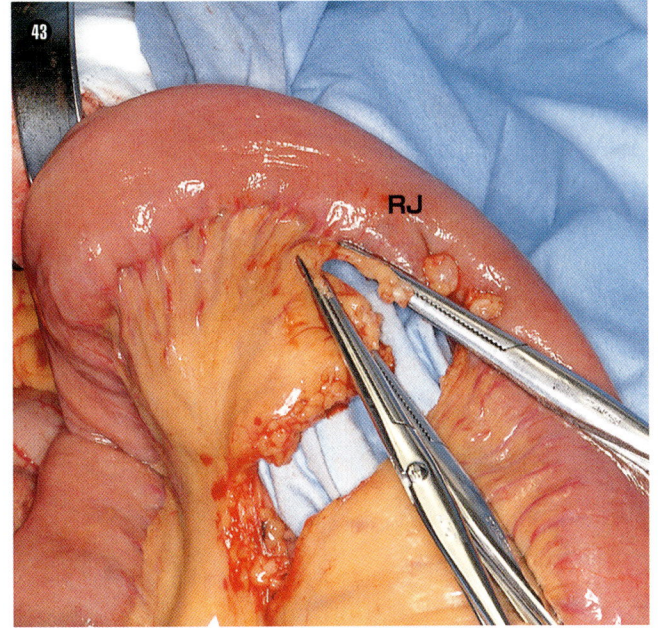

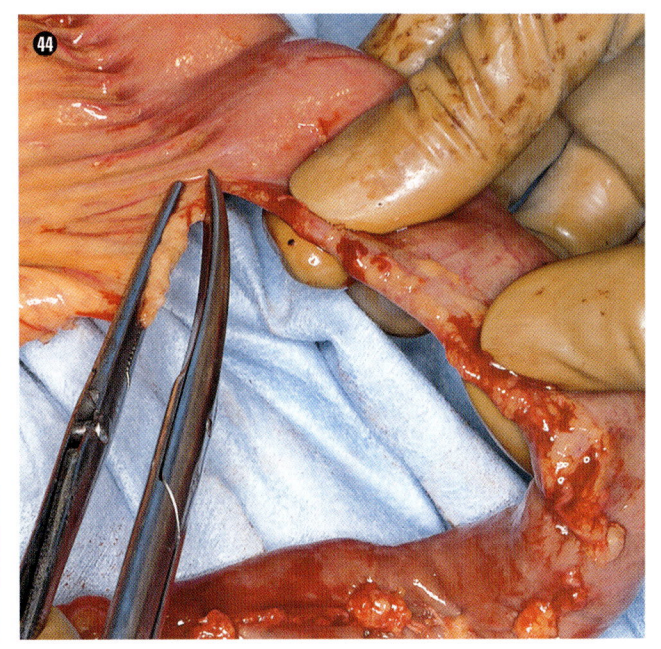

RJ : redundant jejunum

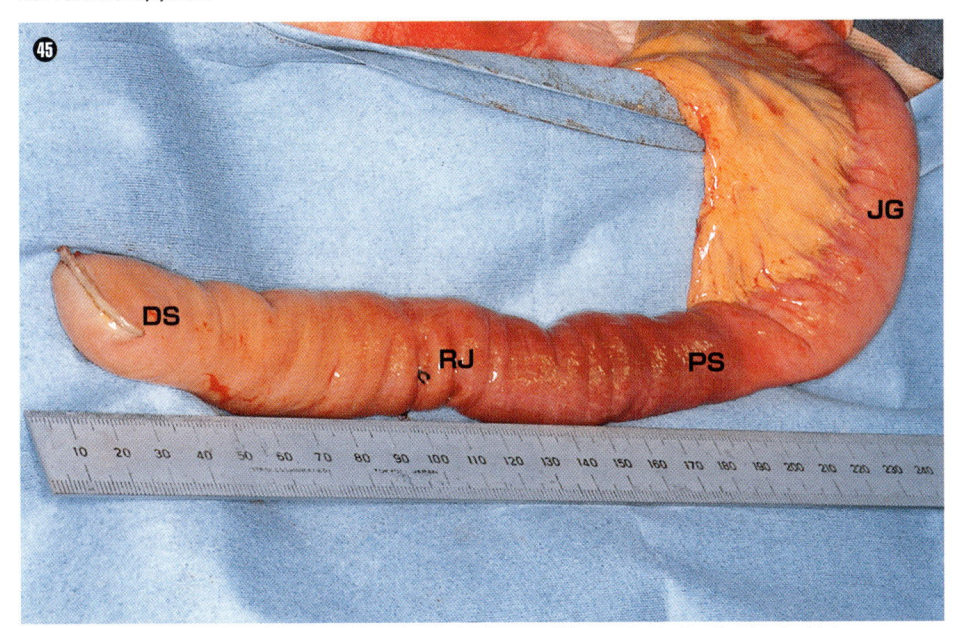

DS : distal site of redundant jejunum　RJ : redundant jejunum　PS : proximal site of redundant jejunum
JG : jejunal graft

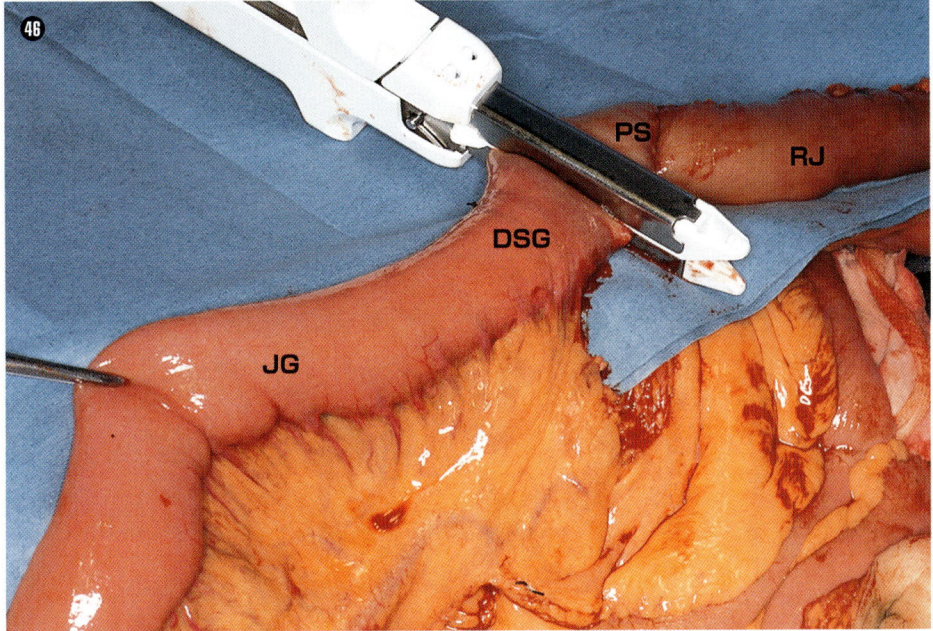

JG : jejunal graft　DSG : distal site of jejunal graft　PS : proximal site of redundant jejunum
RJ : redundant jejunum

❹❸　血管茎作成には、直ペアンで3～4本の終末血管を処理し、結紮切離する。血管弓は、口側に向かうにしたがって腸管に近接するようになる。
したがって、腸管側のペアンは腸管ぎりぎりに（むしろ腸管壁に切り込むように）かけ、血管側のペアンは血管弓を巻き込まないようにかけて、糸を結ばせる。この操作に、超音波振動メスを用いてもよい。

❹❹　上記操作を10cmほど口側に進めたら、腸管から出血させないよう、第2助手に腸管壁の出血点を第1・2指で強く押さえさせ、ペアンは血管側のみにかけて操作を進める。

❹❺　あらかじめ、頸部吻合部と噴門部間の距離（図❸❾ a-r）を前述の太い糸で計測しておいて、その長さの口側空腸を確保したなら、空腸片肛門側端よりの余剰腸管を切除する。
本症例の余剰腸管は、約20cm程度であった。

❹❻　余剰腸管を5mmほど残して、GIAにて切断する。

1-❸　胸部中部食道癌に対する後縦隔経路頸部食道噴門間有茎空腸移植術　64

㊼ 空腸口側端部の終末血管を2～3本処理する。

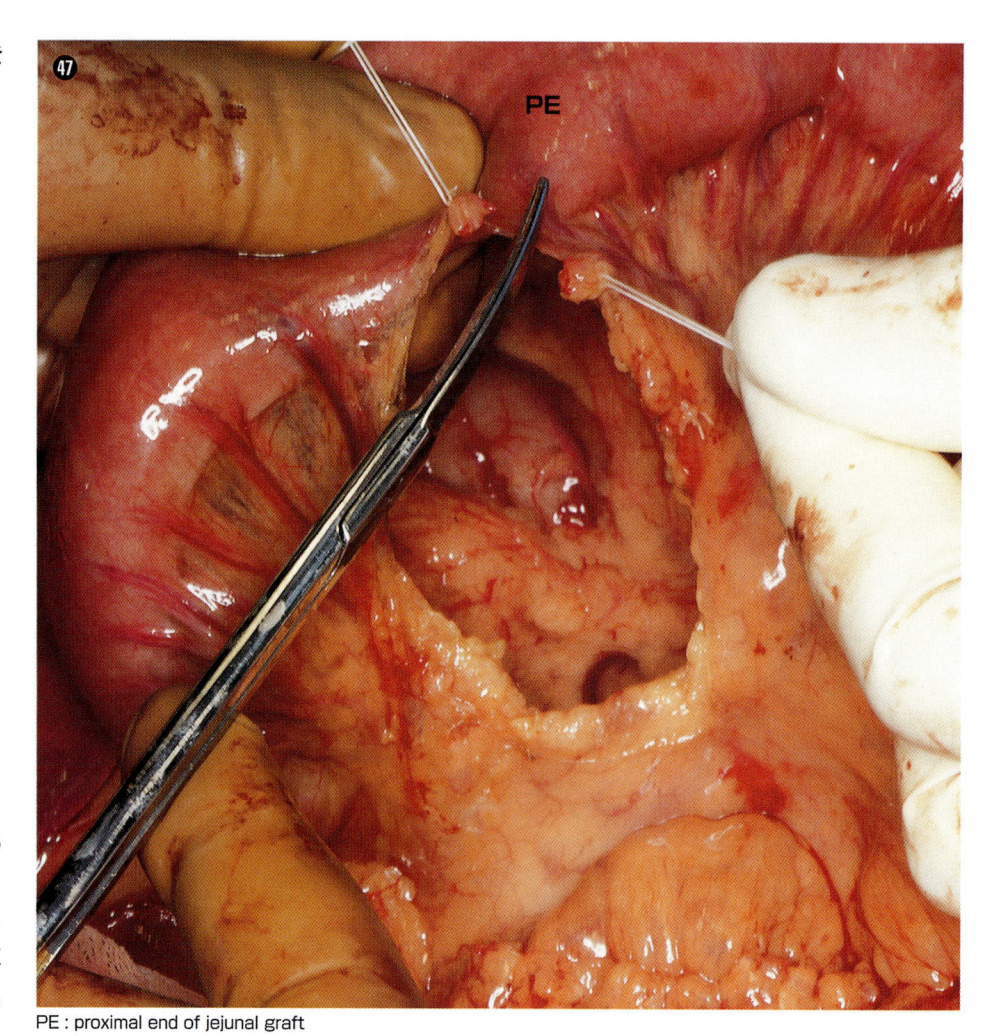

PE : proximal end of jejunal graft

㊽ GIAで空腸片口側端となる空腸を切断する。
腸管の切断を後回しにするのは、血管茎に対し、不意の過伸展による血管損傷を防ぐためである。

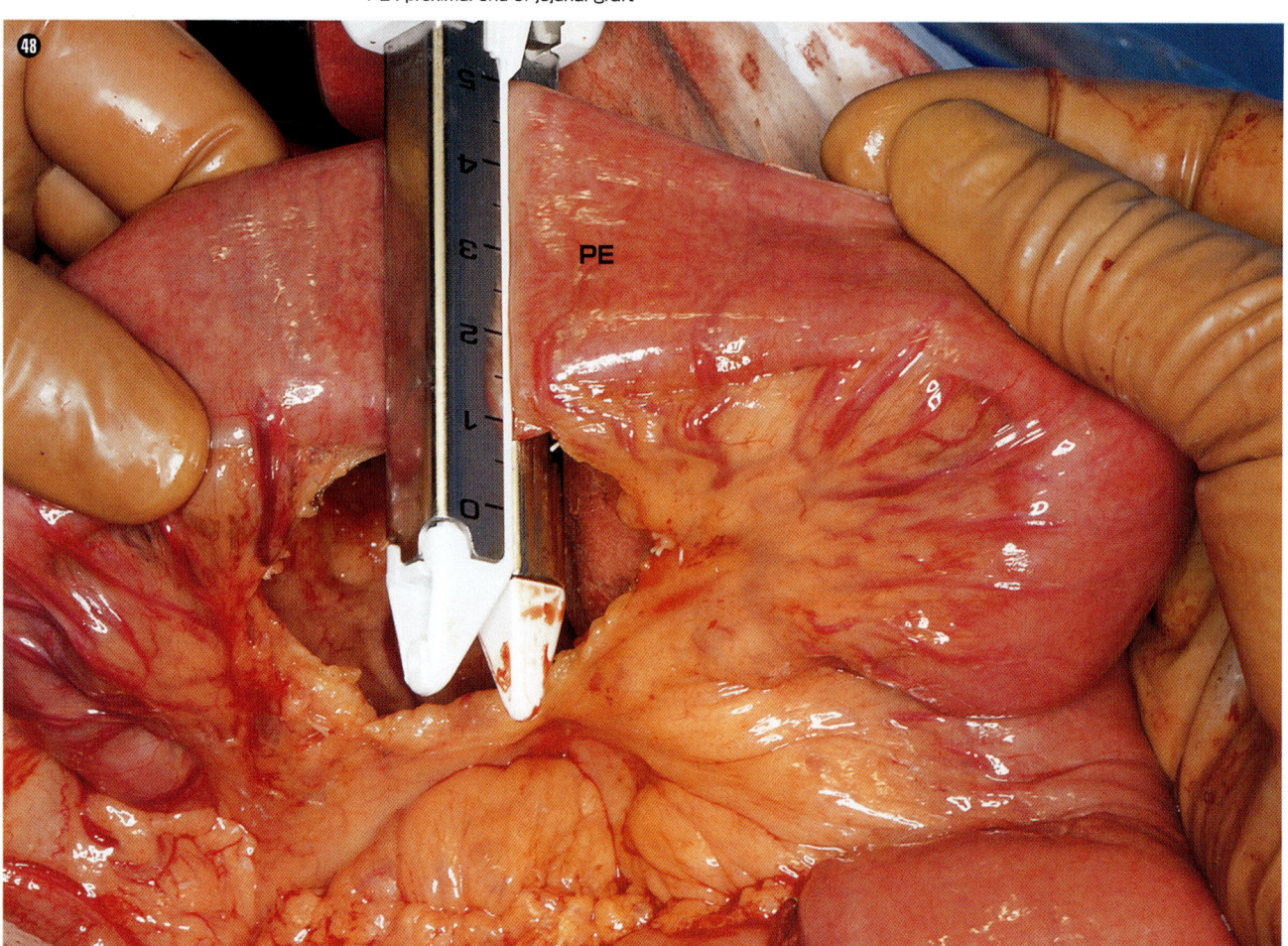

PE : proximal end of jejunal graft

㊾ 第2・3空腸動静脈の間で、血管弓に向かって、腸間膜に切開を加える。第3・4空腸動静脈間にも同様の操作を加えるが、血管弓より約1cm手前とする。空腸片を挙上した時の血管弓の損傷を防ぐため、4-0ないし5-0血管縫合糸で切開創の漿膜を補強するとよい。

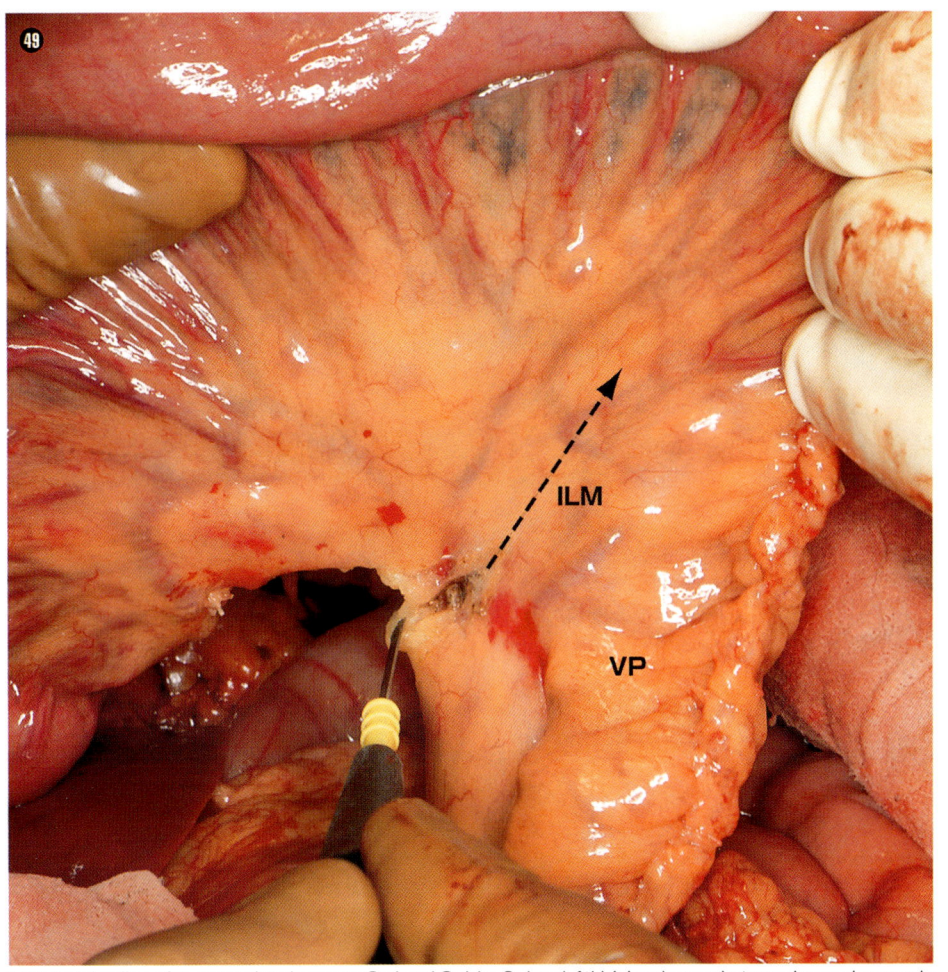

ILM : incision line of mesenterium between 2nd and 3rd (or 3rd and 4th) jejunal vessels toward vascular arcade
VP : vascular pedicle

㊿ 以上の操作で、ほぼ直線となった長い血管茎を持つ有茎空腸片を得る。空腸片の長さは、長径23cmほどである。

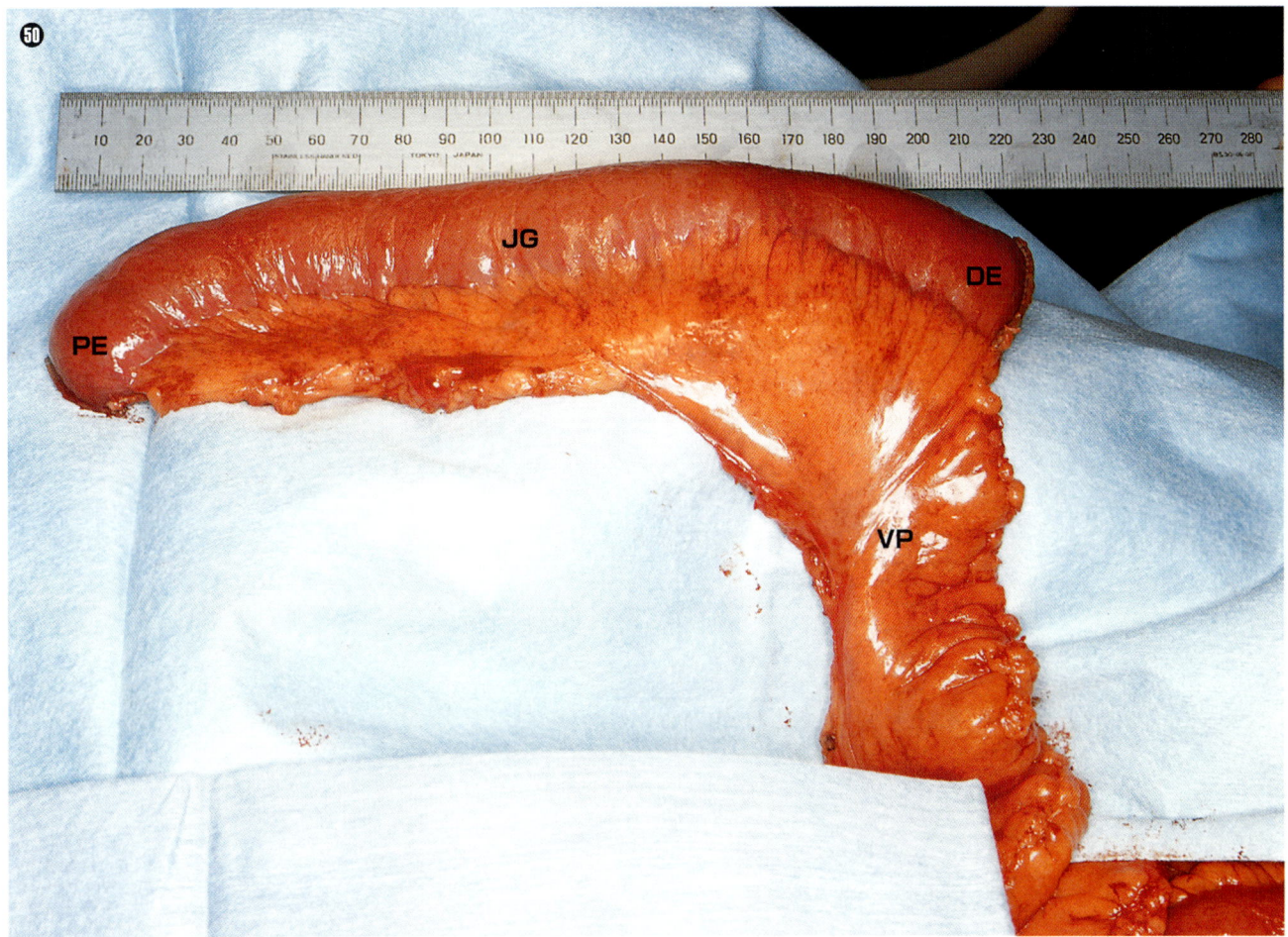

PE : proximal end of jejunal graft   JG : jejunal graft   DE : distal end of jejunal graft   VP : vascular pedicle

1-❸ 胸部中部食道癌に対する後縦隔経路頸部食道噴門間有茎空腸移植術   66

(51) 有茎空腸を横行結腸下部および胃体下部に通すため、まず横行結腸間膜に 3～4 cm の切開を置く。

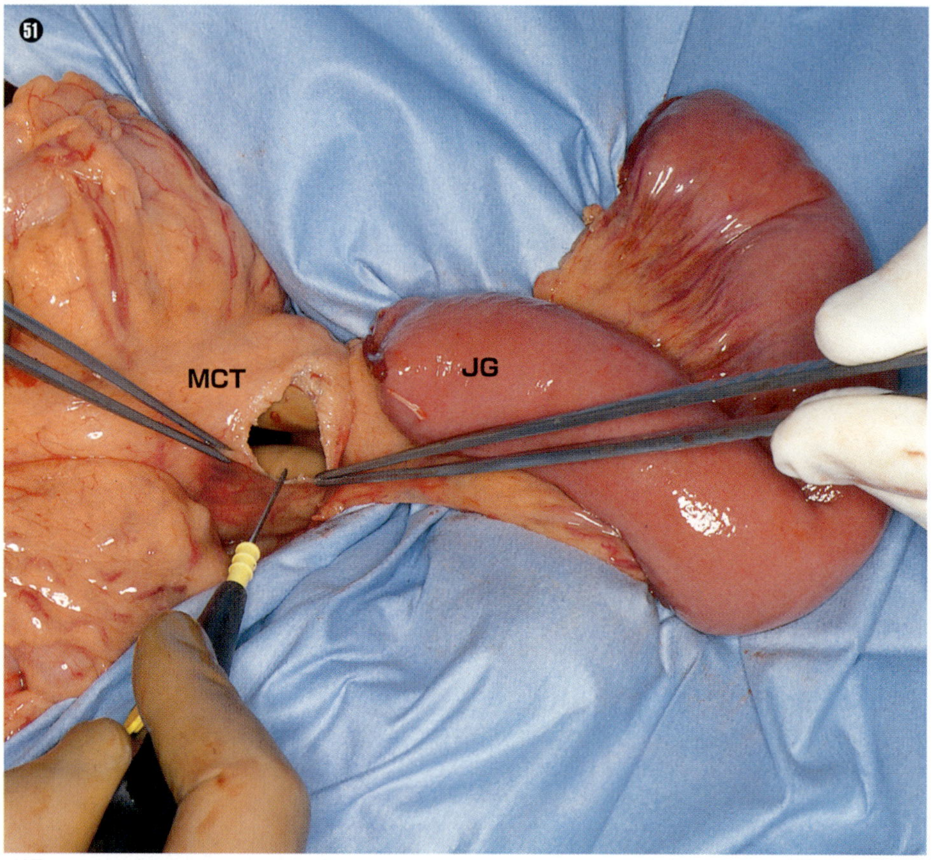

MCT : mesocolon transversum　JG : jejunal graft

(52) 胃体部小彎側は、リンパ節郭清がなされているので、容易に空腸片を胃噴門側に引き上げることができる。

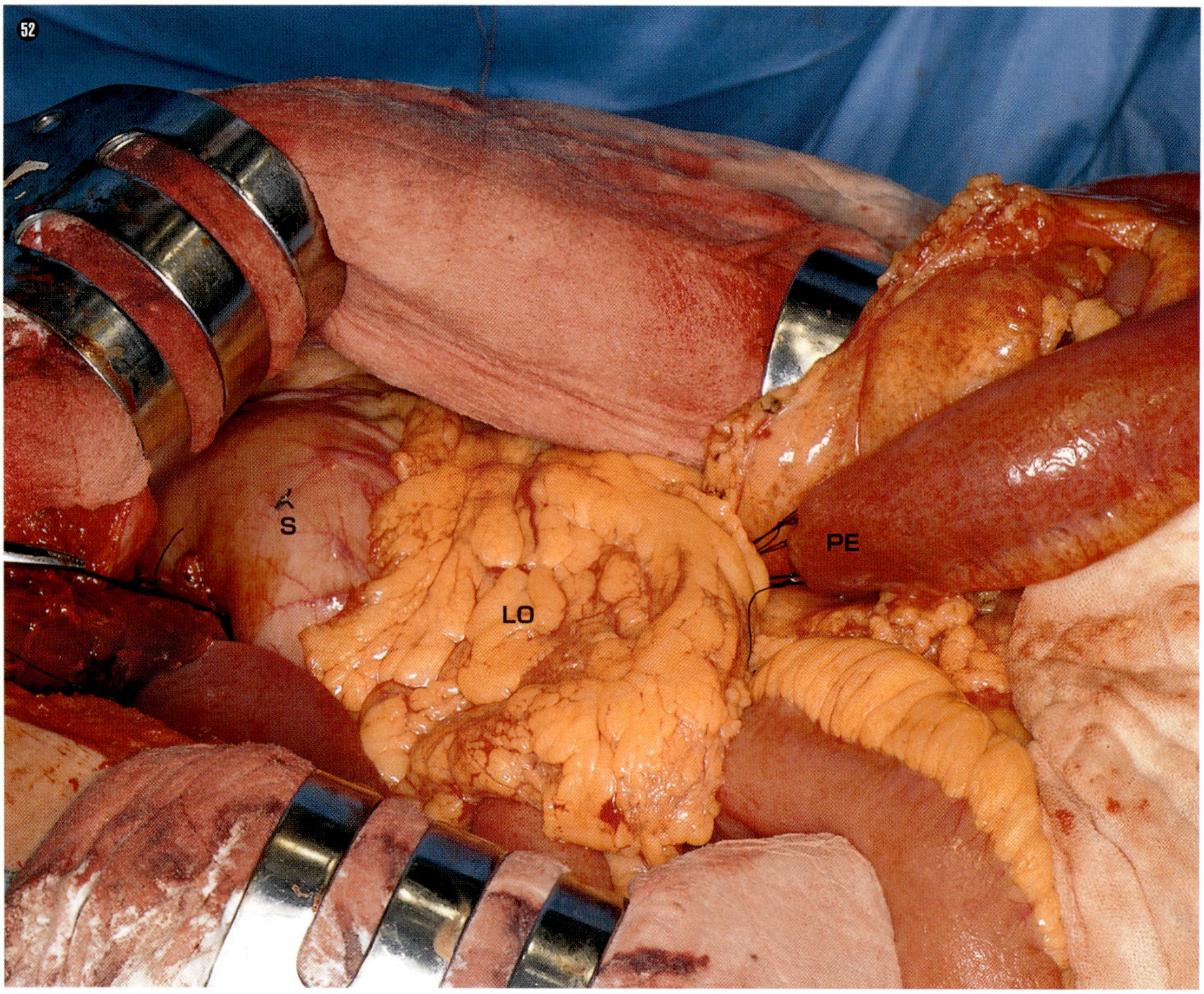

S : stomach　LO : large omentum　PE : proximal end of jejunal graft

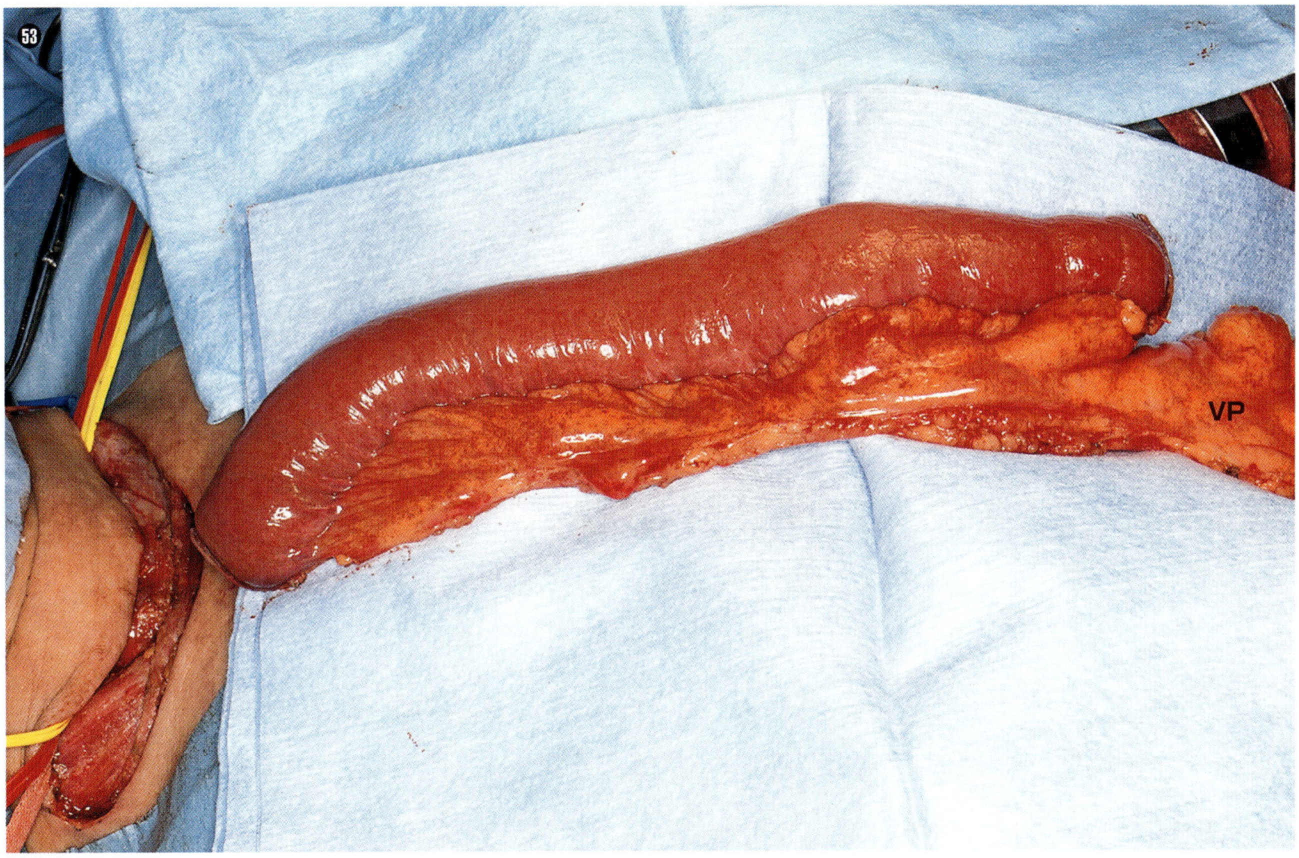

VP : vascular pedicle

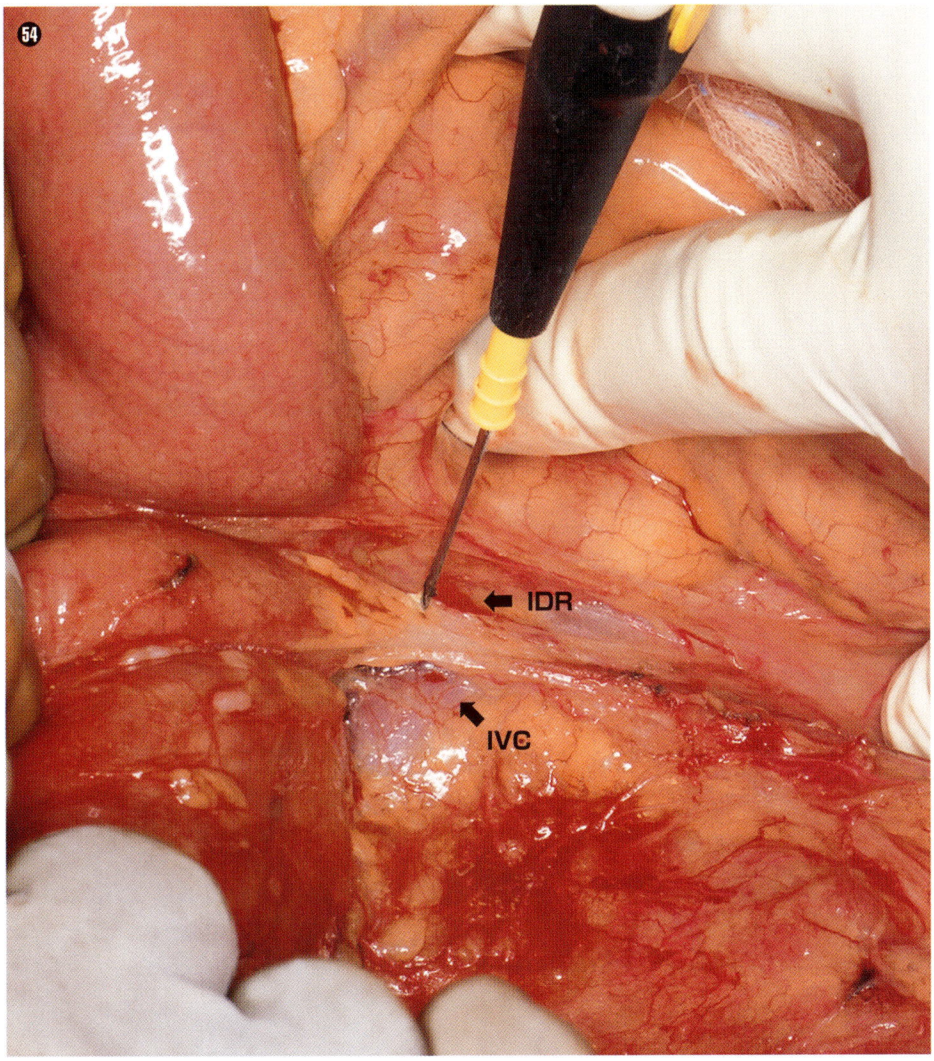

IDR : inferior duodenal recess　IVC : inferior vena cava

(53) 横行結腸下、胃体後壁を通過した空腸片が、頸部創にまで無理なく届くことを確かめる。空腸片の色調も良好である。

(54) さらに、空腸片の挙上性を高めるため、腸間膜根部を電気メスで剥離（下十二指腸襞を下大静脈より剥離）する。

(55) さらに、腸間膜根部切開創を回盲部まで進め、小腸全体を頭側に圧排すると、約3cm程度の挙上性が増す。

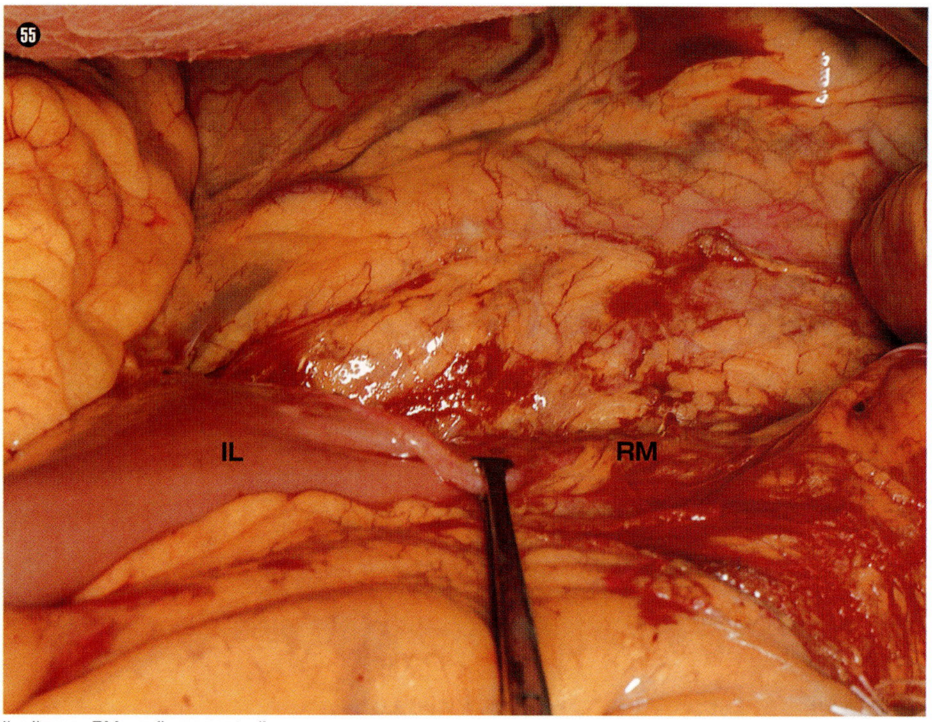

IL : ileum　RM : radix mesenterii

(56) 空腸片口側端に3-0血管縫合糸をかけ、連結糸と結ぶ。この糸ごとに、有茎空腸片をビニールシートで覆う。空腸片を後縦隔に通す時、脆弱な血管茎の損傷を防ぐためである。

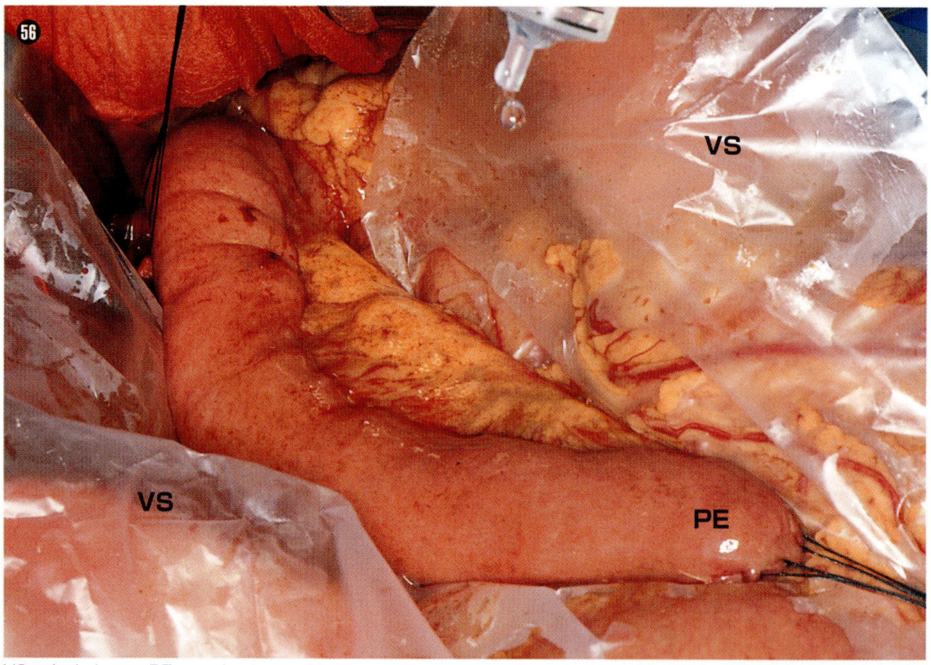

VS : vinyl sheet　PE : proximal end of jejunal graft

(57) 用いるビニールシートは薄手のもので、腸管を一周半、被覆する。

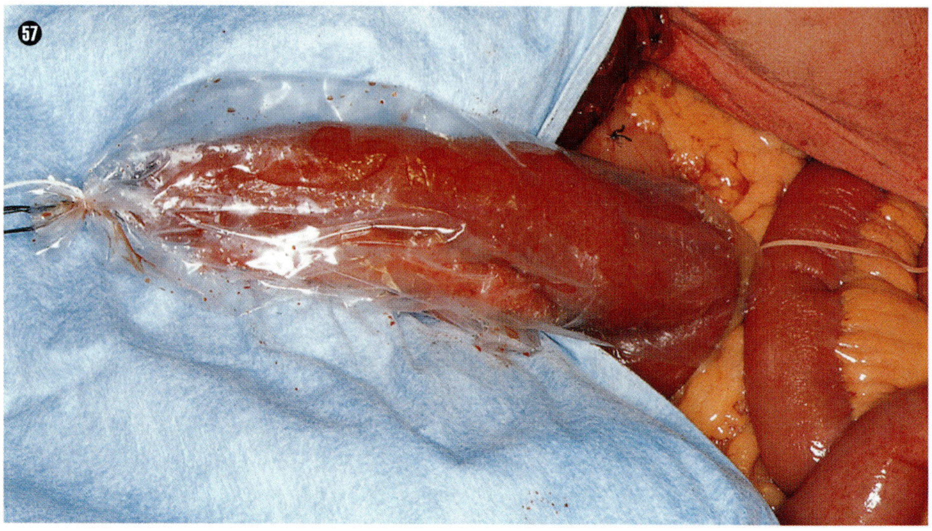

頸部食道-空腸吻合術

食道口側断端に結んだ連結糸を頸部創より引き出し、空腸片を頸部創まで挙上する。頸部食道と空腸に層々2列結節縫合を行う。

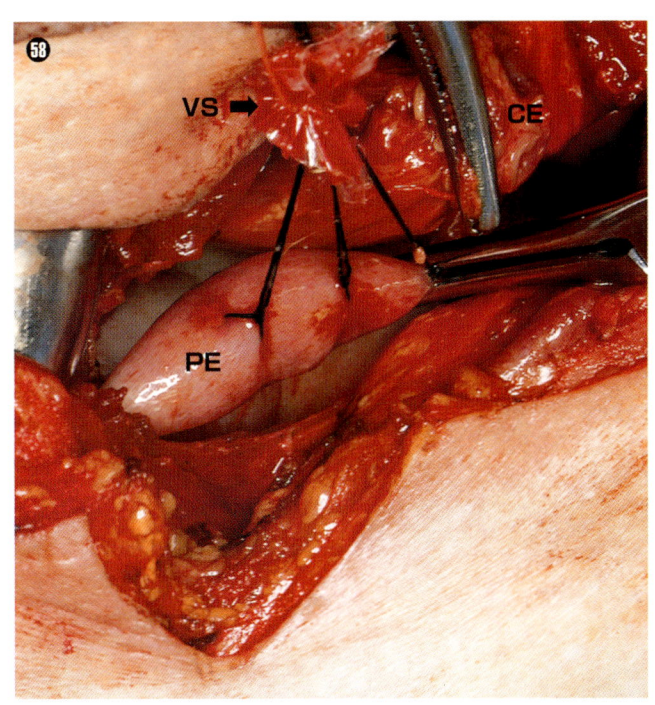

VS : vinyl sheet　CE : cervical esophagus　PE : proximal end of jejunal graft

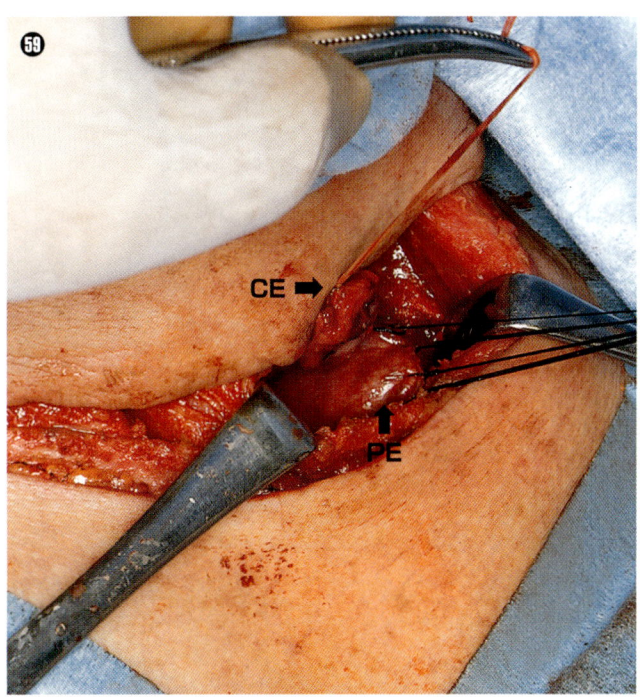

CE : cervical esophagus　PE : proximal end of jejunal graft

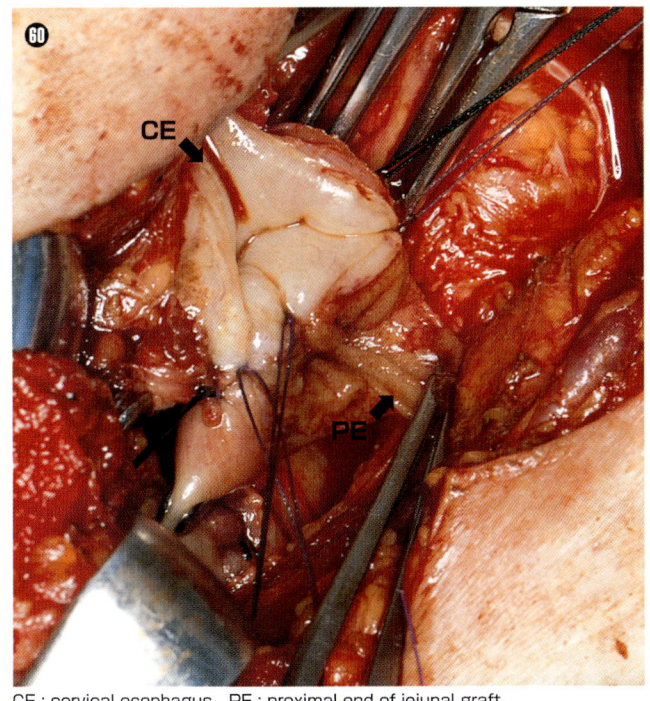

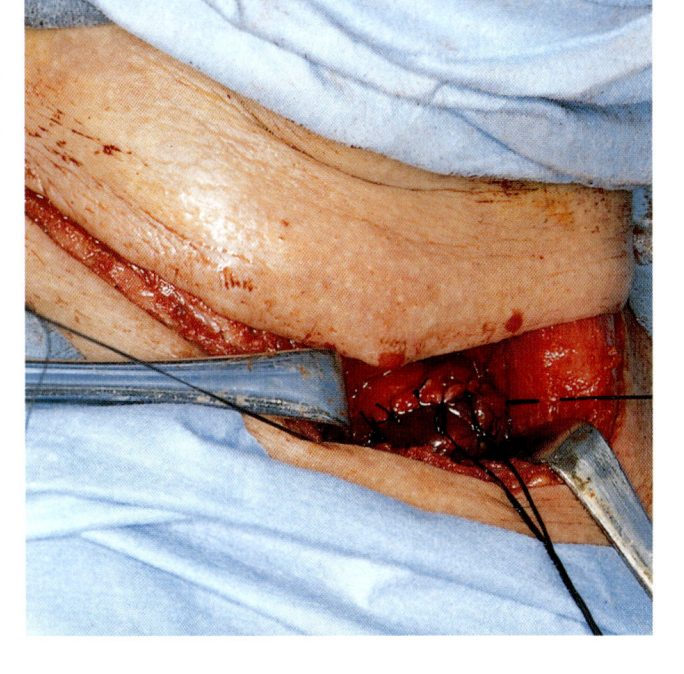

CE : cervical esophagus　PE : proximal end of jejunal graft

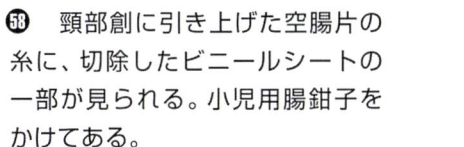

❺❽　頸部創に引き上げた空腸片の糸に、切除したビニールシートの一部が見られる。小児用腸鉗子をかけてある。

❺❾　最初に、食道筋層と空腸漿膜筋層の後壁に5針、結節縫合を施して、食道と空腸を寄せる。

❻⓪　食道粘膜と空腸粘膜を層々結節縫合（4-0バイクリル糸で約5～6針縫合）する。
縫合糸の間隔はむしろ粗にしても、食道の口径も空腸のそれもほぼ同じであるので、よく接合する。

❻❶　食道・空腸の前壁を結節縫合する。この症例では、小児用鉗子操作による漿膜下出血をきたしている。

1-❸　胸部中部食道癌に対する後縦隔経路頸部食道噴門間有茎空腸移植術

腹部操作

空腸肛門側と噴門部吻合を層々2列縫合で行う。幽門形成術も追加する。有茎空腸作成時に残った空腸断端を吻合する。その肛門側に腸瘻を造設する。排液用ドレーンを挿入して、手術を終える。

(62) 小児用鉗子を空腸片と噴門部にかけ、空腸と噴門部後壁に3-0絹糸（血管縫合糸）で漿膜・筋層同士を約5針、結節縫合を行う。
この時、空腸片断端側に牽引用糸針をかけておき、さらに食道を引き上げるようにして運針をすると、空腸径とつり合う部での噴門部との吻合部決定に役立つ。
後壁の漿膜・筋層吻合後、食道を切除する。

(63) 空腸・噴門粘膜に、4-0バイクリル糸で層々結節縫合（5～7針）を行う。

(64) 空腸・噴門の前壁に、粘膜・粘膜内翻縫合を約7針程度行う。

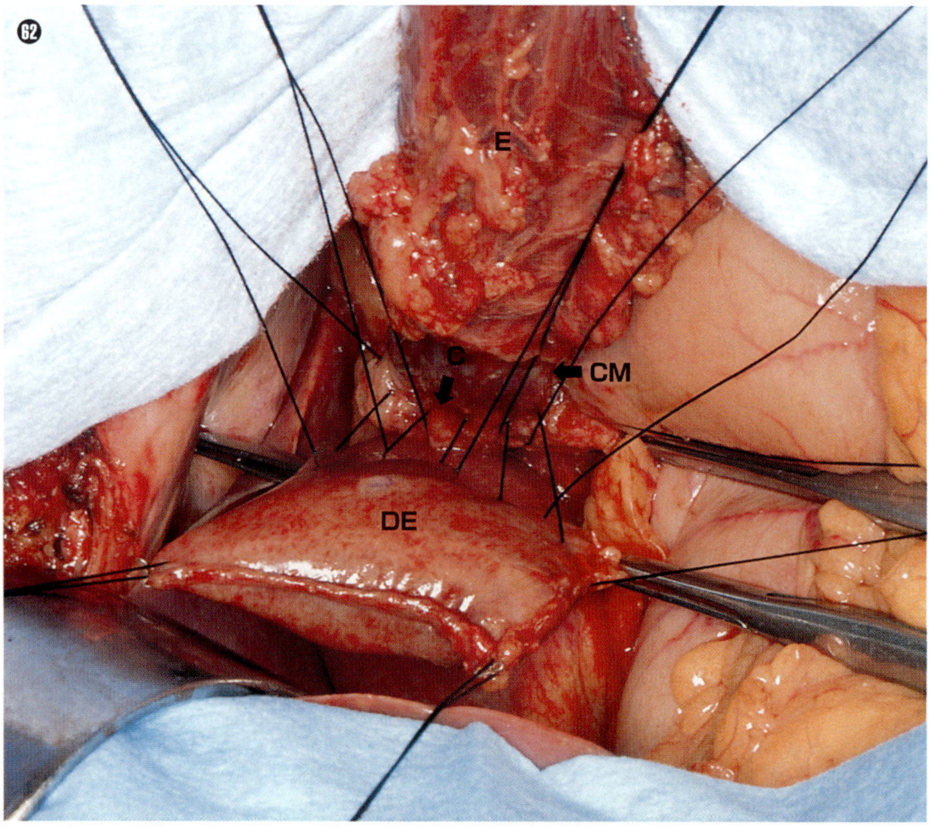

E : esophagus　CM : cardiac mucosa　C : cardia　DE : distal end of jejunal graft

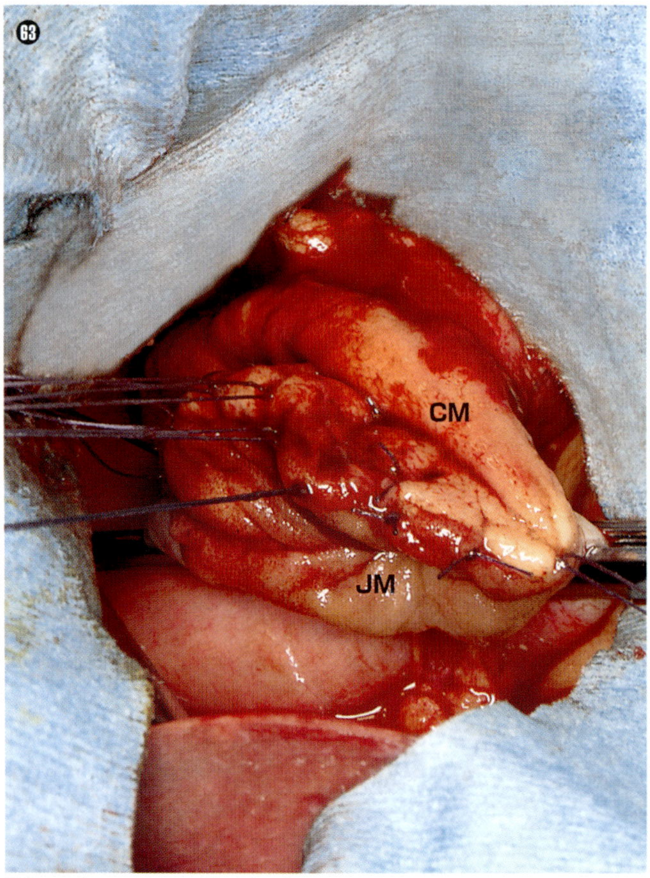

CM : cardiac mucosa　JM : jejunal mucosa

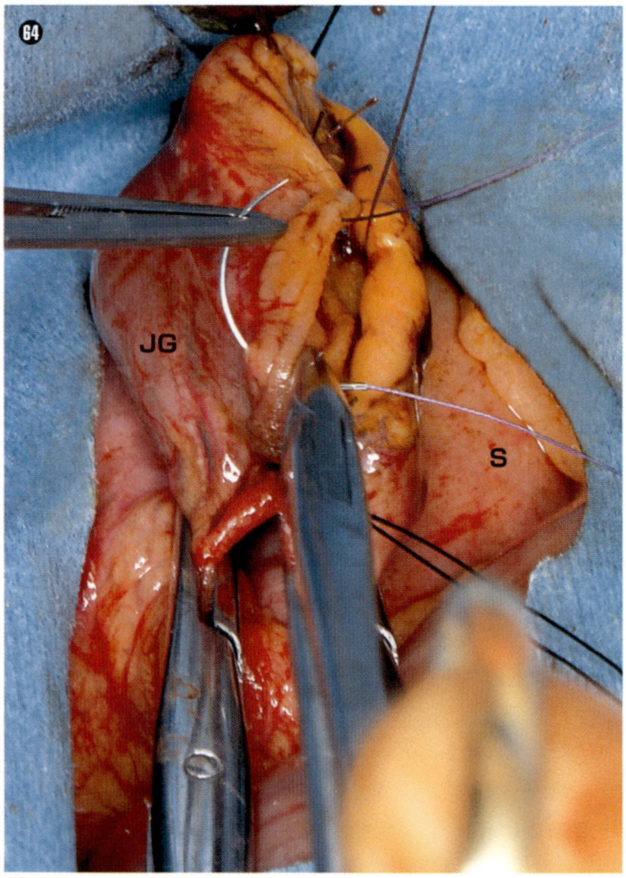

JG : jejunal graft　S : stomach

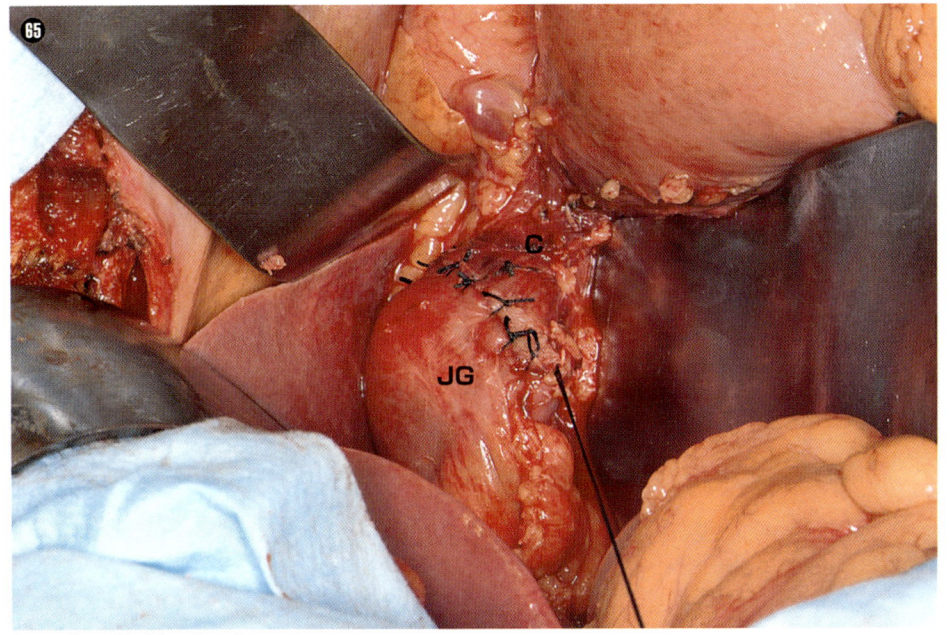

⑮ 腸鉗子をはずして、漿膜筋層の結節縫合を終了すると、吻合部は自然と食道裂孔内におさまる。
空腸片が長すぎると吻合部がたるみ、術後の食物通過不良を招く場合がある。

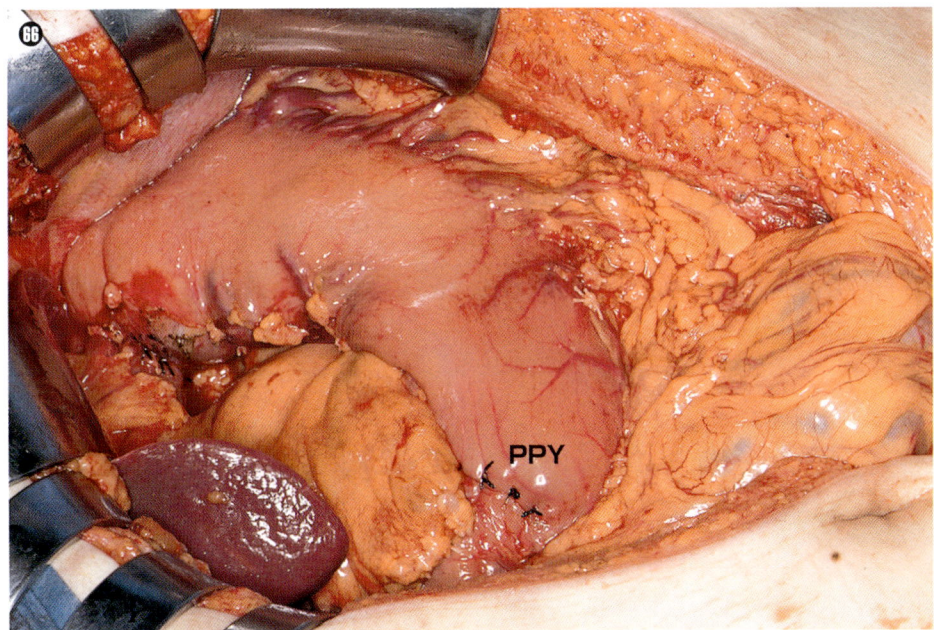

C : cardia　JG : jejunal graft

⑯ 空腸・噴門吻合が終了すると、胃全体が自然に生理的位置に戻る。
幽門は、触診にて用手形成をするか、外科的に幽門形成術にするかを決定する。
通常は、幽門前壁に、確実に形成術を施すとよい。

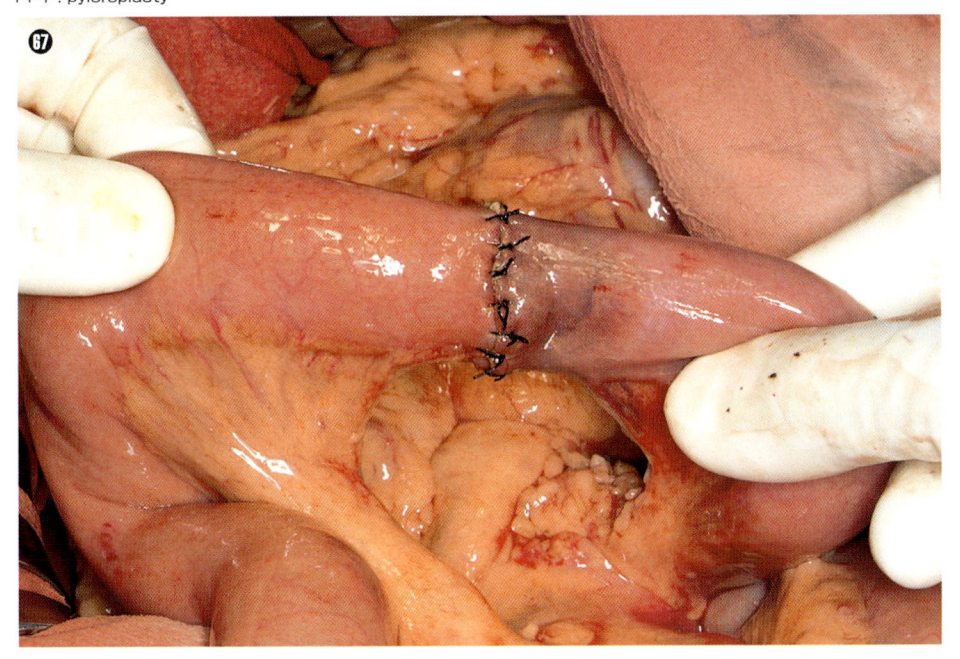

PPY : pyloroplasty

⑰ 空腸断端同士を吻合し、腸間膜は結節縫合で修復する。

1-❸ 胸部中部食道癌に対する後縦隔経路頸部食道噴門間有茎空腸移植術　72

(68) 空腸空腸吻合部より約10cm肛門側に、腸瘻を造設する。23～25Gの細い針を用い、注射筒に圧をかけながら、漿膜下に生理食塩水を注入する。

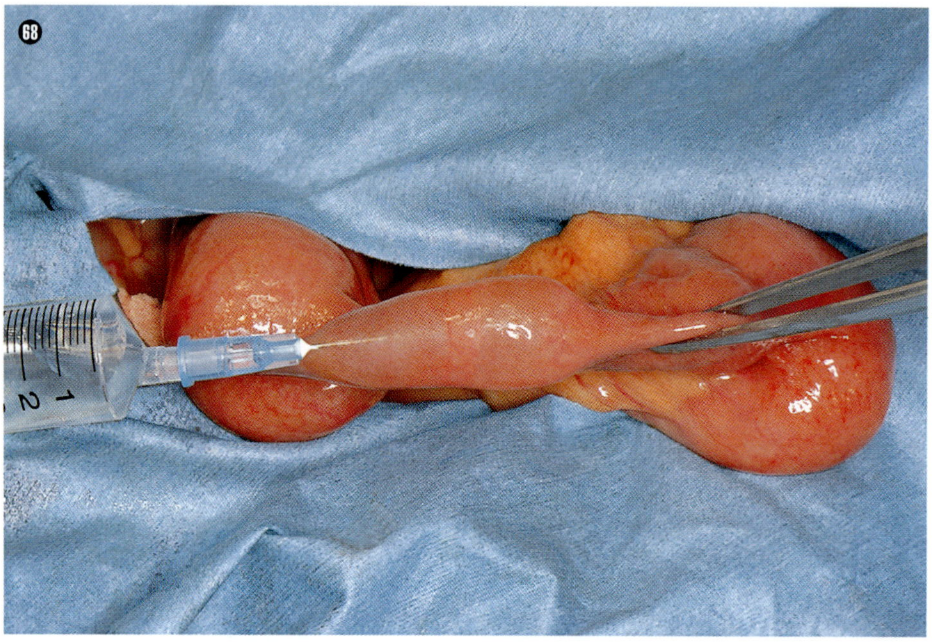

(69) 腸管の長軸方向に、漿膜にメスで切開を7cmほど入れ、筋層粘膜を腸管の長径に長く露出させる。

当該創の肛門側端の粘膜に穴を開け、12フレンチの放射線不透性経管栄養チューブを挿入する。刺入部より30cmほど肛門側に挿入し、刺入部に粘膜とチューブを固定する。

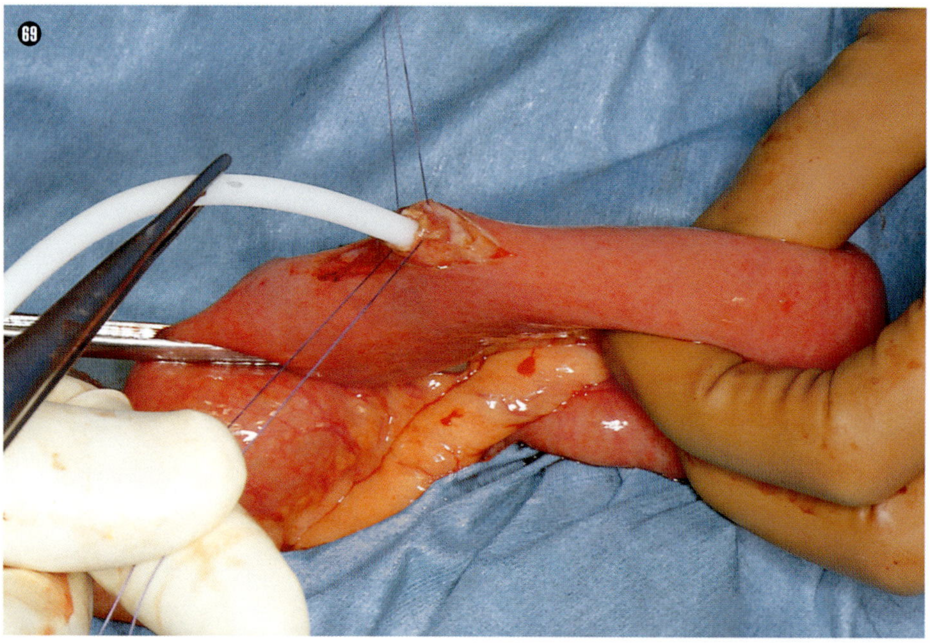

(70) 刺入部を2層埋没させた後、残りの漿膜筋層を結節縫合し、チューブを腸管壁に埋め込む。この時用いた糸は、数本切断せずに左側腹壁の腹膜に縫い込み、術後腸管が捻転しないよう腸管壁に固定する。

当該腸瘻造設術は必須である。術後早期からの経管栄養を行うためである。また術後のイレウスなど不慮の腸閉塞病態が発生すれば、消化管液の排液チューブとして威力を発揮し、便利である。

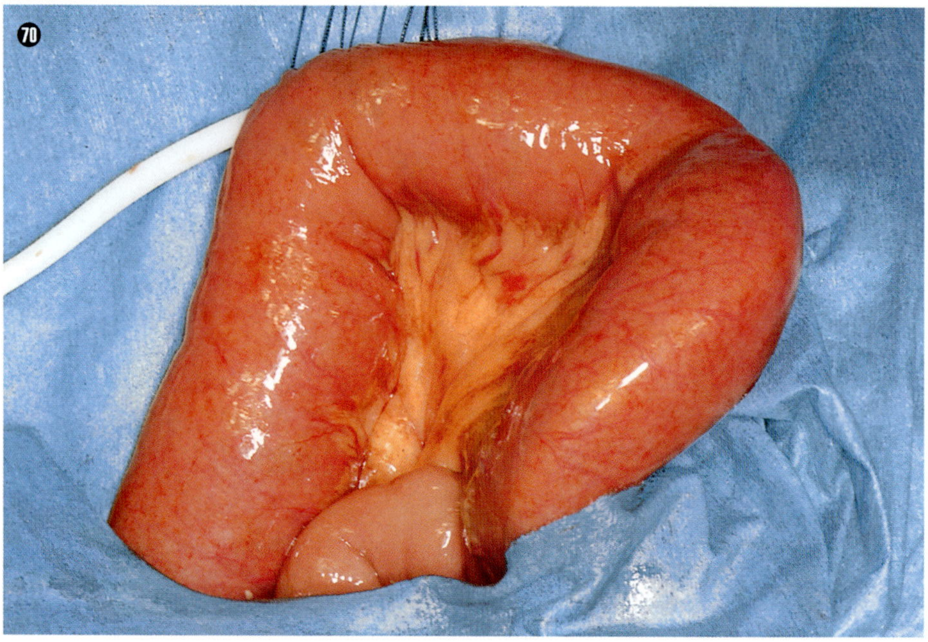

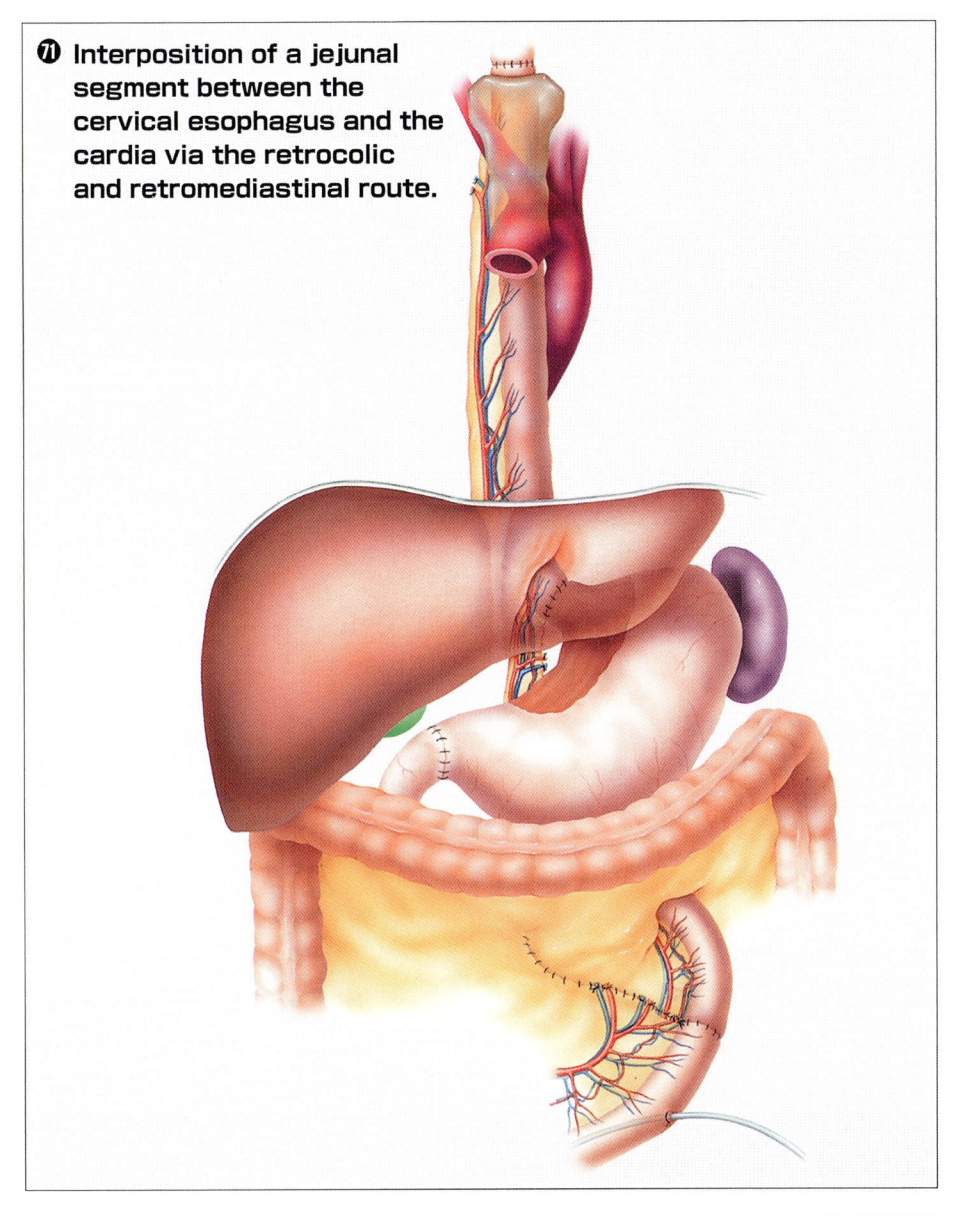

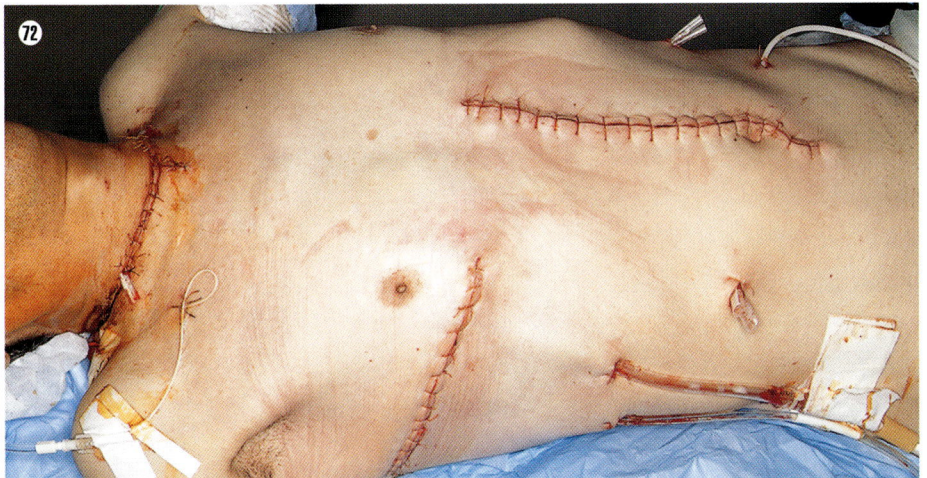

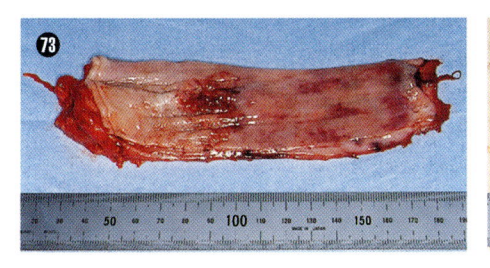

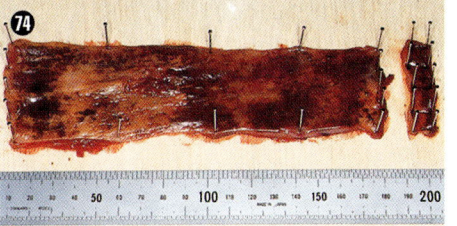

71 Interposition of a jejunal segment between the cervical esophagus and the cardia via the retrocolic and retromediastinal route.

71 模式図は、本術式の完成像である。

有茎空腸は、胸骨柄上で頸部食道と吻合され、ほぼ直線となって後縦隔を通り食道裂孔部下で噴門と吻合されている。

術後の透視（50頁参照）でも、頸部および噴門部に狭窄を認めない。空腸の走行も食道のそれとほとんど同じで、太さも類似している。

空腸空腸吻合より肛門側に、栄養管が挿入されている。

72 左頸部創よりペンローズドレーン、またはS-B tubeを、吻合部よりさらに足側に挿入する。縦隔胸膜を密に縫合してあるので、縦隔内液のドレナージは本ドレーンに委ねる。

さらに、閉腹前にウインスロー孔へ右側腹部より、また左側腹部より脾窩にペンローズドレーンを挿入し、手術を終了する。

73 切除食道標本を示す。
腫瘍は、全体として広いⅡc型癌と軽度隆起部よりなる境界不明瞭な腫瘍である。

74 ルゴール染色により、不染体は肛門側に広がっている。口側食道を吻合時、追加切除してある。

以上より、本腫瘍の部位、大きさ、肉眼型、組織型、深達度は以下の通りである。リンパ節転移は、頸部・胸部・腹部とも陰性であった。

占拠部位：Mt-Lt
大きさ：7×4.5cm
肉眼型：5C
（0-Ⅱc＋Ⅰsep like advanced）
組織型：
　squamous cell carcinoma
　＞ adenoid cystic carcinoma
深達度：
　mp, INFβ, ly1 v3
　pm0, em0, pdw(-), 1.5cm,
　ppw(-), 8.5cm
pT2, pN0, pM0, pStageⅡ

1-4 胃切除既往のある食道癌に対する有茎空腸を用いた胸壁前再建術

埼玉県立がんセンター消化器外科部長
田中洋一

東京女子医科大学形成外科
磯野伸雄

東京女子医科大学形成外科教授
野﨑幹弘

我々は再建臓器として
血行の補助的再建を前提に
空腸を第一選択として
再建を行っている

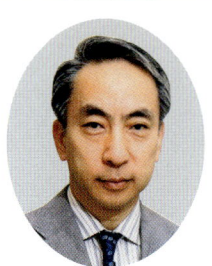

埼玉県立がんセンター
消化器外科部長
田中洋一

　胸部食道癌の手術成績は徐々に向上しており、40％を越えるoverallの5年生存率が報告されるようになった。しかし、成績向上を目指す実際の手術においては、癌の根治を求めることに主眼が置かれ、健康時と同等のQOLを術後に保てるような術式は、残念ながらないのが現状である。

　我々は、可能な症例に対しては胸腔鏡下手術を行い侵襲の軽減を図った結果、胸部創痛の後遺症は減少した。しかし、摂食・消化・吸収に関して特別な工夫は思い至らない。すなわち、通常の胸部食道癌手術では、3領域リンパ節郭清を伴う胸腹部食道全摘を行い、再建に胃管を挙上している。

　一方、胃十二指腸潰瘍・胃癌などによる胃切除術の既往歴を有する食道癌患者も少なくない。また、胃周囲への高度なリンパ節転移のために再建臓器として胃を使用できないことも時にある。このような場合、小腸または大腸を用いた再建を試みることになる。

　胸部食道癌の噴門周囲・左胃動脈幹リンパ節転移は高頻度であり、噴門側胃の残っている症例では同部の郭清、すなわち残胃全摘が必要となる（当然ながら、腹部に関しては幹迷切となる）。

　開院以来の右開胸・頸部切開・開腹による食道癌切除再建術537症例中、53症例に胃以外の臓器による胸壁前再建が行われ、用いられた臓器は結腸42例、空腸11例であった。胃を使用できない場合の再建臓器として結腸、または回結腸を用いることが多かったが、4年前から空腸を第一選択として検討することにしている。

　結腸は間膜が伸展しやすいために腸管の到達距離が長い反面、血管が少なく、辺縁血管の吻合の乏しいことがあるなど、再建腸管として不安がある。空腸は間膜内血管の吻合が多く血流を得やすいが、扇形の吻合血管網のため腸間膜を伸展しにくく、腸管の到達距離が短い欠点がある。

　我々が再建臓器として結腸より空腸を優先するに至った理由は、補助的血行再建を前提とすれば腸管壊死・縫合不全はまず併発しないこと、Roux en Y吻合により比較的素直な消化管走行となること、大腸のかかわる吻合がないことなどである。

　しかし、既往手術によっては空腸による再建が困難なこともある。空腸の血管系が肛門側になるほど起始部近くから分岐が始まるため、腸管を直線的に伸展しにくい。たとえば、幽門側胃切除・BillrothⅡ法再建や胃全摘術後は、口側の空腸をすでに再建に使用しているため、断念することもある。

挙上腸管の血流に関する配慮

　頸部まで腸管を挙上して食道再建を行う場合、挙上腸管の血行に最も注意を払う必要がある。我々は、補助的血行再建（super-charge & super-drainage）をいつでも付加できるように、マイクロに習熟した形成外科医にスタンバイを依頼している。

挙上腸管の到達距離に関する工夫

　腸間膜の形状が原因で空腸が容易に頸部まで届かない場合、腸間膜を一部完全に切離して、そこより口側の空腸のすべての血流をマイクロ下に吻合した内胸動静脈で支配する。

挙上腸管の蛇行矯正法

　扇形腸間膜の形状ゆえに、挙上空腸が大きく蛇行することがある。この場合は、蛇行の程度により、腸間膜を15～30cmにわたり腸管沿いの直動静脈で切離して腸管を切除したのち、再吻合すると直線化する。

CASE & FLOW CHART

症例

64歳・男性

20年以上前に胃潰瘍にて胃切除BillrothⅠ法再建術の既往がある。

2003年4月初旬、食事のつかえ感が出現し、近医にて食道癌と診断された。

4月21日、当科に紹介初診。

食道癌（Lt 2'T3 N0 M0 扁平上皮癌）、十二指腸腺腫（tubulovillous adenoma）の診断下に、手術適応として5月16日に入院した。

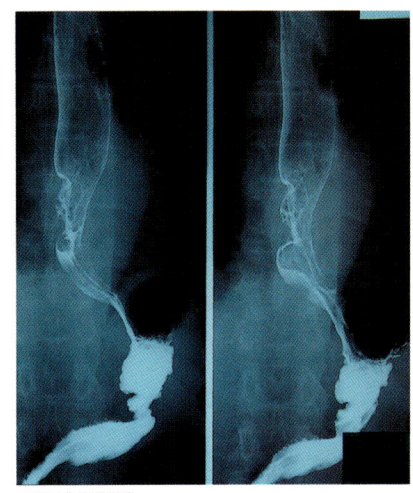

UGI（食道造影）
Lt右壁中心2型の進行食道癌を認める。

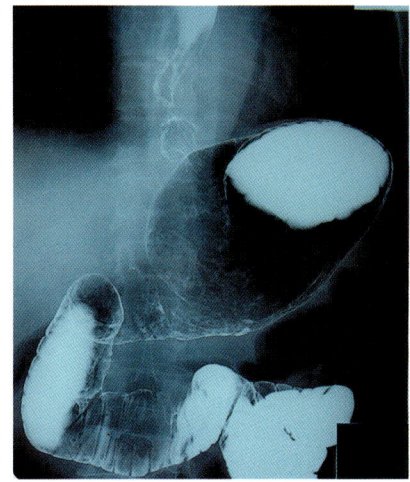

UGI（残胃造影）
胃潰瘍に対する幽門側胃切除・BillrothⅠ法再建術後の噴門側残胃（吻合部直下の十二指腸腺腫は、明瞭な造影所見は得られていない）。

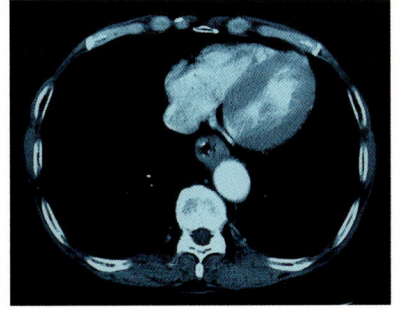

CT
下部食道に壁肥厚を認める。明らかな外膜浸潤（Adj）はない。

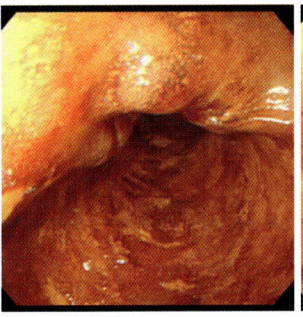

内視鏡写真（食道）
上切歯列より35～38cmの右壁（写真では上方）に、深い潰瘍を形成する半周性の2型病変が見られる。前壁側（写真では左側）の周堤から、ヨード不染帯が広がる。

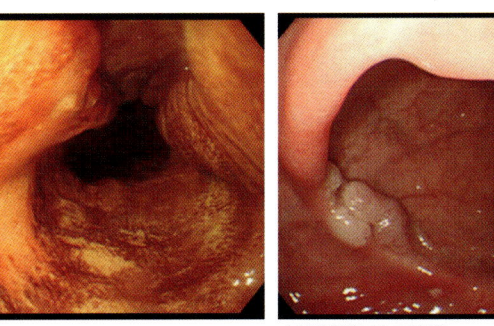

内視鏡写真（十二指腸）
BillrothⅠ法吻合部直下の十二指腸に、隆起性病変を認める。

術式

※丸囲みの数字は図版番号

① 左側臥位、右小開胸	❶
② 小開胸、上腹部切開併用胸腔鏡手術	❷～❼
③ 両側頸部リンパ節郭清	❽～⓰
④ 開腹残胃全摘	⓱～㉘
⑤ 頸部食道離断とアンビル挿入	㉙～㉜
⑥ 空腸の血流テスト	㉝～㉟
⑦ 再建空腸形成	㊱㊲
⑧ 胸壁前皮下経路の作成	㊳～㊵
⑨ 内胸動静脈剥出	㊶㊷
⑩ マイクロ下血管吻合	㊸～㊻
⑪ 頸部食道胸壁前空腸吻合、Roux en Y吻合	㊼～㊾
⑫ 閉創	㊿

1-❹ 胃切除既往のある食道癌に対する有茎空腸を用いた胸壁前再建術

胸部操作（胸腔鏡下手術）

右胸腔鏡下に胸部食道を剥離し、縦隔郭清を行う。肺圧排鈎により肺を一括排除し、食道癌手術に必要な術野を確保する。

❶ 通常の食道癌手術と同じように左側臥位をとり、右開胸で行う。

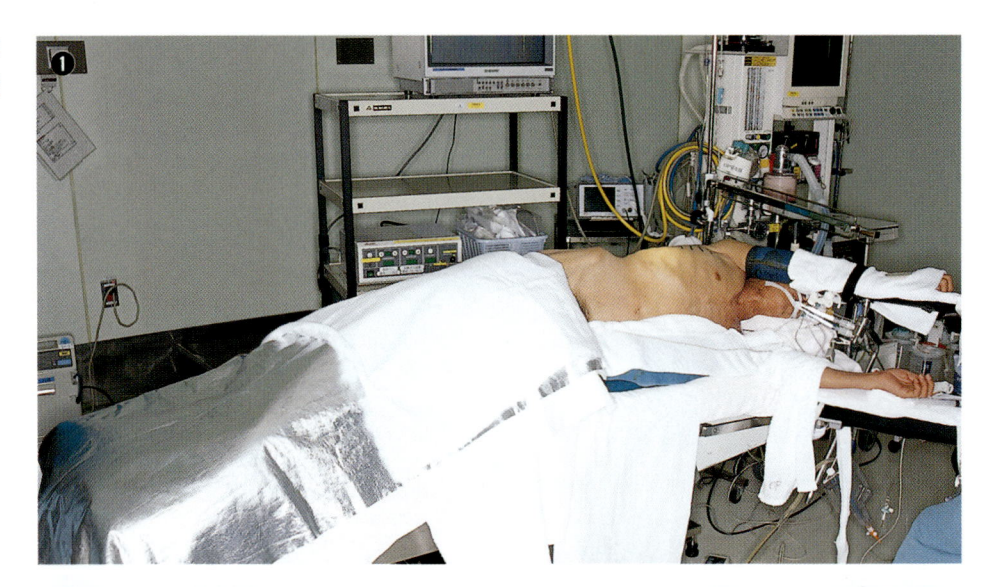

❷❸ 右胸腔鏡下に胸腔内検索、癒着剥離を行う。

通常、我々は第5肋間に5cmの開胸創を置き、加えて4つの小さいトロカー（第3・4・6・8肋間）を置く。

本症例では、第5肋間開胸創から5cmのトロカーを置き、加えて3つの小さいトロカーを置いた。すなわち、第3肋間中腋窩線、第4肋間前腋窩線、第6肋間後腋窩線上に置いた。

我々はトロカーとして、ラッププロテクター・ミニ®、およびミニミニ®を用いている。

モニターは患者の背側、および腹側の頭側寄りに置く。術者は腹側のモニターを、第一助手は背側のモニターを見る。

カメラは第3肋間中腋窩線上に置いたトロカーより挿入する。この際、画像の動きが反対になるため、カメラ係は多少の慣れが必要である。

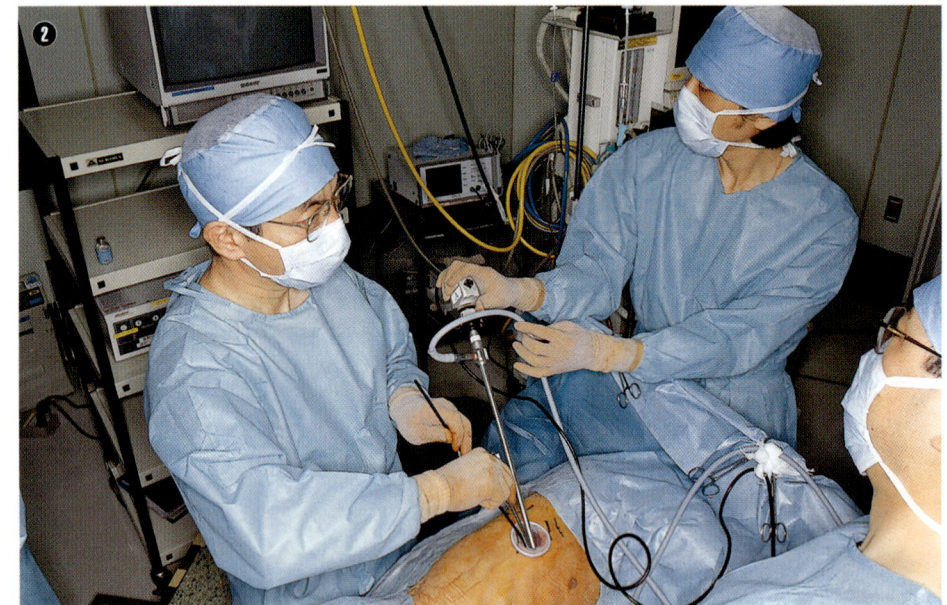

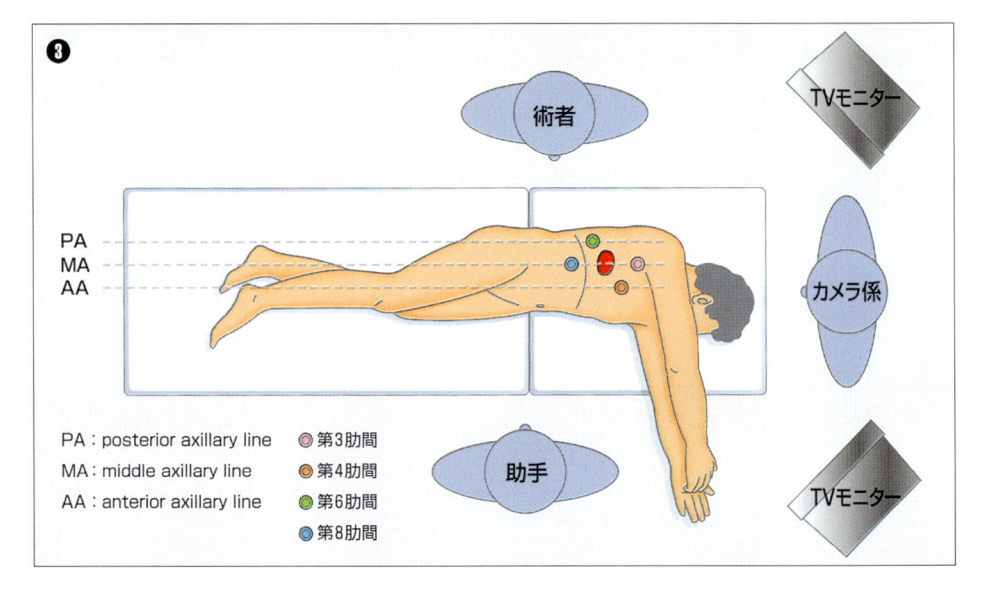

PA : posterior axillary line　第3肋間
MA : middle axillary line　第4肋間
AA : anterior axillary line　第6肋間
　　　　　　　　　　　　　　第8肋間

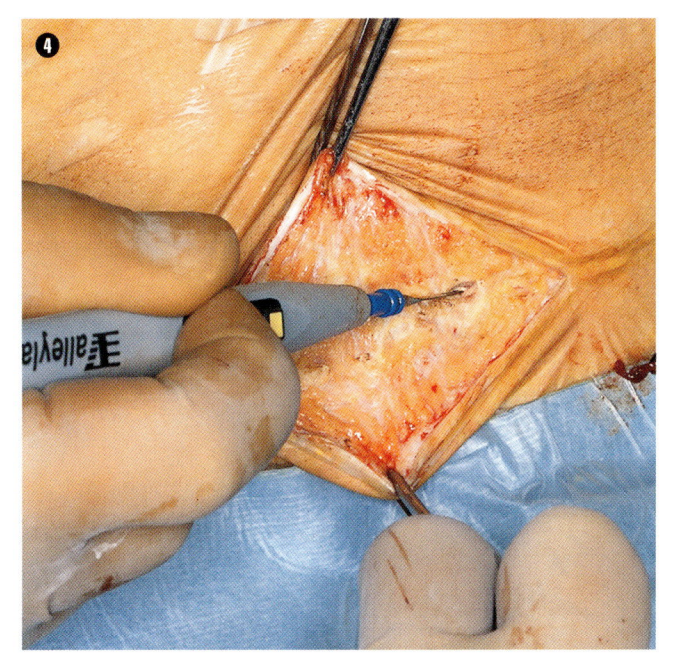

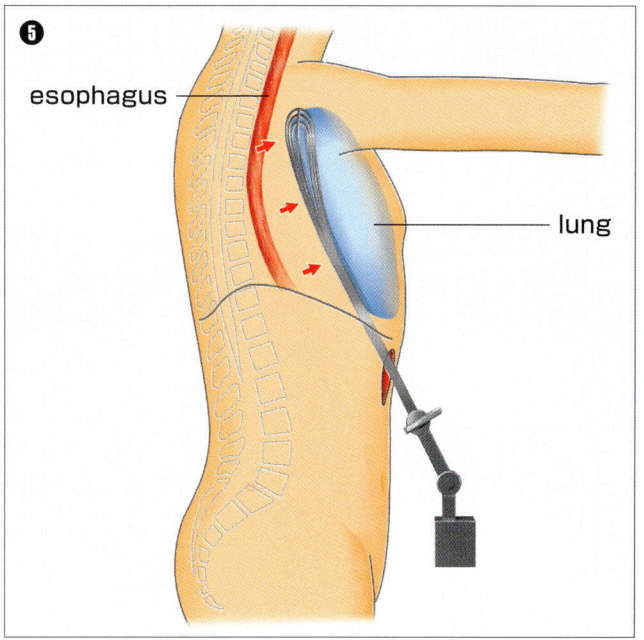

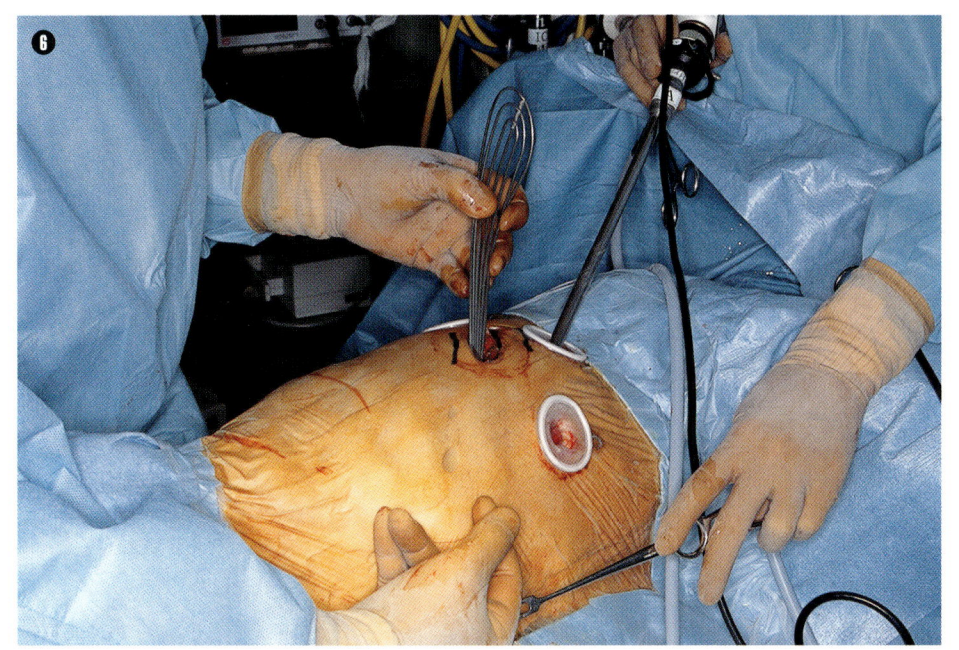

❹ 肺を排除する目的で、剣状突起の下に5〜6cm長の正中創を置く。
白線を切開し、剣状突起の背側に入り、右胸腔に達する。開腹はしない。

❺❻❼ 開胸創より、長い肺圧排鉤を柄のほうから挿入する。これを腹部正中創より引き出して、肺を圧排する。
この操作により、肺を一括して排除し、必要な術野を確保することができる。鉤の柄はオクトパスで固定する。
胸腔鏡下に胸部食道の剥離、および縦隔郭清を行う。

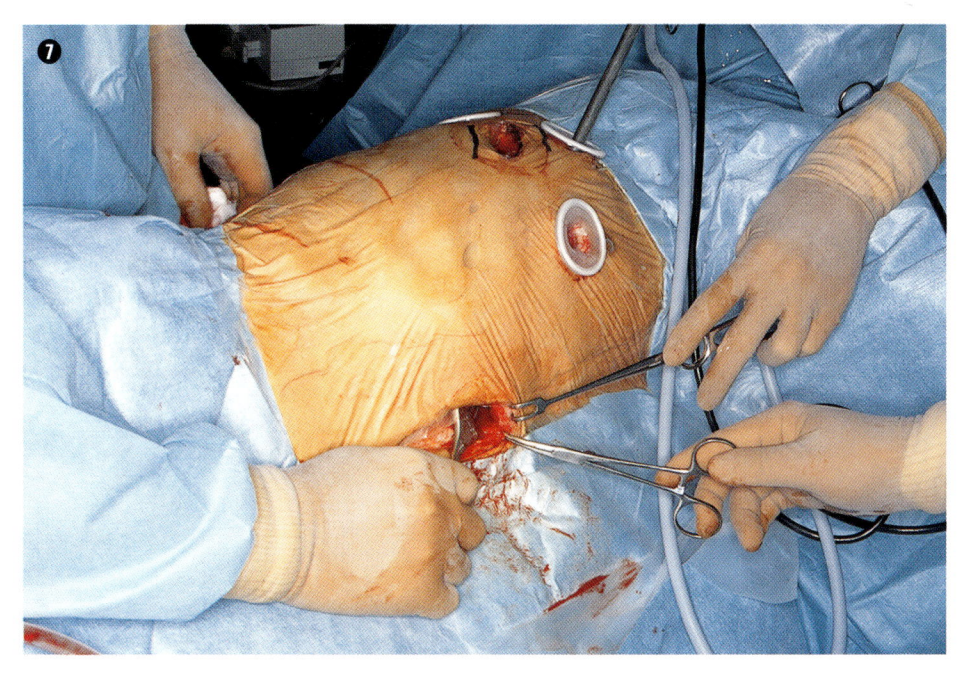

1-❹ 胃切除既往のある食道癌に対する有茎空腸を用いた胸壁前再建術　78

頸部・腹部操作

頸部は胸部郭清範囲の延長として、両側副神経を露出する部分まで郭清する。腹部は癒着剥離後に噴門周囲リンパ節郭清を伴う残胃全摘を行う。頸部食道離断後、食道残胃の一括標本を摘出する。補助的血行再建を前提とした胸壁前空腸による再建を行う。

❽ 胸部操作終了後、仰臥位とし、頸部郭清を行う。
まず、前頸部にU字型の切開を置き、広頸筋の下の層で剥離する。

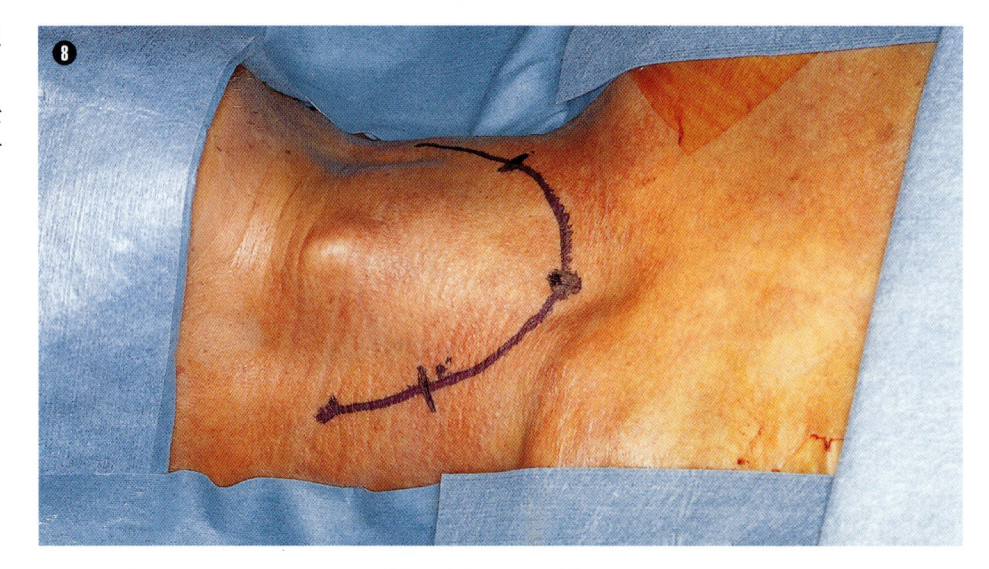

❾ 広頸筋を切開し、剥離を終えたところである。
広頸筋背側に接して剥離すると、直下の層にある前頸静脈や交通静脈を損傷せず、結紮を要する血管処理は不要である。

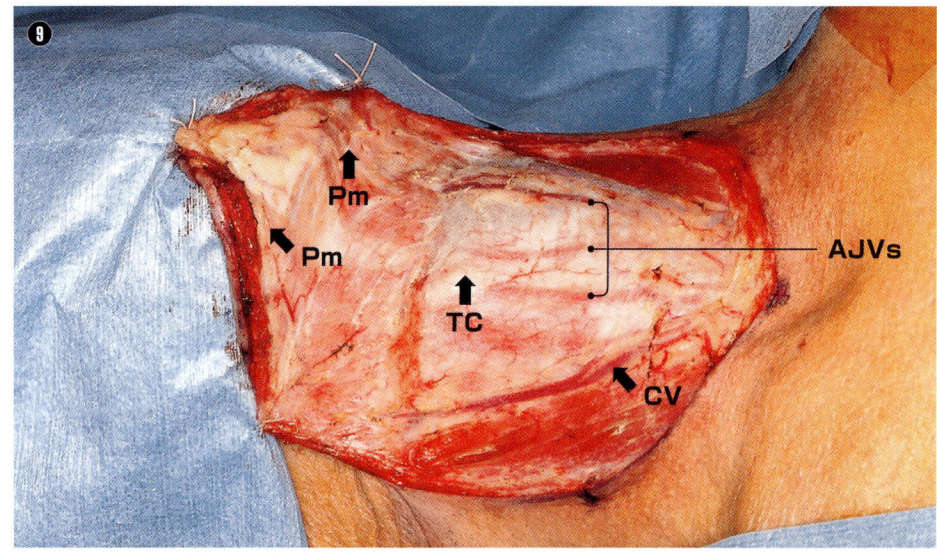

Pm：platysma　TC：thyroid cartilage　AJVs：anterior jugular veins　CV：communicating vein

❿ まず、右頸部郭清を行う。
右側の胸鎖乳突筋の前縁を切開して筋を外側に排除した後、肩甲舌骨筋を離断する。
頸神経ワナも切離して、術野を展開する。

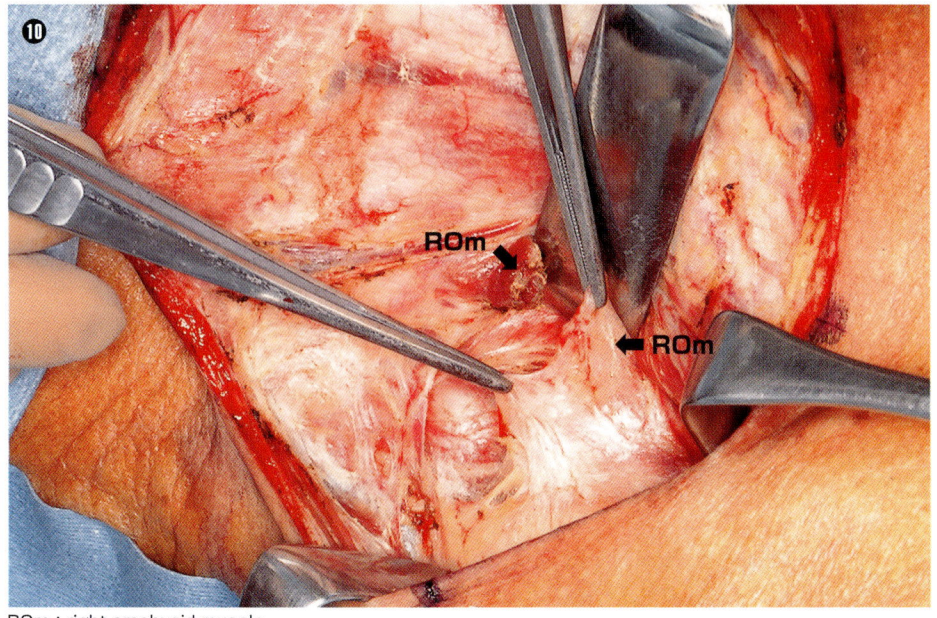

ROm：right omohyoid muscle

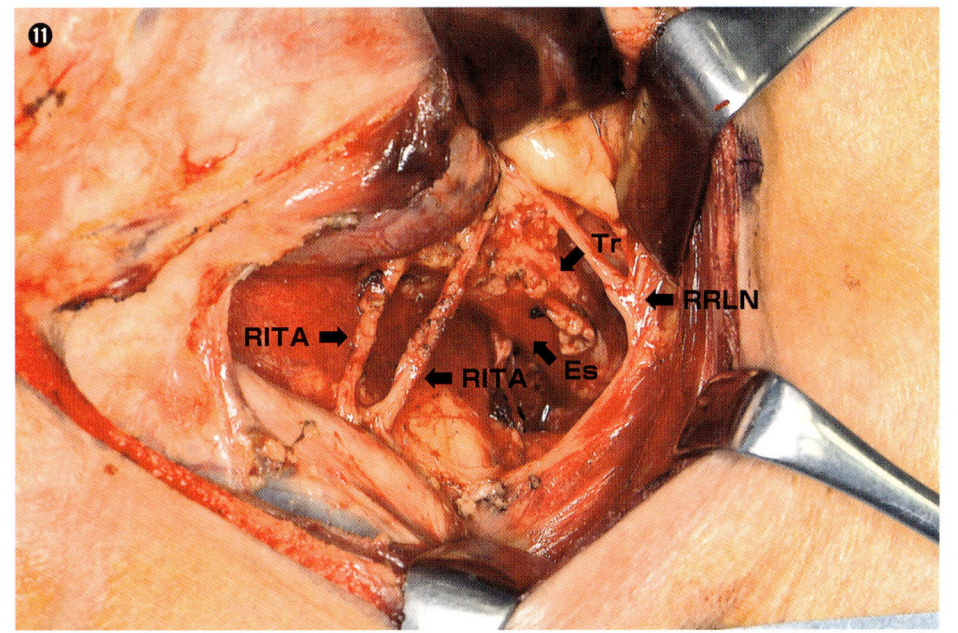

⓫ 右頸動脈鞘内側の郭清が終了したところである。

右下甲状腺動脈、右反回神経が露出している。

郭清にあたっては、反回神経を機械的・電気的に損傷しないよう注意し、温存することが大切である。

下甲状腺動脈は可及的に温存するが、この領域は癌のリンパ節転移の好発部位であり、温存と同時に十分な郭清が必要である。右反回神経より背側のリンパ節を特に注意して郭清する。

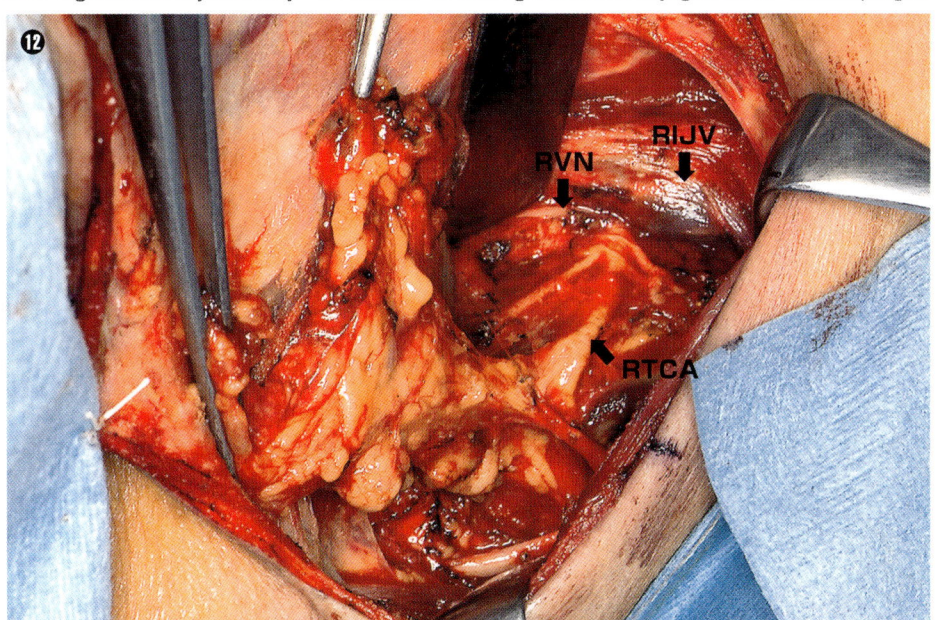

RITA：right inferior thyroid artery　Tr：trachea　RRLN：right recurrent laryngeal nerve　Es：esophagus

⓬ 右頸動脈鞘外側の郭清を行っているところである。

リンパ節を含む脂肪組織を把持している。

頸横動脈・横隔神経を温存しつつ、前斜角筋の前面を露出するように郭清する。

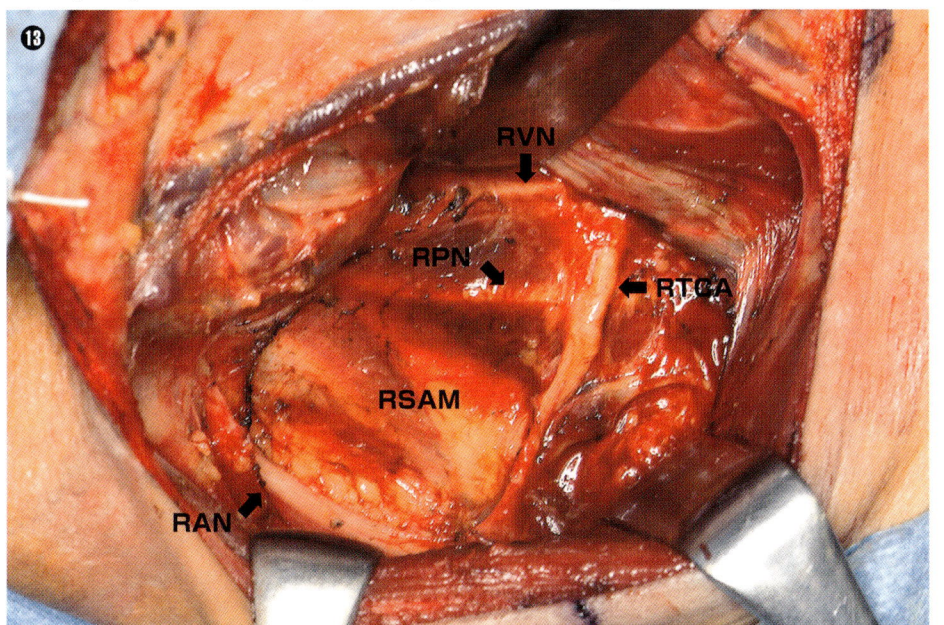

RVN：right vagus nerve　RIJV：right internal jugular vein　RTCA：right transverse cervical artery

⓭ 右鎖骨上の郭清を終了したところである。

右頸横動脈、右副神経が露出している。

鎖骨上の郭清は、頸動脈鞘の背側を通じて内側の郭清領域とつながる。

鎖骨下動静脈・副神経を、それぞれ尾側・外側の郭清境界としている。

RAN：right accessory nerve　RSAM：right scalenus anterior muscle　RPN：right phrenic nerve
RVN：right vagus nerve　RTCA：right transverse cervical artery

1-❹　胃切除既往のある食道癌に対する有茎空腸を用いた胸壁前再建術

⓮ 左頸動脈鞘内側の郭清を行う。

本操作にあたっては、左下甲状腺動脈をできるだけ温存し、左反回神経を損傷しないよう注意する。

左反回神経領域は、神経より前側のリンパ節郭清を十分に行う。

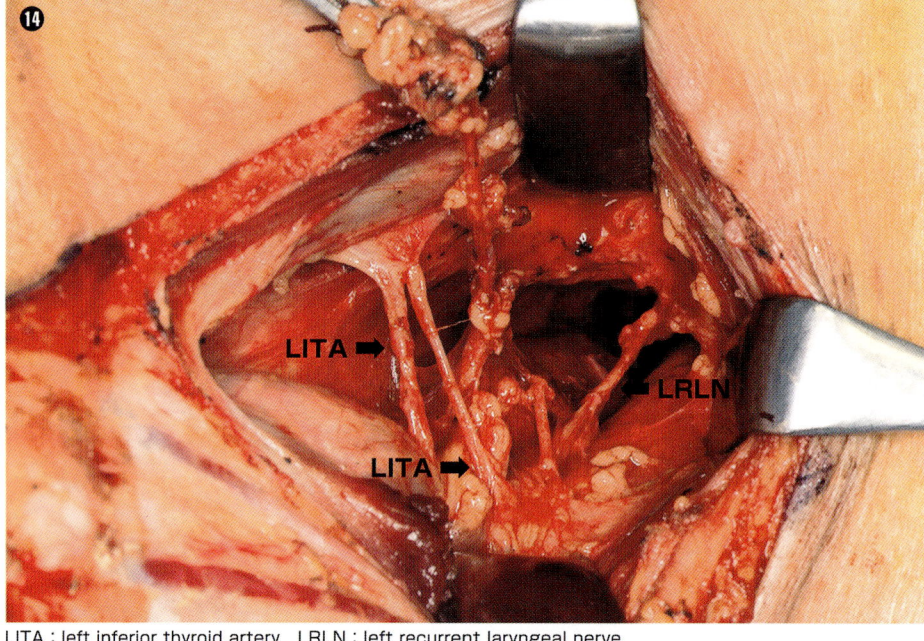

LITA：left inferior thyroid artery　LRLN：left recurrent laryngeal nerve

⓯ 左頸動脈鞘外側の郭清を行う。

写真は、リンパ節を含む脂肪組織を挙上しているところである。右側同様に、頸横動脈、横隔神経を温存しつつ、前斜角筋の前面を剥出する。

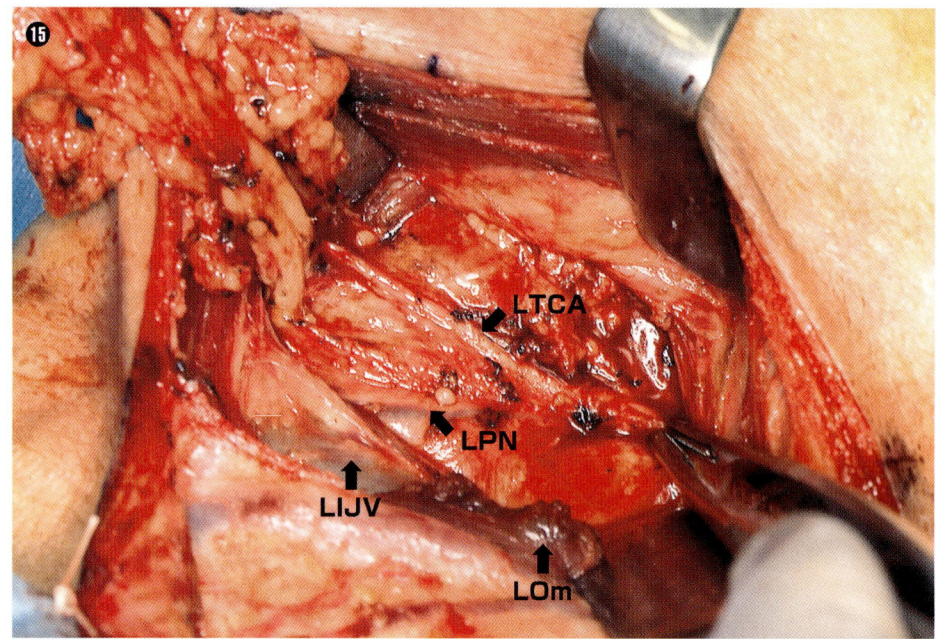

LIJV：left internal jugular vein　LPN：left phrenic nerve　LTCA：left transverse cervical artery　LOm：left omohyoid muscle

⓰ 左鎖骨上の郭清が終了したところである。

左側の郭清にあたっては、左鎖骨下静脈と左内頸静脈の合流部、すなわち左静脈角に胸管が存在するため、これを損傷しないように注意する必要がある。

以上で、頸部操作を終了する。

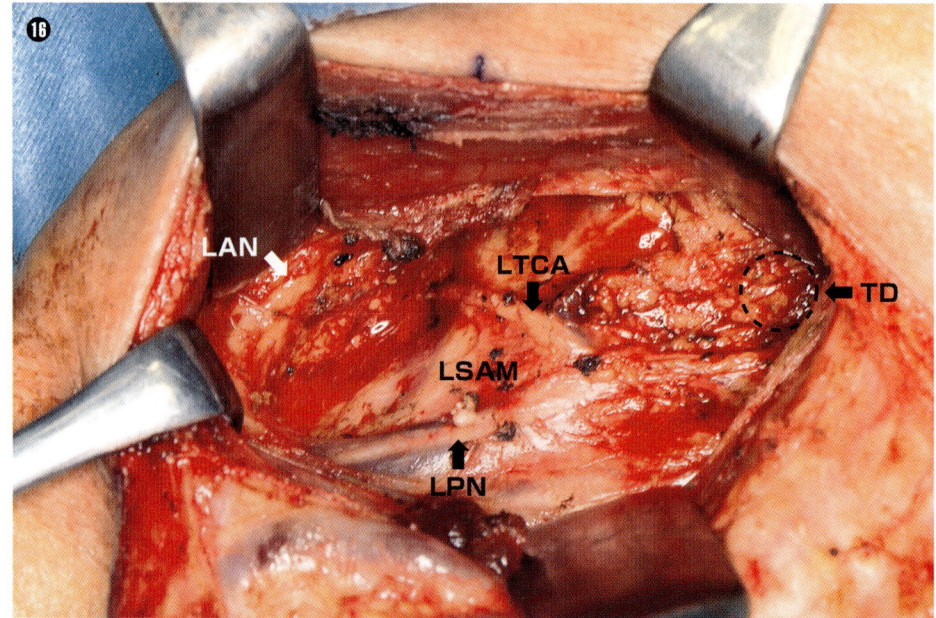

LAN：left accessory nerve　LTCA：left transverse cervical artery　LSAM：left scalenus anterior muscle
LPN：left phrenic nerve　TD：thoracic duct

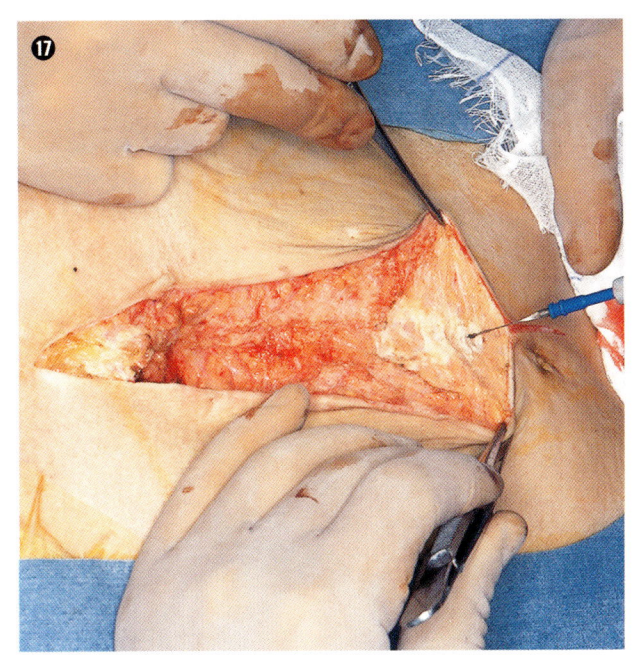

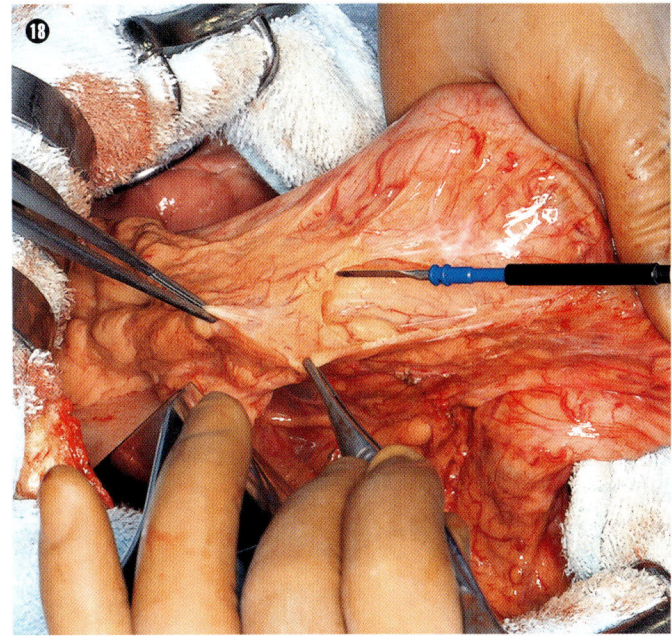

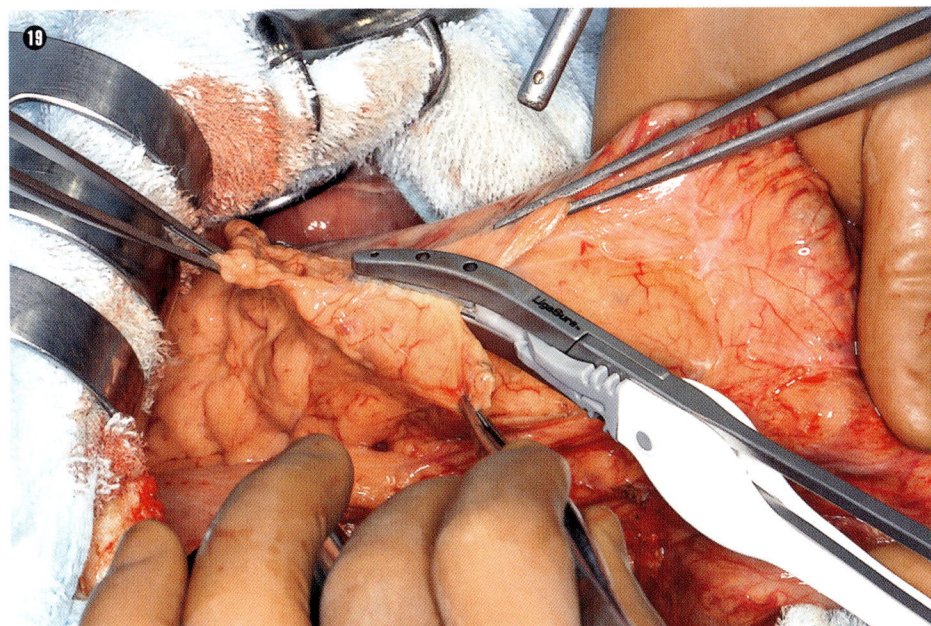

❶ 腹部操作に移る。まず、臍上部に至る上腹部正中切開を置く。
本症例は幽門側胃切除術後であるため、癒着が見られる。
まず癒着剥離を行い腹部創を展開する。

❶❶ 横行結腸と大網付着部を切開し、剥離する。
リガシュア®で止血を行い、その後、剪刀で切離を行う。

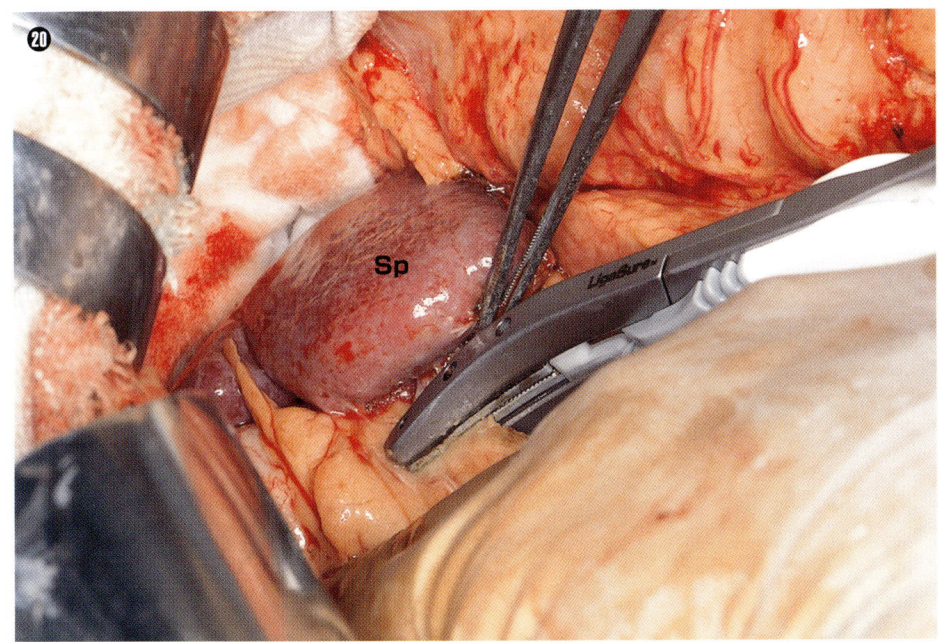

❷ 左胃大網動静脈を切離する。同様に、リガシュア®で止血を行い、脾臓と残胃の間にある短胃動静脈を切離し、胃脾間膜を処理する。
脾の背側にタオルを入れることにより、できるだけ浅い術野とし、胃脾間膜の過牽引などによる脾被膜の損傷に注意する。
特に、脾の頭側端は胃脾間膜が短いため、慎重に処理する。

Sp：spleen

1-❹ 胃切除既往のある食道癌に対する有茎空腸を用いた胸壁前再建術 82

㉑ 胃十二指腸のBillrothⅠ法吻合部付近の剥離を行う。
本症例では、吻合部直下の十二指腸に腺腫があるため、これを含めて切除すべく、十二指腸を十分に剥離する。

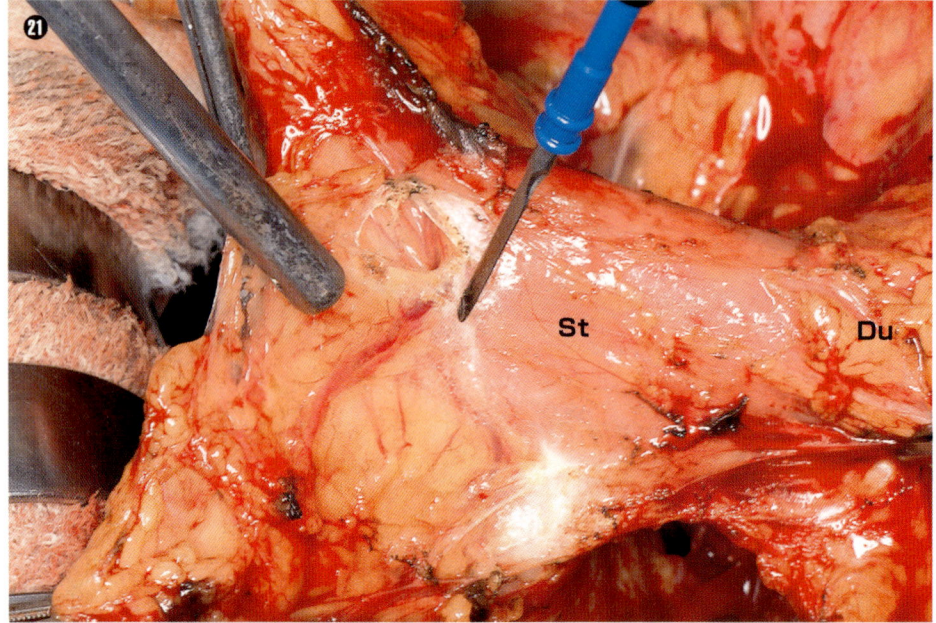

St：stomach　Du：duodenum

㉒㉓ 十二指腸に巾着縫合鉗子をかける。
巾着縫合鉗子は7～8 mmの間隔を置いて二重にかけ、十二指腸断端を巾着縫合で埋没させる。
1回目の縫合は、非吸収性のナイロン糸を用いる。
2回目は近位側（胃側）に7～8 mmの間隔を置き、モノフィラメント吸収糸を用いる。

㉔ さらに、近位側（胃側）に十二指腸断端鉗子をかけ、巾着縫合鉗子に沿って、電気メスで十二指腸を切離する。

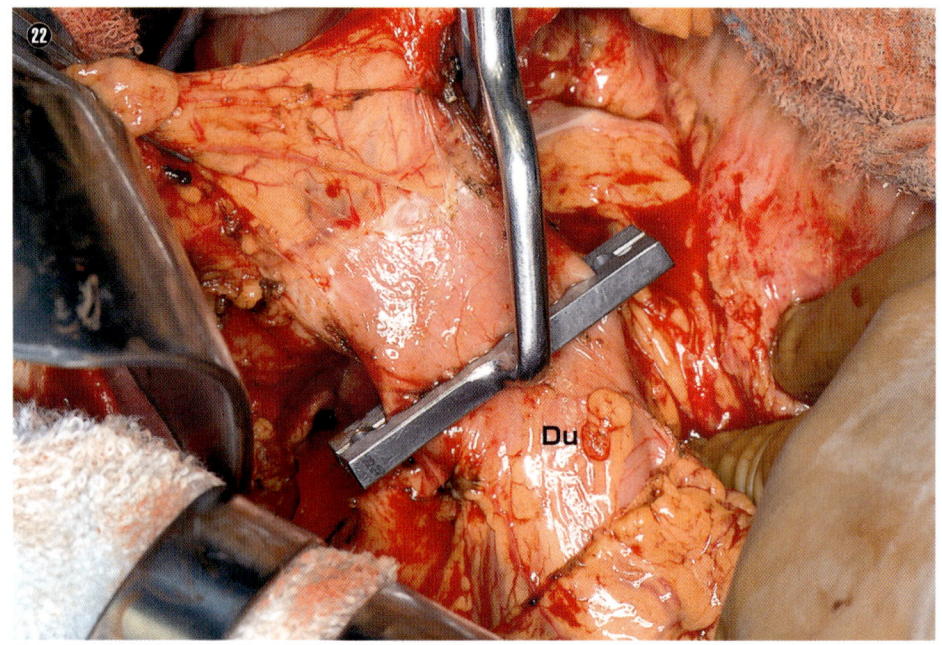

Du：duodenum

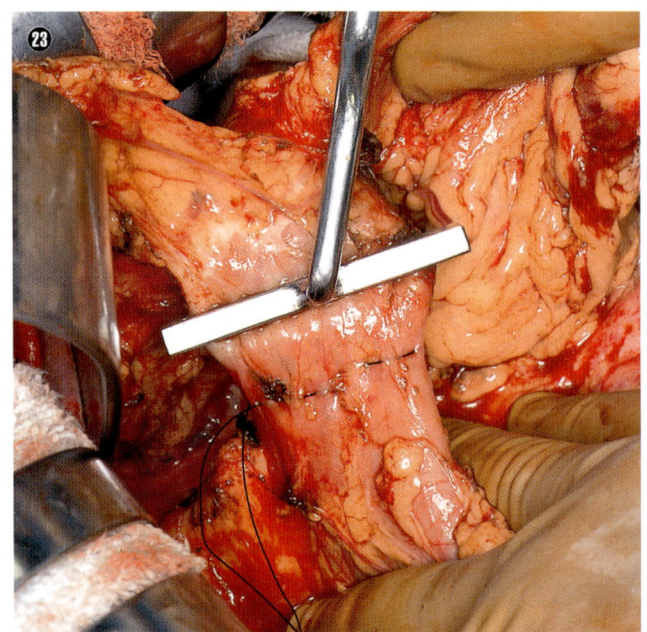

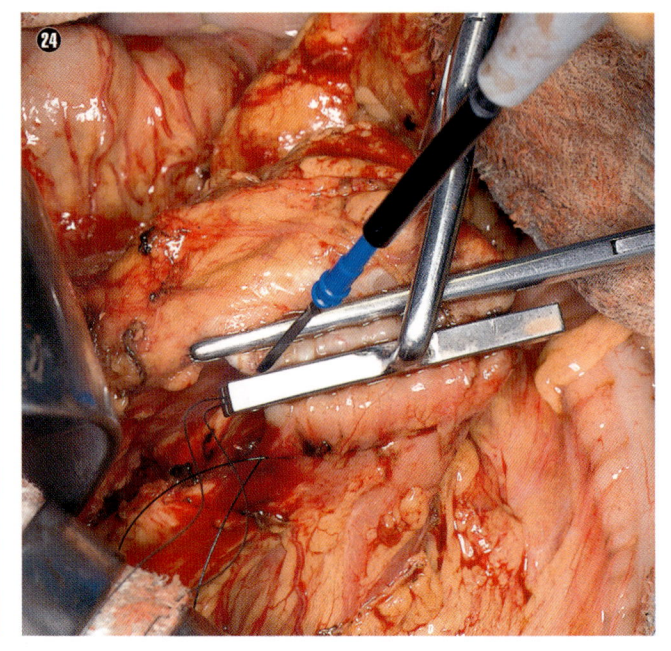

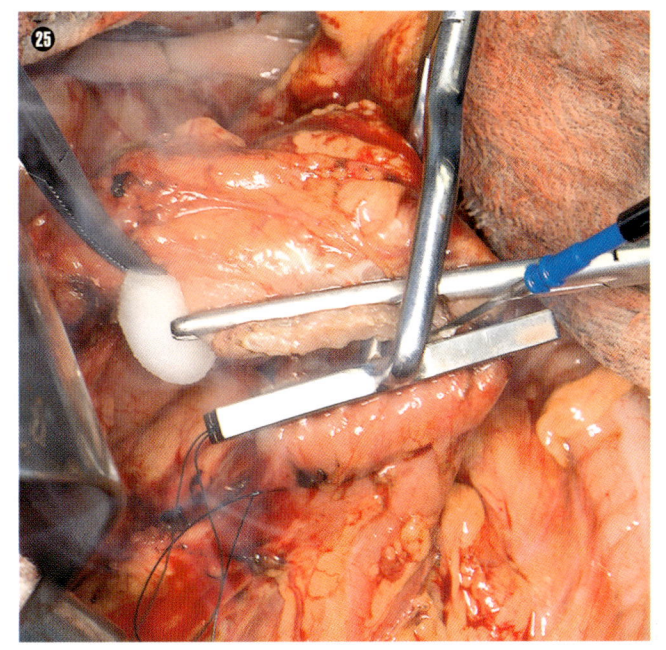

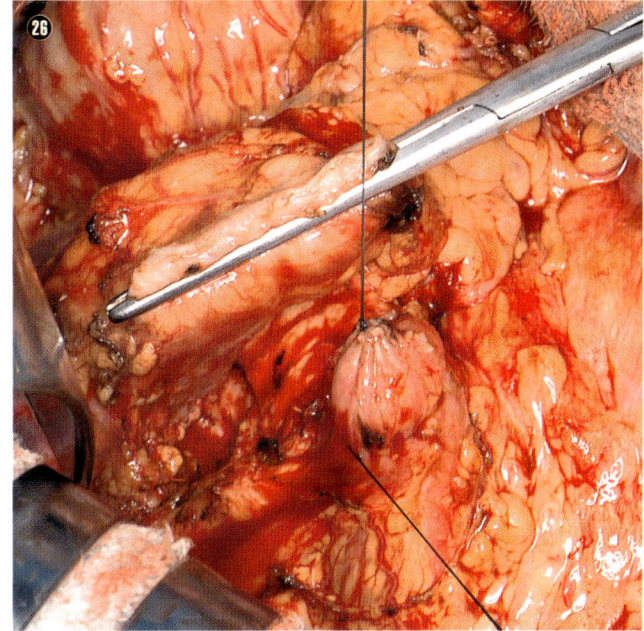

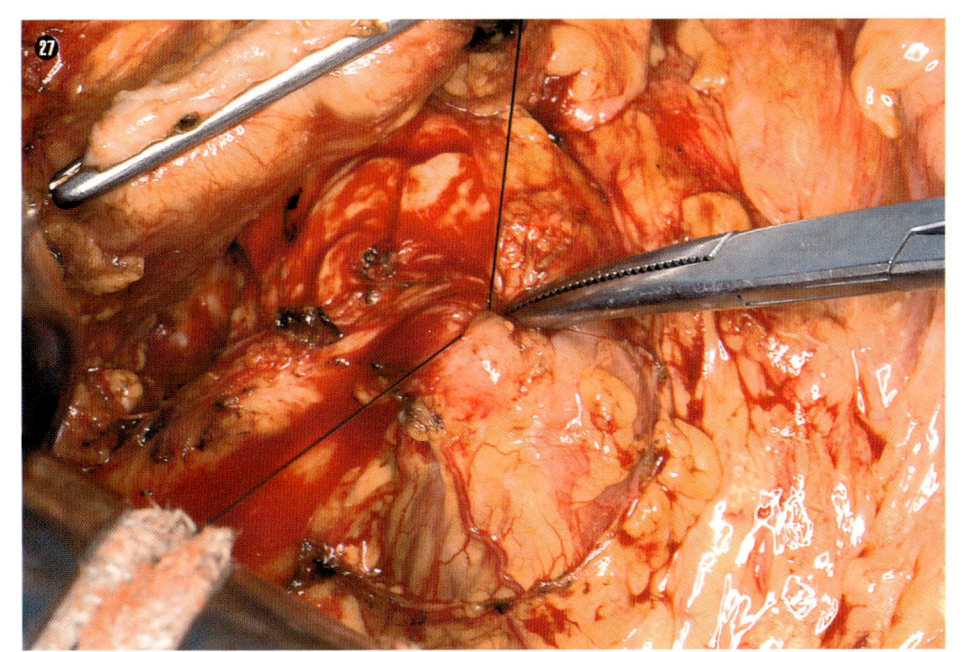

㉕ 十二指腸がほぼ、離断されつつある。

㉖ まず、肛門側十二指腸断端にかかっているモノフィラメント吸収糸を締める。
写真は、十二指腸断端が巾着形にしぼられたところである。

㉗ 鉗子で巾着縫合を中に押し込み、ナイロン糸も締めて、十二指腸断端を重積埋没させる。
これにより、十二指腸断端が閉鎖される。

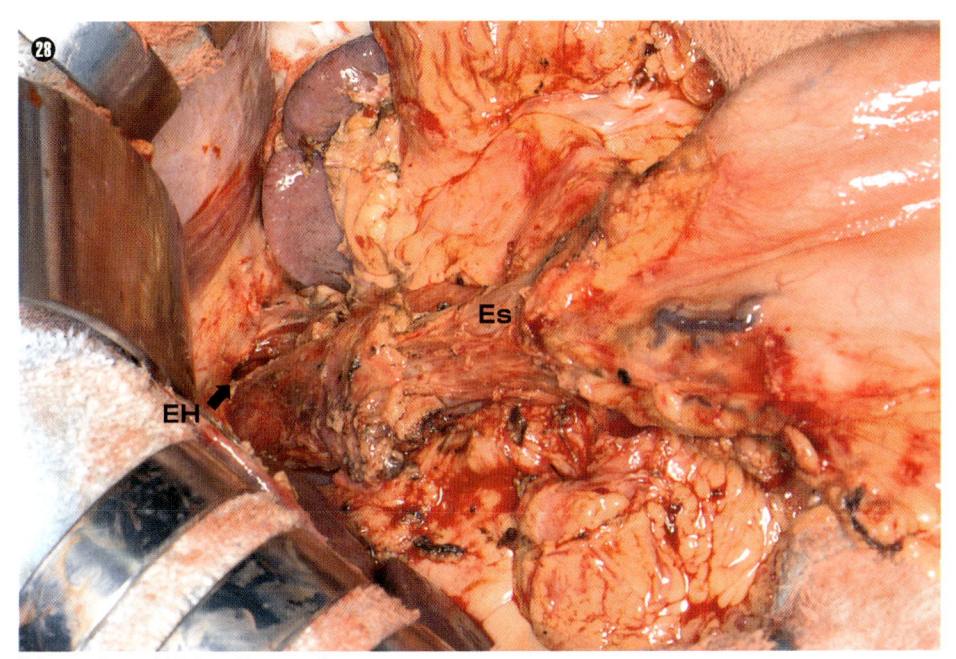

㉘ 次に、横隔膜食道裂孔の剥出に移る。
写真は、横隔膜食道裂孔から、胸部食道を引き出しているところである。
横隔膜上部で郭清した軟部組織が引き出されているのが見える。

EH：esophageal hiatus　Es：esophagus

㉙ 腹腔側の剥離・切離が完了した後に、頸部食道を離断する。
頸部食道の口側に巾着縫合鉗子をかけ、肛門側には食道断端鉗子をかける。
巾着縫合鉗子に沿って、剪刀にて頸部食道を離断する。
その際、先に示した左下甲状腺動脈を損傷しないよう注意する。

㉚ 頸部食道口側の断端を展開し、自動吻合器のアンビルを挿入する。
通常、可能であれば28mm口径を使用し、食道径が狭い場合には25mm口径を使用する。
食道径が狭く、アンビルが挿入できない場合は、婦人科で用いられるヘガール拡張器によって、徐々に鈍的に広げる。
食道は筋層が弱いため、愛護的に行うことが大切である。

㉛ 自動吻合器のアンビルを挿入したら、巾着縫合で固定する。

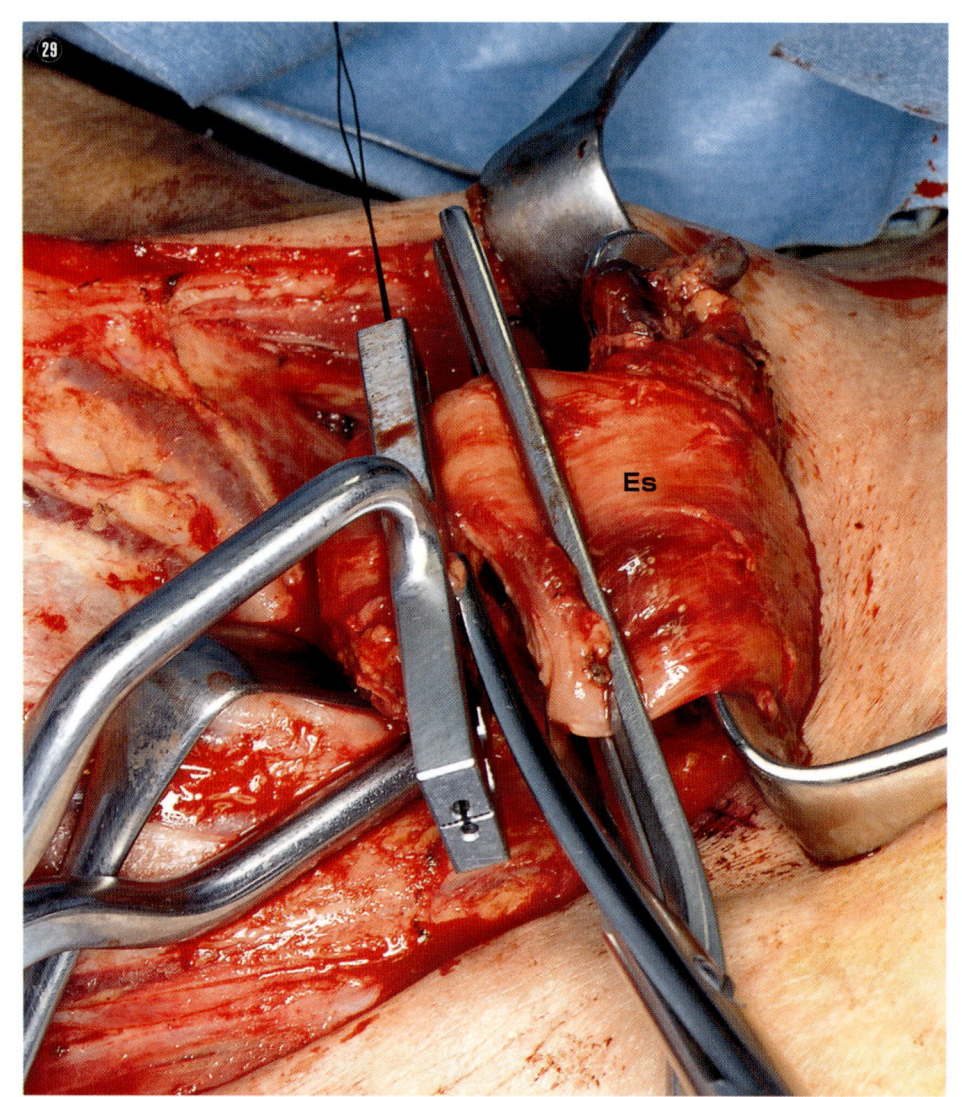

Es：esophagus

Es：esophagus

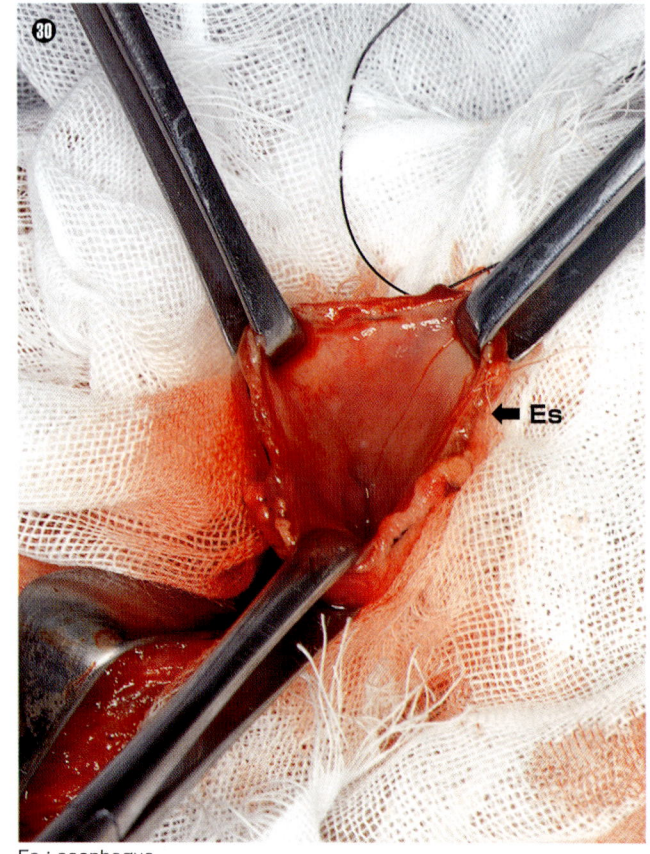

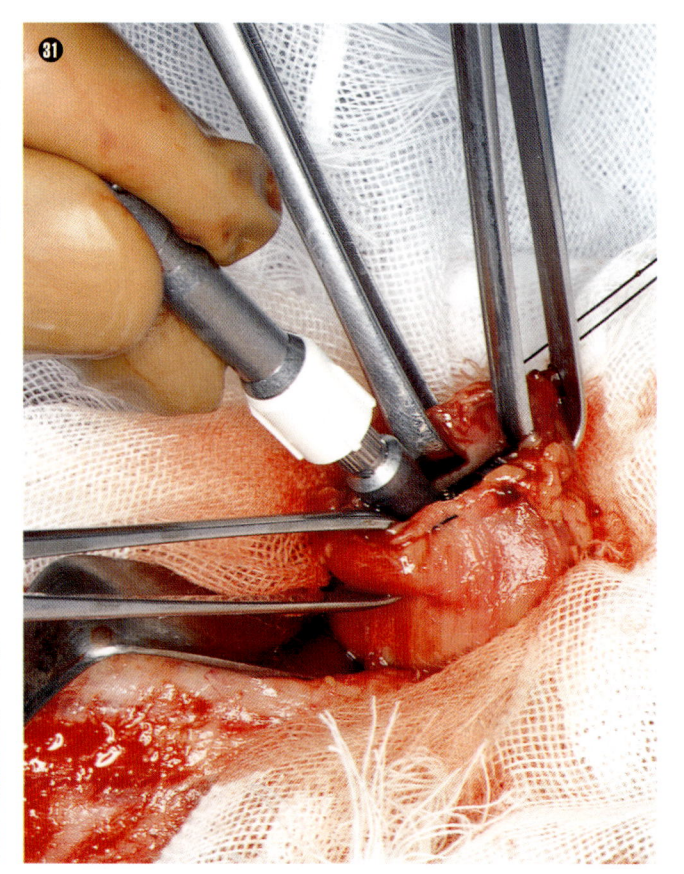

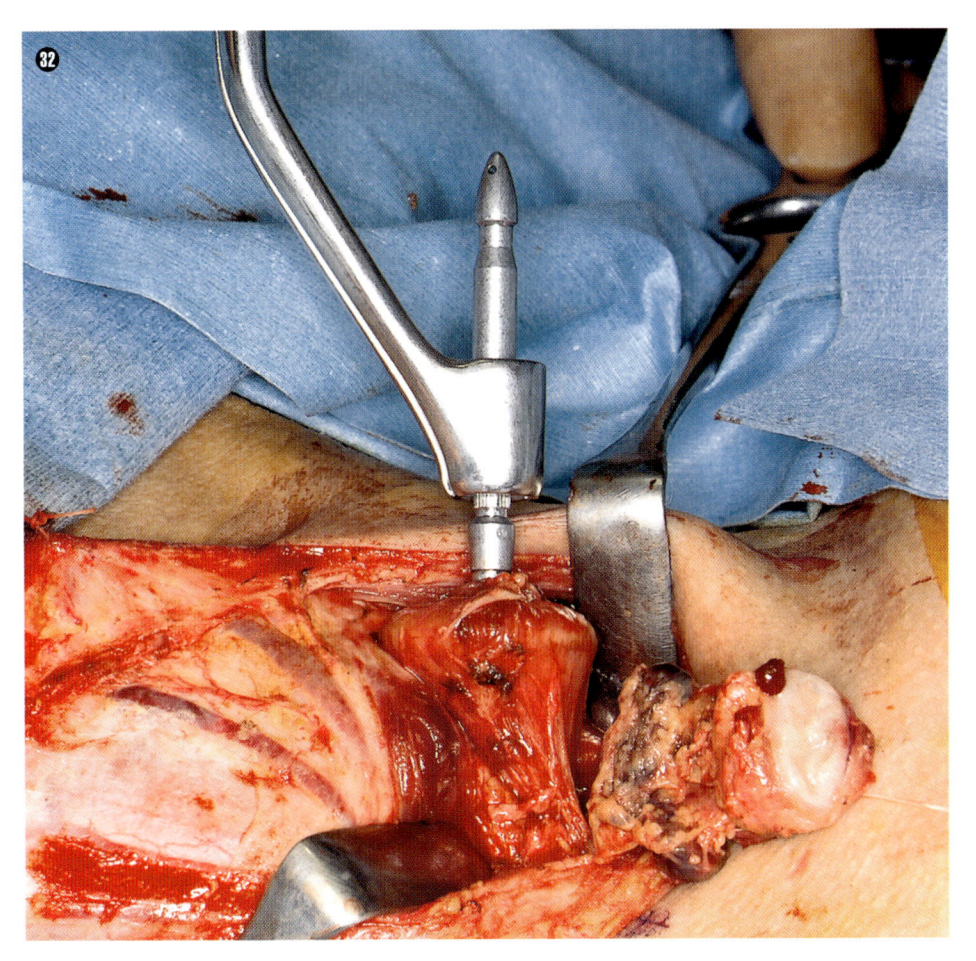

㉜ 頸部食道断端に、自動吻合器のアンビルが挿入されたところである。
本症例では、左下甲状腺動脈の尾側から口側食道を引き出しているので、食道を牽引することによる動脈損傷に注意する。
肛門側食道断端を閉鎖後に、腹腔側へ食道を抜去し、食道残胃の一括標本を摘出する。

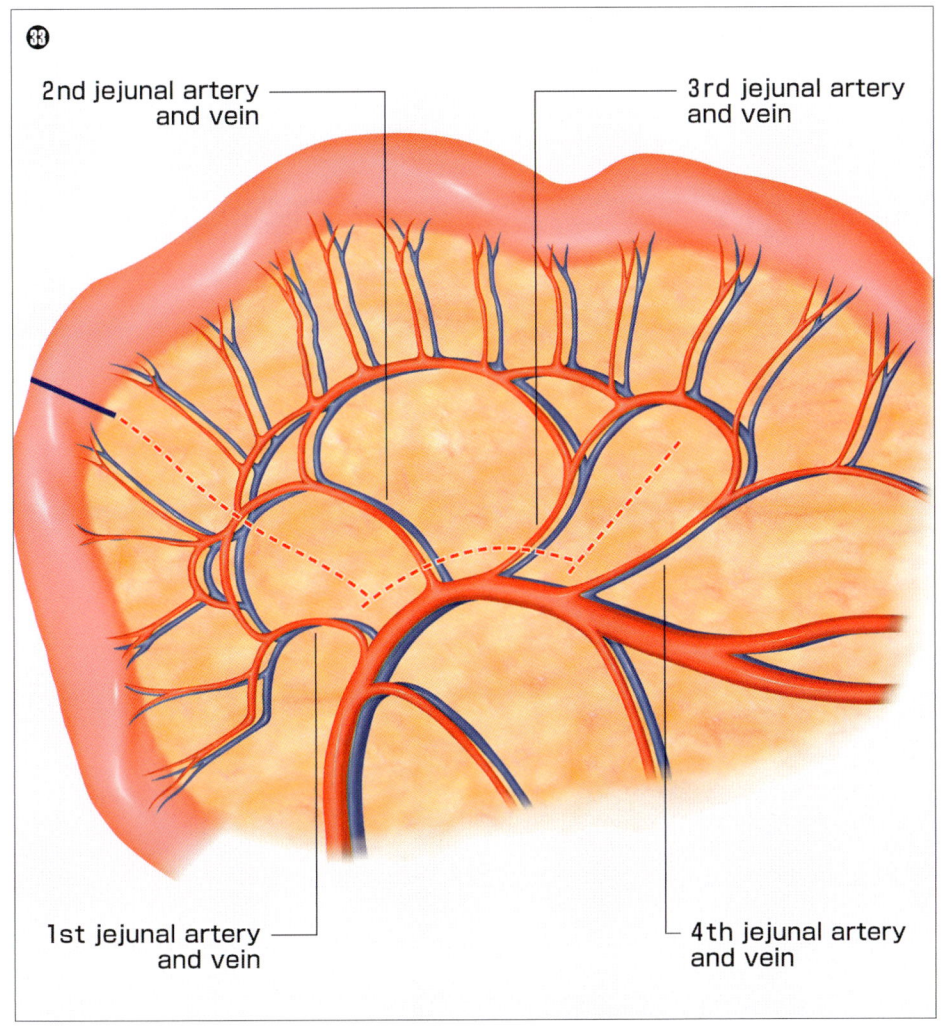

㉝ 次に、空腸による再建を行う。空腸は間膜内の血管吻合が多く、血流を得やすい。しかし、結腸に比べると腸間膜を伸展しにくいという欠点がある。
補助的血行再建を前提とすれば、腸管壊死の心配は回避できるので、我々は空腸を用いている。
空腸間膜の血管起始部から空腸までの長さ（空腸間膜の長さ）には、個人差がある。十分な長さを確保できるよう、血管処理の部位を決定する。
通常は、第2空腸動静脈、または第3空腸動静脈をなるべく起始部で切離し、空腸を挙上する。

1-❹ 胃切除既往のある食道癌に対する有茎空腸を用いた胸壁前再建術　86

㉞ 空腸間膜の血管検索を行っているところである。
良好な血管系があるかどうか、また、十分な長さを確保できるよう、慎重に検索する。

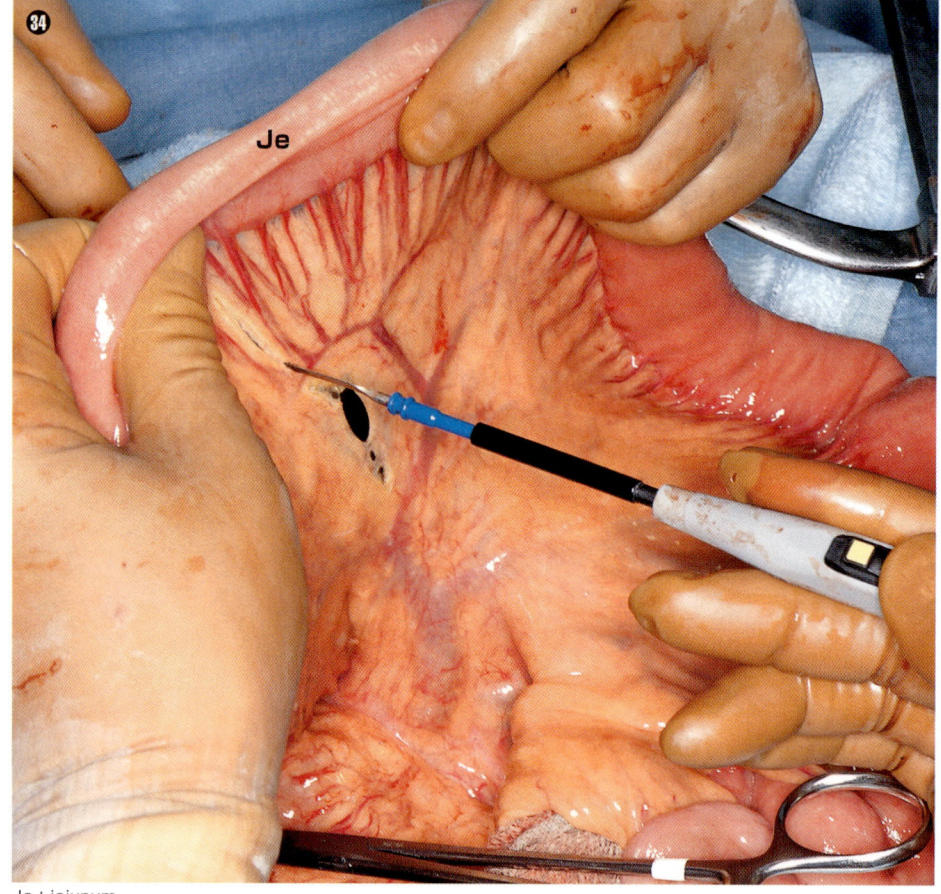

㉟ 切離を予定する血管にブルドッグ鉗子をかけて血行を遮断し、空腸の血流状態を確認する。本症例では、第2・第3空腸動静脈を切離して、第1・第2空腸動静脈の間で空腸を切離する予定とした。

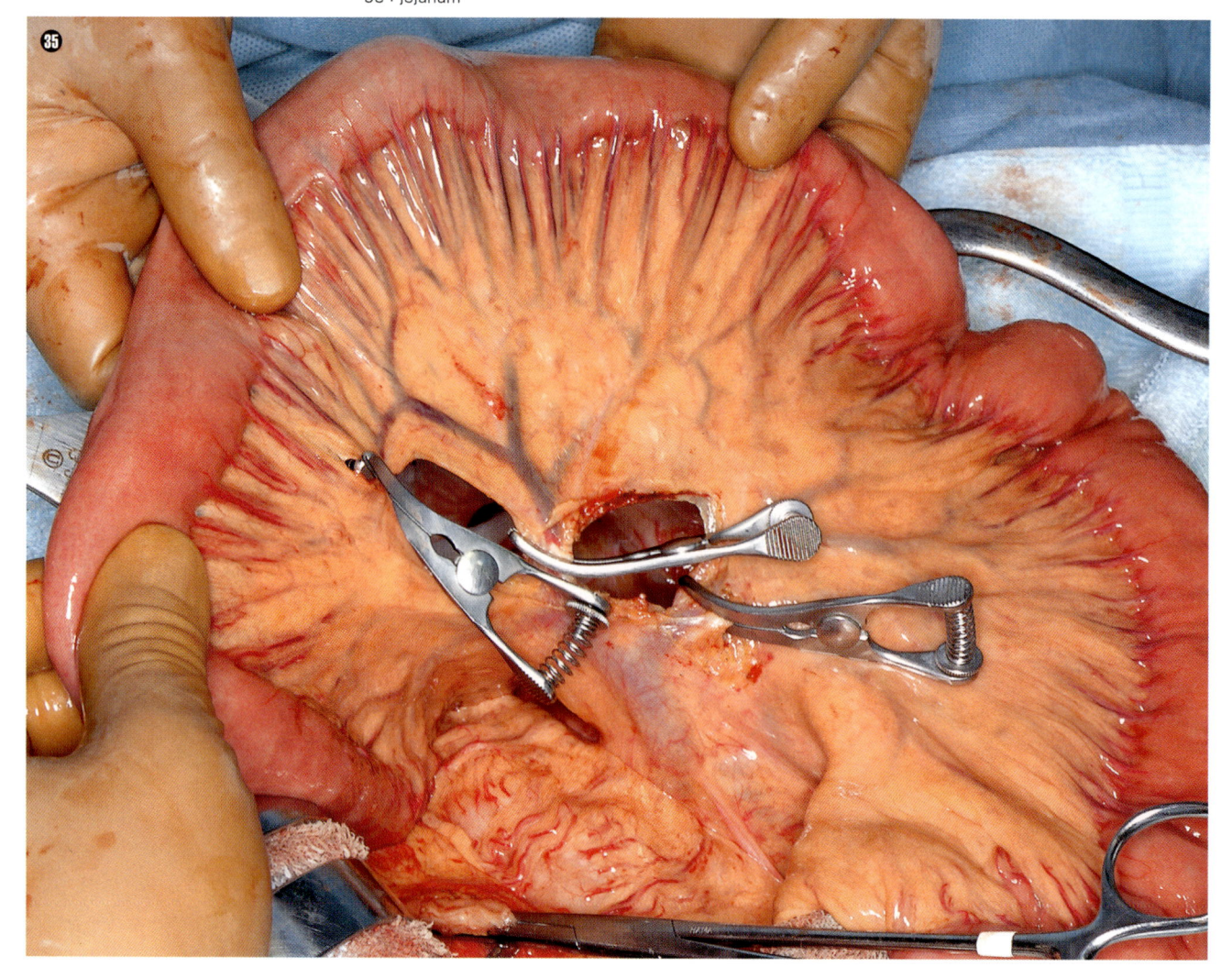

Je：jejunum

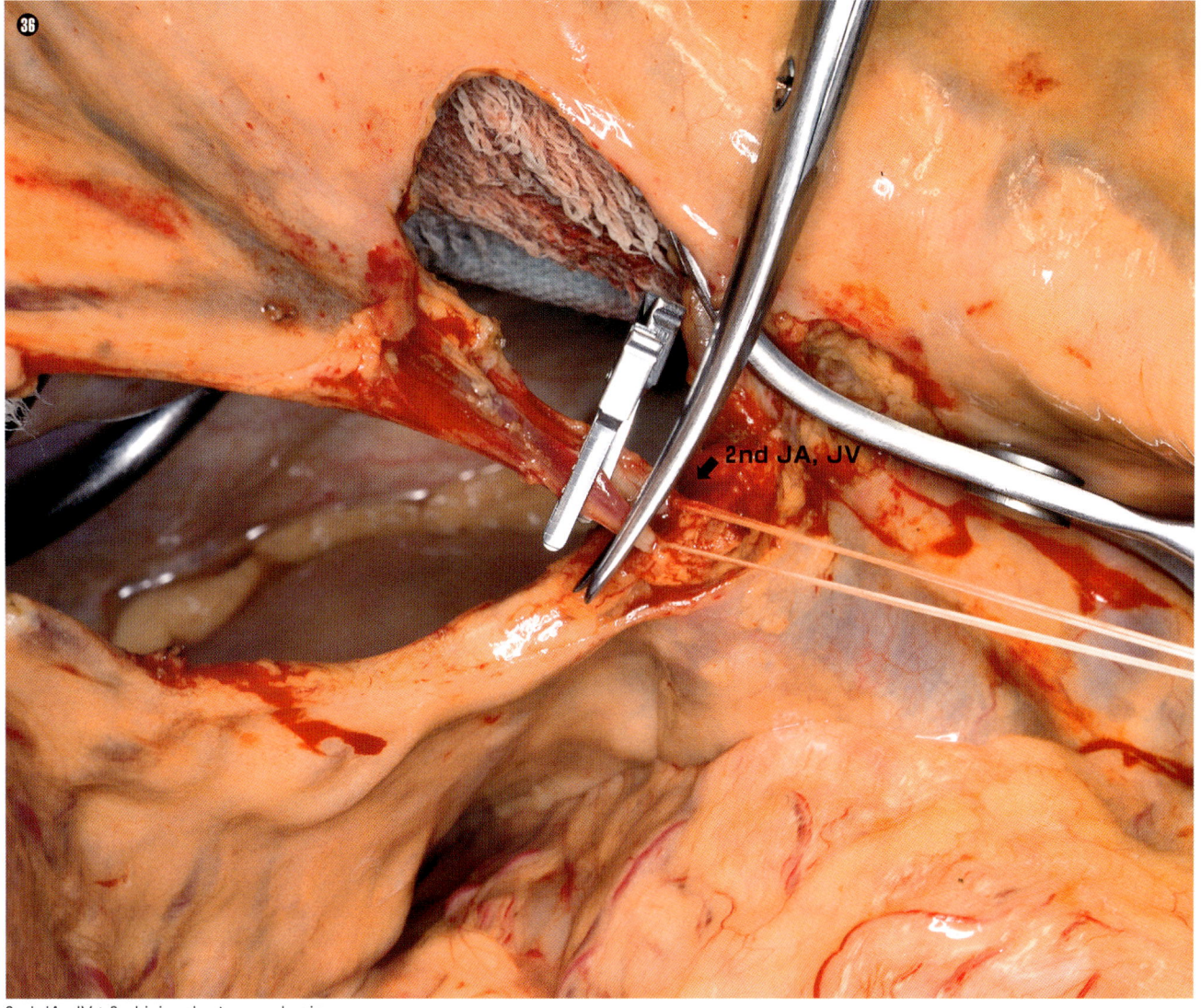

2nd JA, JV：2nd jejunal artery and vein

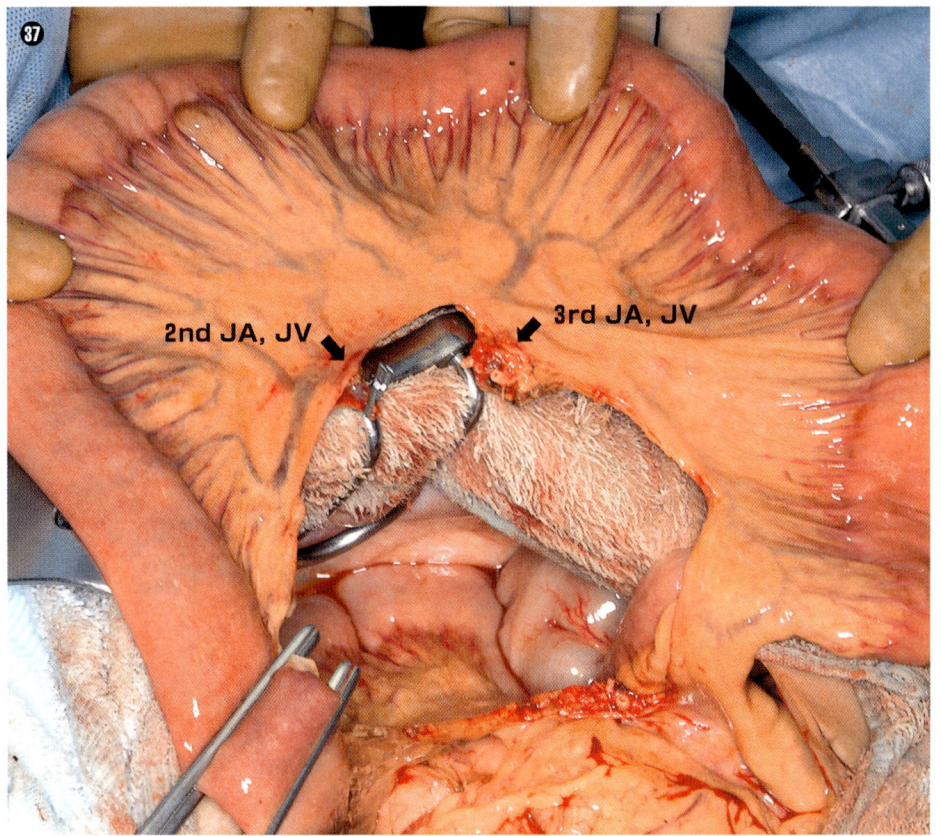

2nd JA, JV：2nd jejunal artery and vein　　3rd JA, JV：3rd jejunal artery and vein

㊱　血管吻合による血行再建を行うため、第2空腸動静脈を離断する。
写真は、吻合予定血管にマイクロクランプをかけた後切離するところである。

㊲　空腸間膜を切離したところである。
クランプのかかった吻合予定血管の断端が二つ見えている。
次に、口側腸管に鉗子をかけ、空腸を離断する。
この際、空腸を挙上して体表に置き、空腸が頸部食道まで届くことを確認する。

1-❹　胃切除既往のある食道癌に対する有茎空腸を用いた胸壁前再建術　　88

㊳㊴ 腹部正中創を胸部上部まで延長し、空腸を挙上するための胸壁前皮下経路を作成する。皮下脂肪組織の下で、大胸筋を露出する層で剥離していく。大胸筋を十分側方まで露出するように剥離する。

皮下に腸管を通したあと、皮膚に緊張がかからないよう、十分に剥離を行うことが大切である。内胸動脈枝のうち、大胸筋貫通枝は太いものがあるので、後出血を予防するために結紮しておく。

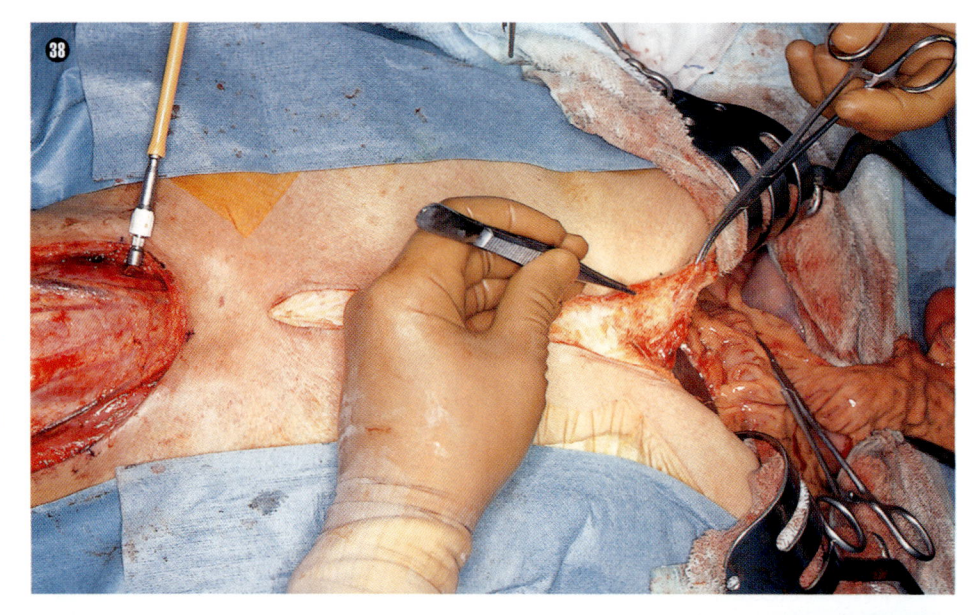

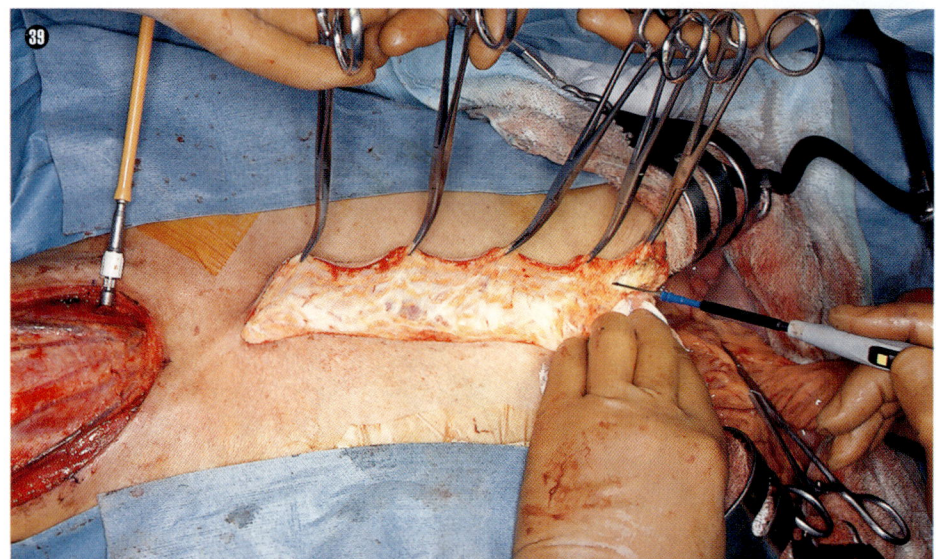

㊵ 皮下の剥離をほぼ完了した状態である。
我々は皮膚を全切開せず、頸部の一部、数センチを残している。

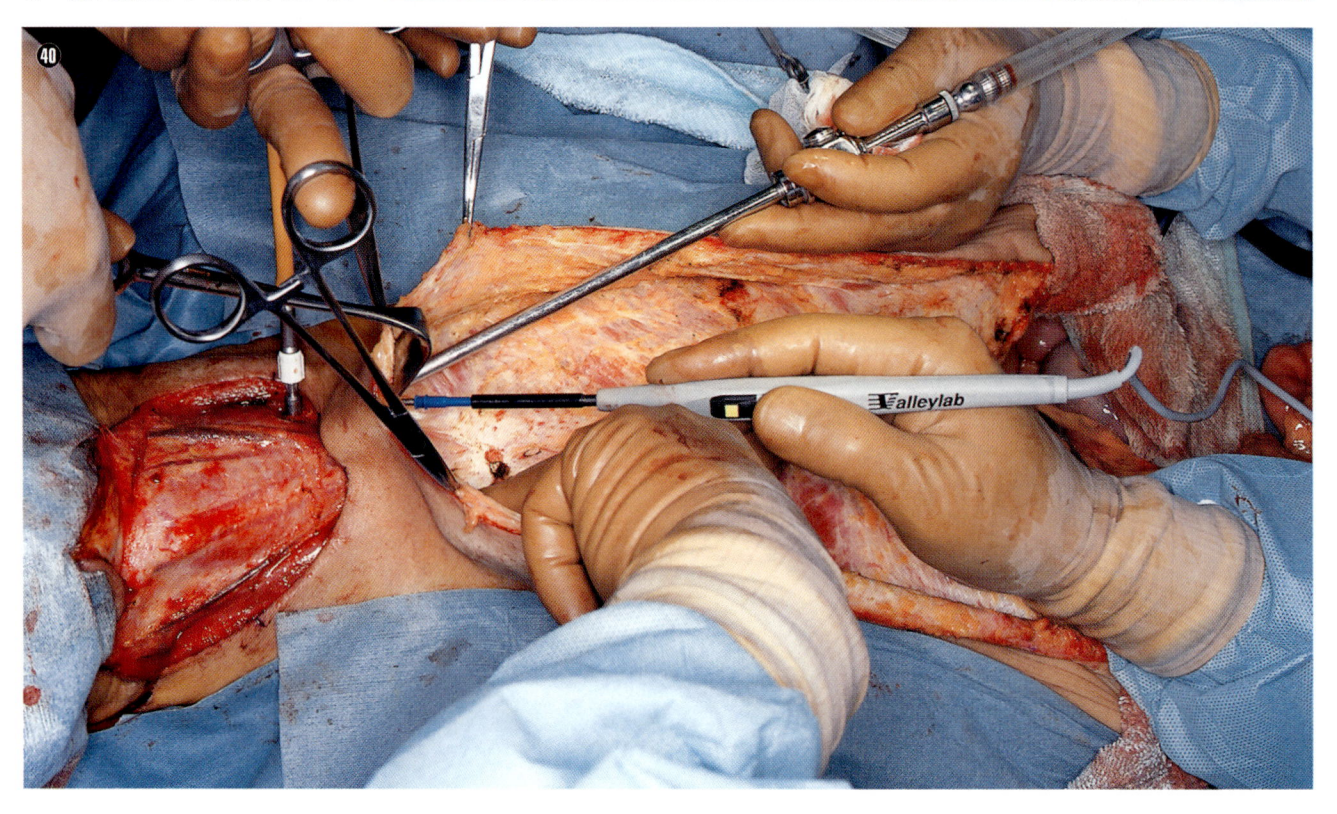

マイクロ下血管吻合と消化管吻合

空腸の補助的血行再建という目的で、マイクロ下に内胸動静脈を空腸動静脈に吻合する。

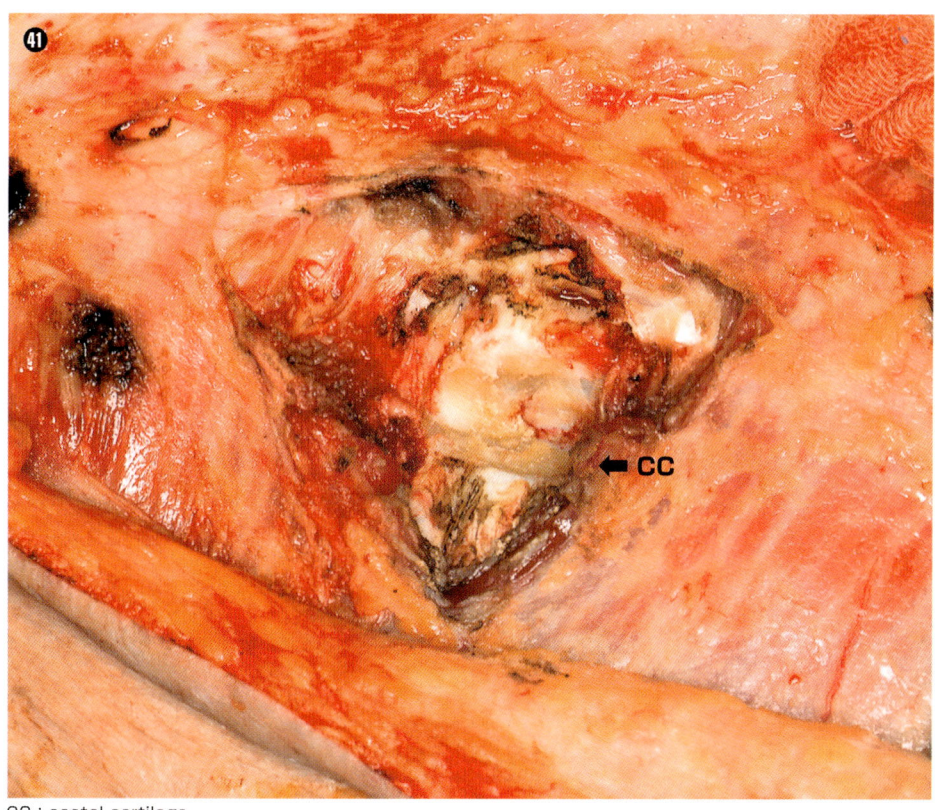

❹❶❹❷ 右第3肋軟骨を切除し、内胸動静脈を露出する。
空腸の血管系の位置とその長さにより、第2肋軟骨や第4肋軟骨を切除することもある。
補助的血行再建にあたって、使用に耐えうる血管があるかどうかを確認し、内胸動静脈の分枝である肋間動静脈を結紮切離し、血管を授動する。

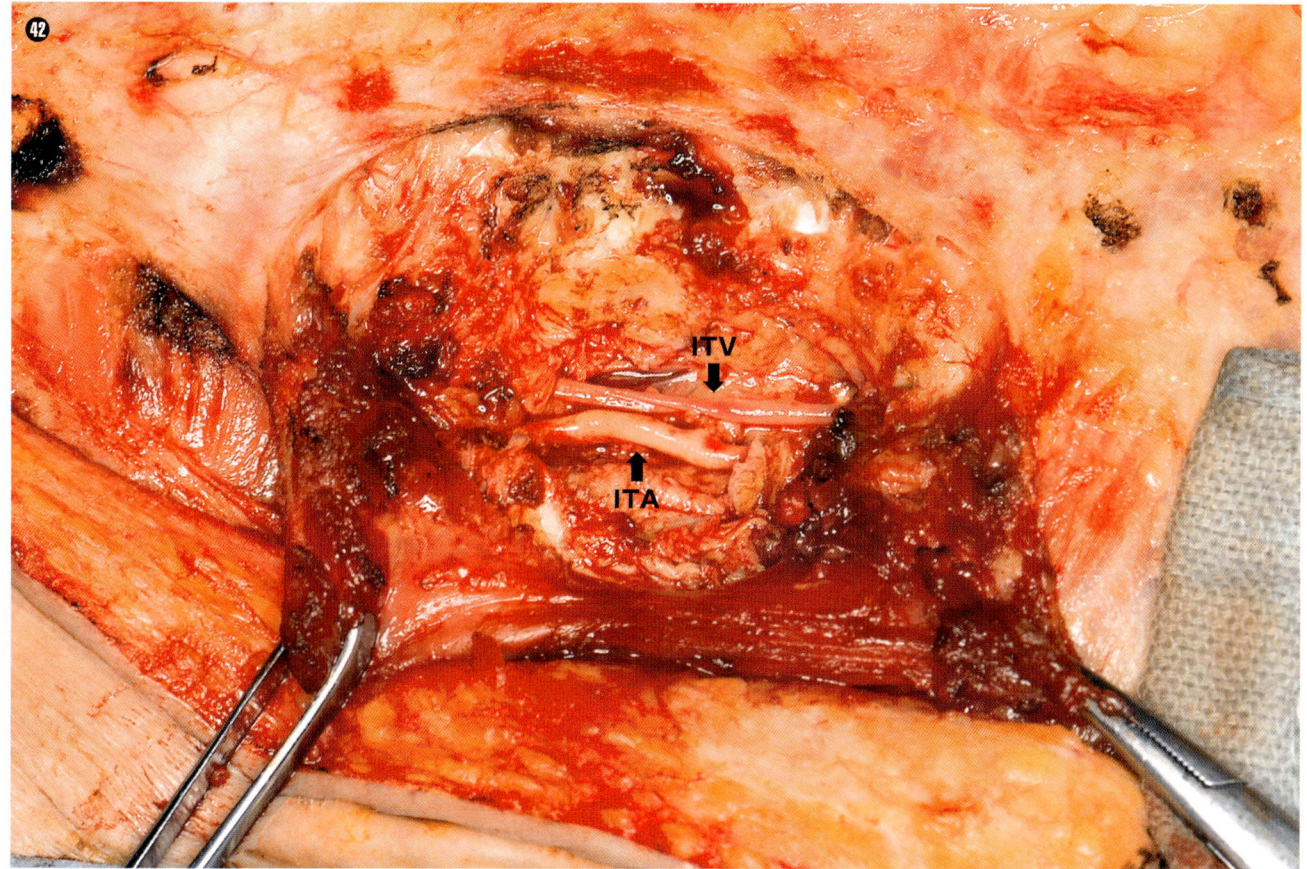

CC：costal cartilage

ITA：internal thoracic artery　ITV：internal thoracic vein

1-❹　胃切除既往のある食道癌に対する有茎空腸を用いた胸壁前再建術

㊸ 吻合を行うそれぞれの血管断端が示されている。
血管断端はマイクロクランプをかけている。吻合する血管どうしが、緊張なく吻合可能であることを確認する。

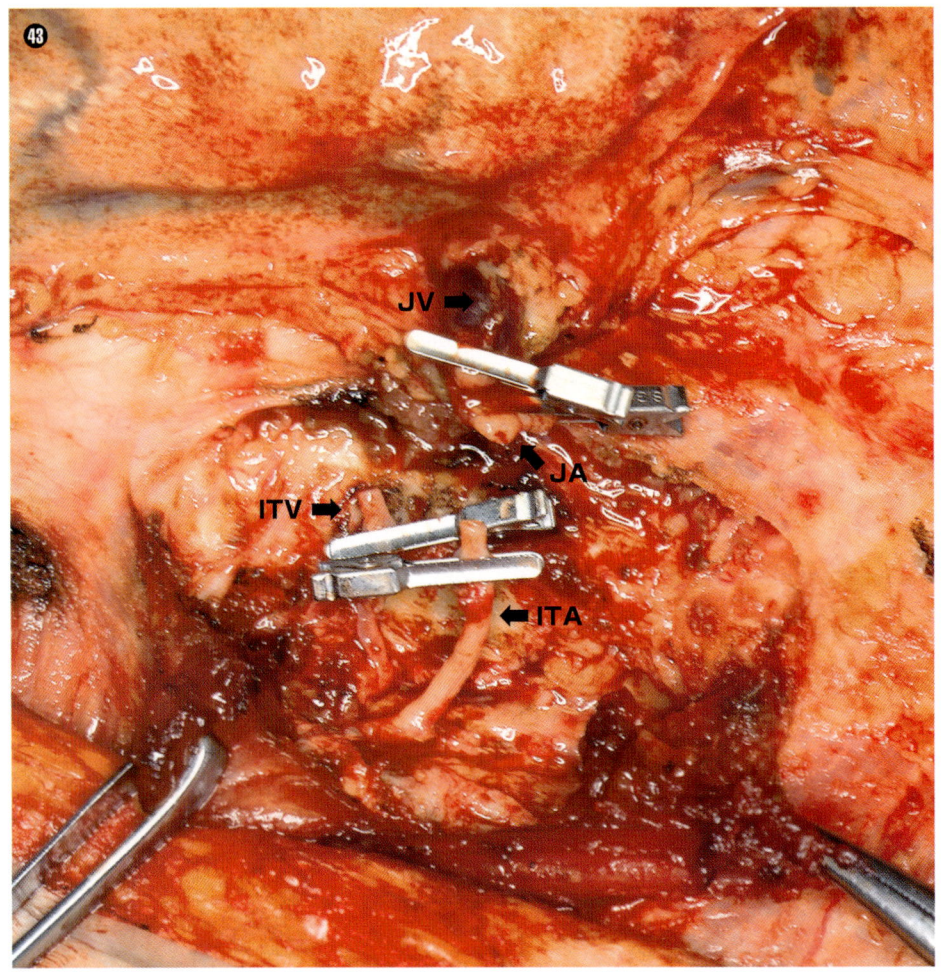

JV：jejunal vein　JA：jejunal artery　ITV：internal thoracic vein　ITA：internal thoracic artery

㊹ 初めに、静脈吻合を行う。内胸静脈と空腸静脈をねじれが起きないように留意して、ダブルクランプではさみ、血管断端を合わせる。
マイクロ下に9-0非吸収性モノフィラメント糸（マイクロ用）で、端端吻合を行う。
血管1本につき6～10針の結節縫合を行う。
次に、内胸動脈と空腸動脈を同様に吻合する。

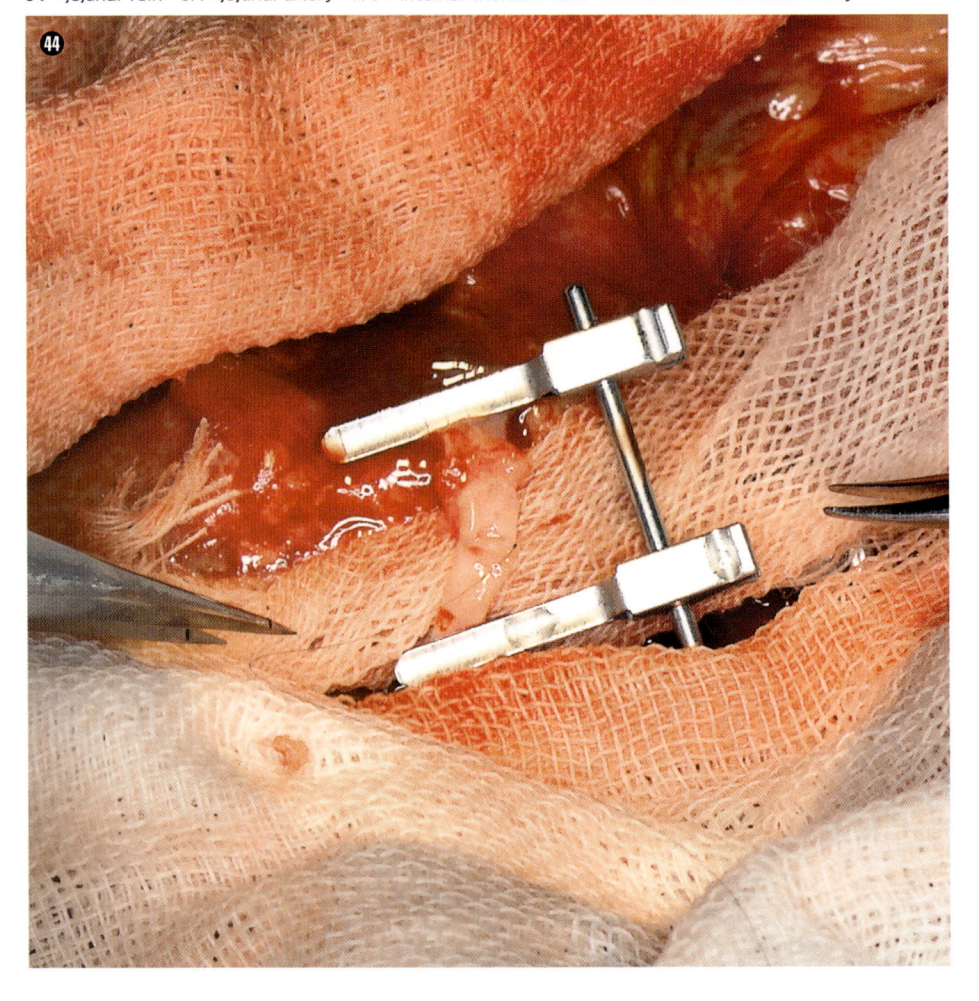

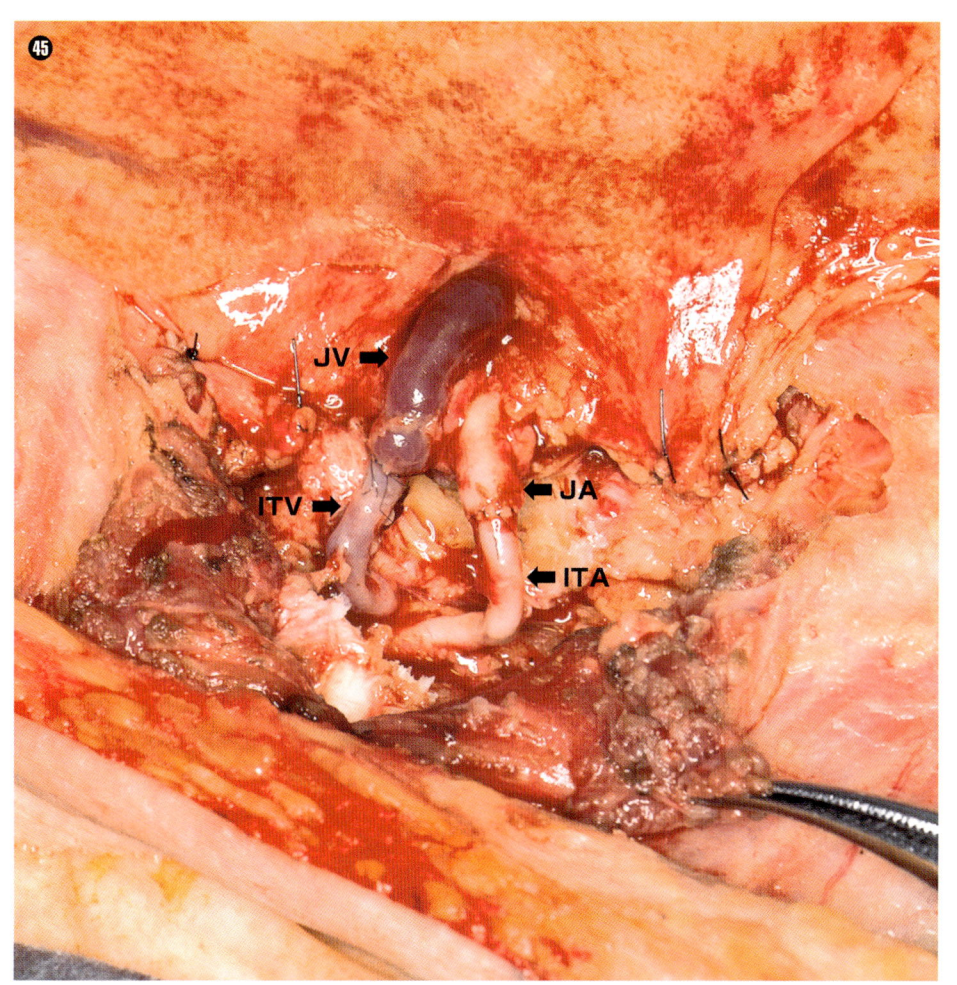

㊺ 内胸静脈・空腸静脈の吻合、内胸動脈・空腸動脈の吻合が終了したところである。
さらに、血管吻合部近くの腸間膜を大胸筋筋膜などの胸壁に固定し、腸管が引っ張られた際、吻合血管に緊張がかからないようにする。

JV：jejunal vein　JA：jejunal artery　ITV：internal thoracic vein　ITA：internal thoracic artery

㊻ 挙上する空腸を体表に置き、頸部食道まで無理なく到達することを確認する。
写真に示すように、空腸を切離後は、うっ血による浮腫が出やすい。これを防ぐために、付加的血管吻合を行うわけである。特に、静脈還流を重視して、補助的血行再建を行い、うっ血を予防する。

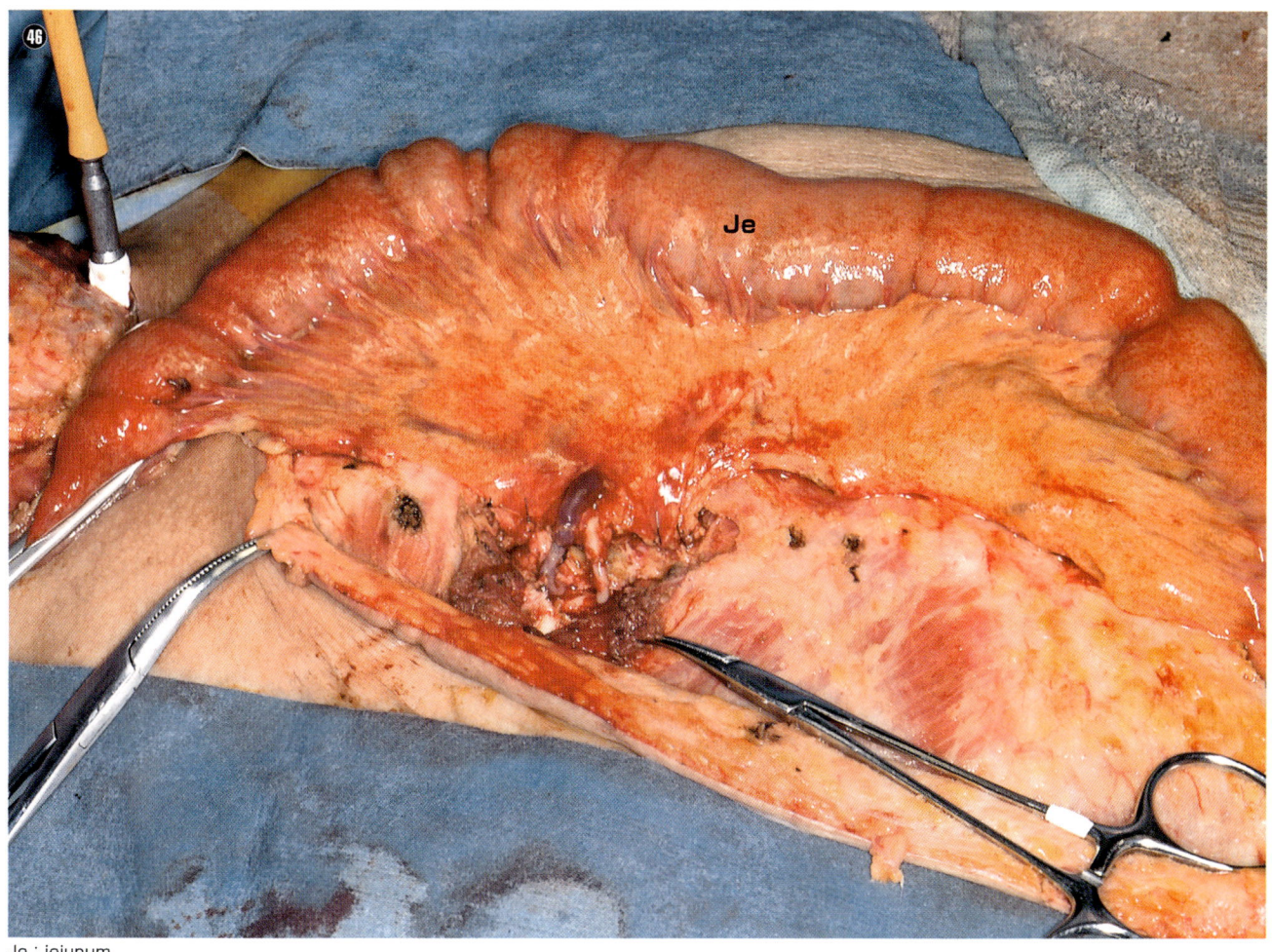

Je：jejunum

1-❹　胃切除既往のある食道癌に対する有茎空腸を用いた胸壁前再建術　92

㊼ 次に、頸部食道と挙上空腸の端側吻合を行う。
写真は、皮下トンネルを通した空腸断端から自動吻合器の本体を挿入し、空腸間膜対側の腸管壁を貫いたところである。

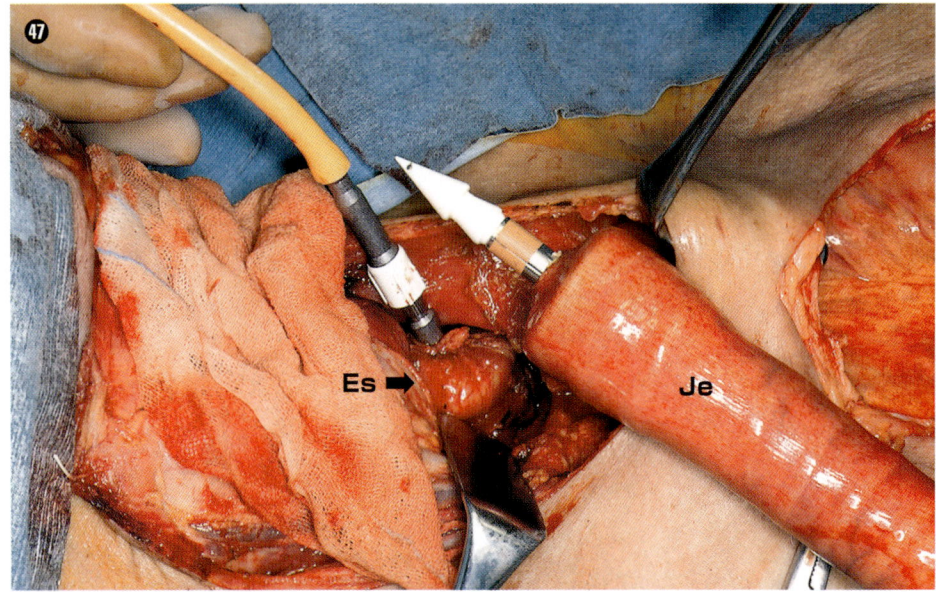

Es：esophagus　Je：jejunum

㊽ 頸部食道に挿入した自動吻合器のアンビルと、空腸間膜対側を貫いた本体を、ネラトンカテーテルを介して接続する。
腸管壁を損傷しないよう、柔らかいネラトンカテーテルをガイドに用いるのである。

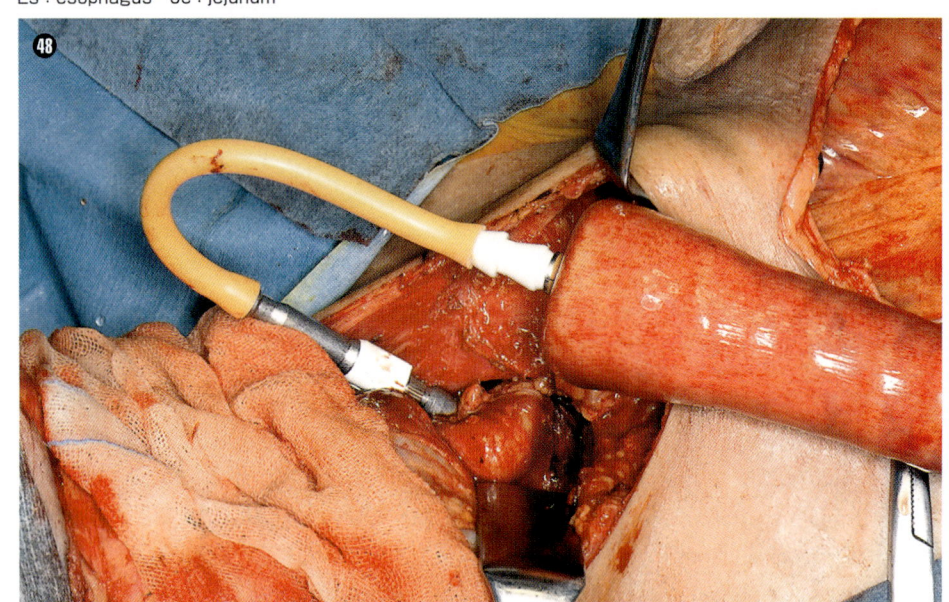

㊾ アンビルのシャフトを空腸内に誘導後、自動吻合器本体をいったん抜去してネラトンカテーテルを外す。
改めて、自動吻合器本体を再挿入し、本体とアンビルのシャフトを接続する。

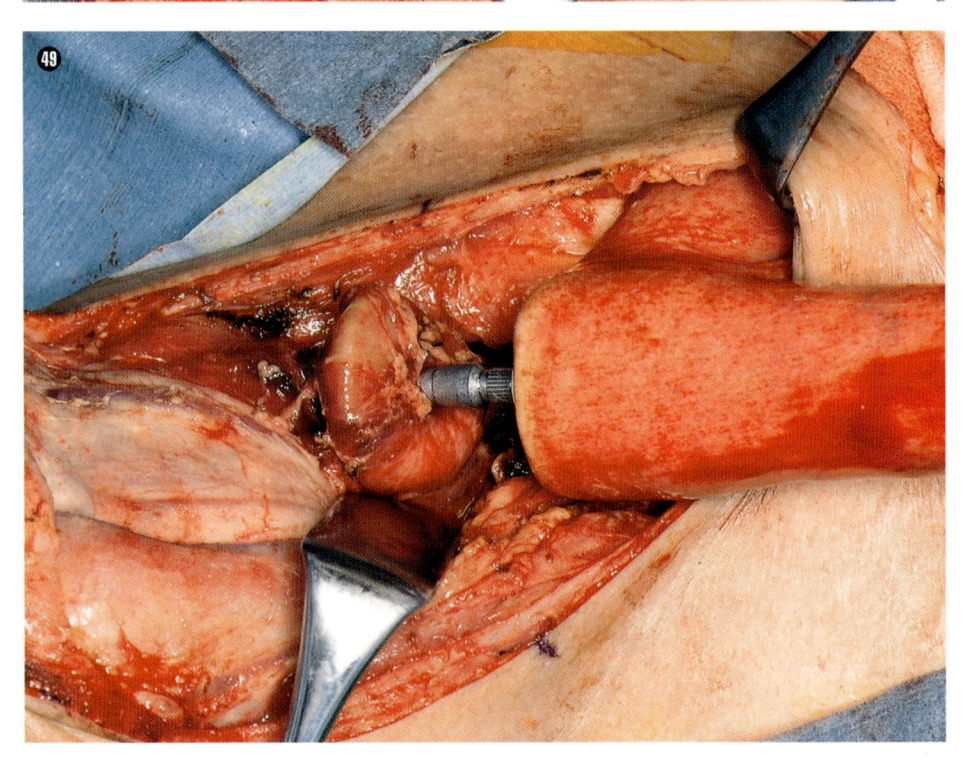

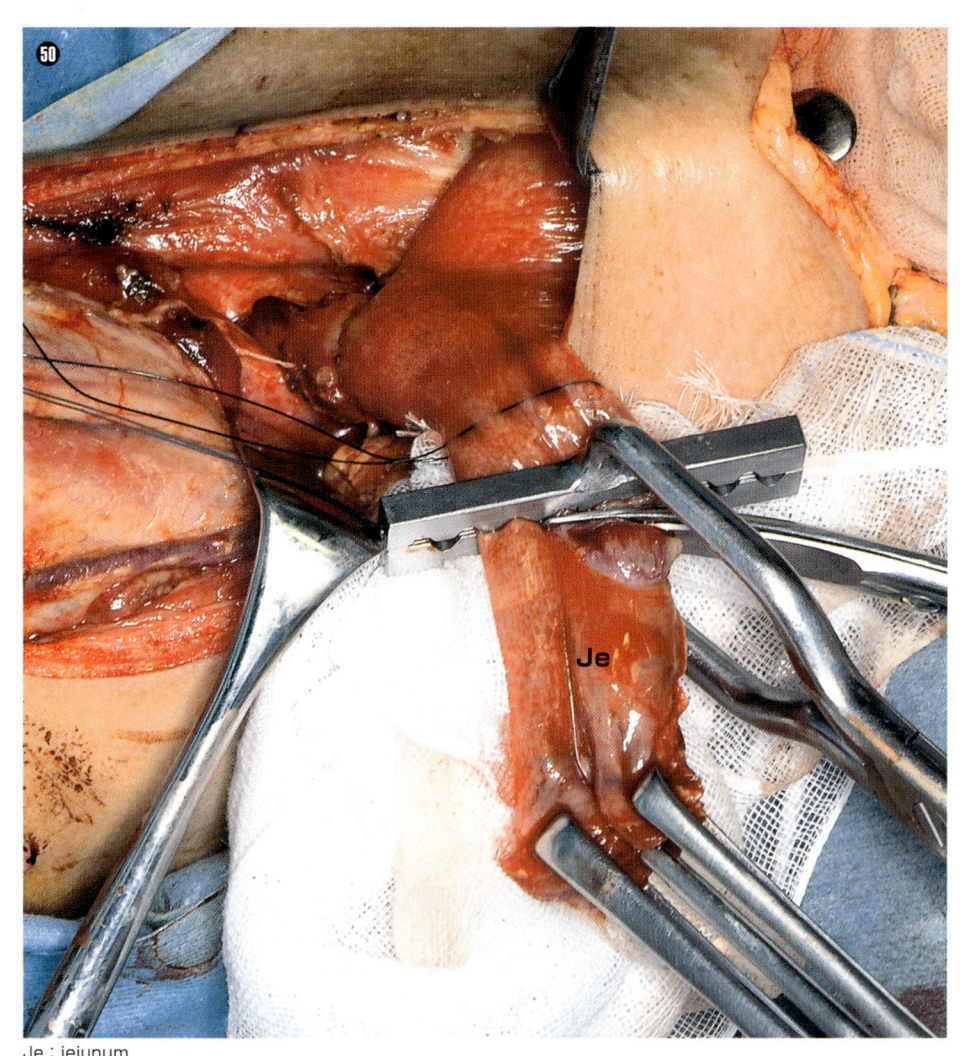

㊿ 空腸断端を、二重にタバコ縫合（ダブルタバコ縫合）によって閉鎖する。
最初にナイロン糸をかけ、次にモノフィラメント吸収糸をかけて、余剰な空腸断端を切除し、断端を巾着縫合で埋没させる。

Je：jejunum

(51) 頸部食道と空腸の吻合部に緊張がかからないよう、断端に近い空腸を頭側の組織に縫合固定する。

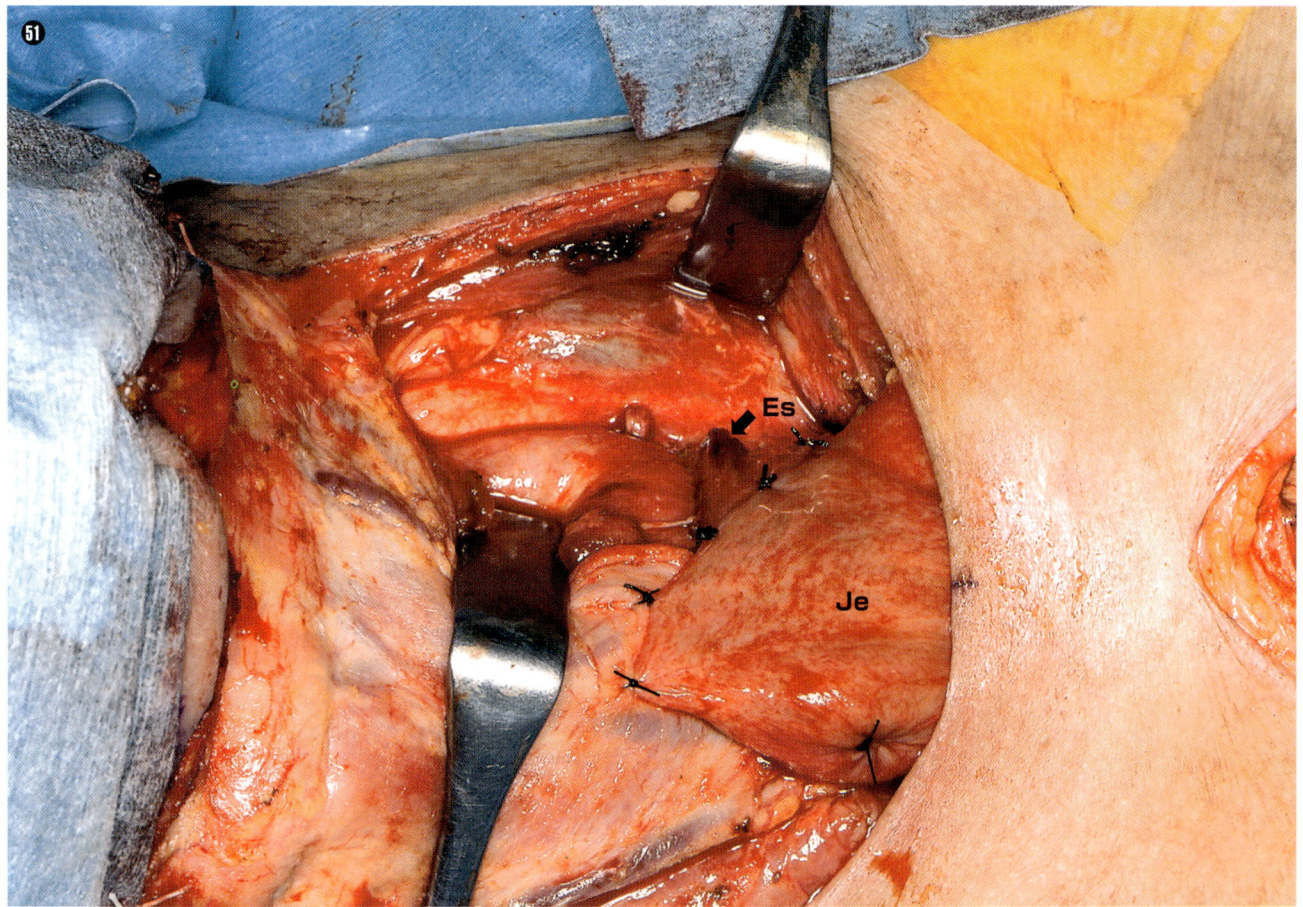

Es：esophagus　Je：jejunum

1-❹　胃切除既往のある食道癌に対する有茎空腸を用いた胸壁前再建術

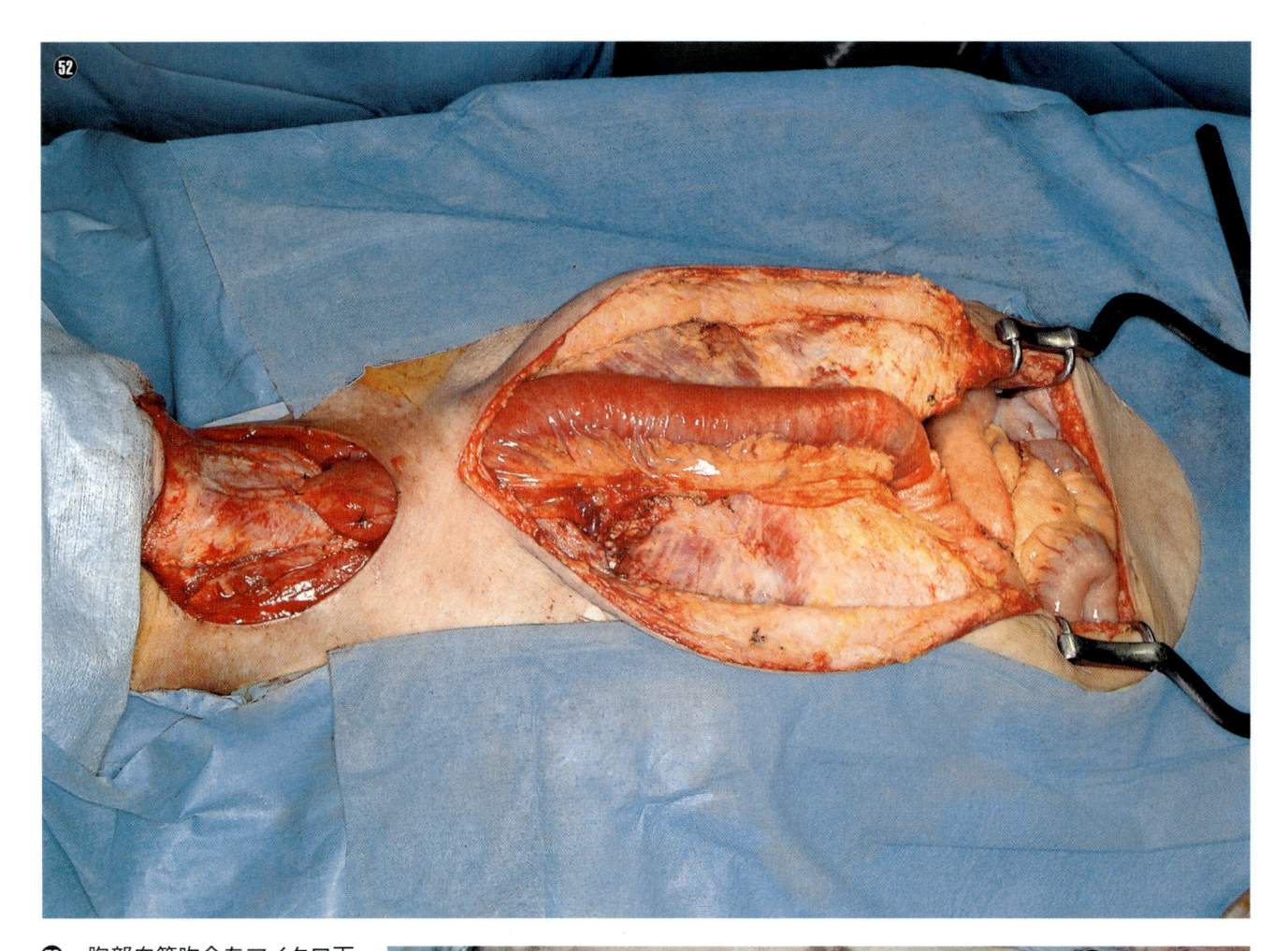

㊵ 胸部血管吻合をマイクロ下に行い、頸部食道・空腸の端側吻合を行った後、腹部で空腸空腸のRoux en Y吻合を行う。写真は、Roux en Y吻合が完成したところである。

本症例の場合には、空腸がほぼ直線的に胸部を通過するので、付加的な手術は必要ない。

症例によっては、空腸が前胸壁で著明に蛇行する。その際は、空腸を20〜30cm切除し、再吻合を行って直線化を図る。

㊶ 写真は、頸部食道との吻合時に空腸が蛇行したため切離し、再吻合して直線化を図った症例である。

注）上の写真は、下の写真とシェーマを合成したイメージ写真。

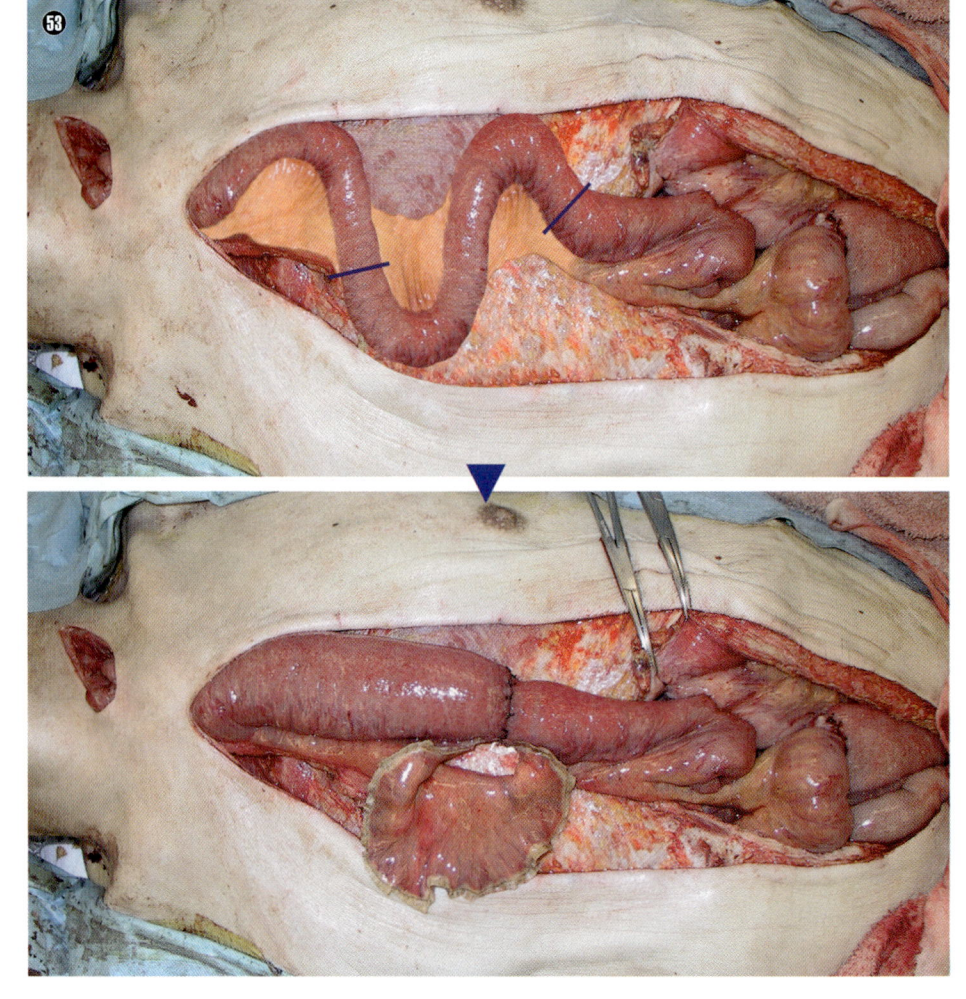

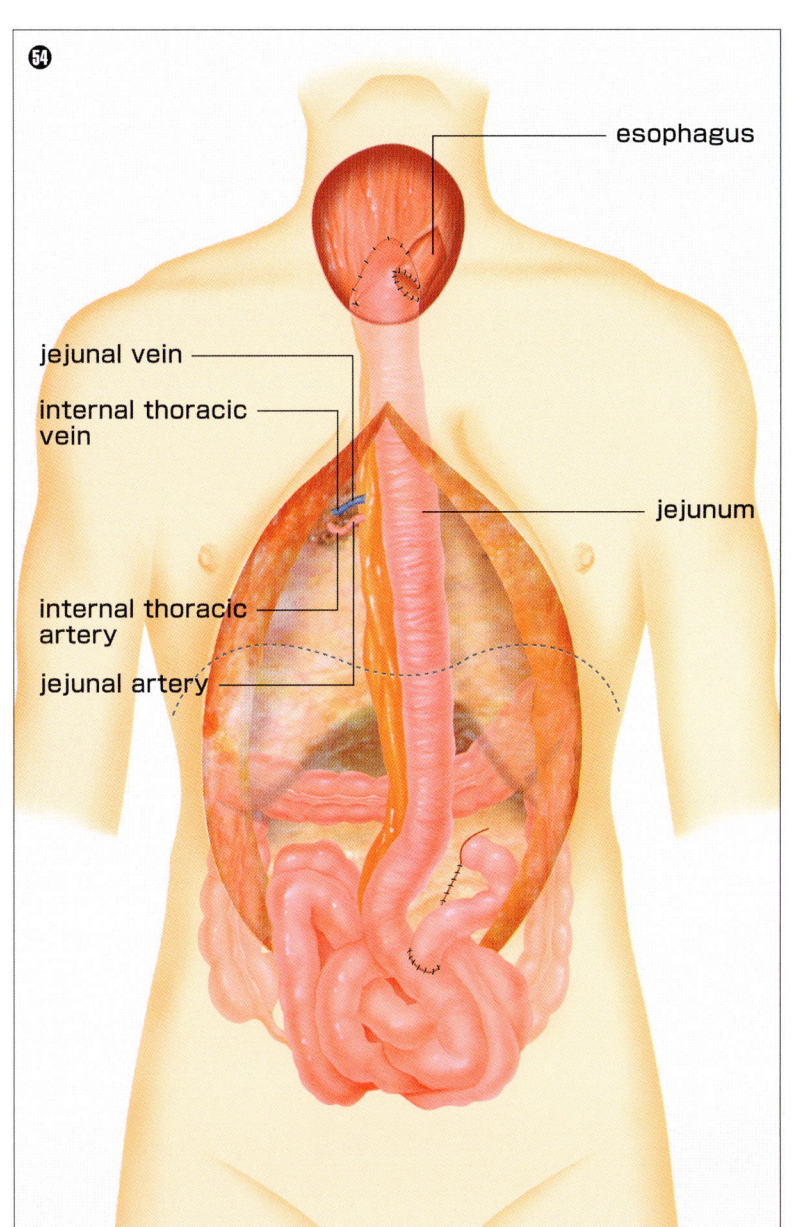

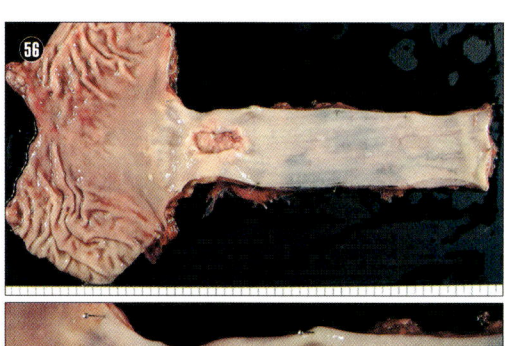

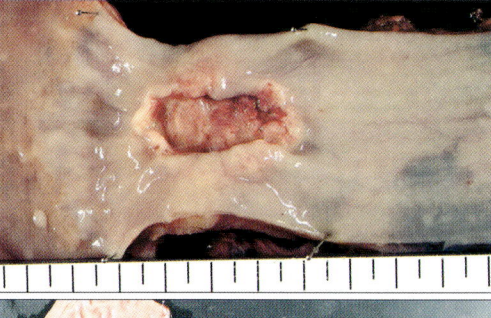

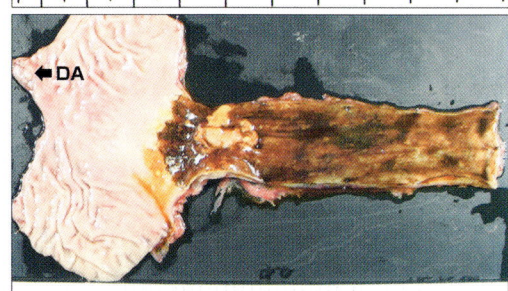

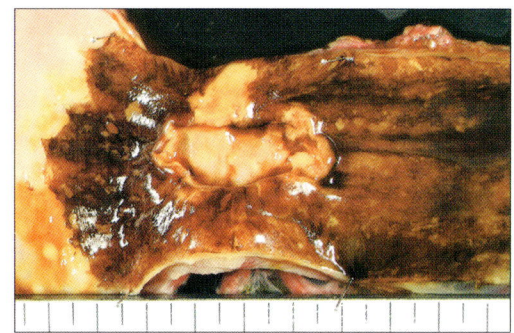

㊄ 食道癌に対する有茎空腸を用いた胸壁前再建術の完成模式図を示す。

㊄ 皮膚を縫合し、両側頸部に閉鎖式ドレーンを置いて手術を終了する。

㊅ 食道残胃一括標本を示す。Ltの2型食道癌と、十二指腸の隆起型腺腫を示す。

DA：duodenal adenoma

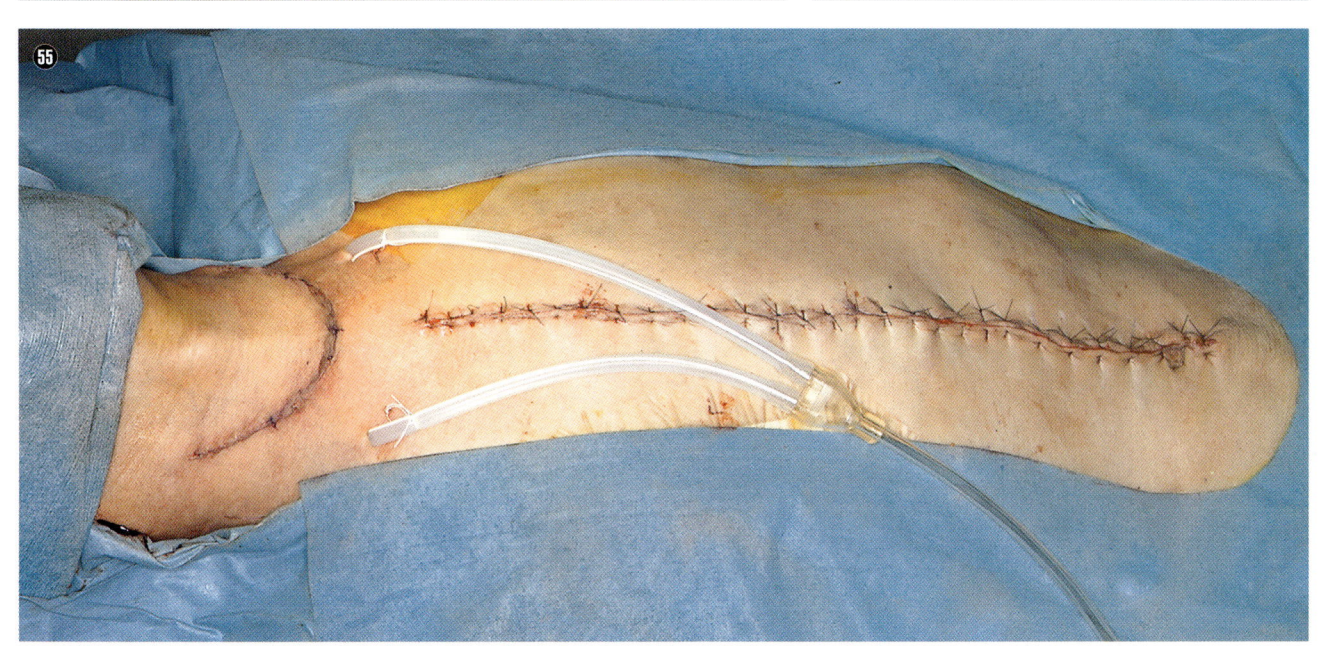

1-④ 胃切除既往のある食道癌に対する有茎空腸を用いた胸壁前再建術

1-5 左側アプローチによる腹腔鏡下食道裂孔ヘルニア根治術

杏林大学医学部第一外科学講師　**森　俊幸**
杏林大学医学部第一外科学教授　**跡見　裕**

食道裂孔ヘルニアの腹腔鏡下手術は、良好な成績の得られる優れた治療法である

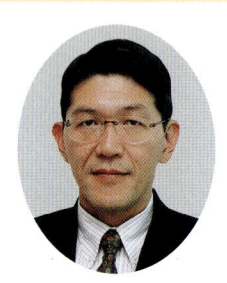

杏林大学
医学部第一外科学講師
森　俊幸

　食道裂孔ヘルニアに対する手術は、開腹手術の時代から多くの外科医の関心を集めてきた。食道裂孔ヘルニアは後述するように滑脱型と傍食道型の2型があり、それぞれに対し、過去の術式には変遷が見られる。

　滑脱型ヘルニア・逆流性食道炎に対しては腹腔側からのアプローチであるNissen法、Toupet法、胸腔側からのBelsey法が標準手術となっていた。

　傍食道裂孔ヘルニアに対しても、さまざまな術式が報告されてきた。なかでも、経腹的にヘルニアを還納し、ヘルニア門閉鎖（crural repair）、ラップ形成、胃固定術を行う術式が最も一般的に行われていた。

　1987年、CCDカメラを用いた腹腔鏡手術による胆摘術が、フランスにおいて初めて行われた。腹腔鏡下胆摘術は瞬く間に広がり、胆嚢摘出が適応とされる際の第一選択の手術法となるまでに、多くの時間を要さなかった。

　これに伴い、多くのビデオ・手術器械メーカーが腹腔鏡手術機器の開発に参画し、その性能も短期間のうちに著明に向上した。これら手術機器の発達や手術手技の発展に伴い、腹腔鏡手術により、他の多くの手術が施行可能となった。

　逆流性食道炎に対しては、1991年にDallemagneが13例の腹腔鏡下手術症例を初めて報告した。この報告では、胃体上部授動のための短胃動静脈切離時の出血により、4例で開腹手術が必要になった。

　この報告を嚆矢として、以後多くのシリーズが報告されたが、短胃動静脈の切離を行わないRosetti変法も行われた。しかしながら、Rosetti変法では腹部食道の偏位屈曲をきたしやすく、術後の嚥下困難の発生頻度が高い結果ともなった。

　さらなる機器の開発、特に超音波凝固切開装置（LCS）により、短胃動静脈が容易かつ安全に切離可能となり、開腹手術時に標準術式となっていたFloppy Nissen fundoplication、Toupet法において、腹腔鏡下の施行が容易になった。

　傍食道型ヘルニアの腹腔鏡手術は、縦隔へ脱出する胃のために、滑脱型ヘルニアに比べ術野展開が困難であり、技術的難度が高いと考えられている。しかしながら、1992年のCongreveの報告を嚆矢とし、多くの臨床報告がなされた。

　これらの報告では傍食道裂孔ヘルニアに対しても、腹腔鏡手術が安全かつ臨床効果の高い治療法であることが示され、待期的手術ばかりでなく、緊急手術でも腹腔鏡下手術が第一選択の治療法と考えられるようになった。

　本邦では、開腹手術時代にも、食道裂孔ヘルニア根治術は施行頻度が必ずしも高い手術ではなかった。欧米で腹腔鏡下食道裂孔ヘルニア根治術が一般化した現在においても、本邦でこれに取り組む施設は多くない。

　特に、傍食道裂孔型ヘルニアは高齢者に多い疾患である。腹腔鏡手術は、その潜在的合併症を軽減する優れた治療法であり、良好な短期・長期成績が得られる。腹腔鏡下Nissen手術では、初期25例において著明な学習効果が認められるとも報告されている。本稿がこの学習期間の効率化・短縮に少しでもお役に立てば幸いである。

CASE & FLOW CHART

症例

74歳・女性

嘔吐・呼吸困難を主訴に、近医を受診した。バリウム胃透視により、混合型食道裂孔ヘルニアを認めたため、我々の施設へ紹介となった。

約2年前より嚥下時のつかえ感があり、この間に約10kgの体重減少を認めている。初診時、摂食不良による脱水ならびにHgb5.6と高度の貧血を認め、緊急入院となった。

バリウム胃透視（立位充盈像）では、食道胃接合部が縦隔内に位置し、また胃穹窿部、胃体上部は左胸腔内に脱出していた。食道裂孔（横隔膜）に一致し、胃体部が締めつけられていた（TypeⅢヘルニア）。腹臥位充盈像でも同様の所見であるが、横隔膜に一致した締めつけが不明瞭となる。すなわち、胸腔内に脱出した胃上部は後方に屈曲していると考えられた。

術前CT検査では、滑脱型の成分と傍食道型のヘルニア門は別であり、大きなヘルニア門の中央部に食道裂孔左脚が位置し、食道胃接合部が縦隔内に、胃上部が左胸腔内へ脱出している所見が得られた。また、胸腔内に脱出した胃上部は後方に屈曲していた。

内視鏡所見でも同様の所見が得られ、横隔膜に一致する胃屈曲部に一致した線状の潰瘍瘢痕（riding ulcer）が観察された。活動性出血性病変は認めなかった。

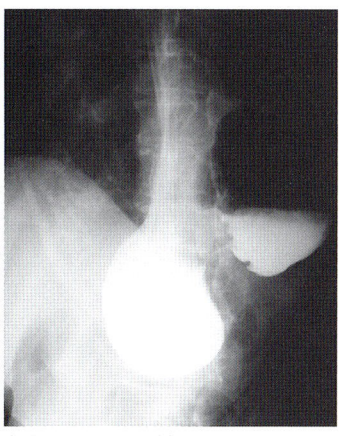

術前バリウム胃透視（立位充盈像）
食道胃接合部が縦隔内に位置し、胃穹窿部、胃体上部は左胸腔内に脱出。横隔膜に一致し、胃体部が締めつけられている。

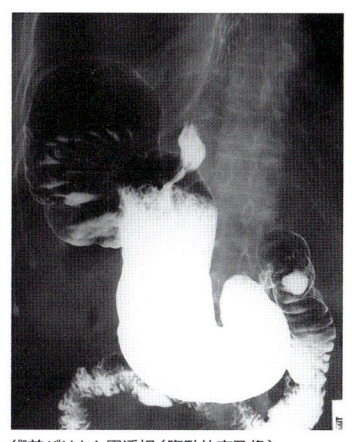

術前バリウム胃透視（腹臥位充盈像）
立位充盈像と同様の所見であるが、横隔膜に一致した締めつけが不明瞭。胸腔内に脱出した胃上部は後方に屈曲していると考えられる。

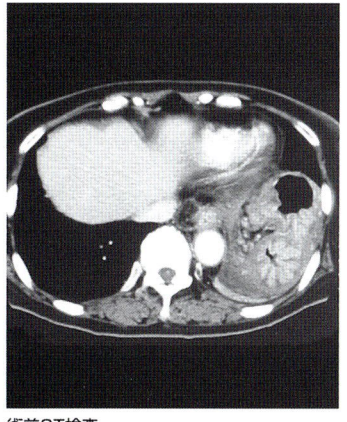

術前CT検査
滑脱型の成分と傍食道裂孔ヘルニア門は別。大きなヘルニア門の中央に食道裂孔左脚が位置し、食道胃接合部が縦隔内に、胃上部が左胸腔内に脱出している。

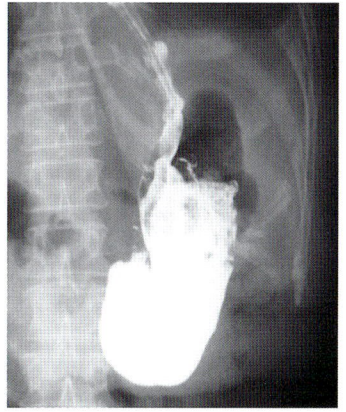

術後のバリウム胃透視
食道胃接合部、胃穹窿部は腹腔内に還納され、3cmのほぼ直線化した腹部食道が形成されている。その周囲にラップが形成され、ラップ口側に軽度の食道拡張を認める。

術式

1. トロカーの留置
2. ヘルニア還納・短胃動静脈の切離　❶〜❹
3. ヘルニア嚢の切離　❺〜⓮
4. 食道胃接合部、食道裂孔の露出・剥離　⓯〜⓲
5. crural repair・ヘルニア門の閉鎖　⓳〜㉕
6. ラップの形成　㉖〜㉛
7. ラップの固定　㉜〜㉟
8. ドレーン留置、閉創　㊱

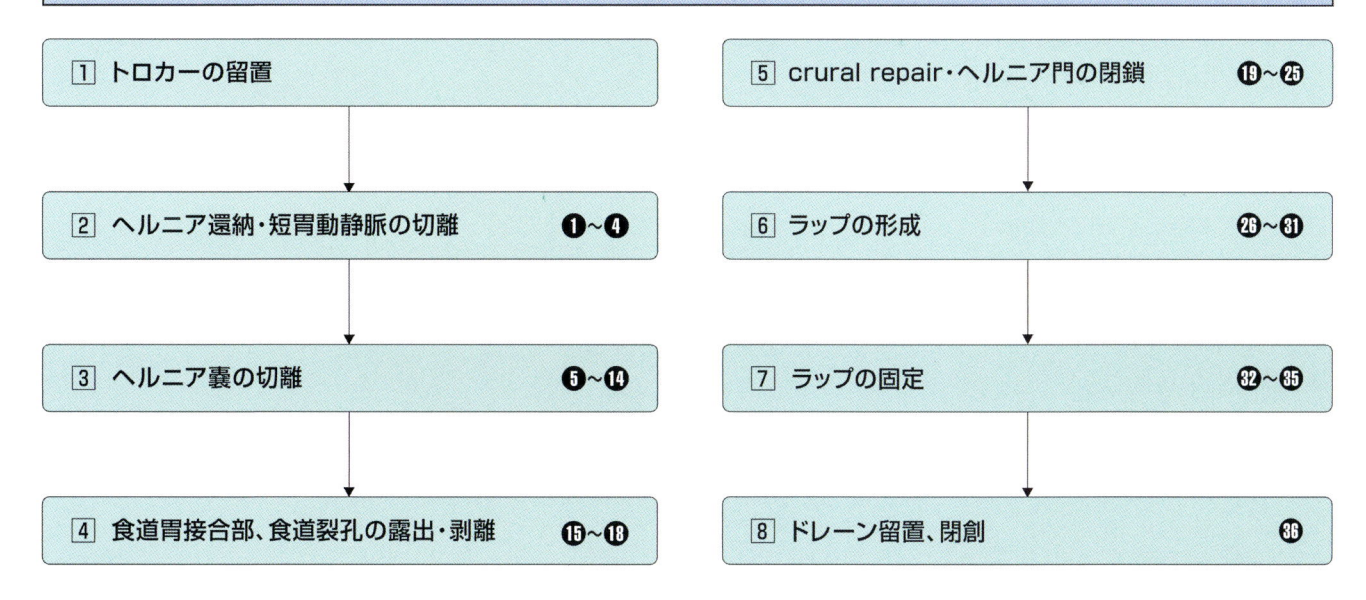

食道裂孔ヘルニアの分類

食道裂孔ヘルニアは滑脱型、傍食道型とその混合型に分類される。滑脱型では逆流性食道炎が、傍食道型、混合型では、通過障害や圧迫性呼吸障害が臨床上問題となる。

食道裂孔ヘルニアは、滑脱型（Type Ⅰ）、傍食道型（Type Ⅱ）、混合型（Type Ⅲ）に分類される。Type Ⅰがもっとも多く、傍食道型ヘルニアの多くは滑脱型を合併する（Type Ⅲ）。

滑脱型ヘルニアでは、食道胃接合部が縦隔内に偏位する。加齢とともに滑脱型ヘルニアの頻度は高くなるが、症状や合併症を伴わない症例も多い。

有症状例では胸焼け、胸部痛、胃内容逆流感などの逆流症状を自覚するが、特異性は高くない。高度の胃内容逆流により逆流性食道炎、食道狭窄、バレット食道などに加え、呼吸器合併症を認めることも多い。

傍食道型ヘルニアでは、食道胃接合部は横隔膜下に正常に位置し、胃穹窿部や胃体部が縦隔内または胸腔内に脱出している。純粋な傍食道型は少なく、混合型ヘルニアが多い。

ヘルニアの増大とともに、胸腔内の含嗽音や食後呼吸困難、間歇的な食道閉塞といったヘルニアやその機械的圧迫に起因する症状を呈する。食道閉塞症状が持続する場合には、胃軸捻転の合併を考慮する。

傍食道型ヘルニアには、貧血が30％に合併しており、脱出した胃のビラン、潰瘍、また食道裂孔に一致する部位の潰瘍（riding ulcer）からの出血によるものと考えられている。急性の出血は稀であるが、これを認める場合には胃内圧の上昇から胃壁壊死へと急な進行を呈する症例があり、注意を要する。

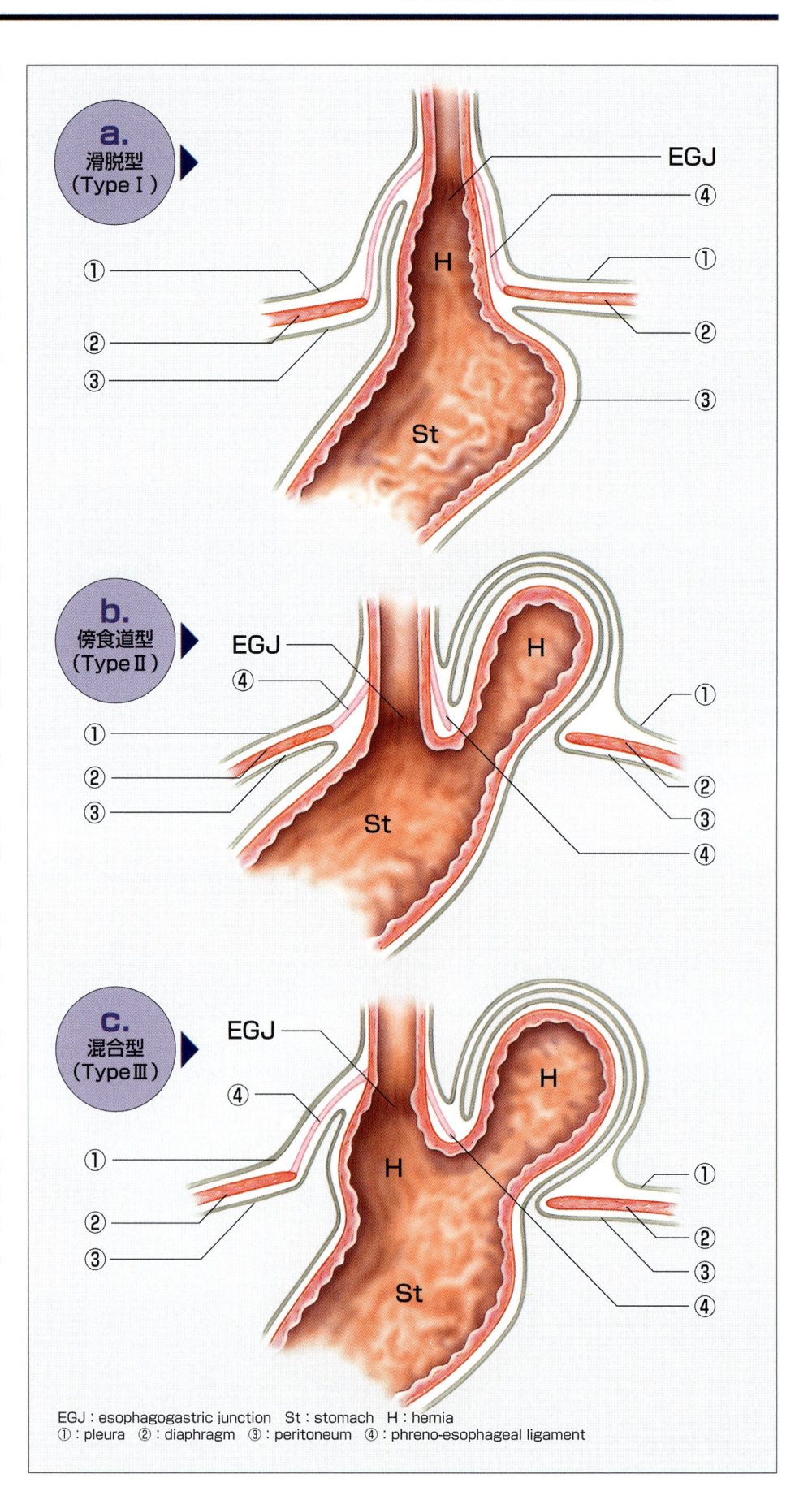

a. 滑脱型（Type Ⅰ）

b. 傍食道型（Type Ⅱ）

c. 混合型（Type Ⅲ）

EGJ：esophagogastric junction　St：stomach　H：hernia
①：pleura　②：diaphragm　③：peritoneum　④：phreno-esophageal ligament

手術機器・機械

腹腔鏡下ヘルニア根治術では、胃把持牽引目的のバブコック鉗子（Babcock, Duval）、肝圧排目的のレトラクター、縫合のための持針器および補助鉗子、短胃動静脈切離のためのLCSを準備する。

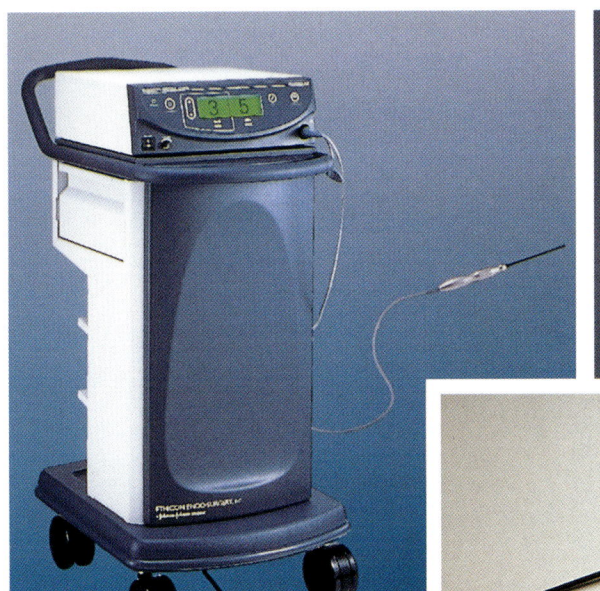

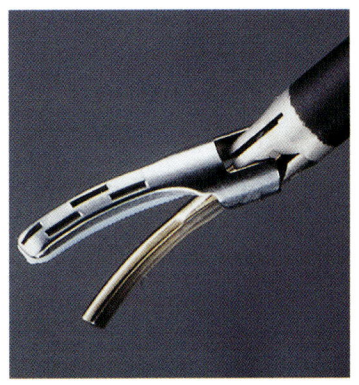

腹腔鏡下ヘルニア根治術では、繊細な剥離操作や、手技的に難度の高い縫合結紮が必要となる。このためビデオシステムは、ビジュアルキューの表示に優れた、高性能のカメラシステム、および高精細モニターの使用が必須である。

また、ライトガイドも新しいものを使用する。スコープは30度前方斜視鏡、またはアングル機構を持つファイバースコープを用いる。

硬性鏡を用いる際には、45度前方斜視鏡の使用により、ヒス角部の視野が良好となることもある。腹腔鏡下食道裂孔ヘルニア根治術に必要な手術器械を、表に示した。

把持鉗子（5mm径）2本	通常の腹腔鏡下胆摘術に用いるものでかまわない。しかしながら、消化管を把持する可能性があるので、ジョーがなるべく大きく、消化管を把持した際の把持面積が大きいものを選択する。またジョーの辺縁や先端部分が鋭となっているものは避け、いわゆるatraumaticなものを選択する。食道、胃前壁を把持する際にはバブコック鉗子やデュバル鉗子など、消化管把持に適した鉗子を用いる。
消化管把持鉗子（10mm径、バブコック鉗子、デュバル鉗子 など）	
剥離鉗子（メリーランド鉗子 など）	正確な剥離、切離操作のため、良質な鉗子を使用する。一般的に、リユーザブル鉗子のほうがディスポーザブル鉗子より堅牢性・操作性に優れており、これを使用する。
鋏（メッツェンバウムシザース など）	
持針器、補助鉗子（パロット、フラミンゴ など）	本術式のなかで、もっとも技術的難度が高いのは、縫合結紮であり、特にcrural repairはスペースも限られ、熟練を要する。正確な縫合結紮には、良質の持針器と補助鉗子の準備ならびに、それを用いた日頃よりの縫合結紮の修練が必須である。我々は、カストロビエホ型のパロットを用いている。
圧排鉗子（snake retractor）	肝左葉を右前方に圧排し、食道胃接合部を展開するのに使用する。スネークレトラクターは、5mmポートから挿入可能であり、また組織損傷が少ない。
電気メス（フック型、ヘラ型）洗浄・吸引	食道胃接合部の手術は術野が限られ、少量の出血でも術野展開が困難になる。このため電気メスは洗浄、吸引が一体になったものを用いる。洗浄吸引により、出血点がピンポイントで同定でき、最小限の電気メス使用により止血を図ることができる。止血目的では、主にヘラ型のチップを使用する。フック型の使用頻度は少ない。
超音波切開凝固装置（LCS など）	胃脾間膜の切離に必要となる。先端が若干カーブしているハンドピースで手術操作を行うと、ブラインドで切離することなく操作が完了する。
鉗子固定装置	肝圧排レトラクターは手術を通じて一定の位置に保持すればよく、Bookwalterなどの腹腔鏡手術鉗子の固定装置を利用してもよい。
その他 B6ペンローズドレーン（食道牽引のため）	食道後方の操作の術野展開は、腹部食道に回したペンローズドレーンの両端を鉗子で把持・牽引することにより行う。B6程度の太さが適当である。
縫合材料（2-0シルク、針はSH-1または同等品）	縫合は原則として、2-0シルクを用いている。10mmポートから挿入可能な3/8彎曲針（SH-1など）が適している。コントロールリリースの縫合材料は、腹腔内で針がはずれた際、針の回収が困難となるため使用してはならない。縫合糸の長さは、16～17cmが適当である。

1-5 左側アプローチによる腹腔鏡下食道裂孔ヘルニア根治術

手術室のセットアップ

体位は開脚位とし、術者はトロカー挿入時には患者左側、腹腔内操作時には脚間に立つ。モニターは、左頭側に設置する。

術中頭高位(reversed Trendelenburg's position)とするため、深部静脈血栓症予防の下肢圧迫帯の装用が必要である。体位は開脚位とする。

術者はトロカー留置時には患者左側に、腹腔内操作時には脚間に立つ。カメラオペレーターはトロカー留置時には脚間、腹腔内操作時には患者右方に立つ。カメラオペレーターは術中、肝圧排のレトラクターの保持も行う。レトラクターは手術を通じ一定の位置に保持すればよく、Bookwalterなどの腹腔鏡手術鉗子の固定装置を利用してもよい。

助手は、トロカー留置時には患者右方へ、腹腔内操作時には患者左方に立つ。助手は、食道や胃を把持牽引し、術野の展開を動的に行っていく必要がある。

モニターを患者左頭側に置くことにより術者、スコープポート、術野、モニターがほぼ直線上に位置するようになる(co-axial setup)。

電気メス、LCSのジェネレーターは患者右方に置くと、接続ケーブル類の絡みが少なくてすむ。

手洗看護師・手術器械台は患者左脚左側に位置する。

トロカー留置が終了したら、患者を頭高位(reversed Trendelenburg's position)・左前斜位にする。

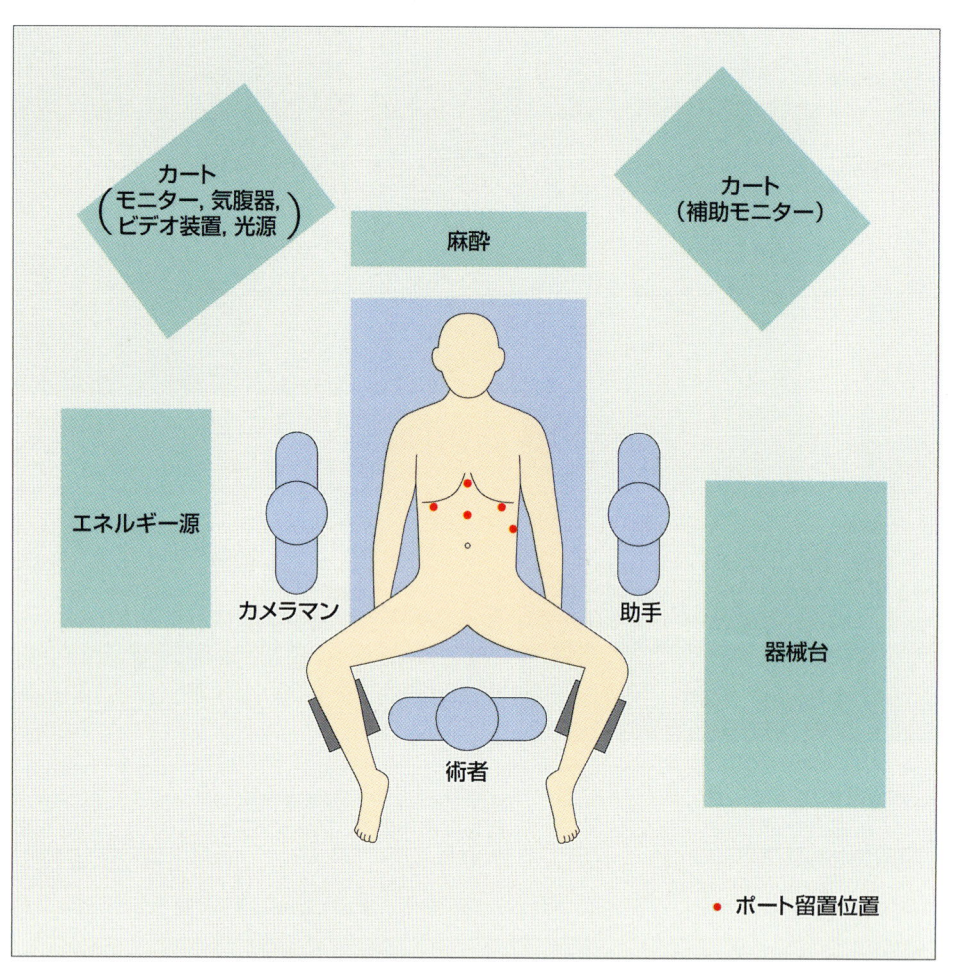

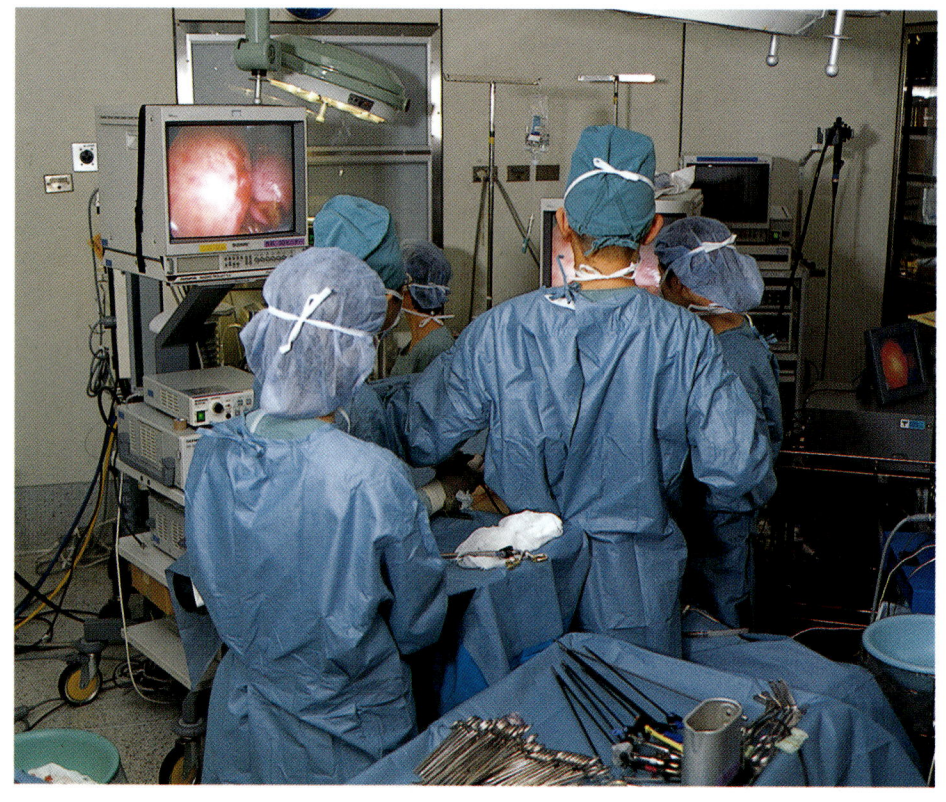

トロカーの位置

腹腔鏡下裂孔ヘルニア修復術は、通常5本のポートで行う。スコープポートは臍上6〜7cm正中に、オペレーティングポートは季肋下両中鎖骨線上に置く。アシスティングポートは、心窩部と季肋下左前腋窩線上に置く。

腹腔鏡下裂孔ヘルニア修復術は、通常5本のポートで行う。

スコープポートは、臍上6〜7cm正中に、オープンラパロスコピー法にて留置する。スコープポートは、食道胃接合部より20cm程度尾側に留置することが重要であり、臍からの距離は、体形を考慮して決定する。

スコープポートの留置位置が尾側すぎると、特に胃脾間膜の頭側やヒス角部の術野展開が困難となり、死角ができることにもなる。

オープンラパロスコピーは、胆摘術のものと異ならない。すなわち1.5cm程度の皮切を行い、小筋鉤で皮下脂肪組織を鈍的に分け、白線を露出する。

白線の左右をコッヘル鉗子で把持牽引し、この間を1.5cm程度切開して腹膜前腔に至る。

腹膜を慎重に把持し、これを切開して腹腔に至る。創の左右に腹膜・筋膜を含め、針糸をかける。この際、強彎針(5/8 circle, UR-6)を用いると、操作が容易となる。

引き続きHassonカニューラを直視下に遊離、腹腔を確認しながら腹腔内に留置する。気腹を開始し、固定翼を先の縫合糸で固定する。気腹器は当初より高流量に設定してよい。

気腹が10〜12cmH₂Oの設定圧に到達したら、スコープポートより挿入した腹腔鏡の観察下に、以下のトロカーを留置する。

術者が使用するオペレーティングポートは2本必要であり、留置位置は季肋下両中鎖骨線上が適当である。後の縫合結紮の際、補助鉗子や縫合針はポートを通じて腹腔内に挿入するため、ポートサイズは10mmとする。次いで、アシスティングポートを留置する。季肋下左前腋窩線上に留置するポートは、主に食道胃接合部近傍の消化管把持牽引に用いる。この際、10mm径のatraumatic鉗子(Babcock, Duval)を使用するため、ポート径は10mmとする。

肝圧排に用いるアシスティングポートは、使用する手術器械によりサイズ、留置位置が異なる。我々は、肝圧排にはsnake retractor(5mm径)を用いており、心窩部に5mmのポートを留置している。

肝圧排にfan retractorを用いる場合には、季肋下右前腋窩線上に10mm径のポートを留置する。

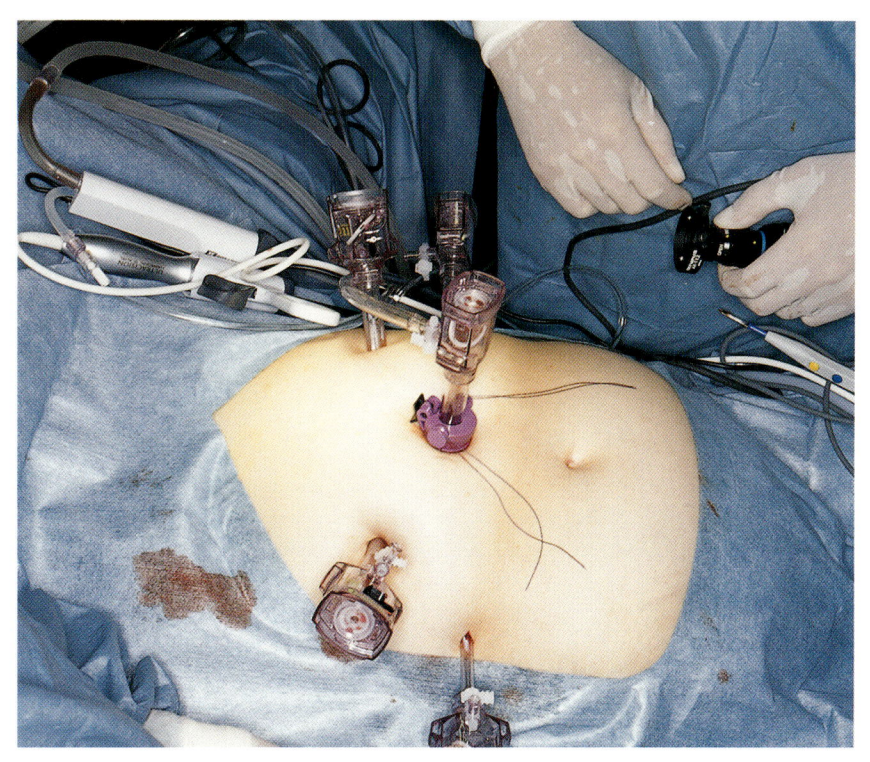

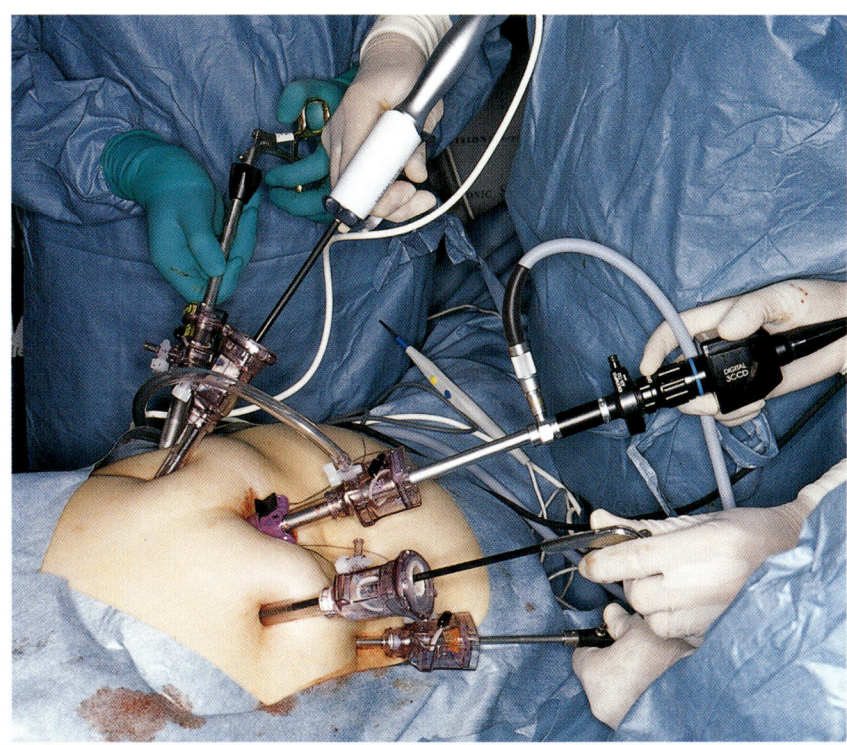

1-5 左側アプローチによる腹腔鏡下食道裂孔ヘルニア根治術

腹腔鏡手術手技

手術は胃脾間膜の切離、ヘルニア嚢の横隔膜レベルでの切離、ヘルニア嚢切除、食道周囲の剥離、食道裂孔脚の剥離、ヘルニア門閉鎖（crural repair）、食道ブジーの留置、ラップ形成、ラップ固定のステップで行う。

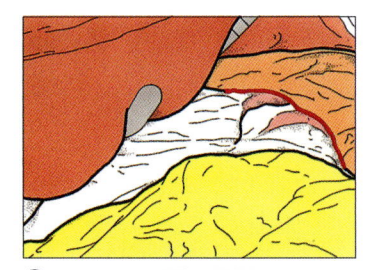

❶ **ヘルニア門の展開**
体位を頭高位とし、肝左葉を右前方に圧排すると、横隔膜のヘルニア門（赤線）とそれを通じ頭側に脱出する胃が観察される。胃体部前壁をバブコック鉗子で把持し、これを足側に牽引するとヘルニア門が明らかとなる。

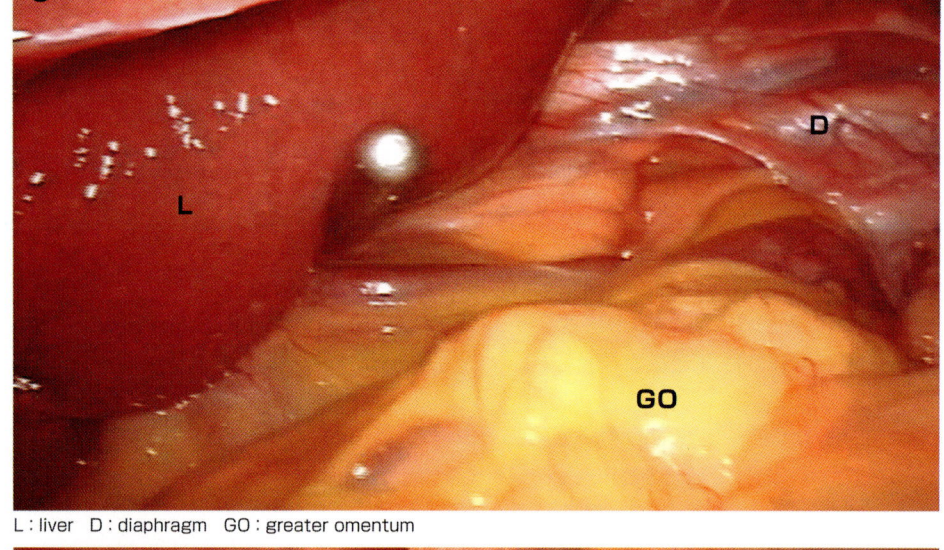

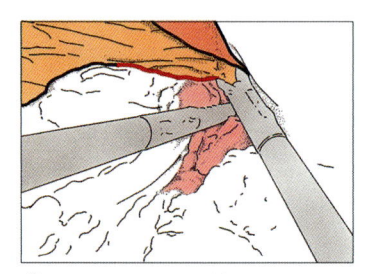

L：liver　D：diaphragm　GO：greater omentum

❷ **ヘルニアの還納 1**
胃体部を把持牽引すると、頭側に脱出していた胃が還納されてくる。本症例では胃体部とヘルニア門（赤線）近傍のヘルニア嚢の間に線維性の癒着を認めた。これを切離し、さらにヘルニア内容の還納を進めた。

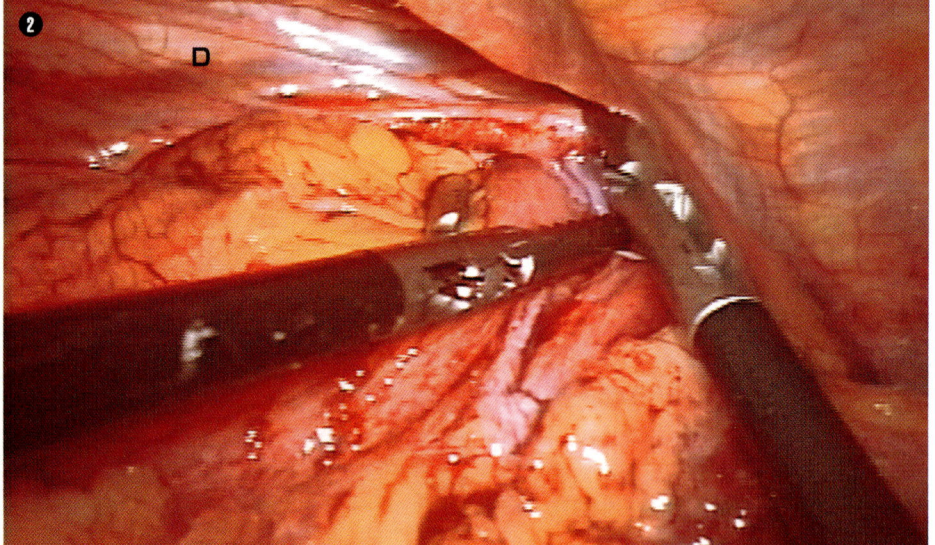

D：diaphragm

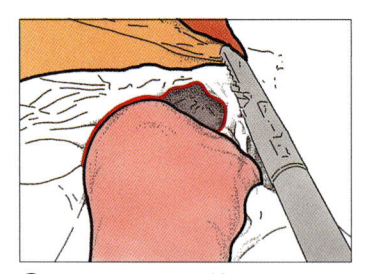

❸ **ヘルニアの還納 2**
ヘルニア内容が還納されると、食道裂孔に一致する大きなヘルニア門（赤線）が明らかとなり、縦隔側に脱出する滑脱型ヘルニアと、左胸腔内に脱出する傍食道型のヘルニア嚢が明らかとなった。

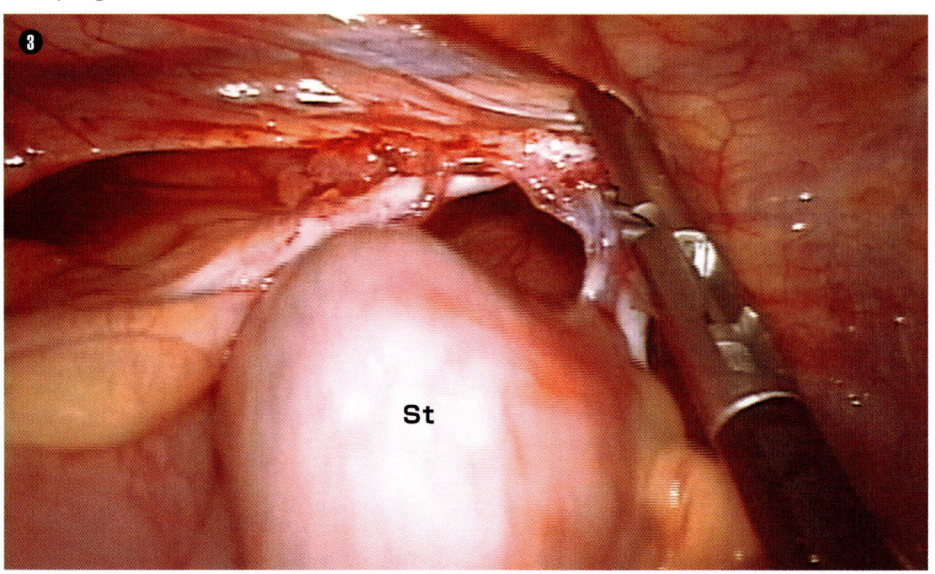

St：stomach

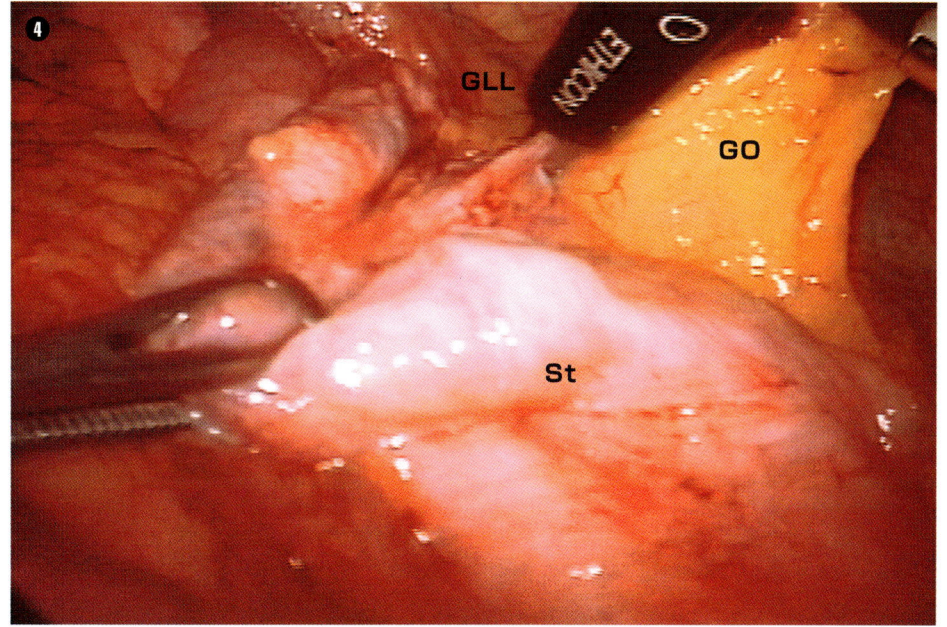

GLL : gastrolienal ligament　GO : greater omentum　St : stomach

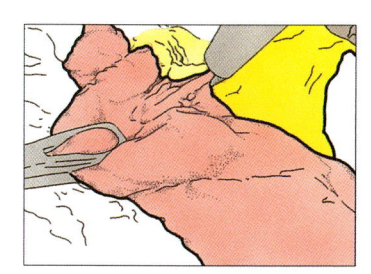

❹　短胃動静脈の切離
ヘルニア門、囊、内容を確認したら、胃脾間膜（短胃動静脈）の切離を開始する。切離にはLCSを用い、胃体中部から操作を始め、頭側に切離を進める（左側アプローチ）。
この操作により、胃は把持牽引を行わなくても腹腔内に位置するようになる。

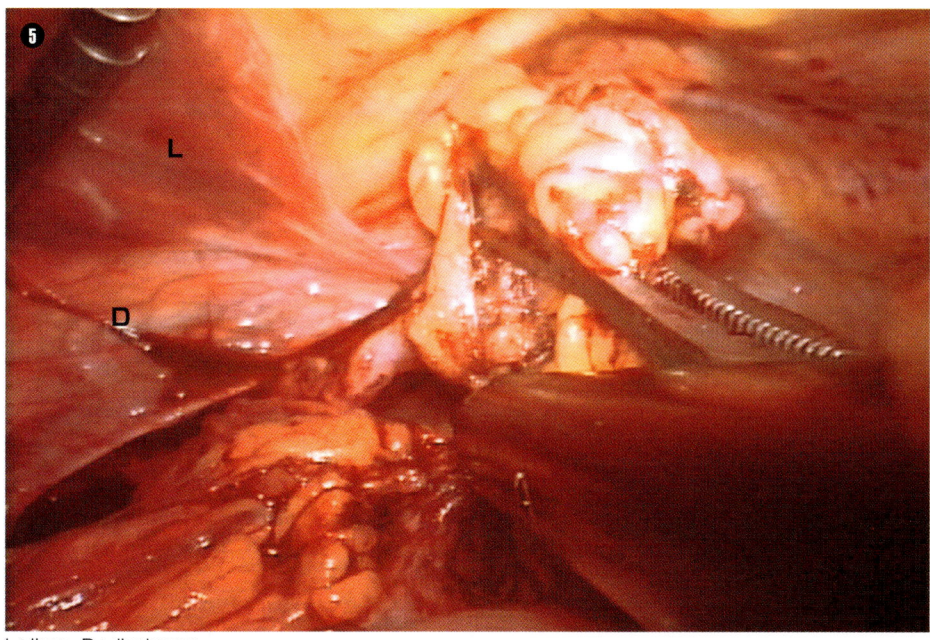

L : liver　D : diaphragm

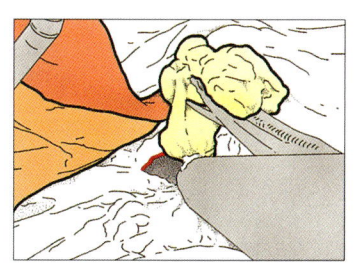

❺　ヘルニア囊の切離1
胃脾間膜の切離を進めていくとヒス角部の壁側腹膜に到達する。これを切開し、ヘルニア門（赤線）に至る。ヘルニア門の腹膜（ヘルニア囊）をヘルニア門レベルで切開し始める。

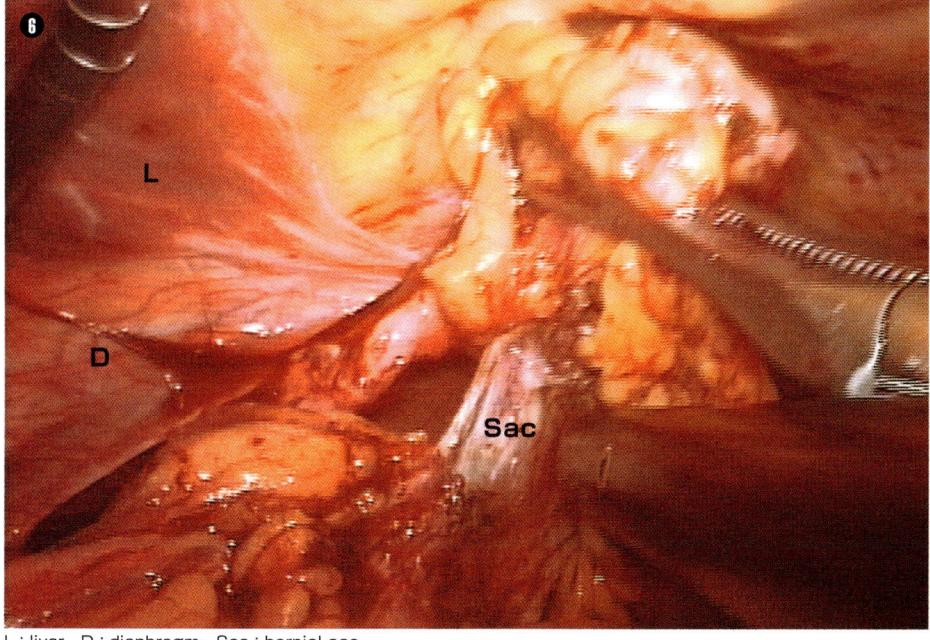

L : liver　D : diaphragm　Sac : hernial sac

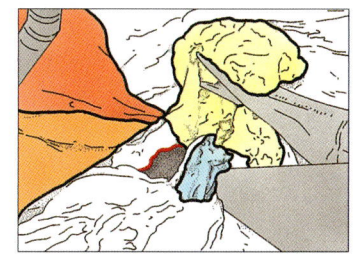

❻　ヘルニア囊の切離2
ヘルニア囊（壁側腹膜）の切開を前方に進めていく。また、ヘルニア囊を把持牽引し、周囲組織からヘルニア囊を剥離していく。剥離層は通常粗な結合織であり、剥離は容易である。
fat padは切除してもよい。

1-❺　左側アプローチによる腹腔鏡下食道裂孔ヘルニア根治術　104

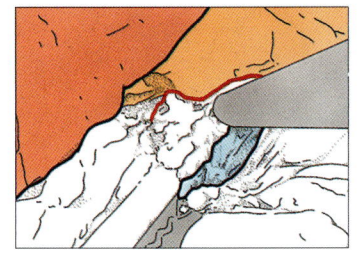

❼ ヘルニア嚢の切離3

ヘルニア嚢切開を前方に進め、またヘルニア嚢の剥離も可及的に行っていく。

ヘルニア嚢はこの時点では完全に剥離する必要はなく、ヘルニア門（赤線）レベルでのヘルニア嚢切離を右方に進めていく。

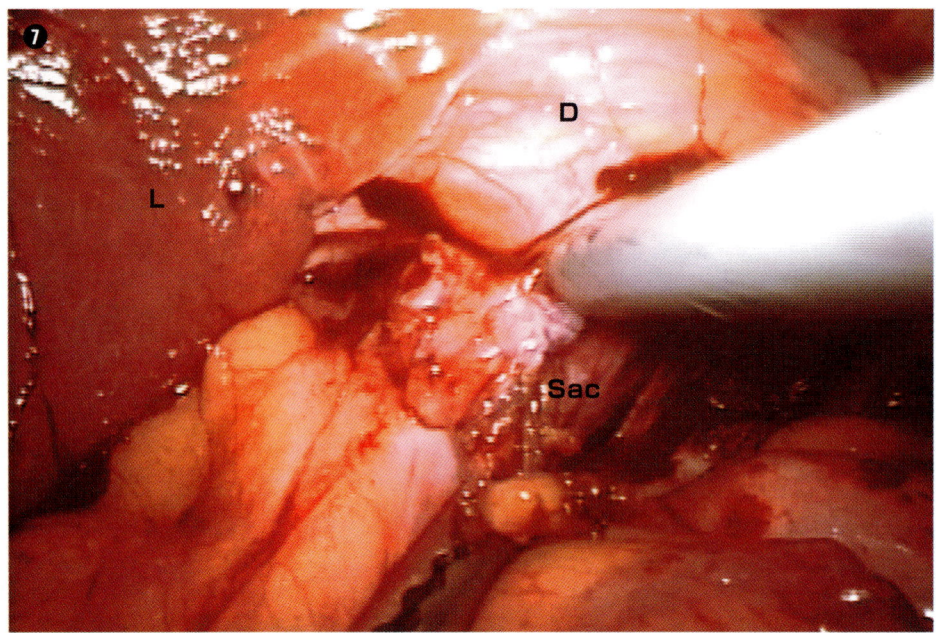

L：liver　D：diaphragm　Sac：hernial sac

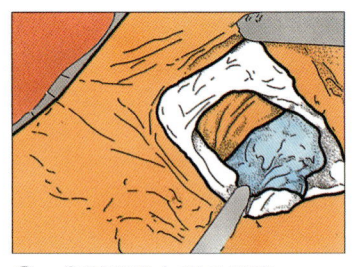

❽ 食道裂孔左脚の露出

ヘルニア嚢の切開、剥離を進めていくと、食道裂孔左脚の筋線維が露出してくる。

術前診断の所見のように食道裂孔左脚が滑脱型ヘルニアと傍食道型ヘルニアのヘルニア門境界を形成していた。

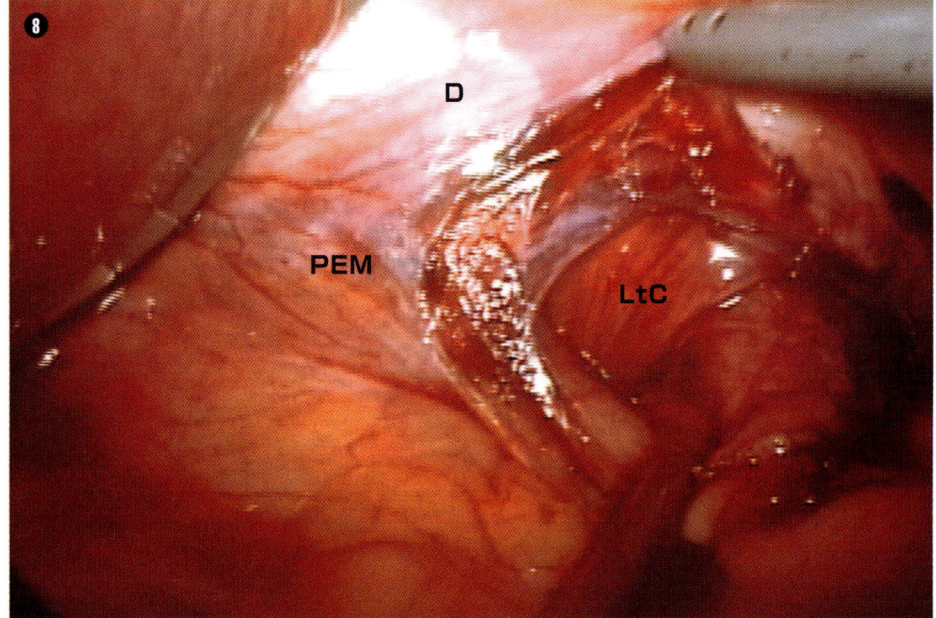

D：diaphragm　PEM：phreno-esophageal membrane　LtC：left crus of esophageal hiatus

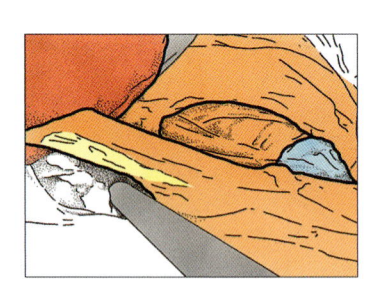

❾ 横隔食道間膜の切離

食道前方までヘルニア嚢が切開されたら、小彎最頭側の横隔食道間膜を切開し、肝尾状葉と食道裂孔右脚の間隙に至る。

横隔食道間膜には、迷走神経肝枝が走行しており、これを可及的に確認、温存する。

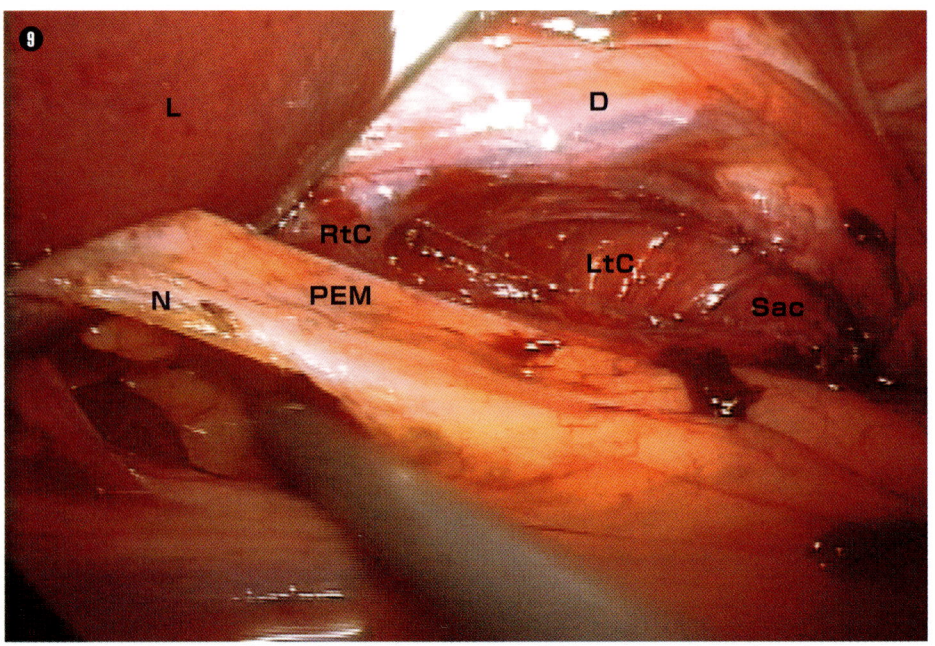

L：liver　D：diaphragm　N：hepatic branch of nervus vagus　PEM：phreno-esophageal membrane
RtC：right crus of esophageal hiatus　LtC：left crus of esophageal hiatus　Sac：hernial sac

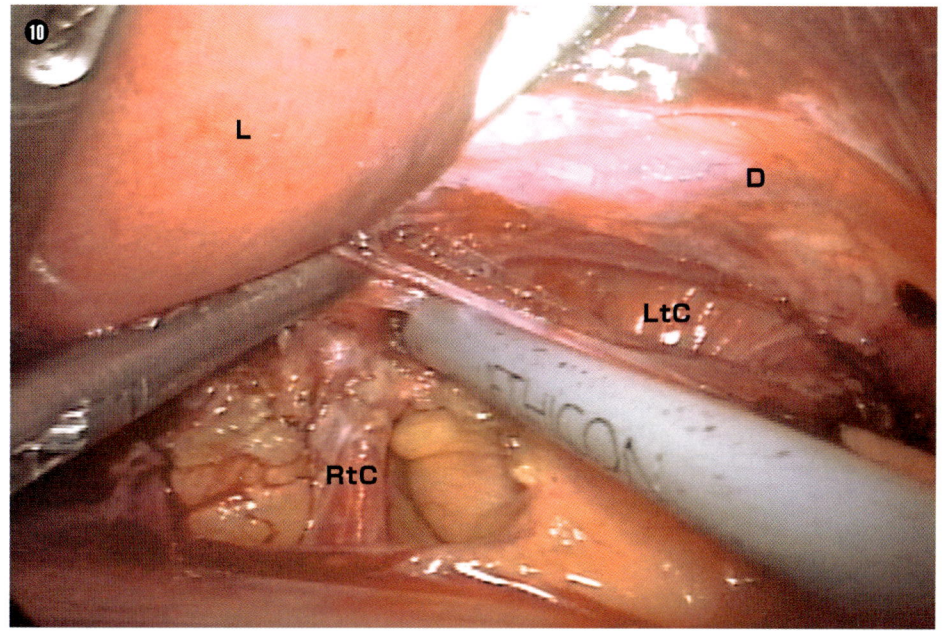

⑩ L : liver　D : diaphragm　LtC : left crus of esophageal hiatus　RtC : right crus of esophageal hiatus

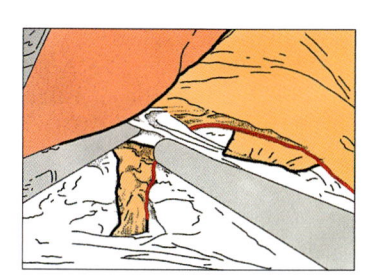

⑩ ヘルニア嚢の切離
小彎側の腹膜切開と、先のヘルニア嚢切開を連続させることにより、ヘルニア嚢はヘルニア門（赤線）前方で全長にわたり切開される。
この操作の際、食道裂孔右脚の筋線維も明らかとなる。

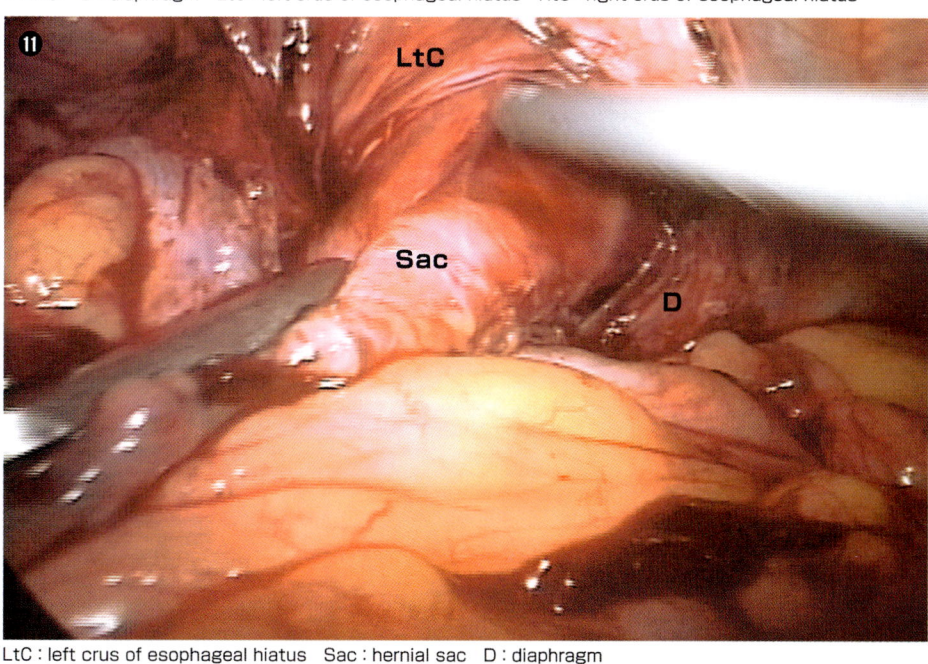

⑪ LtC : left crus of esophageal hiatus　Sac : hernial sac　D : diaphragm

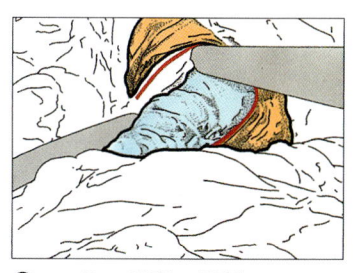

⑪ ヘルニア嚢の剥離
ヘルニア嚢を把持、尾側に牽引してヘルニア嚢を周囲組織から剥離していく。剥離層はヘルニア嚢の直下であり、粗な結合組織からなる。
この操作を続けていくと、左方では胸膜が腹腔側より確認できるようになる。

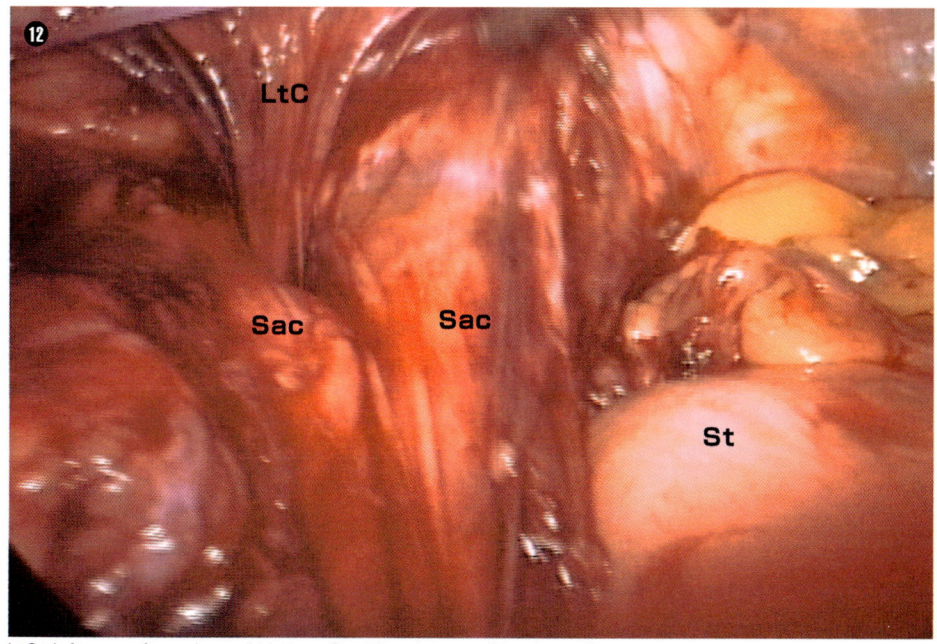

⑫ LtC : left crus of esophageal hiatus　Sac : hernial sac　St : stomach

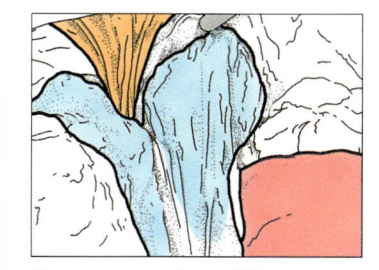

⑫ ヘルニア嚢の剥離
ヘルニア嚢の剥離が進むと、右方では腹部食道前面が明らかとなる。同部には迷走神経前幹が走行しており、これを損傷しないように留意する。
左方では、胸膜が腹腔内に引き出されてくる。

1-❺　左側アプローチによる腹腔鏡下食道裂孔ヘルニア根治術　106

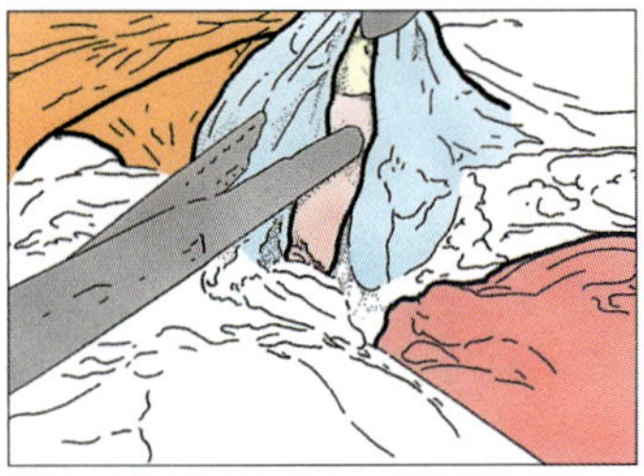

⓭ ヘルニア嚢の切離 1

ヘルニア嚢の剥離が終了したら、ヘルニア門レベルでヘルニア嚢の後壁側を切開していく。

この際、腹膜と胸膜の境界は必ずしも明瞭ではないが、開胸となっても支障はない。

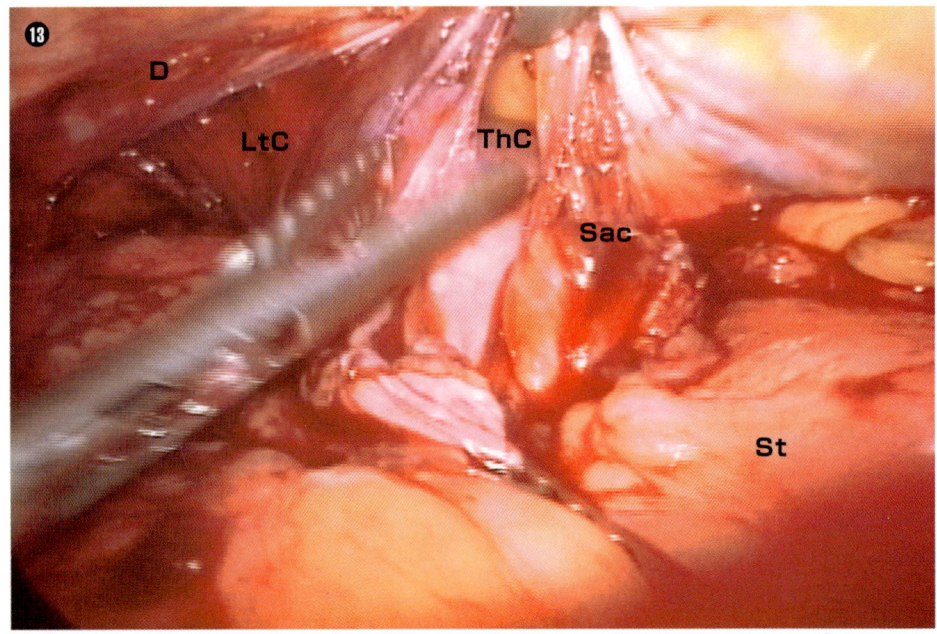

D：diaphragm　LtC：left crus of esophageal hiatus　ThC：thoracic cavity　Sac：hernial sac　St：stomach

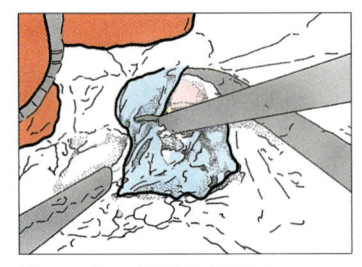

⓮ ヘルニア嚢の切離 2

ヘルニア嚢切開を右方へ進めていく。ヘルニア嚢は横隔食道間膜（phreno-esophageal membrane）と連続しており、これを切離すると腹部食道が全長にわたり展開される。

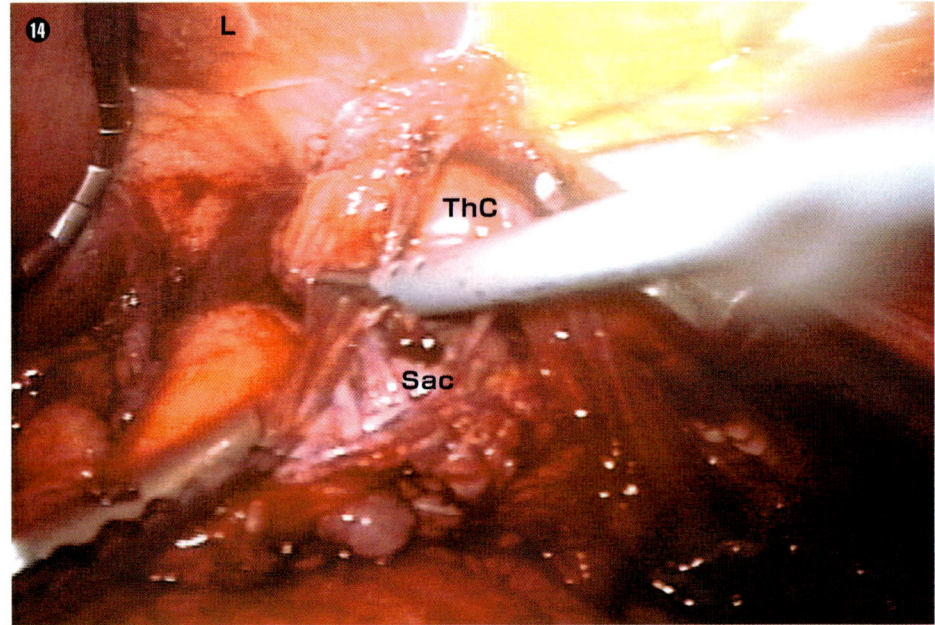

L：liver　ThC：thoracic cavity　Sac：hernial sac

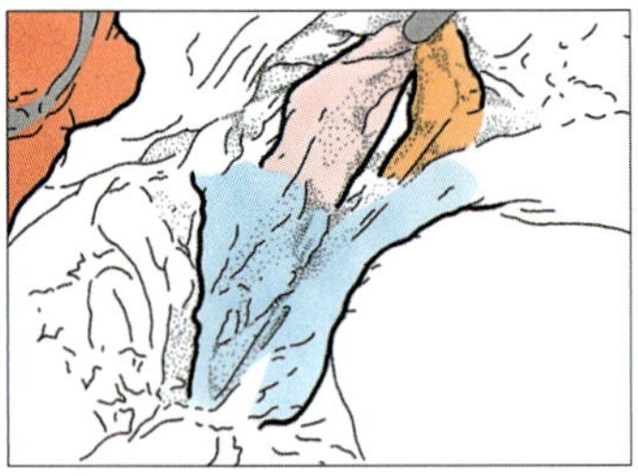

⓯ 食道後面の剥離・左側

腹部食道が展開されたら、食道裂孔左脚と食道左壁の剥離を進めていく。

この部は、通常粗な結合織からなり、ほとんど鉗子で払うような操作のみで、食道後方まで剥離可能である。

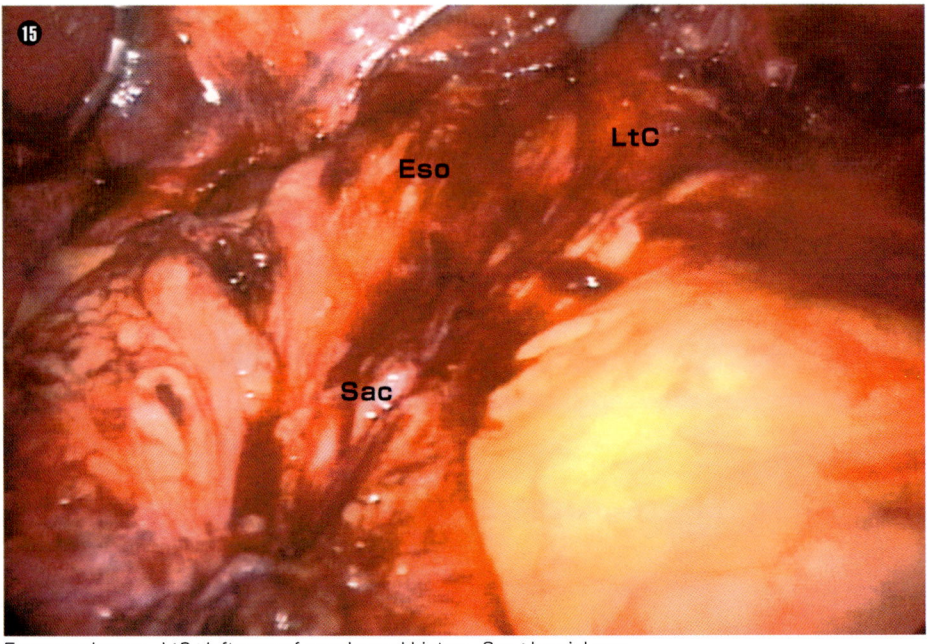

Eso：esophagus　LtC：left crus of esophageal hiatus　Sac：hernial sac

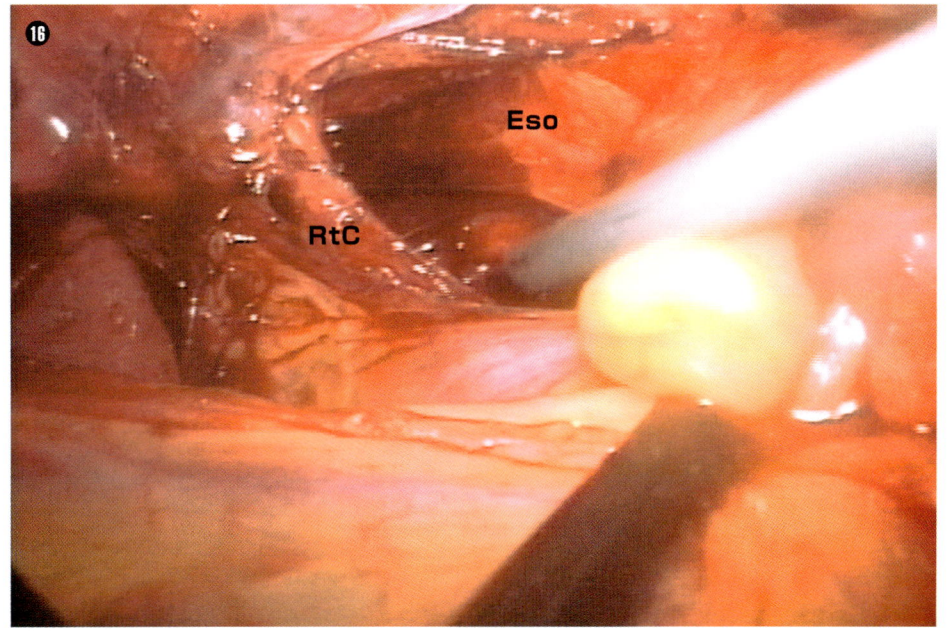

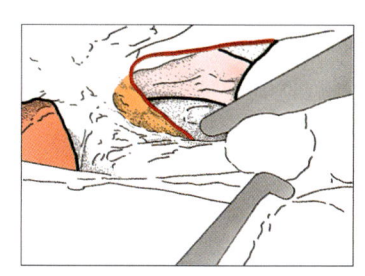

⓰ **食道後面の剥離・右側**

食道裂孔右脚と食道の間の剥離を進めていく。

食道を左方に圧排すると、食道後方を通じて食道裂孔左脚の筋線維、迷走神経の後幹が確認できる。

さらに、食道を前方に挙上し、食道後方を通じて鉗子を回す。

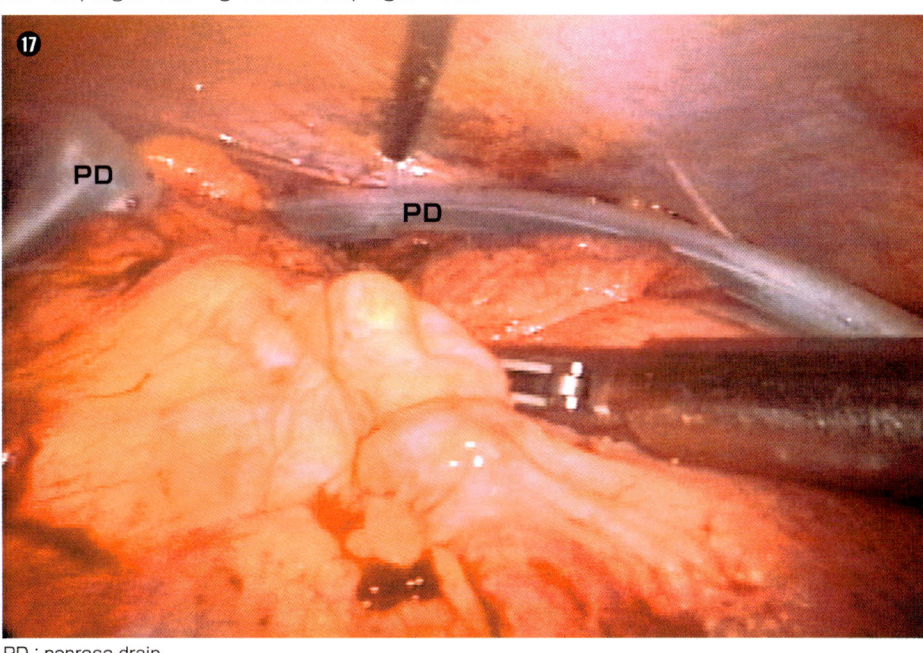

Eso：esophagus　RtC：right crus of esophageal hiatus

⓱ **ペンローズドレーン**

食道後方を通じて鉗子を左側にまで進めたら、ペンローズドレーンを食道に回す。

左方よりの補助鉗子を用い、食道前面でドレーンの両端を把持牽引することにより、食道後方の術野を展開する。

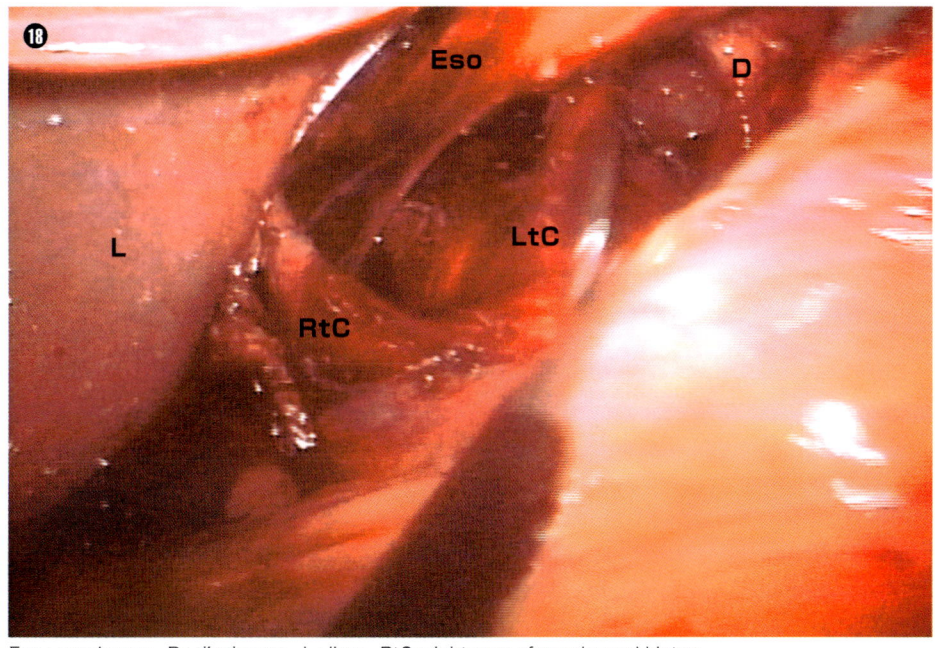

PD：penrose drain

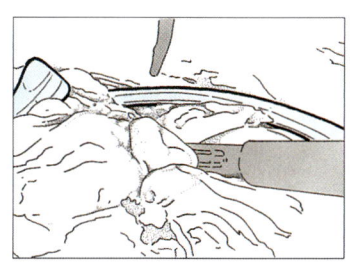

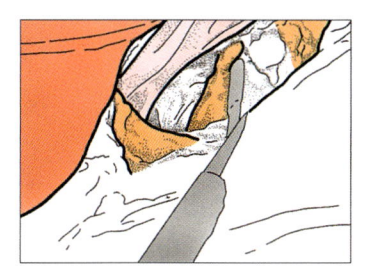

⓲ **食道裂孔脚の剥離**

ペンローズドレーンを左側に牽引すると、食道右方より左右の食道裂孔脚、横隔膜縁（ヘルニア門）が視認できるようになる。

左右の食道裂孔脚筋線維が大動脈前面で交錯する部位まで、剥離を進めていく。

Eso：esophagus　D：diaphragm　L：liver　RtC：right crus of esophageal hiatus
LtC：left crus of esophageal hiatus

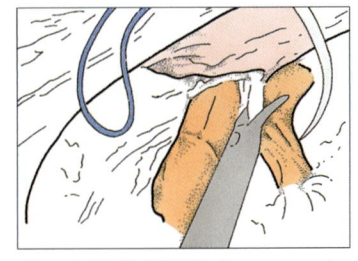

⓳ **食道裂孔閉鎖1（crural repair）**
食道裂孔閉鎖は後方より行う。これによりラップを回す腹部食道が確保される。
本症例は、傍食道型ヘルニアのヘルニア門が後方にも広がっており、横隔膜縁も縫合し、ヘルニア門を閉鎖していった。

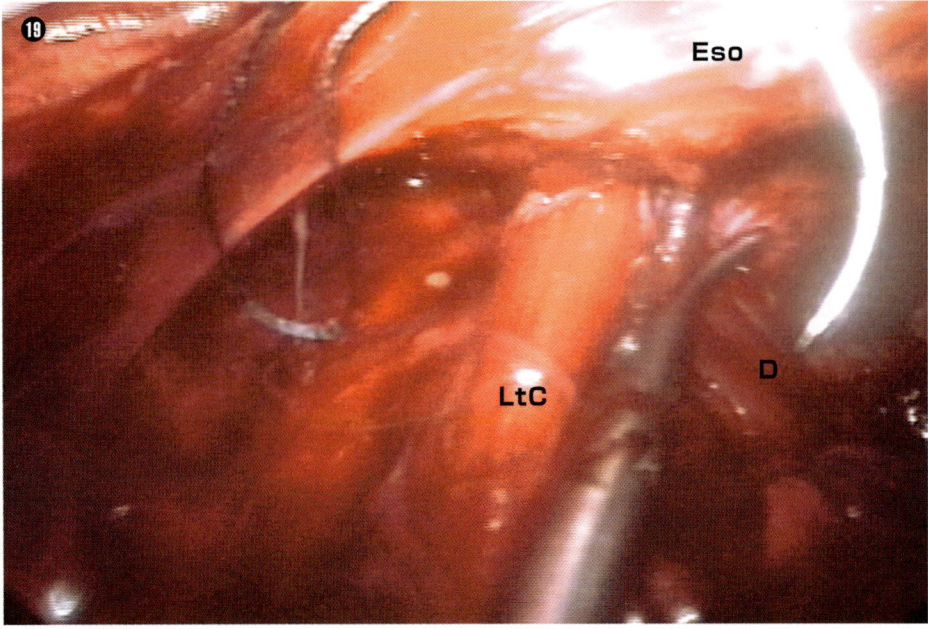

Eso：esophagus　LtC：left crus of esophageal hiatus　D：diaphragm

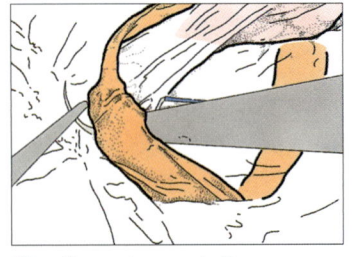

⓴ **Crural repair 2**
crural repairの際には、縫合を大きくとることが肝要である。これは、結紮時に縫合に緊張がかかることが予想されるためである。縫合が小さいと筋束が裂け、思わぬ出血をきたすことがある。

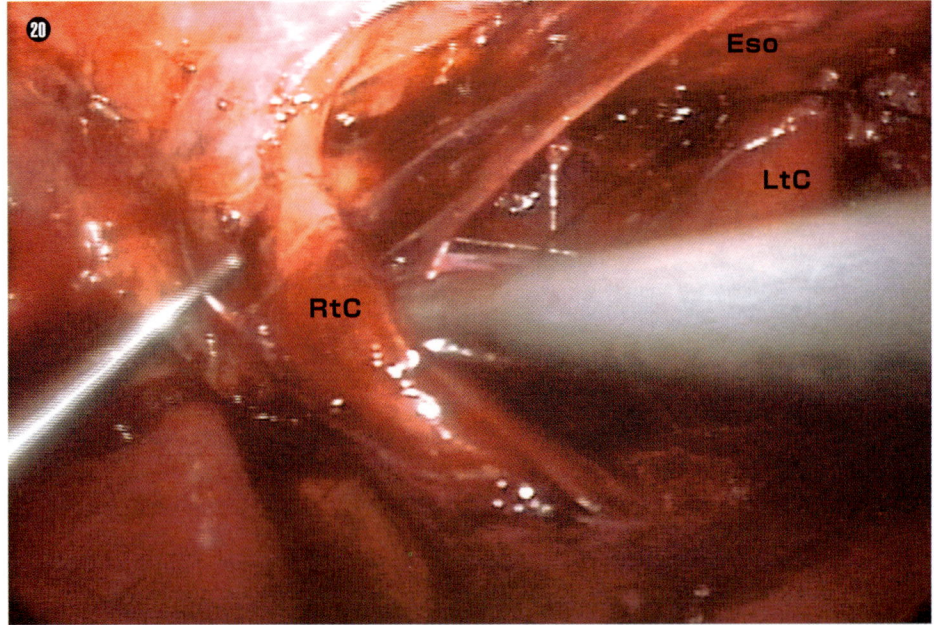

RtC：right crus of esophageal hiatus　Eso：esophagus　LtC：left crus of esophageal hiatus

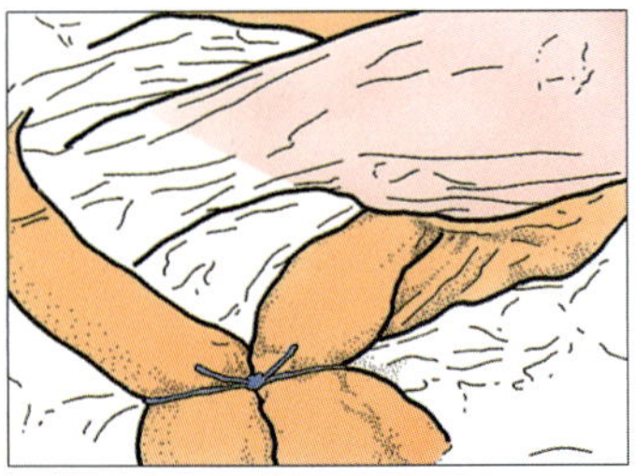

㉑ **Crural repair 3**
縫合糸の結紮は、原則として体内結紮法で行う。緊張が強く、裂孔脚が寄らないケースでは、knot pusherを用いることもある。今までに、裂孔脚閉鎖にメッシュが必要となった症例は、経験していない。

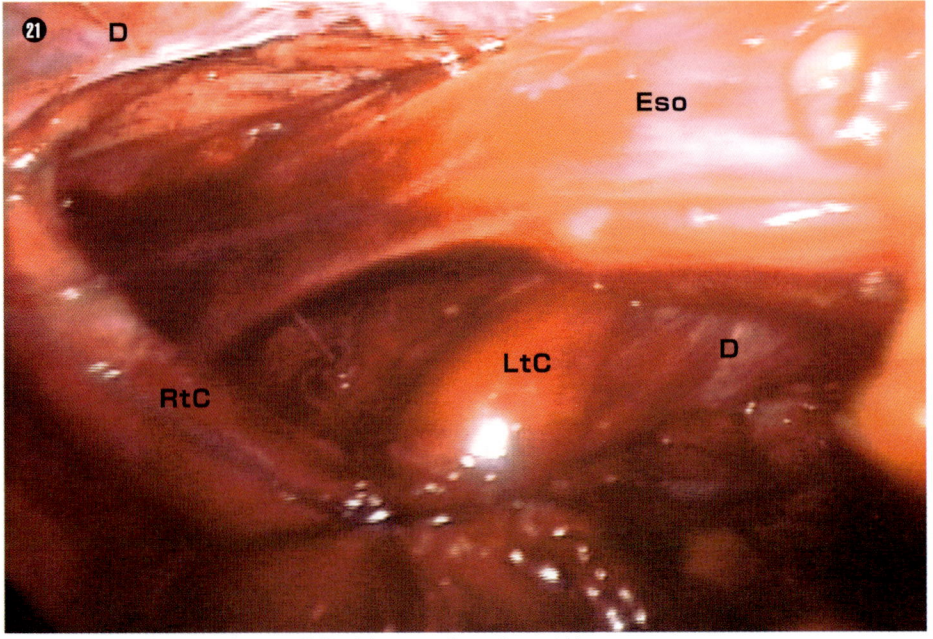

D：diaphragm　Eso：esophagus　RtC：right crus of esophageal hiatus
LtC：left crus of esophageal hiatus

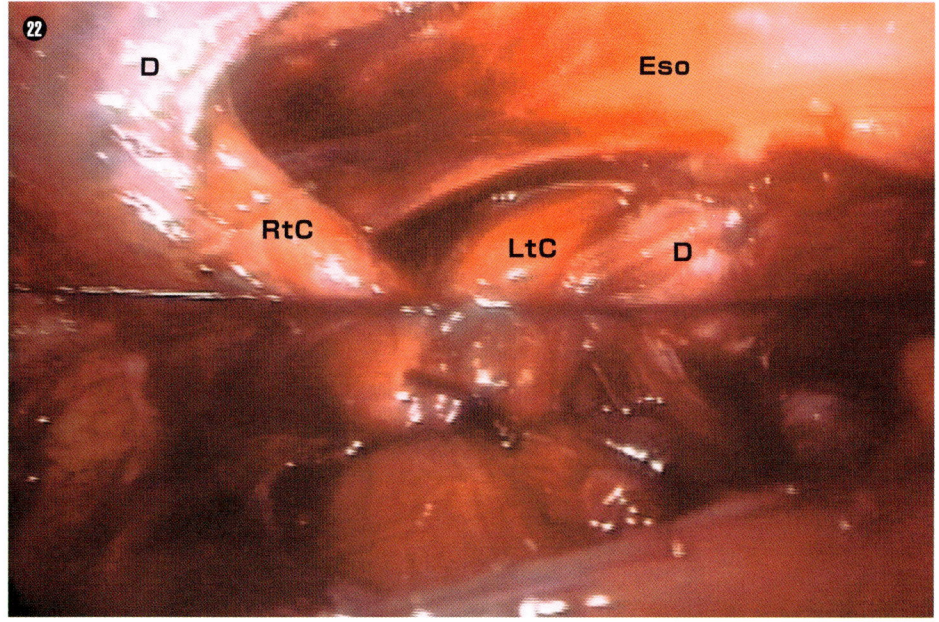

D : diaphragm　Eso : esophagus　RtC : right crus of esophageal hiatus
LtC : left crus of esophageal hiatus

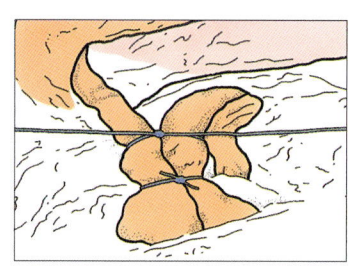

㉒ Crural repair 4

前の縫合閉鎖部の頭側に、crural repairを進めていく。縫合閉鎖の間隔は7〜8mmが適当であり、食道裂孔脚の間に間隙ができないようにする。

前の縫合と同様に、横隔膜縁を含め、ヘルニア門を閉鎖していく。

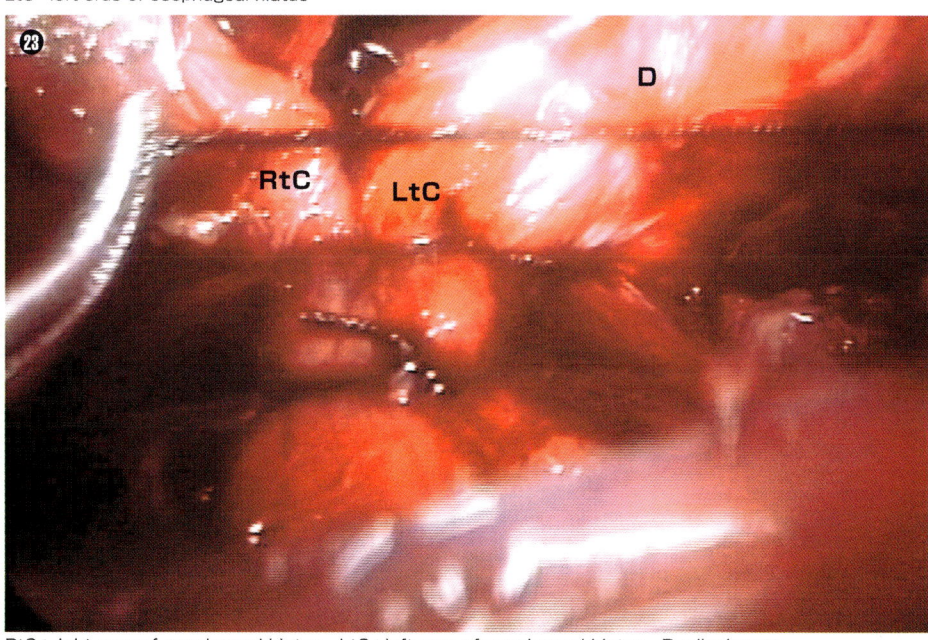

RtC : right crus of esophageal hiatus　LtC : left crus of esophageal hiatus　D : diaphragm

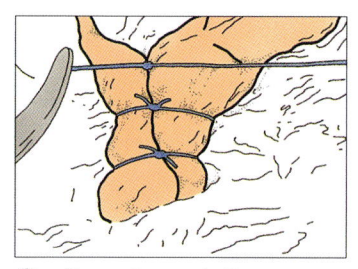

㉓ Crural repair 5

さらに頭側に、裂孔脚の縫合閉鎖を進める。crural repairは、食道の後方に約1cmの間隙を残して終了する。

この間隙が狭いと術後、嚥下困難をきたす。

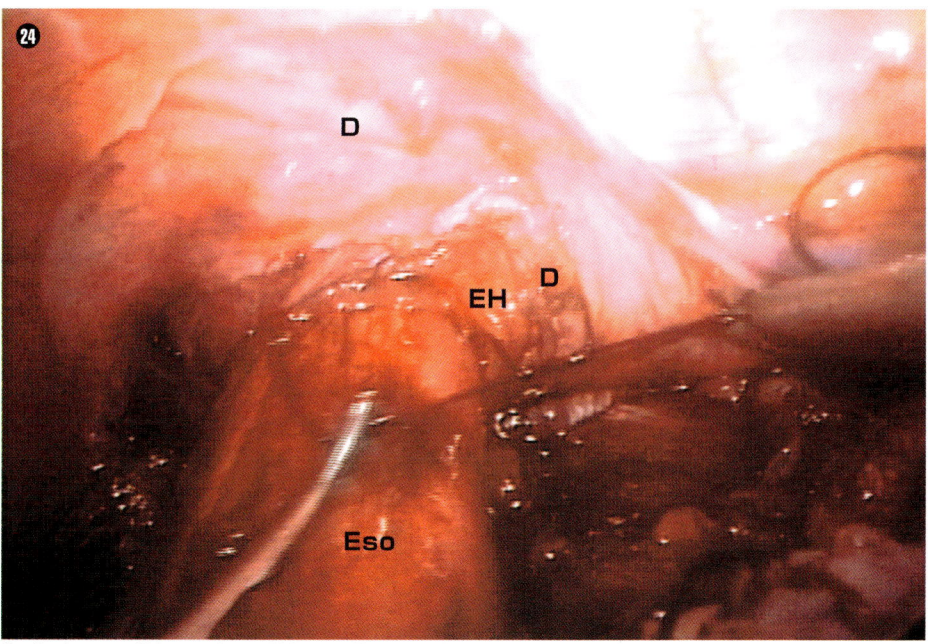

D : diaphragm　EH : esophageal hiatus　Eso : esophagus

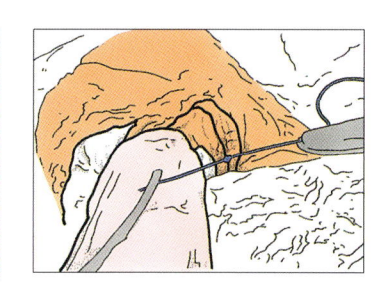

㉔ ヘルニア門の閉鎖 1

さらに、ヘルニア門閉鎖のため、食道裂孔と横隔膜縁を縫合閉鎖していく。この際に食道壁を損傷しないよう、持針器には針を逆手でマウントし、裂孔縁より針を刺入するといった配慮が必要である。

1-❺　左側アプローチによる腹腔鏡下食道裂孔ヘルニア根治術

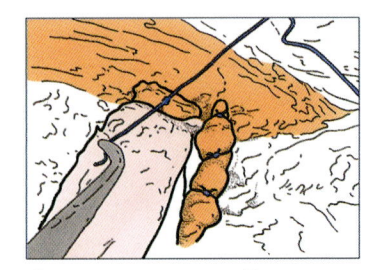

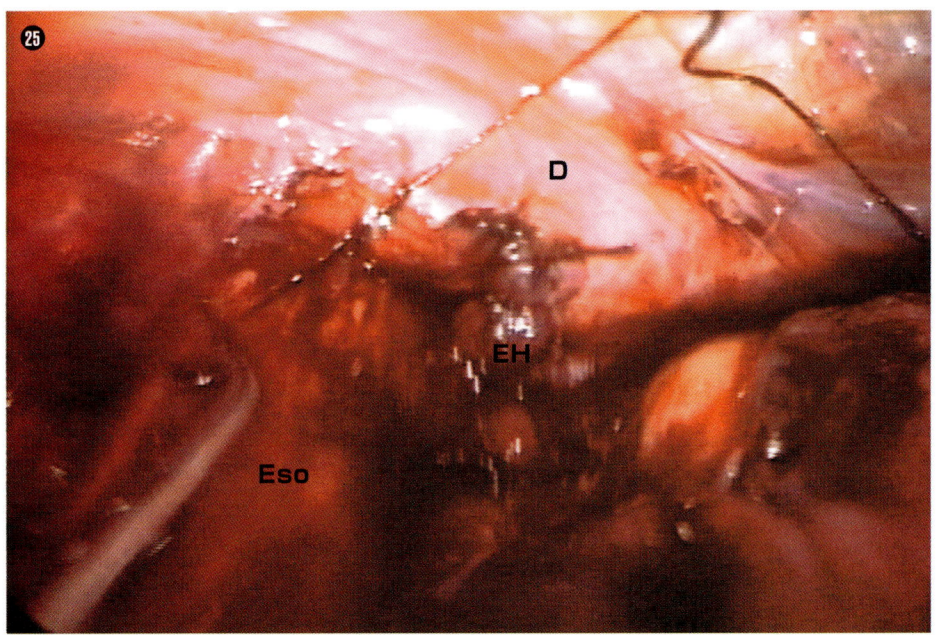

㉕ ヘルニア門の閉鎖2

ヘルニア門の縫合閉鎖を食道裂孔前方に進めていく。

ヘルニア門を形成する横隔膜縁は通常線維性に肥厚しており、組織が脆弱となっていることは少ない。

ヘルニア門を気密に閉鎖した後、胸腔ドレーンを留置する。

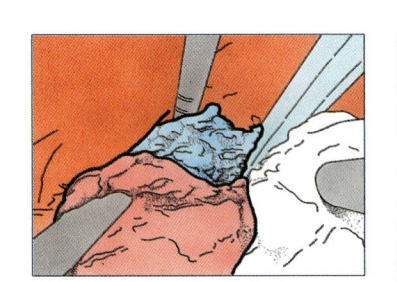

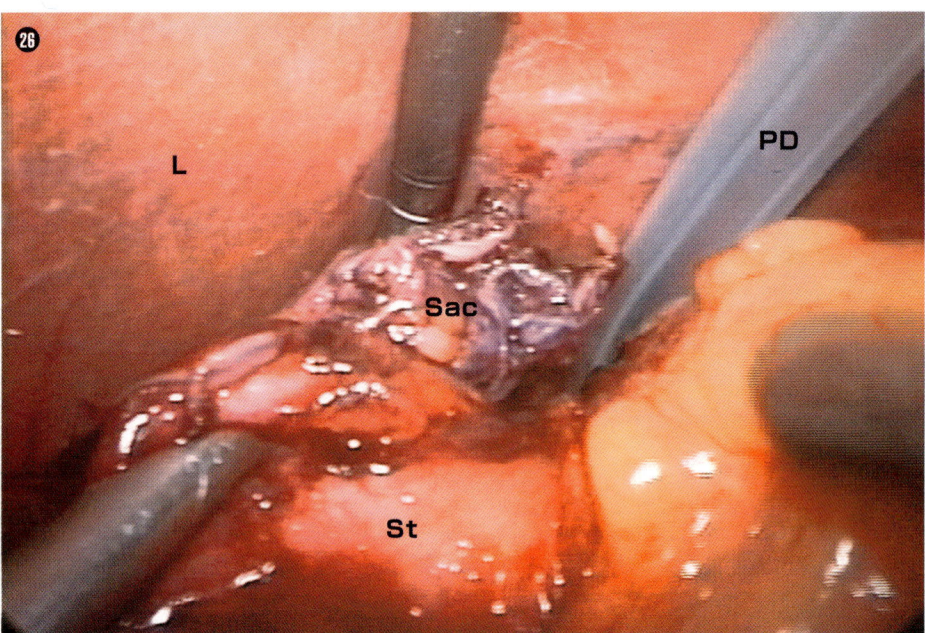

D：diaphragm　EH：esophageal hiatus　Eso：esophagus

㉖ ラップ形成

食道後方のスペースを通じて胃穹窿部、胃体上部を食道右方へ引き抜いてくる。

この際、胃穹窿部頂を把持し、大彎側を食道左方から右方へ送り込む。授動が十分であれば、牽引することなく胃の位置は変わらない。

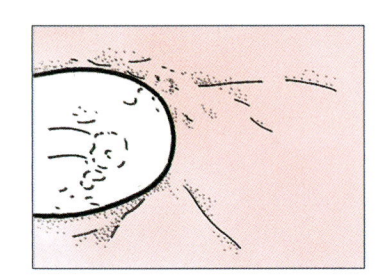

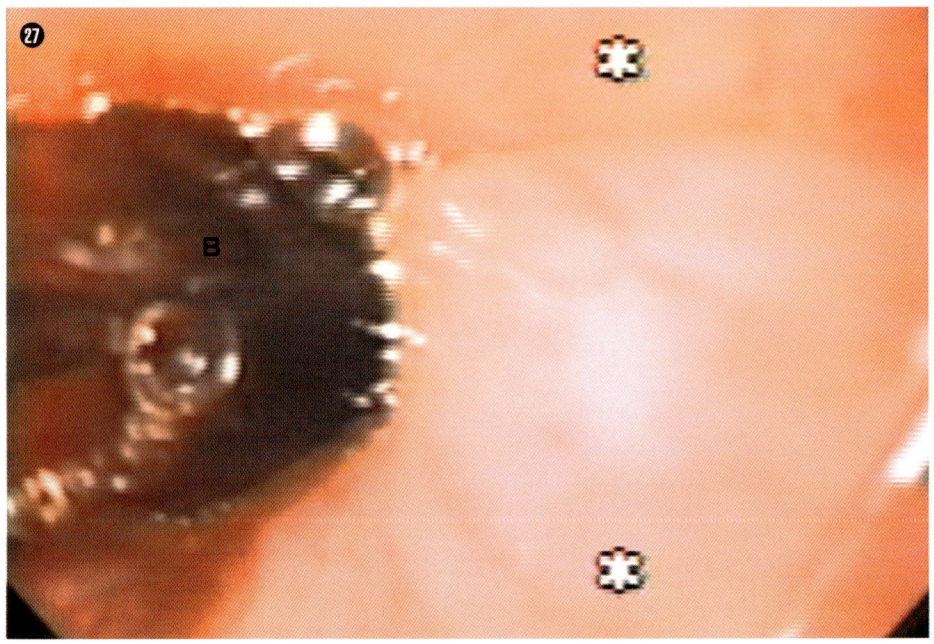

L：liver　PD：penrose drain　Sac：hernial sac　St：stomach

㉗ バルーン留置

Floppy Nissen法では、ラップ作成時、食道に太径のブジーを留置する。Maloneyブジー（56～60Fr）または、食道拡張バルーン（18mm径）が適当である。

この操作により、術後嚥下困難を予防する。

B：balloon

111

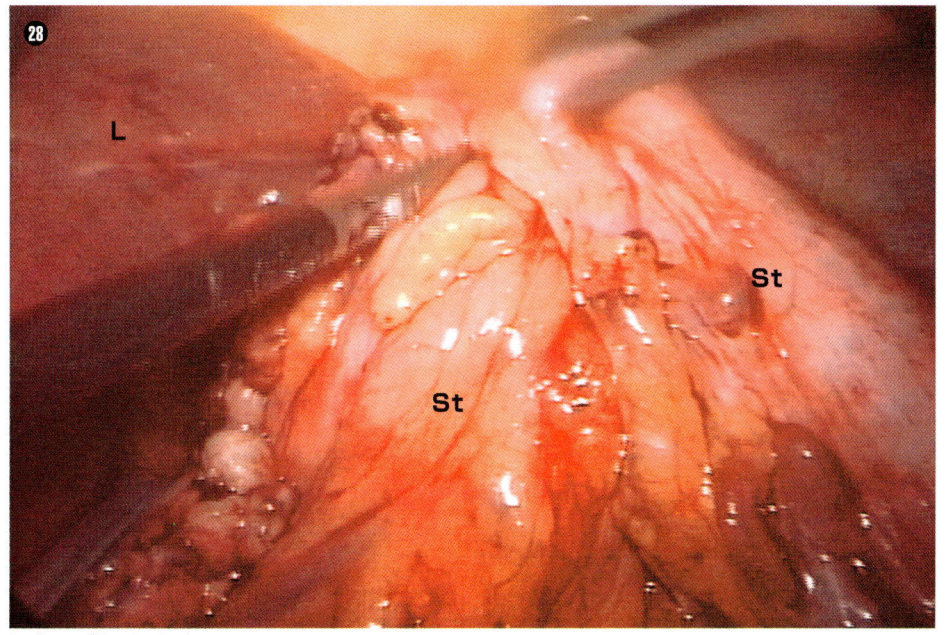

㉘ **ラップ合わせ**

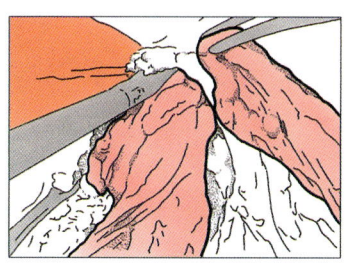

ブジーの留置後、ラップを形成する胃を、食道前面で合わせる。
ラップは、食道胃接合部直上の腹部食道を2cm覆う程度が適当である。
ラップ形成・固定後に、下部食道に外力がかからないようにする。

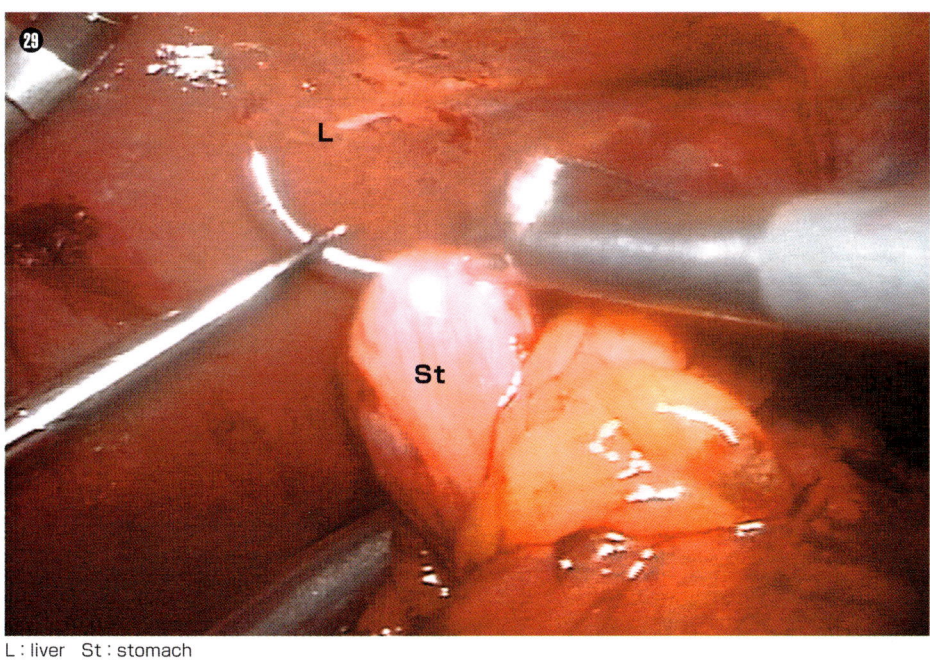

L：liver　St：stomach

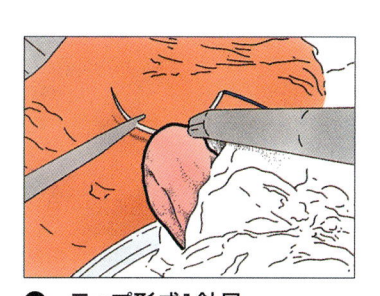

㉙ **ラップ形成1針目**

食道前面で、ラップを形成する左右の胃を2-0絹糸で縫合する。
最初の1針は、食道壁に固定していない。
これは、さらにラップ位置を変更する際の自由度を確保するためである。

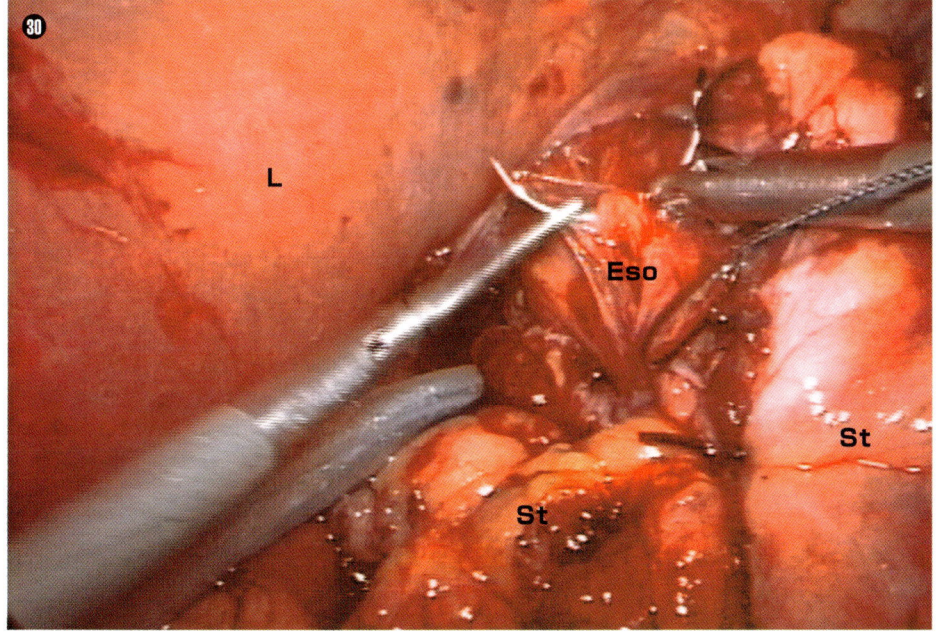

L：liver　St：stomach

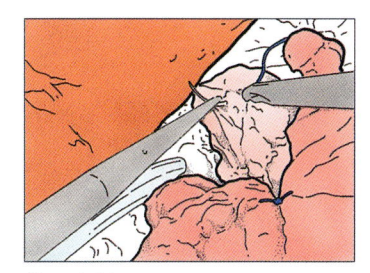

㉚ **食道ステッチ**

ラップ形成の2針目以降は、両側の胃壁に加え、食道筋層を縫合に含める。
これにより、ラップは食道壁に固定され、術後ラップがスリップしないようになる。1針目との距離は1cmが適当である。

L：liver　Eso：esophagus　St：stomach

1-❺　左側アプローチによる腹腔鏡下食道裂孔ヘルニア根治術

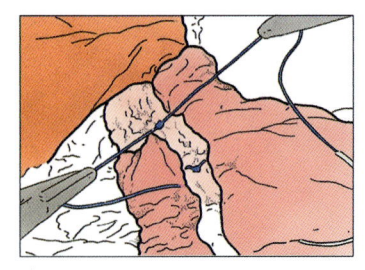

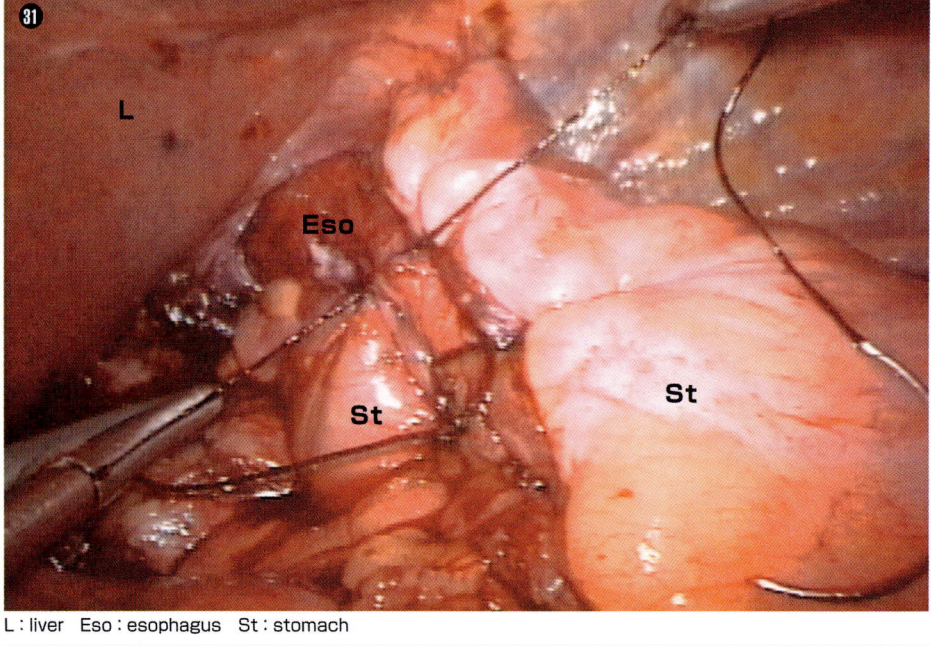

㉛ ラップ形成3針目

ラップは3針で形成する。ラップが過長になると、術後嚥下困難の原因となる。
3針目にも食道壁を含めるようにし、腹部食道がラップに包まれることを確認する。ラップは約2cmとなる。

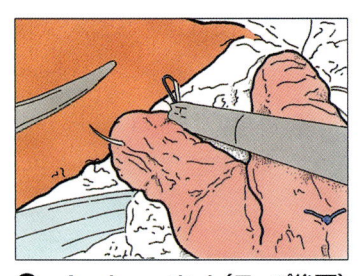

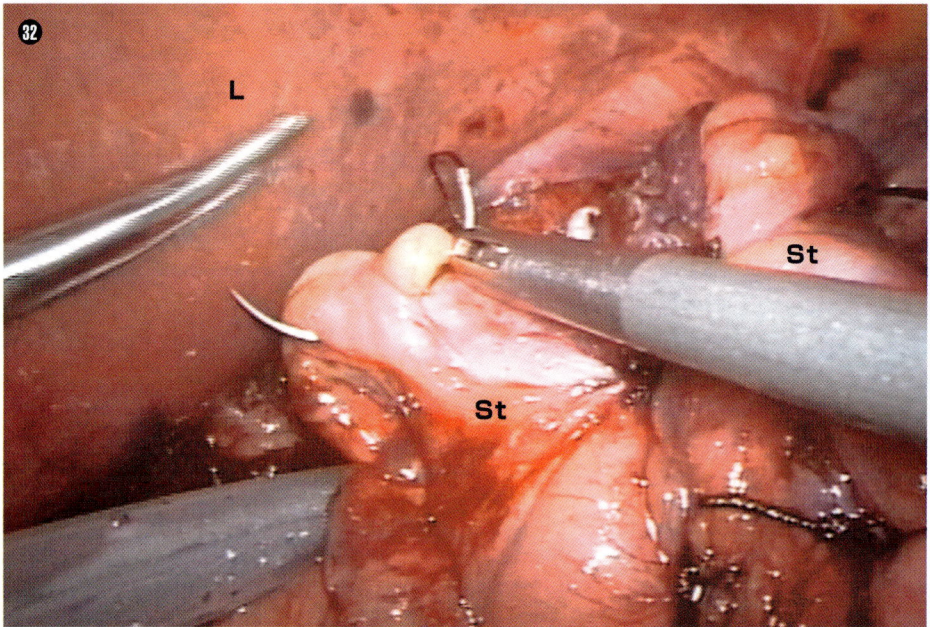

L：liver　Eso：esophagus　St：stomach

㉜ Anchor stitch（ラップ後面）

術後、下部食道に外力がかからないよう、また、ラップのスリップを予防するためにも、ラップを周囲組織に固定する必要がある。左補助鉗子でラップをローテーションさせ、ラップの後面に針糸をかける。

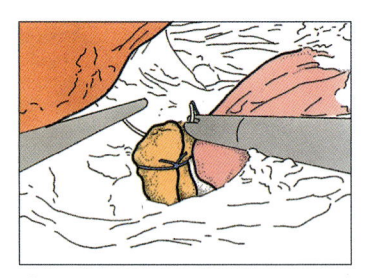

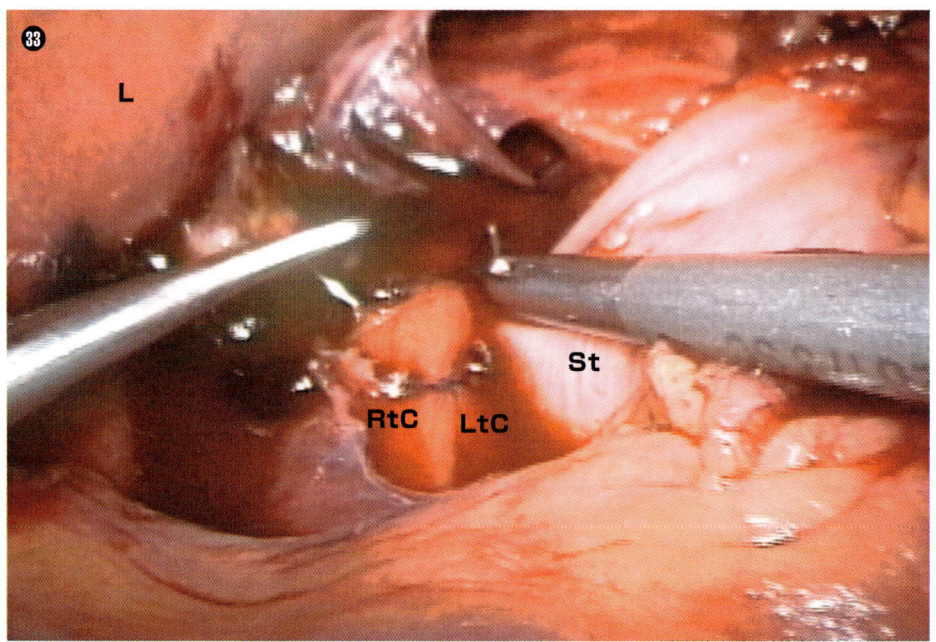

L：liver　St：stomach

㉝ Anchor stitch（crural repair部）

これを先のcrural repair部に縫合固定する。固定後、ラップに外力が加わらない位置を選択する。この縫合固定をanchor stitchと称し、1～2針行う。

L：liver　RtC：right crus of esophageal hiatus　LtC：left crus of esophageal hiatus　St：stomach

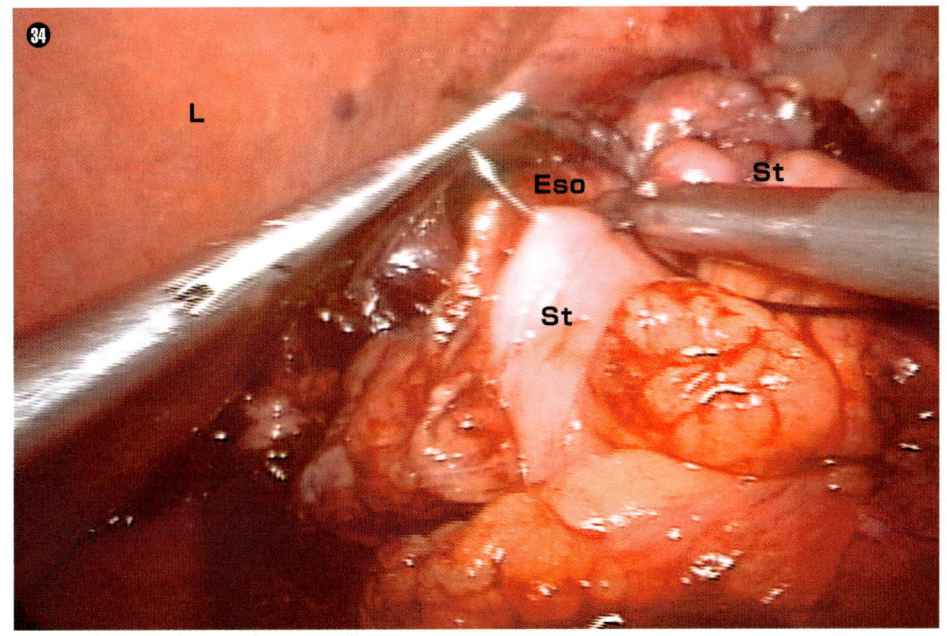

㉞

L : liver　Eso : esophagus　St : stomach

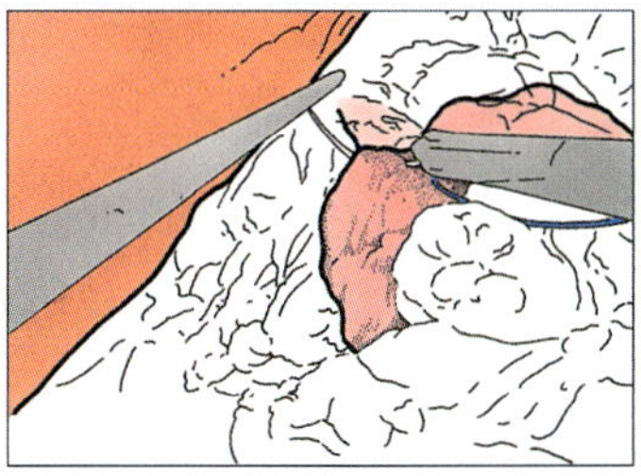

㉟

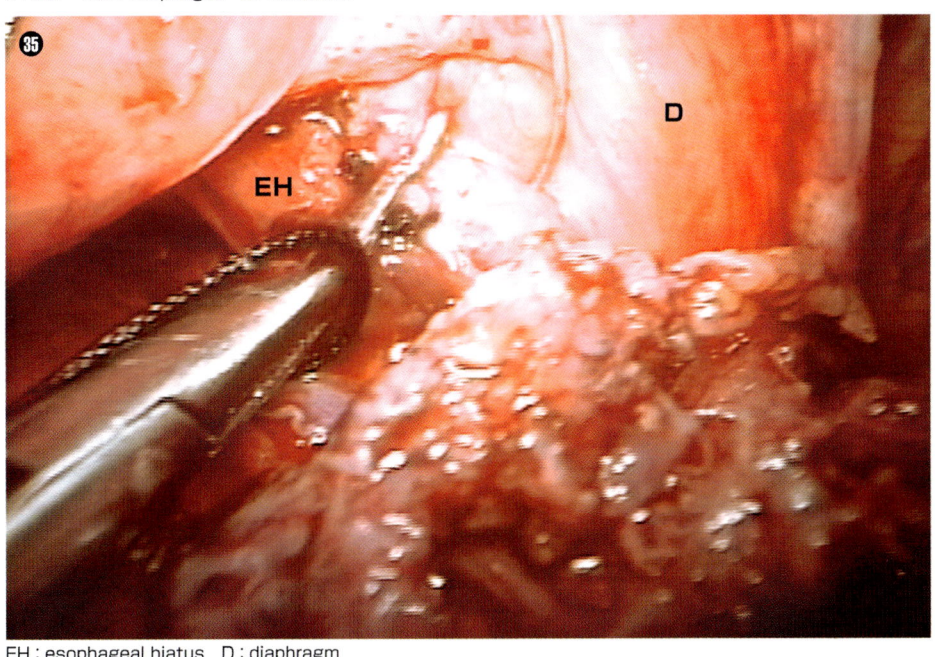

EH : esophageal hiatus　D : diaphragm

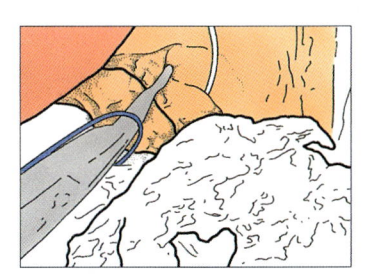

㊱

㉞ Collar stitch（右側）

次いで、食道右側ラップの頭側部を食道壁ならびに食道裂孔縁に縫合固定する。
これにより、ラップが脱重積するのを予防する。この縫合は、collar stitchと呼ばれる。

㉟ Collar stitch（左側）

同様に、左側ラップ頭側と食道壁ならびに裂孔縁を縫合固定する。

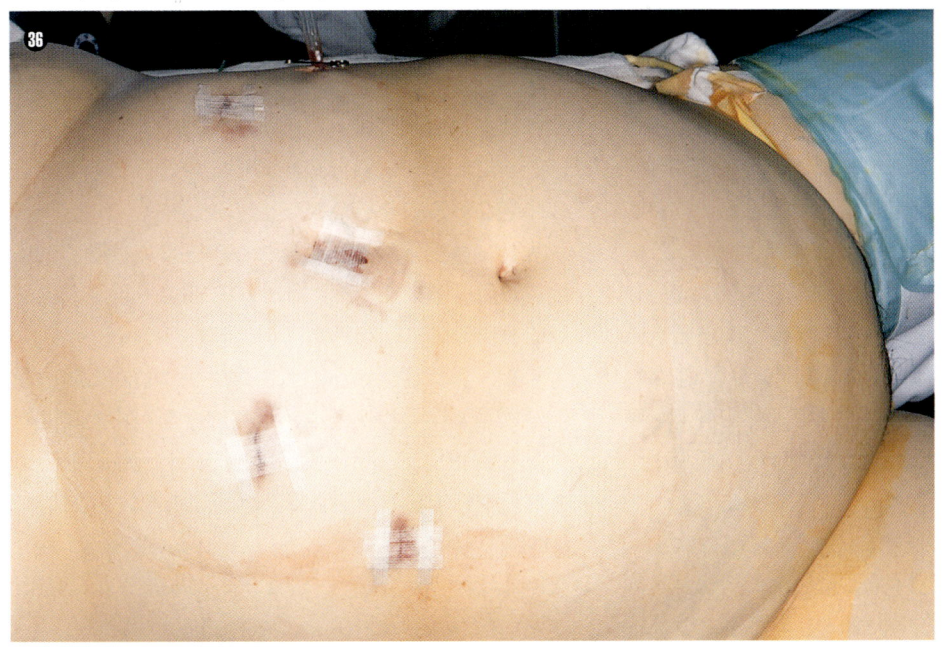

㊱ 閉創

ラップ固定が終了したら、左補助ポート創を利用し、ペンローズドレーンを左横隔膜下に留置する。
閉創して、手術を終了する。

1-❺　左側アプローチによる腹腔鏡下食道裂孔ヘルニア根治術　　114

2-① 胃悪性腫瘍手術
幽門側胃切除

国立がんセンター中央病院
第一領域外来部部長
笹子三津留

幽門近傍の進行胃癌手術では、幽門下リンパ節郭清が手技上のポイントとなる

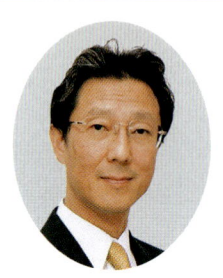

国立がんセンター 中央病院
第一領域外来部部長
笹子三津留

　根治可能な進行胃癌症例では、主として近位側への癌腫の広がりによって、幽門側胃切除（通常切除もしくは亜全摘）か胃全摘が行われる。胃体下部までにとどまる進行胃癌では通常、幽門側胃切除を行う。

　現在の胃癌取扱い規約第13版では、No.12a, No.14vがL領域の癌では2群に昇格し、下部進行胃癌の標準手術における郭清対象となった。現規約では、No.13, No.12b/pはNo.16a2, No.16b1とともに第3群であり、郭清効果が確実ではない部位と考えられている。

　進行胃癌に対する予防的な（ルーチンの）大動脈周囲リンパ節郭清の意義については、JCOG（日本臨床腫瘍研究グループ）が実施した無作為比較試験の結果があと2年で出るので、それを待ちたい。したがって、現在は2群にいくつもの肉眼的転移を認める症例や、迅速診断で初めてわかるような大動脈周囲リンパ節転移を認めた場合に限って、大動脈周囲リンパ節郭清を行っている。JCOG臨床試験の結果では、郭清の有効性を問うことができないNo.13, No.12b/pのリンパ節については、専門施設で症例を蓄積して再度検証するべきと思われる。国立がんセンター中央病院では、その意味で同部の郭清を実施している。

手技上のポイント

　幽門近傍の進行胃癌の手術では、幽門下リンパ節が最も転移頻度の高いリンパ節で、転移を有する症例の5年生存率も50%近くあり、郭清効果も高い。しかし、それだけに、技術の差が成績に関与する度合いが大きい部位と考えられる。

　きっちりと結腸間膜の前葉を剥離する層に入り、副右結腸静脈あるいは中結腸静脈の右枝を露出する層で剥離を進めれば、Henleの共通幹にたどり着く。膵後面につながるこの層で郭清することが重要である。右胃大網動脈は膵の前面から立ち上がるので、動脈を切離する層は静脈切離やNo.14vリンパ節郭清の層よりはるかに浅い層となる。

　大きな癌では、中結腸血管本幹あたりの結腸間膜に浸潤していることが多い。そのような症例では結腸肝曲を完全に遊離し、結腸を十二指腸・膵頭部から剥離して起こしていき、上腸間膜静脈本幹の側壁を露出させる。

　上腸間膜静脈を確認・露出した後、結腸血管の辺縁動静脈のアーケードを温存できる症例では、浸潤部の末梢側で血管を結紮切離し、上腸間膜静脈前面に沿って郭清を進め、中結腸静脈を根部で結紮切離する。中結腸動脈は、静脈を切離する部位と同じ位置で切離する。このようにすると、結腸の切離を伴うことなく、完全な腫瘍の摘出ができる。

　また、辺縁血管のアーケードが残せない症例では、横行結腸の合併切除を行う。そのような症例では早い時期に判断し、横行結腸の切離から行うと余計なブルゼクトミーを行わずにすむ。

　大きな幽門下リンパ節転移が存在する症例や、主病巣が膵頭部に接するような症例では、Henleの共通幹の根部での結紮を考慮することもある。

　また、リンパ節あるいは主病巣が膵頭部に明らかに浸潤している症例では、腹腔洗浄細胞診が陰性で大動脈周囲リンパ節転移が肉眼的に明らかでないような症例に限り、膵頭十二指腸切除も考慮する。

CASE & FLOW CHART

症例

症例は70歳代前半の男性で、食後の膨満感と胃もたれを主訴に近医を受診し、幽門にかかる2型胃癌と診断された。
当院初診時の視触診では、特記すべき所見なし。内視鏡所見、胃X線所見は下記のとおりで、典型的な2型胃癌であった。組織型はtub1で、病変周囲粘膜の萎縮性胃炎、腸上皮化生の所見を認めた。血液検査でHb9.0と中程度の貧血を認めたが、CEA、CA19-9、AFP、Ca125のいずれも正常であった。CTで総肝動脈リンパ節の腫脹を認めるが、他に転移は認めず、注腸も異常なし。術前診断は、cT3(SE)、cM0、cH0、cP0、cN2であった。

開腹所見でもsH0、sP0、CY0で、サンプリングしたNo.16リンパ節の迅速診断で転移なし。予定どおり、D2+No.12b/p+No.13の手術を実施した。
前述したが、当院では依然、幽門に浸潤する症例では、このような郭清を行って、再評価に備えデータを蓄積している。読者の方々は、No.12b/pおよびNo.13リンパ節郭清の部分は、有転移例で郭清される場合の参考程度にお考えいただきたい。
病理所見では、pT2(SS)、pN2(1/61)で、転移はNo.8aの1個のみであった。

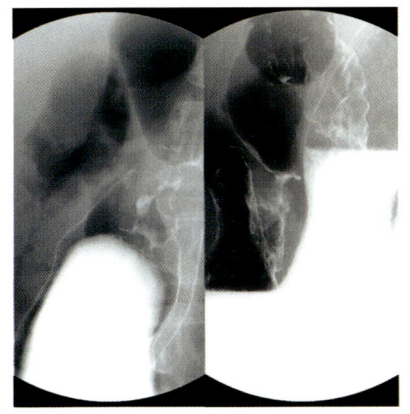

術前X線写真
幽門前庭から幽門にかかる4〜5cmのBorrmann 2型胃癌の周堤と潰瘍部分が読み取れる。十二指腸浸潤は明らかではない。

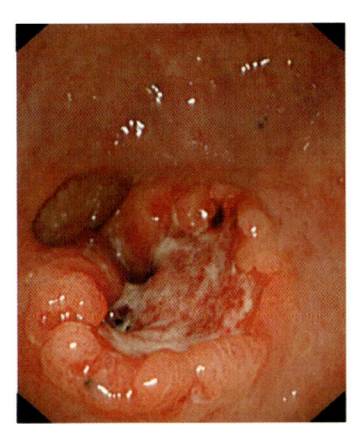

術前内視鏡写真
幽門近傍小彎から後壁中心に、2型胃癌を認める。術前の深達度評価はcT3(SE)。幽門に接するも十二指腸浸潤なしの診断であった。

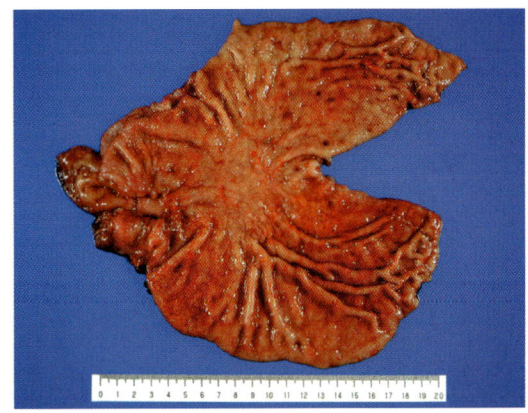

切除標本
切除標本でも同じ所見。漿膜に出る2型胃癌であった。

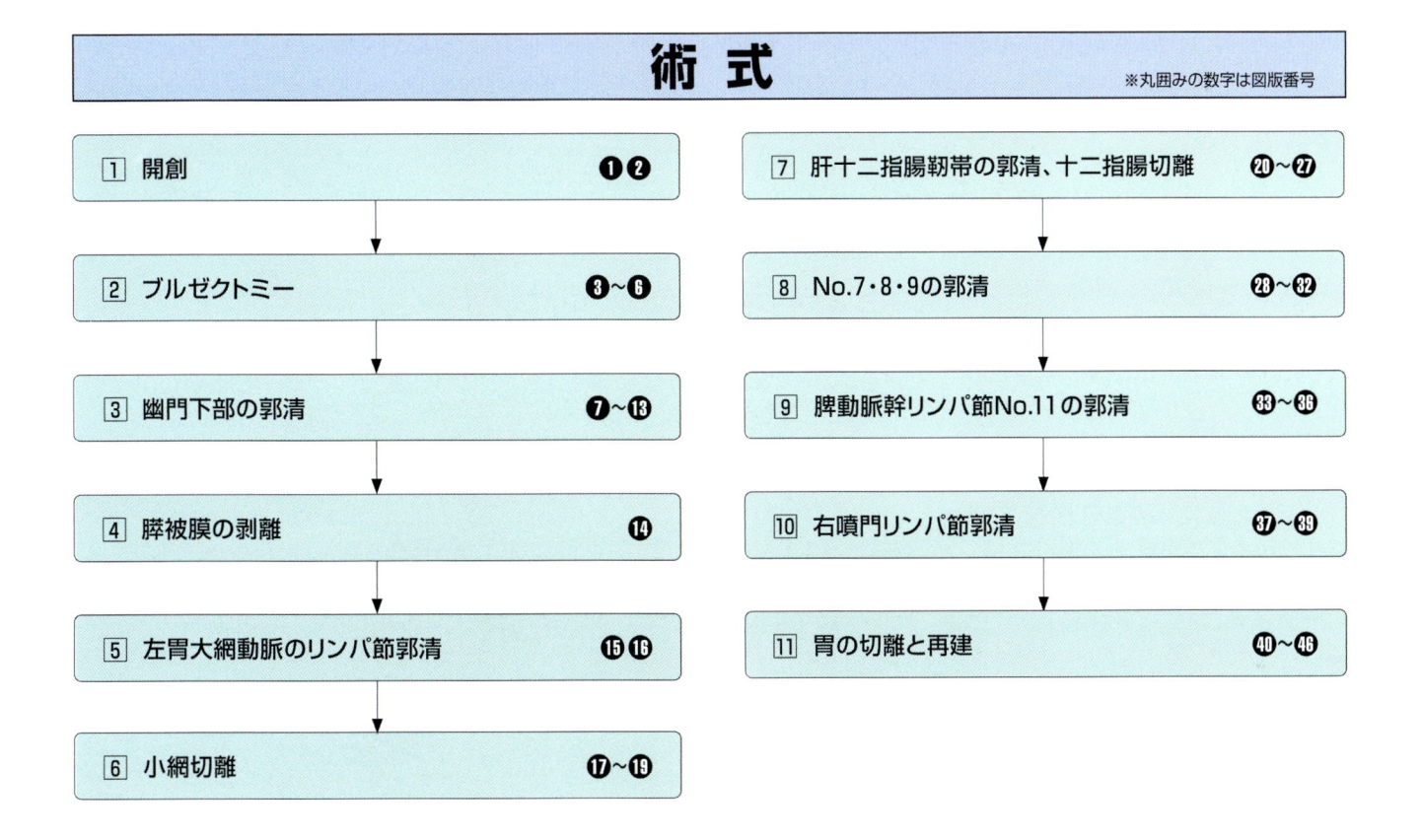

術式

※丸囲みの数字は図版番号

① 開創 ❶❷	⑦ 肝十二指腸靱帯の郭清、十二指腸切離 ⑳〜㉗
② ブルゼクトミー ❸〜❻	⑧ No.7・8・9の郭清 ㉘〜㉜
③ 幽門下部の郭清 ❼〜⓭	⑨ 脾動脈幹リンパ節No.11の郭清 ㉝〜㊱
④ 膵被膜の剥離 ⓮	⑩ 右噴門リンパ節郭清 ㊲〜㊴
⑤ 左胃大網動脈のリンパ節郭清 ⓯⓰	⑪ 胃の切離と再建 ㊵〜㊻
⑥ 小網切離 ⓱〜⓳	

開創からブルゼクトミー

T3胃癌では、原則的に結腸間膜前葉の完全切除を行っている。結腸間膜前葉剥離を進め、膵臓の後面に入っていく。

❶ 通常の患者では上腹部正中切開で開腹するが、BMIが27～28以上の患者では両側の肋弓下切開をベースとした屋根型切開、あるいはベンツ型切開を用いる。
正中切開時、皮下の脂肪組織が正中で左右に分かれる構造を持っていることを理解しておくとよい。
左右の皮下脂肪の分かれ目を追うと、白線に間違いなくたどりつく。

❷ 右が患者の足側。バルフールタイプの開創器に、大きな鞍状鉤が取り付くように工夫された大腸3弁開創器と呼んでいる開創器と、左肋弓にかけて引っ張るケント鉤、右肋弓はオクトパスと呼ばれる多関節を持つ金鉤2本を装着している。

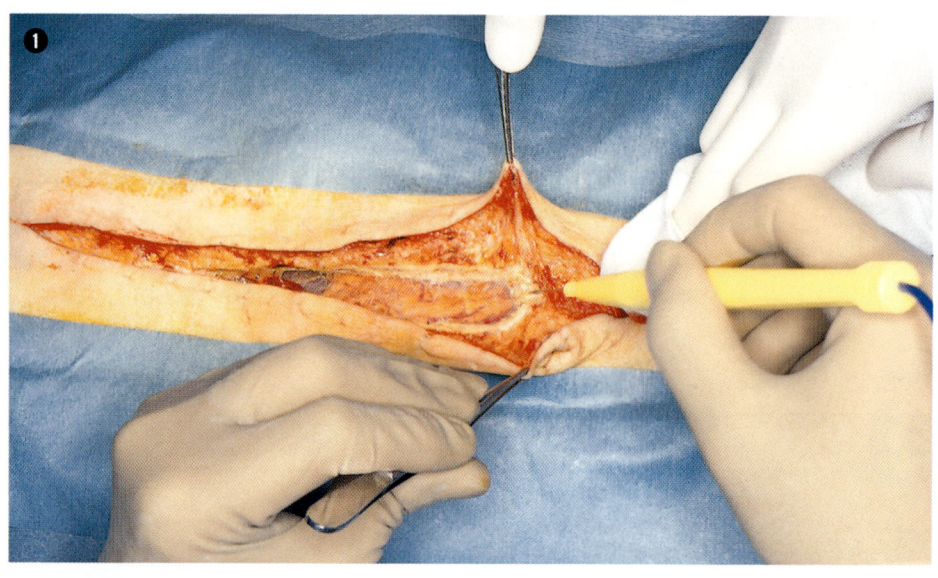

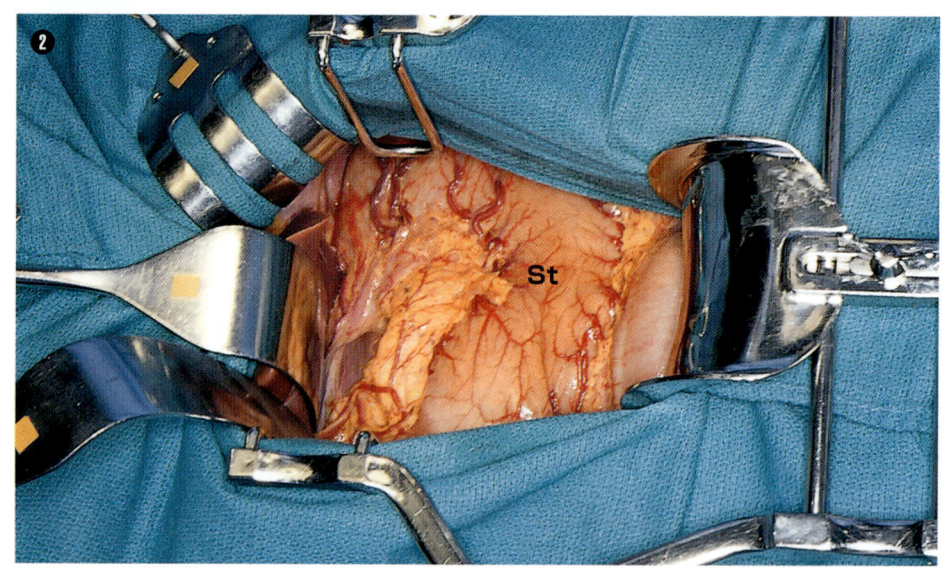

St：stomach

❸ T3胃癌では全例、原則的には結腸間膜前葉の完全切除を伴う大網の完全切除を行っている。結腸間膜前葉は、少し脂肪のあるケースのほうが剥離しやすい。通常、結腸間膜中央部がもっとも剥離困難なので、大網の両端から結腸間膜前葉剥離を進め、最後に中央部の剥離を慎重に行う。結腸肝曲、脾曲の授動を行っておくと、これらの操作は容易となる。

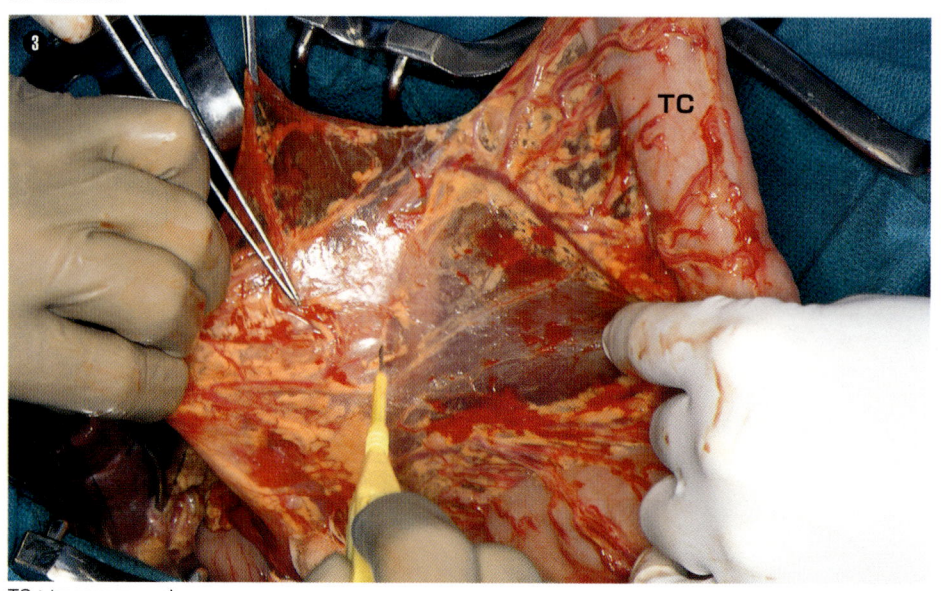

TC：transverse colon

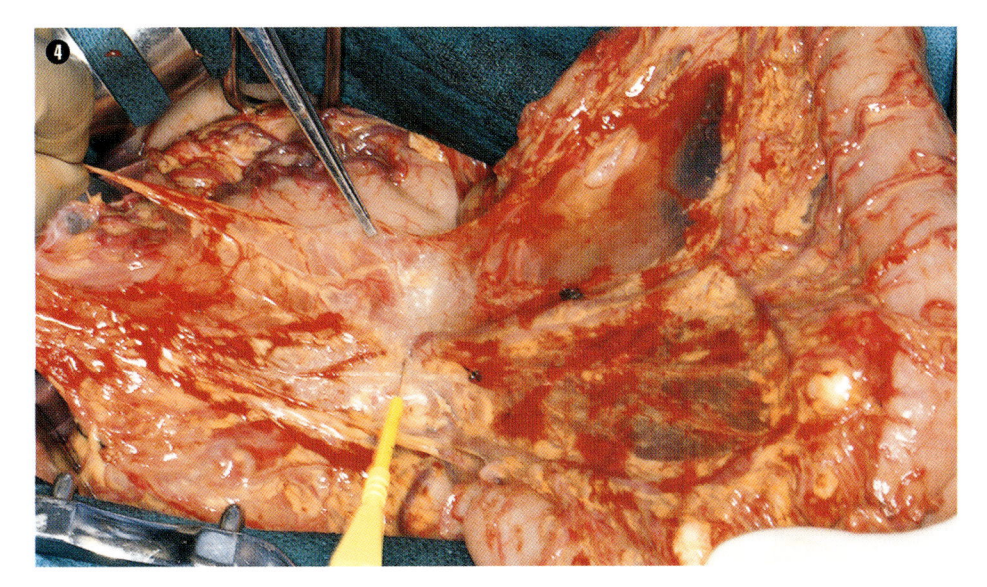

❹ この層を追っていくと、膵臓の後面に入っていく。胃全摘時のみならず、幽門側胃切除の場合でもとりあえずこの層に入って膵体部をある程度授動し、腎筋膜前葉の層を出しておくと、後のNo.11郭清時に入っていくべき層がわかりやすくなる。

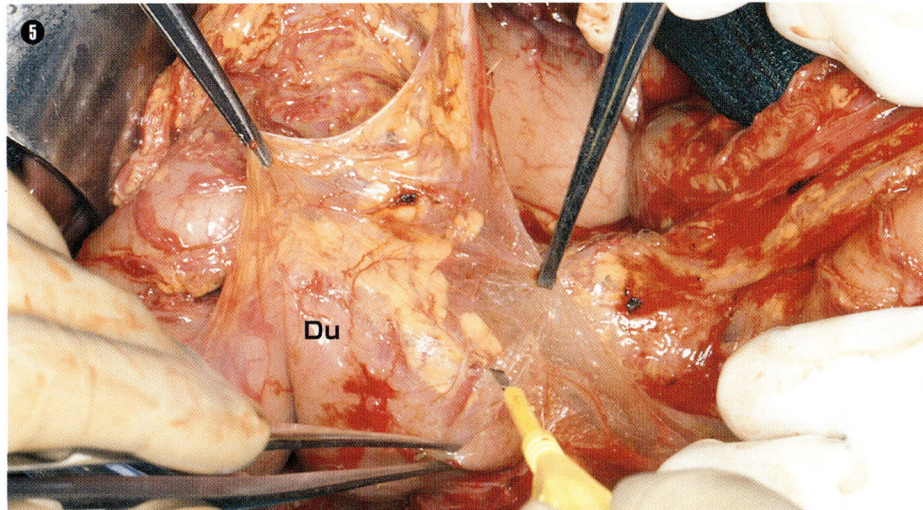

❺ 膵頭十二指腸部分は、結腸間膜前葉とつながる膜と、もう1枚その下に前膵頭十二指腸筋膜があり、二重に覆われている。これは、結腸間膜や癒合筋膜の構造と、腸間膜血管にぶら下がる位置関係から理解されたい。

❻ 結腸間膜前葉の剥離が十二指腸に到達した時点で、十二指腸側から内側に向かって、十二指腸および膵頭部を覆う前述の筋膜を膵頭から剥離していく。この筋膜を剥離すると、右胃大網血管を含む組織は、上腸間膜静脈の位置で膵臓と垂直に立ち上がる間膜のように見える。
また、この操作で膵頭側に残る脂肪織内のリンパ節が、No.17リンパ節である。

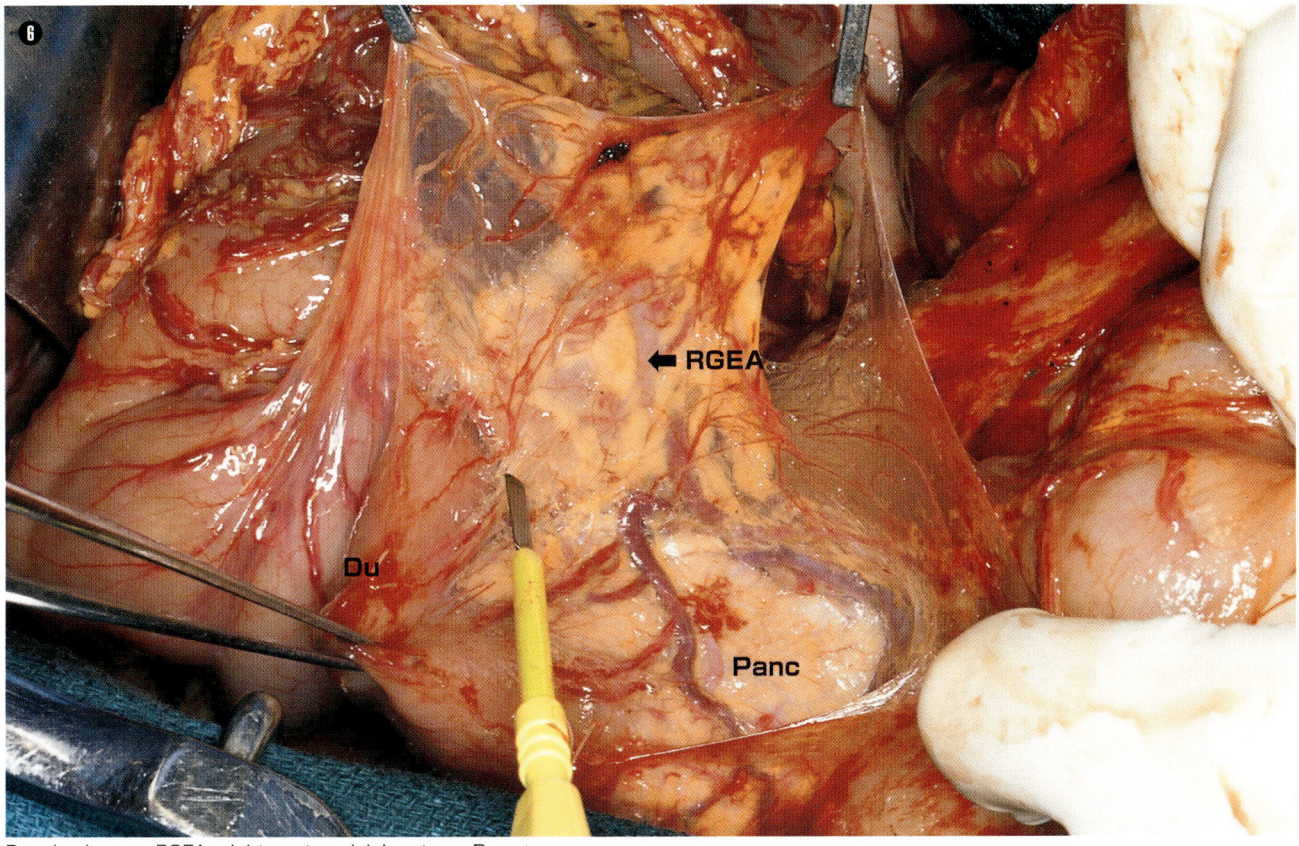

Du：duodenum

Du：duodenum　RGEA：right gastroepiploic artery　Panc：pancreas

2-❶　胃悪性腫瘍手術　118

幽門下部の郭清と左胃大網動脈根部の郭清

幽門下部は上腸間膜静脈の左縁を越え、同静脈に接する全リンパ節が摘出される部位寄りまで剥離を進める。右胃大網動静脈、左胃大網動静脈を根部で結紮切離する。

❼ 副右結腸静脈、中結腸静脈右枝、Henleの共通幹を確認し、上腸間膜静脈の本幹が出るように、膵下縁から3cmくらいの範囲は結腸血管沿いに尾側から頭側へ郭清する。

上腸間膜静脈の前面正面には分枝はないが、側面から膵臓に行く枝がある場合は、ていねいに結紮切離する。

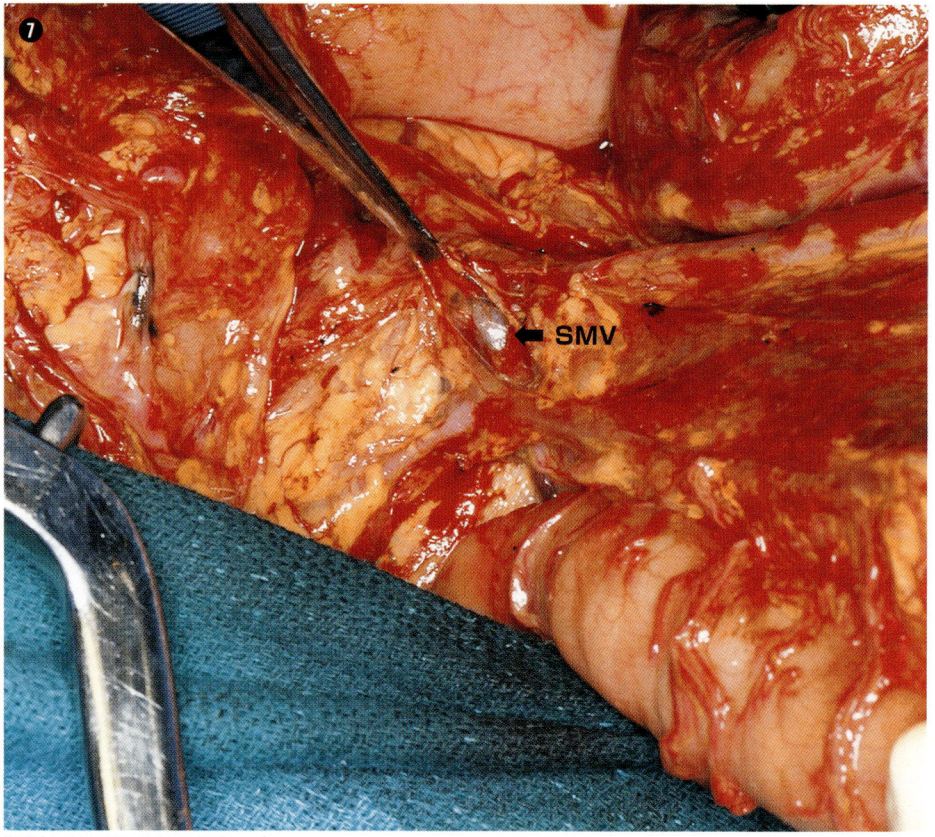

SMV：superior mesenteric vein

❽ 上腸間膜静脈の左縁を越え、同静脈に接するすべてのリンパ節が摘出される部位寄りまで操作を進め、そこより正中側は郭清しない。

この時点で郭清範囲の組織は、結腸間膜や上腸間膜静脈と剥離されているので、膵下縁に沿って剥離・切離していく。

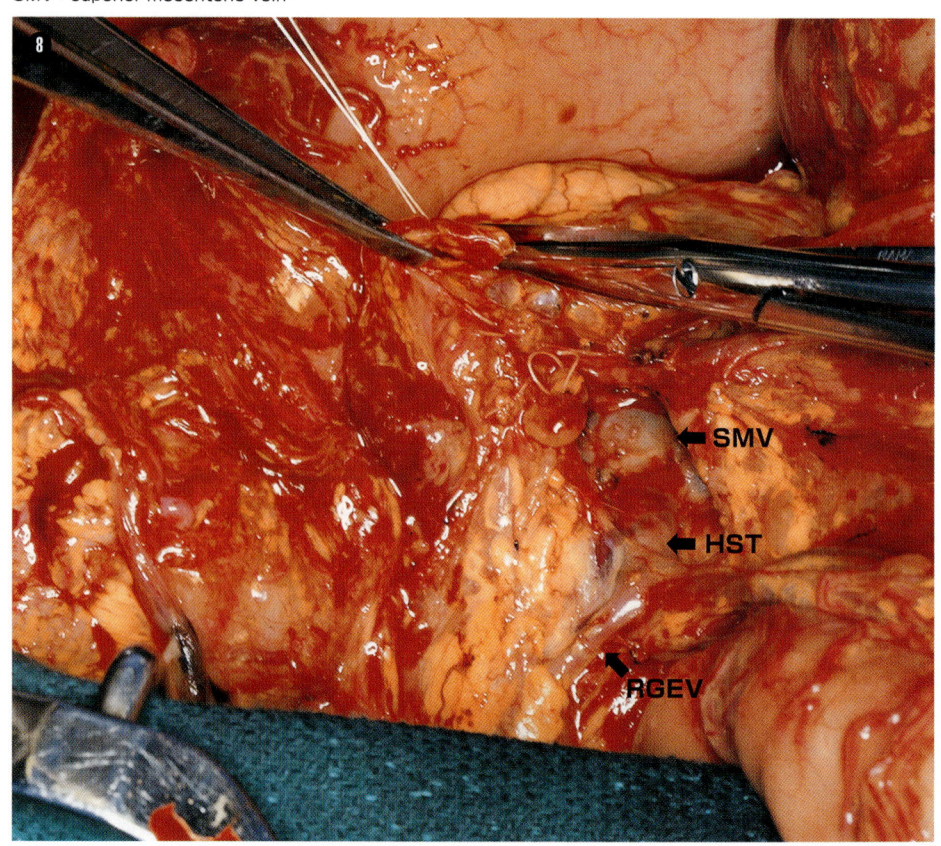

SMV：superior mesenteric vein　HST：Henle's surgical trunk　RGEV：right gastroepiploic vein

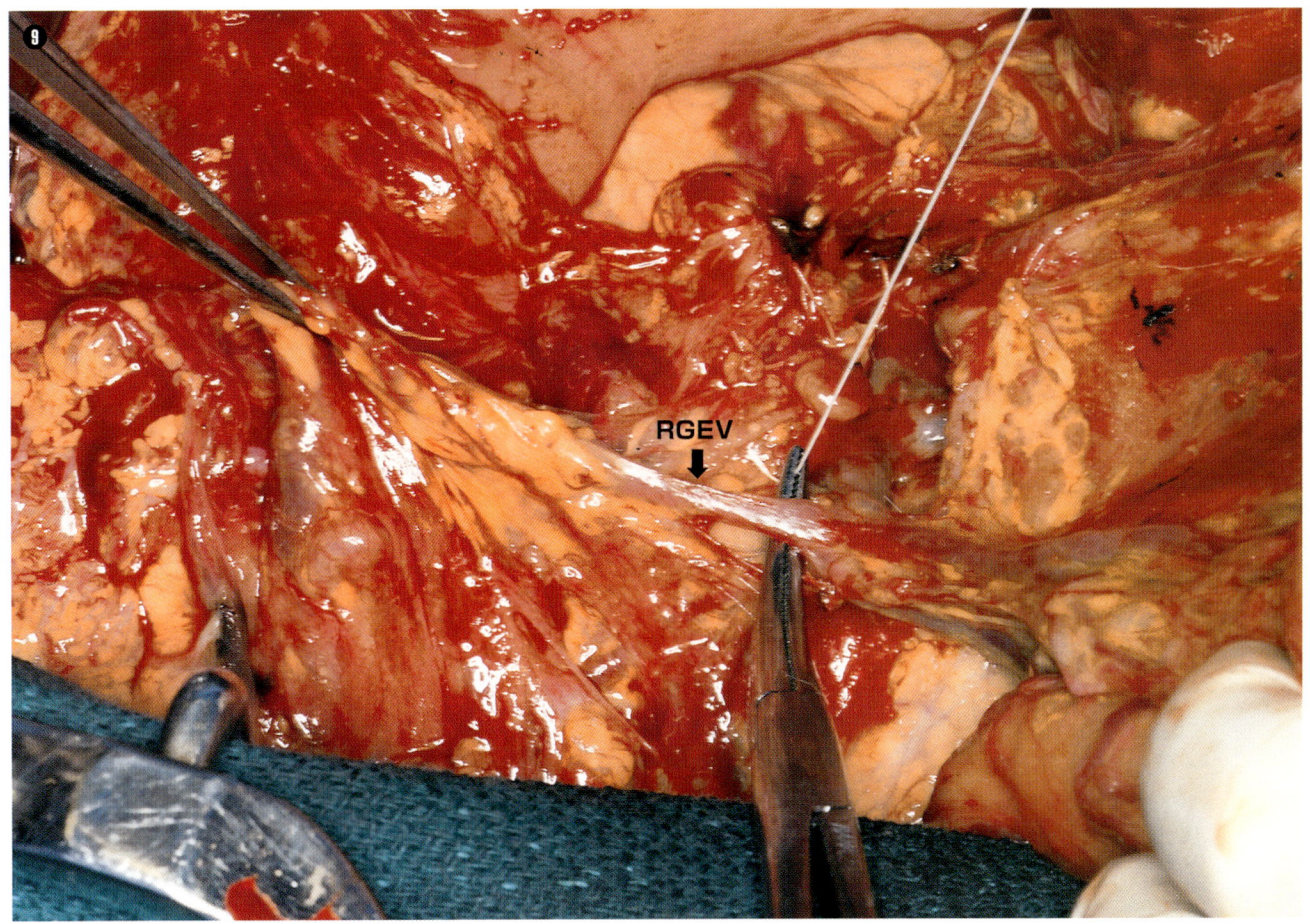

RGEV : right gastroepiploic vein

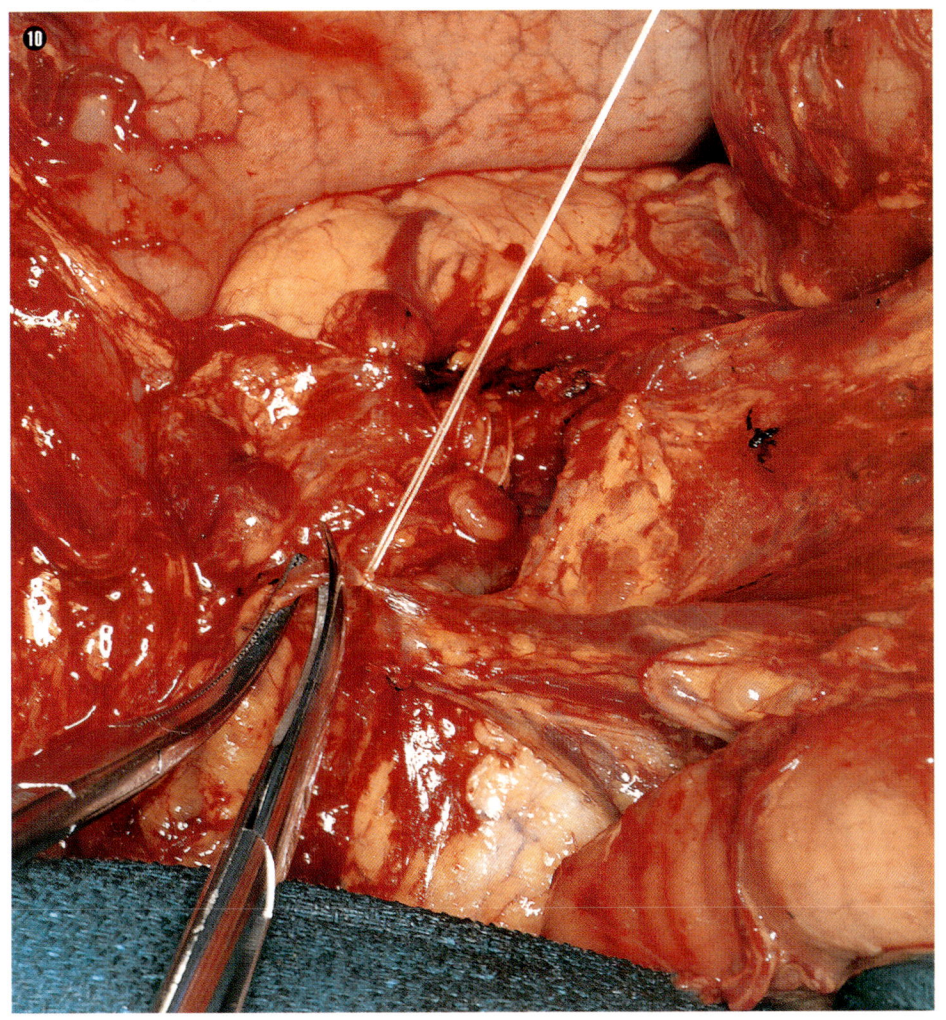

❾ 右胃大網静脈根部の結紮は、幽門下リンパ節に大きな転移がある場合は、Henleの静脈幹ごと結紮切離することもある。しかし、通常は図のように、Henleから分岐するところで結紮切離する。

❿ 前上膵十二指腸静脈、幽門下静脈などとの合流形態にはバリエーションが多い。
また、右胃大網静脈は、後面から膵頭部に向かう細い分枝が1～2本あることも多い。
進行癌では、これらの分枝を含めて根部で結紮することが多い。早期胃癌では、正確な右胃大網静脈の根部より遠位になるが、膵頭部への枝が出た後で結紮することもしばしばである。

2-❶ 胃悪性腫瘍手術

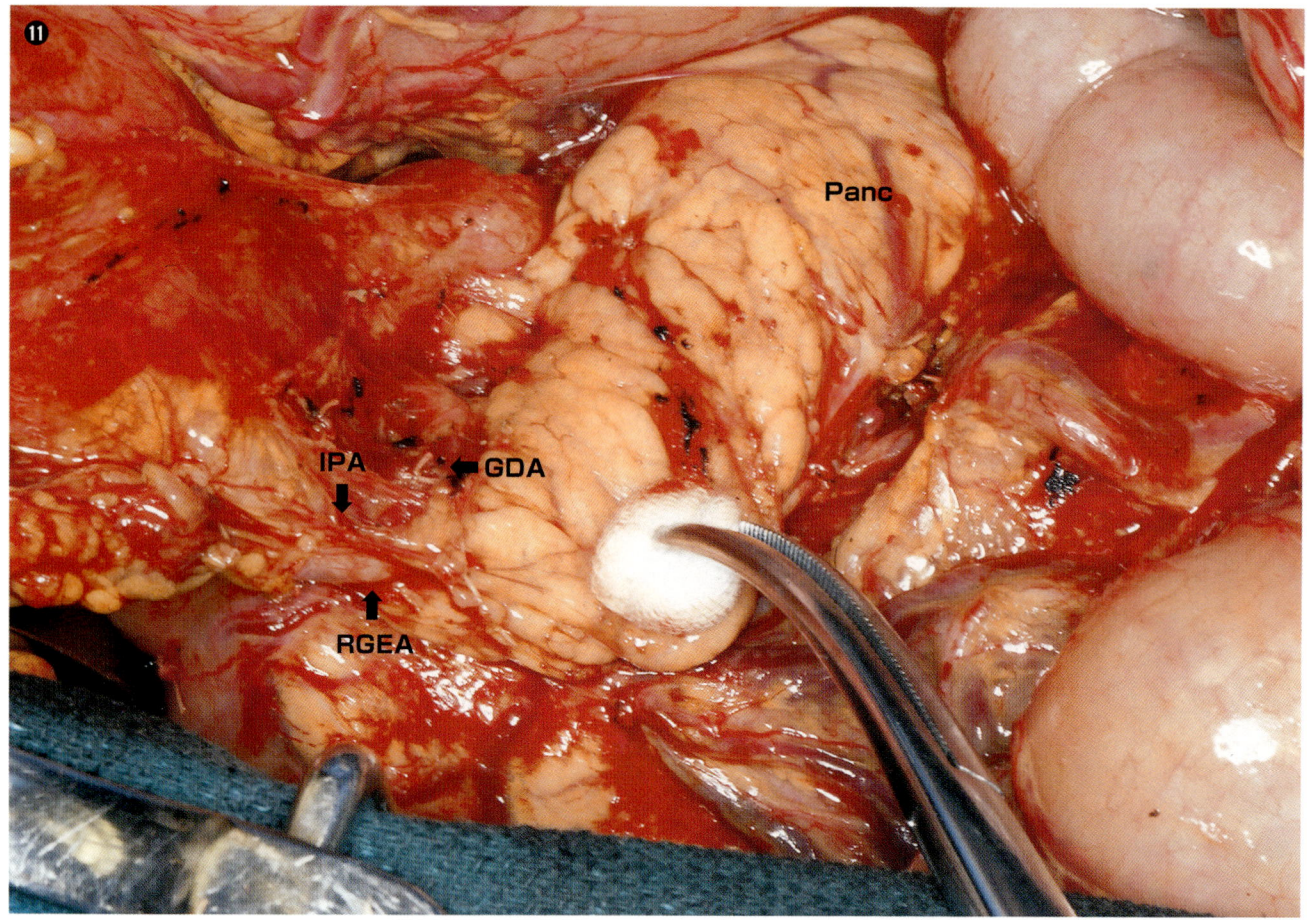

IPA：inferior pyloric artery　GDA：gastroduodenal artery　Panc：pancreas　RGEA：right gastroepiploic artery

❶❶　その後、膵の表面（前面）に操作の層を変え、膵頸部あたりから膵被膜の剥離を始め、頭側は膵上縁を目安に、左側は膵尾部の中央あたりを目安に剥離を進める。

　その後に、被膜剥離を膵頭部方向へ進め、胃十二指腸動脈を確認する。同動脈を尾側へ追いかけるように剥離し、前上膵十二指腸動脈と右胃大網動脈の分岐点を露出する。

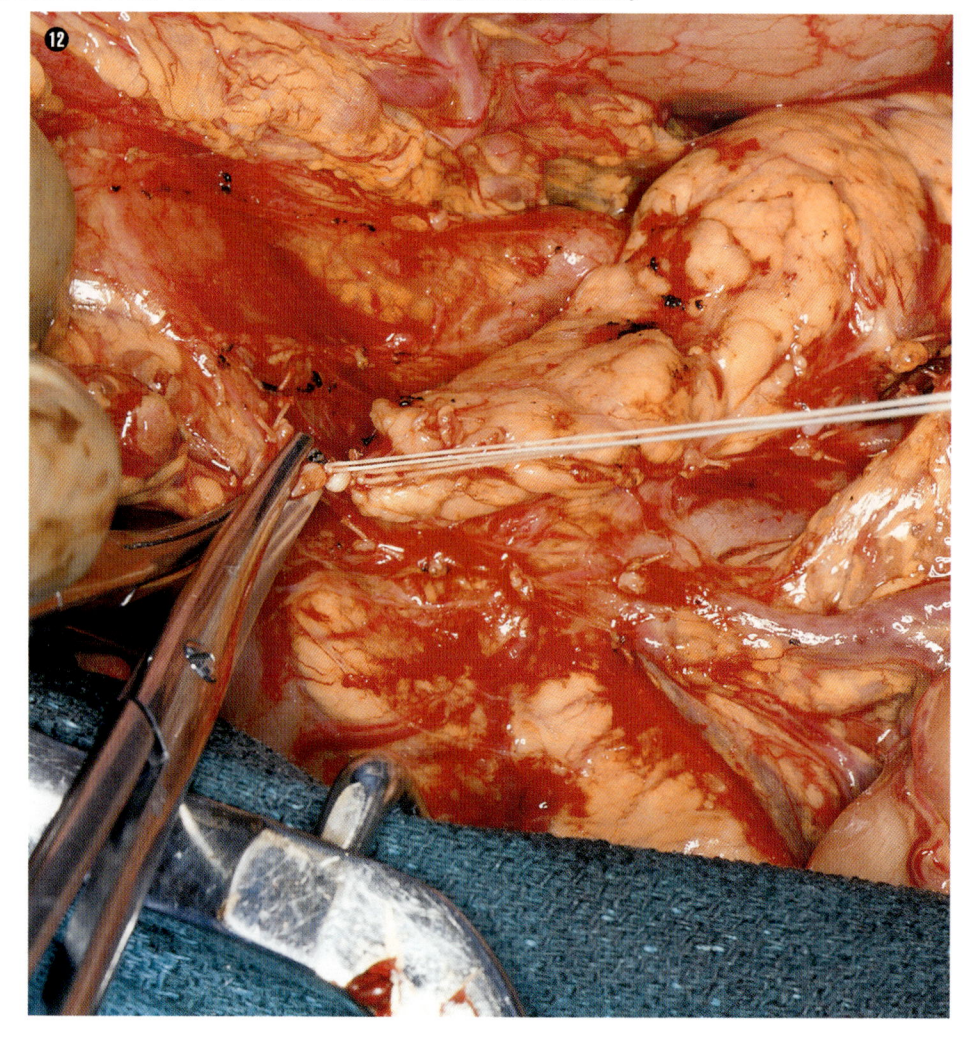

❶❷　右胃大網動脈を根部で二重結紮する。幽門下に大きなリンパ節転移がある場合や、腫瘍が大きく膵頭前面を圧排するように存在する場合、左方からのこのような展開は不可能であるため、膵頭部に接して尾側より頭側に剥離を進めなければならない。そのような場合、腫瘍やリンパ節と胃十二指腸動脈の間に入りにくく、前上膵十二指腸動脈をいったん結紮せざるを得ない場合もある。

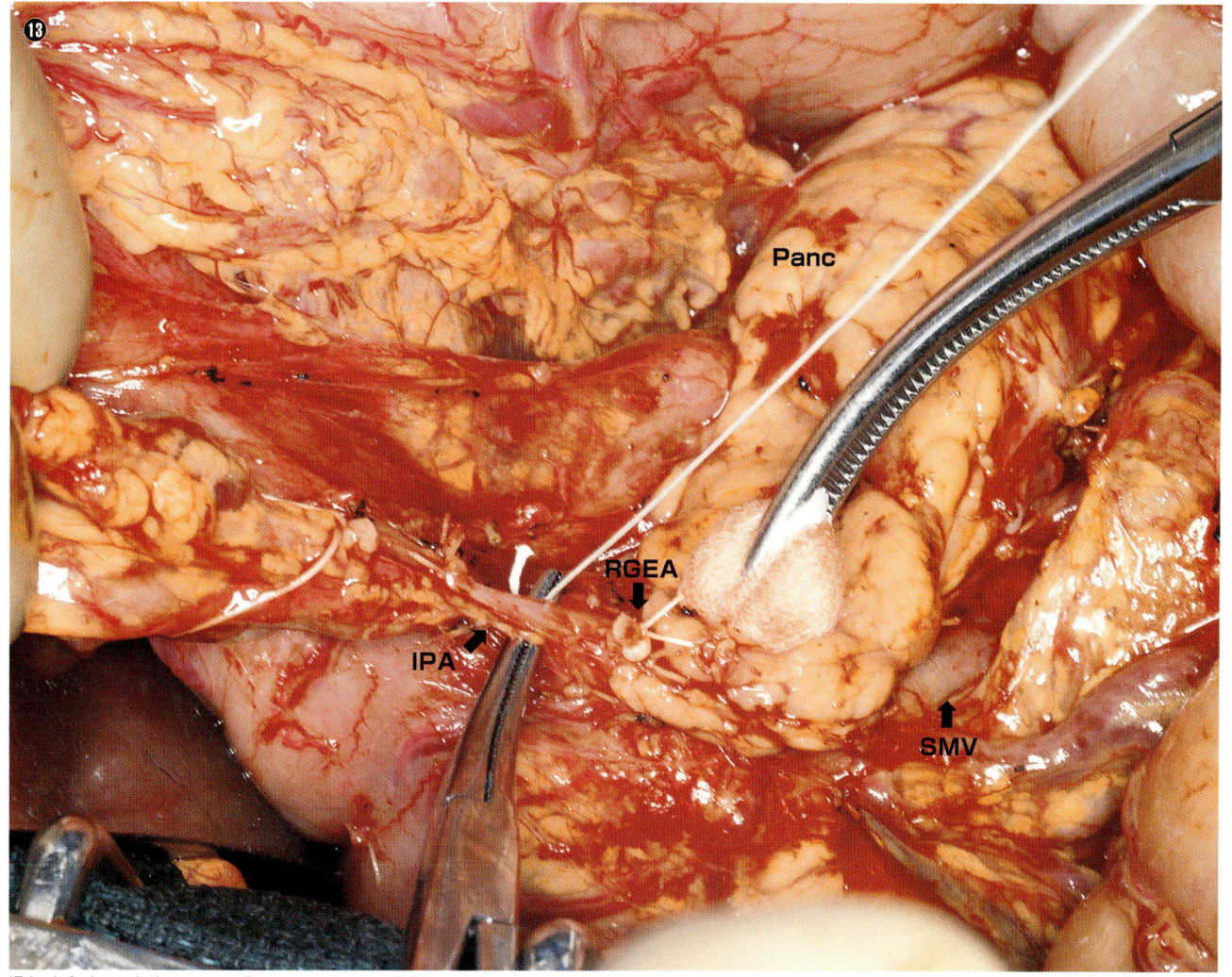

IPA : inferior pyloric artery　Panc : pancreas　RGEA : right gastroepiploic artery　SMV : superior mesenteric vein

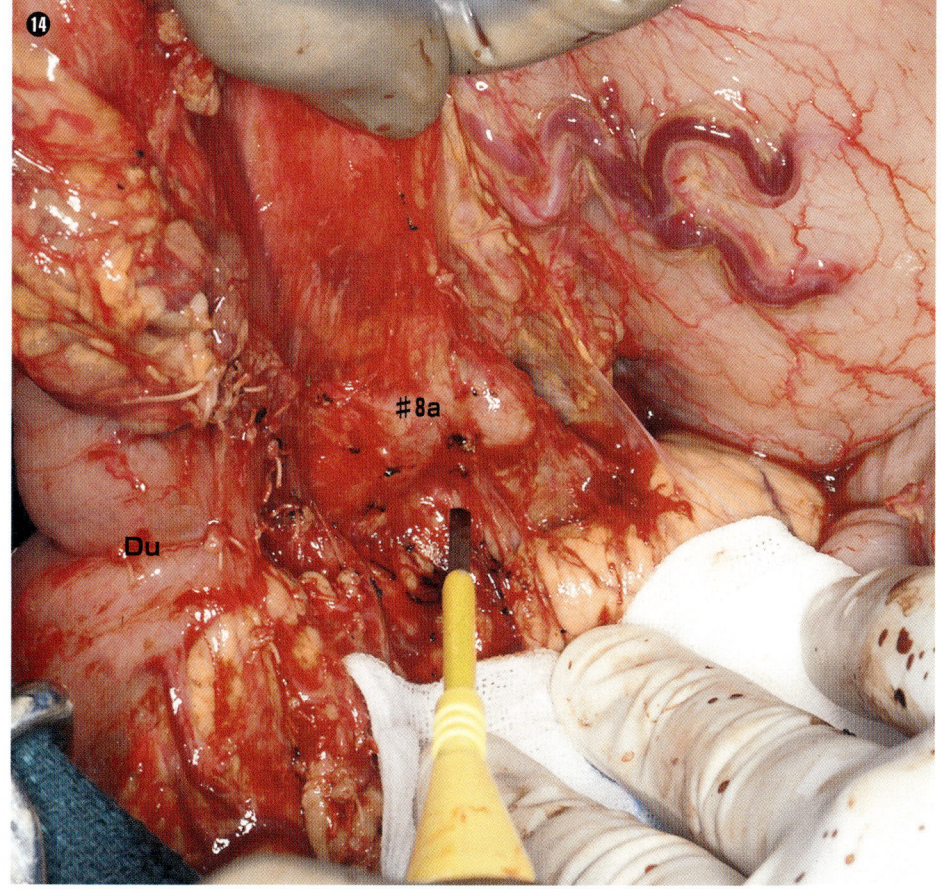

Du : duodenum　#8a : No.8a lymph node

❶❸　本例では、かなり太い幽門下動脈が右胃大網動脈分岐部のすぐ中枢側にあり、右胃大網動脈結紮後、さらにもう1本比較的太い動脈を結紮することになる。同動脈が右胃大網動脈から根部より1cm以上遠位で分枝する場合は、別々に結紮する必要はない。

❶❹　右胃大網動静脈の切離後、第2助手に膵臓を尾側へ軽く牽引させ、幽門後リンパ節を肝動脈周囲の神経組織の層から剥離挙上する。
肉眼的転移がない場合や転移と思われるリンパ節周囲に癒着や浸潤がない例では、図のように神経の層をすべて温存する層に入っていく。
しかし、周囲に浸潤するような肉眼的転移がある例や、剥離時に組織間の分離が悪い例では、神経層の一部を切除する。

2-❶　胃悪性腫瘍手術　122

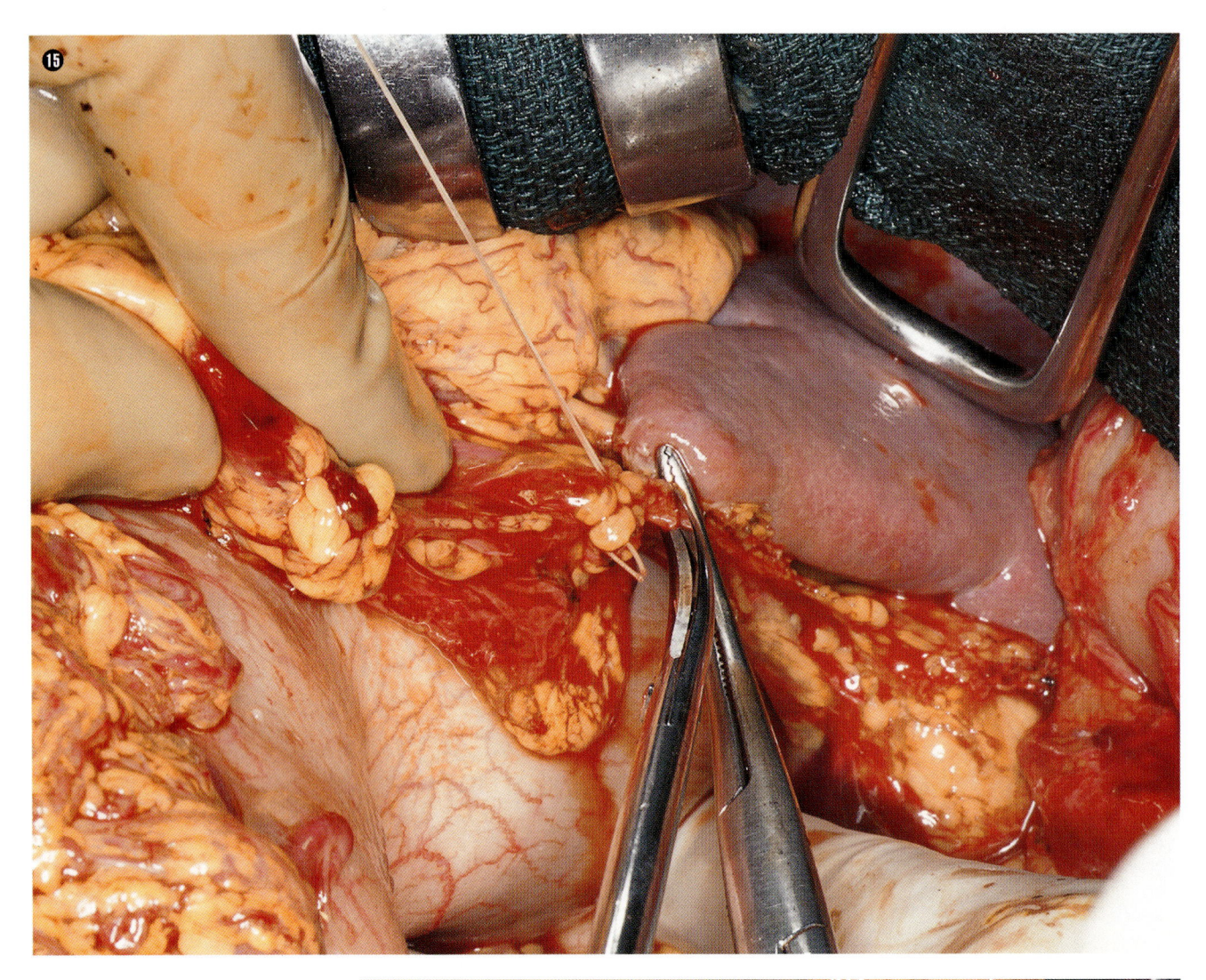

⓯　左胃大網動脈は、脾門部近傍で脾動脈が膵上縁から尾側に回り込み、その最終枝として出ることが多い。脾の下極動脈と共通幹を作る場合も多い。
膵被膜を完全に剥離切除している場合は、膵尾部の先端近くで左胃大網動脈が立ち上がるのを確認し、結紮切離する。
膵尾部の膵被膜を残している場合には、改めて脾の内側に沿って立ち上がるあたりで被膜を切開し、立ち上がる血管を剥離し、根部にて結紮切離する。リンパ節は、一塊に大網とともに摘出されてくる。

⓰　左胃大網動脈はほとんどの場合、根部に近い部分で数本に枝分かれして扇状になり、胃体部に分布する。胃に入る部位でこれらの枝を処理し、後の吻合に備える。

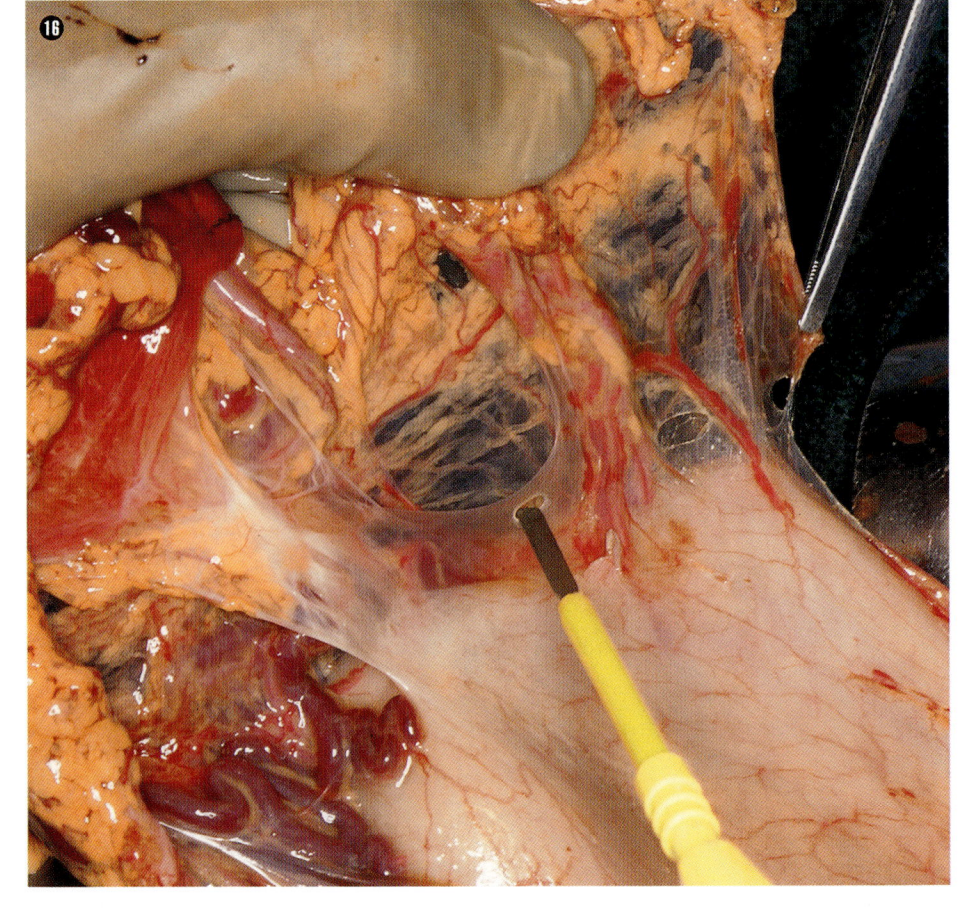

小網切離と肝十二指腸靱帯の郭清、十二指腸切離

小網を切開した後、肝十二指腸靱帯の郭清を行う。十二指腸の切除は6〜7cmまで可能であるが、本例では浸潤範囲を考慮し、3.5cm程度とした。

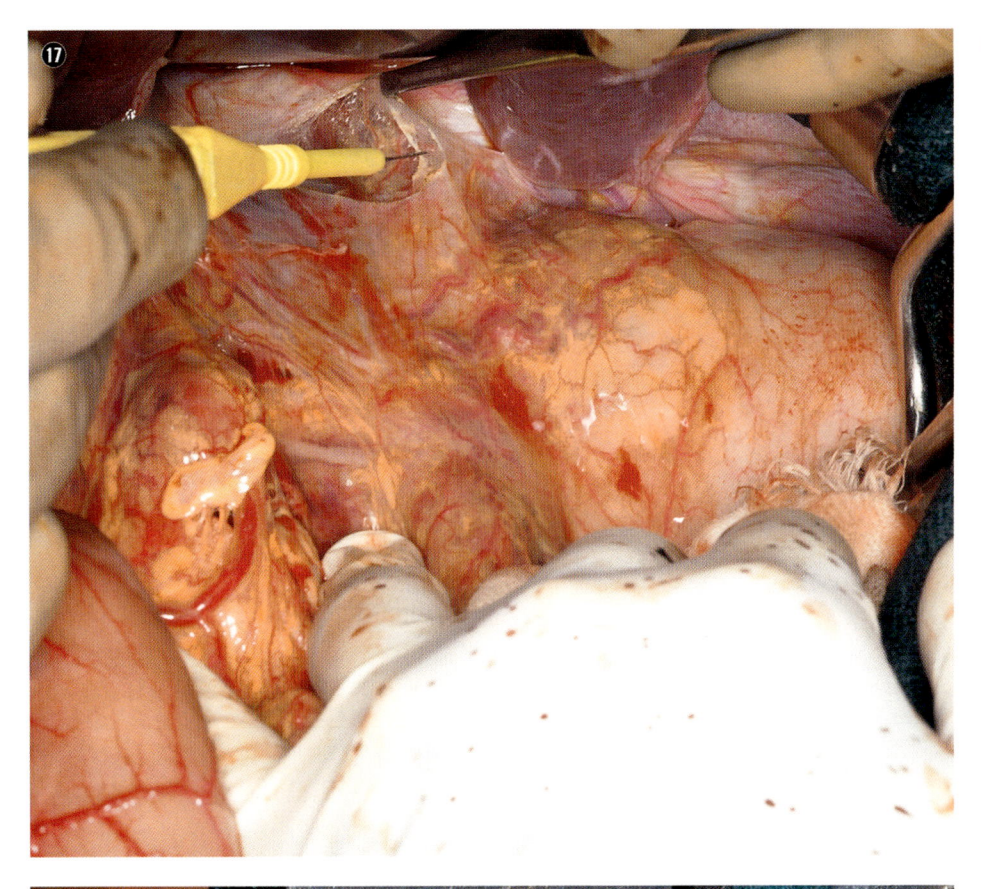

❼ 次に、小網膜の切離に移る。左肝動脈は小網内を思ったよりも外側区より離れた位置で走行することも多く、損傷に注意する。左肝動脈の位置を確認した後は、外側区に近接して小網を切開する。この切開線は、食道・胃接合部上を腹部食道の大彎側まで延ばしておく。

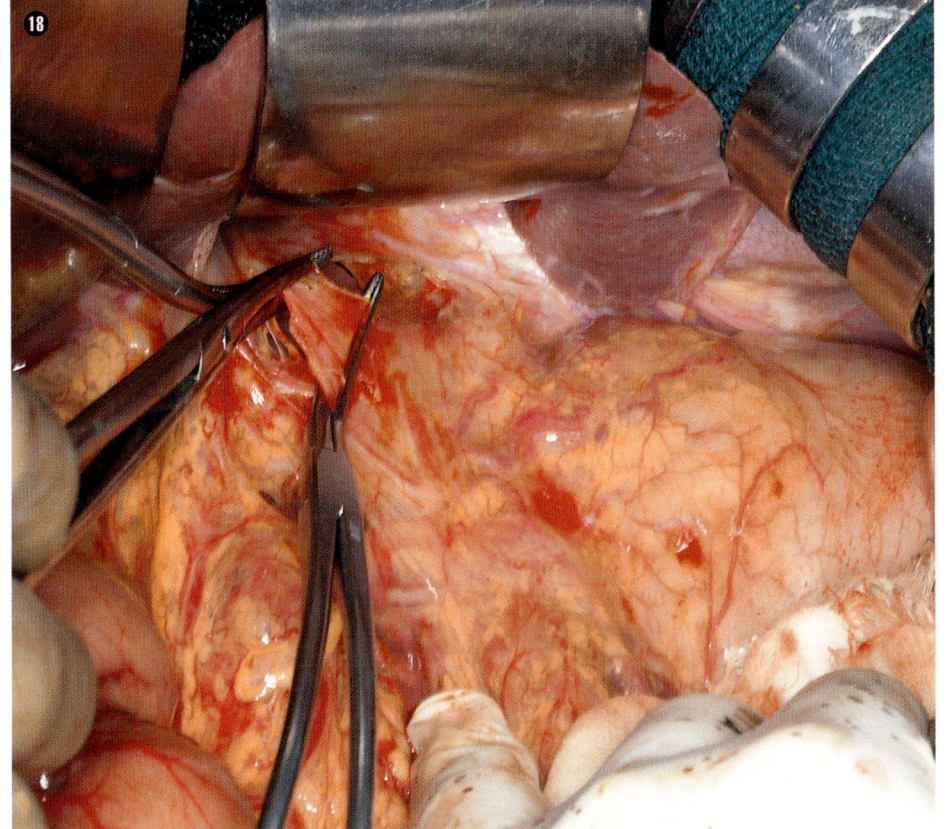

❽ 副左肝動脈がある場合はもちろんであるが、同血管がない場合も、細い静脈とリンパ管が走行するので、迷走神経肝枝とともに結紮切離する。
早期胃癌では、迷走神経肝枝と副左肝動脈は温存しながら郭清を行っている。

⓳ 小網膜の切開後、この時点で食道裂孔右脚に沿って、腹部食道および横隔膜脚を覆っている脂肪織を横隔膜脚より剥離する。

食道裂孔の内面を裏打ちする筋膜に沿ってきれいに剥離すると、迷走神経やリンパ節を含んだ食道周囲脂肪織は、薄いきれいな1枚の膜に包まれて剥離される。食道裂孔の内側の筋膜をきれいに出しておけば、その層が郭清の後面を作るので、後の腹腔動脈周囲の郭清の層がわかり、的確に行える。

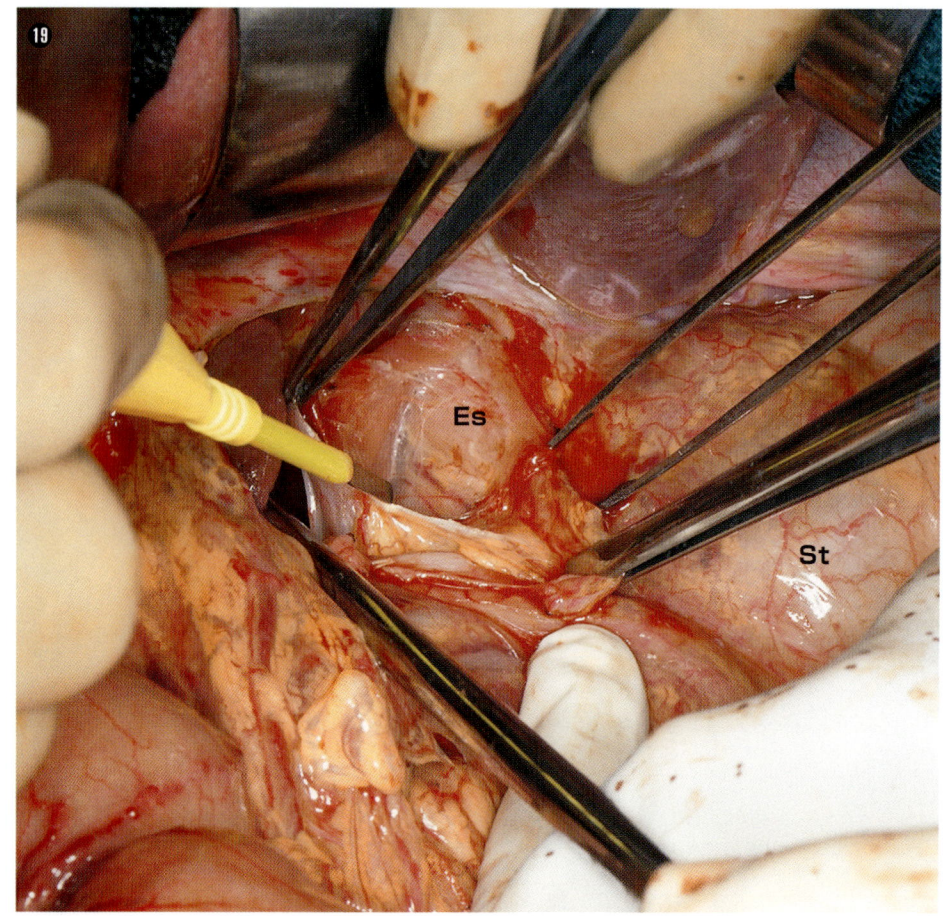

Es：esophagus　St：stomach

⓴ 幽門に浸潤するような進行癌では、郭清効果は高くはないが、中には長期生存する患者もいることと、リンパ節転移頻度や郭清効果に関するデータを継続的に世に提供していく使命がある関係で、当院ではNo.12b/pおよびNo.13のリンパ節郭清を現在も行っている。

ただし、前述したように同部の郭清効果は高くないので、一般病院での治療では安全に行える範囲で行うべきである。

肝十二指腸靭帯の右側を郭清する場合は、必ず胆嚢摘出を行っている。

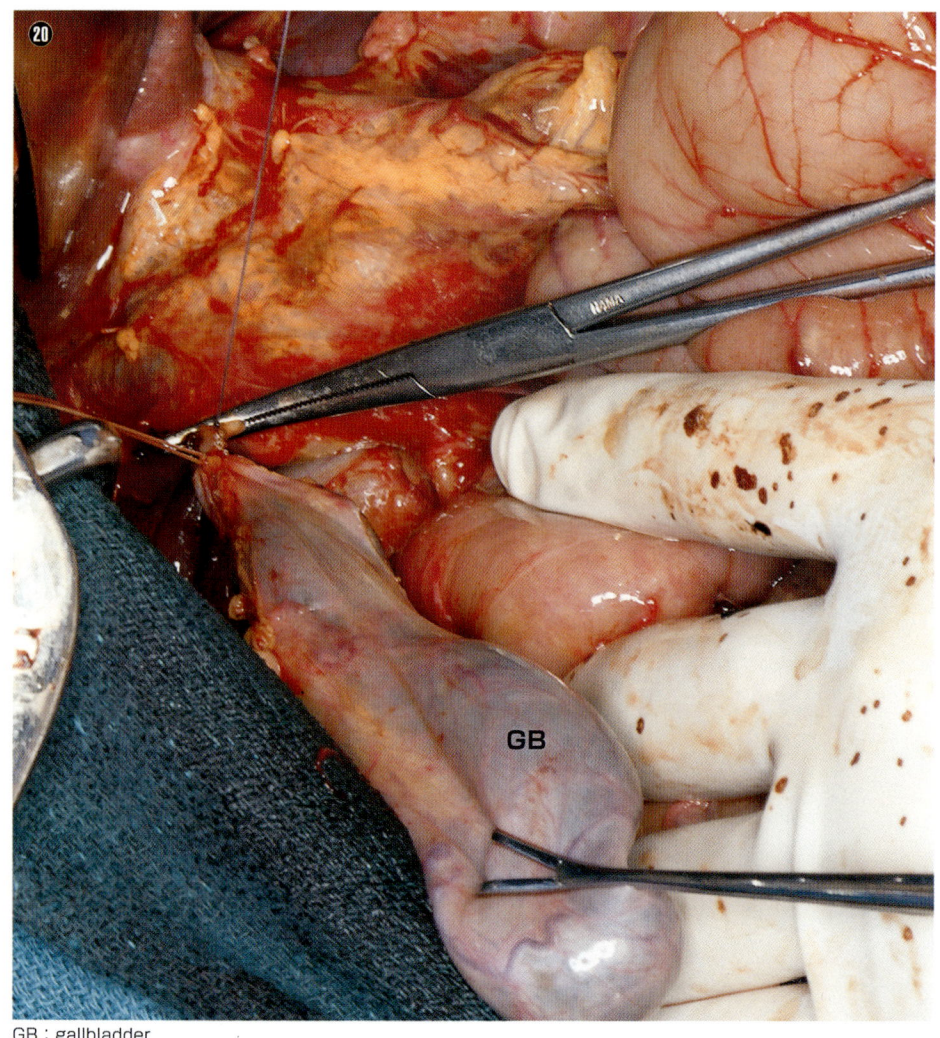

GB：gallbladder

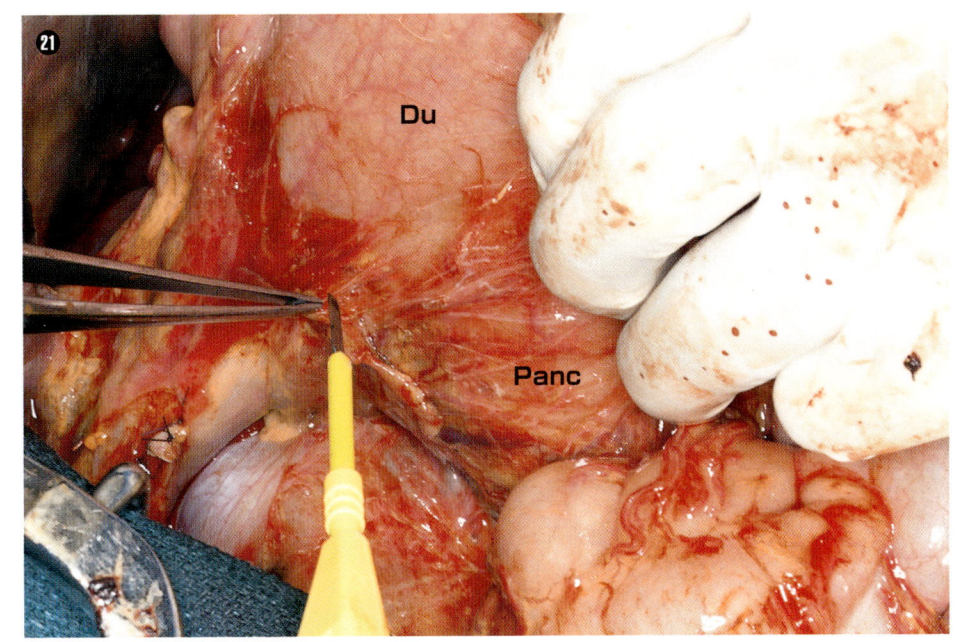

㉑ Du: duodenum　Panc: pancreas

㉒ Panc: pancreas　#13: No.13 lymph node

㉓ Ch: choledochus　PV: portal vein

㉑ 第1助手に、十二指腸をKocherの授動術を行うときと同様に、膵頭を立てた状態に把持させ、肝十二指腸靱帯下縁後面から膵頭部後面に移行するあたりから、リンパ節を含む脂肪織を鑷子で牽引し、膵頭部から剥離する。

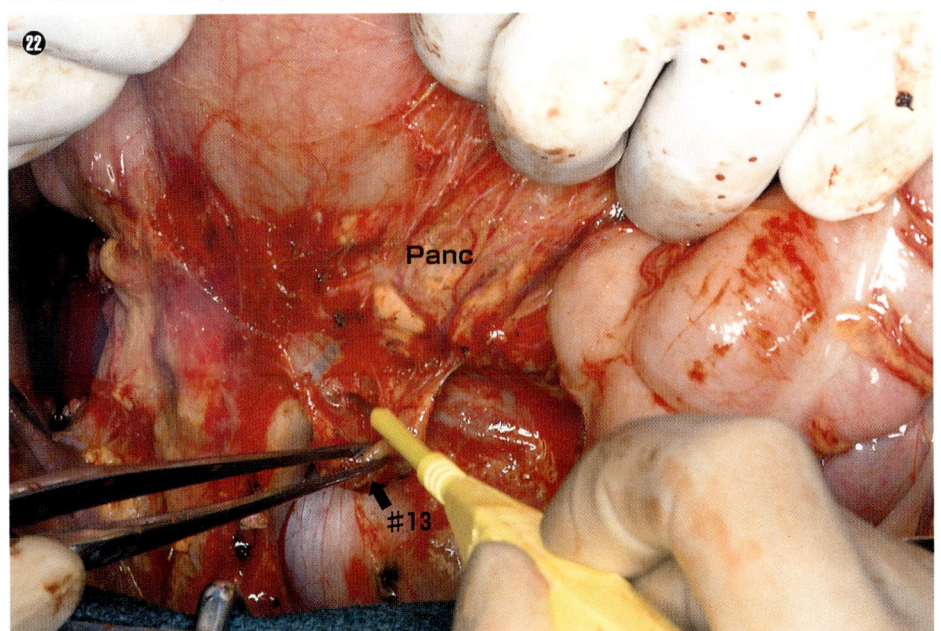

㉒ 同リンパ組織は、膵頭後面の後上膵十二指腸血管のアーケードとの間に小さな血管の交通があり、電気メスの凝固モードで郭清しないとかなり出血する。いったん出血させると層がわかりにくくなり、リンパ節の入っている組織を残したり、逆に膵組織に切り込むことになる。

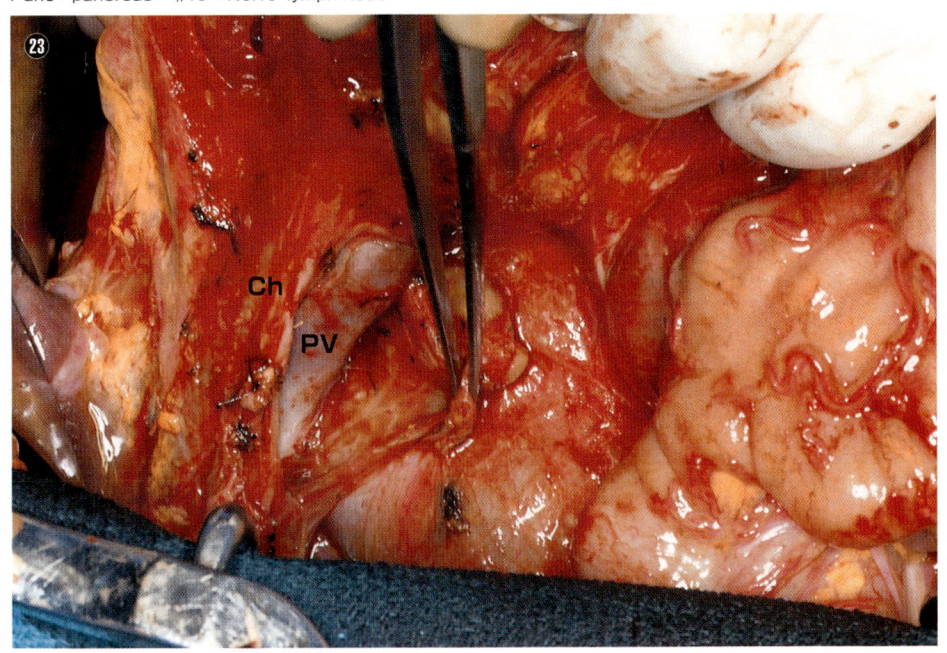

㉓ 膵後面の郭清は、頭側半分（No.13）を行えば十分と考えている。引き続いて、郭清を肝十二指腸靱帯方向へ進めると、門脈が露出する。
正しい層で郭清を進めているのに門脈が見えてこない例では、右肝動脈が靱帯の後面を門脈より背側に走行する例であるので、注意がいる。
図のように門脈は全周に剥離し、分岐部位下の郭清でとどめる。

❷❹

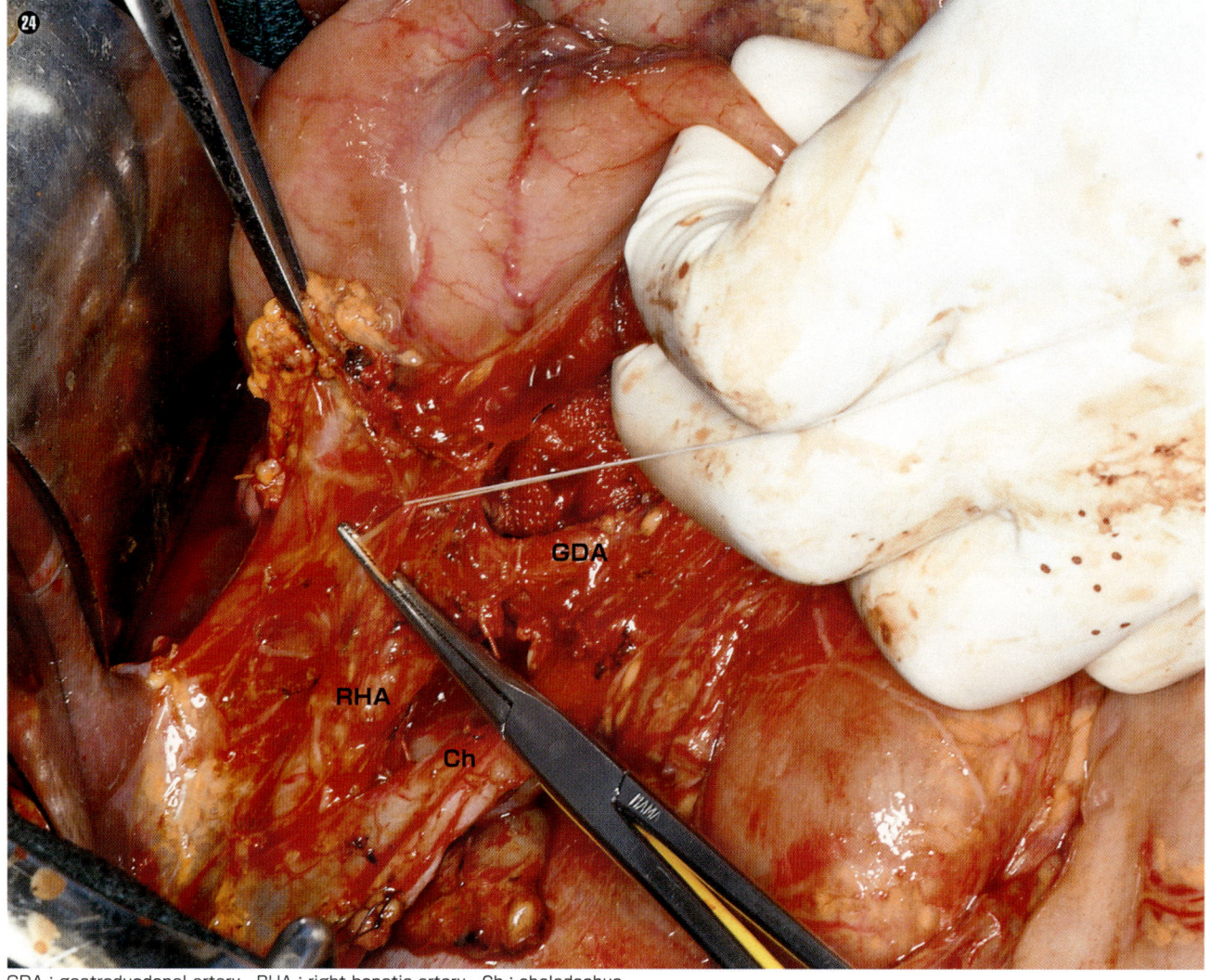

GDA : gastroduodenal artery　RHA : right hepatic artery　Ch : choledochus

❷❹　次いで、靱帯の前面の郭清を進める。肉眼的転移のない症例では神経をすべて切除し、血管を裸にするような郭清をする必要はない。血管周囲の神経組織が温存できる層で郭清し、十二指腸球部から下降脚上部に行く血管を数本、結紮切離する。

❷❺　十二指腸浸潤のある症例では、浸潤部に近づきすぎない範囲で十二指腸壁側の血管の処理をやめる。
十二指腸はていねいに剥離すれば、総胆管が出てくる位置までは膵から剥離でき、6〜7cmの十二指腸を切除することは可能である。
切離線ぎりぎりまでしか剥離しないと、十二指腸切離断端の埋没閉鎖が不完全になり、縫合不全の原因となる。十分剥離して、確実に閉鎖できるようにする。

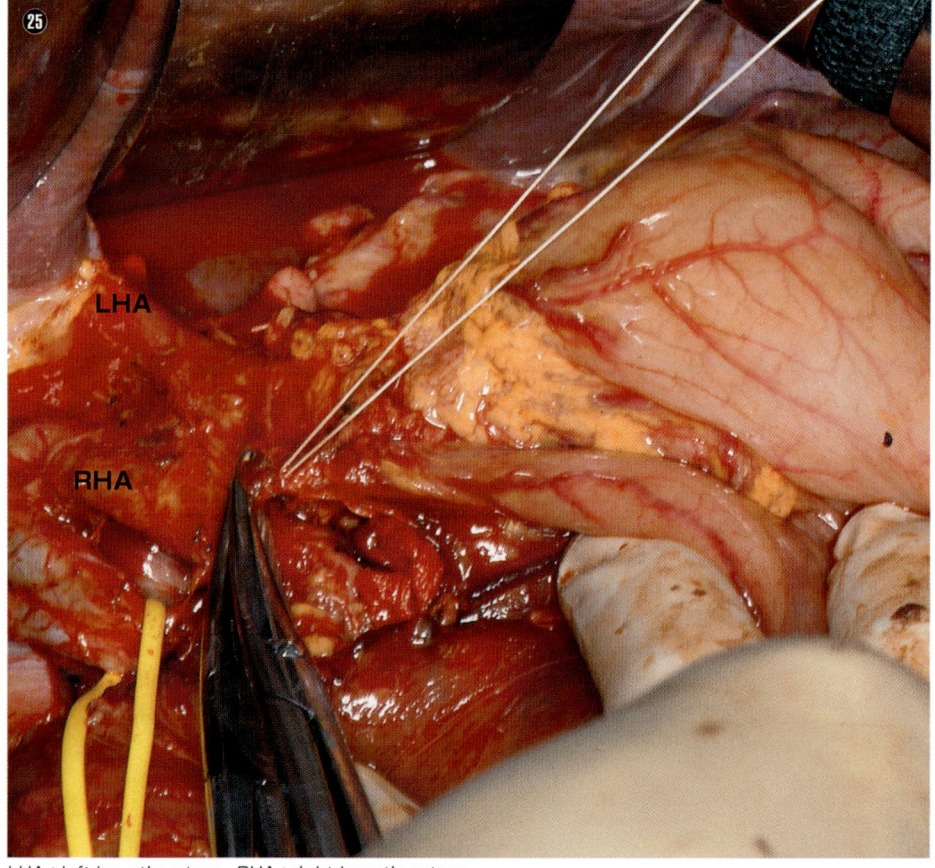

LHA : left hepatic artery　RHA : right hepatic artery

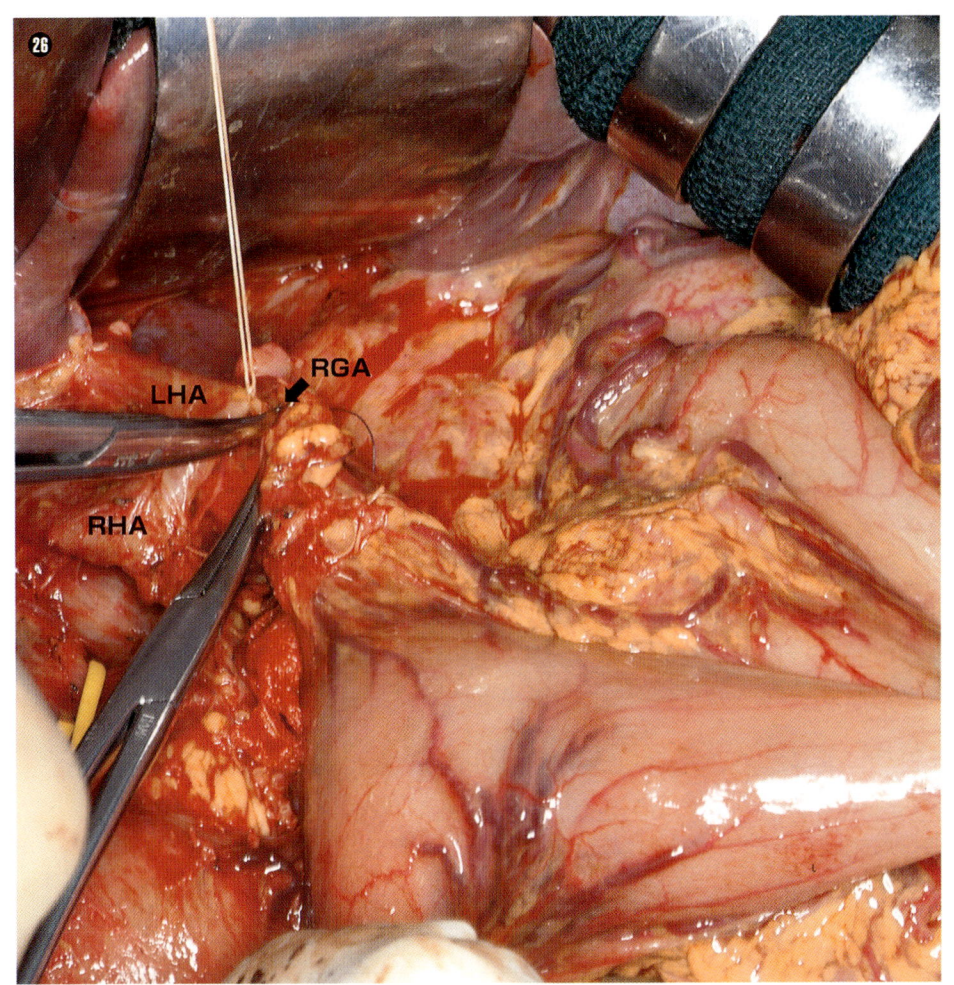

㉖ 右胃動脈の結紮切離を示す。右胃動脈は、本例では左右の肝動脈が分岐する付近の固有肝動脈から出ていたが、ときに左右肝動脈の分岐が低く、左肝動脈から右胃動脈が出ることがある。このバリエーションでは、左肝動脈はいったん水平に左に走行するので右胃動脈と誤認して切離しやすいので、注意がいる。いつもこのバリエーションを念頭に、確実に右胃動脈であることを確認して結紮切離する。

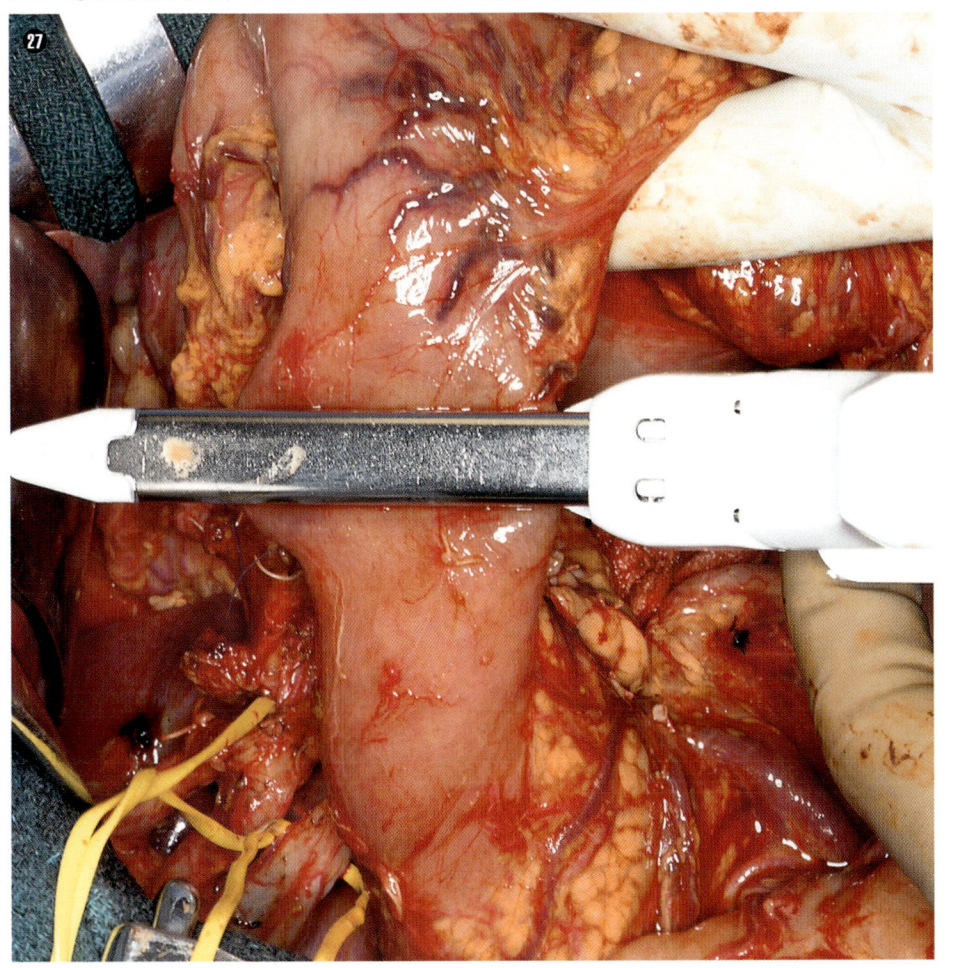

RHA：right hepatic artery　LHA：left hepatic artery　RGA：right gastric artery

㉗ 本例では十二指腸ぎりぎりで浸潤が止まっていると思われ、十二指腸の切離長は3.5cm程度とした。
通常は、十二指腸は自動縫合器で閉鎖し、さらに一層の漿膜筋層縫合で補強している。腹腔鏡で使用する3列のstaple lineを持つ縫合器であれば、補強は不要といわれている。

2-❶　胃悪性腫瘍手術　128

膵上縁リンパ節の郭清

総肝動脈リンパ節郭清では、肝動脈周囲の神経を温存する層で剥離する。腹腔動脈周囲の郭清では、腹腔神経を温存して剥離を進め、左胃動脈は結紮切離する。

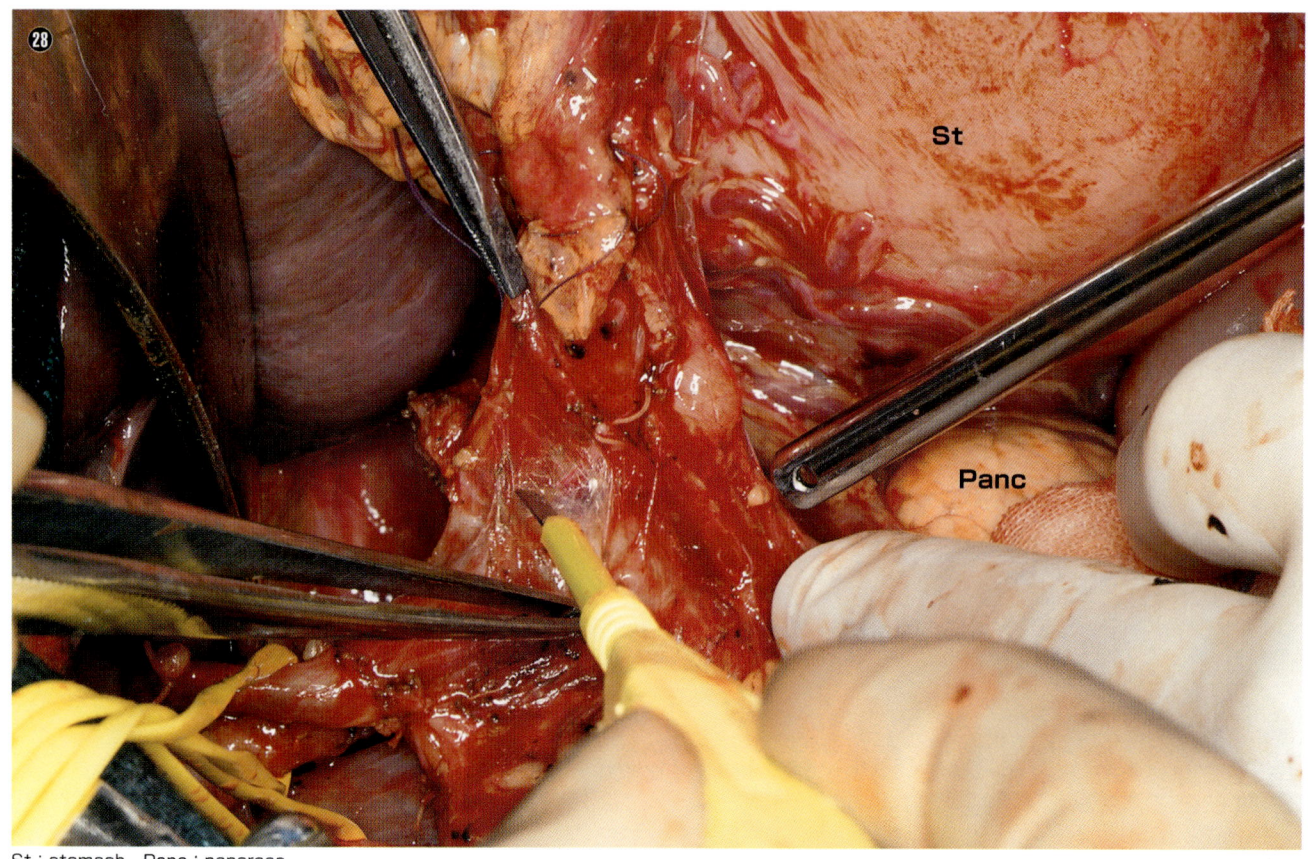

㉘

St：stomach　Panc：pancreas

㉘ 続いて、総肝動脈リンパ節、腹腔動脈周囲の郭清に移る。総肝動脈から固有肝動脈と胃十二指腸動脈に分岐する付近で、肝動脈周囲の神経を温存する層で剥離する。すでに郭清した肝十二指腸間膜周囲のリンパ節を引き出すとNo.13、No.12b/p、No.12aのリンパ節が連なったまま引き出される。

㉙ 総肝動脈に沿って郭清を進める。動脈にまとわりつく神経を残す層で剥離する。腹腔動脈の右側を覆っている腹腔神経層を出す感じでNo.8pを剥離する。この過程で多くの場合、左胃静脈が現れる。

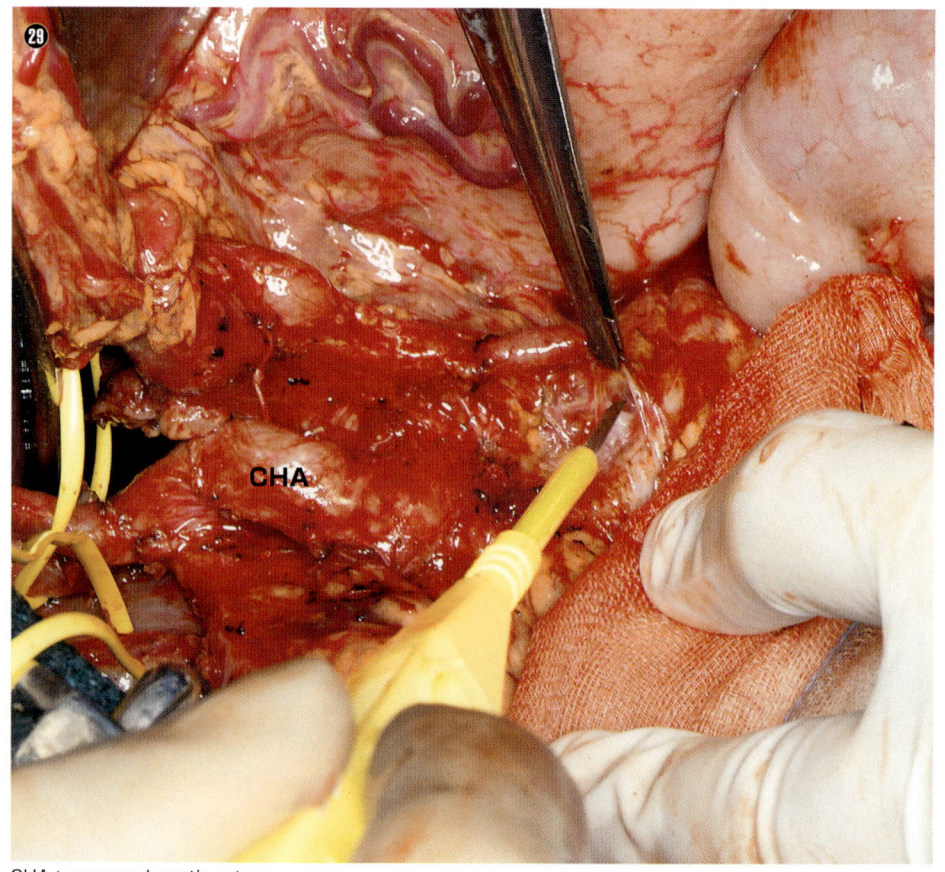

㉙

CHA：common hepatic artery

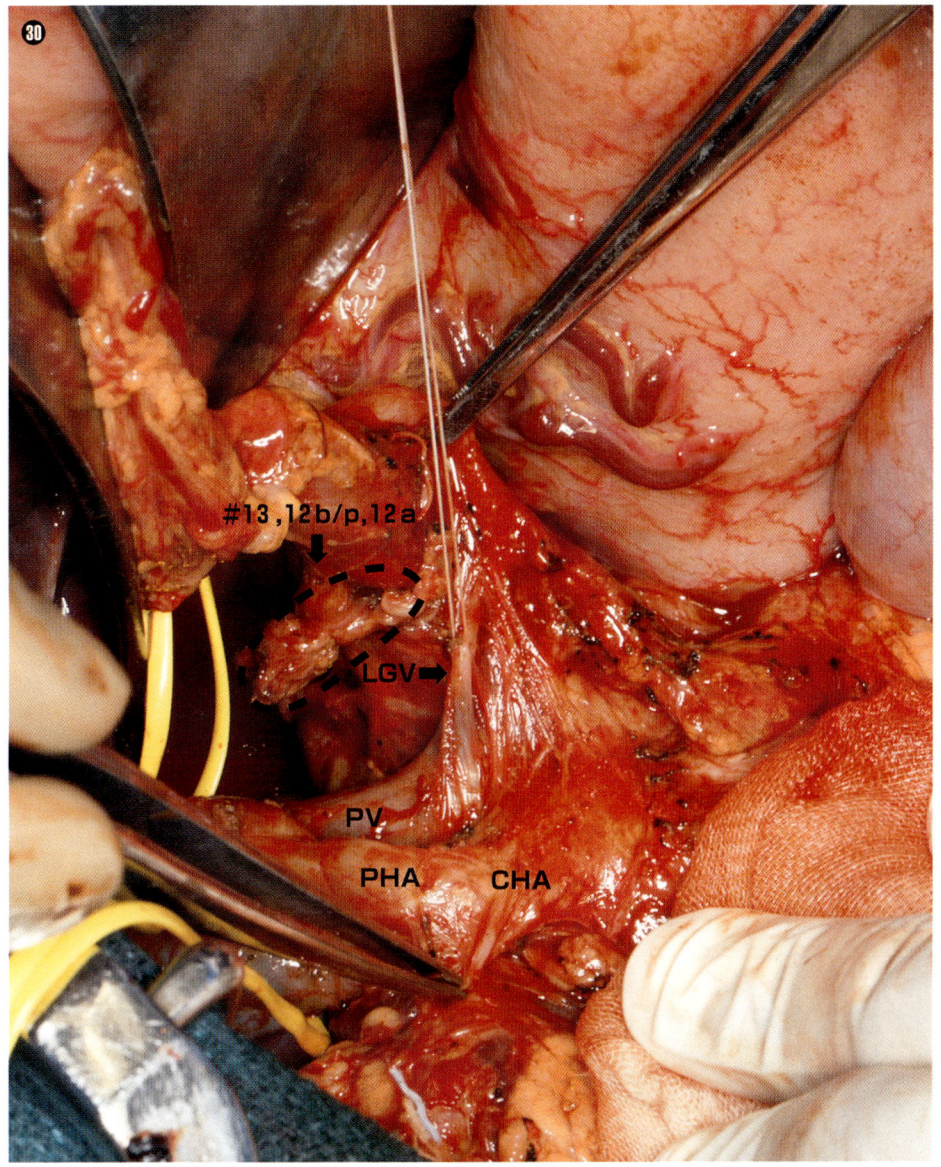

㉚ 本例では、脾静脈が門脈に合流するあたりの門脈に左胃静脈が合流していた。根部で結紮切離する。報告されている頻度ではこの部への流入が最も多く、次いで、総肝動脈前面をよぎって門脈か、やや左に寄って脾静脈へ流入する場合である。腹腔動脈の左側から脾静脈へ流入する例は比較的少ない。

㉛ 右の横隔膜脚に沿って、腹腔神経を温存しながら郭清を進める。あらかじめ食道裂孔内側の筋膜が剥離されているので、その層を目安に郭清を進める。進行胃癌の手術では、迷走神経後幹から出る腹腔枝は切離している。

㉜ 左胃動脈は多くの場合、腹腔動脈が総肝動脈と脾動脈に分岐する位置から1〜2cm頭側に位置するが、ときに腹腔動脈根部に近い位置から出ることがある。いずれのバリエーションでも、腹腔動脈の右側面から剥離を進めるようにしていれば、不安なく左胃動脈を見いだすことができる。通常、二重結紮して切離している。

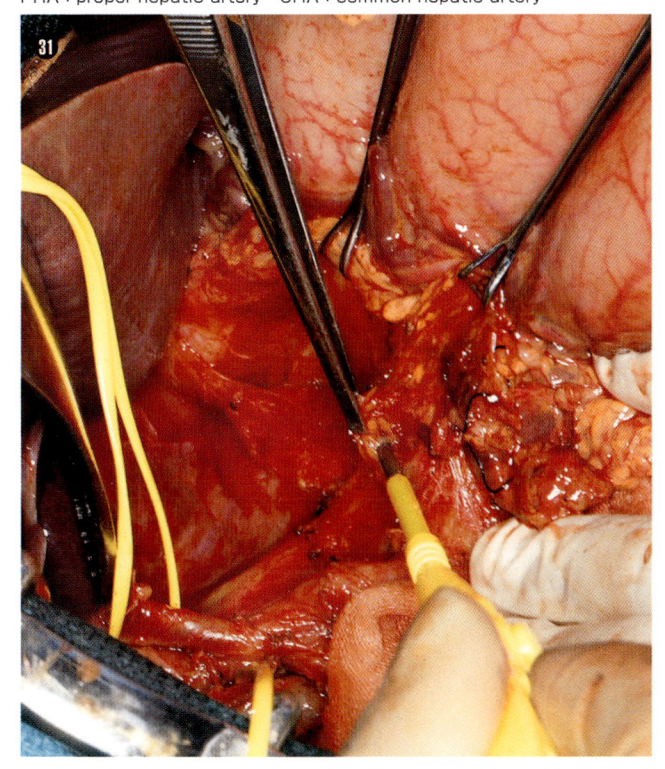

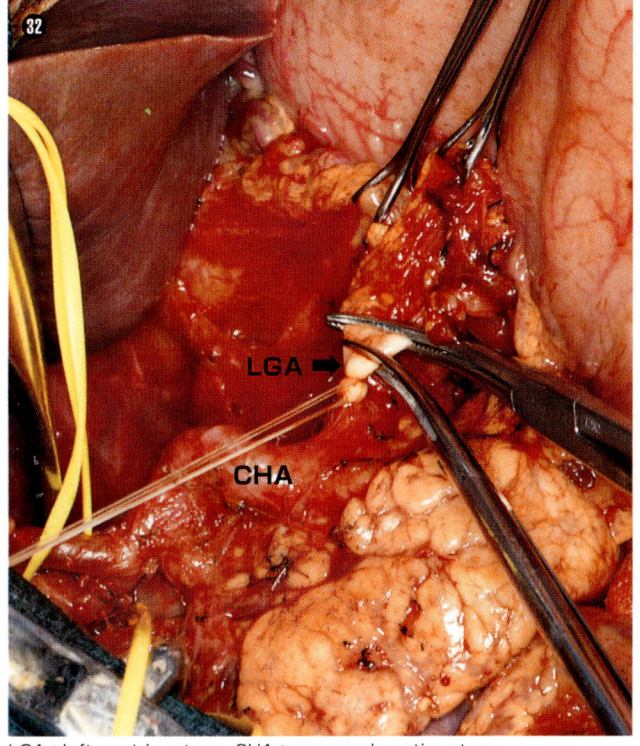

#13,12b/p,12a：No.13,12b/p,12a lymph node　LGV：left gastric vein　PV：portal vein
PHA：proper hepatic artery　CHA：common hepatic artery

LGA：left gastric artery　CHA：common hepatic artery

2-❶　胃悪性腫瘍手術　130

㉝ 脾動脈幹リンパ節の郭清範囲は、通常、脾動脈全長の約半分にあたる近位側に限っている。大半の例では、後胃動脈が分枝するあたりを目安にしてよい。
解剖学的には、比較的腹腔動脈に近い位置から後胃動脈が分岐する症例でも多くの場合は、後胃動静脈は数cmに渡って脾動脈と併走し、脾動脈のおよそ中央あたりで頭側に向かい胃の後壁に達する。
従って、血管を温存しつつ後胃動脈・脾動脈に沿った郭清を行えばよい。
胃体部後壁にかかる癌で、亜全摘を行う時には、後胃動脈は原則的に根部で結紮切離する。

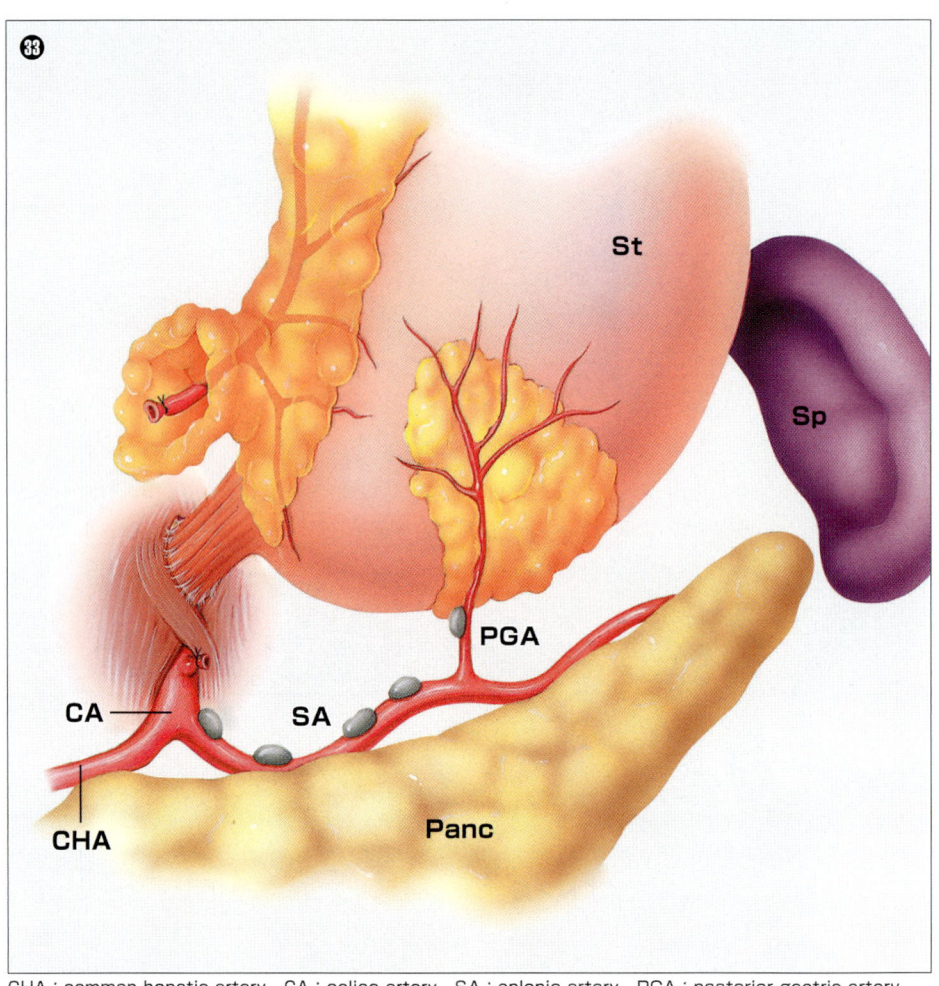

CHA：common hepatic artery　CA：celiac artery　SA：splenic artery　PGA：posterior gastric artery
St：stomach　Sp：spleen　Panc：pancreas

㉞ 脾動脈幹リンパ節の郭清では、膵実質を損傷しないよう細心の注意がいる。
脂肪の厚い症例でも、脂肪組織と膵実質の間は疎な結合しかないので、正しい剥離層で膵実質と分けるよう心がけている。
しかし、膵炎既往症例などでは難しく、幽門側胃切除といえども膵液瘻を起こすことがある。
腹腔動脈左側にも、かなり幅の広い神経束が脾動脈根部を覆うように存在し、予防的郭清では神経を温存する。

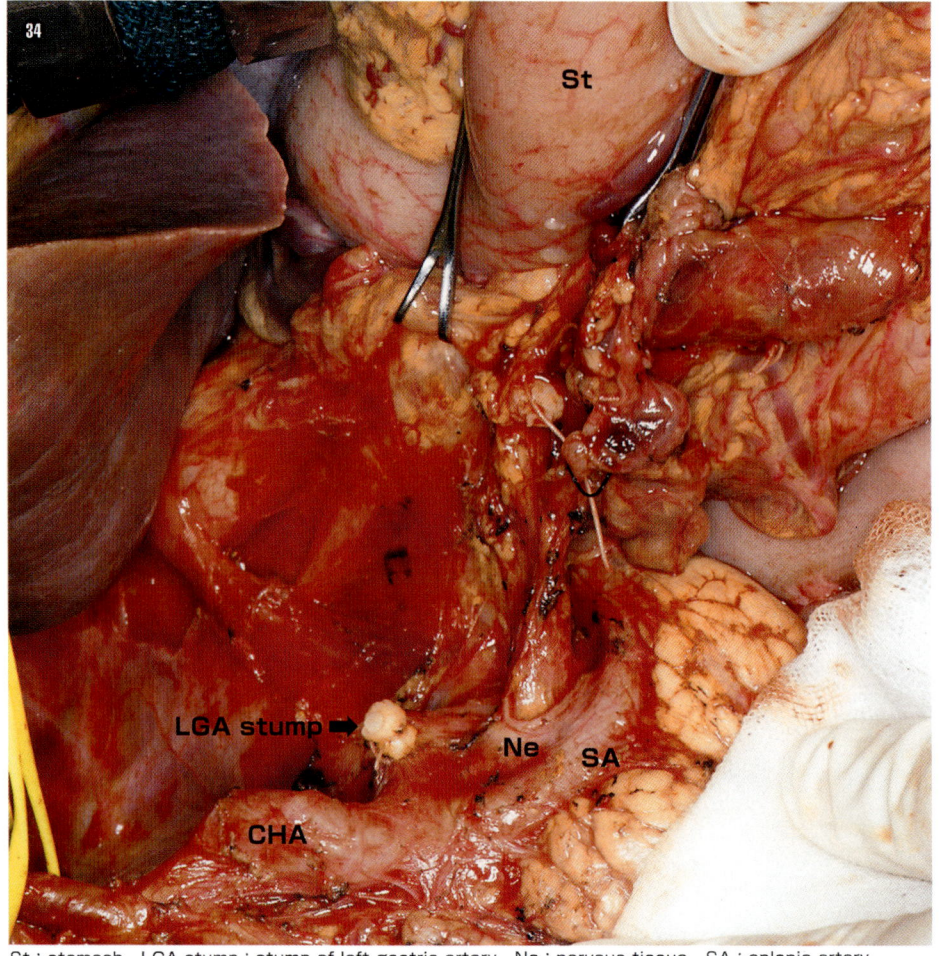

St：stomach　LGA stump：stump of left gastric artery　Ne：nervous tissue　SA：splenic artery
CHA：common hepatic artery

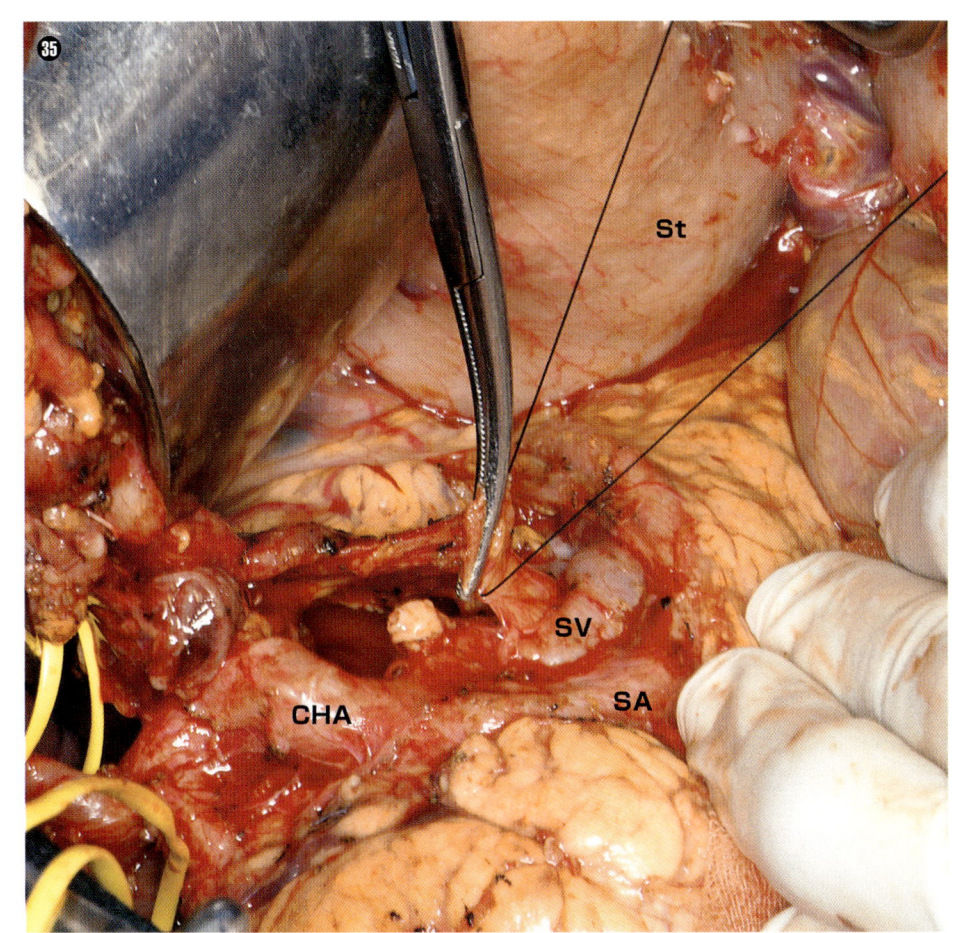

St：stomach　CHA：common hepatic artery　SV：splenic vein　SA：splenic artery

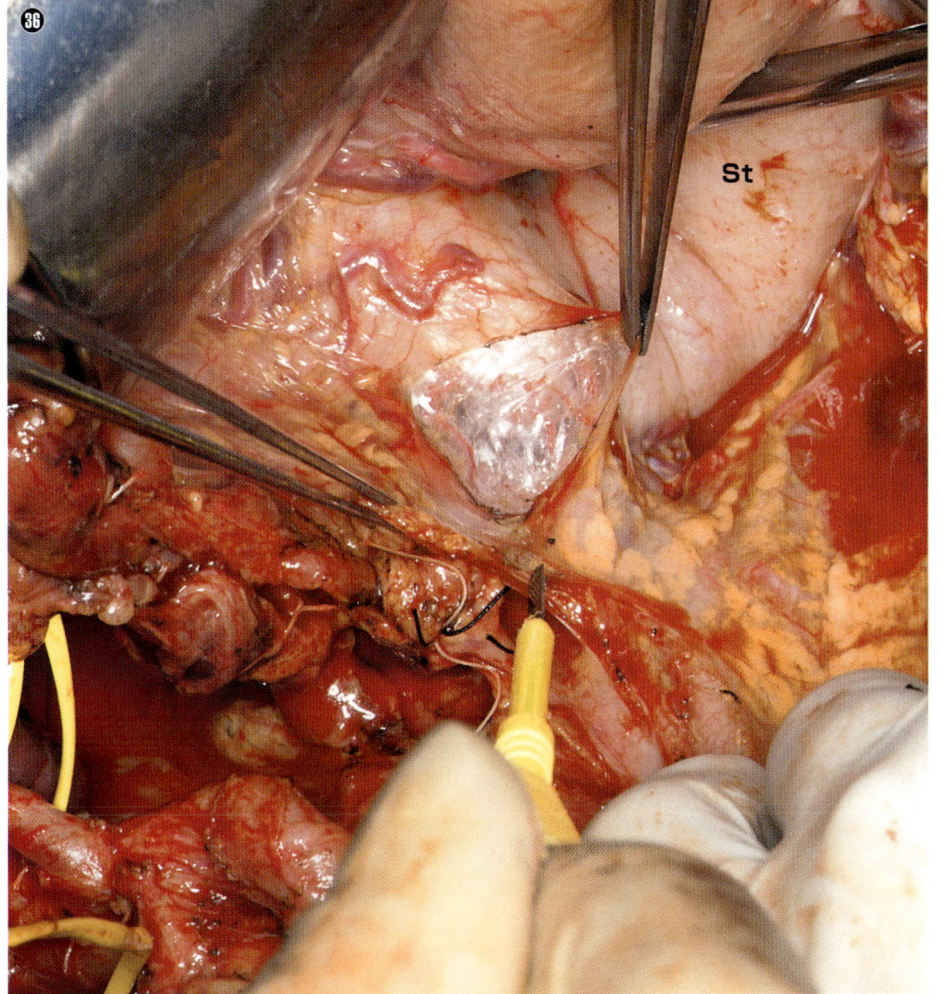

㉟ 脾動脈幹リンパ節は、脾動脈の前面にだけ存在するわけではない。
脾動脈幹の脾臓側から流れてくるリンパ流と後胃動脈に沿って流れ込むリンパ流は、腹腔動脈の左側で左胃動脈から流れ込むリンパ流、幽門下リンパ節から流れ込むリンパ流と一体となり、脾動脈根部を越えるように膵の後面からNo.16a2 latのリンパ節に流れ込む。
No.11pの最も近位のリンパ節は、脾動脈根部の後面において、脾静脈に乗るような形で存在する。D2では、必ず脾静脈を露出し、このリンパ節を郭清するようにしている。

St：stomach

㊱ 胃体中・上部後壁に分布する血管は、小彎側からは左胃動脈の分枝が数本あり、後壁やや大彎寄りから後胃動脈とその分枝がある。
左胃大網動脈や短胃動脈は、ほぼ大彎線から胃壁内に入り込み、後壁に枝が延びてくることはない。左胃動脈の支配領域と後胃動脈の支配領域は完全に分離しており、血管の交通も交差もない。通常の幽門側胃切除では、後胃動脈を温存し、その内側だけを郭清する。
そして、後胃動脈の支配領域と左胃動脈の支配領域を分けて入り、胃壁まで到達しておくと、後に右噴門リンパ節郭清時に、誤って後壁側を深追いし、後胃動脈の末梢を結紮切離するようなことを避けることができる。

2-❶　胃悪性腫瘍手術　132

右噴門リンパ節郭清

右噴門リンパ節は、左胃動脈上行枝に沿った脂肪織の中にある。脂肪織の外縁で胃壁とつながる漿膜を切開し、この脂肪織を胃壁から剥離していく。

㊲ 右噴門リンパ節は、左胃動脈の上行枝に沿った脂肪織の中にある。この脂肪織は薄い膜に包まれ、脂肪織と胃壁自体との結合はきわめて疎である。
小彎の切離線あたりから脂肪織の外縁で胃壁とつながる漿膜を切開し、この脂肪織を胃壁から剥離していく。

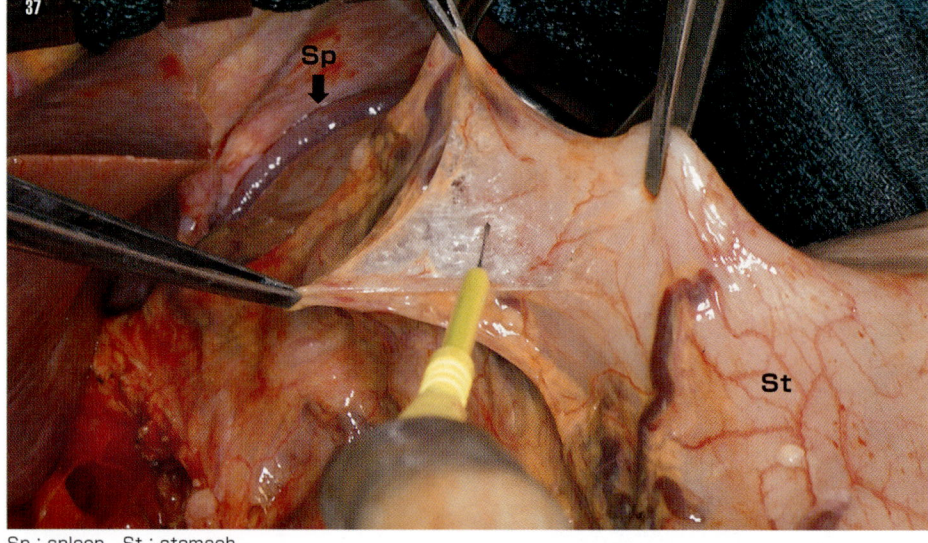

Sp：spleen　St：stomach

㊳ 左胃動脈の分枝は、long branchといわれる胃壁に平行にある程度の距離を走行してから胃壁に入る枝と、小彎側から胃壁に垂直に流入するshort branchとがある。
long branchは、小彎の脂肪織から出るあたりで、1本1本ていねいに結紮切離していく。

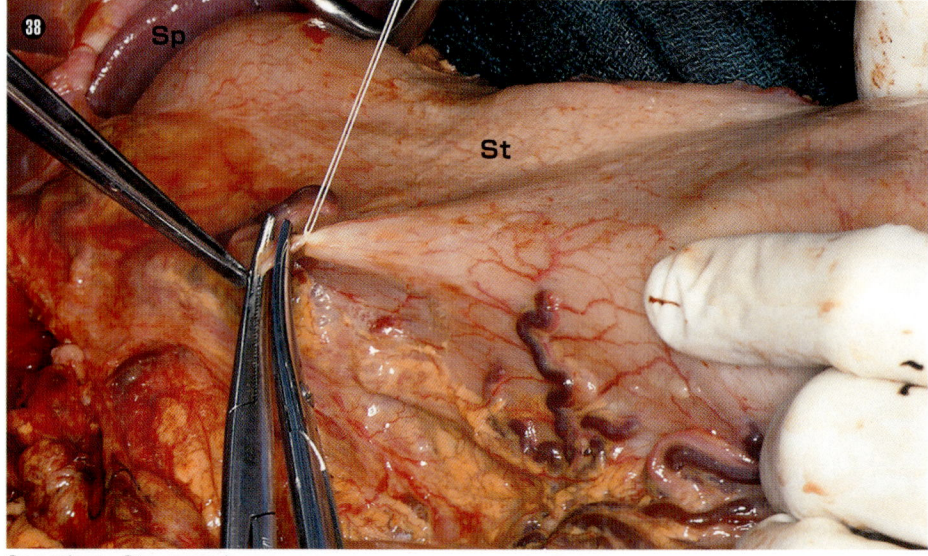

Sp：spleen　St：stomach

㊴ この脂肪織の剥離は前壁より後壁へ、切離部から腹部食道へと進める。
short branchは結紮切離を行いつつ、迷走神経の枝は切り離す。脂肪織を包む膜を意識していれば、胃壁や腹部食道の縦走筋に切り込むことはない。

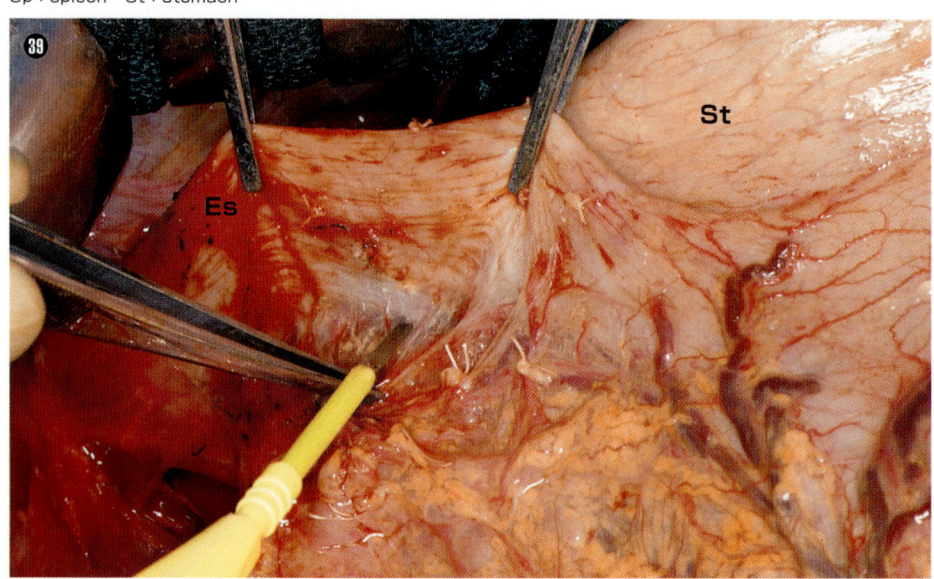

Es：esophagus　St：stomach

胃の切離と再建

幽門側胃切除後は、Roux-en-Y再建を行う。著者は多数のRoux-en-Y再建を行ってきたが、いわゆるRoux-en-Y症候群と呼ばれる通過障害は1%程度しか発生していない。
長期的に見ても臨床的問題は少ないと考えられる。

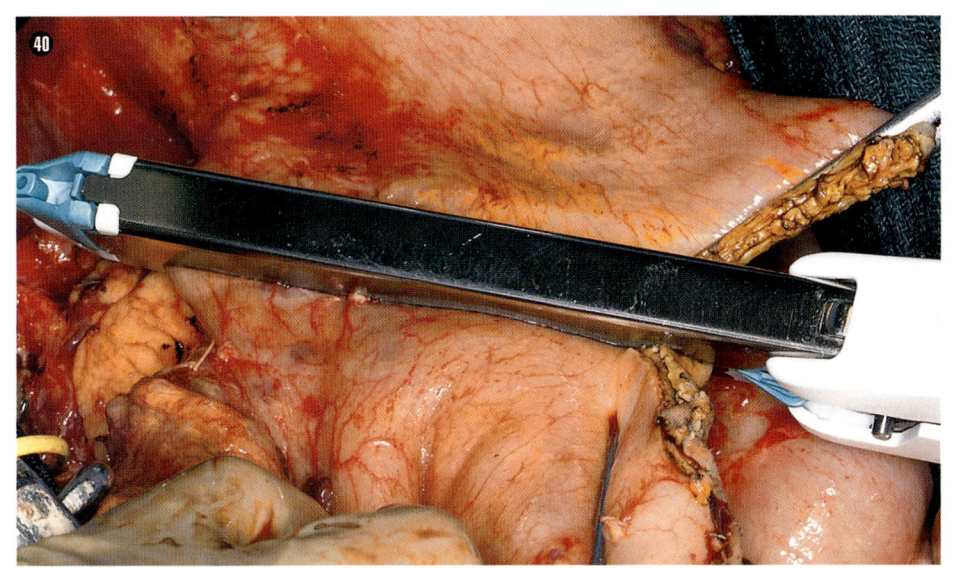

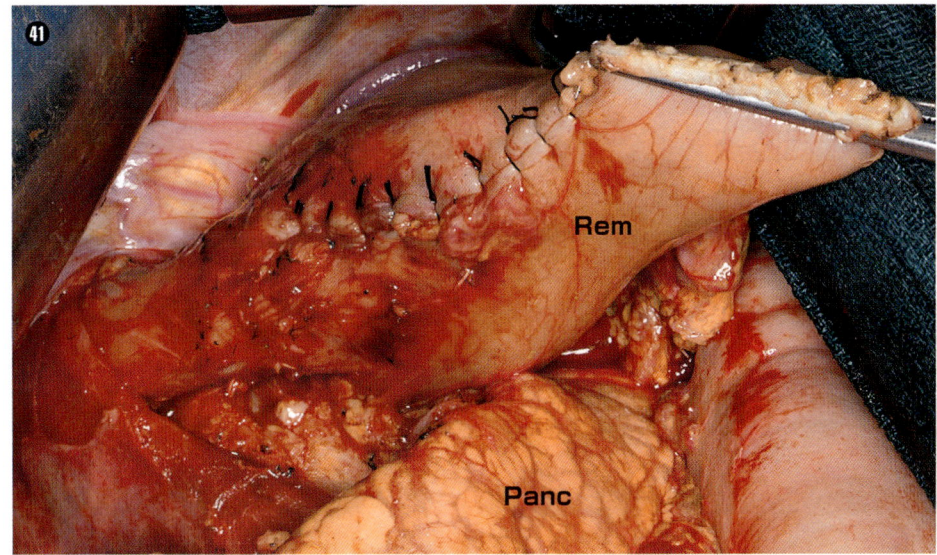

Rem : remnant stomach　Panc : pancreas

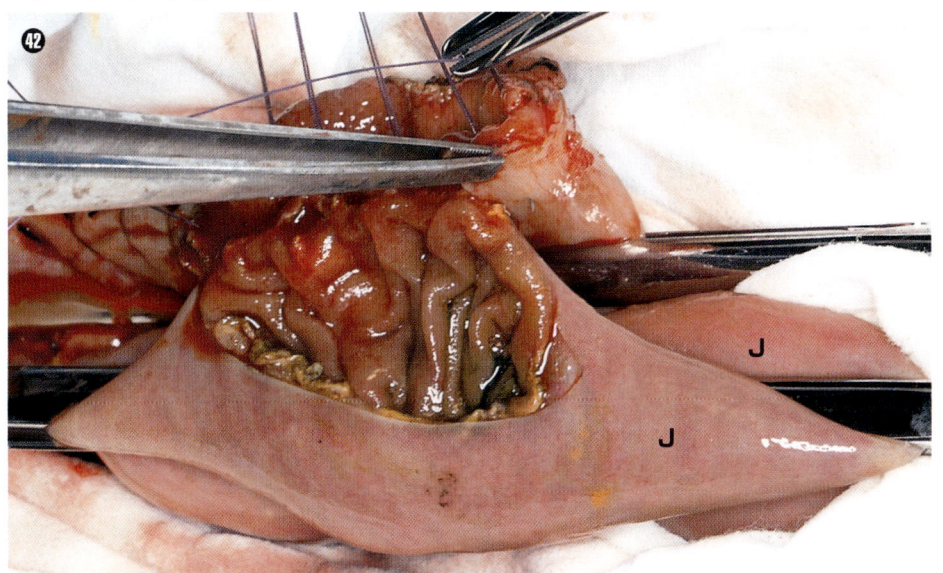

J : jejunum

❹ 吻合部の位置を定め、3cm程度の縫い幅をリスター鉗子ではさみ、リスター鉗子の先端部分から小彎側に向けてlinear staplerで胃を切離する。通常の胃では青のstaplerが適しているが、幽門狭窄症例などは胃壁に浮腫があり、緑のstaplerを用いる。

❹ 2列の通常のlinear staplerの場合、漿膜筋層縫合を追加している。
25年前に著者が胃切除を教わったころは、小彎のstaple lineと吻合線が交わる部位をYammer Etckeと称して、縫合不全が起きやすい部位といわれていた。しかし、実際には、この部の縫合不全はきわめてまれである。

❷ 幽門側胃切除後の再建としては、Billroth I法が最も多く用いられているようであるが、どんなに上手な人がやっても1%程度、教育病院などでは3%程度の頻度で縫合不全が生じる。それに引き替え、Roux-en-Y再建では縫合不全は皆無に等しく、縫合不全が生じた場合の死亡率が、症例数が多く慣れた病院でも10%程度であることを考えると、それに見合うだけのメリットはBillroth I法にはない。胃空腸吻合は、後壁vertical mattress法、前壁はGambee法で縫っている。医療資源の節約と廃棄物の量を最小にするという立場から、今でも手縫い縫合を行っている。
linear staplerを用いた吻合もあるが、資源節約の意味からも、Roux-en-Y症候群による通過障害を起こしにくいなどの点からも、手縫いをお勧めしたい。

2-❶　胃悪性腫瘍手術　134

㊸ 胃空腸吻合は端側にし、空腸の口側を胃の小彎側に置く。空腸の盲端は、あまり長くすると食物が入り込んで拡張し、食物内容排出遅延の原因となりうる。3〜4cm以下と短くすること、およびstaple lineに面で吊り上げ固定すると盲端が膨らむことはない。

㊹ 通常、結腸間膜を貫通するように結腸後に空腸を挙上し、吻合後は図のように吻合部を結腸間膜より尾側に固定する。挙上空腸が、郭清後の領域で高度に癒着を起こすことを極力さけることは、術後のRoux-en-Y症候群の予防上重要と考えている。

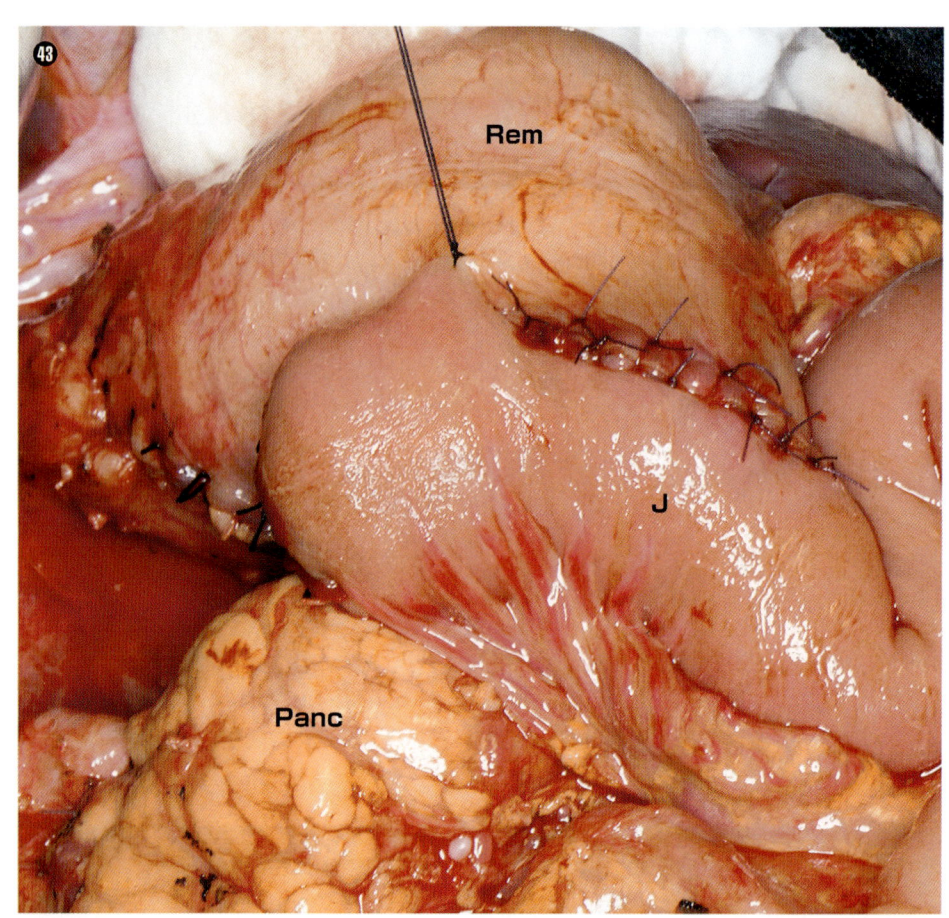

Rem：remnant stomach　J：jejunum　Panc：pancreas

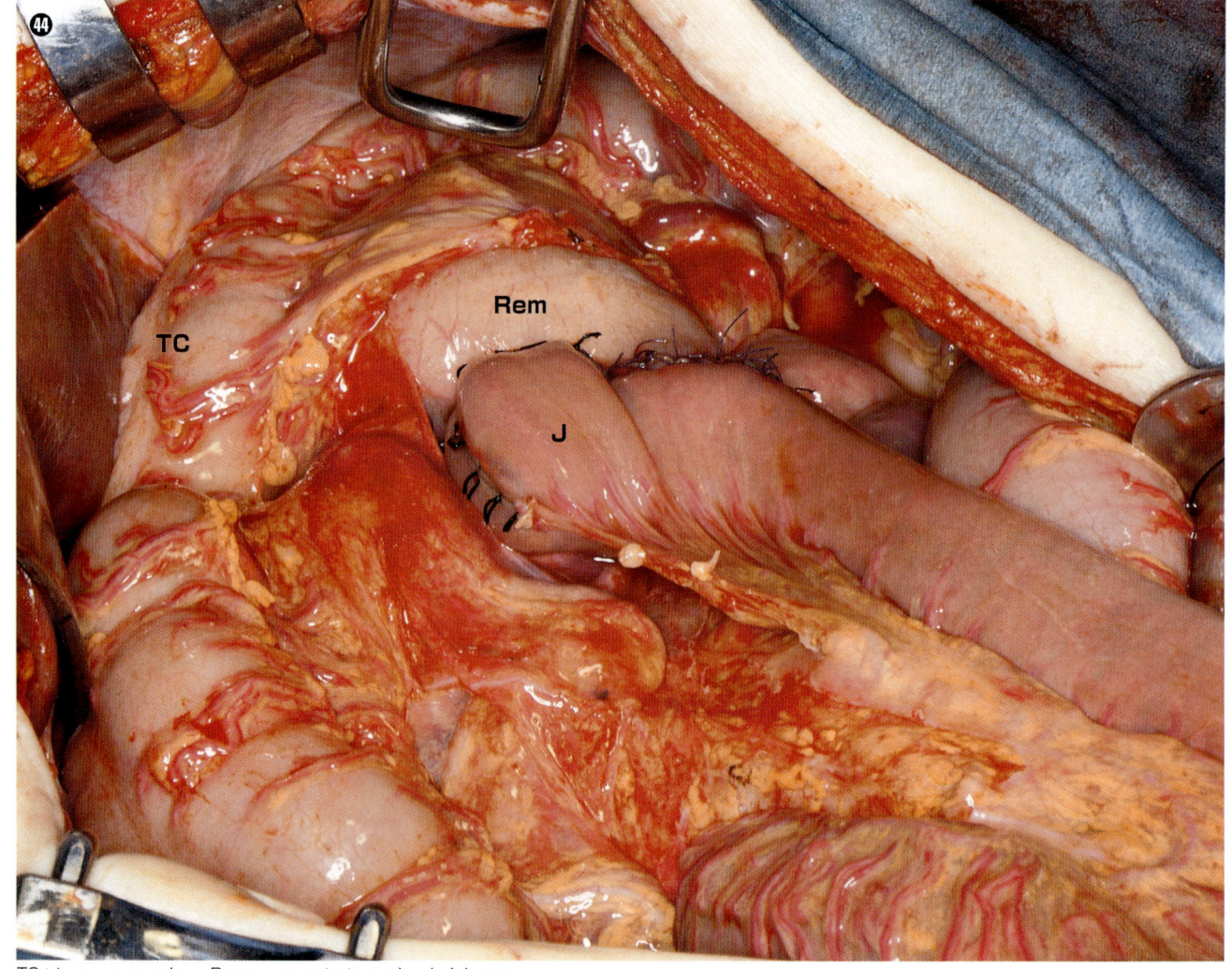

TC：transverse colon　Rem：remnant stomach　J：jejunum

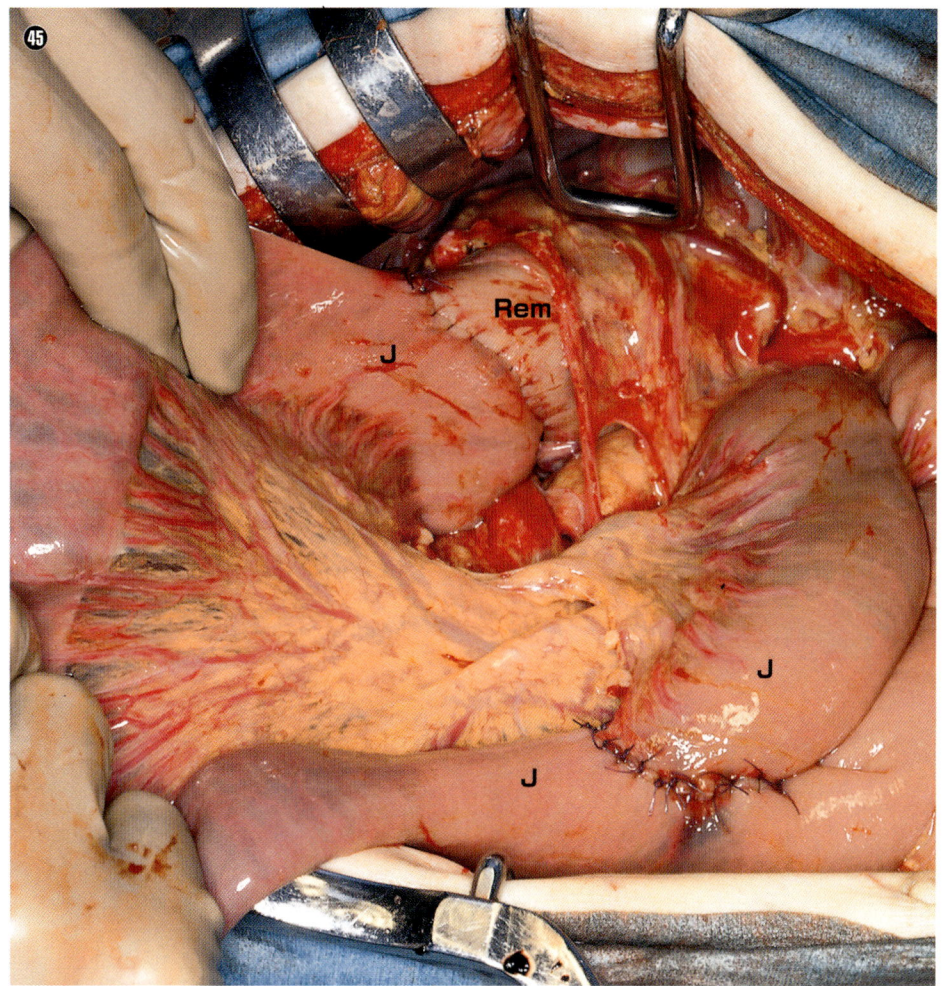

❹❺ 空腸空腸吻合は、胃空腸吻合から約30cmの位置に置き、手縫いのGambee一層吻合を用いている。
Treitz靱帯から空腸空腸吻合までの距離は、20cm程度を目安にしているが、空腸血管の分枝状況を見て、可能なかぎり単純な血管処理で済む部位を選んでおり、長さにこだわる意味はないと考えている。

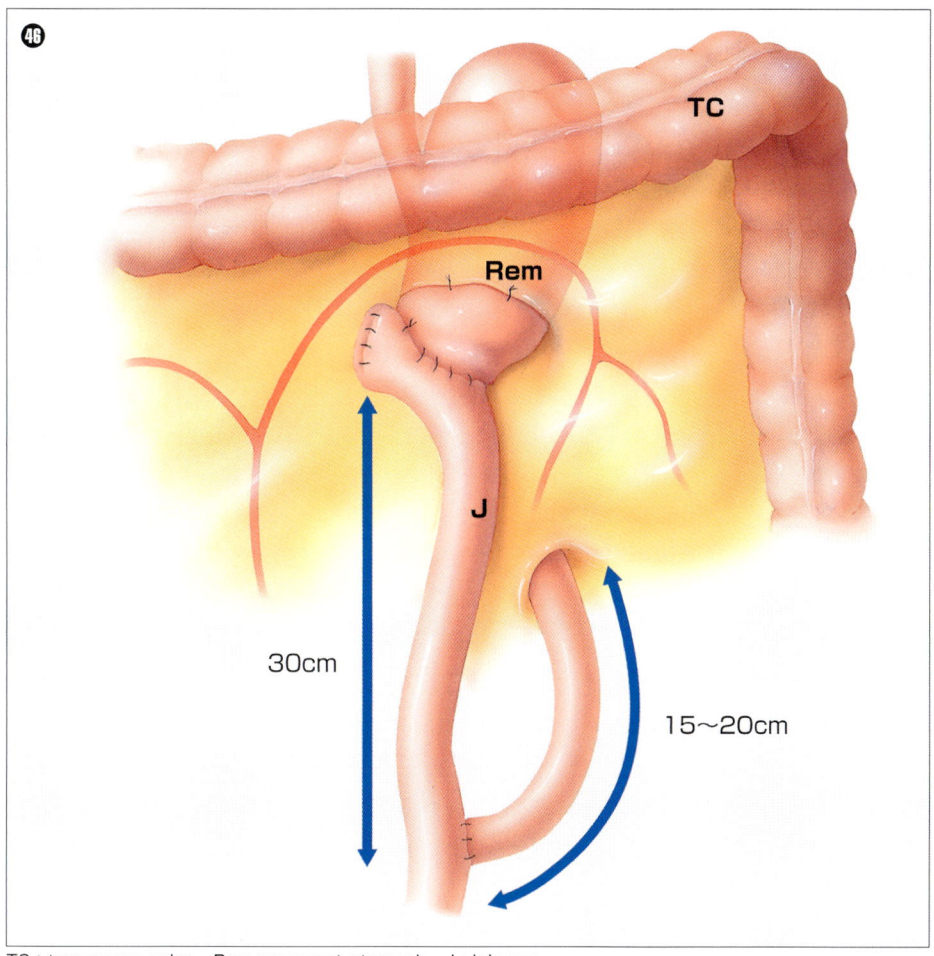

Rem：remnant stomach　J：jejunum

❹❻ 著者の方法で、幽門側胃切除後のRoux-en-Y再建を多数行ってきたが、いわゆるRoux-en-Y症候群と呼ばれる通過障害は、1％程度しか発生していない。長期的に見ても、BillrothⅠ法と比較して問題があるような後遺症はなく、吸収障害においても臨床的問題は生じていない。BillrothⅠ法再建後の残胃に生じる著明な炎症はほとんど認めず、ましてや逆流性食道炎は皆無である。理論的に考えると、残胃癌の発症も少なくなるであろう。
胆石発生時にERCPができないこと以外、本法がBillrothⅠ法に劣る点はなく、死亡に結びつく可能性が10％程度もある縫合不全が、BillrothⅠ法で1〜3％生じるのに対して、本法ではまったく生じないことを考えると、BillrothⅠ法の再建を患者に勧める根拠はない。

TC：transverse colon　Rem：remnant stomach　J：jejunum

2-❶　胃悪性腫瘍手術　136

2-2 胃癌に対する迷走神経を温存した幽門保存胃切除術

癌研究会附属病院消化器外科部長
山口俊晴

ダンピング防止効果と残胃炎の軽減が認められる幽門機能温存には迷走神経の温存も必要

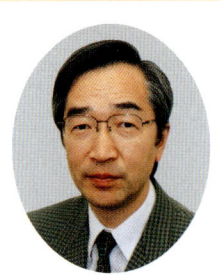

癌研究会附属病院
消化器外科部長
山口俊晴

胃癌に対する標準手術としては、D_2郭清を伴う胃亜全摘出術が広く行われてきた。わが国では胃癌研究会のリーダーシップにより、精密なリンパ節郭清が徹底され、このような術式が胃癌治療成績の向上に果たした役割は大きい。しかし、一方で早期胃癌の症例が増えるにつれて、胃癌治療の根治性を損なわない範囲で、切除範囲の縮小、郭清範囲の縮小、術後機能の温存も試みられるようになった。

胃亜全摘出術は胃の5分の4を切除することと規定されていたが、最近は必ずしも5分の4という切除範囲にこだわらずに、胃切除術が行われている。郭清範囲も1群に加えて2群の一部を郭清する$D_1+\alpha$、$D_1+\beta$などの手術が、早期胃癌に対しては標準的な術式として推奨されるようになっている。

機能の温存に関しては、迷走神経の温存と幽門輪の温存が検討されてきた。迷走神経の肝枝の温存は手技的にも容易であり、根治性を損なう可能性も低いことから、比較的早い時期から試みられてきた。腹腔枝の温存に関しては、根治性を損なうのではないかという懸念や、手技的な煩雑さから、必ずしも広く行われているとは言い難い。また、腹腔枝を温存することによるメリットが明確でなかったことも、広く普及しなかった原因の一つであろう。

幽門保存胃切除術は周知のように、槇らにより胃潰瘍に対する術式として開発された術式であるが、1980年代になって早期胃癌に試みられるようになった。この術式により幽門輪が温存され、その結果、食後のダンピング症状の緩和と、十二指腸からの胆汁の胃内への逆流防止が期待されている。実際、幽門保存胃切除後にはダンピングの発生率が低いという報告がいくつか認められており、ダンピング防止効果は、ほぼ認知された本術式の利点といえよう。

内視鏡による観察でも、残胃炎の軽減が認められている。また、胆汁の胃内への逆流防止により、残胃炎が防止されるとともに、残胃粘膜の胆汁への暴露が減少することで二次発癌の予防も期待されている。特に、早期胃癌の症例では長期生存が得られるので、二次発癌の問題は無視できない。

幽門機能は単に幽門を残すだけで温存されるのではなく、同時に幽門に分布する迷走神経の分枝の温存も必要と考えられる。幽門周辺の神経の温存に全く配慮せずに郭清を進めても、術後の機能は損なわれないと考える者もあるが、そもそも、幽門周囲のリンパ節郭清を徹底的に行わなければならない症例に本術式を適応する意義があるか疑問である。幽門保存によるメリットより、根治性のほうが原則として優先されるべきと考える。この点に関しては必ずしもコンセンサスが得られておらず、その結果、術者の考え方も微妙に違った点があり、標準的な幽門保存胃切除術は完成していない。

例えば、幽門輪からどれくらい胃を残すのかについても結論が出ていない。犬などを用いた実験的な検討から、原法では1.5cm残すのが最善とされており、これに従って行っている施設もある。筆者自身も当初は1.5cmを基本としていたが、幽門輪近くの前庭部の筋層はきわめて厚く、残胃との吻合には困難を感じていた。現施設に異動してからは3cmを原則として行っているが、残胃との吻合も容易であるうえ、幽門機能温存の点でも良好な結果を得ている。本誌では、迷走神経温存も併せて行う幽門保存胃切除術について紹介する。

CASE & FLOW CHART

症 例

64歳・男性

1か月継続する上腹部痛を主訴として近医を受診した。内視鏡検査の結果、胃角部後壁に浅い陥凹性病変が認められ、辺縁の蚕食像から強く胃癌が疑われた。生検の結果、グループV（低分化腺癌(por)）と判明した。

CT検査で肝などの遠隔臓器への転移はなく、近傍リンパ節および大動脈周囲リンパ節の腫大も認められず、N0と判定した。

胃病巣の口側と肛門側の非癌部と考えられる部位をマークし、同部を生検してマークの部位に胃癌のないことを確認した。

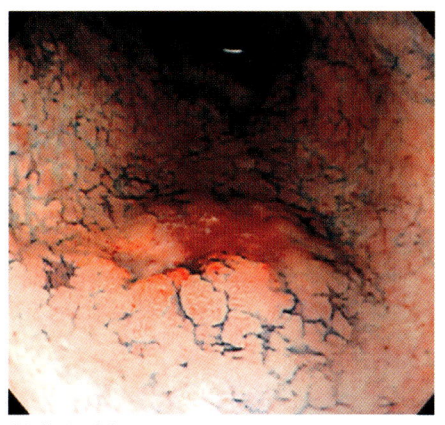

内視鏡所見（1）
胃体下部小彎に浅い陥凹があり、周辺は軽い隆起を示す。辺縁には蚕食像もみられる。

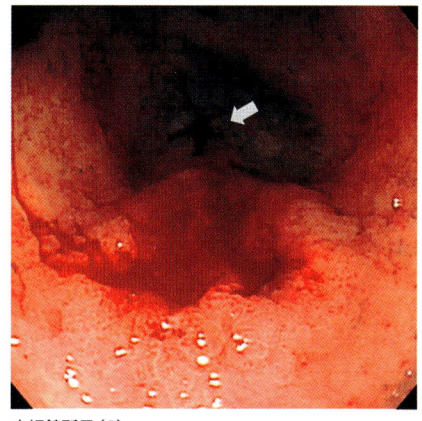

内視鏡所見（2）
病巣の肛門側（矢印）に点墨し、同部の生検で癌のないことを確認しておく。

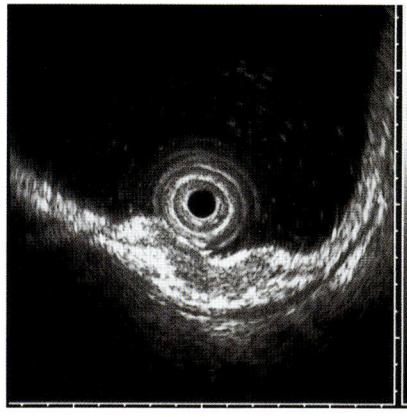

超音波内視鏡
超音波内視鏡では、腫瘍は第2層の肥厚として認められる。第3層が菲薄しているものの、第4層（筋層）は保たれており、粘膜下層までの浸潤と判定した。

術 式

※丸囲みの数字は図版番号

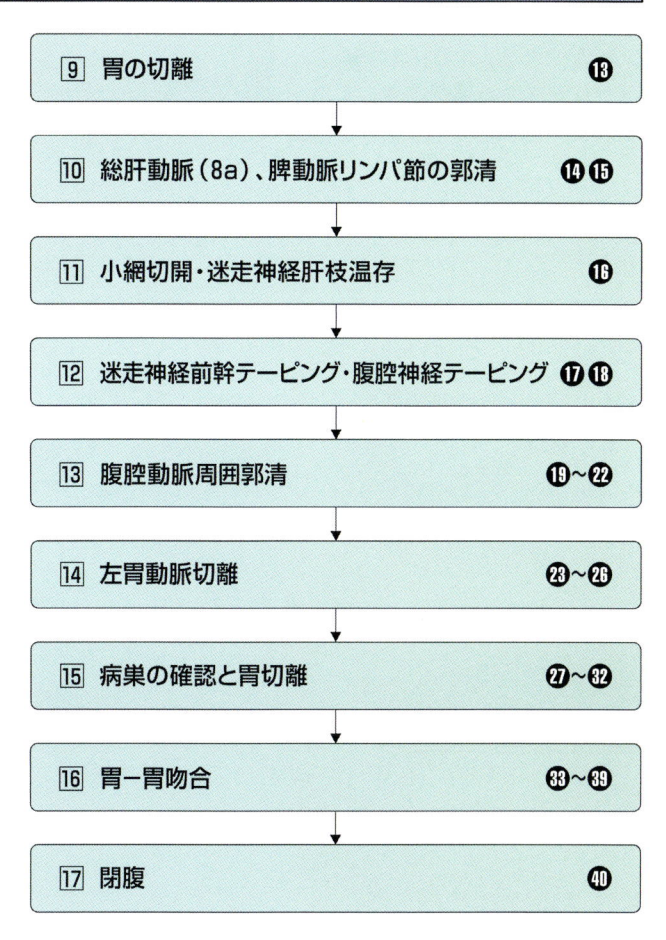

1. 上腹部正中切開 ❶❷
2. 活性炭リンパ節注入 ❸❹
3. 胃切離線設定：幽門より3cmを電気メスでマーク ❺
4. 右胃動脈の切離部位決定 ❻
5. 大網切離 ❼
6. 右胃大網静脈の処理と6番リンパ節の郭清 ❽
7. 幽門下動脈の露出 ❾❿
8. 右胃大網動脈の切離・幽門前庭大彎の遊離 ⓫⓬
9. 胃の切離 ⓭
10. 総肝動脈（8a）、脾動脈リンパ節の郭清 ⓮⓯
11. 小網切開・迷走神経肝枝温存 ⓰
12. 迷走神経前幹テーピング・腹腔神経テーピング ⓱⓲
13. 腹腔動脈周囲郭清 ⓳〜㉒
14. 左胃動脈切離 ㉓〜㉖
15. 病巣の確認と胃切離 ㉗〜㉜
16. 胃-胃吻合 ㉝〜㉟
17. 閉腹 ㊵

2-❷ 胃癌に対する迷走神経を温存した幽門保存胃切除術　138

開腹から胃切離線の決定

開腹して胃病巣の所見、転移の有無などを確認し、幽門保存胃切除術の適応であることを確認する。その後に、正確に胃の切離線を設定し、マーキングを行う。

❶ 開腹は、上腹部正中切開で行う。通常は臍部直上までの切開創で十分であるが、その距離が狭い場合には、遠慮なく創を臍下部まで延長する。
皮膚を浅く切り、あとは電気メスで切開する。

❷ 腹腔内を検索した後、胃の病巣部位の漿膜面を子細に観察する。進行胃癌と考えられる所見が少しでもあれば、通常の胃切除に術式を変更する。
写真では、点墨でマーキングした活性炭が広がっているのが透見されるが、漿膜面には変化なく、早期胃癌と判定した。

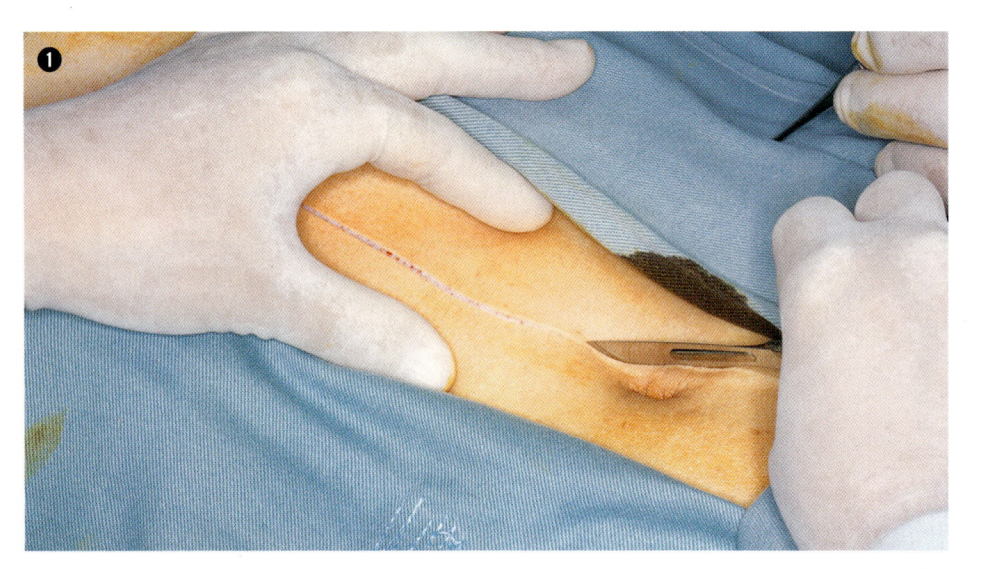

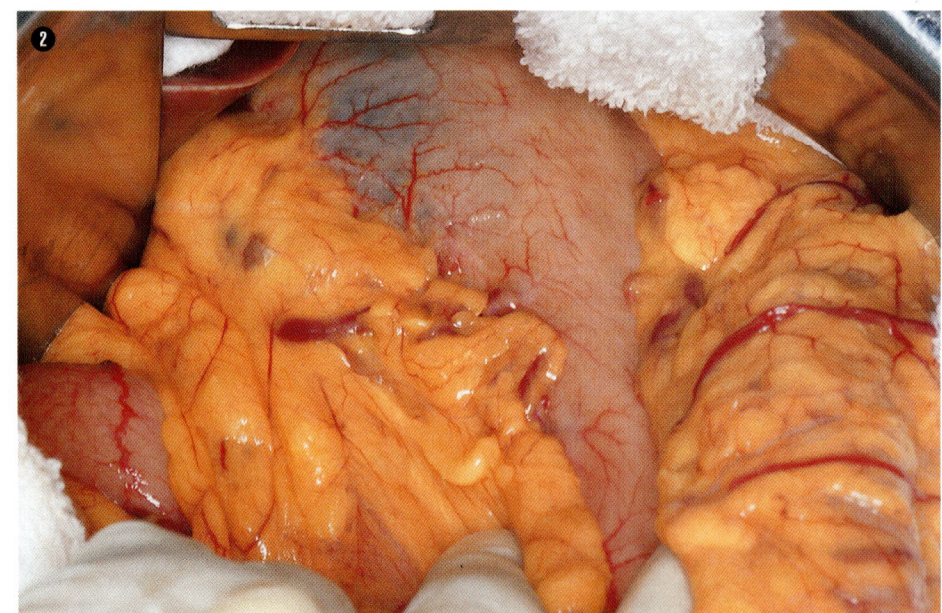

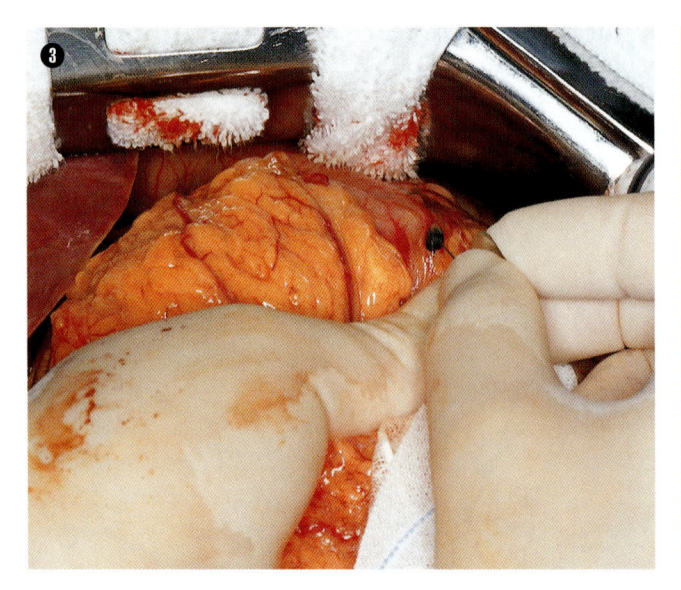

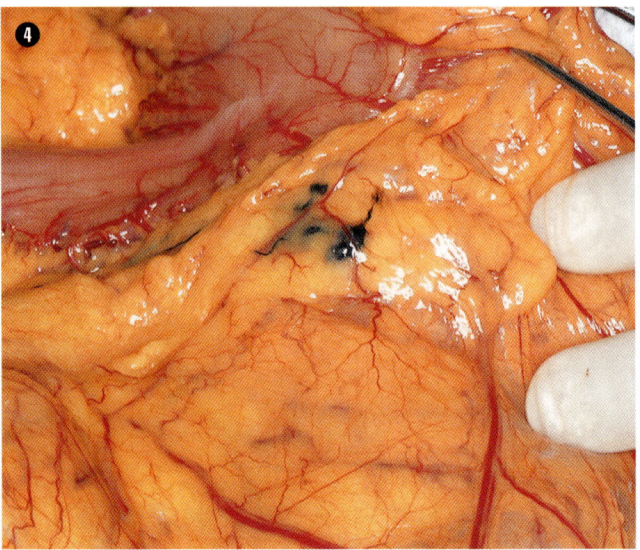

❸ 胃の大彎側のリンパ節に、直接、活性炭を注入する。

❹ 注入した活性炭は直ちにリンパ管に入り、さらに中枢側のリンパ節を次々に黒染色していく。リンパの流れを確認できるとともに、剥離面が正しいことを確認するためにも有用である。

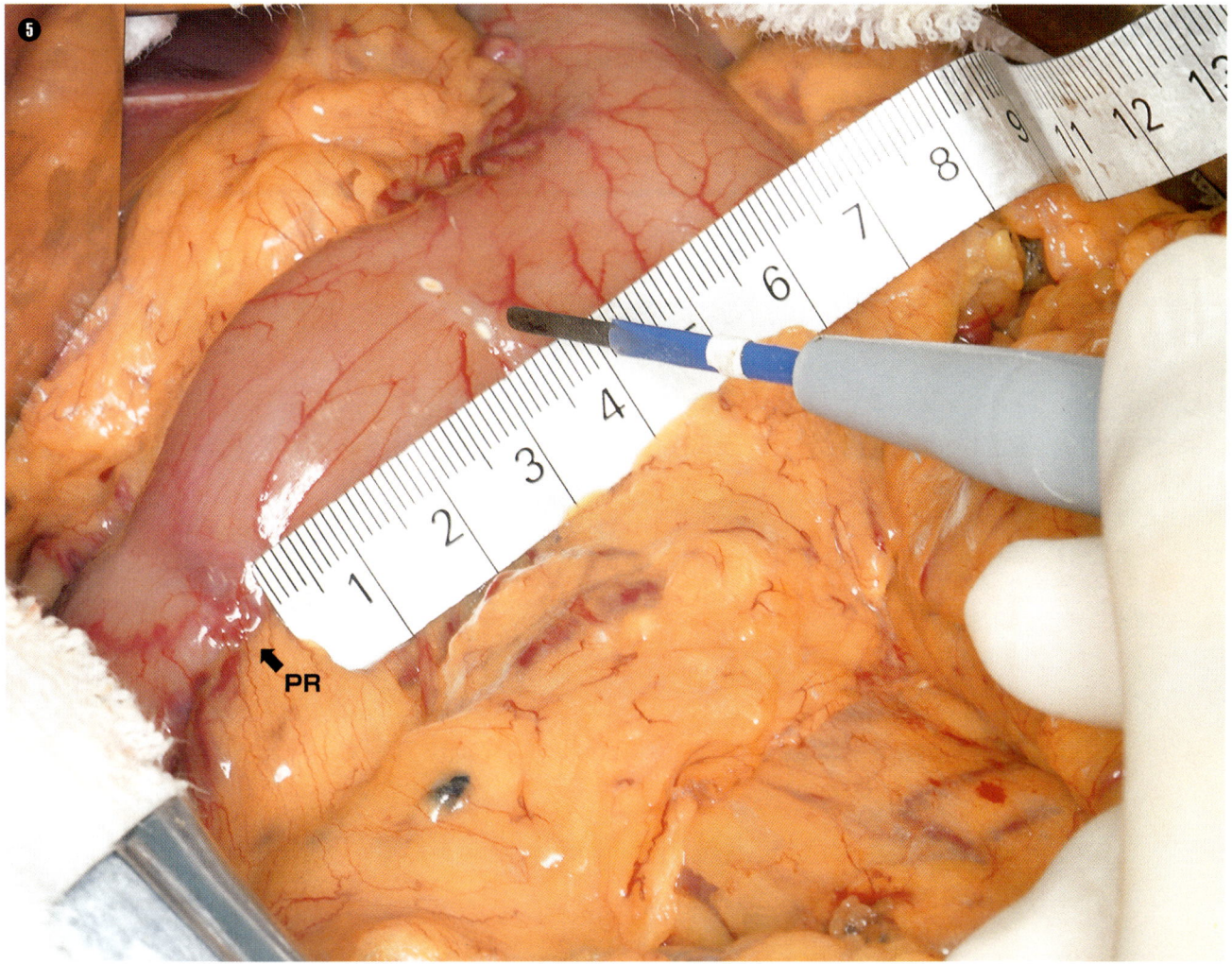

PR : pyloric ring

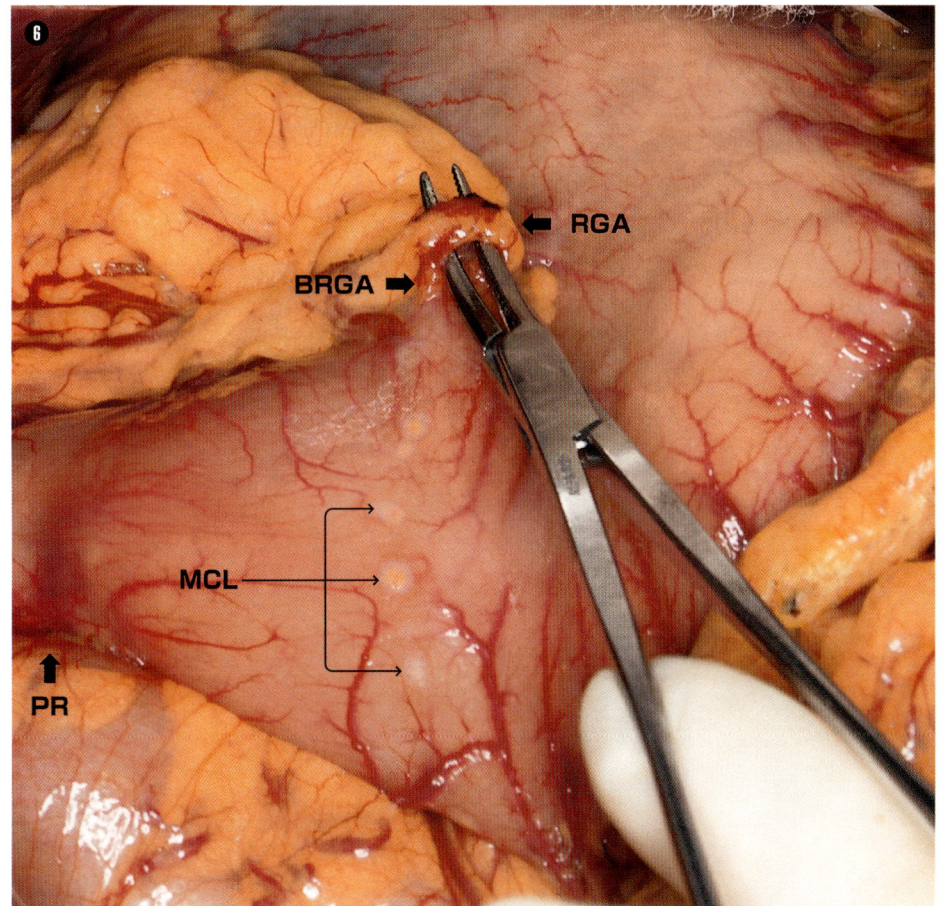

RGA : right gastric artery　BRGA : branch of right gastric artery　MCL : mark of cut line　PR : pyloric ring

❺ マーキングは、電気メスを用いて小彎、大彎、その間の少なくとも3か所をマーキングし、その3点の間を補うようにマーキングを追加する。

❻ マーキングが決定したら、まず、小彎で右胃動脈の切離部位を決定する。
右胃動脈周辺のリンパ節の完全な郭清が望ましいと考えられる場合には、右胃動脈を根部で切離し、幽門下動脈を温存する。幽門下動脈が温存できなかった場合には、少なくとも幽門輪から口側に1枝残す。

大網切離
6番リンパ節郭清と胃の切離

大網は温存するが、大彎リンパ節を確実に取れる部位で切離する。6番は重要なリンパ節なので、進行胃癌と同様に郭清する。

❼ 大網は原則として温存する。切離線は、胃の大彎を走る胃大網動脈から3cm以上離れた部位に置く。
リンパ管が走行する部位は症例によって異なるが、最初にリンパ節内に活性炭を注入してリンパ管を確認することで、正確にリンパ系を切除できる。

❽ 右胃大網静脈を切離する。通常は、右胃大網動脈の根部とは異なっているので、別々に処理する。

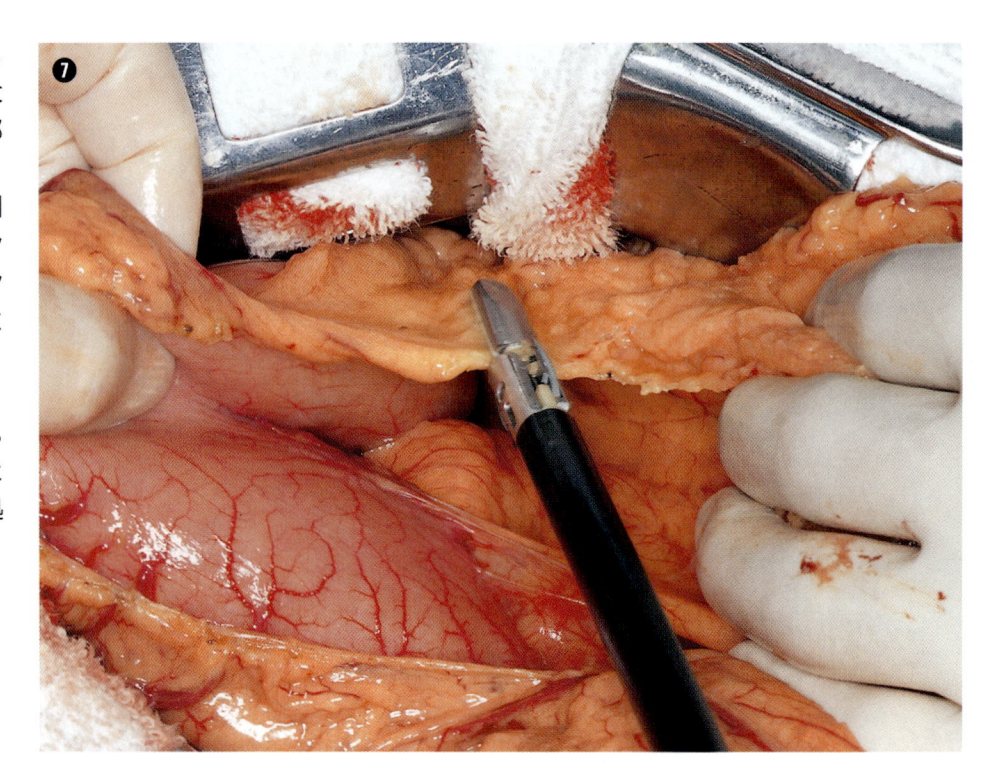

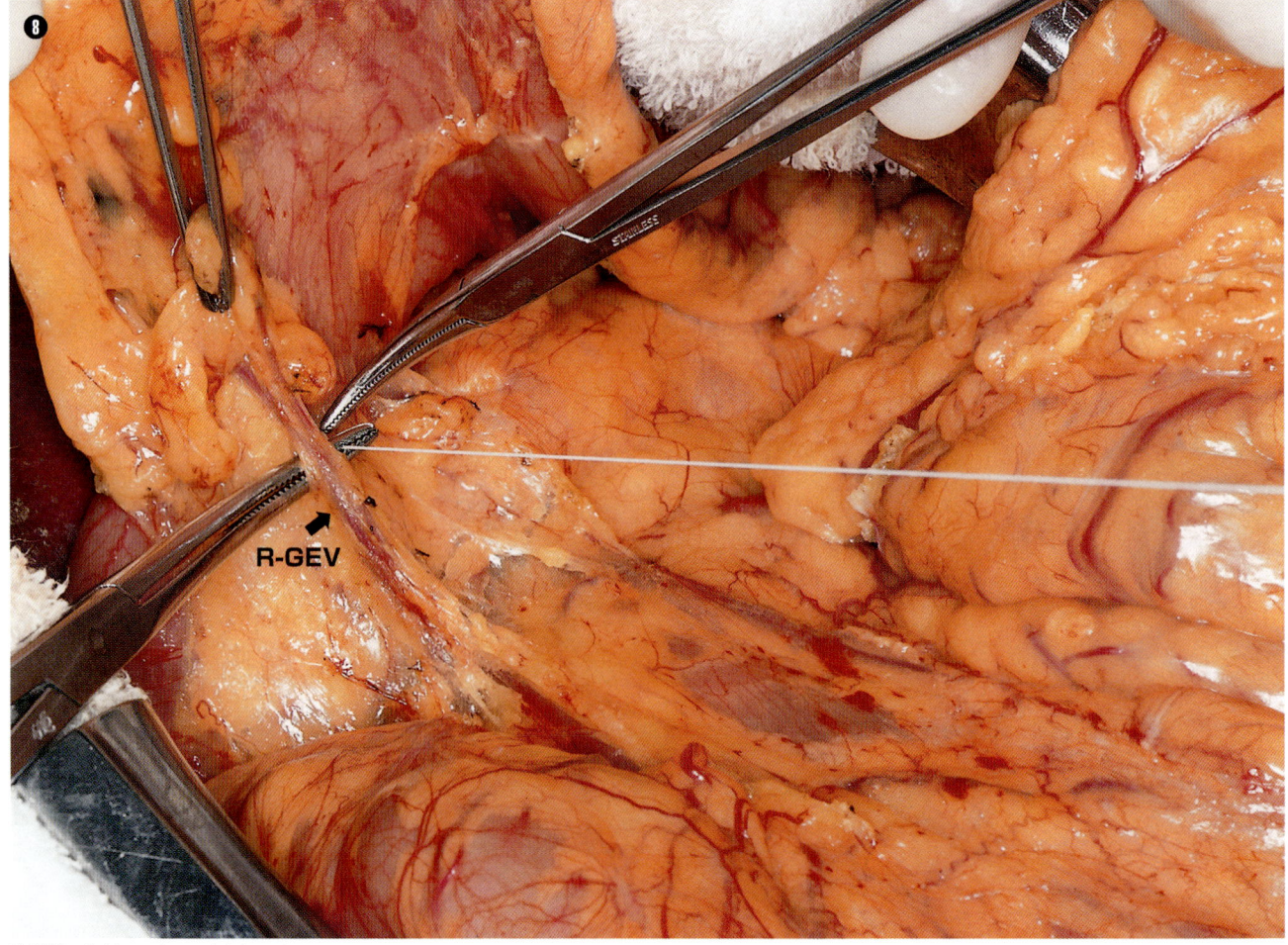

R-GEV：right gastro-epiploic vein

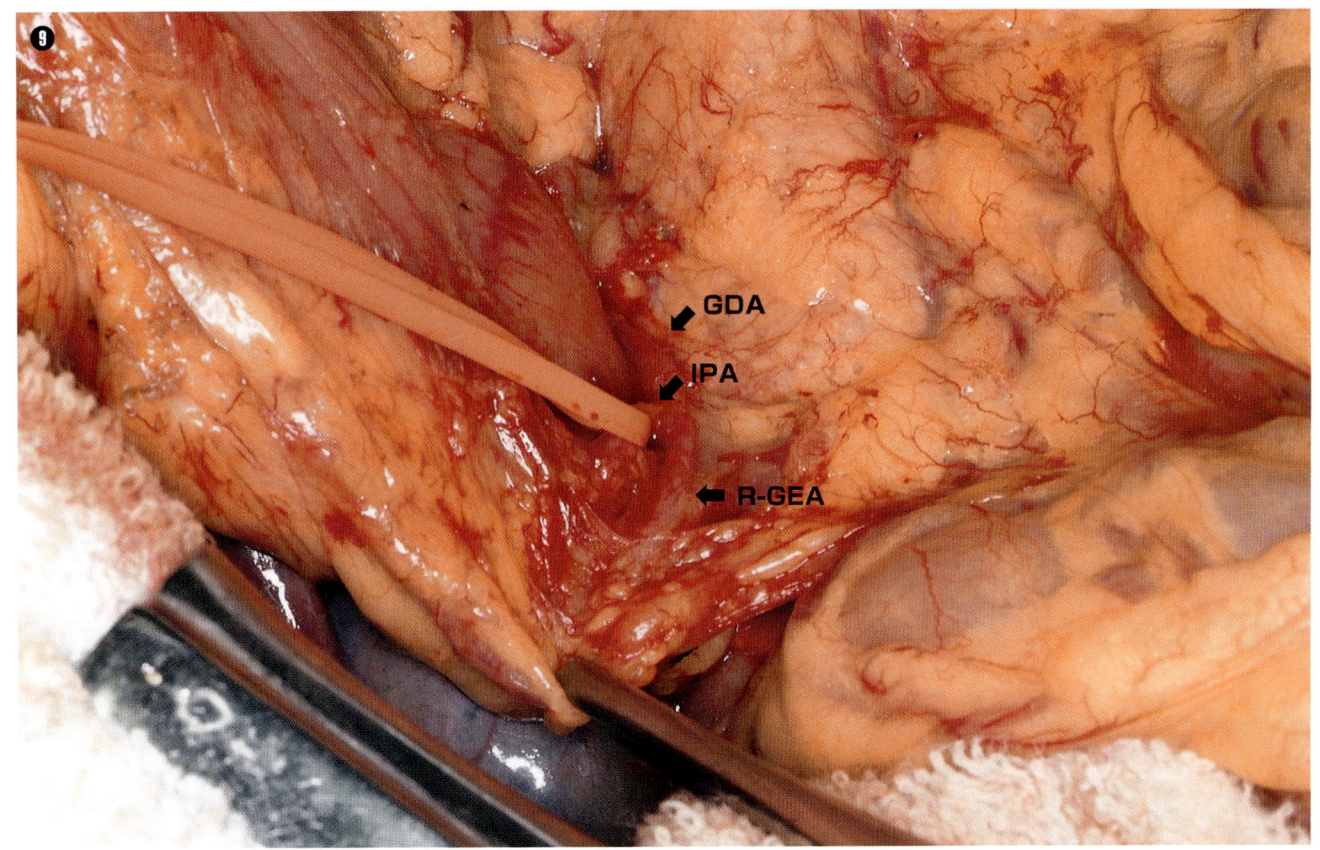

GDA : gastro-duodenal artery　IPA : infra-pyloric artery　R-GEA : right gastro-epiploic artery

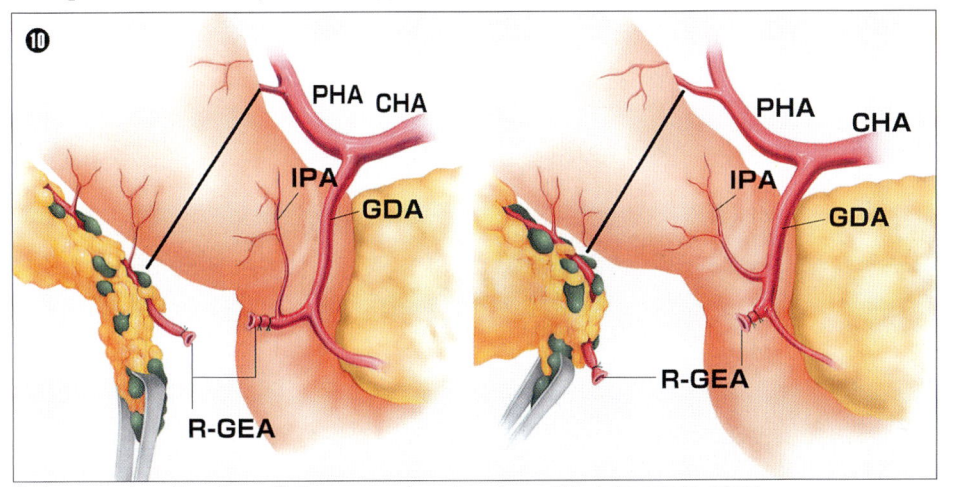

PHA : proper hepatic artery　CHA : common hepatic artery　IPA : infra-pyloric artery
GDA : gastro-duodenal artery　R-GEA : right gastro-epiploic artery

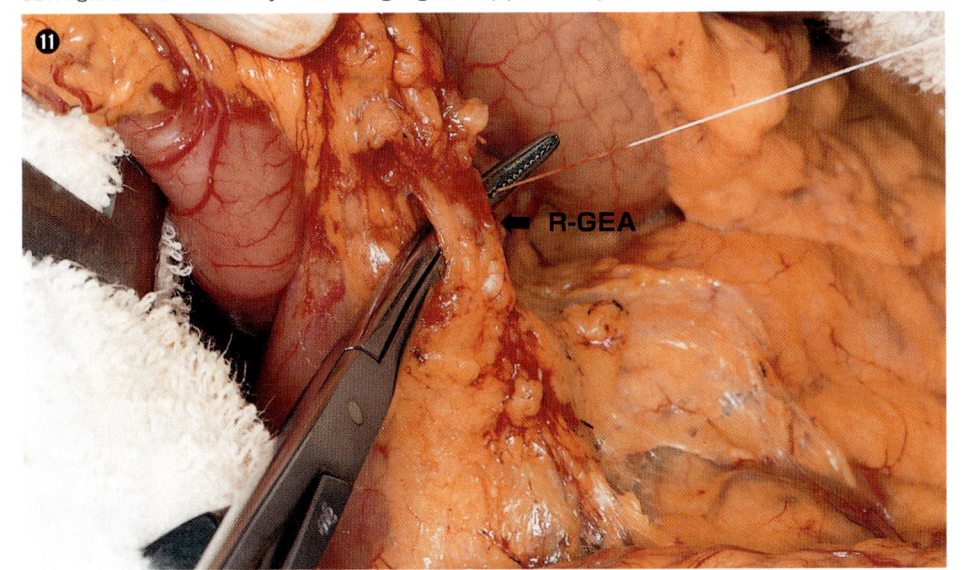

R-GEA : right gastro-epiploic artery

❾　右胃動脈を根部近くで処理しなければならない時は、右胃大網動脈から出る幽門下動脈を確認し、温存する。
右胃動脈の分枝が残せる場合には、温存する必要はない。
なお、幽門の後面で胃十二指腸動脈を剥離し確認する操作は、原則として行わない。

❿　この症例では、右胃大網動脈から幽門下動脈が分枝していたが、時に胃十二指腸動脈から分枝する場合もある。
また、いずれの動脈を切離しても、血流には問題がないとする者もある。

⓫　本例では、右胃動脈の分枝を温存しているので、血流は十分と判断し、右胃大網動脈を根部で切離した。

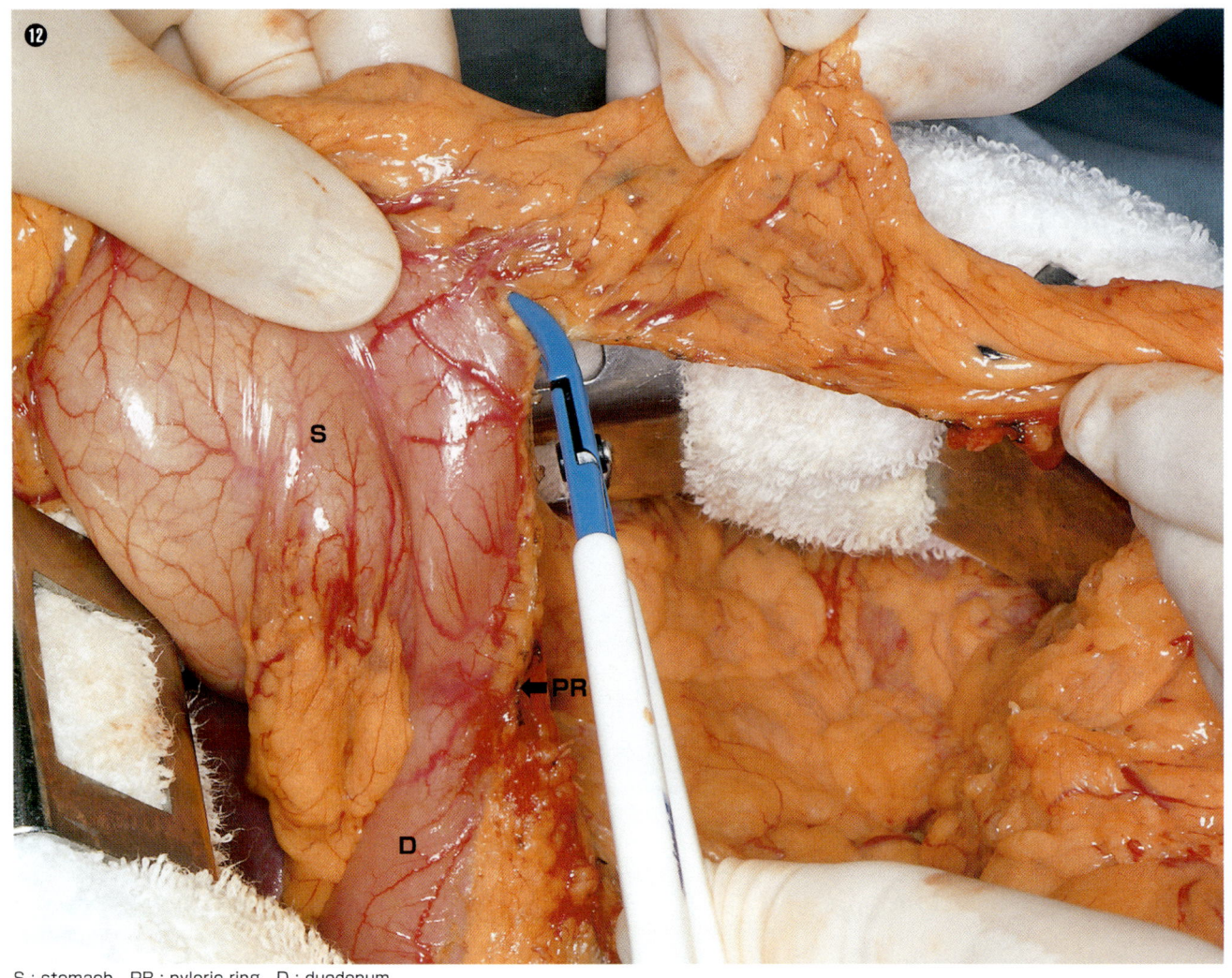

S : stomach　PR : pyloric ring　D : duodenum

❶❷　幽門前庭部の温存する胃の大彎の血管を周囲脂肪組織とともに切除する。
その際は、小型のLigaSure™が便利である。
糸で結紮すると大彎が短縮するが、LigaSure™で切離すると伸展性が保たれる。

❶❸　胃の離断は、肛門側は秋山式断端鉗子で把持し、メスで切離する。
秋山式断端鉗子は挫滅幅が狭く、滑脱することもないので、胃の離断には大変有用である。

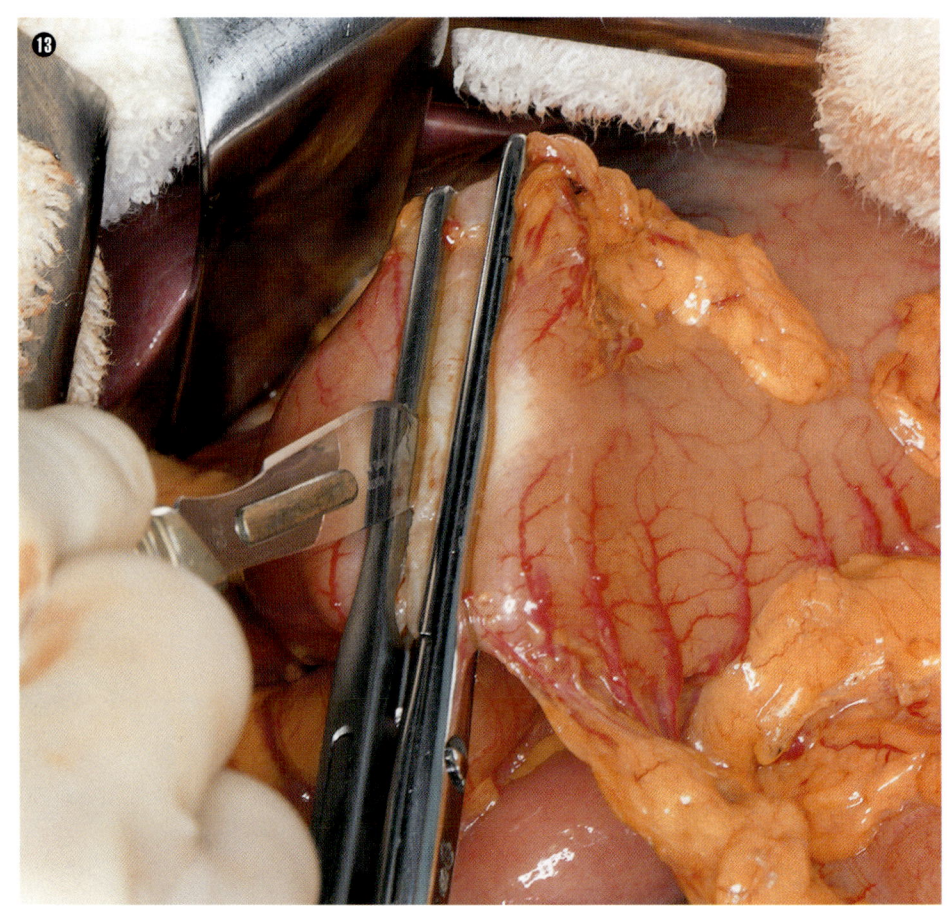

143

総肝動脈、脾動脈リンパ節郭清

総肝動脈および脾動脈周囲リンパ節郭清は通常と変わりないが、血管周囲の神経を温存する層で剥離するように心がけている。

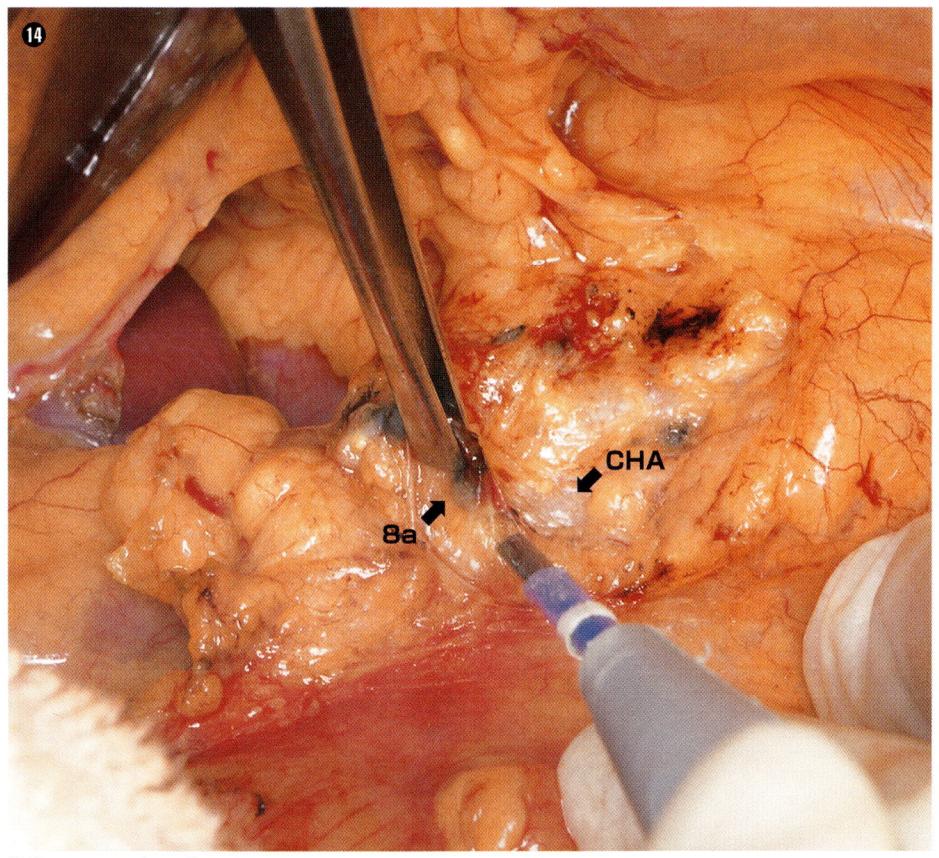

⓮ 総肝動脈前面のリンパ節（8a）の郭清を行う。剥離する層は血管の外膜ではなく、血管に巻きつくように分布している神経を温存する層で行う。
7爪鑷子と電気メスを用いて、特に膵を損傷しないように注意して郭清する。固有肝動脈に沿ったリンパ節を郭清する。
肝十二指腸靱帯後面のリンパ節につながっていくので、適当なところで離断する。

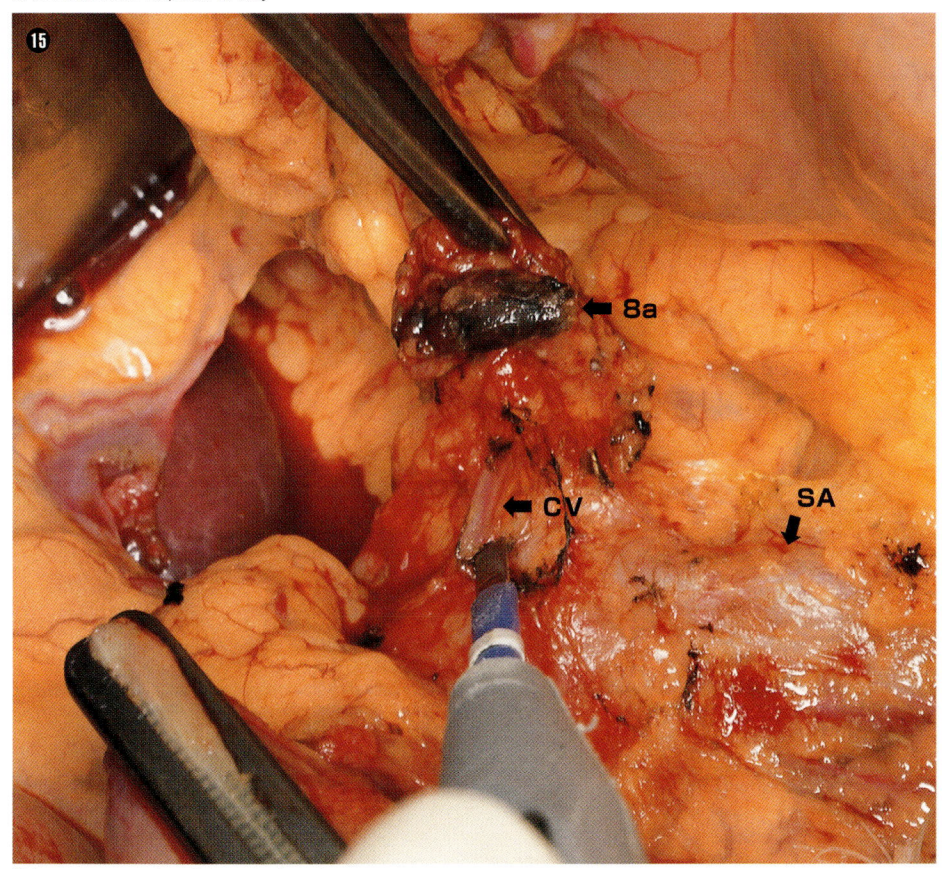

CHA：common hepatic artery

⓯ 胃冠状静脈を切離し、脾動脈を確認して、これを露出する層でリンパ節を周囲脂肪組織とともに郭清する。
原則として、後胃動脈の分枝する部位まで郭清する。
脾動脈を露出することなく浅い層や、中途半端な層で郭清を進めると、かえって出血が多くなる。また、膵の損傷は、さまざまな合併症の原因となるので、極力避けるよう努力する。

CV：coronary vein　SA：splenic artery

2-❷　胃癌に対する迷走神経を温存した幽門保存胃切除術　144

迷走神経温存と腹腔動脈周囲リンパ節郭清

迷走神経の、特に腹腔枝を温存しつつ、腹腔動脈周囲と左胃動脈に沿ったリンパ節をいかに根治的に郭清するかが、この手術のポイントであり、最も難しいところである。

❶ 初めに、迷走神経肝枝を損傷しないように、小網を電気メスで切開する。

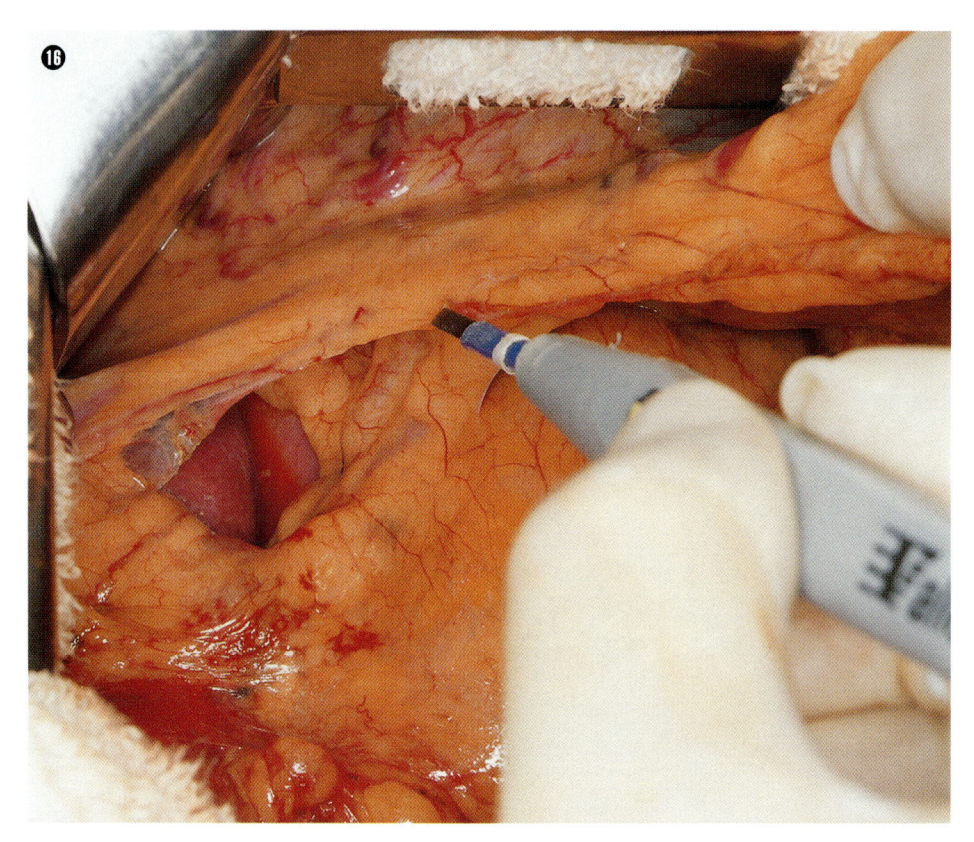

❶ 脂肪の少ない症例では、迷走神経前幹が視認できるので容易である。
しかし、本例のようにやや脂肪の多い例では、前幹にテーピングして肝枝の分枝を確認したほうがよい。
神経の機能が損なわれる可能性があるので、温存すべき迷走神経とその枝の近くでは、電気メスは使用しない。

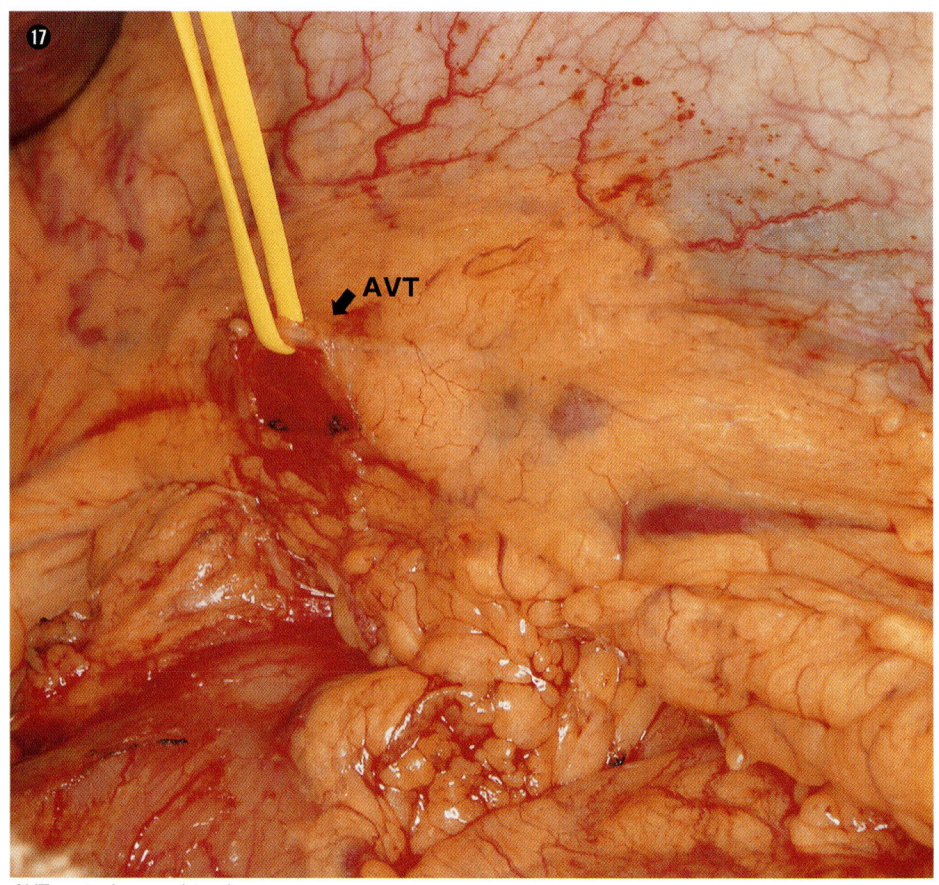

AVT : anterior vagal trunk

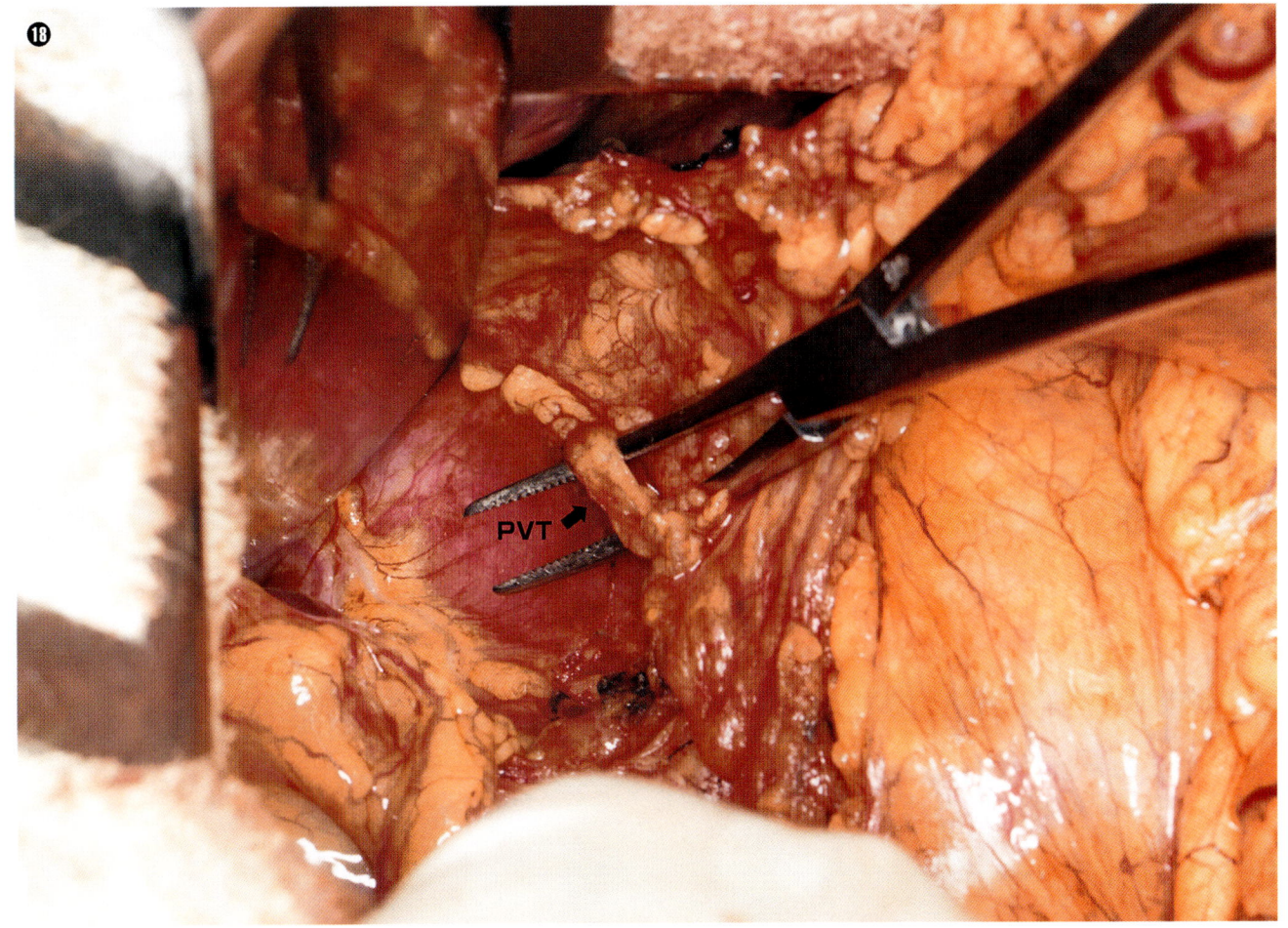

PVT : posterior vagal trunk

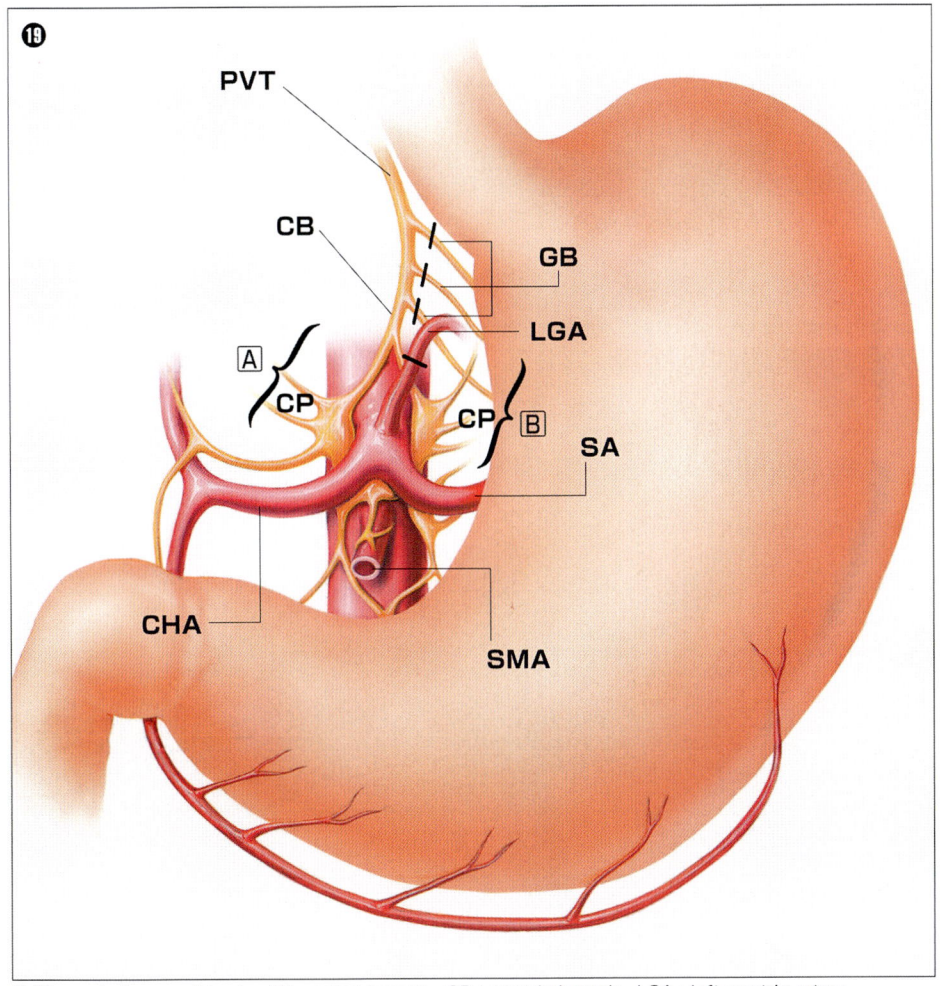

PVT : posterior vagal trunk　CB : celiac branch　GB : gastric branch　LGA : left gastric artery
CP : celiac plexus　SA : splenic artery　CHA : common hepatic artery　SMA : superior mesenteric artery

❶❽ 肝尾状葉に深い鉤をかけた後、胃を尾側に牽引しつつ、胃小彎の後壁寄りを指で押さえると、容易に腹腔神経が触知できる。
これをケリー鉗子ですくい上げて、テーピングする。

❶❾ 腹腔動脈周囲のリンパ節郭清は、右側（A）と左側（B）に分けて考えたほうがよい。
つまり、右側で後腹膜から9番リンパ節を郭清しつつ、胃膵間膜の右側を郭清する。
一方、左側は11番リンパ節を郭清し、左胃動脈と迷走神経腹腔枝を損傷しないように、胃膵間膜の左面を郭清する。
ある程度一側を郭清したら、反対側の郭清に移ることで、温存すべき腹腔枝の位置関係がより明瞭になり、神経温存が行いやすく、しかも、郭清は通常の左胃動脈を根部で切離した場合に劣らない程度に可能になる。

2-❷　胃癌に対する迷走神経を温存した幽門保存胃切除術　146

❷⓿ 腹腔動脈周囲リンパ節の右側部分を、まず郭清する。
後幹から分枝する腹腔枝を損傷しないように、注意深くリンパ節を周囲の脂肪組織とともに郭清する。

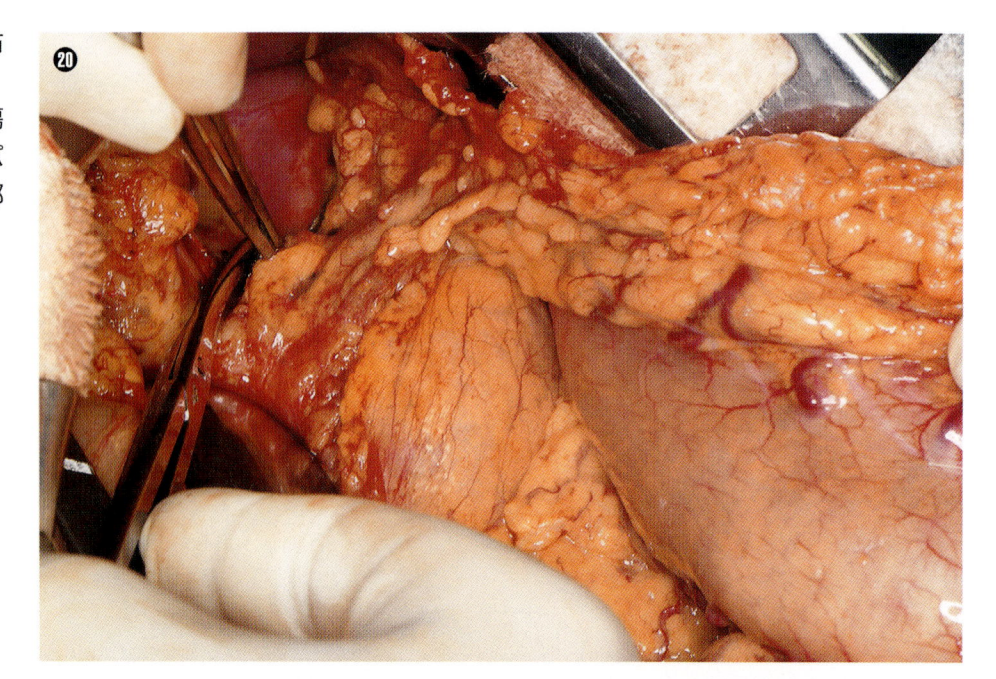

❷❶ 腹腔動脈左側は、脾動脈沿いに郭清したリンパ節と連続させて郭清する。
この部位の操作が難しければ、左胃動脈を切離した後に行ってもよい。

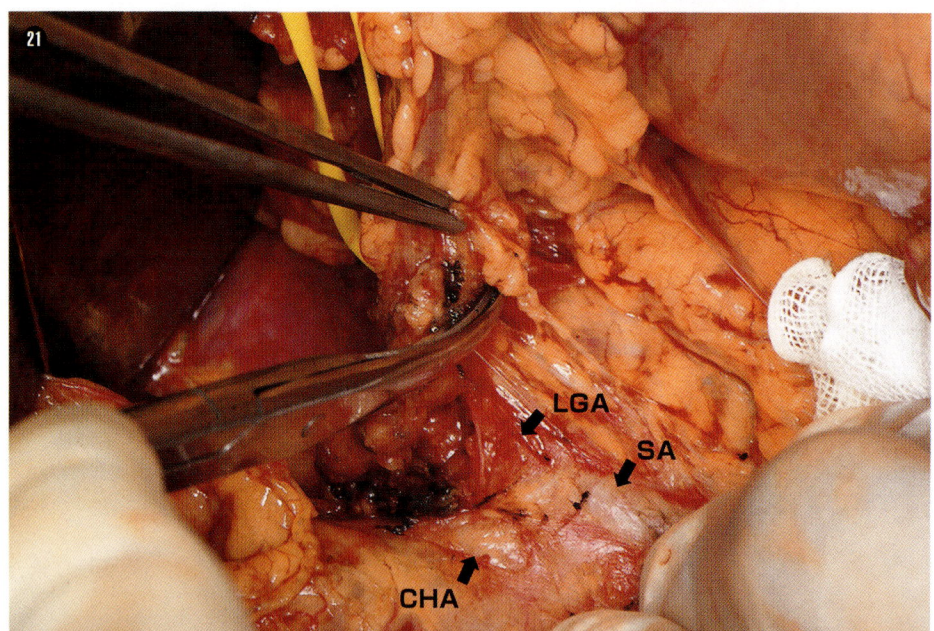

LGA：left gastric artery　SA：splenic artery　CHA：common hepatic artery

❷❷ 電気メスによる神経の熱損傷を極力避けるために、基本的には鋏を用いて操作を進める。出血した場合には、ピンポイントで電気メスを使用するか、結紮するほうがよい。
ここで、腹腔動脈周囲の右側リンパ節は、外しておいたほうがよい。切除標本につけたままであると、往々にして局在がわからなくなる。

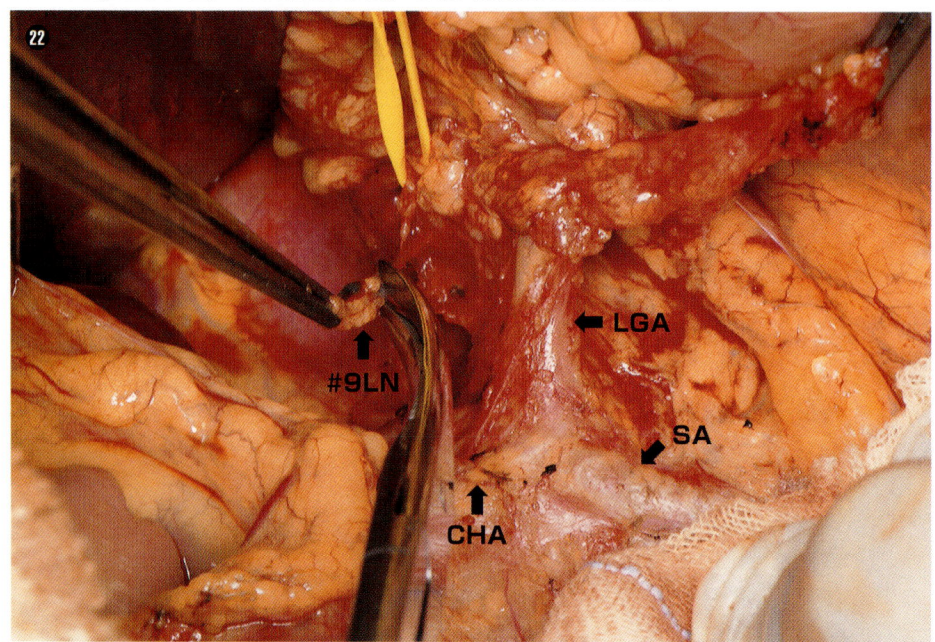

#9LN：No.9 lymph node　LGA：left gastric artery　CHA：common hepatic artery　SA：splenic artery

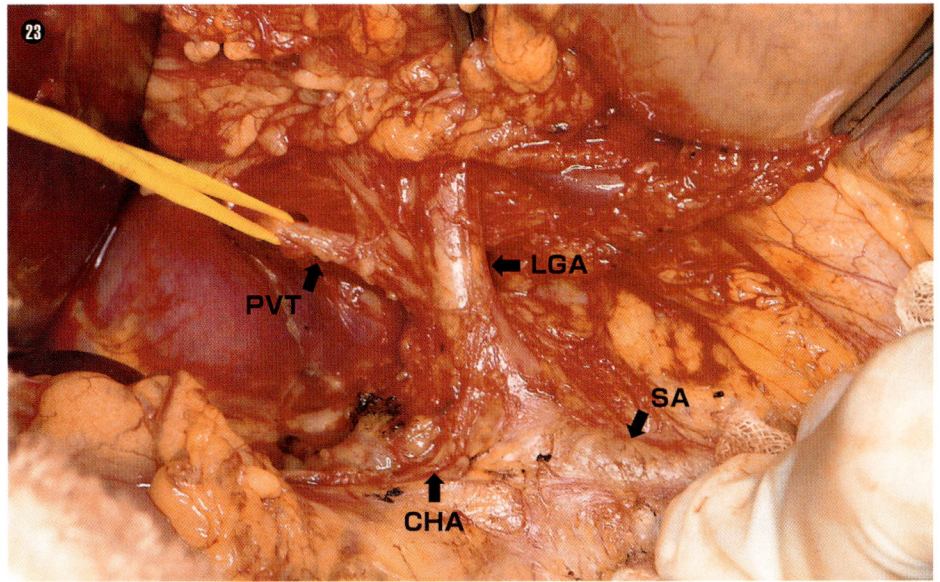

㉓ 郭清を進めると、迷走神経後幹から分枝した腹腔枝が、左胃動脈に巻きつくように走行していることがわかる。

㉔ 左胃動脈を明らかにした後、腹腔枝が絡みついてくるところより末梢側で、結紮切離する。

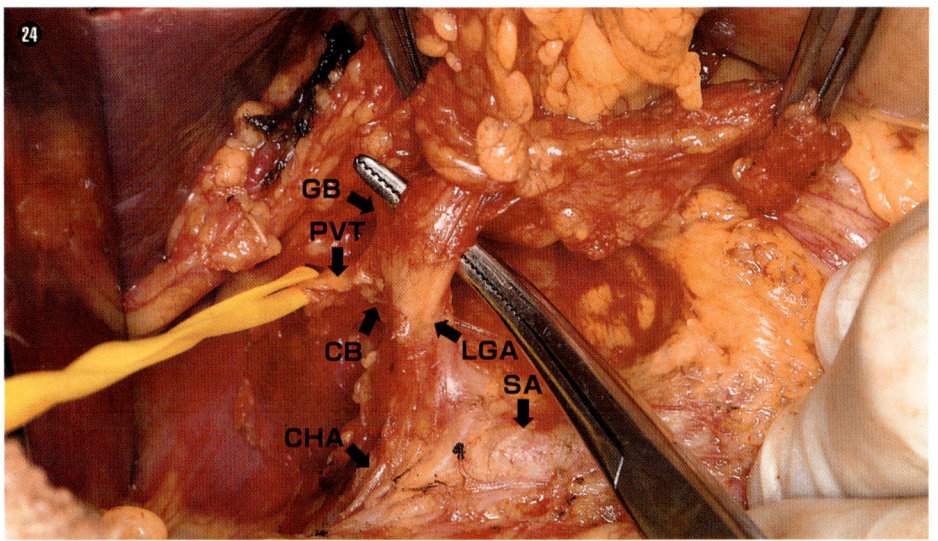

㉕ 左胃動脈の後ろに、迷走神経後幹から胃枝が出ているので、処理しにくければ、血管処理の後にこれを切離する。

㉖ 左胃動脈根部は残るが、完全に腹腔動脈周囲のリンパ節郭清が行われている。

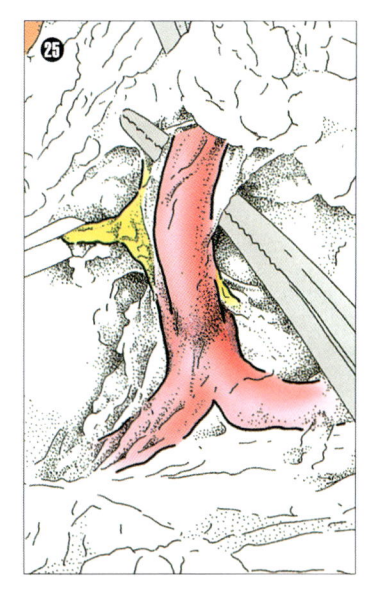

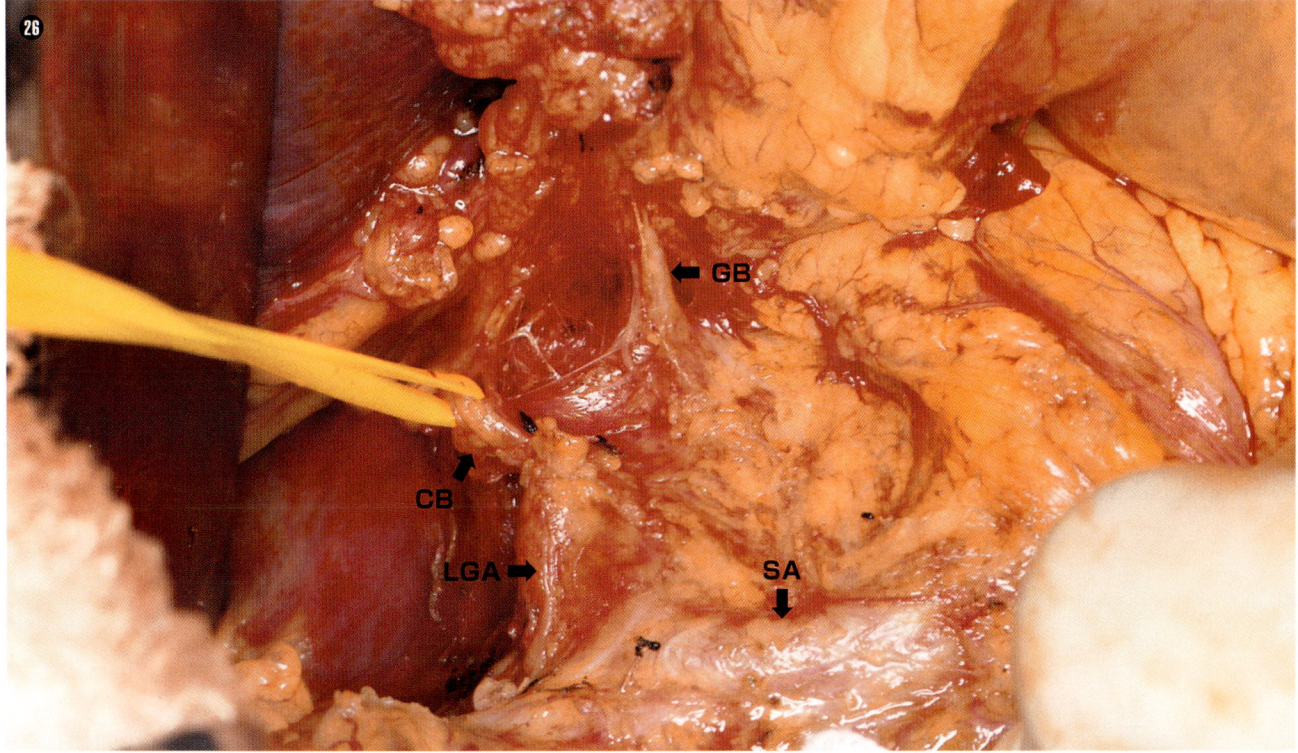

PVT : posterior vagal trunk　LGA : left gastric artery　CHA : common hepatic artery　SA : splenic artery

GB : gastric branch　PVT : posterior vagal trunk　CB : celiac branch　LGA : left gastric artery
SA : splenic artery　CHA : common hepatic artery

GB : gastric branch of posterior vagal trunk　CB : celiac branch of posterior vagal trunk　LGA : left gastric artery　SA : splenic artery

2-❷　胃癌に対する迷走神経を温存した幽門保存胃切除術　148

胃切離と再建

口側の胃切離線は、残胃が十分に残る場合には問題ないが、残胃を少しでも大きく残したい場合には、胃切開をおいて必要十分な切離線を直視下に決定する。再建は二層縫合で行っている。

❷⓻　小彎に沿ったリンパ節を周囲脂肪組織や血管とともに郭清する。

カッターのついたLigaSure™が便利である。早く確実に郭清できるうえ、小彎の伸展性も確保できる。

開腹手術では保険適応がないので、LigaSure™を使用できない場合には、ケリー鉗子で把持し切離結紮して、同様の操作を進める。

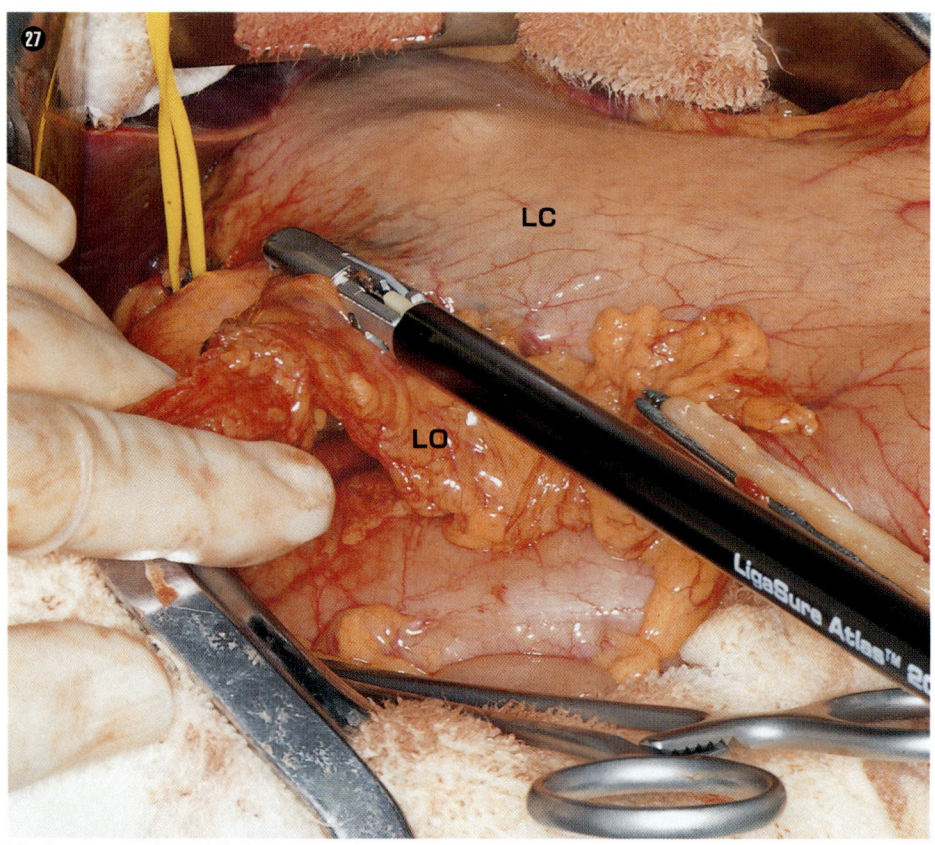

LC : lesser curvature　LO : lesser omentum

❷⓼　本例では胃切開をおいて、病巣を確認した。

支持糸を2本かけ、その間を電気メスで切開して小孔を開け、そこからLigaSure™を挿入して切開操作を進める。

電気メスで切開してもよいが、胃の血流は一般に良好であるため、出血が胃内にこぼれ、病巣の確認が困難になる場合がある。

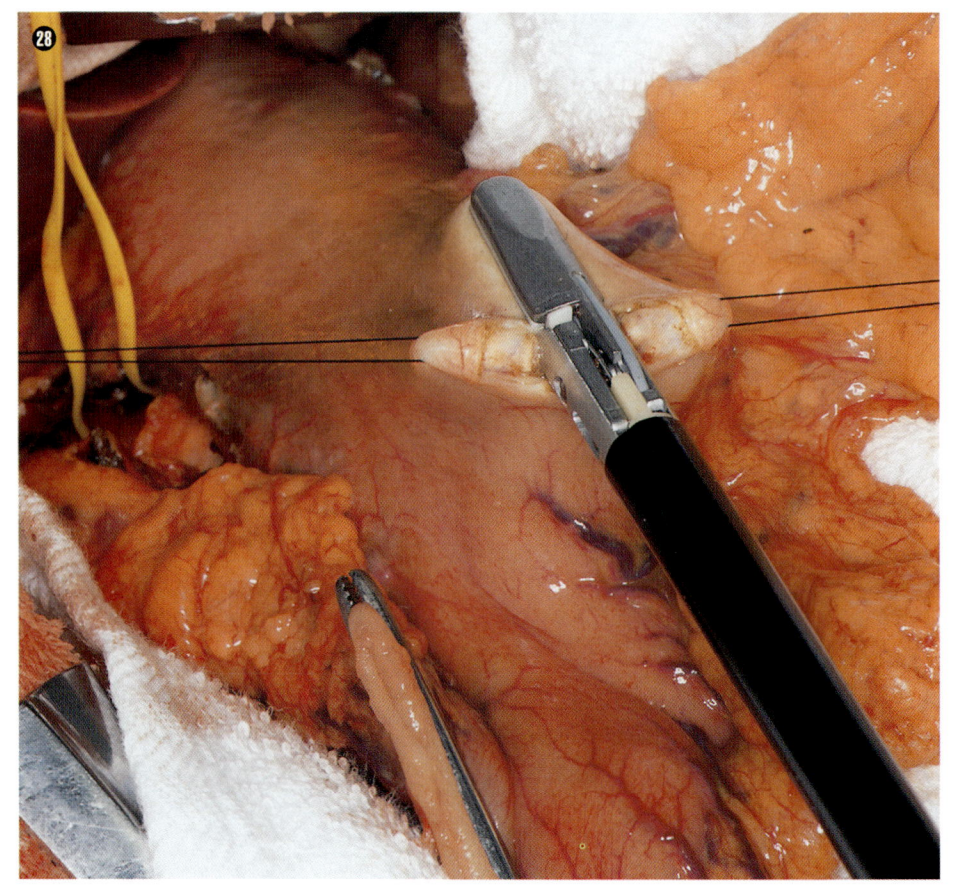

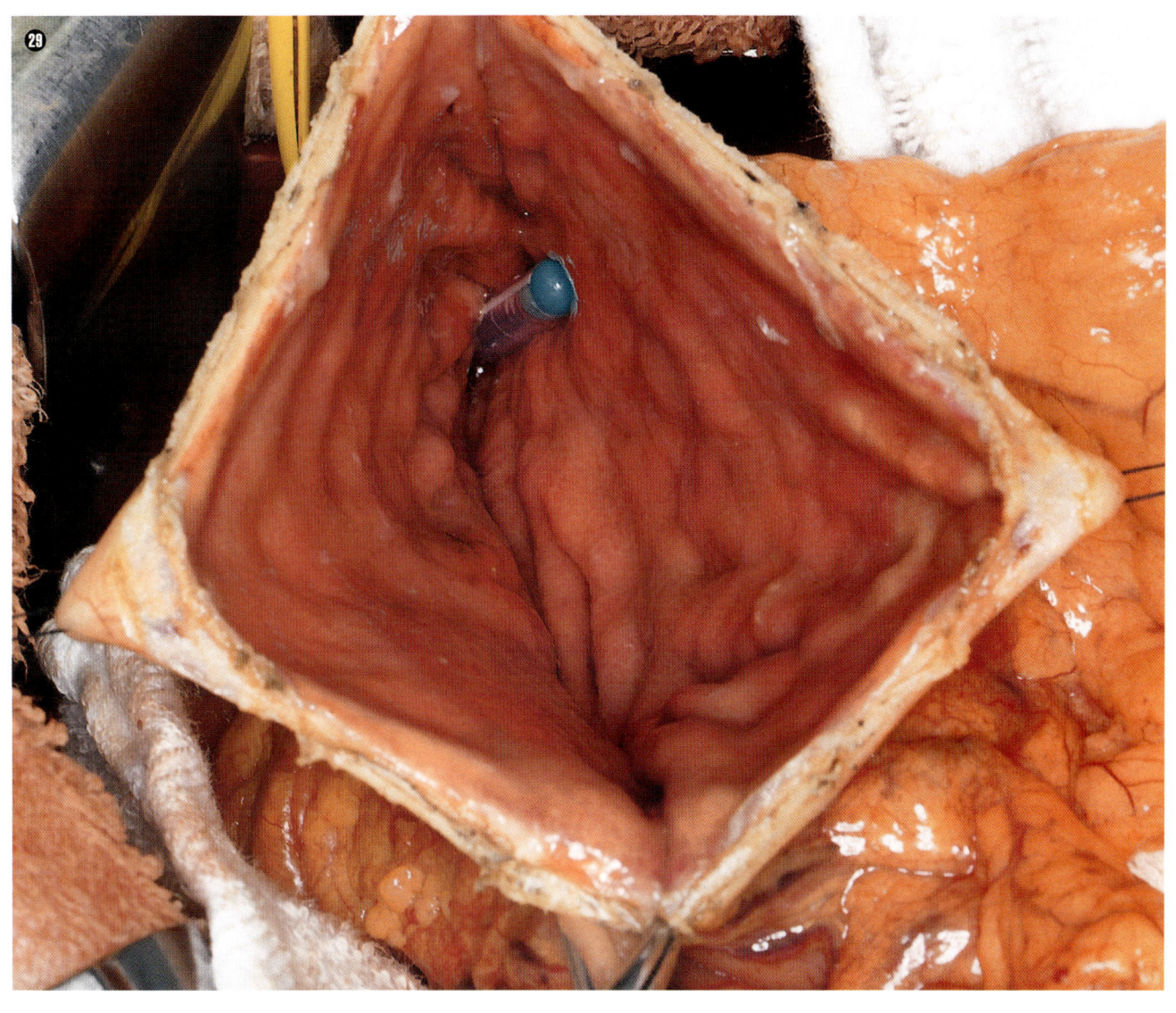

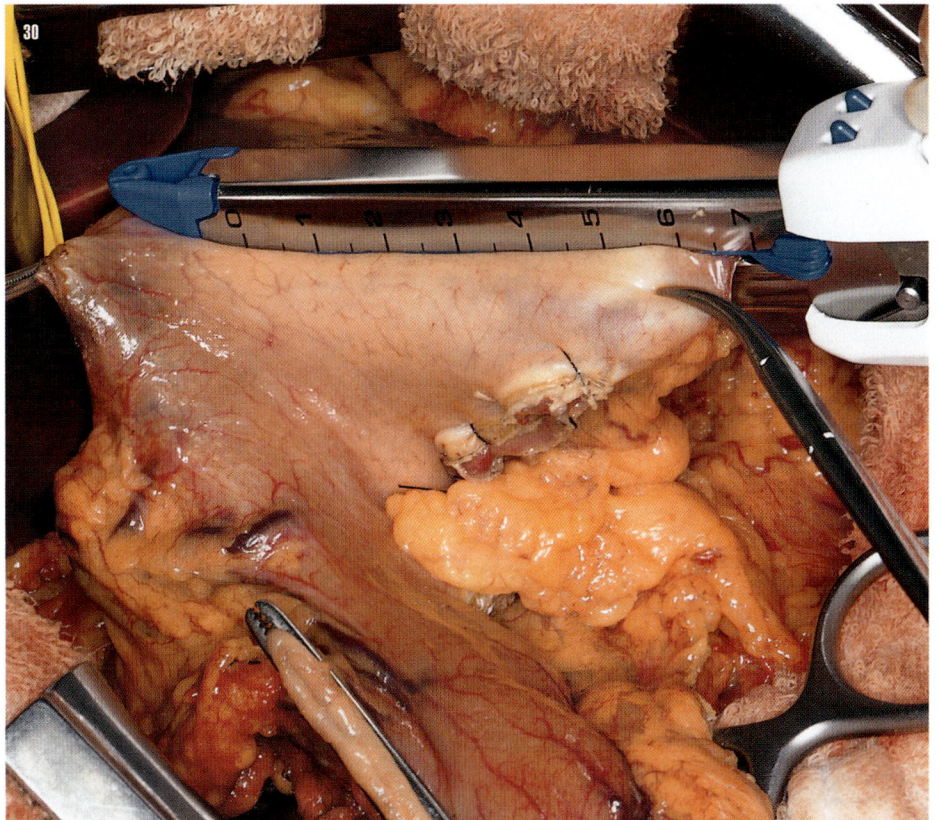

㉙ LigaSure™を用いることで、全く出血なしに胃切開を行うことができる。
ただし、この操作によりLigaSure™が不潔になるので、大網の処理などLigaSure™が便利な部位の操作は、すべて完了させておく。

㉚ 切離線を定めた後、胃切開部を閉鎖し、Linear cutterで胃を切離する。
切離予定線の大彎と小彎を鉗子で把持し、十分牽引して縫合器をかける。
また、胃管が挟み込まれていないことを必ず、確認する。

2-❷　胃癌に対する迷走神経を温存した幽門保存胃切除術　　150

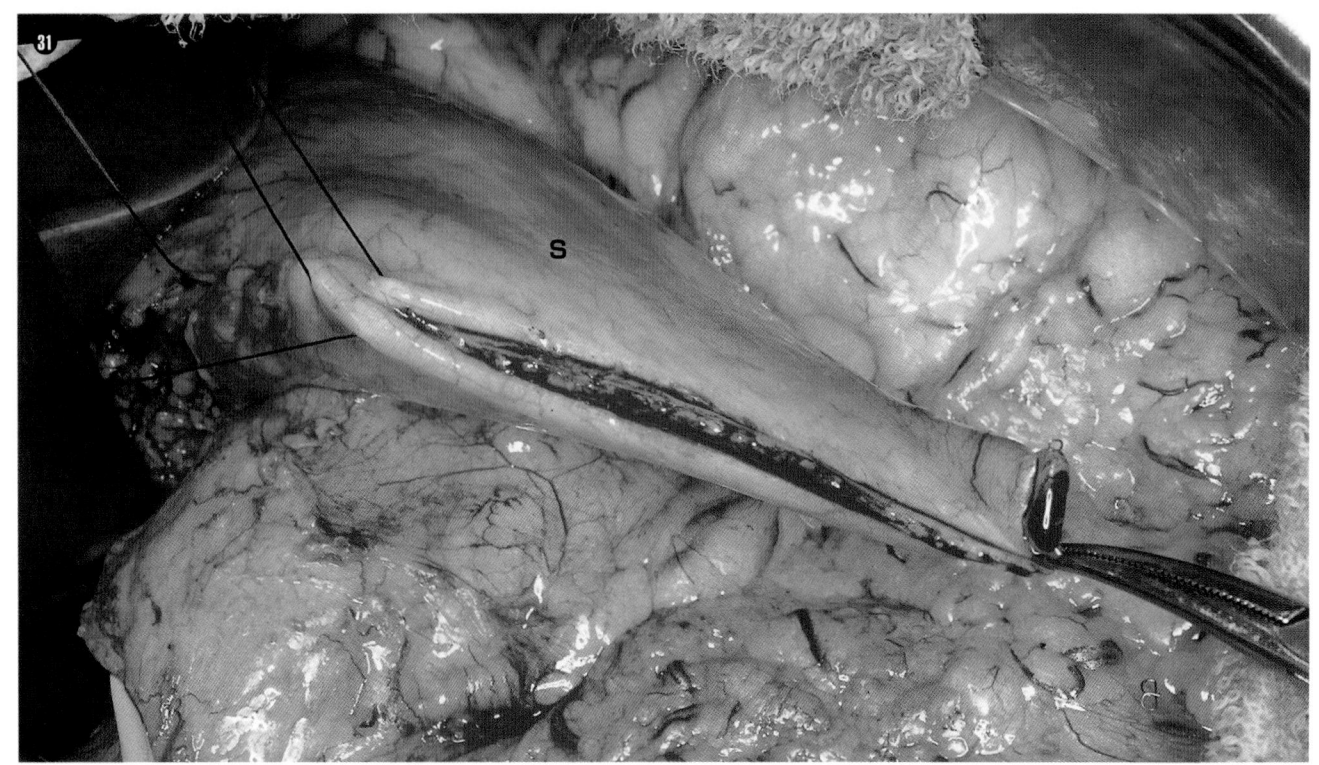

S : stomach

㉛ 胃の断端は、大彎側の吻合予定部を残して、吸収糸による連続筋層縫合で被覆閉鎖する。

㉜ 胃肛門側断端に緊張なく口側断端が寄ることを確認する。緊張がかかるようであれば、十二指腸の授動を行うが、それでも緊張が残る場合には、大彎の短胃動脈を一部残して切離する。残胃の血流は、短胃動脈が1本残っていれば十分である。
口側の吻合予定部は、幽門側の吻合予定部よりやや広くとり、吻合を行った結果、幽門側吻合部が広がるように設定する。このような工夫をすることで、でき上がりが自然な形に仕上がる。

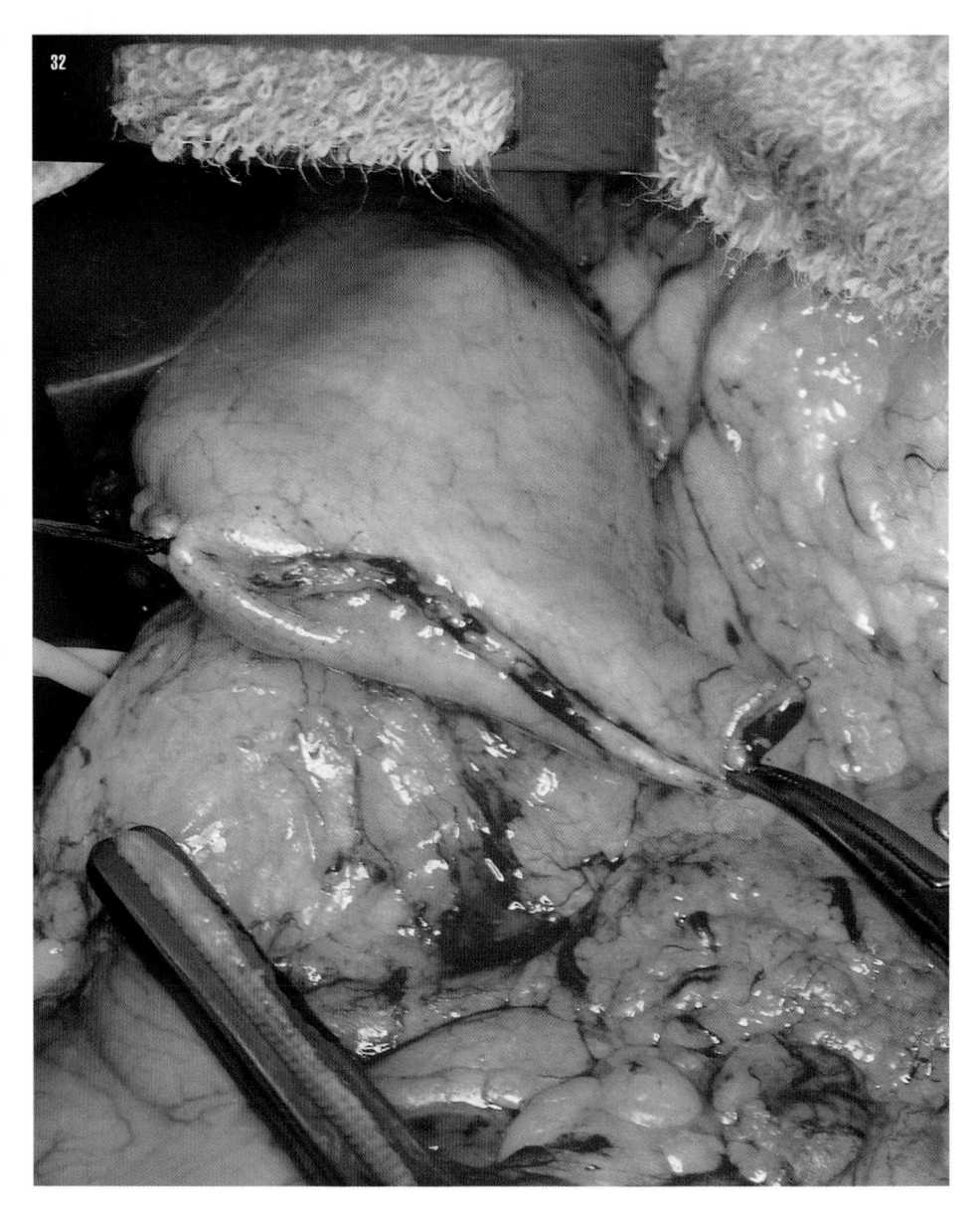

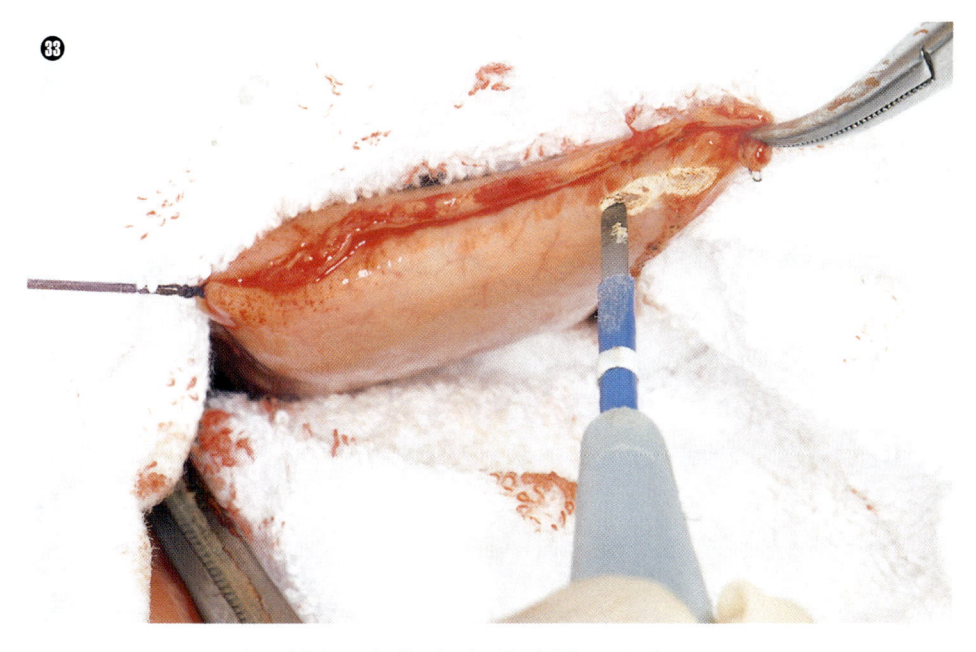

❸❸ タオルで創を被覆し、口側断端の吻合部に接して、胃の筋層を電気メスで切開する。ブレンドよりカッティングで切開したほうが、筋層のみ、うまく切れる。

以前は、粘膜下の血管を細い糸で結紮していたが、吻合を連続縫合で行うため、現在は行っていない。

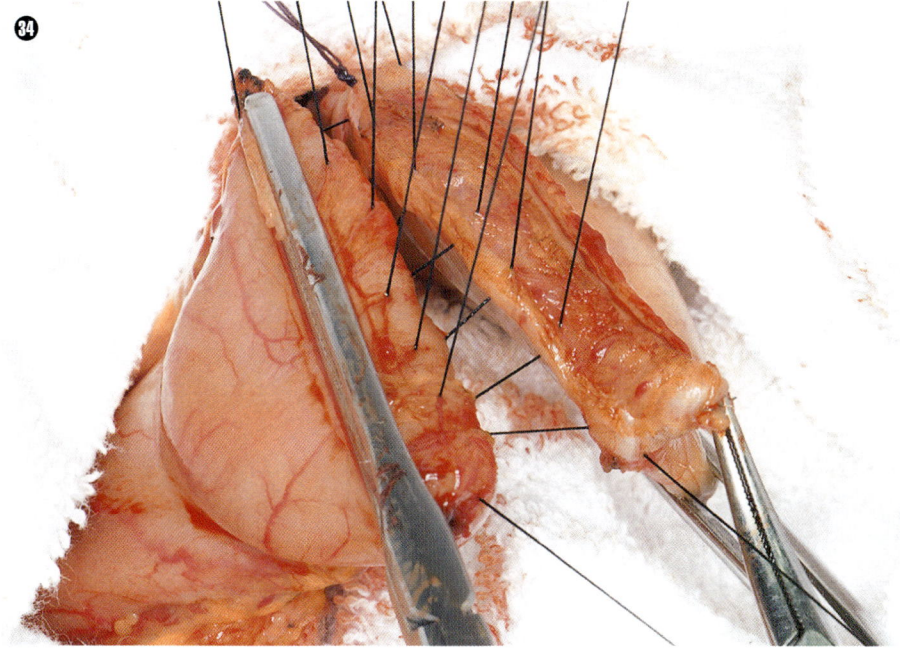

❸❹ 初めに、後壁の筋層-筋層縫合を3-0絹糸で行う。

大彎、次いで、小彎に糸をかけ、その間にさらに糸を何針か、かける。

糸は結紮せずに、そのつど鉗子で把持しておき、最後に肛門側の秋山式断端鉗子、口側の吻合部を把持した腸鉗子を術者が寄せた後に、端から結紮する。

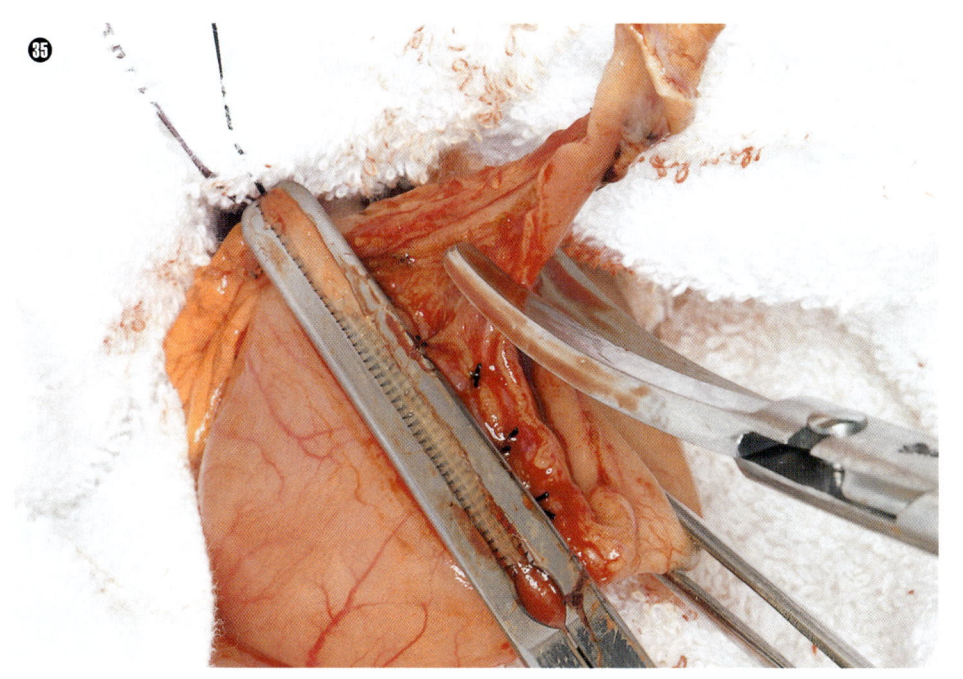

❸❺ 口側の断端を切離する。
この際、胃の粘膜が残りすぎないように、軽く牽引しつつ切除する。肛門側の秋山式断端鉗子も解除する。

その際、断端から動脈性の出血が認められることがあるが、多くの場合、電気メスにより容易に止血可能である。

2-❷　胃癌に対する迷走神経を温存した幽門保存胃切除術　152

㊱ 全層縫合は、両端針の3-0吸収糸による連続縫合により行っている。初めに小彎の端を内外、外内の要領で縫合し、両端針の真ん中で結紮する。
次いで、後壁の連続縫合を大彎に向かって進めるが、助手は糸が緩まぬよう持続的に糸を牽引することが大切である。

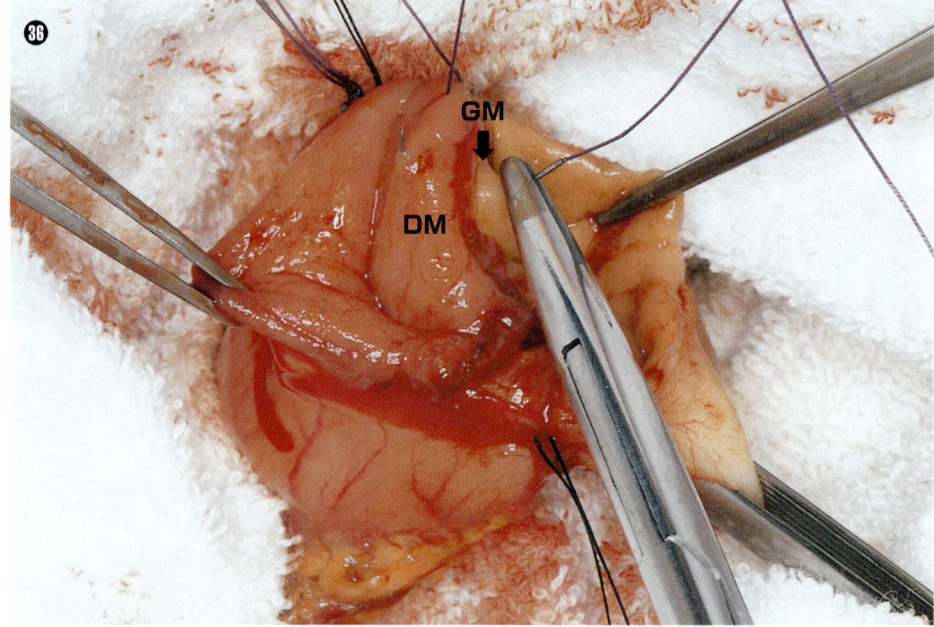

GM : gastric mucosa　DM : duodenal mucosa

㊲ 前壁も同様に縫合するが、内外、外内と1針だけ運針した後は、内から外に縫い戻し、あとは巻き縫いの要領で縫合している。
最後に、後壁を縫った糸と前壁を縫った糸を結紮する。

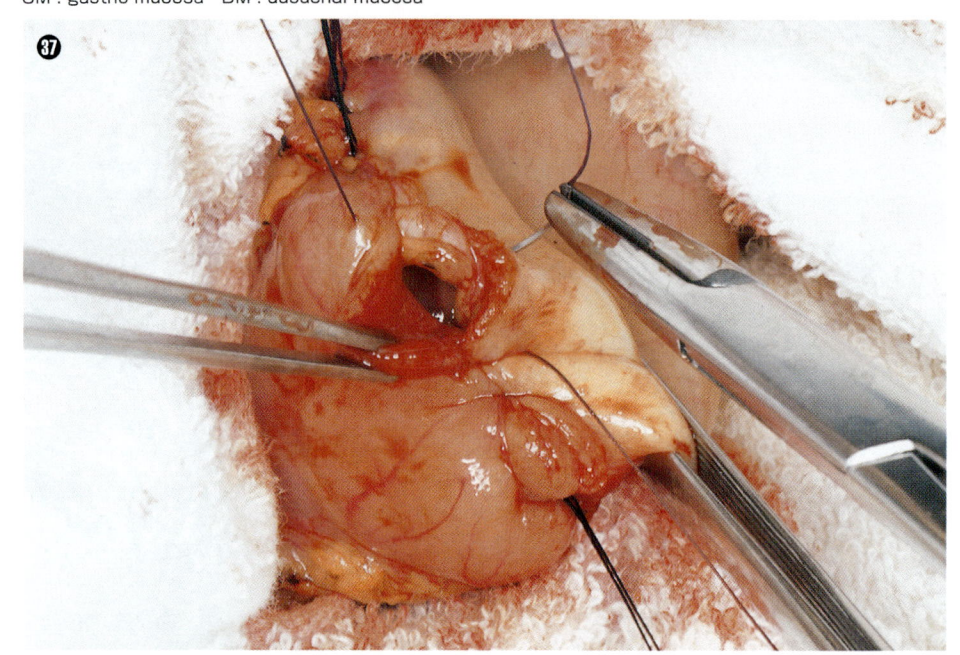

㊳ 前壁の漿膜筋層縫合は、3-0絹糸の結節縫合で行う。あまり密に縫合する必要はない。
また、縫い代を広く取りすぎて吻合部が狭くならないように配慮する。
運針にあたっては、深く入りすぎて連続縫合の糸にかからないように、留意する必要がある。

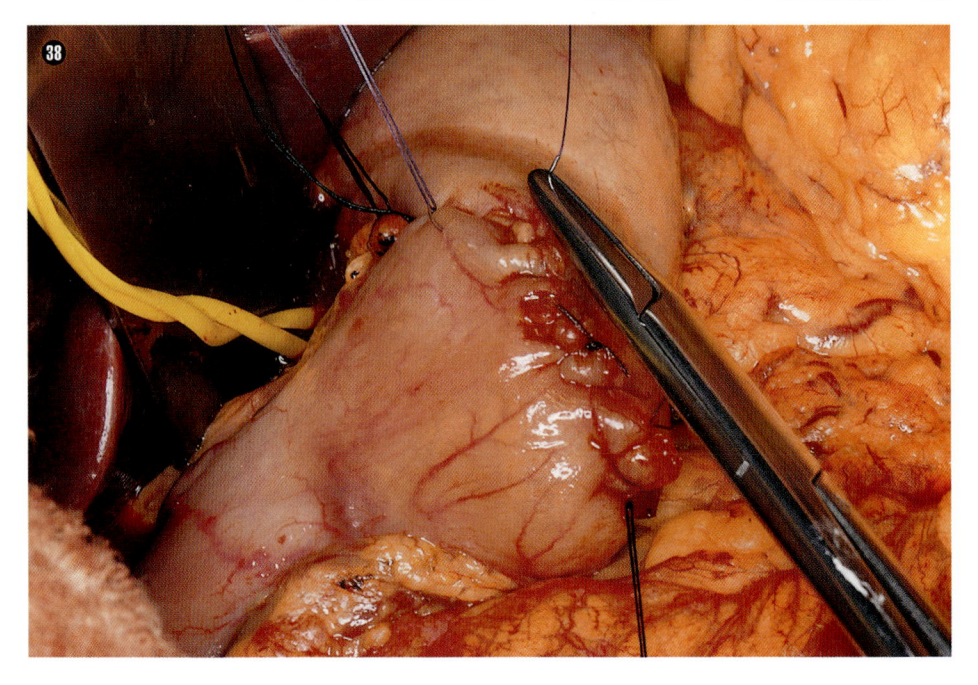

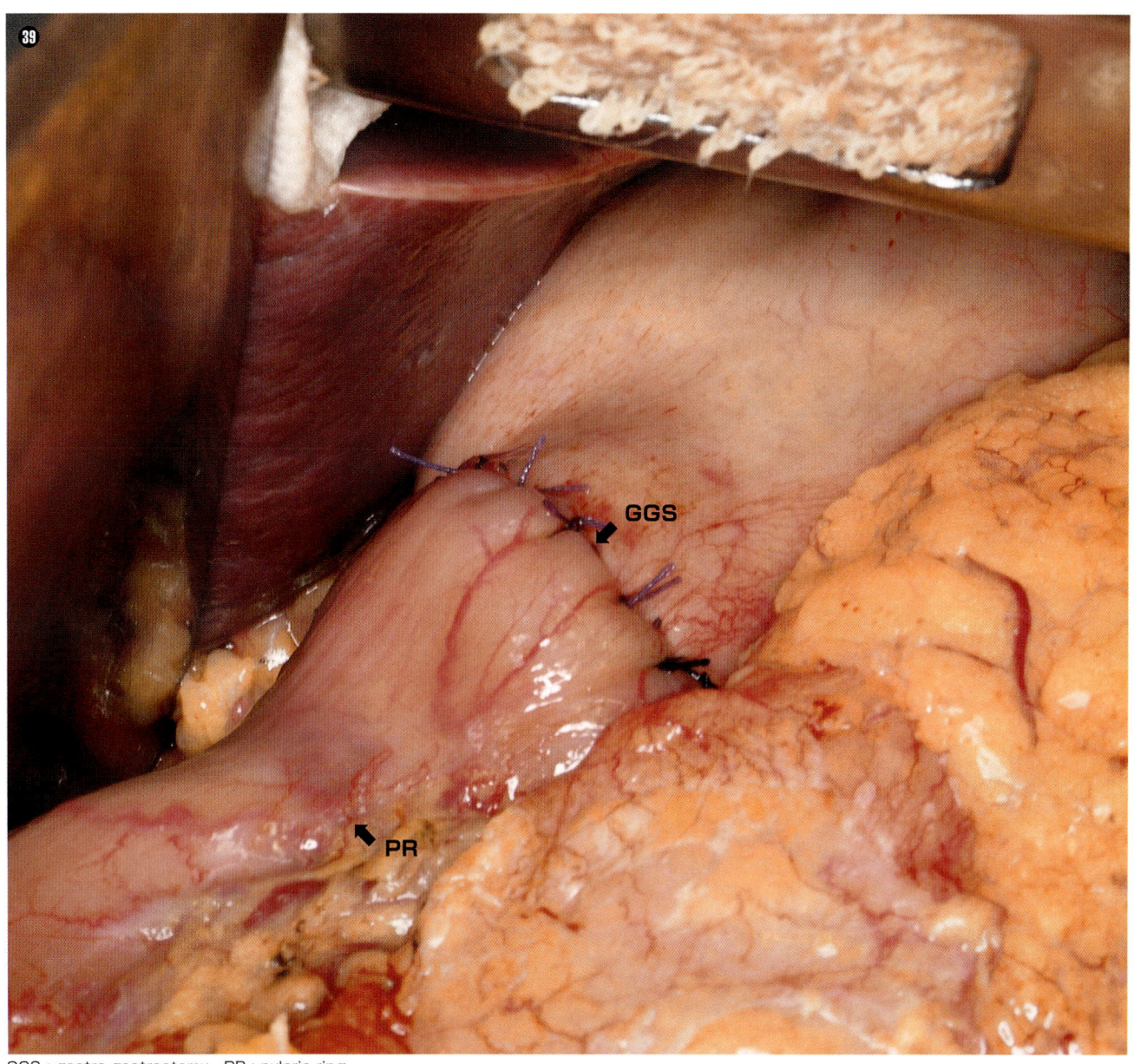

GGS：gastro-gastrostomy　PR：pyloric ring

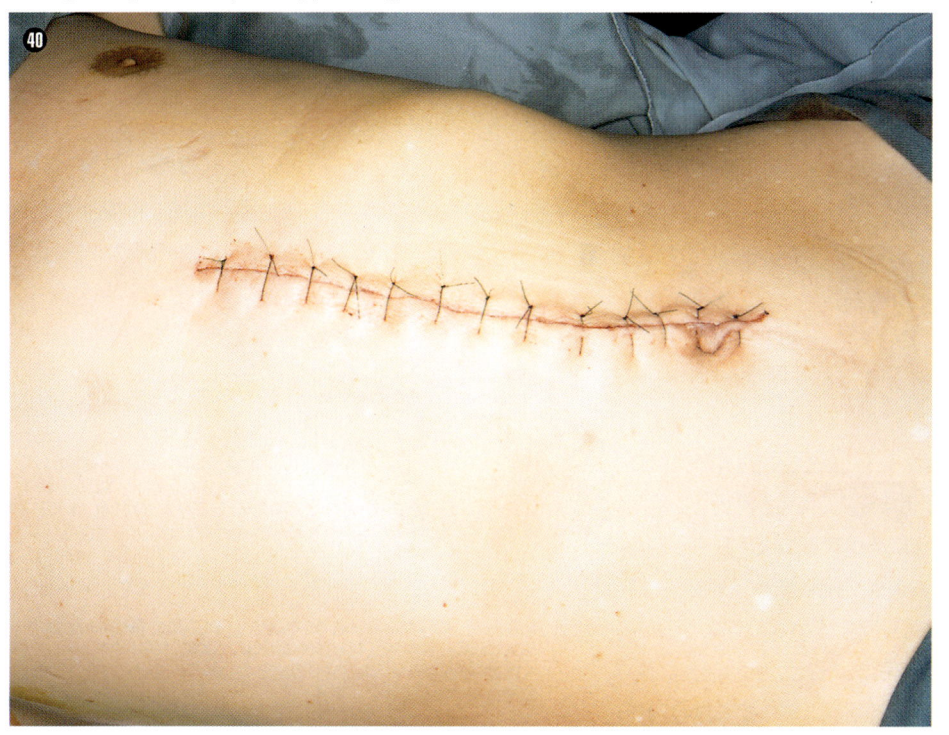

㊴ 吻合部の色調の良好なこと、吻合口の十分なことを確認した後、腹腔内を2～3リットルの温生食水で洗浄する。

㊵ 原則として、ドレーンは挿入しない。また、胃管も麻酔郭清後、直ちに抜去する。
腹壁は吸収糸による連続縫合で閉鎖し、皮膚はナイロン糸で縫合する。

2-❷　胃癌に対する迷走神経を温存した幽門保存胃切除術　154

2-3 胃下部癌の手術
センチネルリンパ節誘導小範囲幽門側胃切除術

富山労災病院院長・外科
三輪晃一

> リンパ流域郭清術は、
> 生検用リンパ節を
> 遺漏なく採取でき、
> 微小転移の
> 予防的郭清にもなる

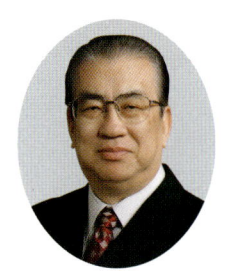

富山労災病院院長・外科
三輪晃一

　胃癌の手術は、胃の2/3以上の切除とD2郭清が定型手術とされている。しかし、早期胃癌の多くは転移を認めず、胃切除範囲を縮小し、定型手術で生じる胃切除後症候群と迷走神経切離後症候群を回避するのが、早期胃癌の標準手術と考える。

　リンパ節転移がないことの診断は容易ではない。粘膜内に留まる分化型癌に転移がないことは、多数の切除胃癌の臨床病理から示され、EMRやESDで治癒することは周知の通りである。この適応から外れる早期胃癌の転移診断は、腫瘍近傍の転移を疑うリンパ節を採取し、迅速病理で診断されている。しかし、早期胃癌のリンパ節転移の肉眼診断はまったく当てにならず、はたして適切なリンパ節を採取したのか保証はない。

　1993年、金沢大学癌局所制御学教室では、胃癌を取り囲むように粘膜下にリンパ嗜好性色素patent blueを注射すると、センチネルリンパ節(SLN)を含むその胃癌のリンパ系を描出することに成功し、intraoperative endoscopic lymphatic mapping (IELM)と名付けた。そして、臨床的早期胃癌250症例を対象にしたIELMによるSLN生検の同定率は97%、敏感度87%、特異度100%、正診率98%の成績が得られた。偽陰性4例は、肉眼的転移3例と迅速病理の誤診1例で、適応を絞れば信頼にたる検査法であると評価された。

　この成績を、いかに臨床に活用するかは吟味を要する。一般に、リンパ節の病理検査は、最大割面のHE染色で鏡検されているが、転移がないとされるリンパ節をさらに割面を増やし、免疫組織染色で観察すると、微小癌巣が発見される。微小癌巣の持つ臨床的意義は明らかではないが、現時点では郭清したほうが無難と一般に考えられている。

　SLN転移陽性の39例にD2郭清が行われたが、これらの転移状況から推測される転移様式は、「転移は、まず染色されるリンパ流域(lymphatic basin;LB)のSLNに生じ、ついでbasin内のほかのリンパ節とその下流へと広がり、非染色リンパ流域への波及はbasin内に癌が蔓延して初めて生じる」である。

　胃のリンパの流れは動脈に沿って5方向に分類されるが、早期胃癌のIELMで染色されるLBは、1-3方向で、約90%が1-2方向である。この事実は、早期胃癌の縮小手術を遂行するには都合がよい。すなわち、SLN生検癌陰性例では、1-2流域のリンパ流域郭清術(lymphatic basin dissection)で潜在性微小転移が完全に郭清され、かつ4～3本の胃主幹動脈が温存されるので、血流障害を憂えることなく、胃を大きく残すことができる。リンパ流域郭清術は、またbasin内の青染リンパ節をex vivoでもらさず採取できるので、郭清と生検の一石二鳥の利益になるからである。

　われわれは1995年よりSLN生検癌陰性を対象に縮小手術を始め、2003年3月までに158例となった。うち、転移陰性とされた123例に、局所切除、分節切除、噴門側胃切除術、小範囲胃切除術などを行った。転帰は、117例が健在で、生存曲線は定型手術のリンパ節転移陰性群と変わらず、死亡した6例にはリンパ節再発が見られなかった。QOLは定型手術に比べて、食事の摂取量、術後体重の回復、ダンピング症状や胆石予防などで統計的に有意に良好で、術前に近い食習慣を維持できることが示されている。

　ここでは、センチネルリンパ節誘導小範囲幽門側胃切除術を紹介する。

1) 三輪晃一：胃癌縮小手術における根治性確保の工夫：内視鏡的リンパ系描出法(Endoscopic lymphatic mapping：ELM). 医学のあゆみ 170：940-941, 1994.
2) 三輪晃一, 谷口桂三, 鰺坂秀行, 木南伸一, 伏田幸夫, 藤村隆, 清水康一：胃癌センチネルリンパ節生検. 外科治療 83 (3)：292-298, 2000.
3) Miwa K, Kinami S, Taniguchi K, Fushida S, Fujimura T, Nonomura A：Mapping sentinel nodes in patients with early-stage gastric carcinoma. Br J Surg. 90 (2)：178-182, 2003.
4) 三輪晃一, 宮下知治, 寺田逸郎, 木南伸一, 伏田幸夫, 藤村隆：胃癌リンパ区域郭清術. 手術 57 (13)：1633-1637, 2003.
5) 三輪晃一, 木南伸一, 鰺坂秀行, 伏田幸夫, 藤村隆：リンパ区域郭清を伴う早期胃癌の機能温存縮小手術. 日本外科学会雑誌 106 (4)：280-284, 2005.

CASE & FLOW CHART

症 例

61歳・男性
主訴：胸焼け。
現病歴：糖尿病とアルコール性肝障害で、近くの内科医で治療を受けていた。3か月前より胸焼けを感じるようになり、胃内視鏡検査で、胃前庭部前壁に潰瘍性病変が発見され、生検でGroup V（中分化型腺癌）と診断された。
現症：特記すべきことなし。
検査成績：γ-GTP 109 IU，空腹時血糖値 189mg/dl，HbA1c 9.3％。
内視鏡所見：幽門前庭部前壁に大きさ1.5×1.5 cm のⅡc病変があり、集中する皺壁の先端に断裂、中断、やせが見られ、深達度mと診断された。

内視鏡写真
幽門前庭部前壁の皺壁集中を伴うⅡc病変。癌境界の外側1cm の部位4箇所にクリップが打ち込まれ、生検で癌陰性が証明されている。

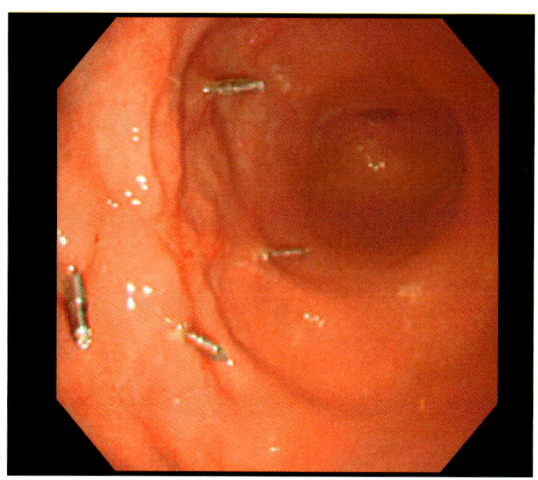

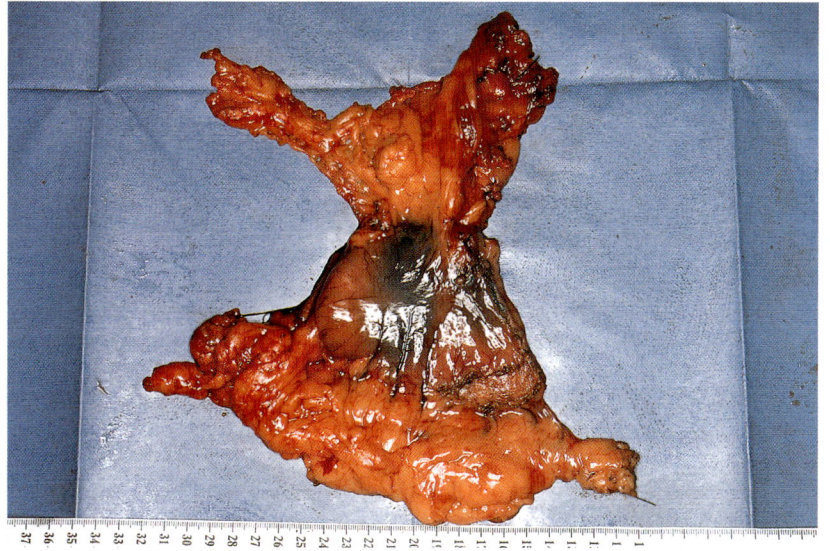

切除胃漿膜面
小彎6cm、大彎12cmの大きさで、約1/3の胃切除量と推測される。

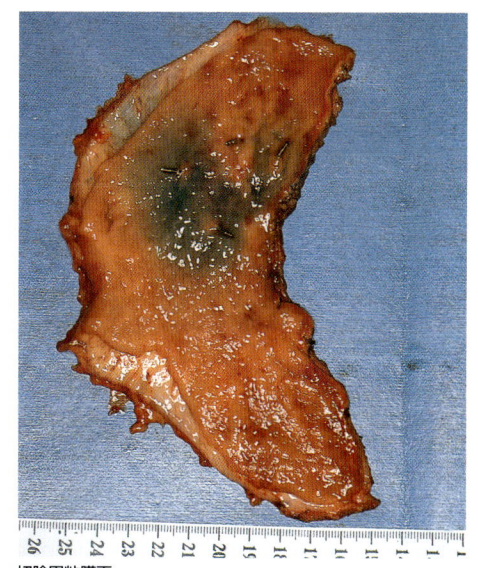

切除胃粘膜面
胃下部前壁を占拠する15mm大のⅡcであった。

術 式

※丸囲みの数字は図版番号

1. 胃内視鏡挿入 ❶
2. 体位を背屈位とする ❷
3. 両側肋弓下横切開 ❸〜❺
4. 胃の遊離 ❻〜❿
5. Intraoperative Endoscopic Lymphatic Mapping ⓫〜⓯
6. Lymphatic Basin Dissection ⓰〜㉛
7. 開放性胃切開 ㉜〜㊳
8. 胃切離断端の処理 ㊴〜㊺
9. 胃十二指腸吻合 ㊻〜㊾
10. 閉腹 ㊽㊾

2-❸ 胃下部癌の手術　156

体位と開腹

胃癌手術操作の深部となる腹腔動脈周囲が、術野の中心近くに浅く浮き上がる体位と皮膚切開が理想である。細身の体型では上腹部正中切開でもよいが、肥満気味の最近の日本人には、肋弓下横切開が最適である。術後イレウスの発生が稀なのも、横切開を好む理由である。

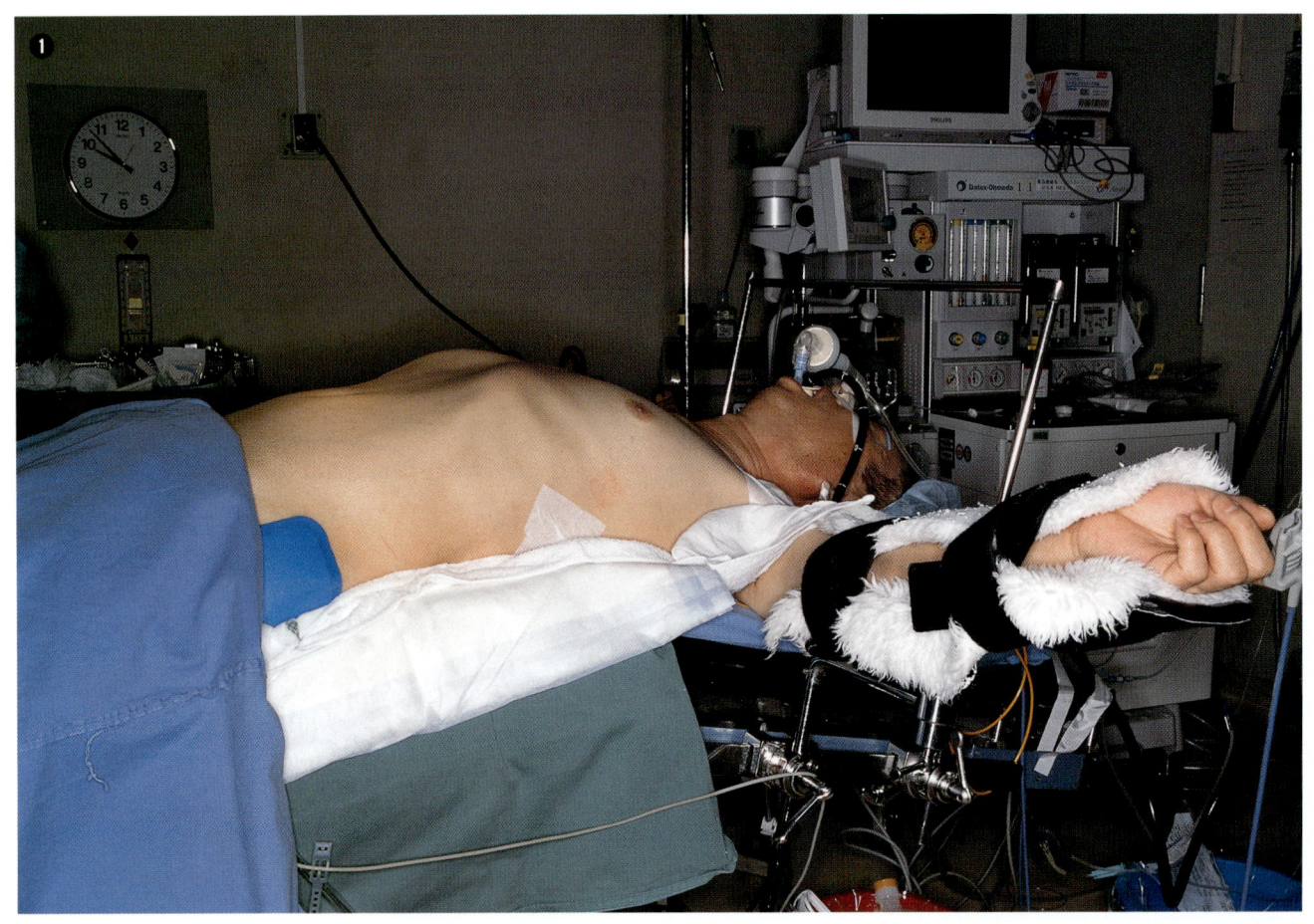

❶❷ 気管内挿管のあと、胃内視鏡を挿入し、上腹部が最高位の背屈となるように、手術台を屈曲させ、体位を固定する。この体位は、肥満患者の多い、欧米の上腹部手術では一般化しているが、わが国で採用されることは少ない。

長所は、胃癌手術で最も正確な操作を要する腹腔動脈周囲の視野が浅くなることで、肥満症例に適し、D2にも変更しうる。

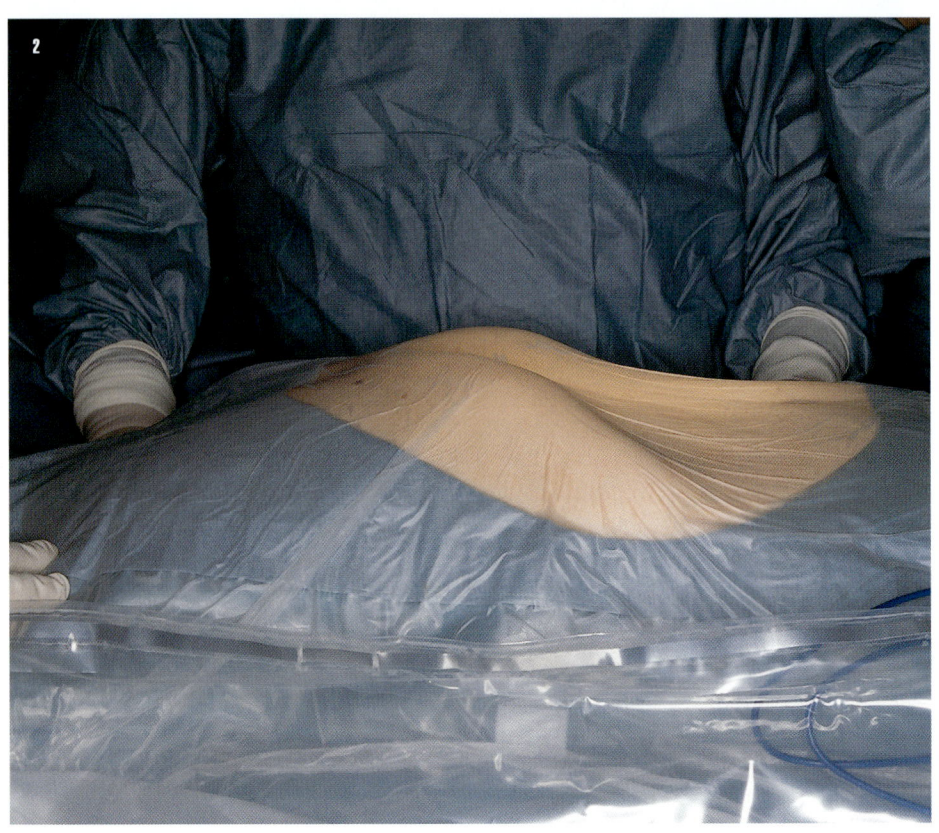

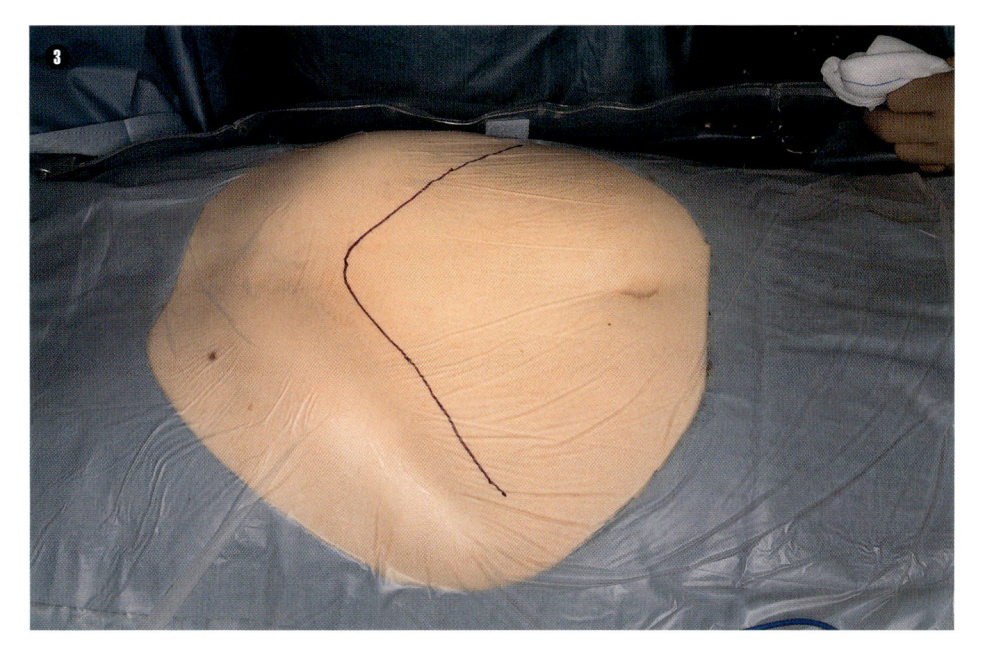

❸ 皮膚切開は、肋弓下2横指の高さでの両側肋弓下横切開としている。
この切開を好む理由は、良好な視野の確保のほかに、術後の腸管癒着の予防である。
正中切開でしばしば生じる術後癒着は、イレウスには至らないまでも、せっかくの機能温存手術の効果発現を妨げる原因となるので推奨できない。

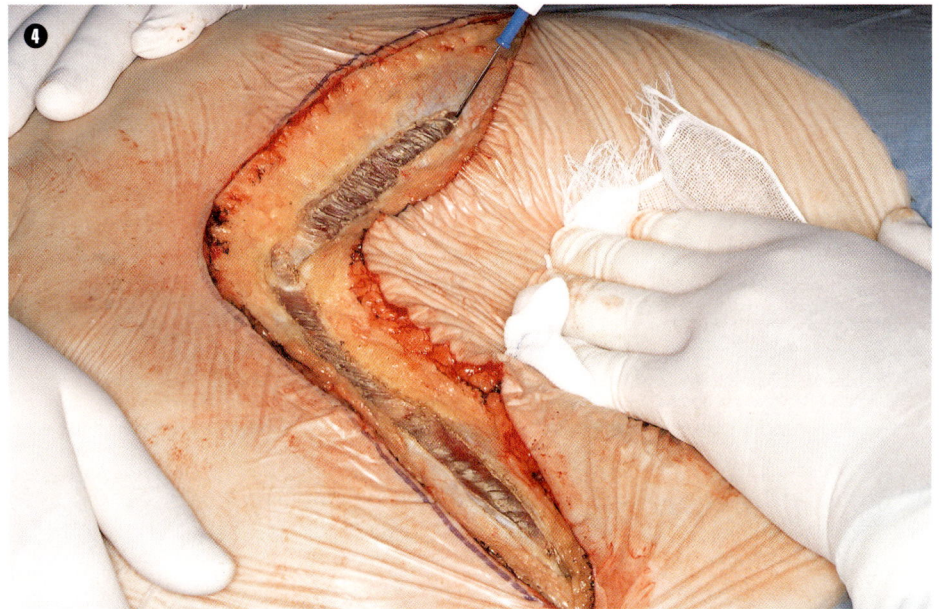

❹ 皮膚と皮下脂肪はメスを用い切離し、出血点はピンセット把持で凝固止血する。
筋膜、筋層そして腹膜は、層ごとに電気メスで切離する。
上腹壁動脈と肝鎌状靭帯内を走行する臍静脈は結紮・切離する。

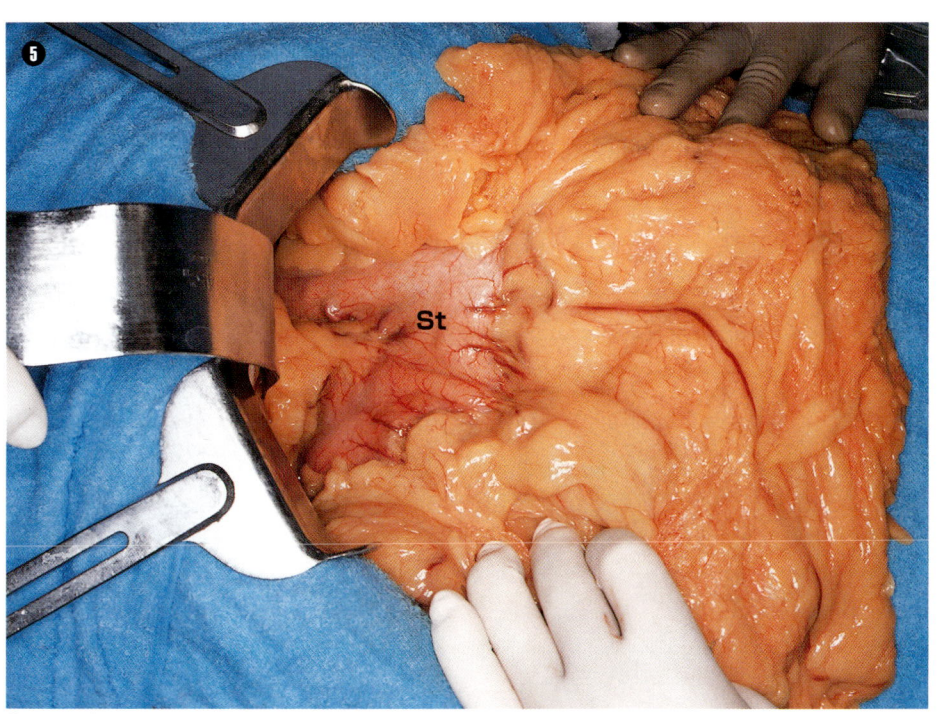

❺ 鉤で、両側肋弓を前上方に引くと、胃前面を一望できる良好な視野と、右手が自由に働ける手術野が展開する。
腹腔内精査は、CTなど画像診断が進歩した今日、その意義は乏しくなってきたが、型のごとく行う。
脾損傷を避けるために、脾外側にタオルを挿入し、脾を浮かす。

St:stomach

2-❸ 胃下部癌の手術

胃の遊離

胃のリンパ流域は、主幹動脈に沿って5流域に分類される。IELMで描出される着色流域を正しく認識するには、胃の前面からだけでなく、後面そして網嚢を詳細に観察する必要がある。胃遊離は、胃の血管系、リンパ系、神経系の解剖を理解し、これらを損傷しないように進める必要がある。

❻ 色素の流れを胃の後面や左胃膵ヒダで、つぶさに観察できるように、小網と胃結腸間膜を切開する。

まず、小網の膜様部を、横走する迷走神経肝枝を損傷しないように気をつけながら、はさみで横に切開する。不十分であれば、上方へ延長する。

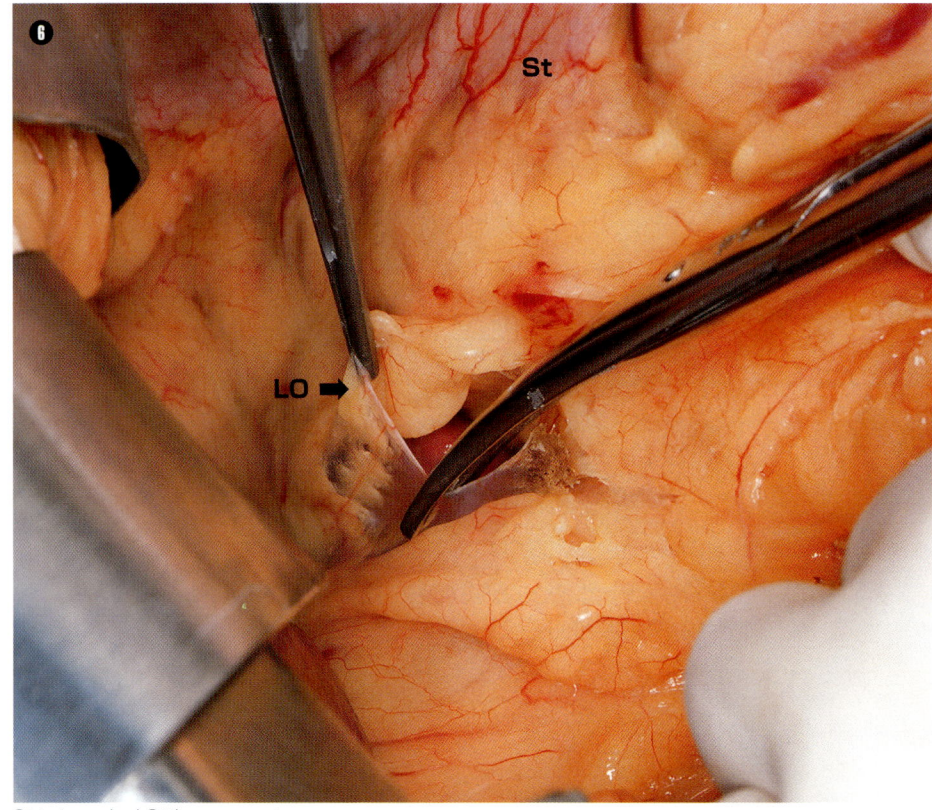

❼ 胃結腸間膜の切開は、左右の胃大網血管の胃枝と大網枝をつなぐ直血管群を結紮・切離し、網嚢を開放する。

St：stomach　LO：lesser omentum

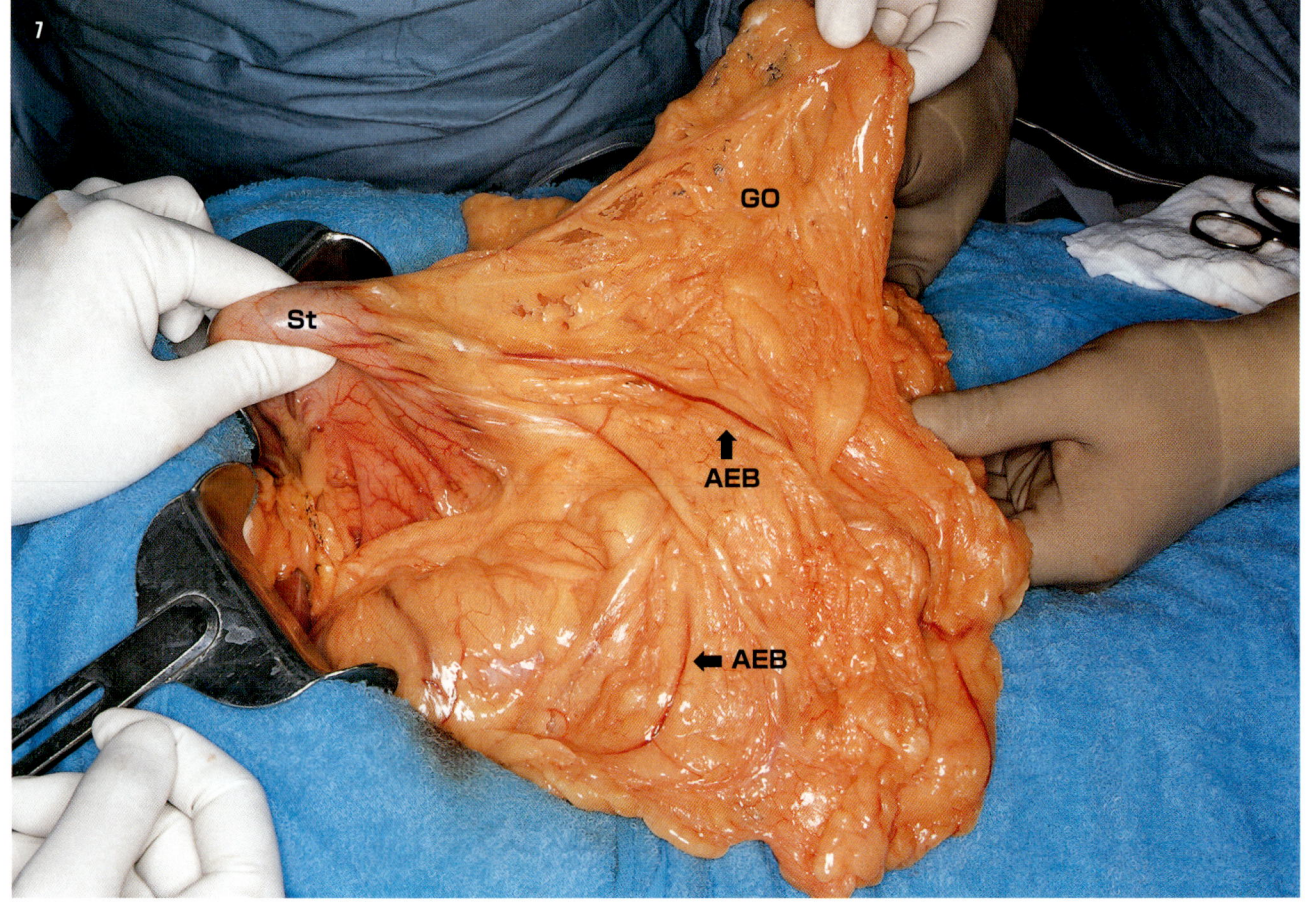

St：stomach　GO：greater omentum　AEB：anterior epiploic branches

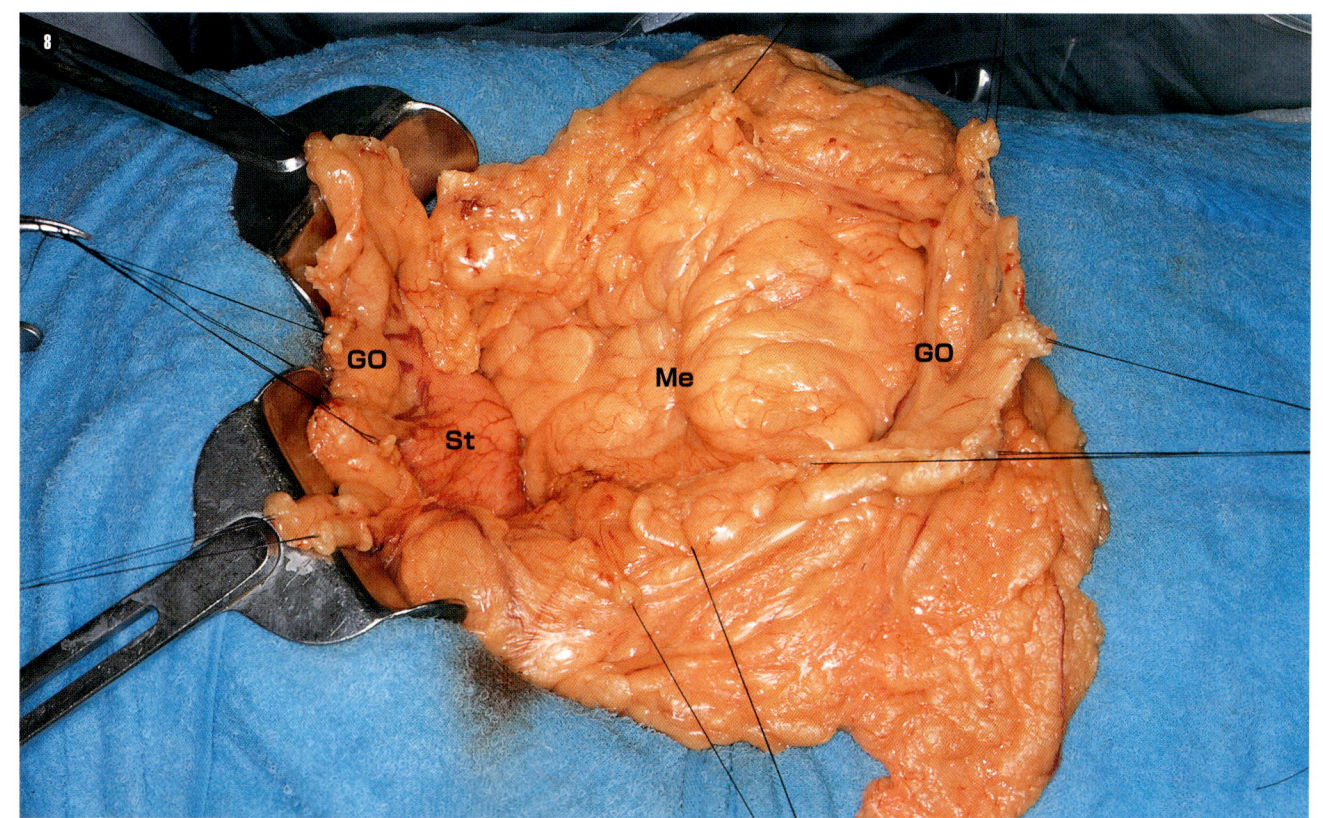

GO : greater omentum　St : stomach　Me : mesocolon

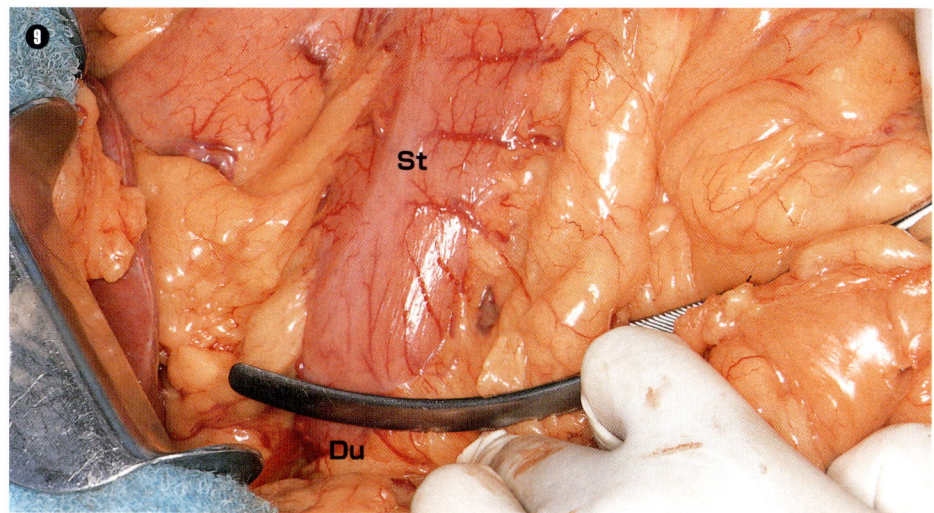

St : stomach　Du : duodenum

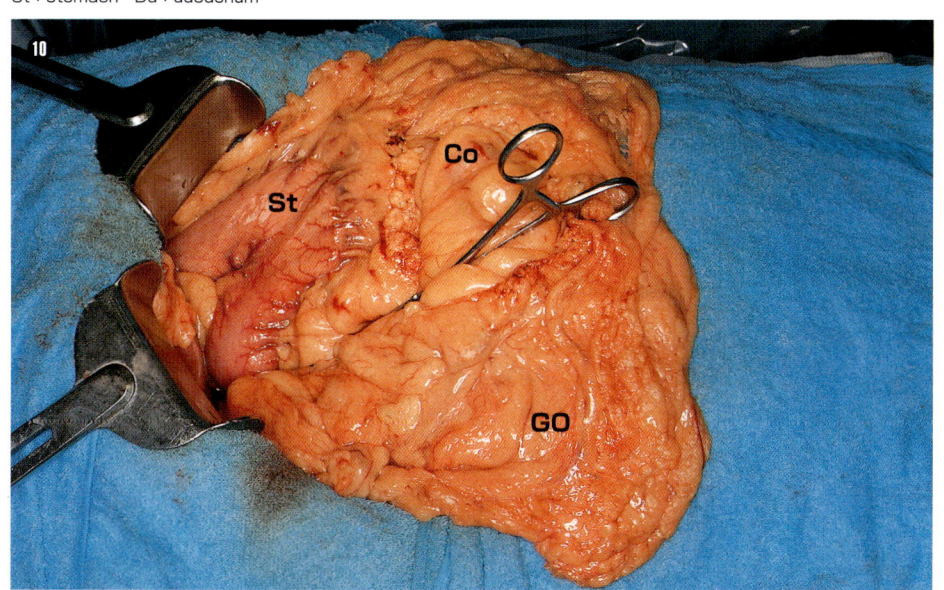

St : stomach　Co : colon　GO : greater omentum

❽ 開放された網嚢を示す。胃後壁が、観察可能となる。

❾❿ 十二指腸起始部に、Doyen腸鉗子を緩くかけ、内視鏡操作に伴う送気が十二指腸へ流れるのを防ぐ。
これで、IELMの準備がすべて終了したことになる。汚染を防ぐため、術野に中デッキをかけ、部屋の照明を暗くし、IELMに備える。

2-❸　胃下部癌の手術　160

Intraoperative Endoscopic Lymphatic Mapping

2％パテントブルー 0.2mlを癌巣周囲4か所の胃粘膜下に注射する。染色領域がlymphatic basin、染色リンパ節がセンチネルリンパ節である。basin数は1経路が42％、2経路47％、3経路11％、センチネルリンパ節は中央値6個(1～16)である。

❶ 癌巣境界より10mm外側に、術前内視鏡検査で「生検癌陰性」の目印として、クリップを打ち込んである。
クリップ部の粘膜下に、23ゲージ内視鏡用注射針を通じて2％パテントブルー溶液を0.2ml注射する。

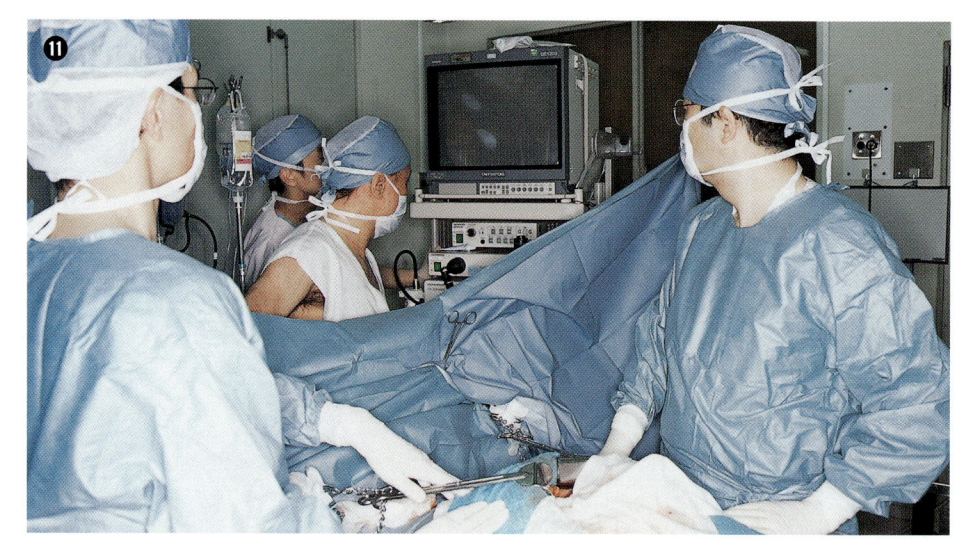

❷ 胃下部前壁を示す。青色色素は、短時間で漿膜面に現れ、癌巣の位置が明らかになり、胃癌のリンパ系が描出され始める。色素注射は、内視鏡検査をできる医師ならば、困難な手技ではない。注射針を粘膜下にやや斜めに刺し、ゆっくり注射すると、漏れがない。

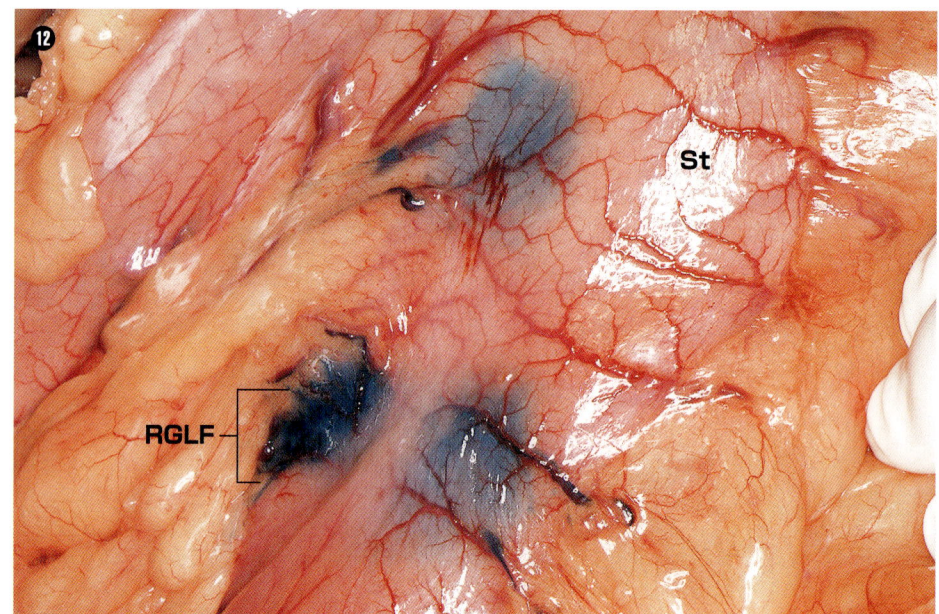

St：stomach　RGLF：right gastric lymph flow

❸ 注射約10分後に染色された左胃動脈系のセンチネルリンパ節である。
やせた患者では、胃壁注射部位と青色リンパ節を結ぶ青色リンパ管が観察されるが、ここではみられない。
また、青色リンパ節がしばしば脂肪組織に埋まっていることがあり、注意を要する。

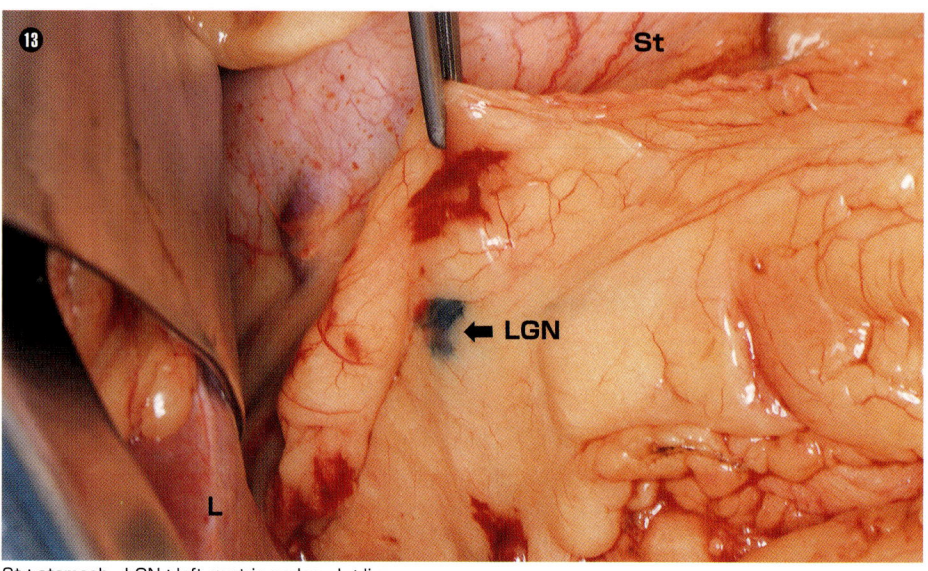

St：stomach　LGN：left gastric nodes　L：liver

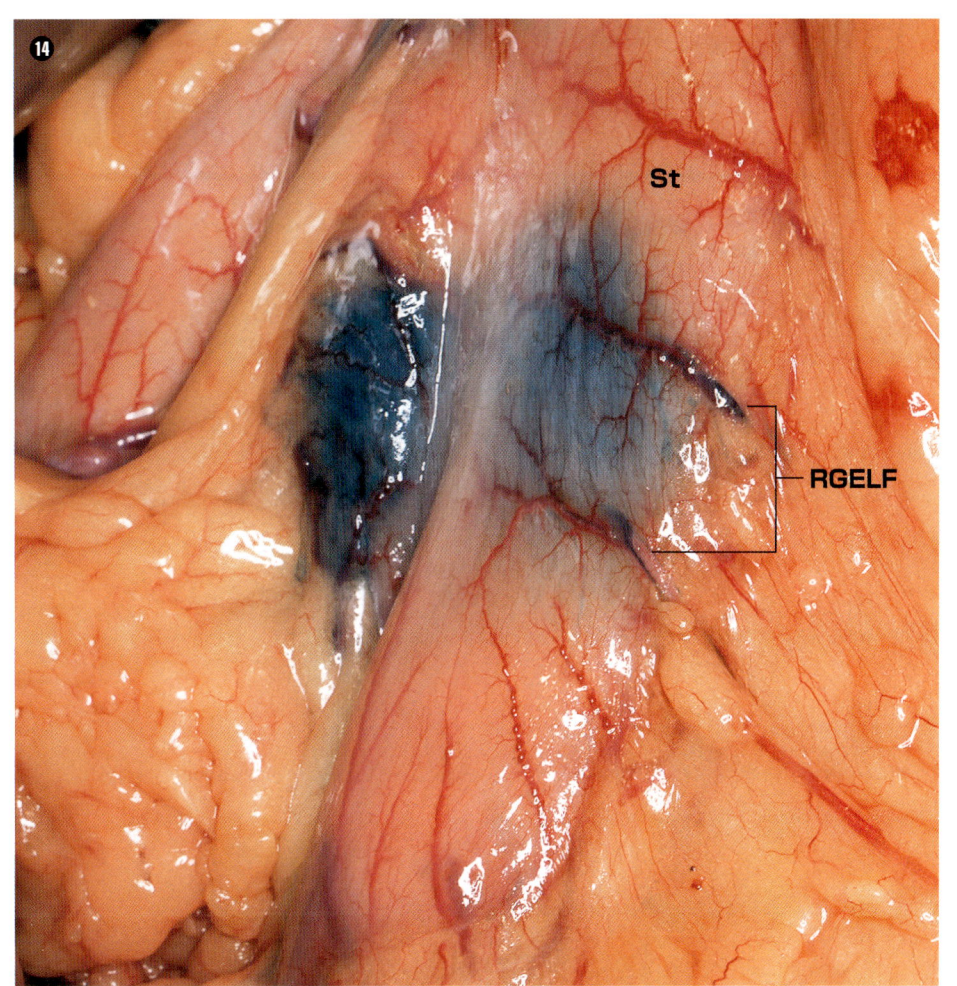

⓮　右胃大網動脈系への染色リンパ管を示す。

乳癌での青色リンパ節同定法のひとつとして、染色リンパ管を追って脂肪組織を切り開き、到達する方法が示されているが、胃癌の場合は出血が多く適切でない。

このことが、リンパ節生検法としてpick-up法ではなく、次に述べるlymphatic basin dissectionを推奨する理由のひとつである。

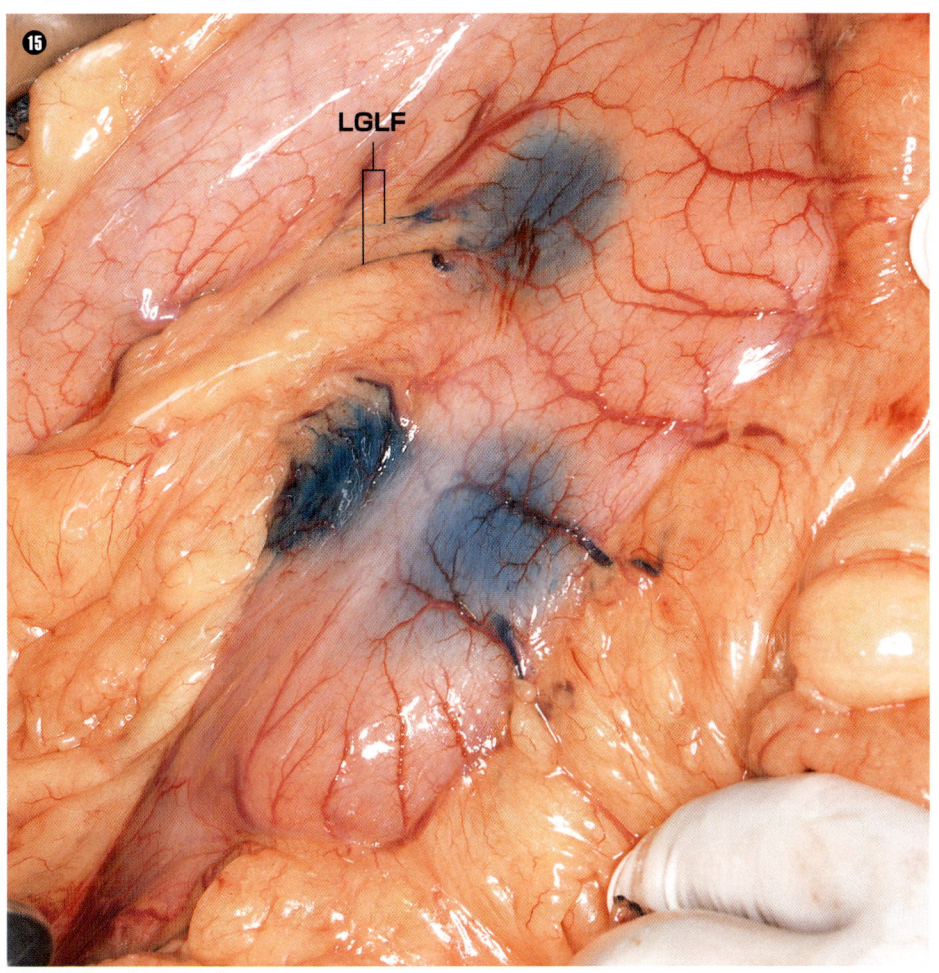

St：stomach　RGELF：right gastroepiploic lymph flow

⓯　この症例での lymphatic basinは左胃動脈、右胃大網動脈、右胃動脈の3流域である。早期胃癌のbasinは1-2流域がほとんどで、3流域は11％と少ない。3流域の場合、癌占拠部位が胃中部であれば、リンパ節転移の有無にかかわらず、胃切除は2/3以上でD2の定型手術となる。

本例は胃下部であったことが、1/3胃切除量の縮小手術を可能にしている。

LGLF：left gastric lymph flow

2-❸　胃下部癌の手術　162

Lymphatic Basin Dissection

脂肪組織に埋まる染色リンパ節は、pick-up 生検では見逃される。lymphatic basin dissection は、予防郭清と染色リンパ節完全採取の一挙両得の効果がある。

❶ リンパ節が十分に濃染される10～15分後に、それぞれのbasin の最遠位と最近位のリンパ節を同定し、針糸で標識し、この間を一括切除する（lymphatic basin dissection）。
写真は左胃膵ヒダで、左胃動脈系の最遠位着色リンパ節を見極め、その遠位で腹膜を切開し、左胃動脈下降枝起始部を求める。左胃膵ヒダは、迷走神経腹腔枝が走行するので、無傷に温存するのがよい。

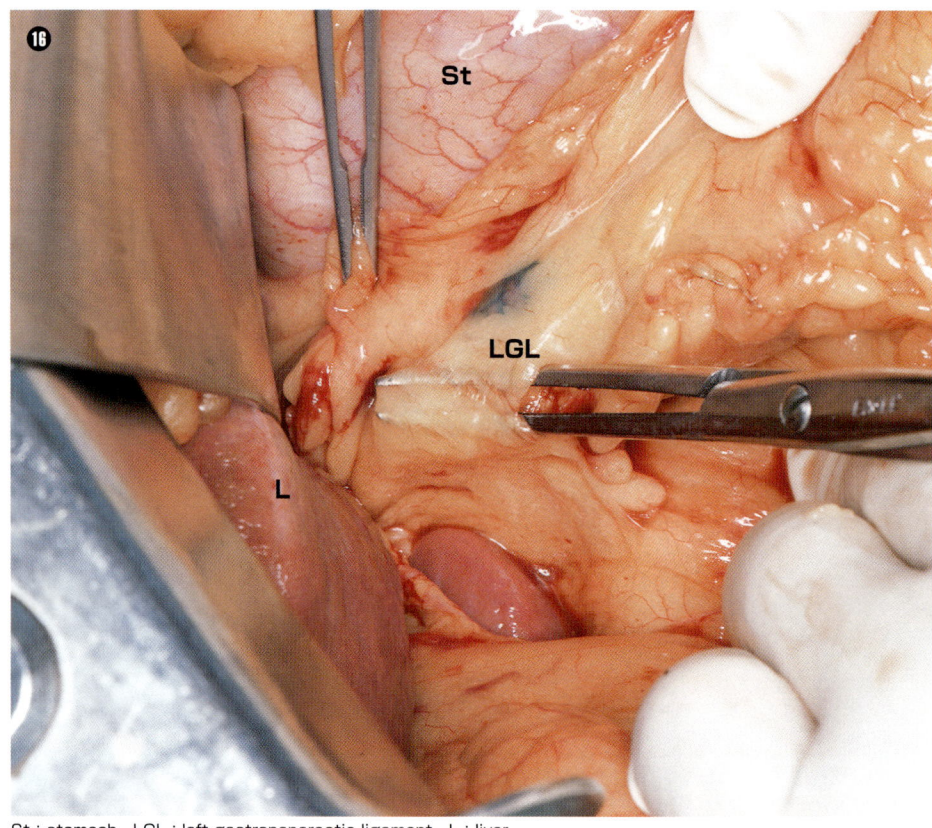

St：stomach　LGL：left gastropancreatic ligament　L：liver

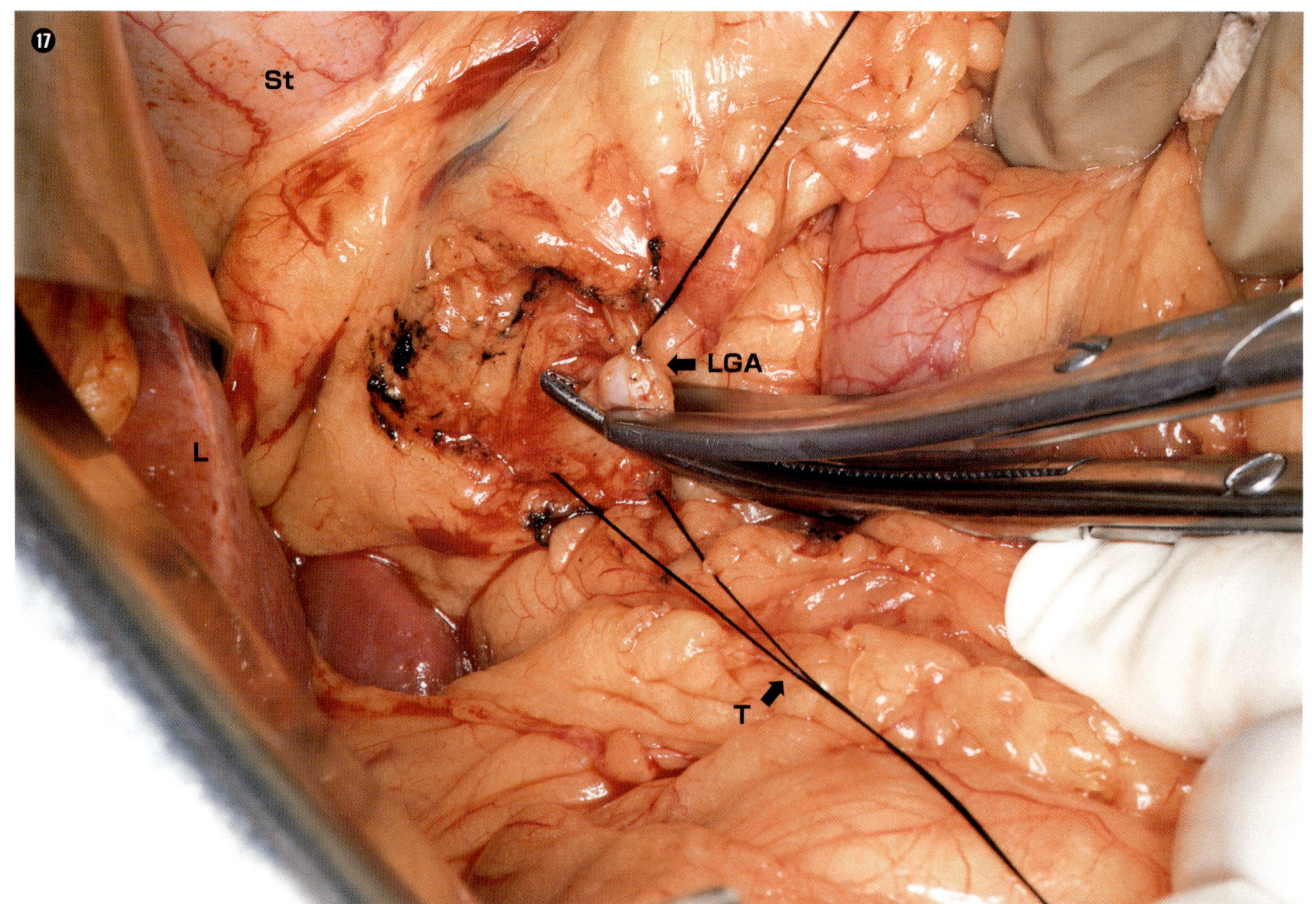

❶ 左胃動脈下降枝を根部で遊離し、切離する。

St：stomach　L：liver　LGA：descending branch of left gastric artery　T：thread indicating left gastric trunk

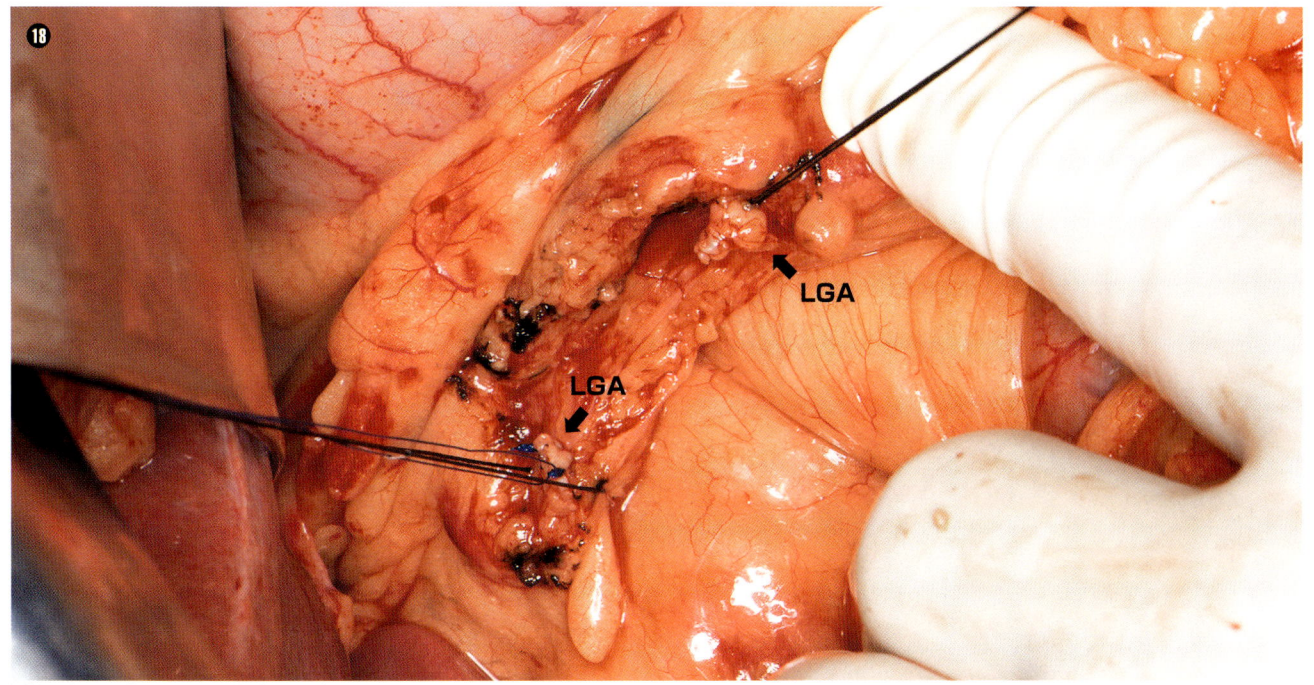

LGA : descending branch of left gastric artery

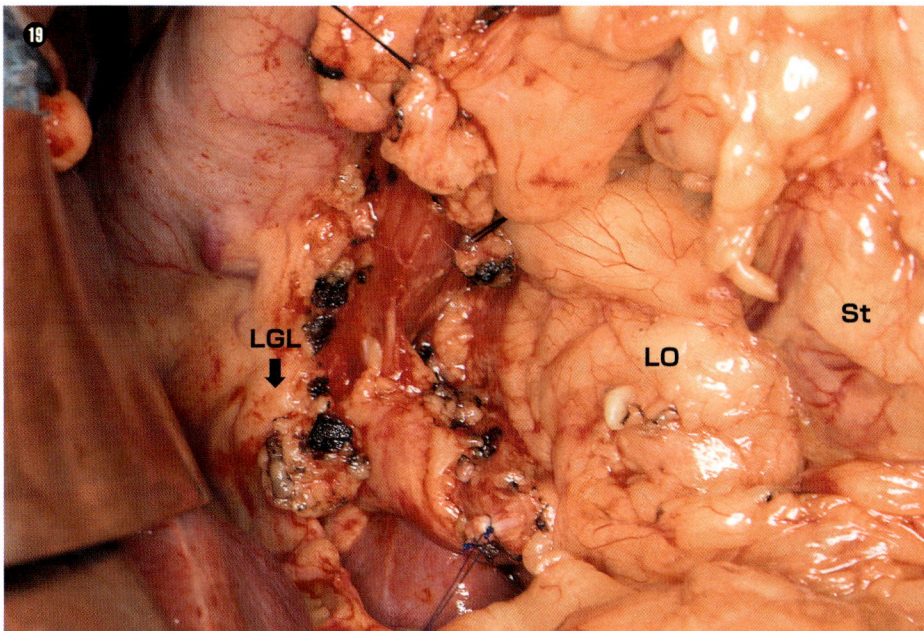

❶❽❶❾ 左胃動脈下降枝の切離により、左胃動脈系basin 郭清の上限が設定される。
ときに、青色色素が第2群リンパ節に属す左動脈幹に及ぶことがあり、この場合はpick-up 法で採取する。

LGL : left gastropancreatic ligament　LO : lesser omentum　St : stomach

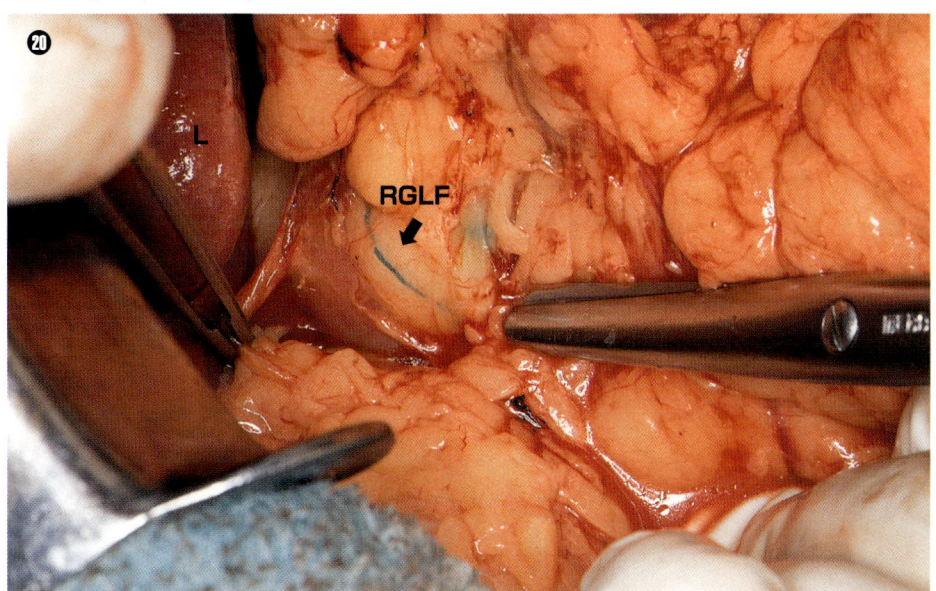

❷⓿ 右胃動脈系の染色リンパ節と幽門後部リンパ節（8a）に直接向かう染色リンパ管を示す。
右胃動脈系リンパ節は、解剖学書によれば半数が欠如し、この場合は幽門後部リンパ節が一次リンパ節となることが知られており、これに符合する。

L : liver　RGLF : right gastric lymph flow

㉑ 幽門後部リンパ節（8a）郭清後を示す。
総肝動脈前面の肝神経叢、腹腔リンパ節⑨、肝十二指腸靱帯リンパ節⑫が温存されている。

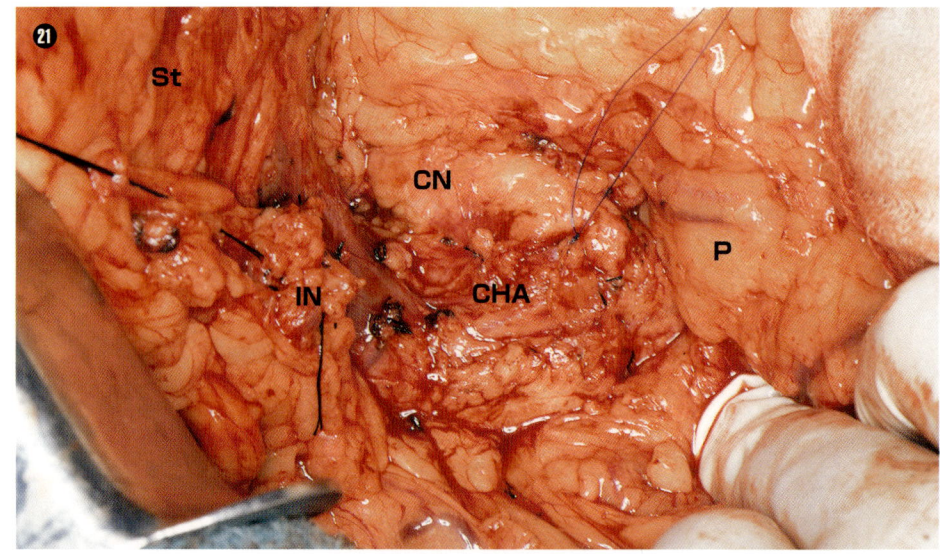

St：stomach　CN：celiac nodes　IN：infragastric nodes　CHA：common hepatic artery　P：pancreas

㉒㉓ 右胃大網動脈リンパ節の青色リンパ節は上腸間膜静脈近くに及んでおり、幽門下部をD2郭清と同様に行った。
そのあと十二指腸に2本のLister鉗子をかけ、メスで切離する。

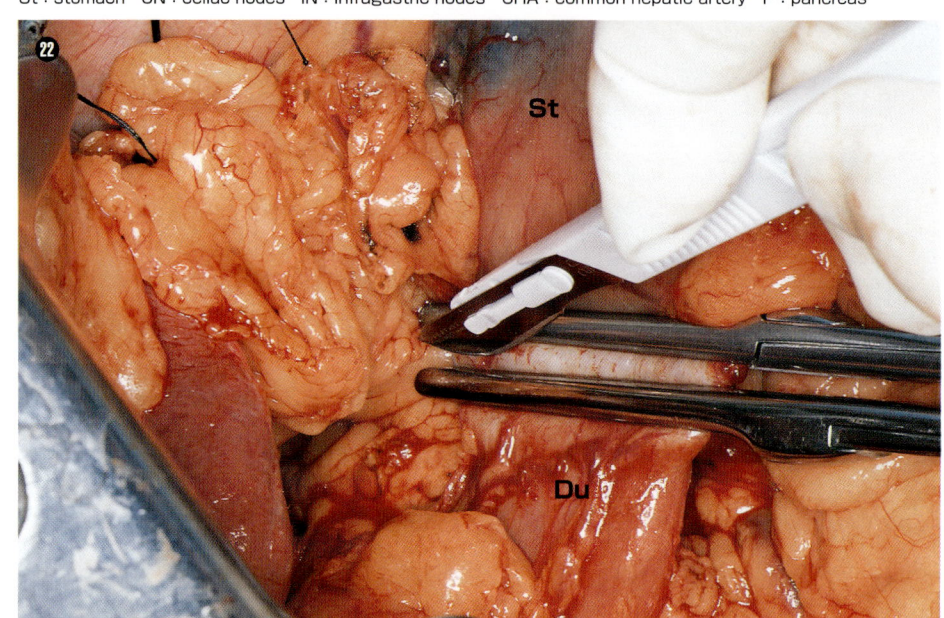

St：stomach　Du：duodenum

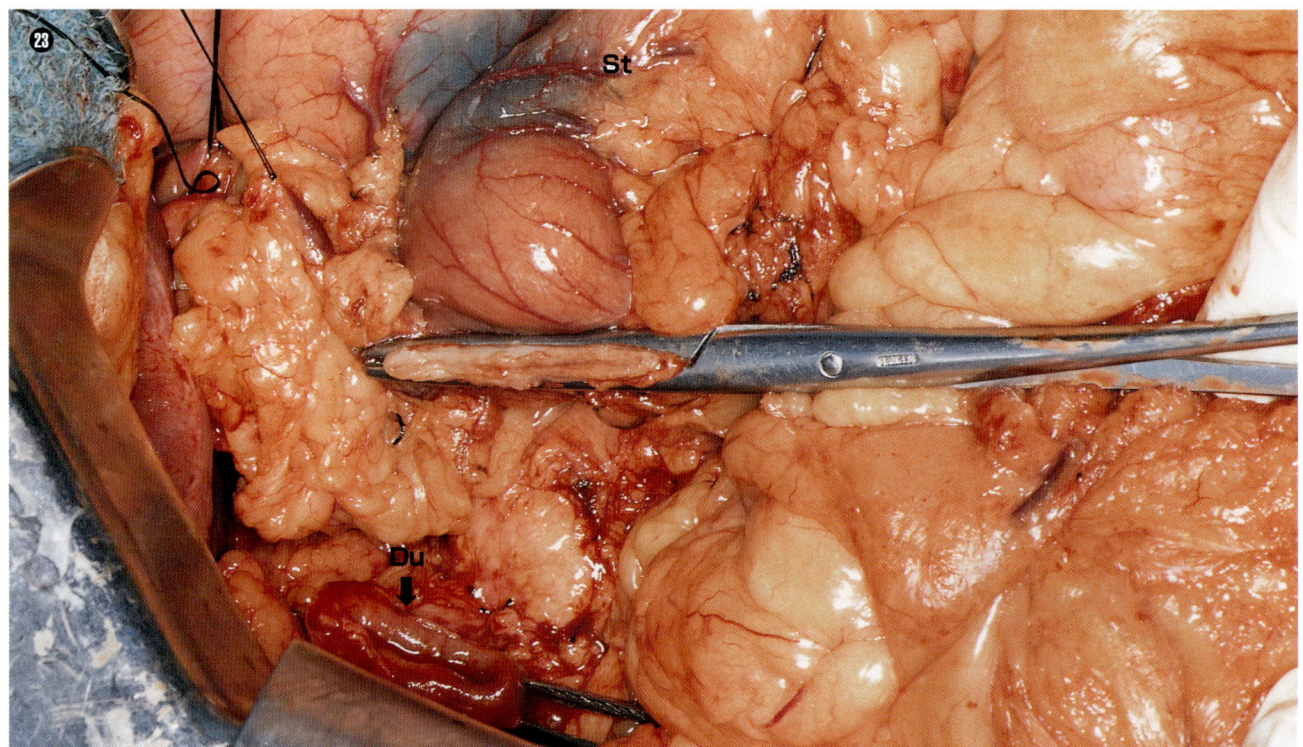

St：stomach　Du：duodenum

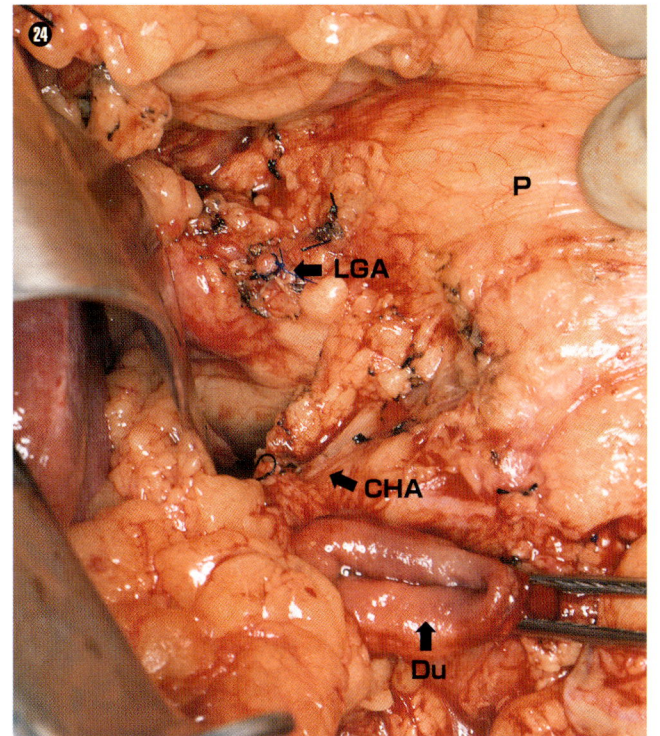

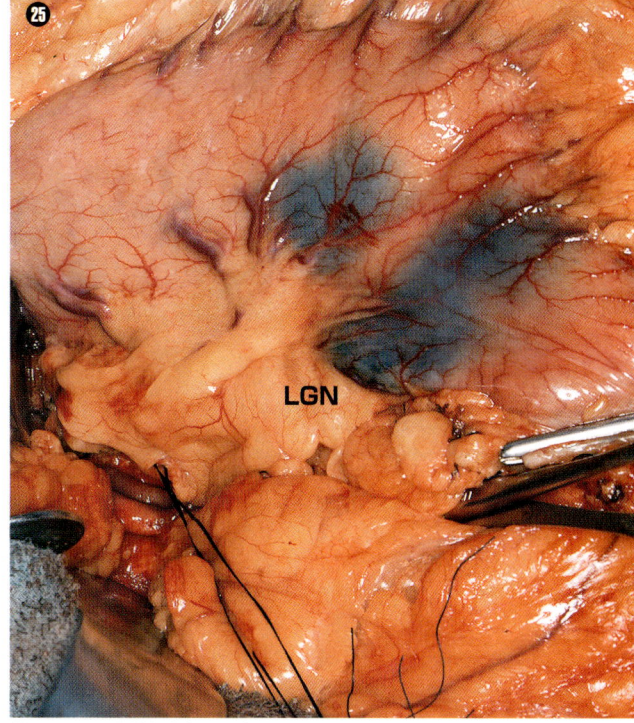

LGA: descending branch of left gastric artery　CHA: common hepatic artery　Du: duodenum　P: pancreas　LGN: left gastric nodes

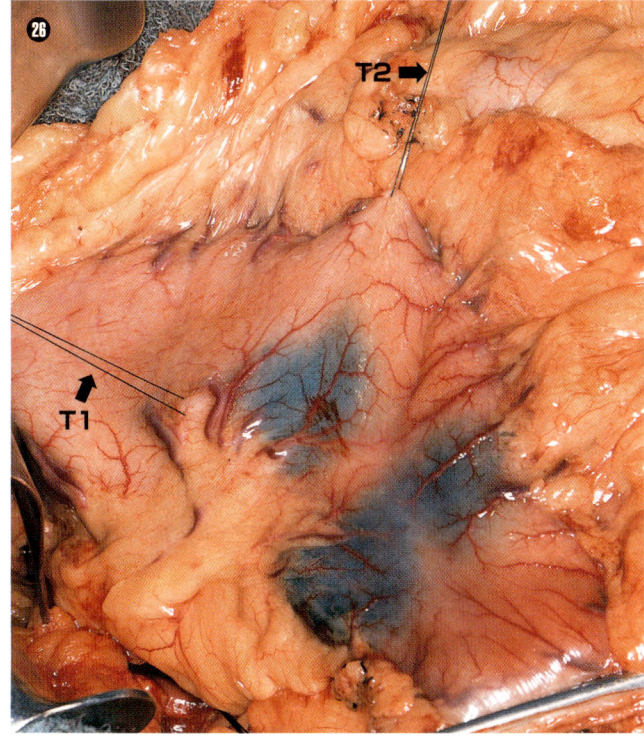

T1: thread indicating the lower border of left gastric nodes dissection
T2: thread indicating the upper border of right gastric nodes dissection

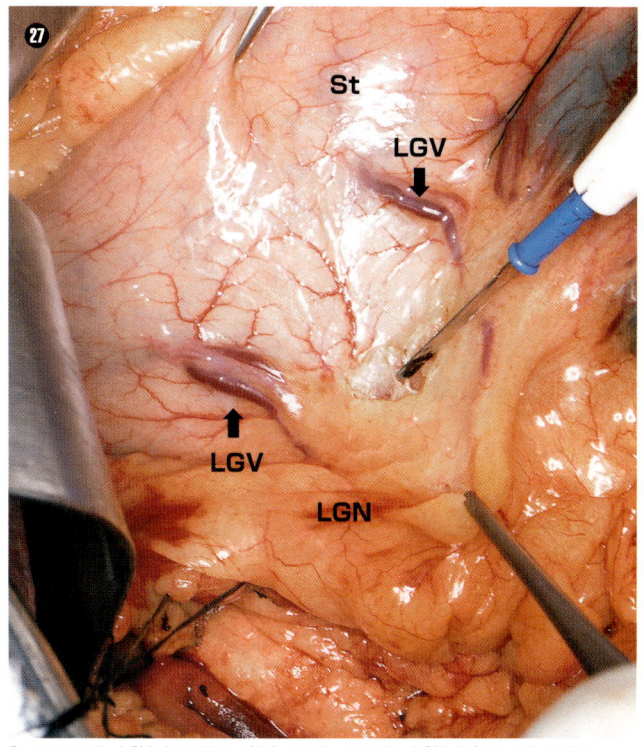

St: stomach　LGV: branches of left gastric vessels　LGN: left gastric nodes

㉔　lymphatic basin dissection 後の上腹部である。
左胃動脈下降枝、右胃動脈は根部で切離されているが、郭清が腹腔動脈周囲に及ばないため、迷走神経腹腔枝と腹腔神経叢は完全に温存される。

㉕㉖㉗　小彎リンパ節郭清は、左胃動脈下降枝起始部を結紮した遠位側の糸を下方に引きながら、小網を胃壁から剥離する。
この領域の郭清には、胃壁と小網の解剖学的関係を理解する必要がある。
小網の前後の腹膜は、胃壁に近づくとしだいに離れ、胃前・後壁の漿膜に移行する。前後の腹膜と小彎壁に囲まれた鞍状脂肪組織の中を、左胃動静脈の下降枝、迷走神経胃枝、そしてリンパ系が走行する。
この領域での青色リンパ節は小彎線から胃壁の前後にはみ出て存在するものがあり、胃壁からの小網の剥離は前後別々に胃壁に接して行わなければ、2～3mm大のリンパ節を遺残する恐れがある。
まず、胃壁漿膜と小網前葉との間を電気メスで切離し、近位迷走神経切離術の要領で、胃筋層と脂肪組織の間を剥離する。

2-❸　胃下部癌の手術　166

❷❽❷❾ 左胃動静脈からの胃枝を胃壁に入る直前で遊離し、重さの軽い2本のモスキート鉗子ではさみ、切離後細い絹糸で結紮する。

剥離に伴う小出血は、出血点をピンセットで把持・凝固して制御する。わずかな出血でも視野が不良になるので、確実に止血しながら操作を進めるほうがよい。

剥離が進むと小彎の縦走筋が見え、やがて、後壁への胃枝が現れる。

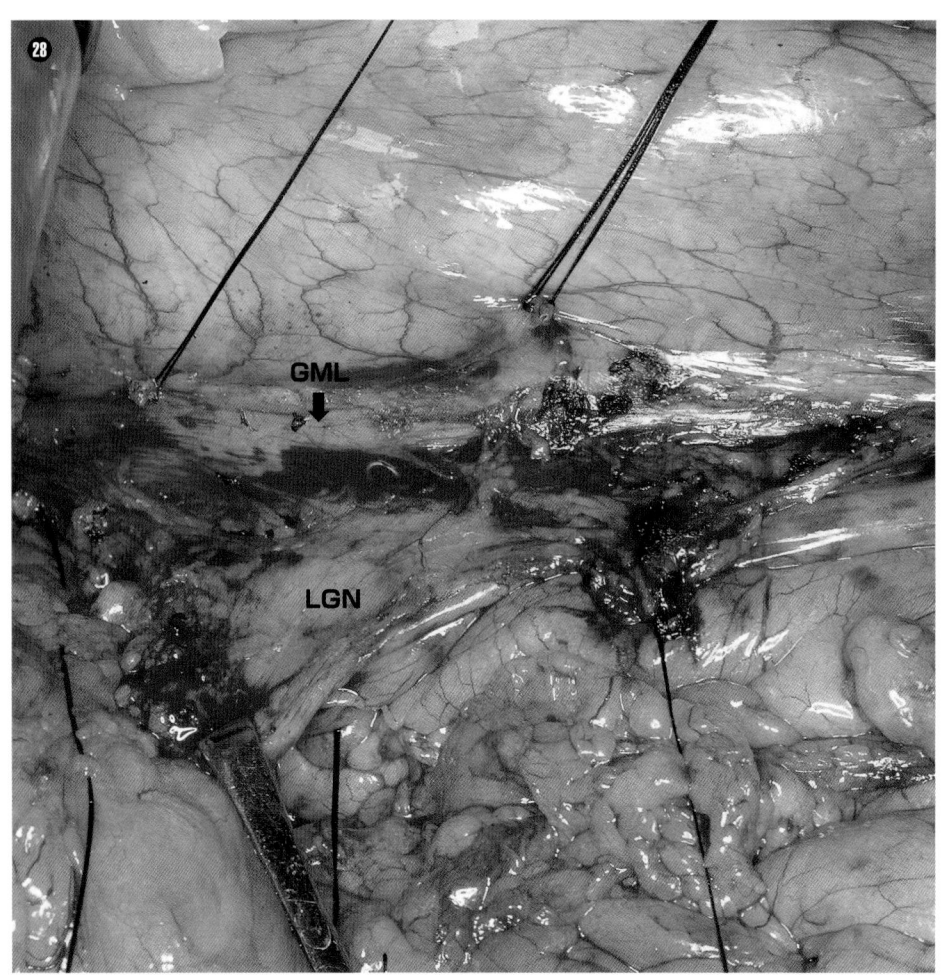

GML：gastric muscle layer　LGN：left gastric nodes

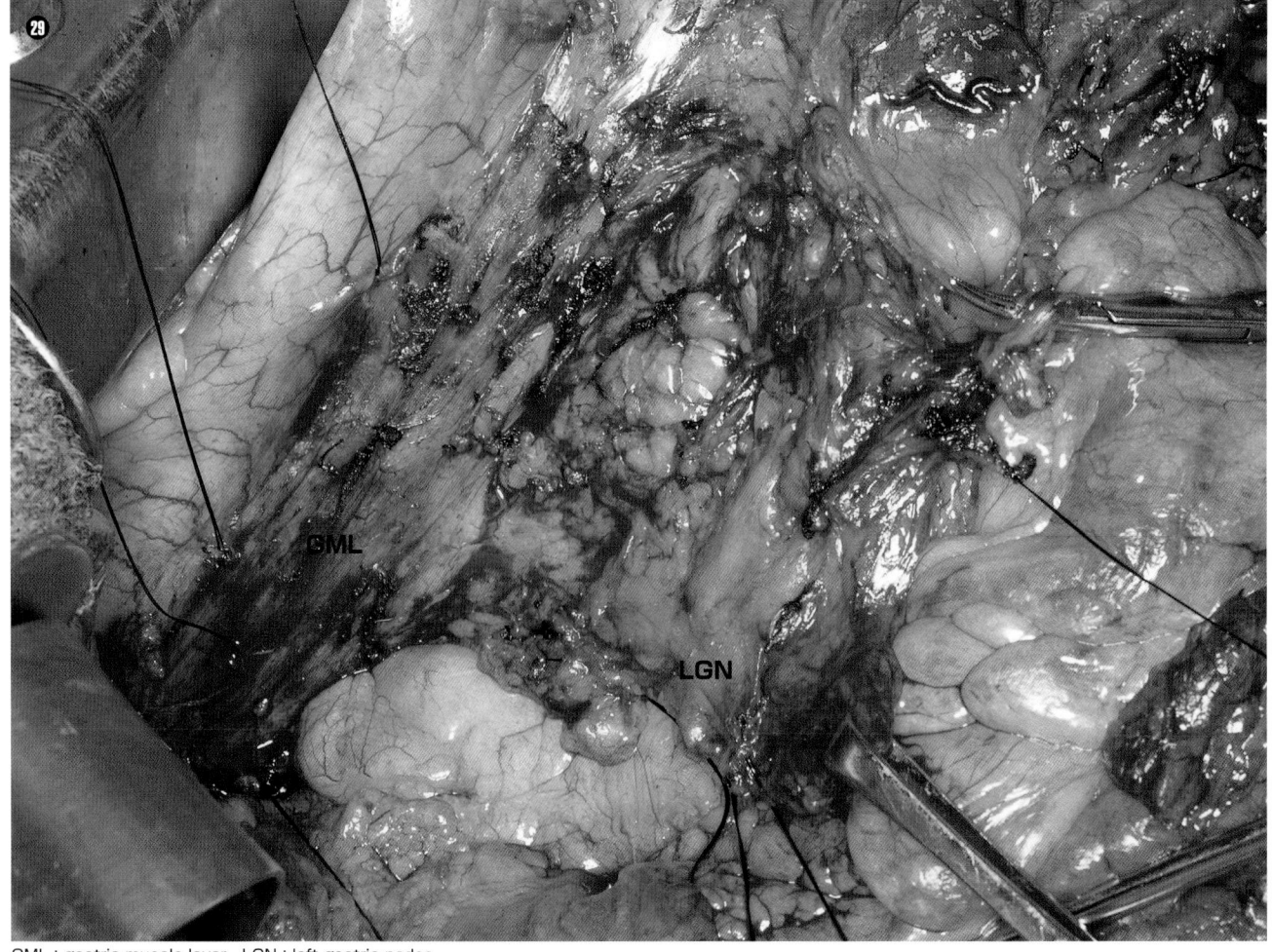

GML：gastric muscle layer　LGN：left gastric nodes

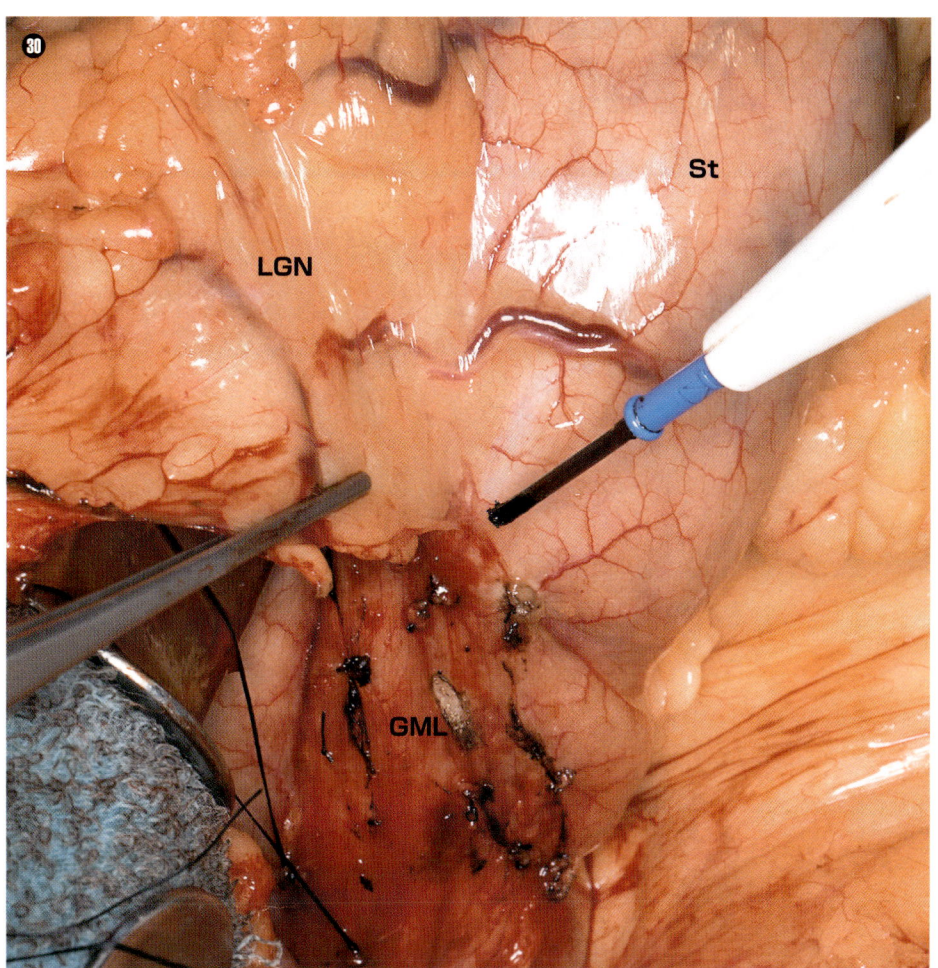

㉚ 小彎後壁の郭清は、胃を上方に翻転し、前壁と同様の手順で胃の遠位側に向けて進める。

LGN：left gastric nodes　St：stomach　GML：gastric muscle layer

㉛ lymphatic basin dissectionの完成した胃下部を示す。
小彎リンパ節郭清が、予定小彎切離部位を越えた遠位にまで進められている。
大彎リンパ節は、大彎切離予定部位で右胃大網動脈を結紮・切離すると、切除胃とともに郭清されることになる。

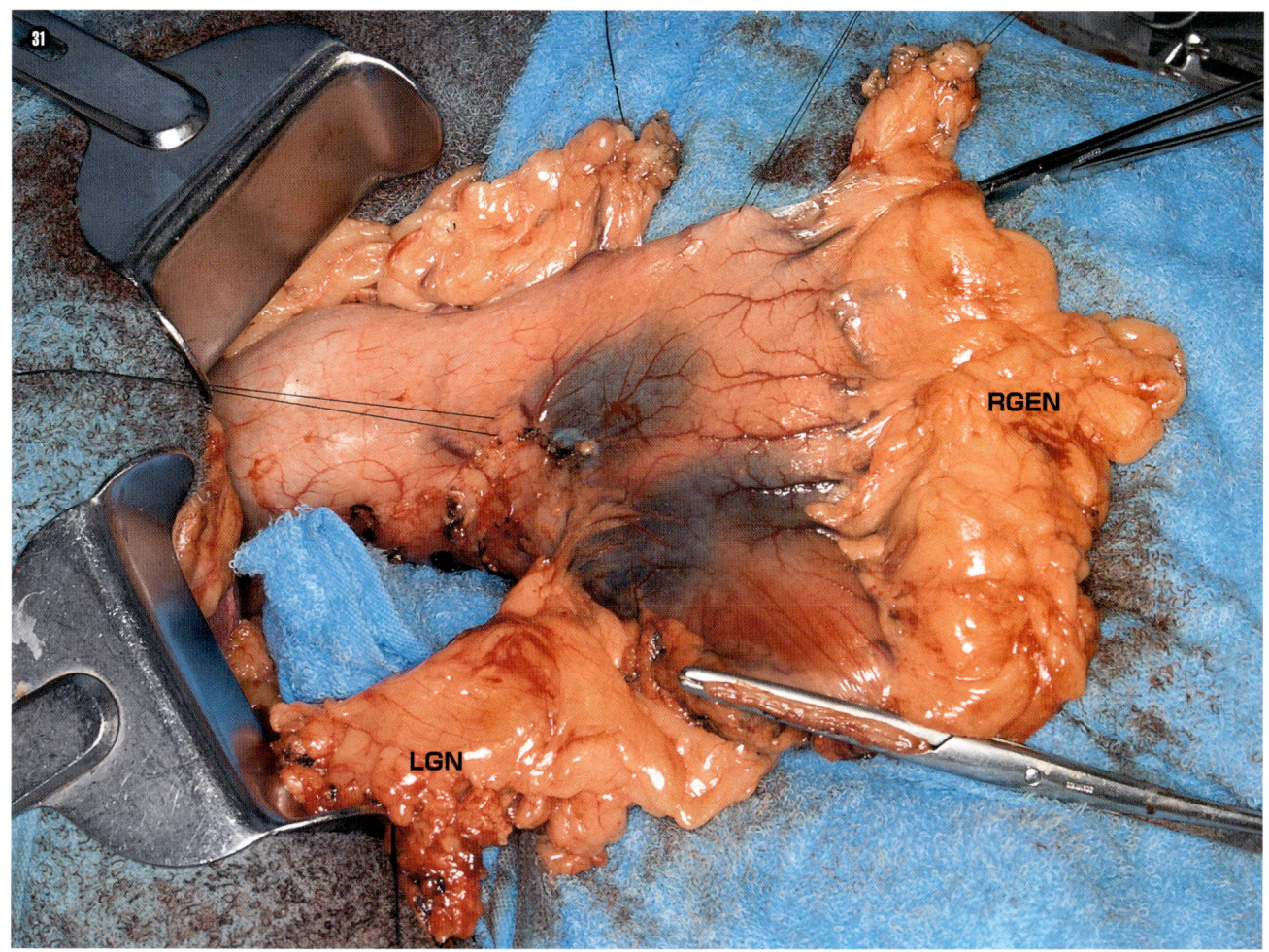

RGEN：right gastroepiploic nodes　LGN：left gastric nodes

2-❸　胃下部癌の手術　168

開放性胃切開

本症例の癌腫は幽門までの距離が4cmと短く、幽門温存術式は困難で、小範囲幽門側胃切除術の適応と考えられた。必要十分な口側切離断端までの距離は癌巣より20mmとして、開放性胃切開下で胃切除を行った。

❷ 癌巣にメスが入る恐れがない部位で、胃壁を最初に切開する。症例では、漿膜面の色素斑と触知されるクリップの位置から、大彎前壁側切開が選ばれた。まず、電気メスで大彎に沿って、漿膜筋層を切開する。
切開線をまたぐ右胃大網動脈胃枝からの分枝は、電気メスで凝固、あるいは針糸で結紮・止血する。

❸ 次いで、大彎切開線の口側端で、前壁へ直角に曲がり、小彎へと向かう。

❹ 一方、大彎切開線の口側端から後壁へとマーキングを進め、胃壁全周切開のデザインができる。
粘膜下層に現れる小血管は、残胃側で、針糸で縫合・結紮する。

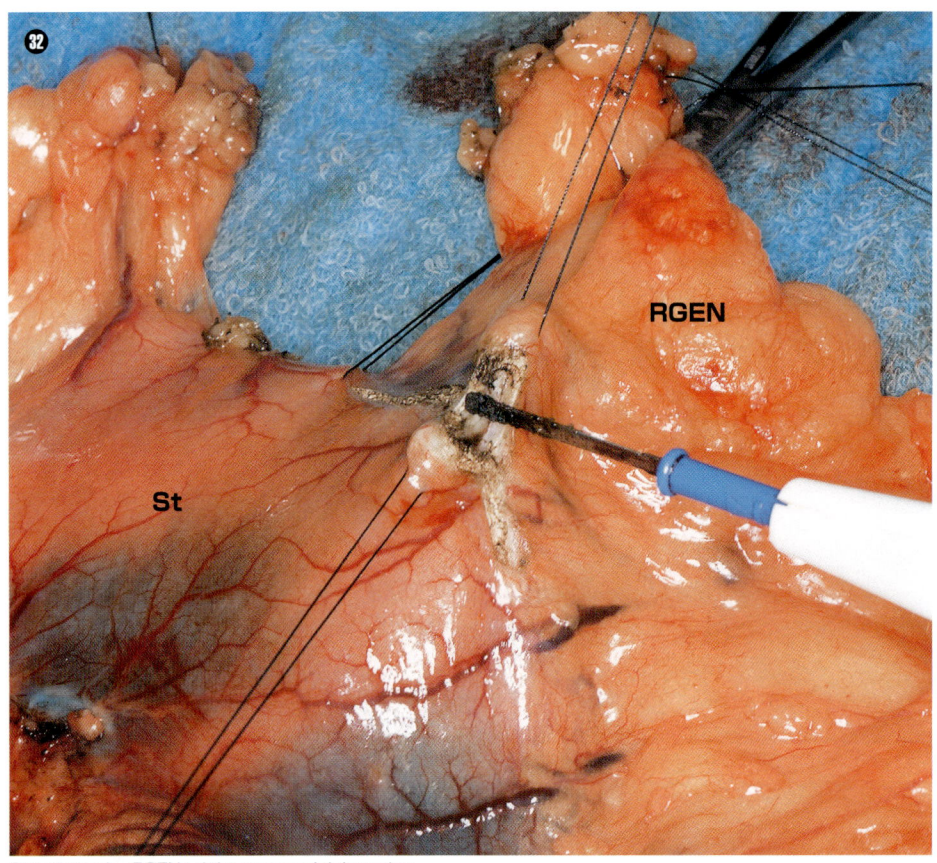

St：stomach　RGEN：right gastroepiploic nodes

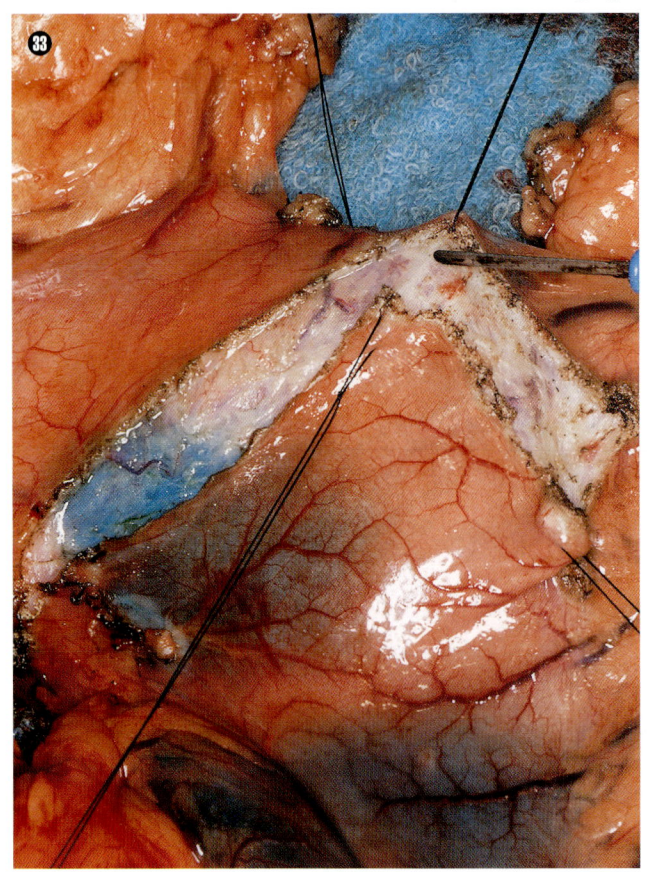

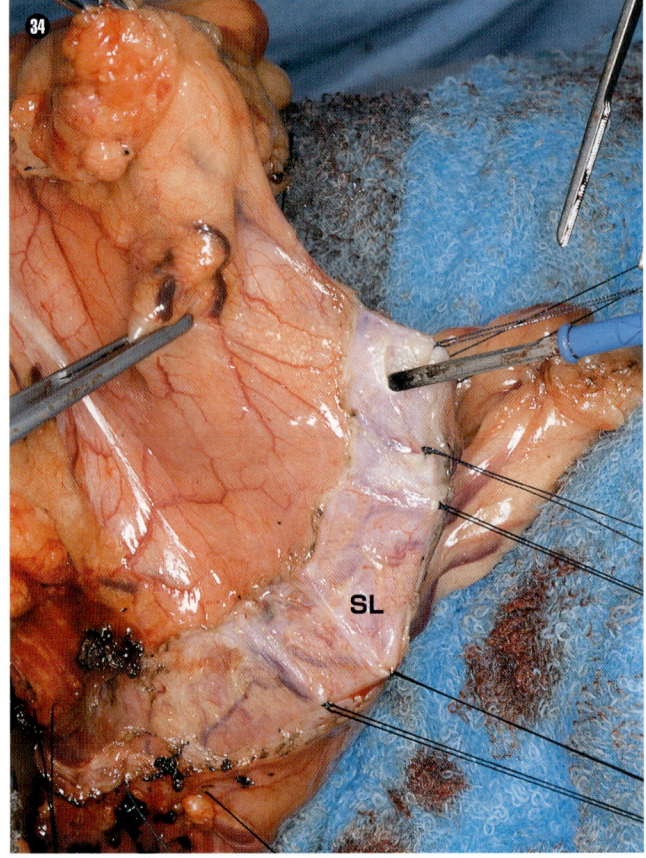

SL：submucosal layer

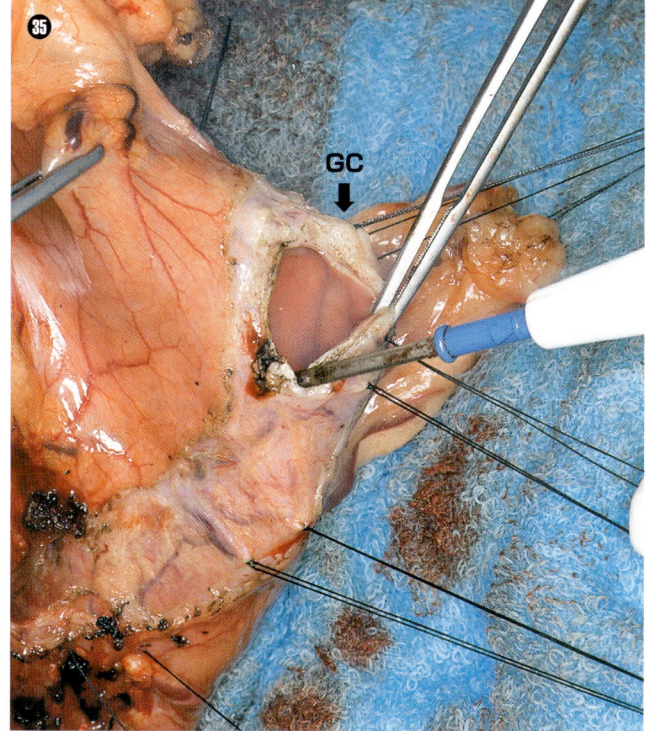

㉟

GC : greater curvature

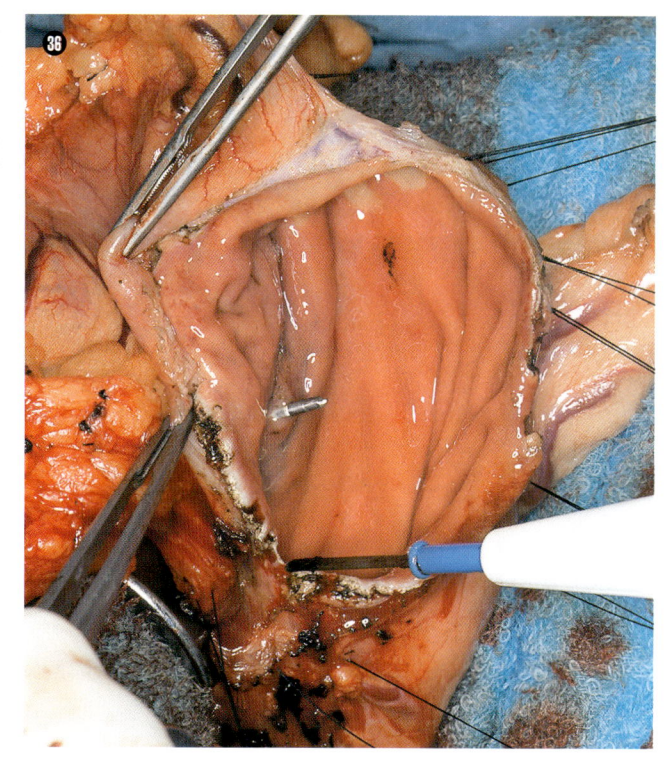

㊱

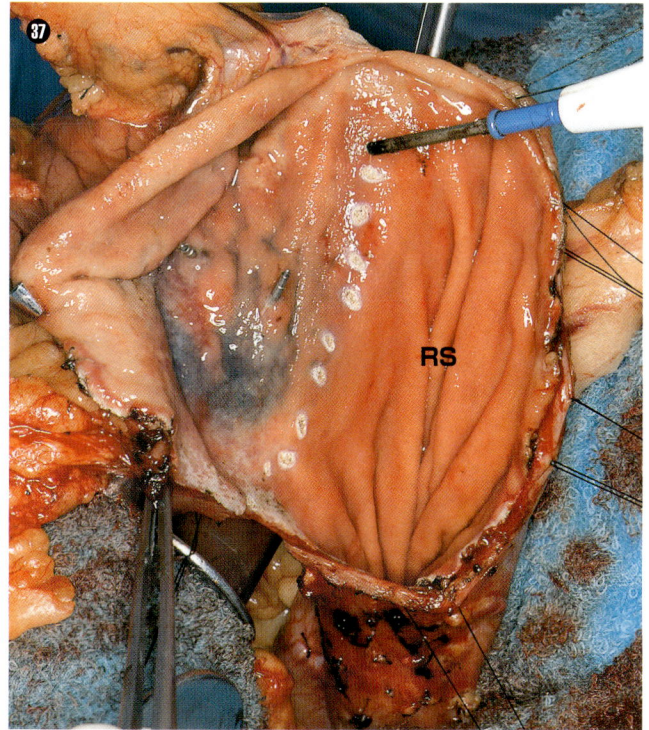

㊲

RS : residual stomach

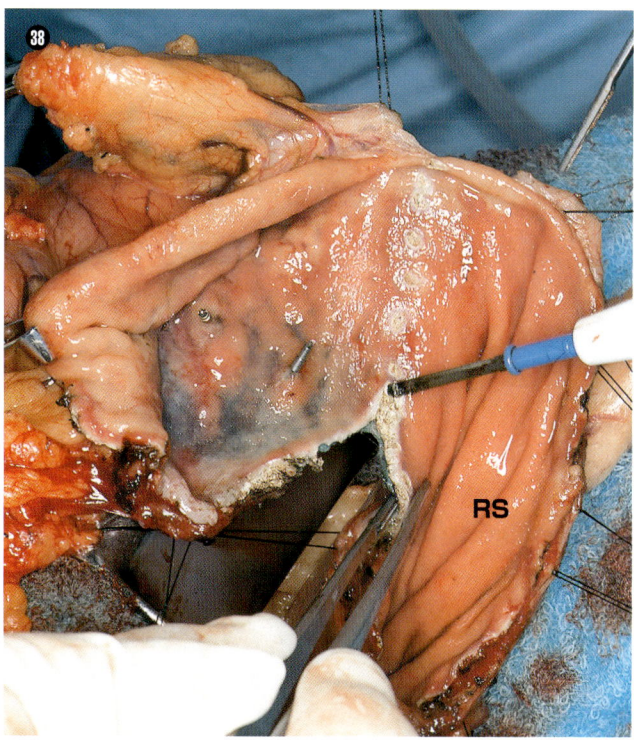

㊳

RS : residual stomach

㉟ 粘膜の切離は、漿膜筋層切開で幅広く露出した粘膜下層の口側で進められる。
これは粘膜にたるみが生じ、後で行われる粘膜縫合で、粘膜面が縫合線にめくれ込むことを予防する意図がある。

㊱ 切開口が広がると、病巣近くの粘膜面が直視できるようになり、術前内視鏡検査でマークした癌巣口側のクリップが見えてくる。

㊲㊳ 癌巣近傍の切開は、クリップの10mm外側とする。
クリップは内視鏡観察で癌境界外側10mmとするので、切離線は癌巣から20mm以上は離れていることになる。

2-❸ 胃下部癌の手術 170

胃切離断端の処理

一般に、残胃が大きいと、術後に運動麻痺をきたしやすい。この合併症は一過性であるが、経口摂取開始の時期が遅れる。筆者は、大きな吻合口の作成と速やかな創傷治癒に留意し、層々に吻合している。

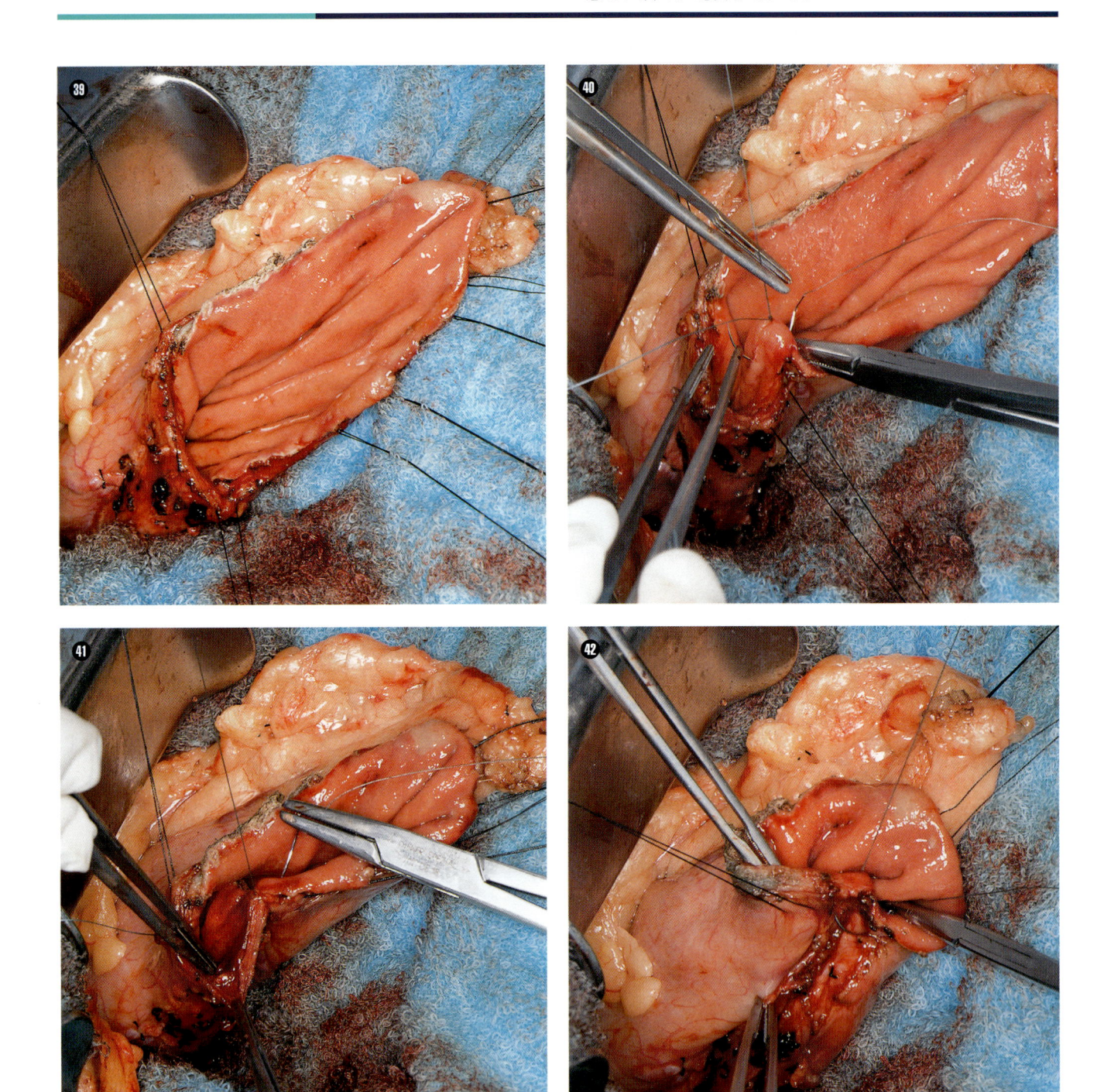

㊴ 残胃の粘膜を観察する。残胃が大きければ、その分、副癌巣を遺残するリスクが増す。
第2癌の発見を、術前の内視鏡検査にすべて依存せず、術者の肉眼で、大きく開放された胃切離口より、大きい筋鉤を2本挿入し、残胃粘膜に副癌巣がないことを確認する。
特に中間帯の遠位と小彎、ことに吻合線近くには注意深い観察が必要である。
十二指腸吻合口の大きさを考えながら、それよりやや大きめの残胃吻合口をデザインする。

㊵㊶㊷ 残胃の小彎に近い後壁を起点に、断端部を縫縮する。
内列縫合は、針付き4-0 ポリグリコール酸縫合糸による内-外、外-内の粘膜・粘膜の連続縫合で、血管の豊富な粘膜下層同士が合うように、内反縫合でバイトを大きくとり、運針する。

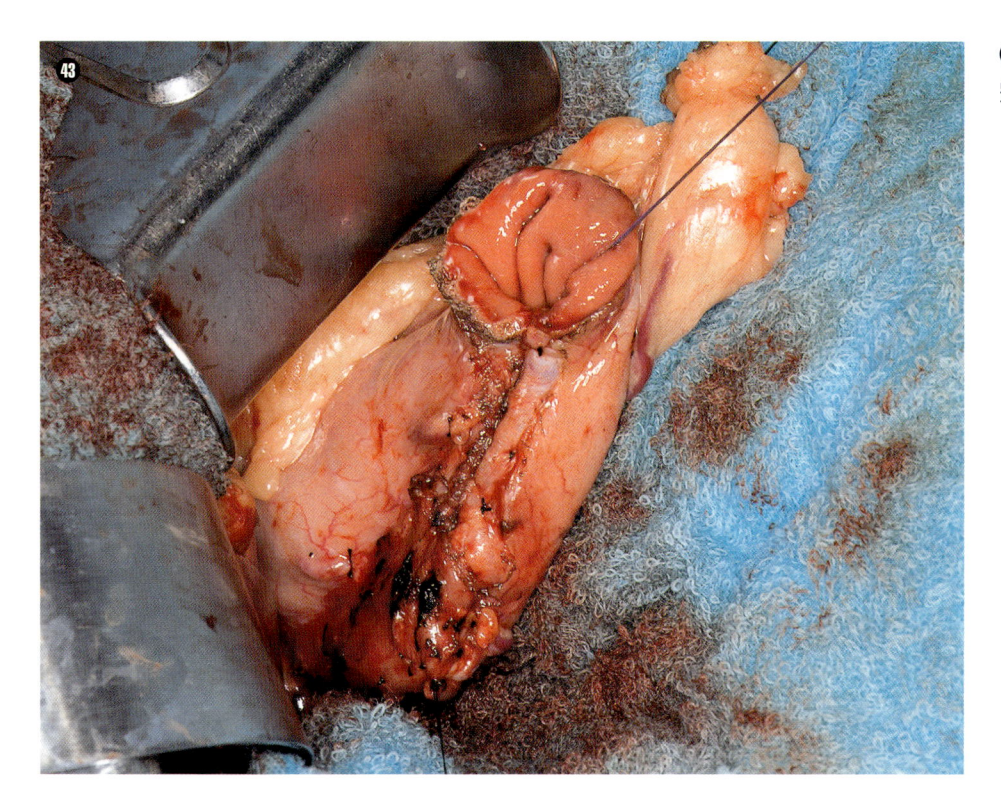

㊸ 残胃断端の粘膜粘膜縫合が完了した状態である。

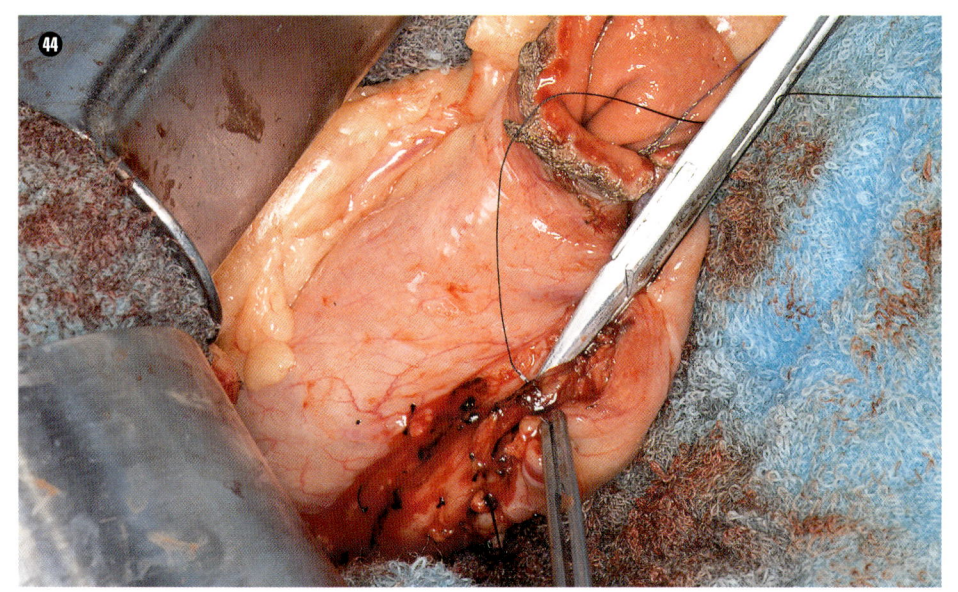

㊹㊺ 外列縫合は、漿膜筋層の4-0絹糸編み糸の結節で縫合する。

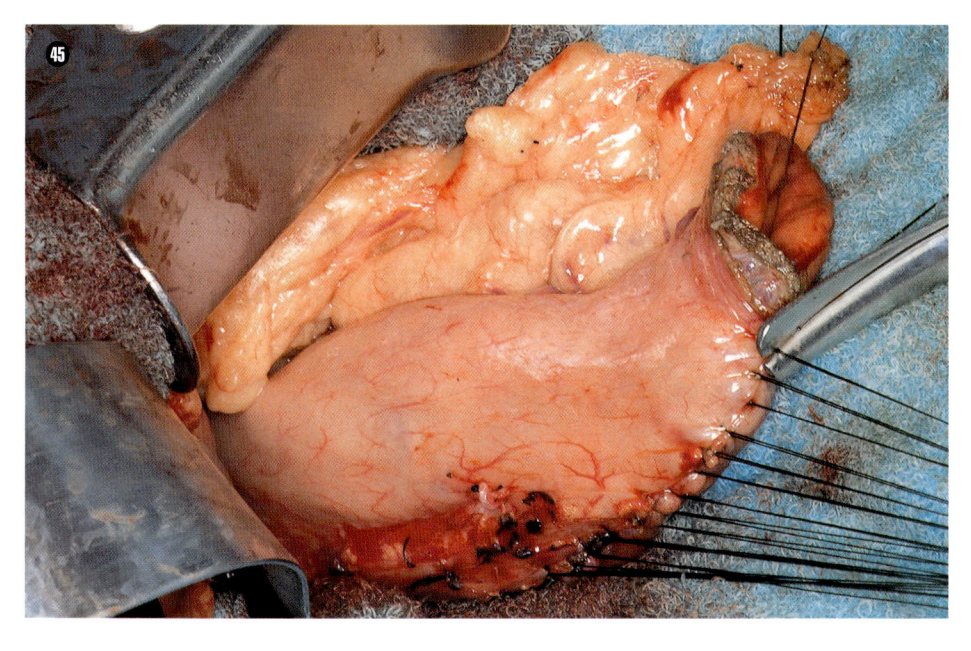

2-❸ 胃下部癌の手術　172

胃十二指腸吻合

残胃粘膜と十二指腸全層の内列、外列は胃漿膜筋層と十二指腸漿膜筋層の2列縫合で吻合する。
十二指腸吻合口が狭い場合には、前壁を内側縁に沿って切開・拡張する。

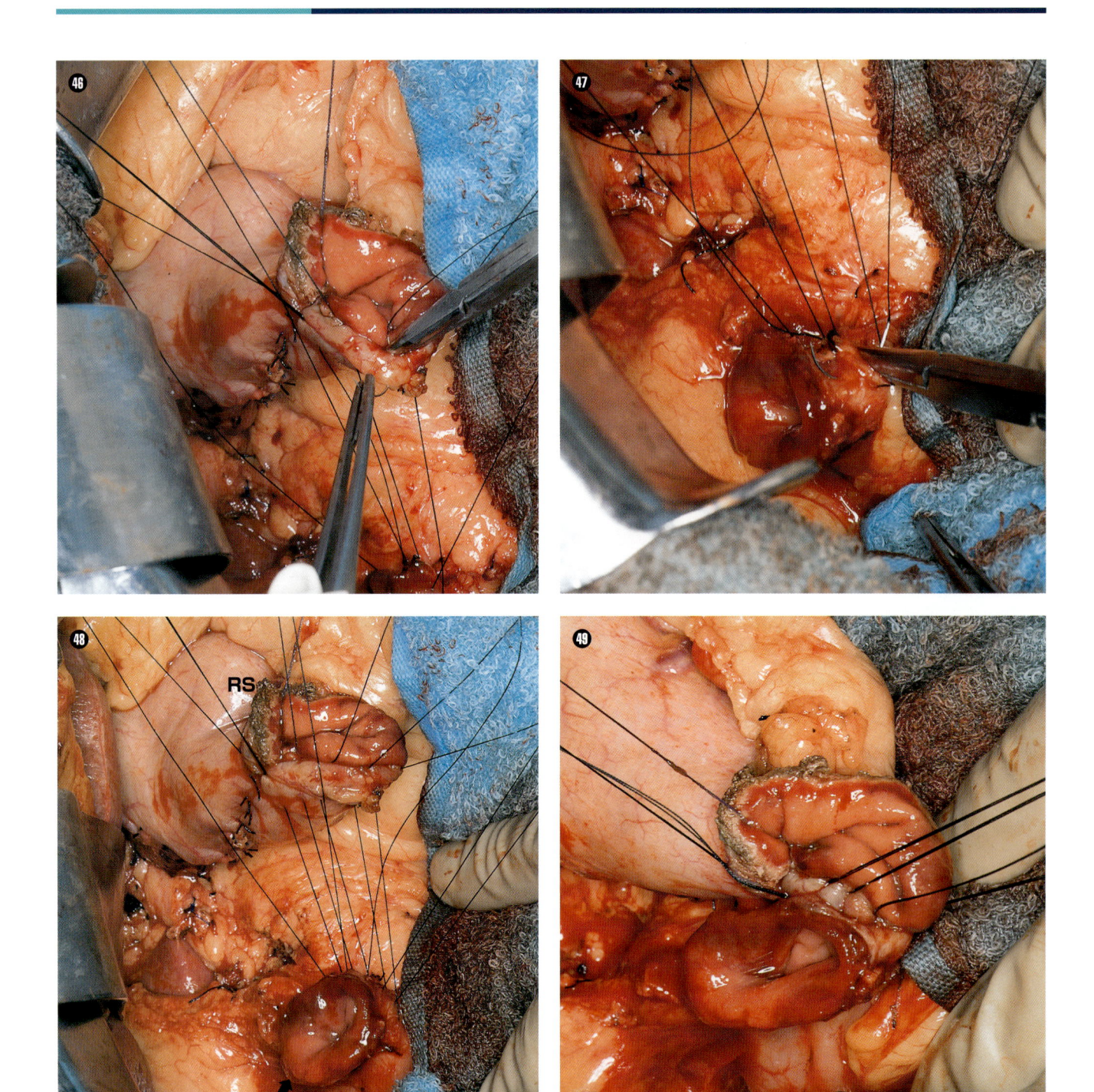

RS：residual stomach　Du：duodenum

㊻㊼㊽㊾ 後壁吻合では、全層縫合が漿膜筋層縫合もかねており、ここでの漿膜筋層縫合の目的は、胃と十二指腸の吻合孔を自然な位置で、ゆがみなく、接着させることにある。
残胃漿膜筋層と十二指腸漿膜筋層との4-0絹糸編み糸（braided silk）による5針の結節縫合を行う。
小彎側は、残胃断端漿膜筋層結節縫合の最終糸の口側に漿膜筋層の針を刺入し、十二指腸は後壁小彎側1/3のところに出す。
大彎側は、残胃大彎側と十二指腸大彎側とし、その間を3本の漿膜筋層縫合を加え補強を図る。

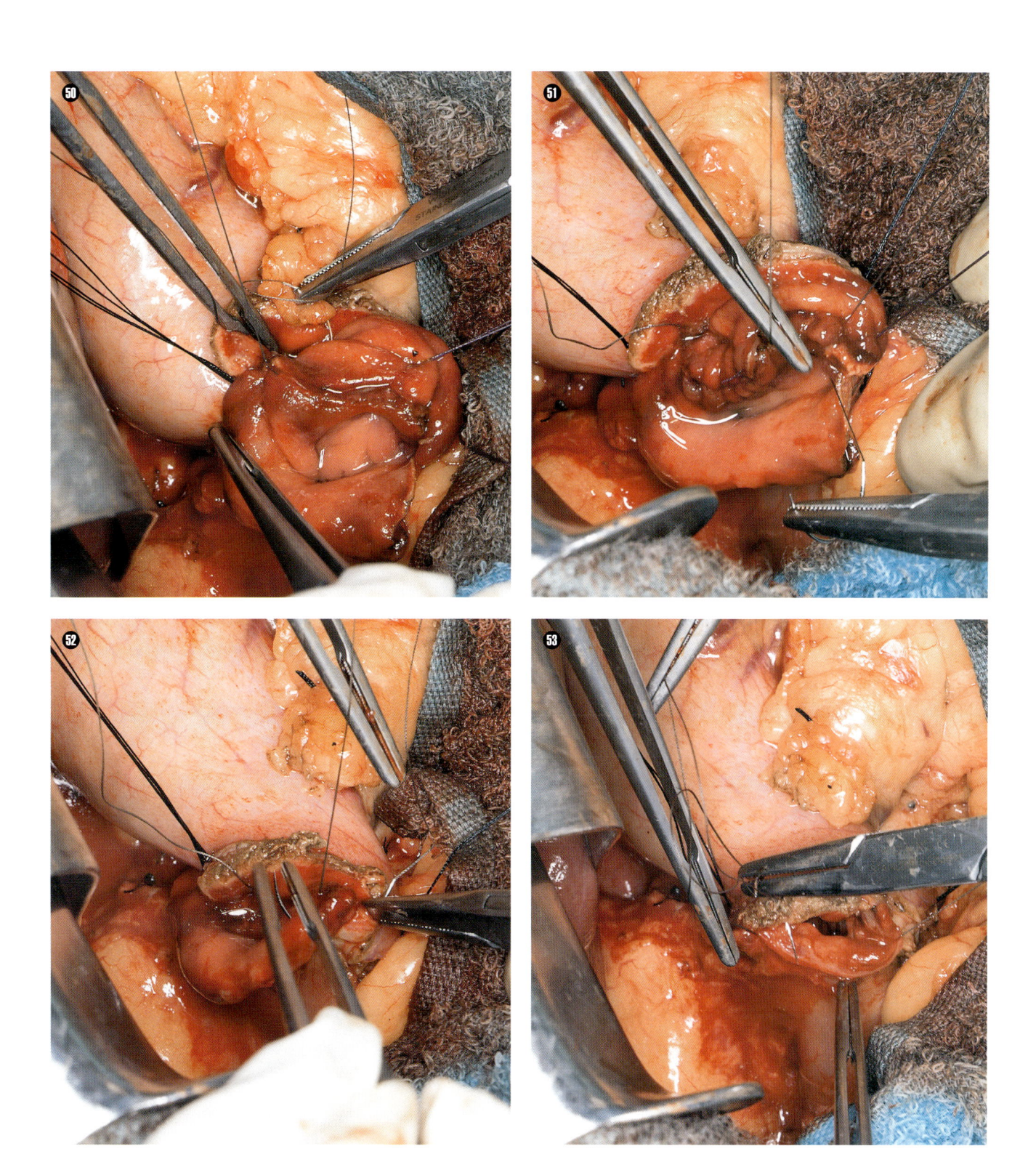

㊿㉛　残胃と十二指腸の後壁内列縫合は、残胃と十二指腸の全層連続縫合で行う。
両端針付き4-0ポリグリコール酸縫合糸で、残胃小彎側より始め、縫合糸の真ん中で結紮する。
次いで大彎、次いで中央部と支持糸をかけ、助手に下方に引かせ、縫合予定部を緊張させると、胃と十二指腸の創面が近接する。

層々連続縫合を3〜5mmの縫合間隔で、バイトは大きく、針を壁に垂直に刺入する運針で、大彎側に向けて進める。

㉜㉝　前壁縫合は、残胃粘膜と十二指腸全層の内-外、内-外を繰り返すSchmieden縫合で進める。

2-❸　胃下部癌の手術　174

(54) 前壁の外列縫合は、残胃と十二指腸の漿膜筋層結節縫合で行う。
胃側の針は、創縁から5mmほど口側に離れた位置に刺入し、創縁の粘膜下層に出す。
次いで、死腔を作らないように、吻合部近くの十二指腸壁の漿膜筋層を確かめ刺入し、前壁に出す。胃筋層で吻合部を被うように縫合する。
前壁縫合が完成し、前壁縫合を確認しながら縫合糸を切離する。

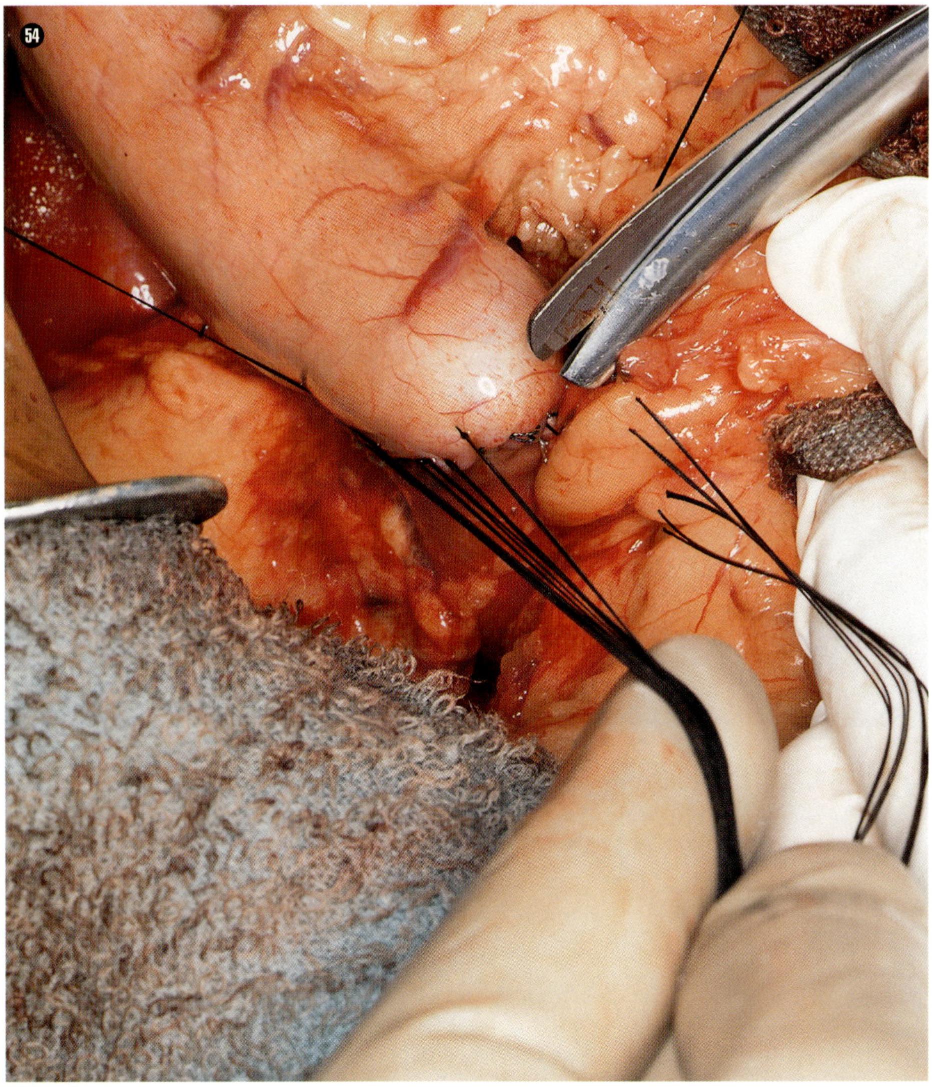

(55) 胃が切除されると、直ちに、手術に参加していない医師が手術室内のベンチでリンパ節のサンプリングを行う。
青色リンパ節は直ちに迅速診断のため病理検査室に送られ、転移の有無が検査される。
その大きさの中央値は4mm（1～19mm）、転移リンパ節のそれは6mm(2～19mm)である。2mmから転移が認められ、10mm以下が80％を占めている。小さいから転移がないとはいえない。

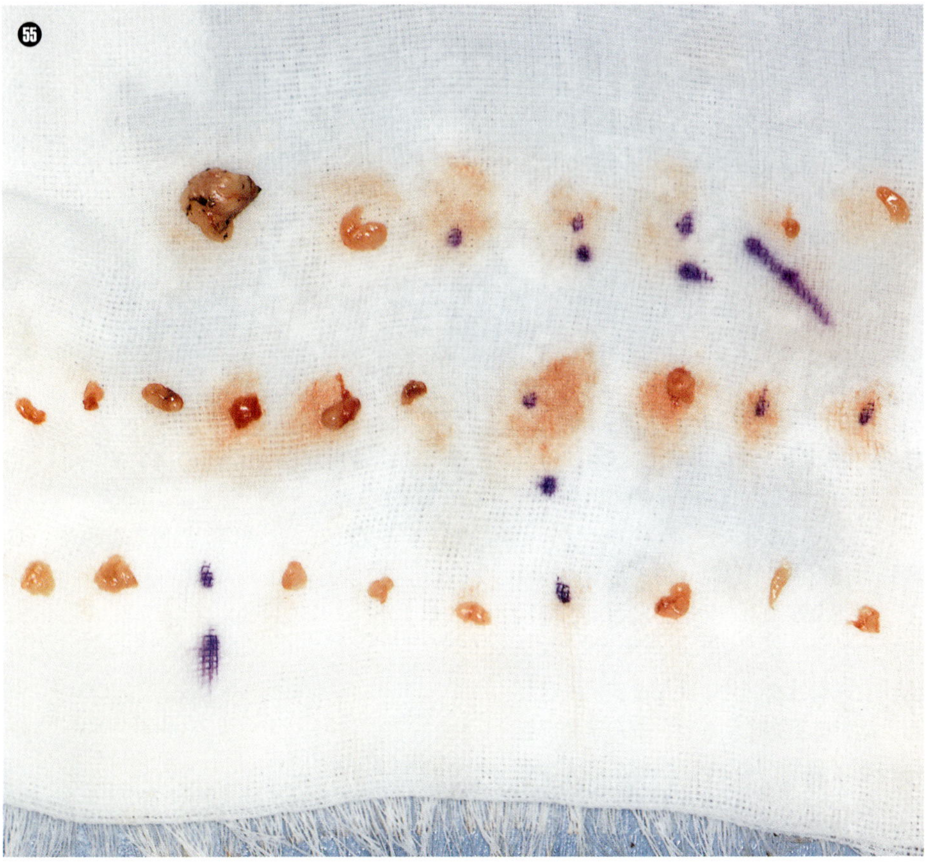

閉腹

閉腹にあたって、胆嚢を搾り、胆汁を排泄する。この操作は、術後胆嚢炎を予防する有効な方法である。腹腔内を生理的食塩水で数回洗浄する。この手術でのドレーンは不要であるが、留置に不都合もないことより、今なお習慣的に挿入している。

術後疼痛は、硬膜外ブロックで制御されており、術後イレウスや創哆開の経験はない。

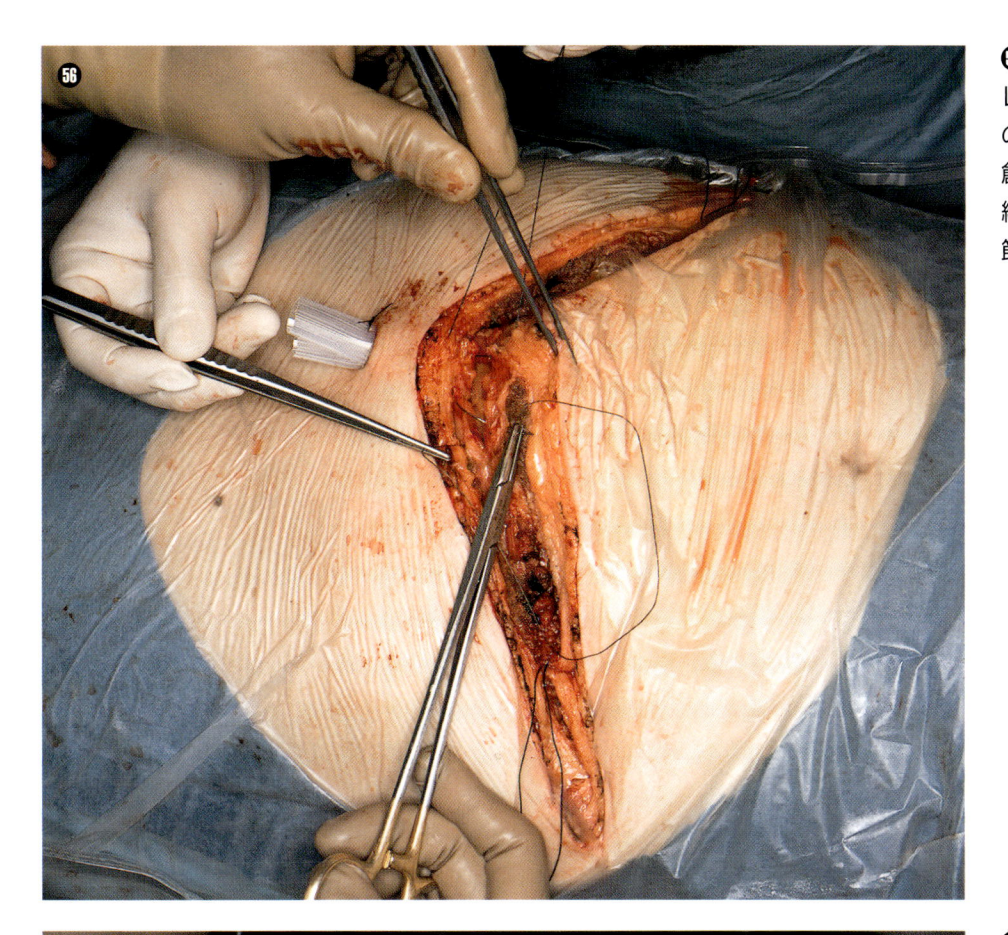

❺❻ 肝左葉下面にペンローズドレーンを置き、皮膚切開創上方の正中より体外に誘導する。

創閉鎖は、腹膜は2-0吸収糸の連続縫合、筋層・筋膜は絹糸の結節縫合で行っている。

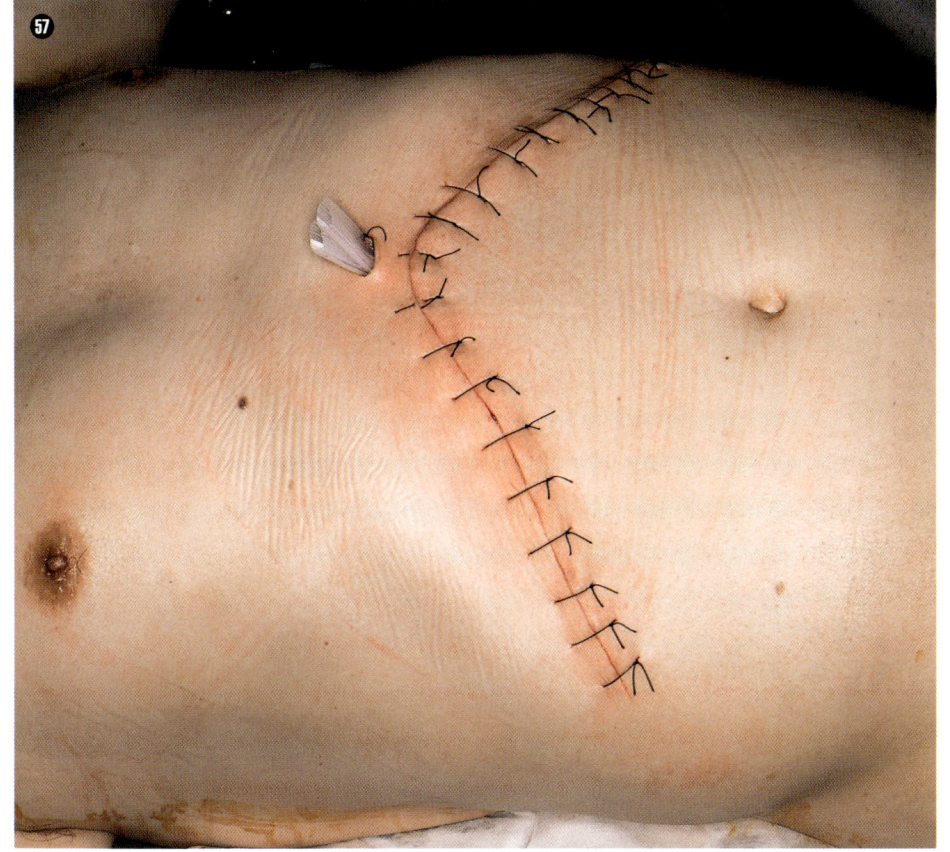

❺❼ 皮膚は、絹糸結節で縫合している。

針数はできるだけ少なく、糸の締め方はできるだけゆるく、皮膚創面が軽度に接触する強さで行う。

2-❸ 胃下部癌の手術 176

2-4 膵体尾部・脾合併切除の胃全摘術

NTT東日本関東病院副院長・外科部長
小西敏郎

梶谷式の胃全摘術を
手順の基本として施行。
en blocに膵体尾部と
脾を合併切除する

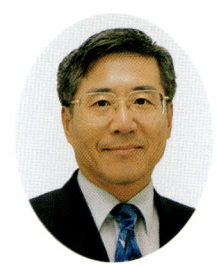

NTT東日本関東病院
副院長・外科部長
小西敏郎

　胃上部に進展し胃全摘を必要とする進行胃癌には、原発巣の根治切除、＃10・11リンパ節のen bloc郭清、および網嚢内の腹膜播種病巣切除を目的として、本邦では長い間、膵体尾部と脾を合併切除する術式が標準術式として行われてきた[1]。

　しかし、膵体尾部を切除すると、術後合併症としての膵液瘻の頻度が高い。いったん膵液瘻が発生すると、長期的なドレーン留置を必要とし、入院期間が遷延する。そこで最近は、本書（2-5）に紹介したような膵体尾部を温存して脾臓のみを切除し、＃10・11リンパ節を郭清する術式で胃全摘を行うことが多い。

　ただし、胃全摘手術症例で、累々と＃10・11リンパ節に転移を認める場合や、原発巣や転移リンパ節が膵体尾部に直接浸潤する症例で根治的に切除可能な場合は、en blocに膵体尾部と脾を合併切除する胃全摘術を行っている。

　膵合併切除における膵液瘻防止のために、残存膵の膵管内に凝固剤エチブロックを部分的に充填する方法を行った時期もある[2]が、ドイツ製品のエチブロックは入手が容易ではない。現在は、筆者が外科レジデントとして大塚時代の癌研外科で、故梶谷鐶先生から教わった胃全摘術を基本とし本手術を行っている。

　したがって、本書に紹介している膵体尾部・脾合併切除の胃全摘手術の手順の基本は梶谷式であり、古典的な胃全摘術である。そして、血管周囲の郭清手技については、私が東大第二外科で師事した和田達雄先生と都立駒込病院で粟根康行先生に多くを学び、また血管・リンパ管の解剖については出月康夫先生に教えていただき、そして電気メスを用いての手術操作は幕内雅敏先生の手術から応用したように思っている。

適応

　本術式の適応は、胃全摘が必要な進行胃癌で、次のような症例である。
（1）術前診断および術中診断で治癒切除が可能であること。
（2）術中に明らかな＃11リンパ節転移や膵への直接浸潤を肉眼的に認めること。

　現時点では、本術式の適応となる症例は決して多くない。網嚢内に腹膜播種が限定する漿膜露出胃癌も適応であると考えられるが、そのような限定された腹膜播種の症例はまれにしか存在しないと思われる。

手術手順

　主な手術手順を述べる。まず、最初にKocherizationを行い、16b1 interリンパ節に腫大のないことを確認する。そしてomento-bursectomyを右側から開始し、右胃大網静脈および右胃大網動脈を根部で結紮切離し、左側までtotal omento-bursectomyを行う。

　次いで、小彎側へ術野を展開して、肝胃間膜を切離し、右胃動静脈を根部で結紮切離してから、十二指腸を切離する。

　引き続き、門脈の左縁を露出し、肝十二指腸靱帯の左側を郭清する。総肝動脈の周囲の8aリンパ節および背面の8pリンパ節を郭清して、左胃静脈を結紮切離する。腹腔動脈周囲を郭清し、左胃動脈を根部で結紮切離する。この時点で、腹腔動脈近くで脾動脈を結紮切離しておくとよい。

　そして、腹部食道周囲を郭清し、食道を切離する。次に、左上腹部背側から脾臓および膵体尾部を脱転して、胃上部の背側を郭清する。脱転した脾臓と膵体尾部を十分に遊離してから、膵臓背面の脾静脈を切離し、最後に膵をメスで切離して標本が摘出される。

　胃を摘出してから、膵切離面を処理する。主膵管はしっかりと二重に結紮して膵切離端を合掌様にていねいに縫合する。16a2 lateroリンパ節を追加郭清して、切除・郭清操作を終了する。

　胃全摘後の再建は、原則としてRoux-en-Y法で行っている。再建を終了してドレーンを留置し、閉腹して手術を終了する。

1) 梶谷鐶：消化管癌手術アトラス. 金原出版, 東京, 1992.
2) Konishi T, Hiraishi M, Kubota K, Bandai Y, Makuuchi M, Idezuki Y : Segmental occlusion of the pancreatic duct with prolamine to prevent fistula formation after distal pancreatectomy. Ann Surg 221 (2) : 165-170, 1995.

CASE & FLOW CHART

症　例

50歳・男性

1か月前より、食事中および食後に腹痛を訴えた。

近医で胃透視検査を受けて異常を指摘され、胃内視鏡検査にて胃体部大彎の3型進行胃癌、生検にてporと診断された。

当院での手術を希望して受診し、精査にて胃体部の大きな4型胃癌と診断されて入院した。膵脾合併切除による胃全摘術で根治的に切除できた。

手術診断は進行胃癌（4型、HOPON1T3（SE）cy（−）、Stage IIIA）、病理診断では13×18cmの大きな4型胃癌で組織型はpoorly differentiated adenocarcinoma（por2）、depth se, INF beta, ly 0, v 3, nは#1, 2, 3, 4 sa, 4 sb, 4 d, 12 aに陽性で、n2 12/50であった。

身長160.0cm、体重64.0kgのやや肥満傾向の症例だったので、手術時間4時間2分、出血量700ml（輸血なし）であった。

特に術後合併症はなく、術後17日目に元気で退院した。現在S-1＋CDDPによる術後補助療法を続けている。

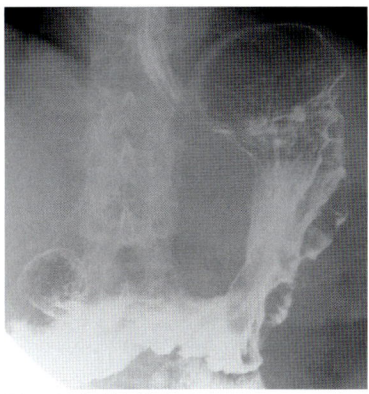

胃レントゲン検査所見
体部全体に硬化変形を伴う4型胃癌の所見である。壁変形は弓隆部付近までで、噴門はintactと思われる。

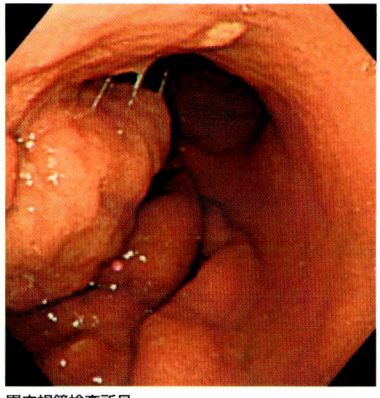

胃内視鏡検査所見
体部大彎中心に巨大皺壁を認める。肛門側は胃角付近まで壁は硬く、伸展不良の胃体部の全周性の4型胃癌。口側は弓隆部付近まで硬いが、噴門までは至っていない。

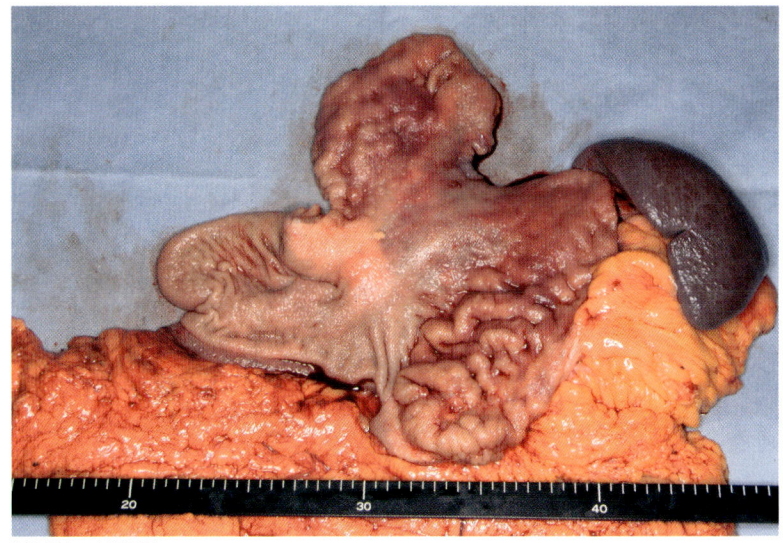

切除標本の肉眼所見
胃全体に壁は硬く、伸展不良で巨大皺壁を認める4型胃癌。口側の食道、肛門側の十二指腸には癌浸潤を認めなかった。

術　式

※丸囲みの数字は図版番号

1	開腹後、まず根治性を確認。洗浄・細胞診を行う	❶〜❻
2	Kocherizationを行う	❼〜❾
3	total omento-bursectomy	❿〜⓲
4	右胃大網動脈を結紮切離	⓳〜㉒
5	胃小彎側の操作、十二指腸を切離	㉓〜㉘
6	8a、8p、12pの郭清	㉙〜㉜
7	左胃静脈切離、腹腔動脈周囲を郭清し左胃動脈・脾動脈切離	㉚〜㊱
8	食道を切離	㊲〜㊸
9	脾・膵体尾部を脱転し、膵切離	㊹〜㊾
10	16a2 lateroを追加郭清	㊿ ㊱
11	食道・空腸吻合、空腸・空腸吻合（Roux-en-Y）	㊽〜㊾
12	ドレーンを留置して閉腹	㊽ ㊾

2-❹　膵体尾部・脾合併切除の胃全摘術　178

開腹操作

上腹部正中切開で開腹し、遠隔転移の有無、原発巣の周囲への浸潤、腹腔内の洗浄細胞診、16b 1 inter リンパ節の転移の有無確認などを行い、切除可能かどうか、切除できても根治的に切除できるか、をまず判断する。

❶ 上腹部正中切開にて、開腹する。

本症例は身長160.0cm、体重64.0kgの男性で、内臓脂肪の多い症例であった。

私の経験では、男性は皮下脂肪が厚くなくても、腹腔内の脂肪が非常に多くて手術がやりにくいことはよく経験する。

これに対し女性は、皮下脂肪は厚くても、内臓脂肪が少なく手術がやりやすいことが多い。種の保存のため、女性は神様に守られているともいえる。

❷ 4型胃癌の場合は、まず小さく皮膚切開をおき、腹腔内を検索し、腹水がなくて腹膜播種のないことを確認する。

少なくとも見える範囲で根治的に切除可能と判断できれば、一転して大胆に臍下方まで皮膚切開を延長し、大きな皮膚切開で、癌を外から包み込むようにしっかりと郭清し、切除するようにしている。

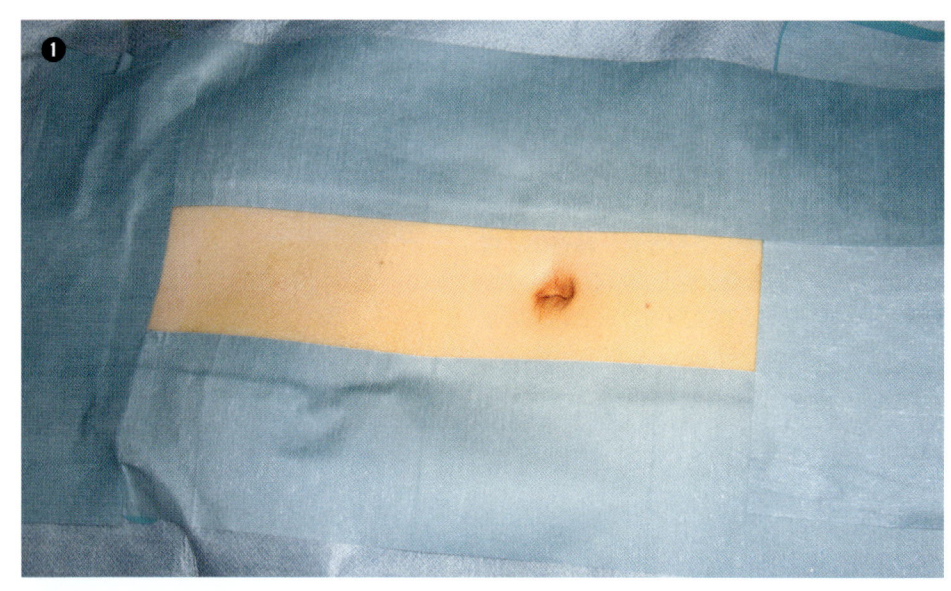

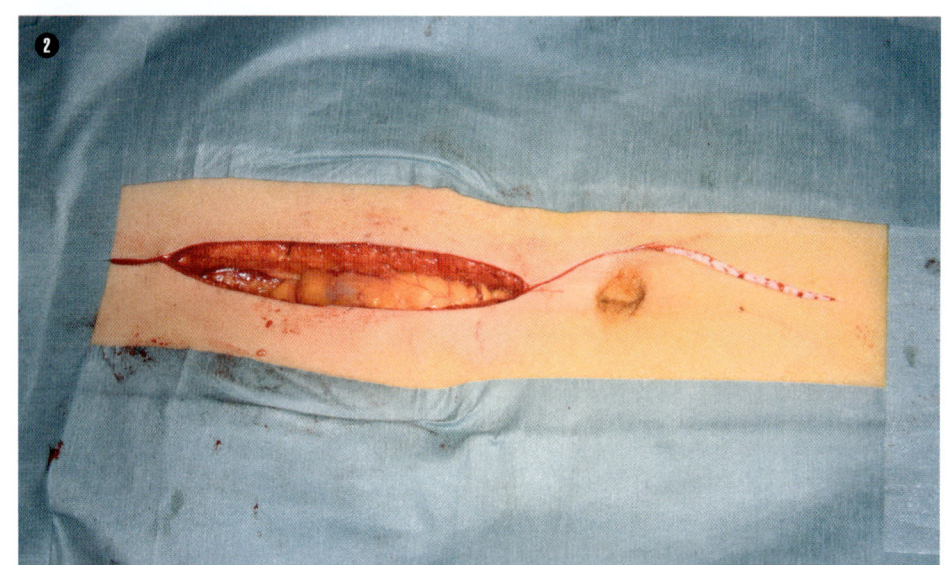

❸ 良好な視野を保つために、創部の開大には開創器とケント鉤、オクトパス鉤を好んで用いている。

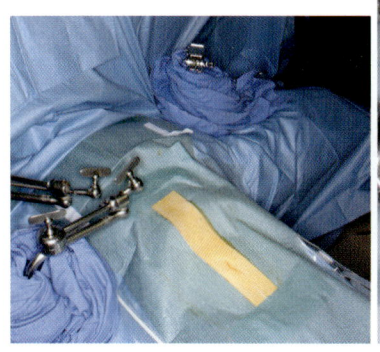

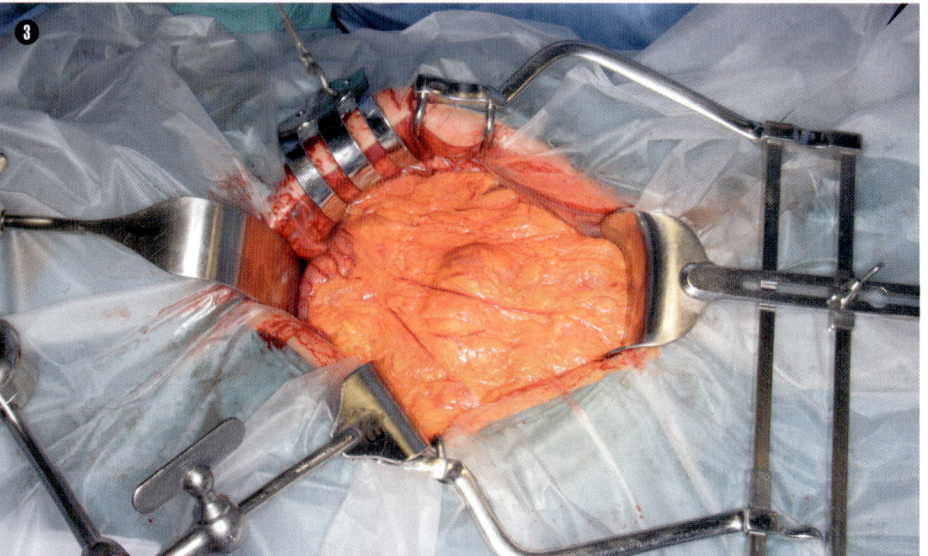

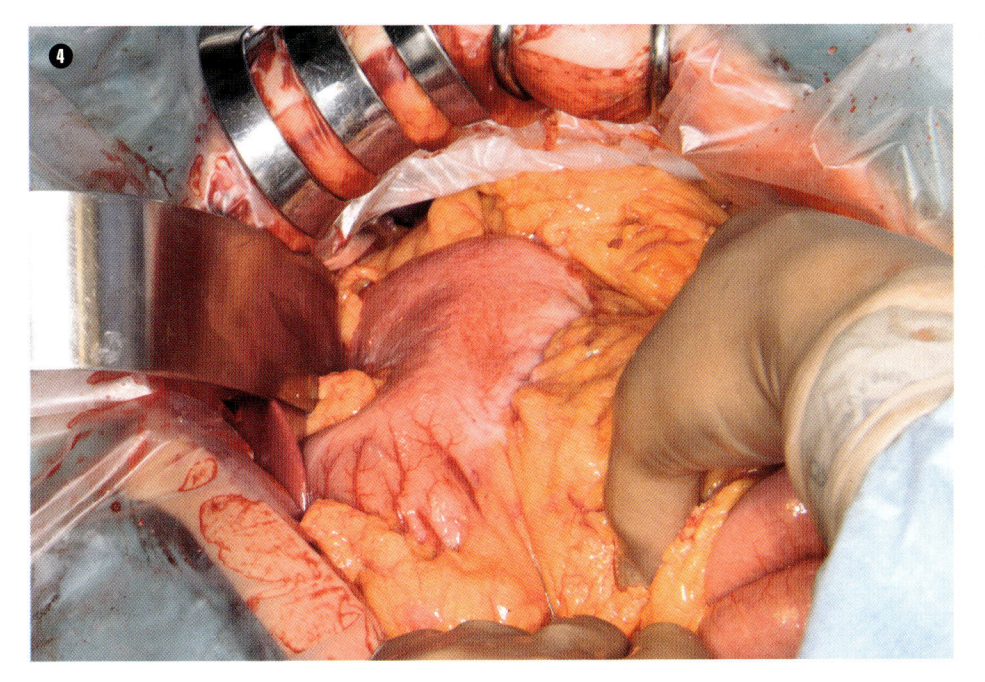

❹ 開腹したら、まず最初に腹水の有無を、そして肝転移、次に左横隔膜下面→ダグラス窩→腸間膜の順に腹膜播種を、そして大動脈リンパ節の腫大の有無と、腹腔内の遠隔転移の有無を確認する。
癌の手術はすべて遠方から始めることを原則にしている。最後に、胃の原発巣の位置、漿膜への露出状況、周囲への浸潤の様子と可動性の有無などを遠方から順に確認する。

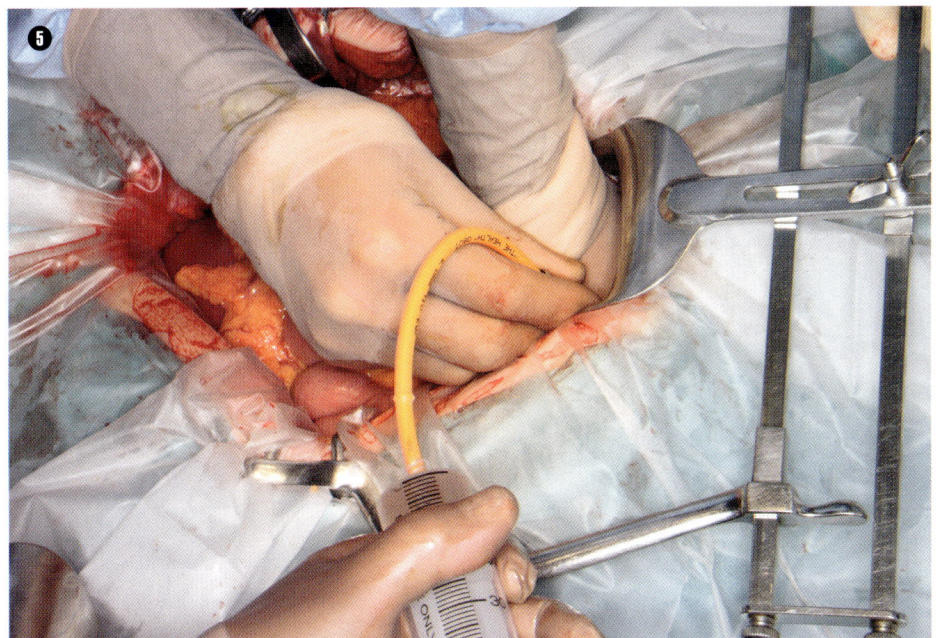

❺ ダグラス窩の洗浄細胞診を行う。
腹水があれば、そのまま腹水を吸引して細胞診へ提出する。
腹水のない漿膜露出胃癌では、ダグラス窩と左横隔膜窩の2箇所から、それぞれ生理食塩水50mlでの洗浄細胞診を提出する。

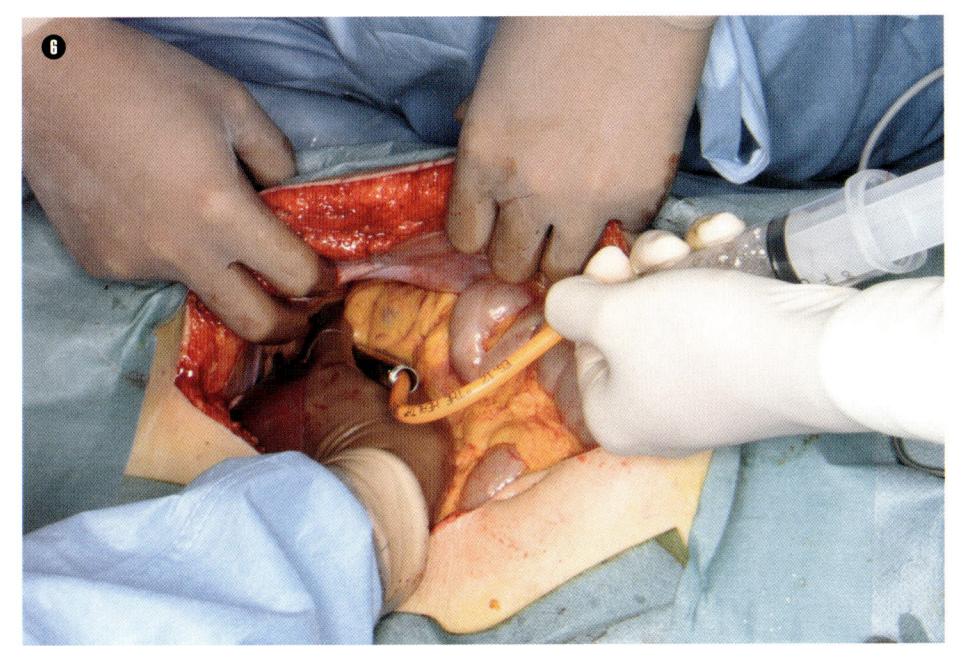

❻ 左横隔膜窩の洗浄細胞診を行う。
肉眼的に播種がなければ、細胞診が陽性でも5年生存例の報告がある。このため、肉眼的に播種がなければ、細胞診が陽性でも根治手術を目指すので、迅速細胞診には提出していない。

2-❹ 膵体尾部・脾合併切除の胃全摘術 180

❼ 左横隔膜窩で、脾臓の奥へタオルを留置する。

脾臓を左手に包み込むように持ち上げて損傷しないようにして、その奥にタオルを先端が鈍的な鑷子で入れる。

脾臓を上から押さえつけるようにタオルを入れると、まったく意味がないので注意する。

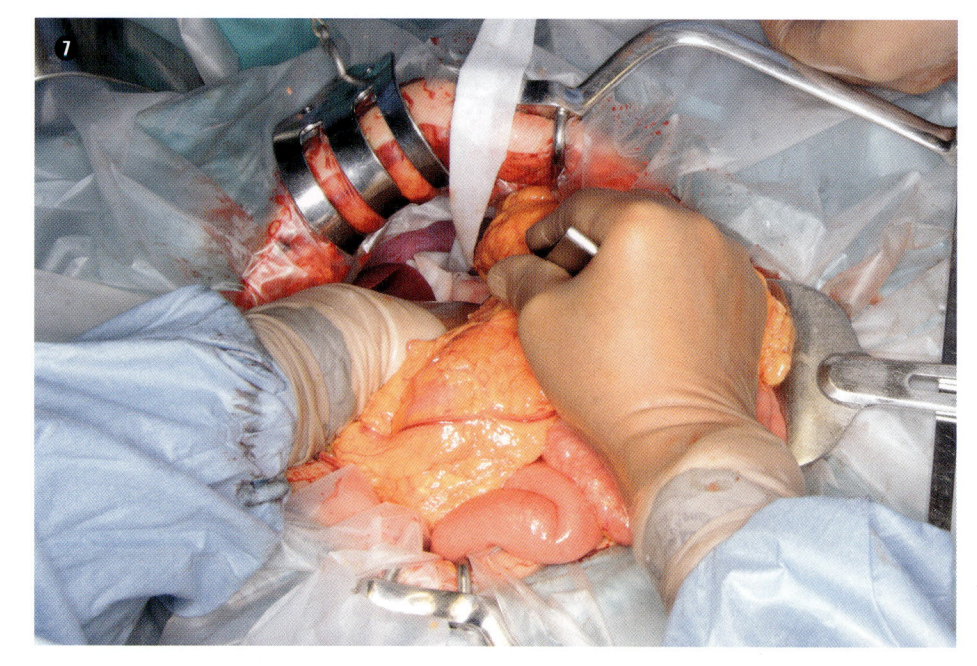

❽ まず最初に、Kocherizationを行い、16b1 interに腫大リンパ節のないことを確認する。#16に肉眼的転移があれば根治的に切除は不可能で、本術式の適応とはならないからである。

十二指腸の外側の後腹膜を電気メスで切離する。最初は十二指腸に近い辺縁で、後ろに回れば十二指腸・膵臓から離れて、後腹膜寄りを切離すると出血は少ない。

下大静脈が見えてきたら、下大静脈前面の漿膜を切離すれば出血は少ない。

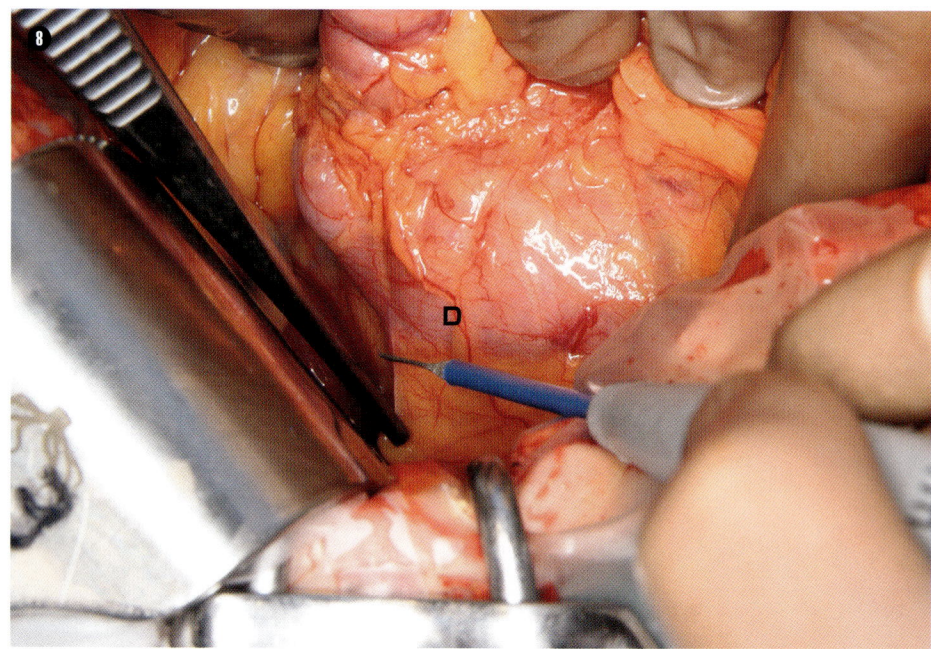

D：duodenum

❾ 本例では、下大静脈と左腎静脈の間の16b1 interのリンパ節のサンプリングを施行し、迅速病理診断で転移のないことを確認した。

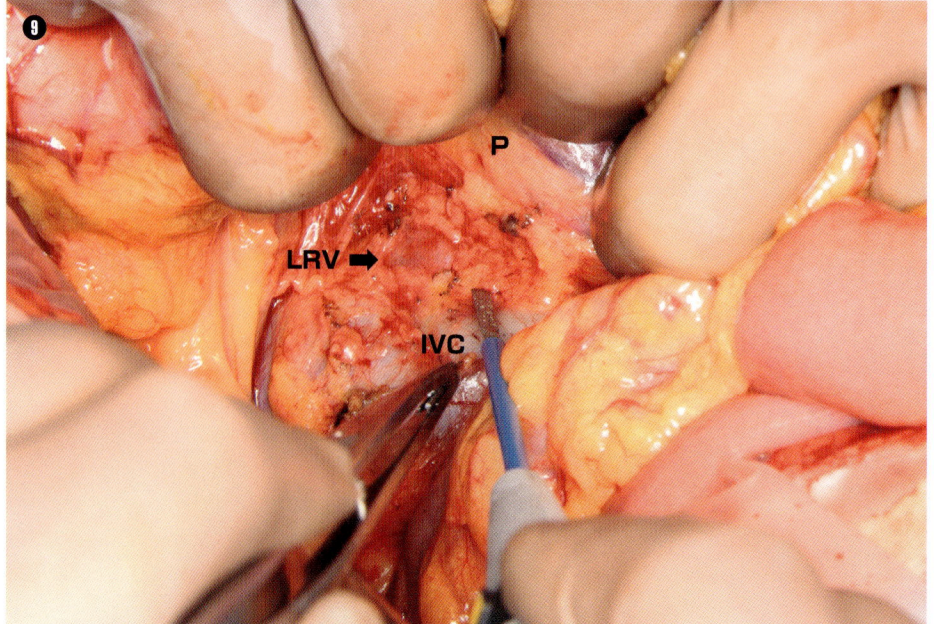

P：pancreas　LRV：left renal vein　IVC：inferior vena cava

Total Omento-bursectomy

右側から開始し、右胃大網動静脈を根部で結紮切離して、左側まで total omento-bursectomy を行う。

❿

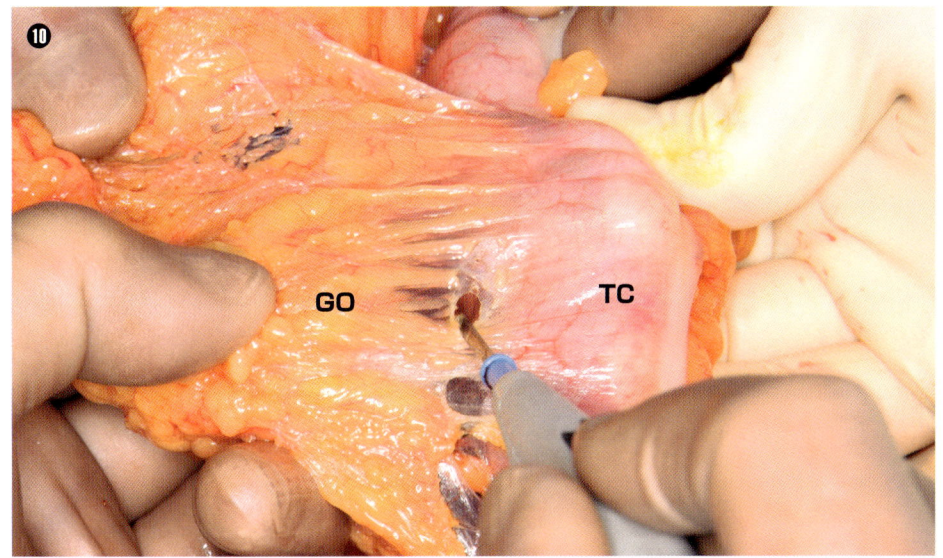

GO : greater omentum　TC : transverse colon

❿ 電気メスにて、右側より左に向かって、total omento-bursectomyを行う。
術者は大網を持ち、第1助手は横行結腸を持って、大網の右端を伸展し、横行結腸に付着する大網を電気メスで切離する。横行結腸を損傷しないように、5mmくらい離れた大網から切離を始める。

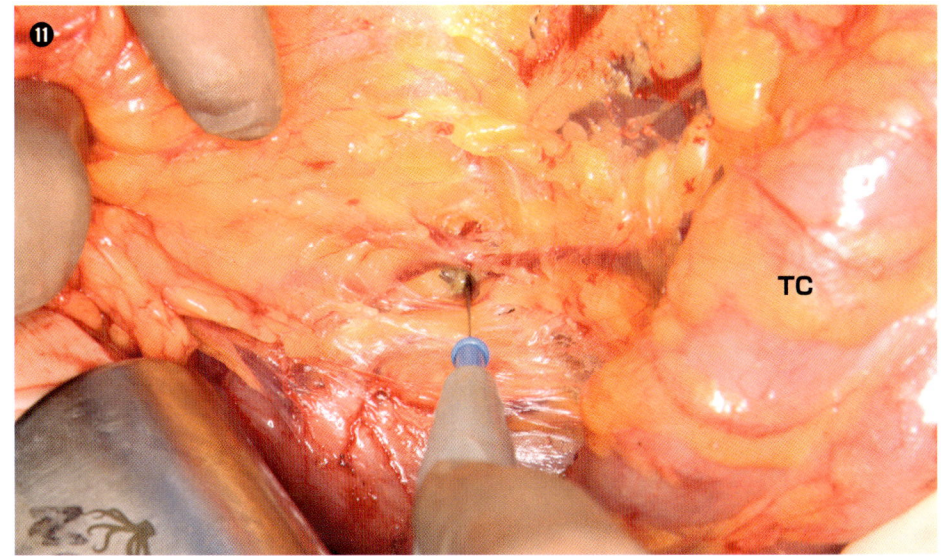

⓫

TC : transverse colon

⓫ 横行結腸に入る細いvasa rectaを傷つけないように、ていねいに電気メスを進めながら、前葉を切除側へと結腸間膜を分けていく。ていねいな操作で前葉の血管は切除側に、中結腸動静脈のアーケードは確実に後葉側に残せば、出血することはほとんどないはずである。

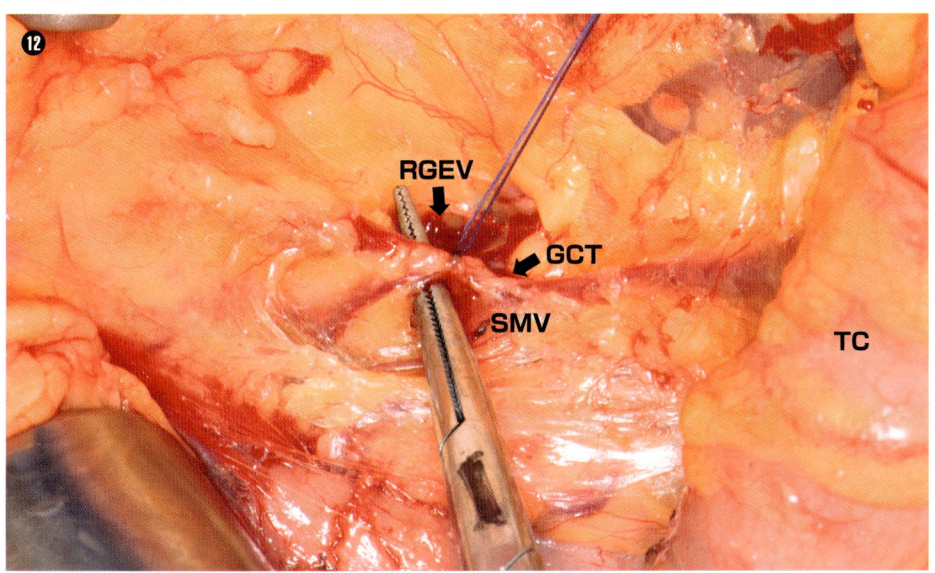

⓬

RGEV : right gastroepiploic vein　GCT : gastrocolic trunk　SMV : superior mesenteric vein　TC : transverse colon

⓬ 右側からomento-bursectomyを開始するが、最初に右胃大網静脈を結紮する。
通常、右胃大網静脈の切離は、gastrocolic trunkから分かれ、膵十二指腸への枝が分かれた末梢側で結紮切離する。

2-❹　膵体尾部・脾合併切除の胃全摘術　182

⓭ 右胃大網静脈を切離してから、膵臓下縁までの結腸間膜前葉を切除する。
膵下縁からは、結腸間膜前葉に2〜4本の細い動脈が必ず分枝するので、確実に結紮する。

⓮ この動脈は細い動脈ではあるが、電気メスで切離すると必ず出血するので、結紮するか、あるいはLigaSureで切離するとよい。

⓯ 膵前面の漿膜は、網嚢全体を外から包み込むように切除するつもりで、漿膜をできるだけ損傷せずに切離する。
背側では、膵臓に切り込まないようにすれば、膵の上縁までは電気メスで出血することなく切離できる。

⓰ 辺縁血管のアーケード部を温存して切離すれば、あとはガーゼを押し当て、結腸間膜の前葉を切除側へはずしてくるのもよい方法である。

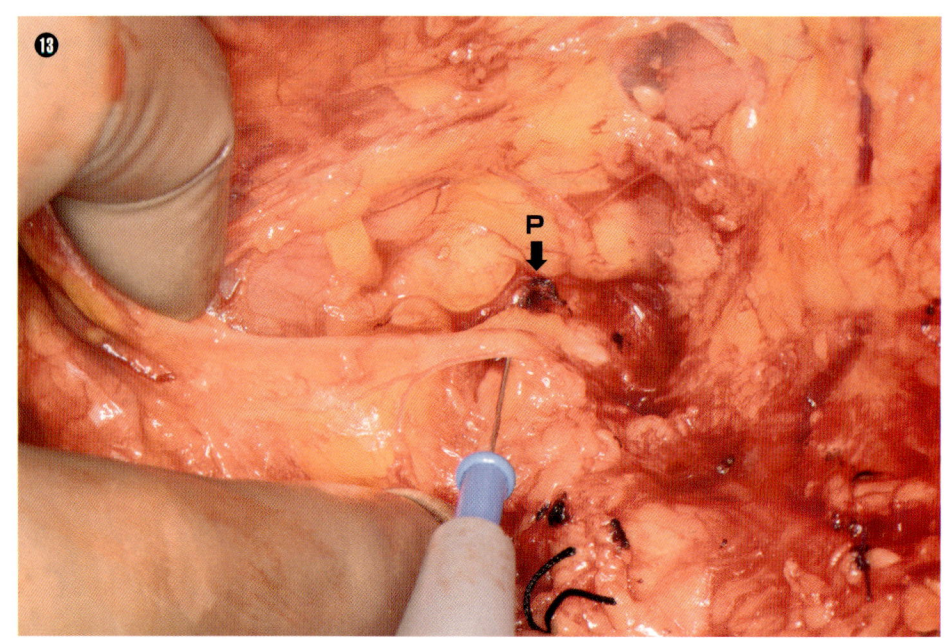

P：pancreas

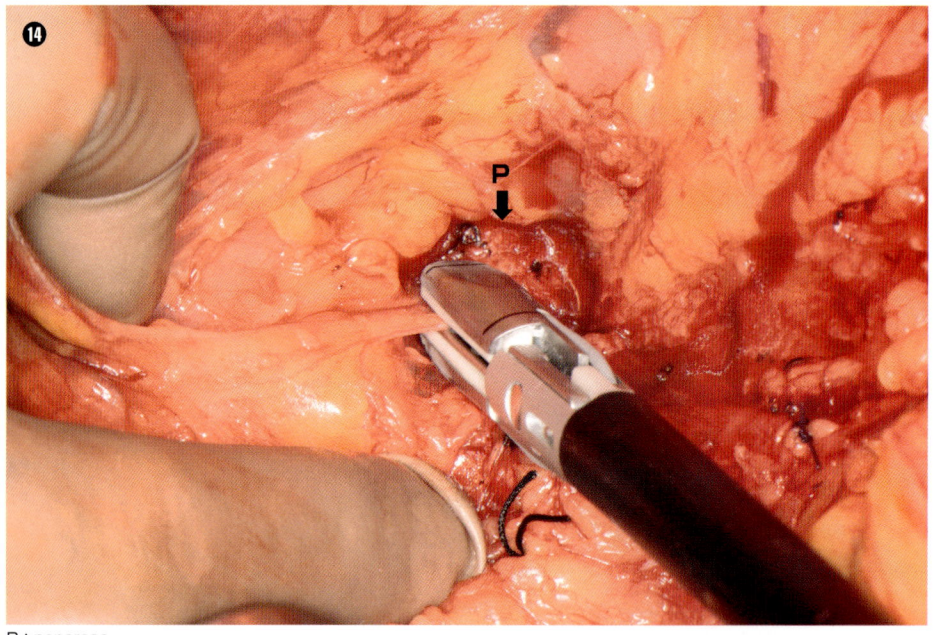

P：pancreas

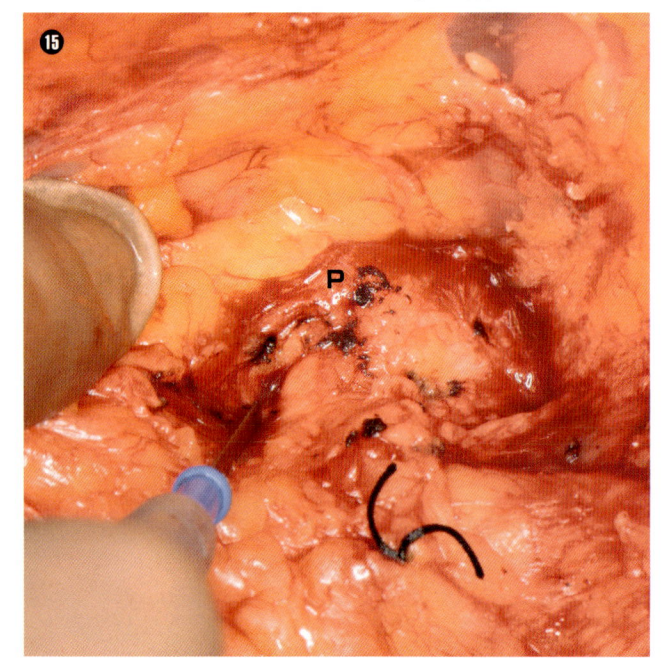

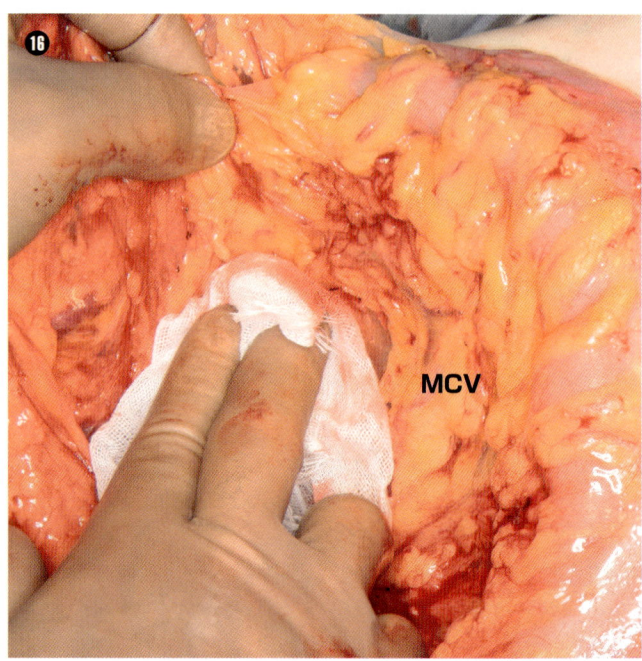

P：pancreas

MCV：middle colic vessels

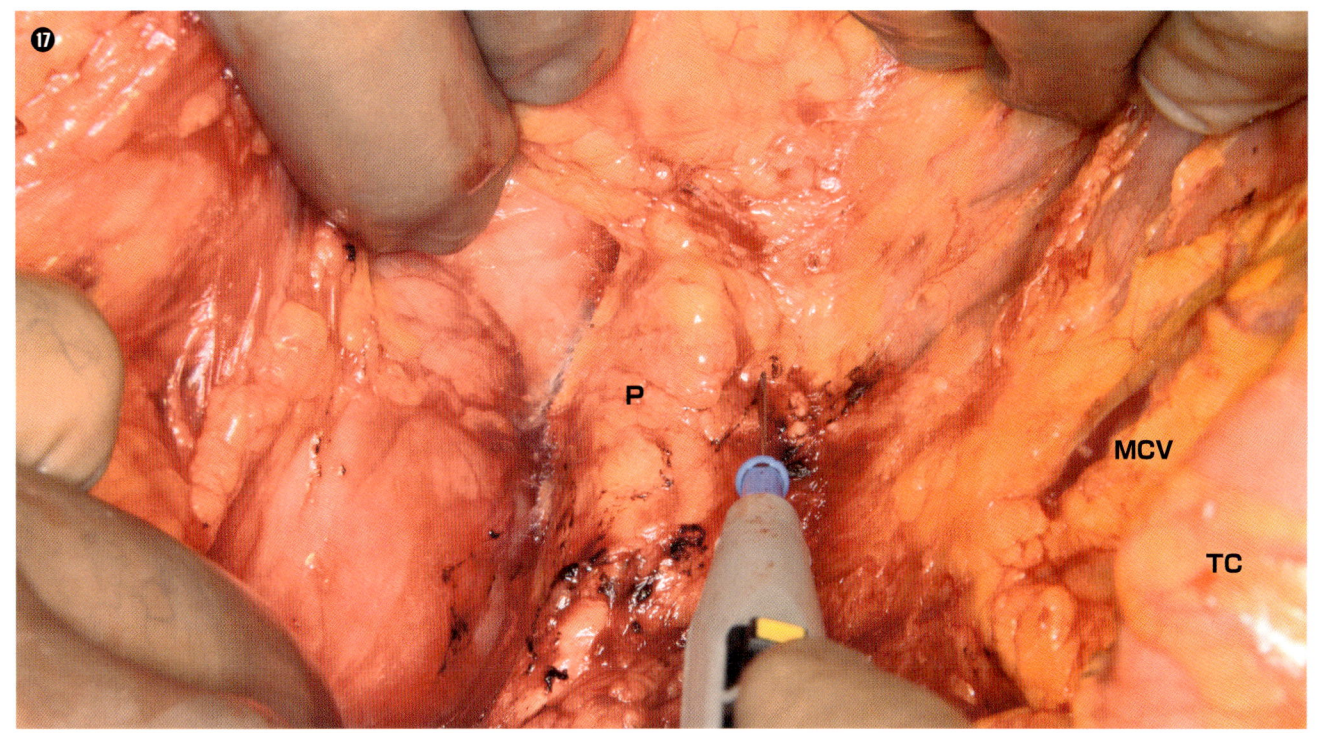

❼ P：pancreas　MCV：middle colic vessels　TC：transverse colon

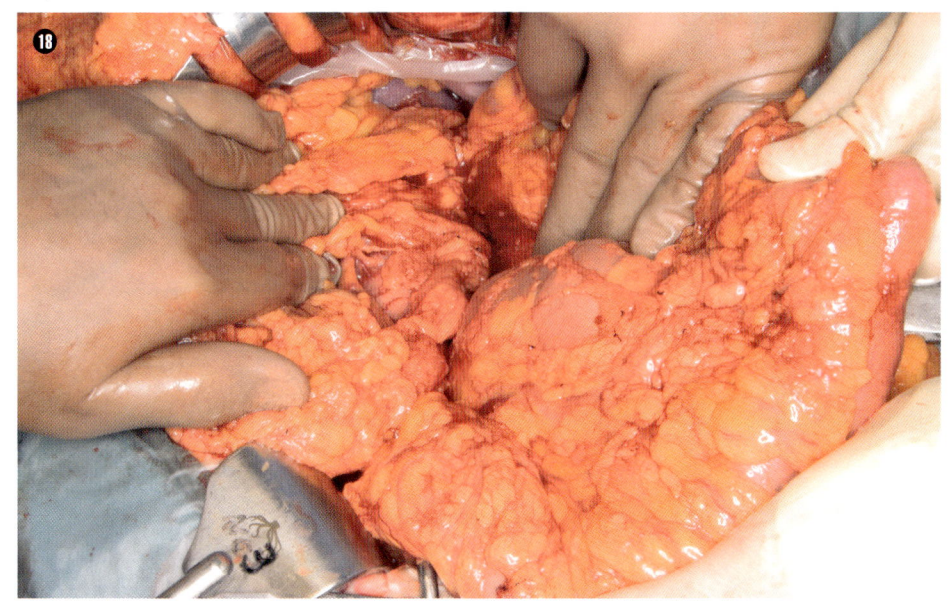

❽

❾ P：pancreas

❼　結腸間膜前葉を左端まで切離し、total omento-bursectomyが終わってから、改めて膵臓の下縁の漿膜をできるだけ膵尾側まで切除しておく。この時に、結腸間膜前葉に1～2本の細い動脈が必ず分枝するが、膵尾部では膵臓と一緒に切除するので、結紮の必要はない。

❽　結腸間膜前葉の剥離層は、そのままでは膵の背側に達するので、気をつけながら膵前面へと操作を進めて間違えないようにする。

❾　次いで、膵頭部に向かって膵前面の漿膜を、電気メスで膵実質から切除する。
幽門輪の背面で、膵頭部前面を下行する胃十二指腸動脈の本幹を露出させることが、右胃大網動脈を根部で結紮するために重要である。
膵下縁を確認しながら、操作を進めるとよい。

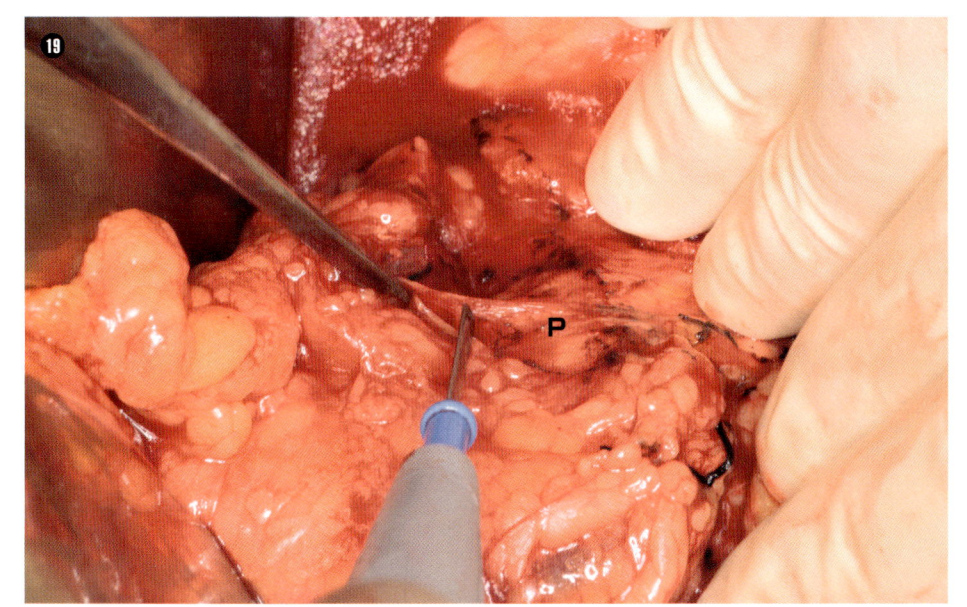

⑳ 膵前面の漿膜を膵頭部に向かって切離していくと、必ず、膵前面を下行する胃十二指腸動脈が確認できる。
膵前面の胃十二指腸動脈の走行を確認しながら、先に処理した右胃大網静脈の切離端から膵下縁の右側をていねいに切離していけば、胃十二指腸動脈から前方へ分岐する右胃大網動脈の根部が確実に露出できる。

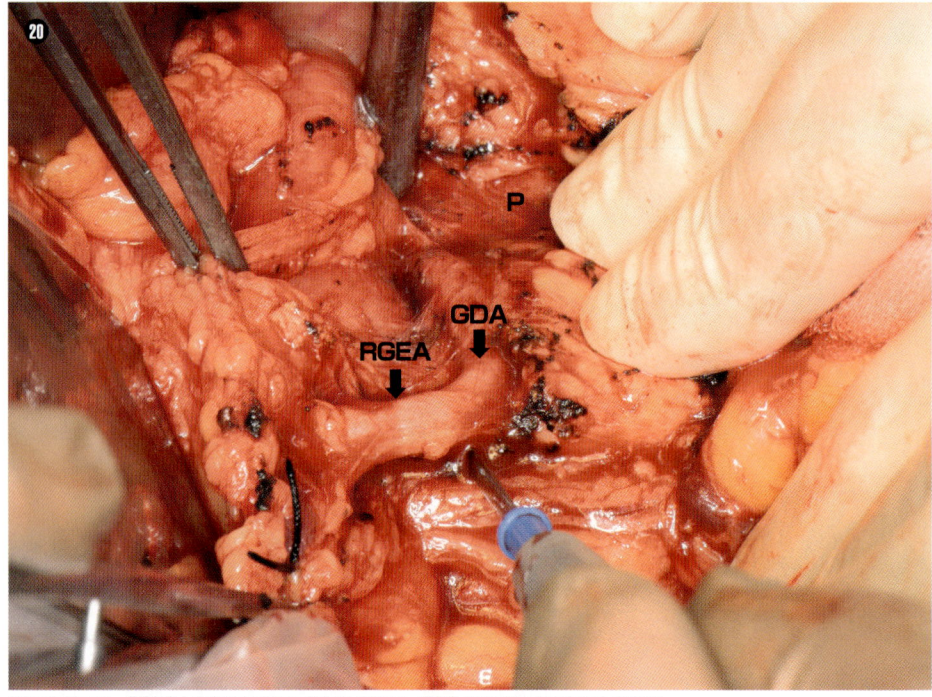

P：pancreas　RGEA：right gastroepiploic artery　GDA：gastroduodenal artery

㉑ 胃十二指腸動脈から前方へ分岐する右胃大網動脈の根部を確認してから、右胃大網動脈を切離すれば、膵臓を損傷することなく、出血もなく、確実に＃6リンパ節を郭清できる。
右胃大網動脈の断端には、結紮に加えて刺通結紮も加え、二重結紮にしておく。

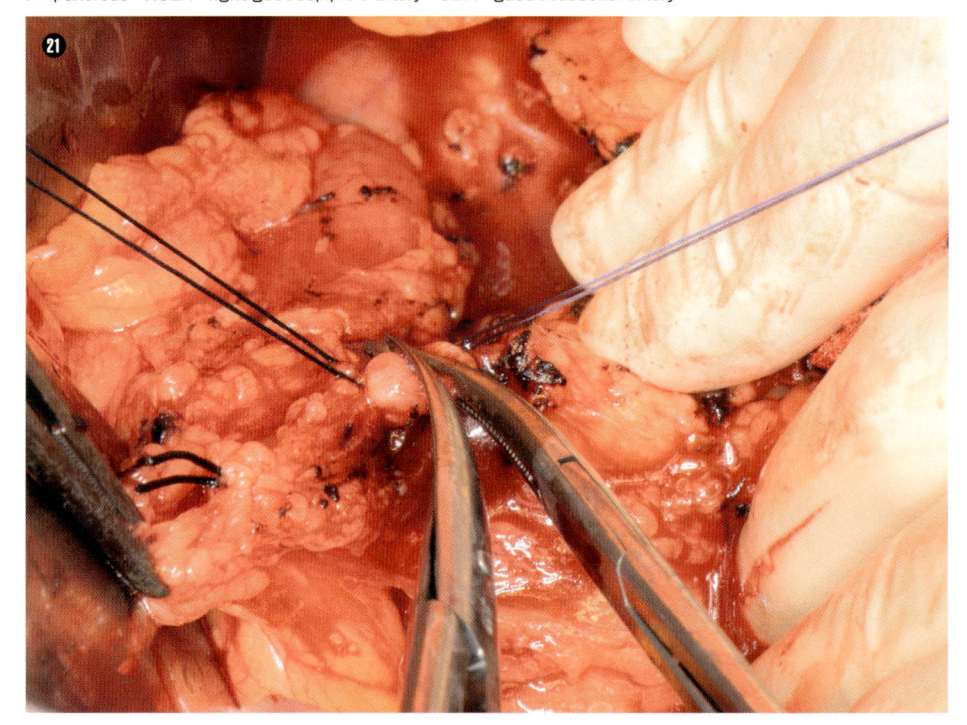

㉒ この時点で14ｖを郭清する。膵下縁を右側に追って、切離した右胃大網静脈根部と胃結腸静脈を確認し、上腸間膜静脈本幹の左側を露出する。
14ｖの郭清をどこまで行うかは境界が難しいが、膵下縁・膵裏面の脾静脈下縁・上腸間膜静脈本幹の左側・上腸間膜動脈本幹の右側に囲まれるスペースの組織を、出血させないように切除することを心がけている。

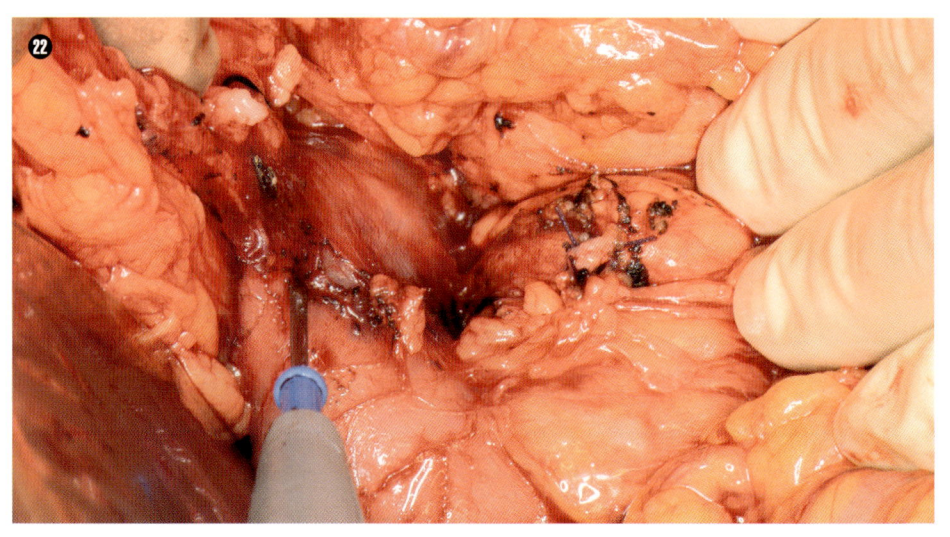

胃小彎側の操作

小彎側へ術野を展開して、肝胃間膜を切離し、右胃動静脈を根部で結紮切離してから、十二指腸を切離する。リンパ節郭清は十二指腸を切離した後で行うので、この操作ではできるだけ出血を少なくして十二指腸を切離する。

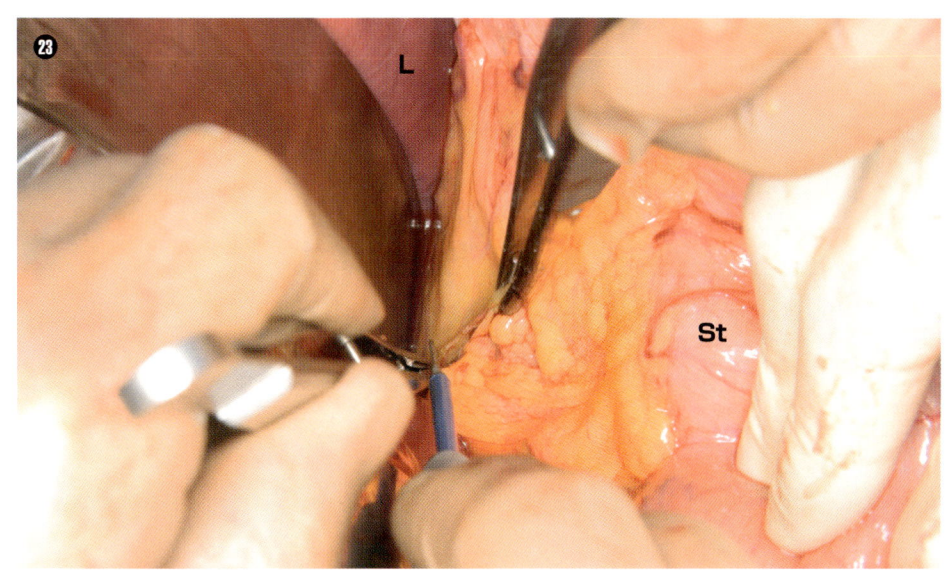

㉓ 次いで、術野を小彎側に展開して、肝胃間膜の切離に移る。肝胃間膜は電気メスで、できるだけ肝臓側で切離する。

L：liver　St：stomach

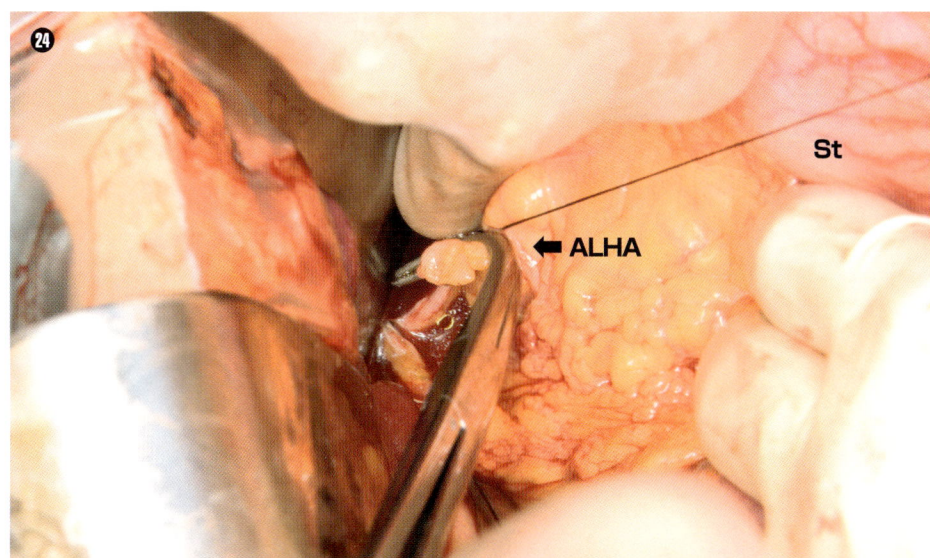

㉔ 小網内には、左胃動脈から分枝する副左肝動脈が走行していることが多い。
副左肝動脈を見つけたら、胃小彎側も肝臓側も、ともに強彎ケリー鉗子で把持して切離し、確実に結紮する。
左胃動脈本幹を結紮切離する前なので、糸が緩めば切除側の胃側からも、かなりの出血となる。胃側の断端も確実に3回縛りの結紮とする。

ALHA：accessory left hepatic artery　St：stomach

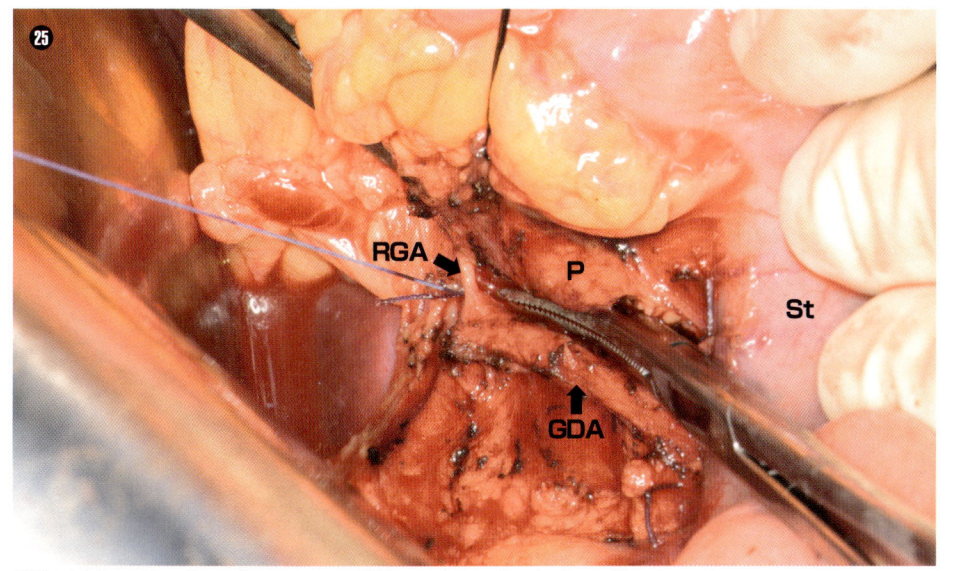

㉕ 肝十二指腸靱帯前面を郭清して、固有肝動脈から分岐する細い右胃動脈と、これに伴走する同静脈を結紮切離する。
右胃動脈根部を郭清するには、肝門部側から肝十二指腸靱帯前面を郭清し、固有肝動脈本幹を露出して、これを目印にして下方に向かって操作を進めるとよい。固有肝動脈がわかりにくければ、逆に下方の十二指腸側から胃十二指腸動脈本幹を確認して、固有肝動脈前面を上方に向かって右胃動脈分岐部を求めるとよい。

RGA：right gastric artery　P：pancreas　GDA：gastroduodenal artery　St：stomach

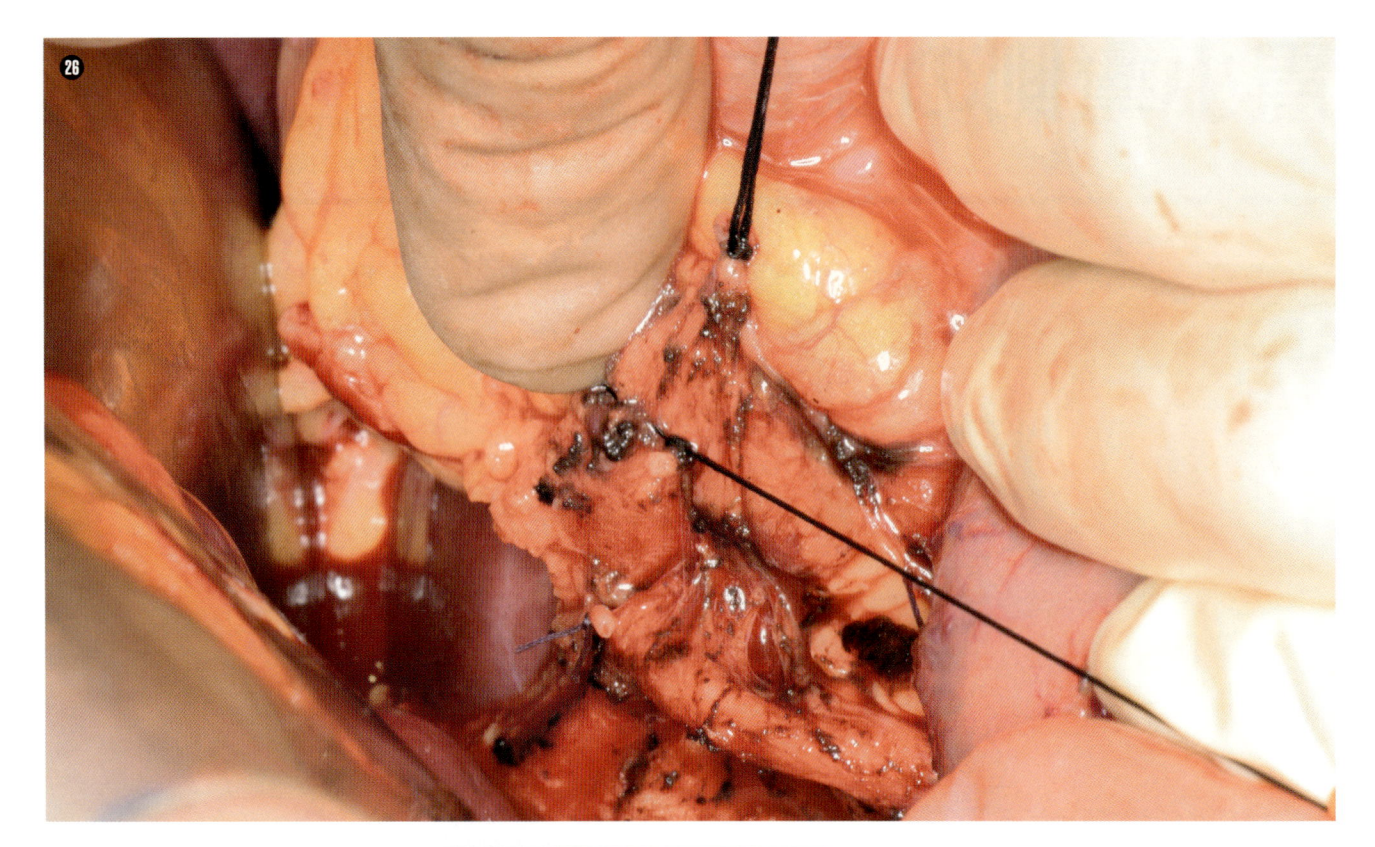

❷❻ 右胃動脈を根部で結紮切離するが、通常は、右胃動脈は固有肝動脈から分岐することが多い。しかし、左肝動脈から分岐することもよくあるので、左肝動脈を誤って切離しないように慎重に確認する。
胃十二指腸動脈本幹や総肝動脈から分岐することもあるので、ていねいに確認する。

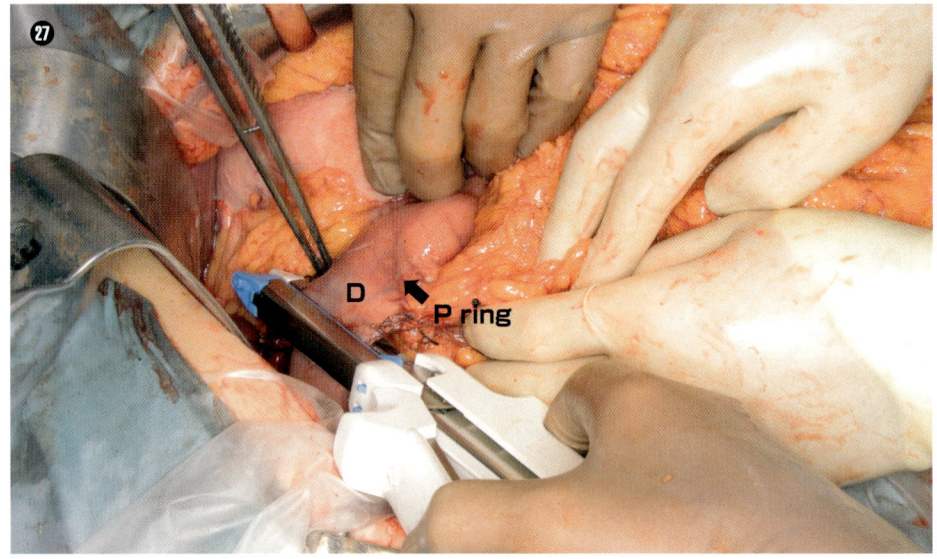

❷❼ 膵脾合併切除の場合は、ほとんどがRoux-en-Yの再建であるので、十二指腸はリネアカッターやGIAにて切離する。

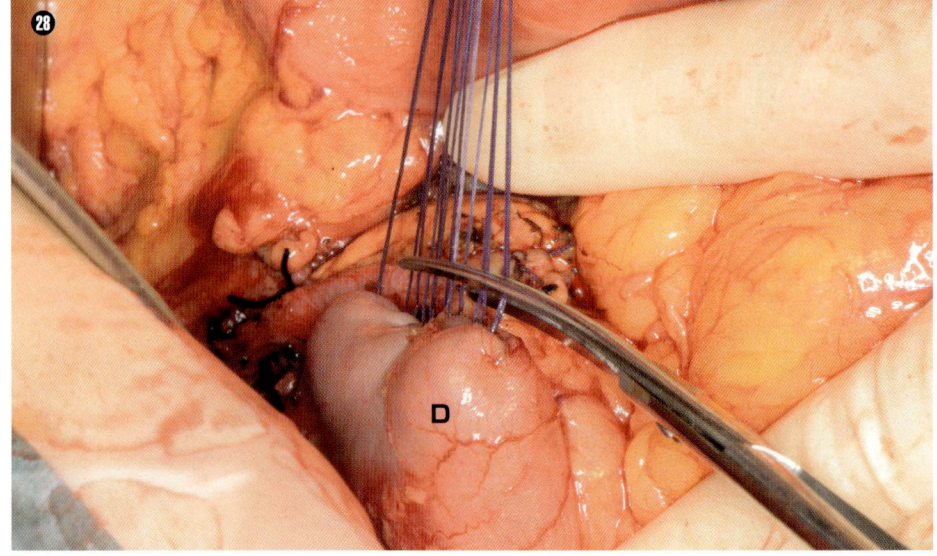

D：duodenum　P ring：pyloric ring

❷❽ 切離した十二指腸断端は、補強縫合を加えて完全に閉鎖する。
十二指腸断端の縫合不全は、膵液と胆汁を含む十二指腸液が漏出し後腹膜に貯留するので、重篤化することがある。
十二指腸断端は、絶対に縫合不全を起こしてはいけない。GIAやリネアカッターで切離した後は、ていねいに結節縫合を加えて確実に閉鎖しておく。

D：duodenum

リンパ節郭清

門脈の左縁を露出し、肝十二指腸靱帯の左側を郭清する。総肝動脈の周囲の8aリンパ節および背面の8pリンパ節を郭清して、左胃静脈を結紮切離する。腹腔動脈周囲を郭清し、左胃動脈を根部で結紮切離する。また腹腔動脈近くで、脾動脈を結紮切離しておく。

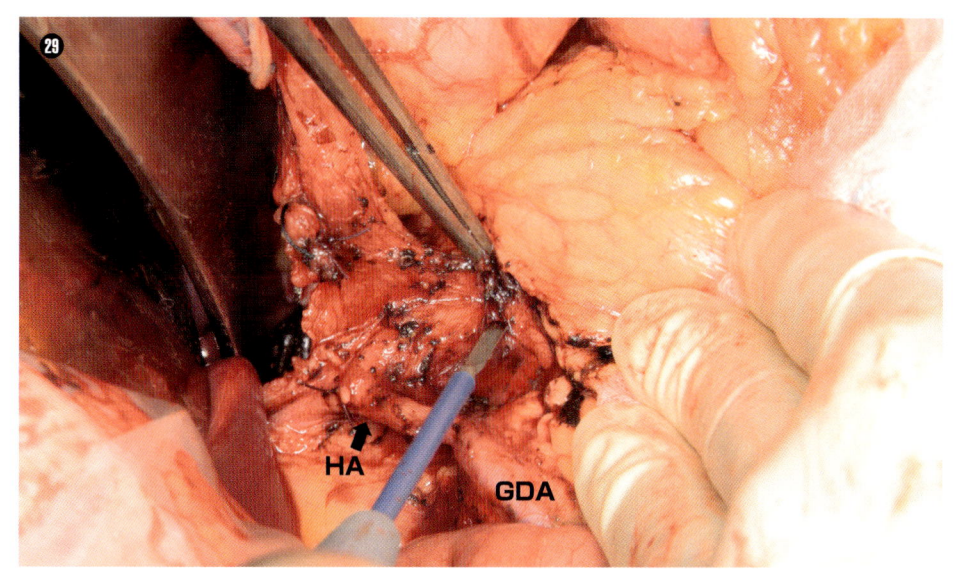

㉙

HA：proper hepatic artery　GDA：gastroduodenal artery

㉙ 十二指腸を切離したら、まず総肝動脈背側で、下大静脈前面から横隔膜右内側脚前面の後腹膜を切離しておくと、次に行う8pリンパ節の郭清が容易となる。

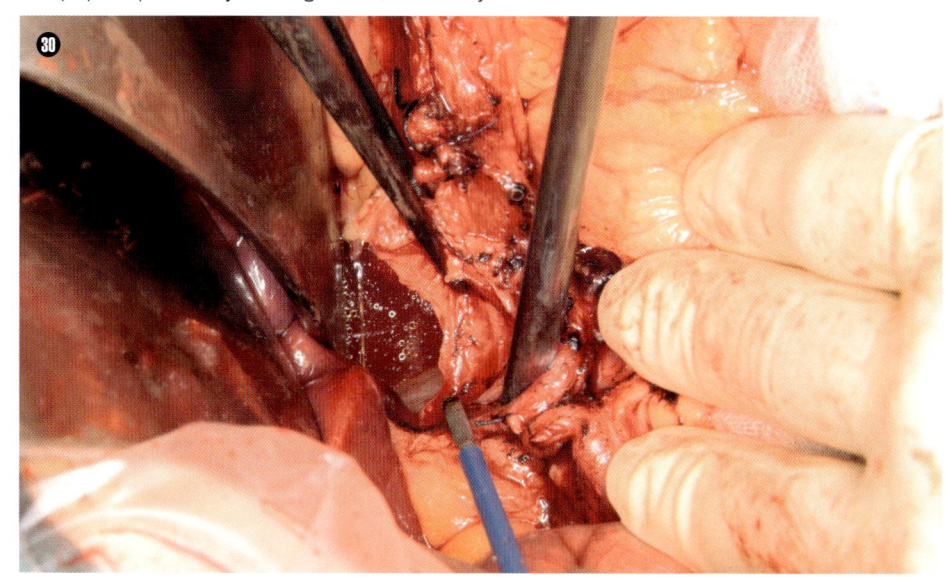

㉚

㉚ 肝十二指腸靱帯の左側で、門脈の左側縁を露出し、12pリンパ節を郭清する。
総肝動脈の背側で、門脈に流入する左胃静脈を結紮切離し、8pリンパ節を郭清していく。
壁の丈夫な動脈を損傷することはまずないが、壁が薄い門脈や左胃静脈は裂けやすい。門脈左壁を確認するまでは慎重に操作する。

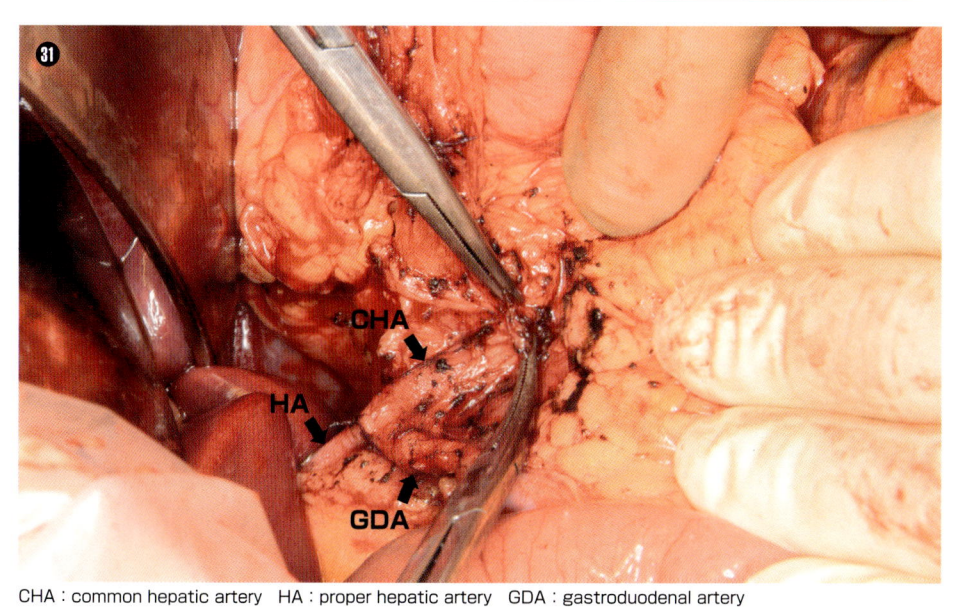

㉛

CHA：common hepatic artery　HA：proper hepatic artery　GDA：gastroduodenal artery

㉛ 総肝動脈背側を左に向かって8pリンパ節を郭清し、腹腔動脈周囲を郭清する。
左胃静脈は、直接門脈に流入する場合、総肝動脈の前面を通る場合、総肝動脈の背側を通る場合、腹腔動脈の左を通る場合と、その走行はいろいろである。
左胃静脈を結紮するまでは気を緩めてはいけない。

2-❹　膵体尾部・脾合併切除の胃全摘術　188

㉜ 総肝動脈背側を左に向かって8pリンパ節を郭清し、腹腔動脈周囲を郭清すると、腹腔動脈前面より分岐する太い左胃動脈が明らかとなる。

8pリンパ節は、深部では膵頭部や門脈の裏面につながっている。肉眼的に転移を認めないようならば、牽引して持ち上がってくるリンパ節を郭清し、無理に深くまでは郭清しなくてもよい。

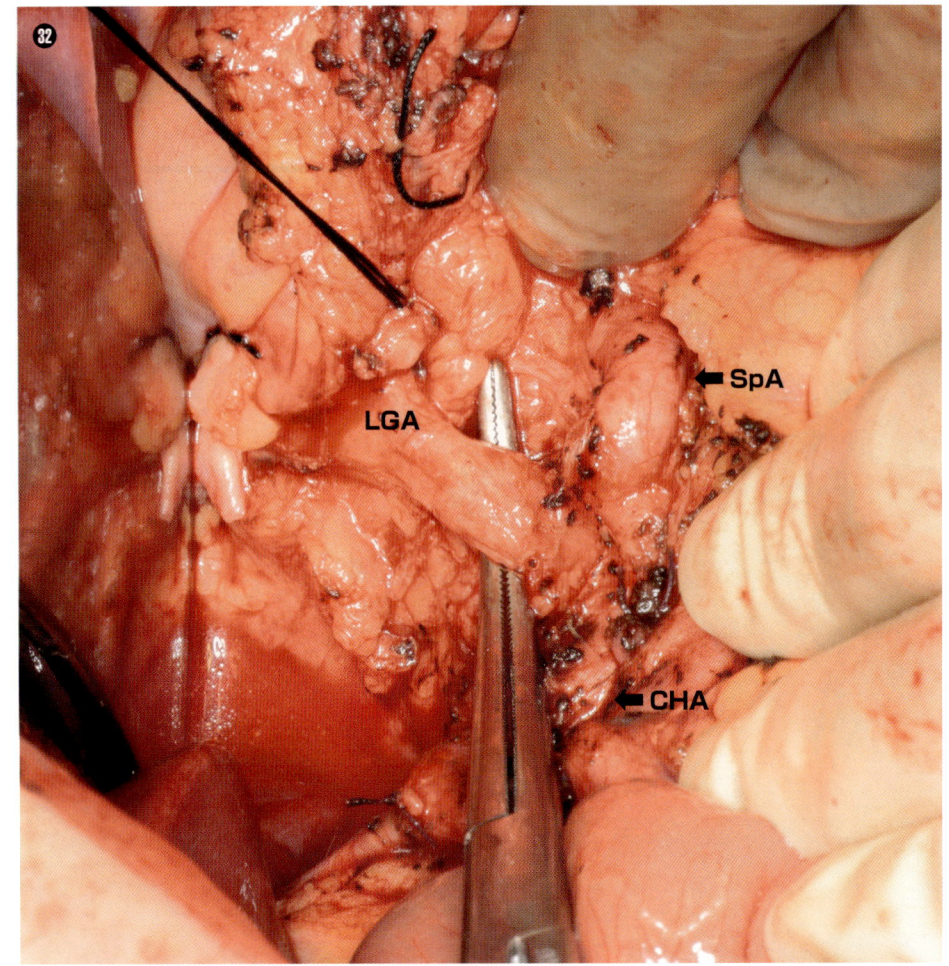

LGA：left gastric artery　SpA：splenic artery　CHA：common hepatic artery

㉝ 太い左胃動脈を根部で結紮切離する。左胃動脈の断端には、結紮に加えて刺通結紮も加え、二重結紮にしておく。

太い動脈の切離端は、絶対に術後の後出血が起きないように、遠位側を刺通結紮として二重に結紮している。動脈の結紮にも吸収性合成糸を用いている。

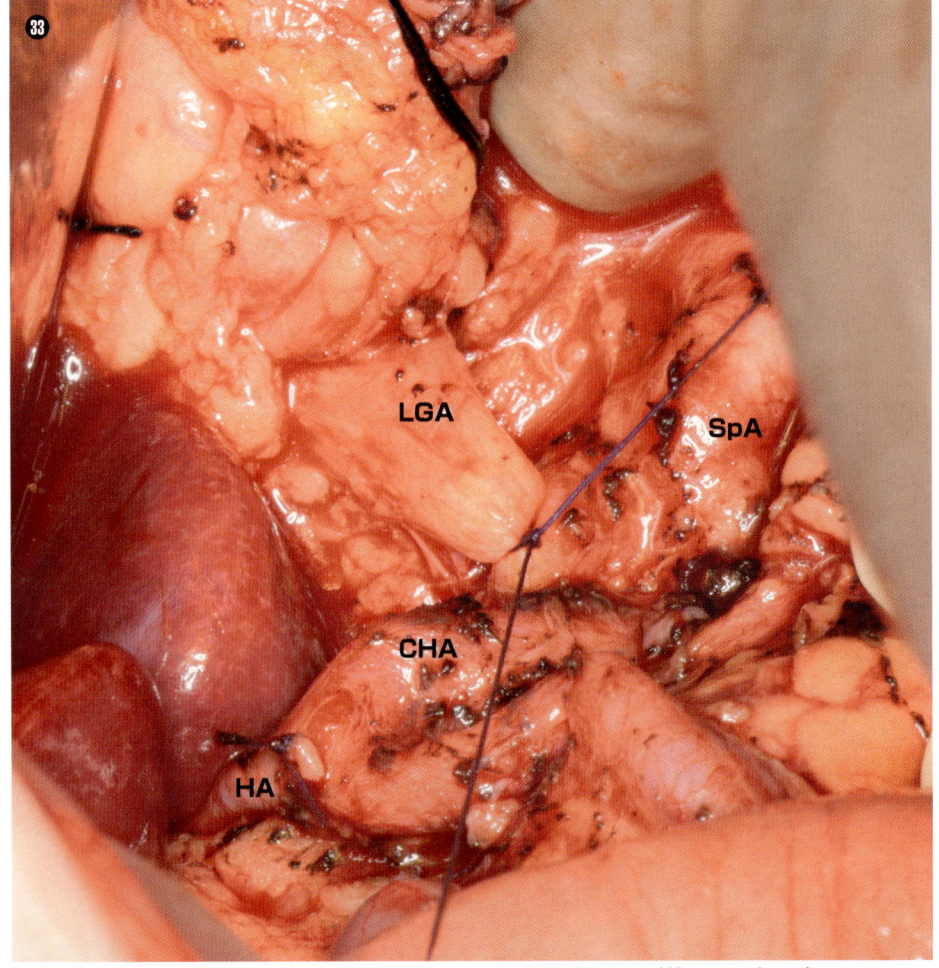

LGA：left gastric artery　SpA：splenic artery　CHA：common hepatic artery　HA：proper hepatic artery

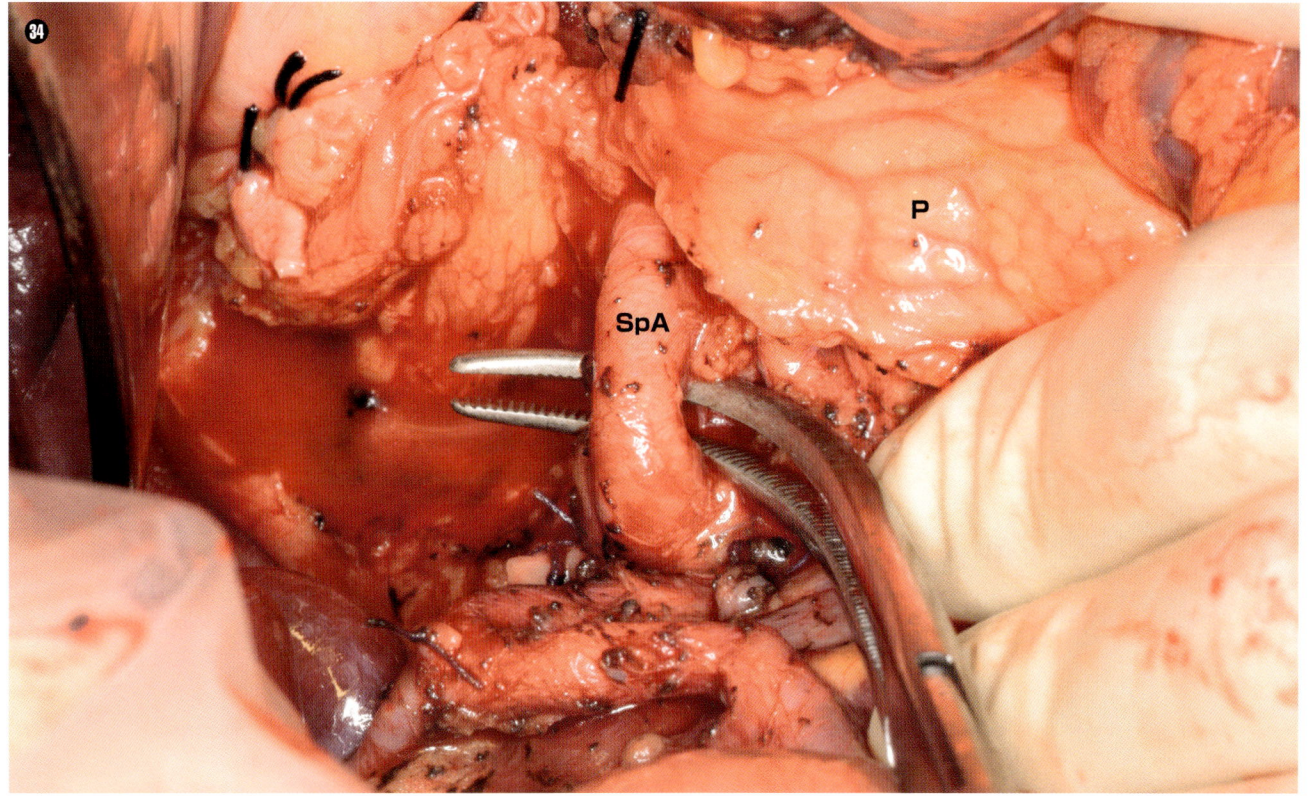

SpA：splenic artery　P：pancreas

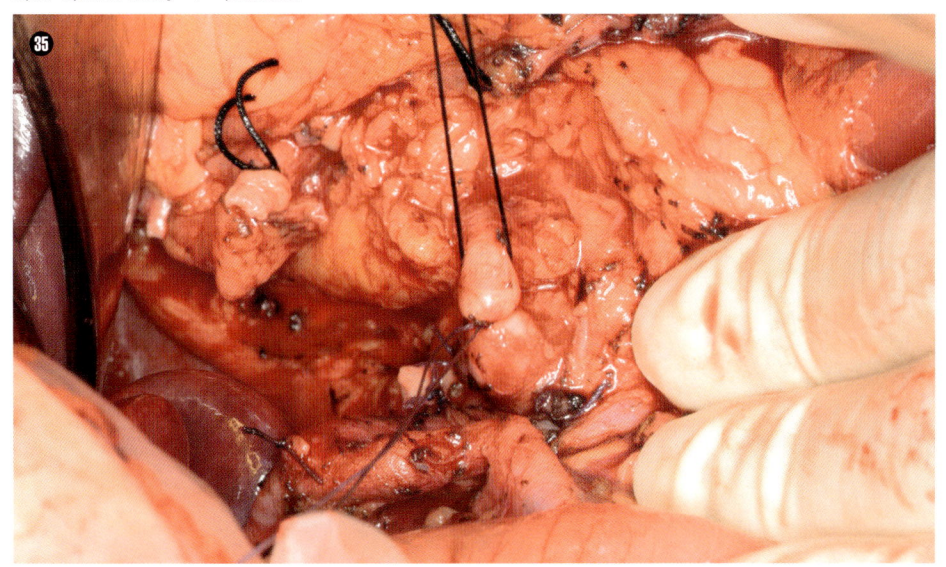

㉞　左胃動脈を結紮切離してから、脾動脈周囲を郭清する。膵上縁に横走する脾動脈を露出させる。

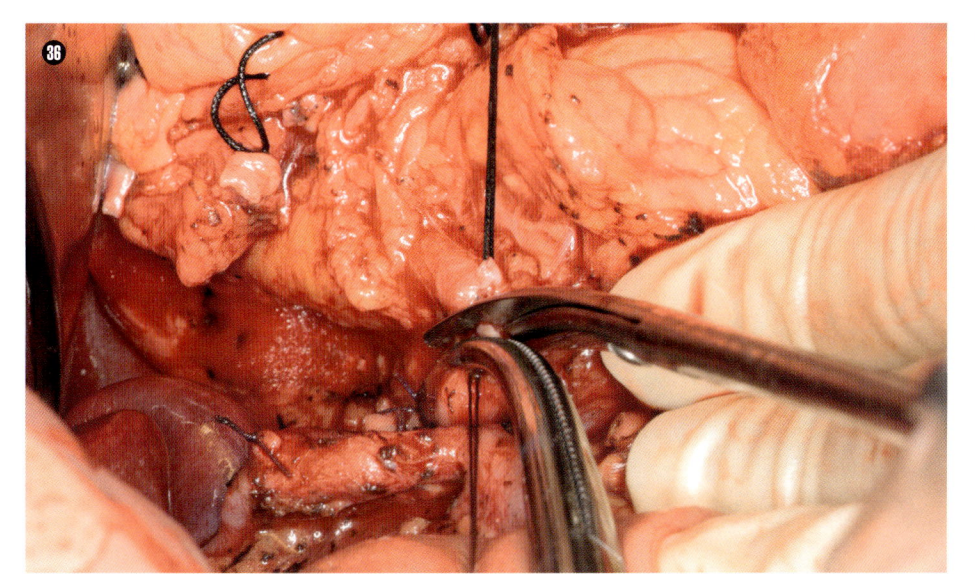

㉟　脾動脈を根部で結紮する。
写真で糸の色が異なるのでわかるように、切除側は絹糸で、腹腔に残る側は吸収性合成糸で結紮する。吸収性合成糸はコストが高いが、感染は少ない。切除側に高価な吸収糸を用いる必要はない。

㊱　脾動脈を切離する。
切離した脾動脈の断端は、刺通結紮も加えて、二重結紮にしておく。
動脈は二重結紮にしているが、径が3mm以上あるような太い動脈の断端は、必ずtransfixing sutureを加えて、絶対にはずれないように確実な結紮としている。

2-❹　膵体尾部・脾合併切除の胃全摘術　190

食道切離

腹部食道周囲を郭清し、左右の迷走神経を切離して食道を切離する。この際、筋層を傷つけないようにする。Purstringを用いて食道を切離した後、速やかにanvil headを食道断端内に留置して、食道切離端が全周にわたりしっかりとanvil headのシャフトに縛られるまでは慎重に操作する。

㊲ 腹部食道の後面で、左右の横隔膜内側脚の筋束を露出しておく。

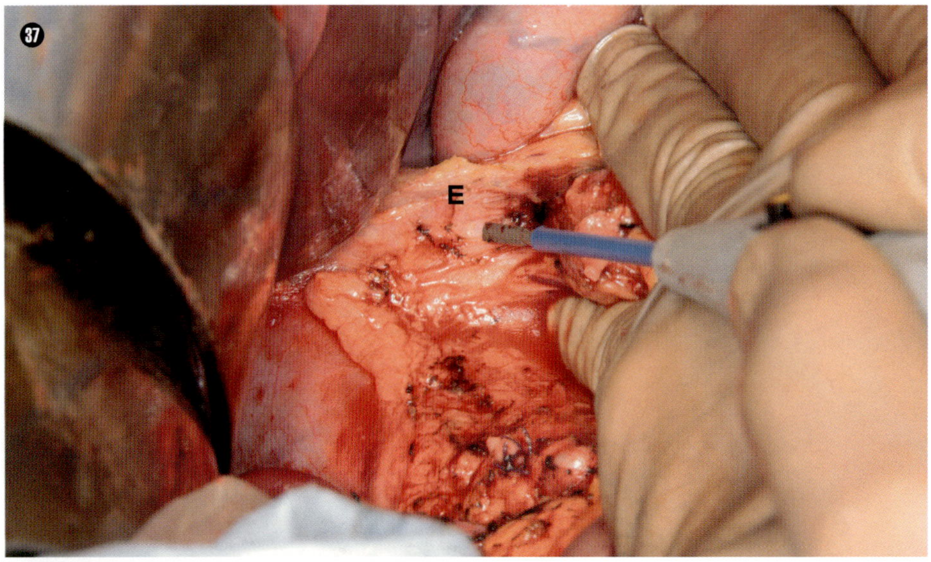

E : esophagus

㊳ 腹部食道前面で、横隔膜との間の漿膜を切離して、腹部食道周囲を郭清する。
左右の迷走神経を切離する。左右の迷走神経を別々に確認して切離するが、この時、食道の筋層を傷つけて、吻合部となる食道壁が脆弱とならないように気をつける。

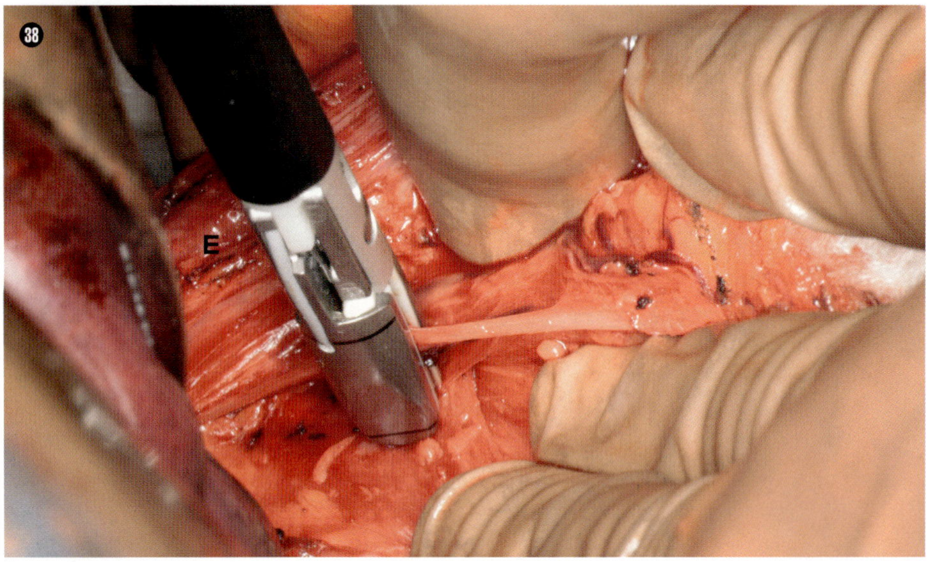

E : esophagus

㊴ 腹部食道の周囲組織を郭清して、十分に食道を確認する。先端を胃内に留置してある胃ゾンデを食道下部まで引き抜いておく。
通常は、術前に食道浸潤はないと診断されれば、食道胃接合部の少し上方で食道を切離する。
本症例では、術前診断で食道浸潤はないと診断されたが、4型胃癌なので腹部食道を通常より長く切除した。

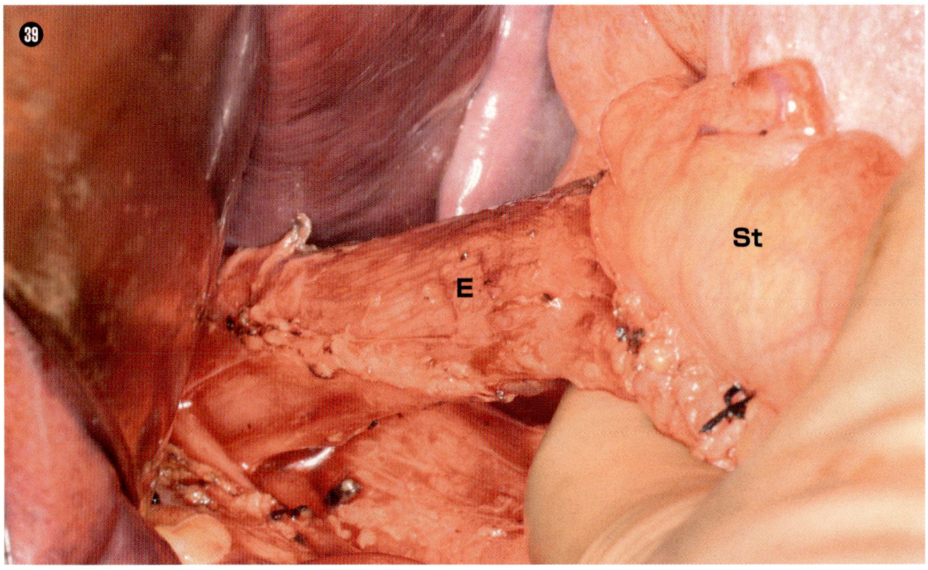

E : esophagus　St : stomach

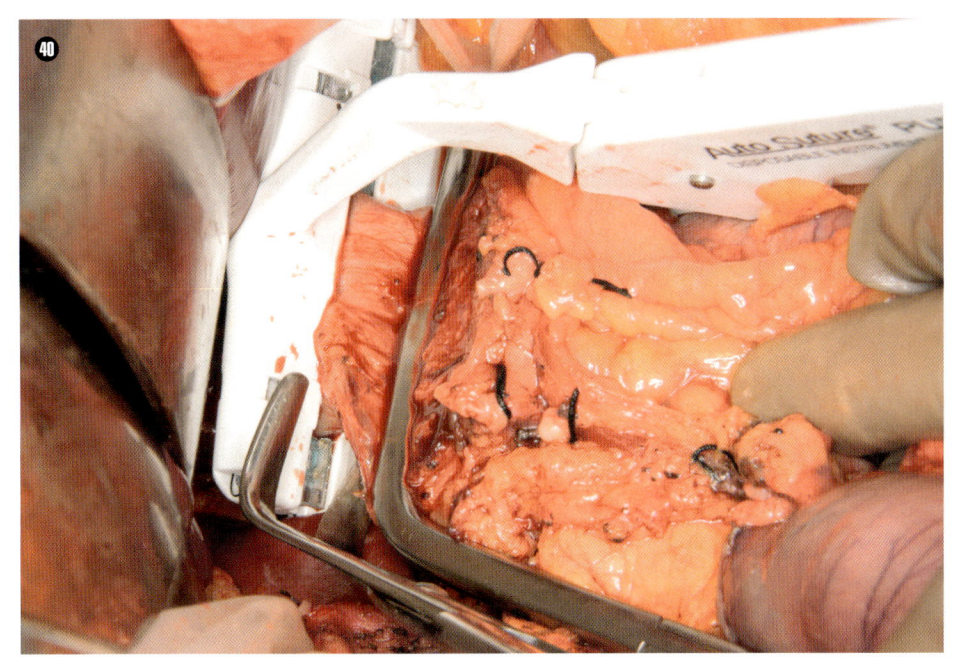

❹⓿ Purstringで把持して、食道を切離する。
Purstring 45はくけ糸を固定するstapleのかかりが浅いので、私は術野が狭い場合は器械の小ぶりなPurstring45を使うが、術野に余裕があれば、器械は大きくてもstapleがしっかりとかかるPurstring 60を用いることが多い。

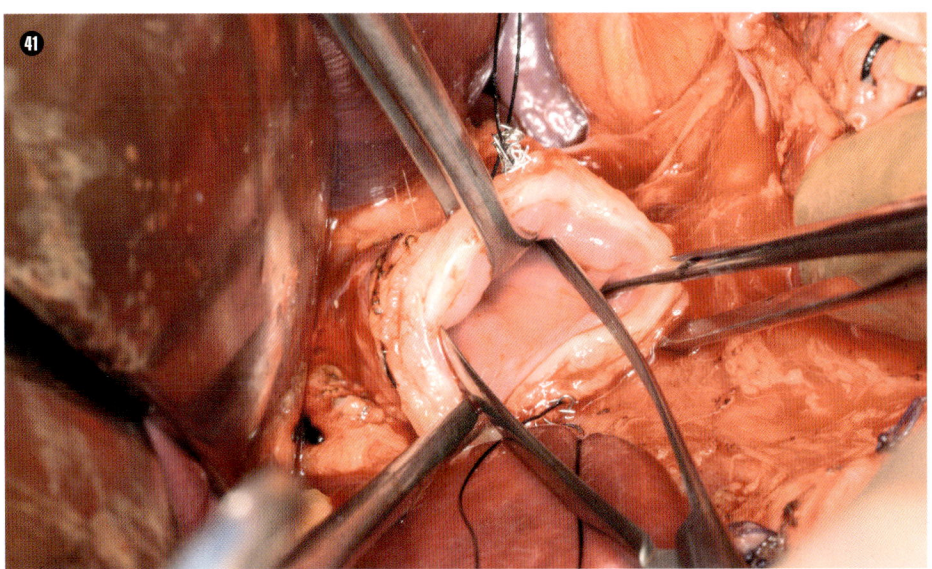

❹❶ 食道断端にPC-EEA25のanvil headを挿入するが、その前にanvil headが楽に挿入できるように、先端の柔らかい食道鉗子で食道内腔を拡張しておく。

❹❷ 食道断端にPC-EEA25のanvil headを挿入して、留置しておく。
食道が狭く挿入が窮屈な場合は、助手の協力でアリス鉗子で広げた食道の断端にanvil headを斜めにして挿入する。

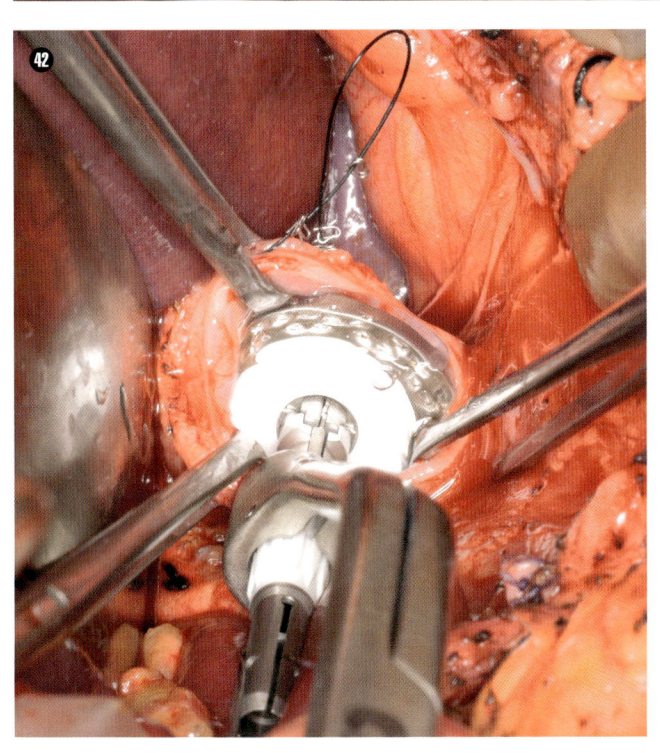

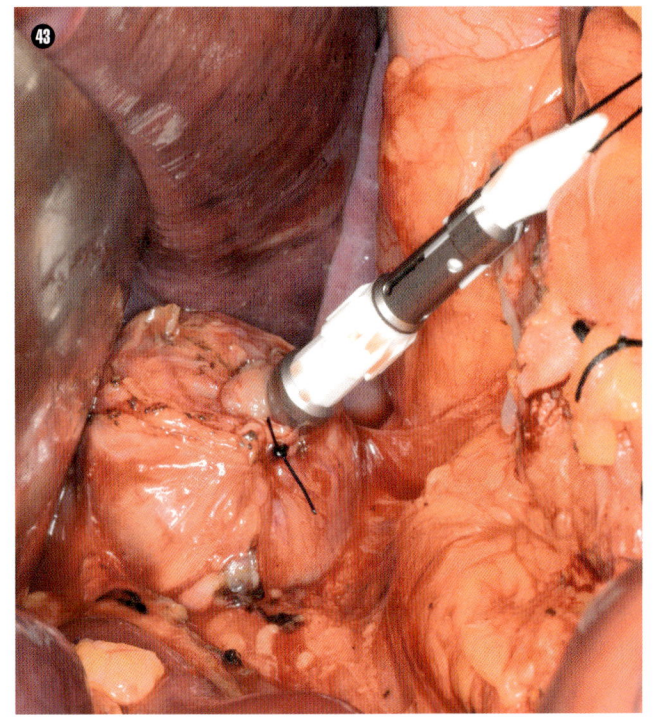

❹❸ くけ糸をanvil headのシャフトの根元で慎重に結紮し、食道壁が全周にわたりしっかりと固定されていることを確認する。

2-❹ 膵体尾部・脾合併切除の胃全摘術　192

胃左側の操作：
脾・膵体尾部を脱転、膵切離

左上腹部背側から脾臓および膵体尾部を脱転して、胃上部の背側を郭清する。脾静脈、膵を切離して標本が摘出される。膵切離面の主膵管は二重に結紮して、膵切離端を合掌様に縫合する。16a 2 latero リンパ節を追加郭清して、切除・郭清操作は終了する。

❹ 左上腹部に術野を転じて、背側から脾臓および膵体尾部を脱転してくる。
ここで一息ついて、ケント鉤で十分に左肋骨弓を牽引しなおして、左横隔膜下の視野を良好にする。
術者の左手で脾臓を愛護的に持ち上げて、脾臓の裏面に留置してあるタオルを取り除く。そして脾臓の奥の後腹膜を1枚、電気メスで切離する。
脾臓は、上方や後方の腹膜を切離しただけでは持ち上がらない。むしろ、脾臓の下方の左腎臓との間の後腹膜を切ると、前方に大きく脱転される。
十分に後腹膜を切離せずに脾臓を強引に持ち上げると、脾臓被膜が損傷して出血させることになる。

❺ 脾臓を損傷することなく、ていねいに遊離してから、脱転した脾臓を手前に牽引し、引き続き膵尾部後面を後腹膜より遊離して、脾臓と膵尾部を一緒に脱転する。
左副腎前面が露出してくるので、左副腎を確認して切り込まないように、その前面で胃の背側を郭清してくる。

❻ 横隔膜の左内側脚を露出すると、左下横隔動脈より分岐する噴門枝が牽引されるので、これを根部で結紮切離する。
本例では、左下横隔動脈より分岐する噴門枝は存在しなかった。左胃動脈、脾動脈の結紮切離操作や、腹腔動脈周囲の郭清操作で、すでにこの部の後腹膜はかなり郭清されているので、膵体尾部の脱転は容易である。

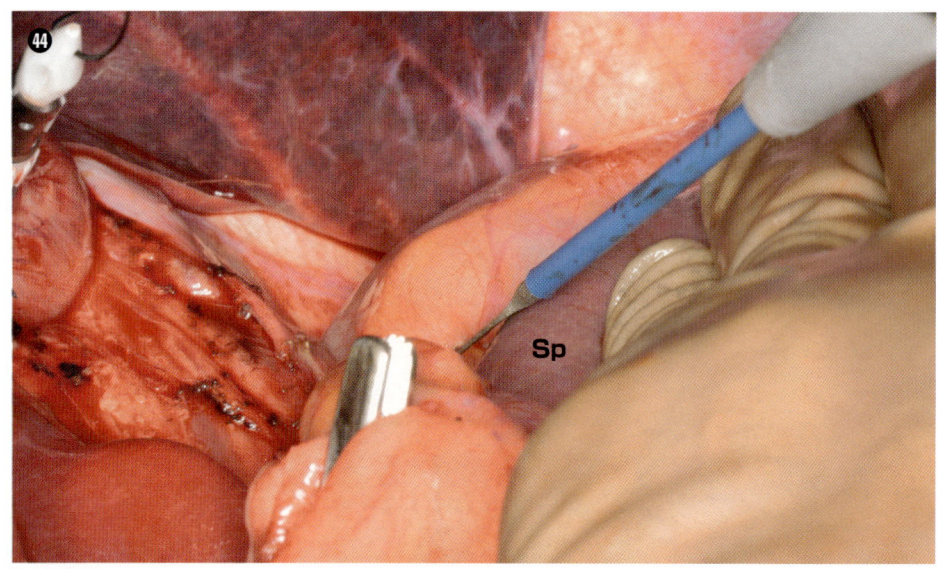

Sp : spleen

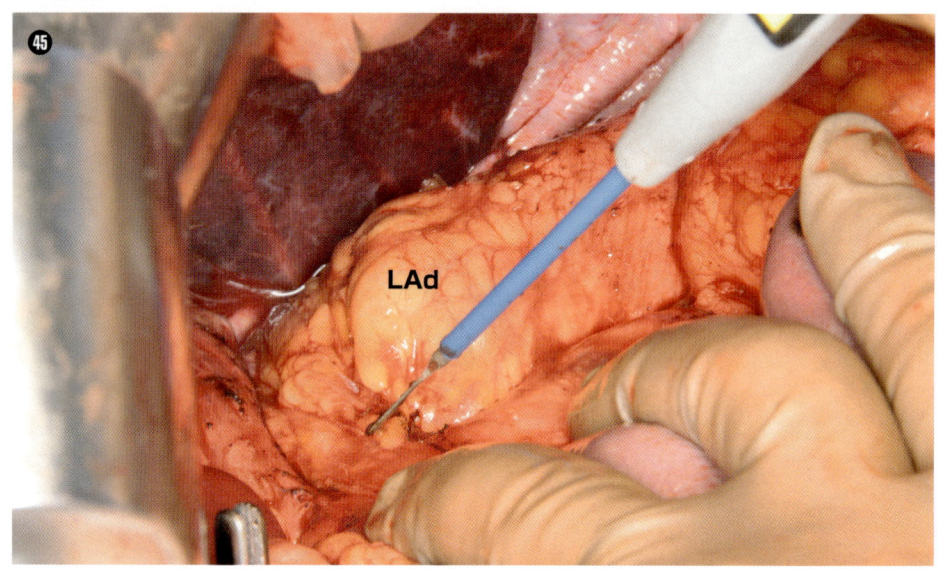

LAd : left adrenal gland

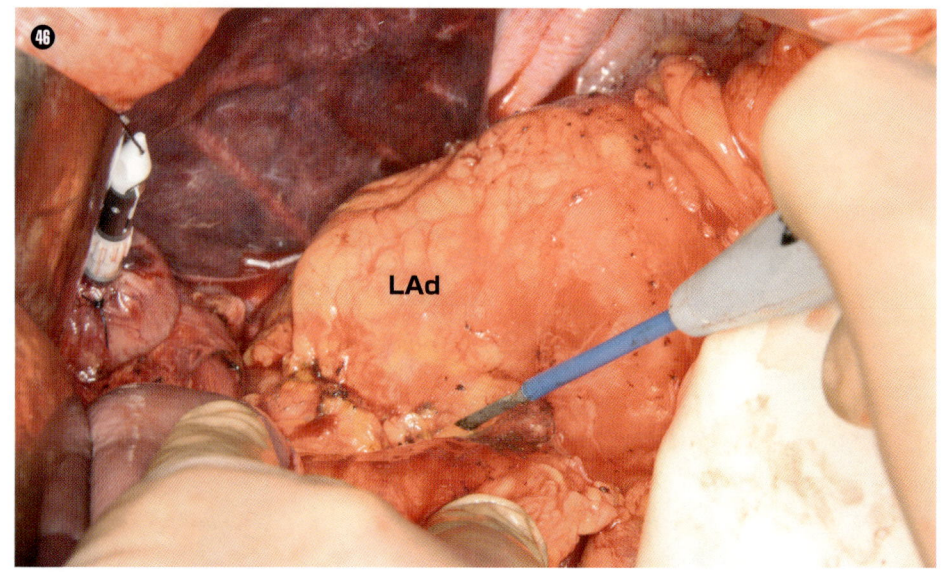

LAd : left adrenal gland

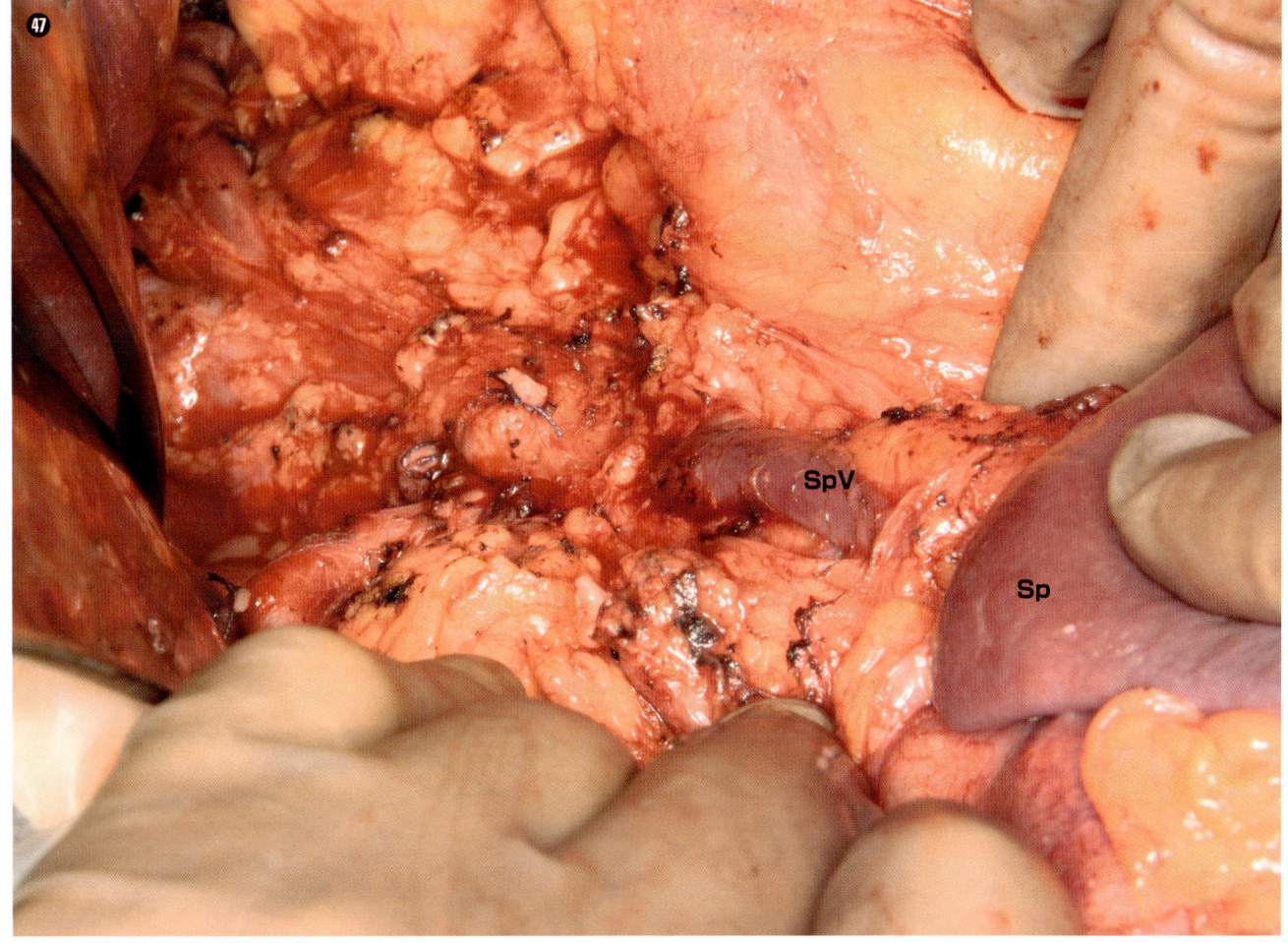

SpV：splenic vein　Sp：spleen

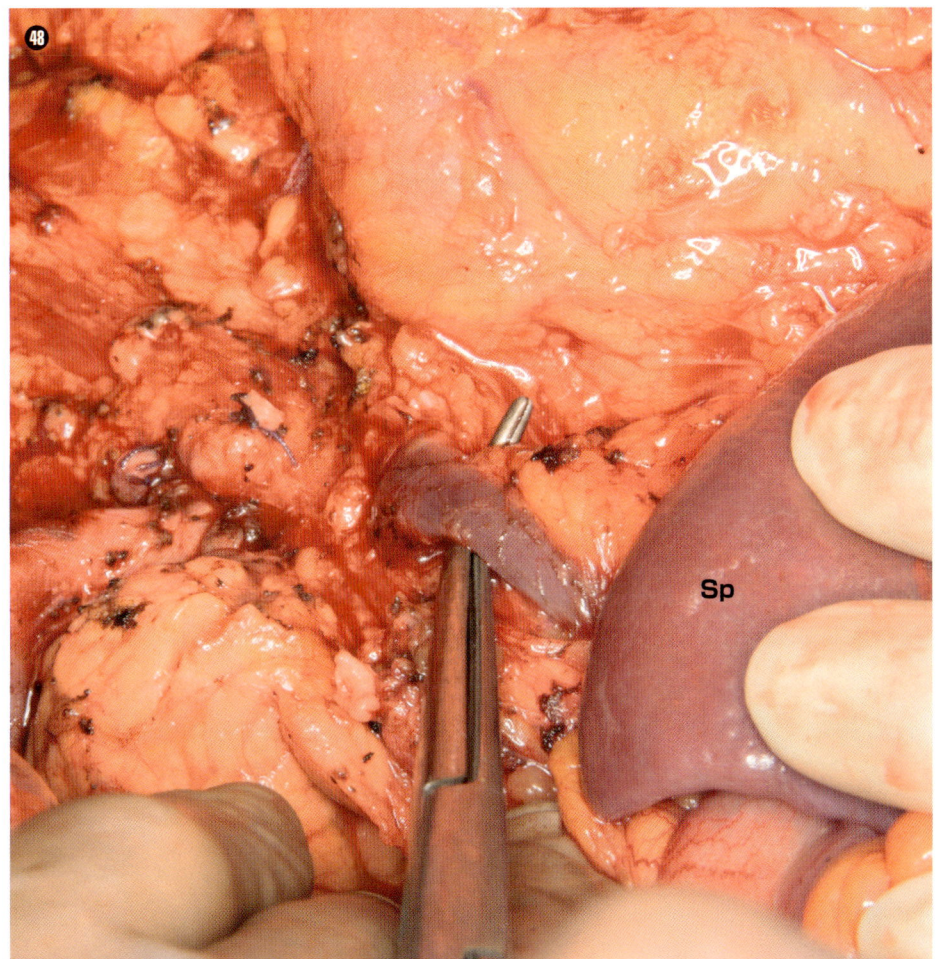

Sp：spleen

㊼　脱転された脾臓と膵体尾部を体外まで遊離して、残った膵尾部周囲の郭清をていねいに行う。膵臓の裏で脾静脈を確認するが、多くの症例では脾静脈下縁に下腸間膜静脈が合流してくることが確認できる。

㊽　ここで、あらかじめ切離した脾動脈の切離部、下腸間膜静脈の脾静脈合流部の位置を確認して、膵をどこで切るかを決める。
膵臓の裏の脾静脈本幹は、下腸間膜静脈の合流部より末梢側の膵切離予定部位で結紮切離する。切離した脾静脈の後腹膜側の断端は、刺通結紮も加えて二重結紮にしておく。

2-❹　膵体尾部・脾合併切除の胃全摘術

St：stomach　Sp：spleen　P：pancreas

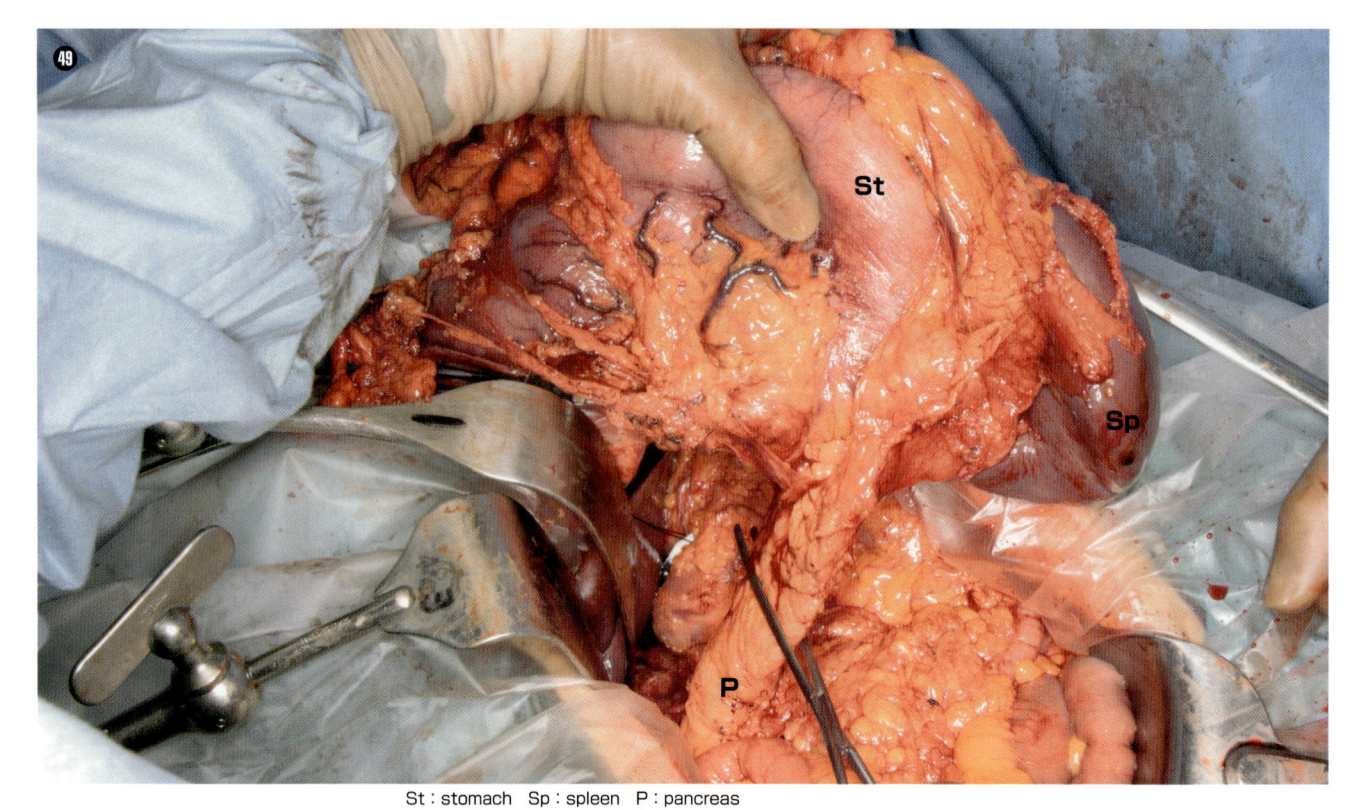

㊾ これまでの操作により、標本を切除するためには、後は膵臓を切離するだけである。術野全体を確認しながら、残る膵頭部側の膵臓を非圧挫性の小児用腸鉗子で把持することにより、膵を切離する際の切離面からの出血を防ぐ。

㊿ 切除標本側の膵臓は、直リスターで把持してから、脾動脈および脾静脈が切離してある部位の膵臓を剪刃のメスで横断的に切離する。

㈤ 膵は残存側がV字型のfish mouth 型になるように斜めに切離する。切離面に現れる主膵管を確実に結紮しなければならないため、膵の中央付近で主膵管を探しながらていねいに慎重に切離する。主膵管は中央付近のやや背面寄りに位置することが多い。

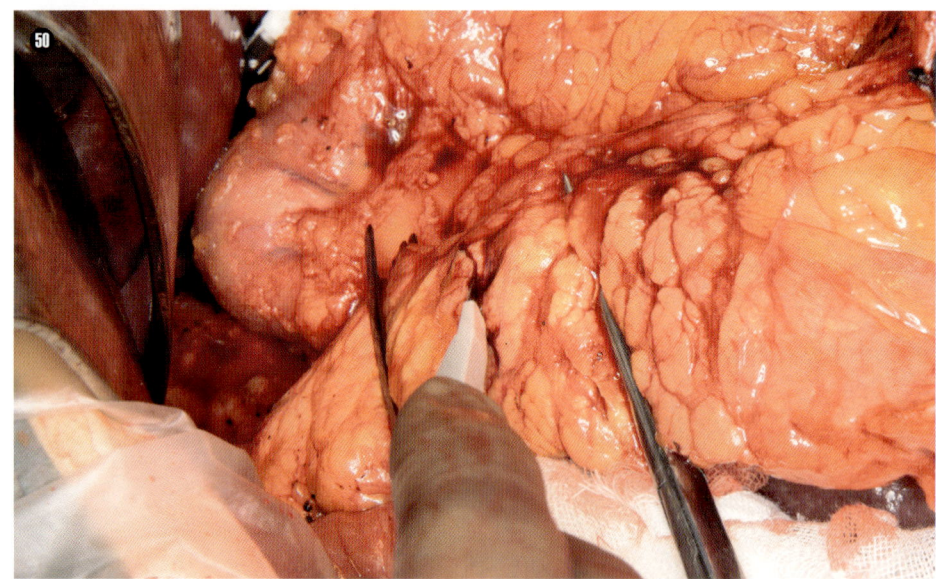

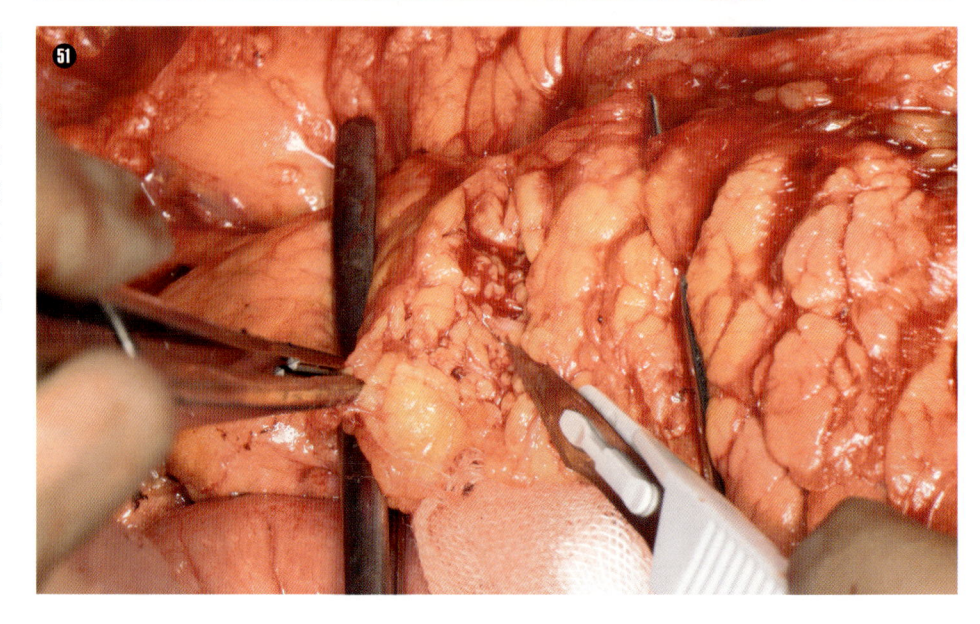

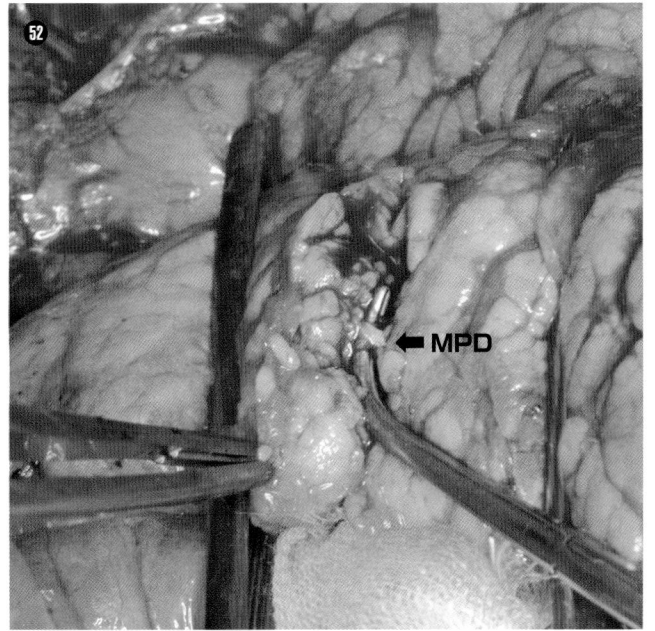

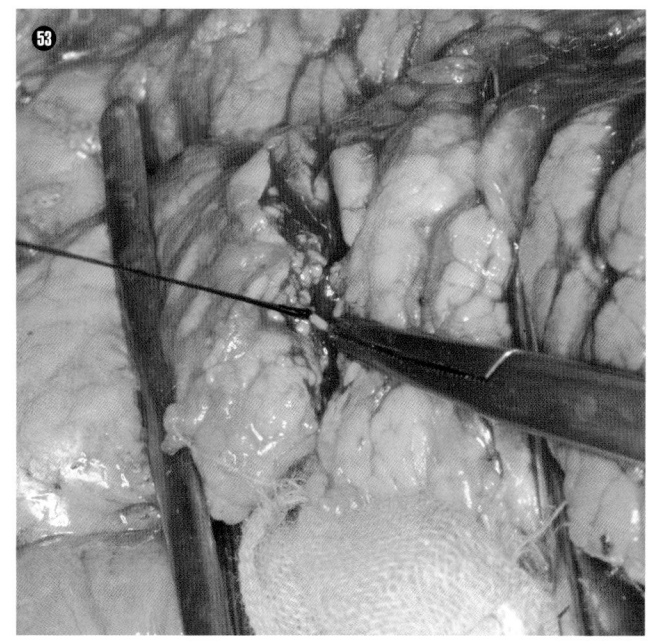

MPD : main pancreatic duct

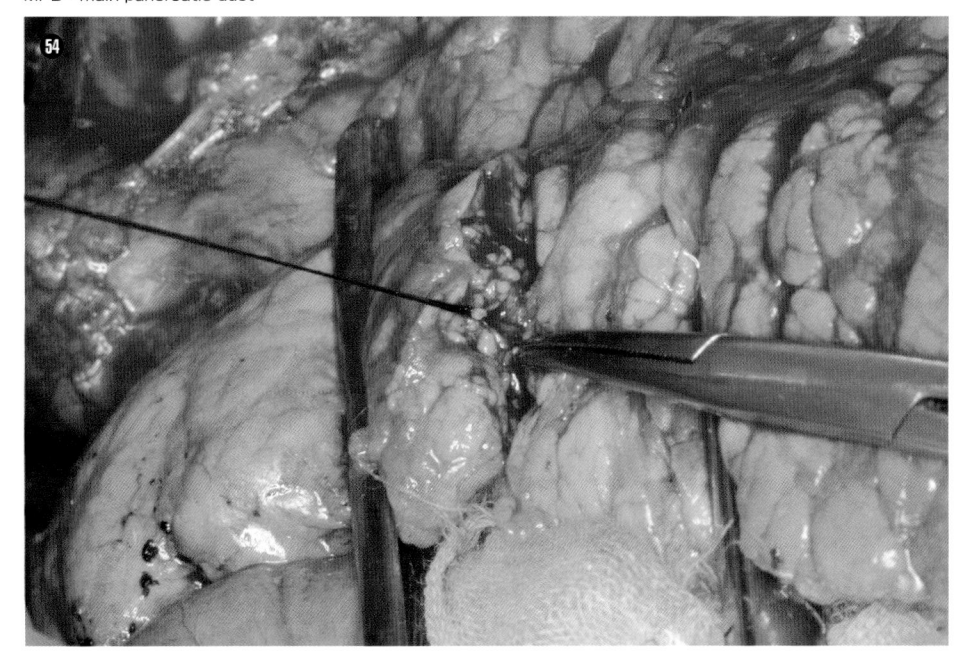

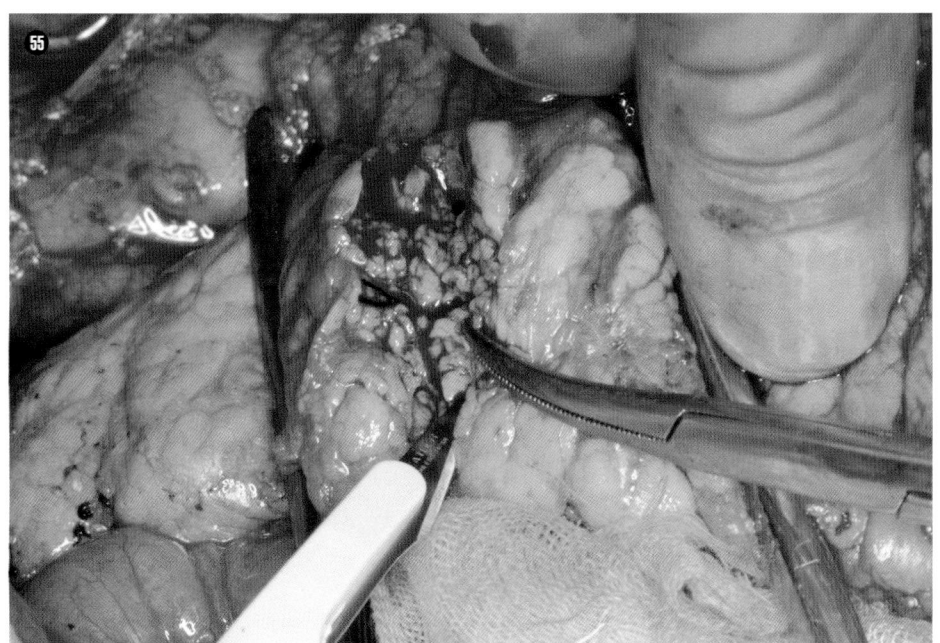

㊷ 主膵管を見つけたら、確実に結紮できるように、周囲の膵組織をていねいに切離する。
少し長く温存するようにして、主膵管をモスキートケリーですくって結紮する。

㊸ 主膵管は、非吸収性の絹糸で結紮する。

㊹ 主膵管を切離する。
主膵管の結紮が不十分ならば、術後に重症の膵液漏が発生するので、確実に主膵管を結紮しなければいけない。
もし、切離面に主膵管が見つからない場合は、切除側の膵臓の切離面で主膵管の位置を確認して、参考にすればよい。
どうしても主膵管が見つからない時は、もう一度、膵を切り直して、新たな切離面で主膵管を探す。

㊺ 残りの膵臓の切り口をV字型のfish mouth型にするために、メスの刃を遠位側に向けて切離する。膵臓を切離すると、切除標本が摘出できる。

2-❹ 膵体尾部・脾合併切除の胃全摘術　196

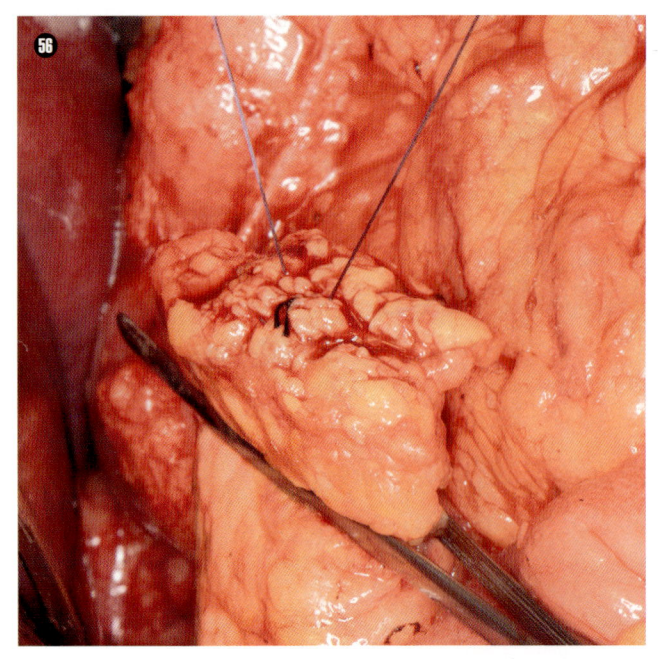

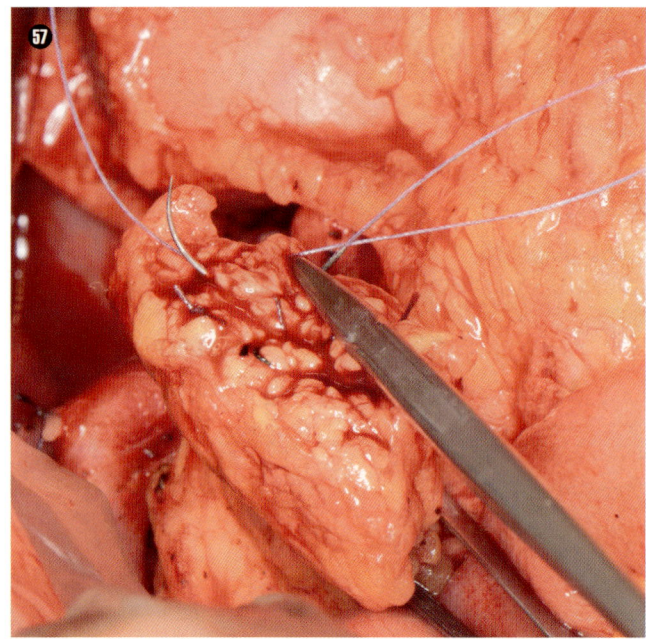

❺❻ 膵切離面で、すでに結紮してある主膵管の切離断端周囲の膵組織に、4-0ダクロン糸をマツリ縫いにてタバコ縫合様にかけて、膵管を二重結紮とする。

❺❼ 膵を把持した腸鉗子を緩めると、膵切離面から数箇所の出血点がある。それらの出血点を吸収性合成糸でZ縫合して縫合止血する。

❺❽ 膵切離端を3-0ダクロン糸でvertical mattressにかけて、この糸をジワーと締めて合掌様となるように縫合する。

❺❾ きれいに、合掌様に縫合された膵断端である。
これまでの経験から、薄くて柔らかい膵は膵液漏になることは少なく、厚くてごつごつした膵は同じように主膵管を結紮して断端を合掌様に縫合しても、膵液漏になりやすいように思う。

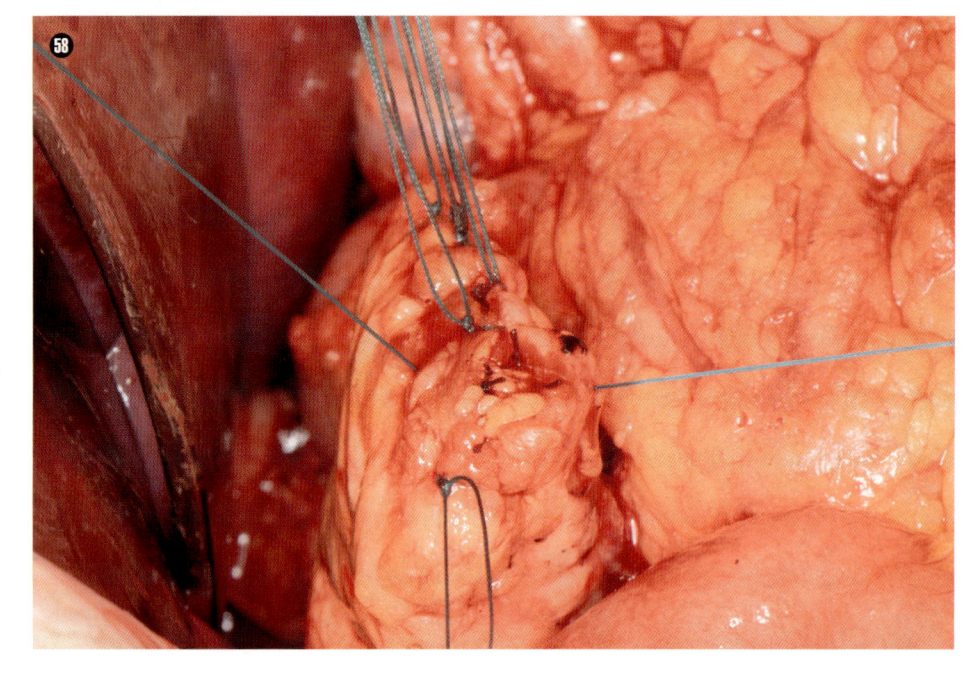

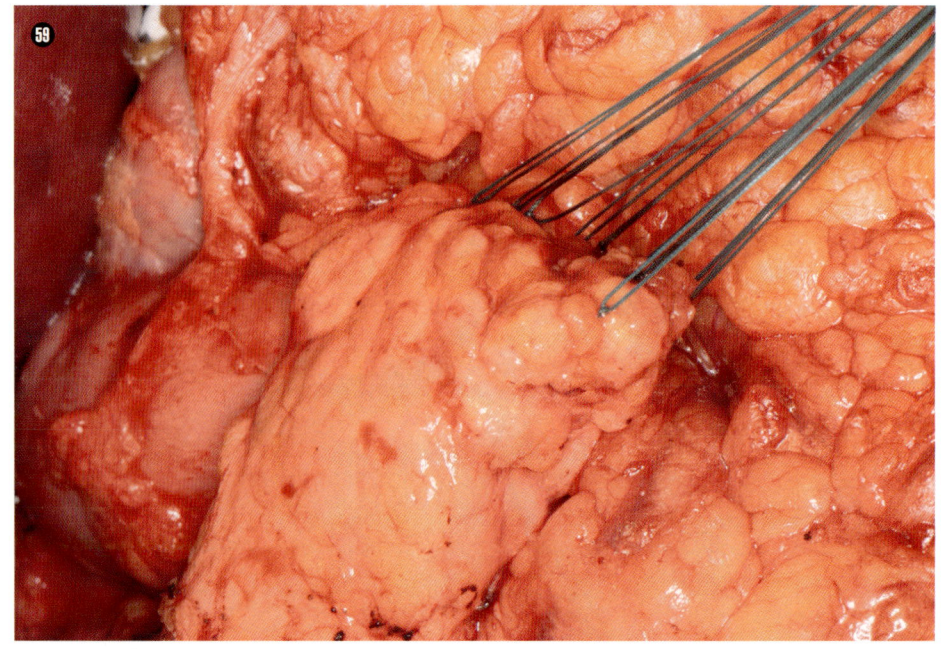

197

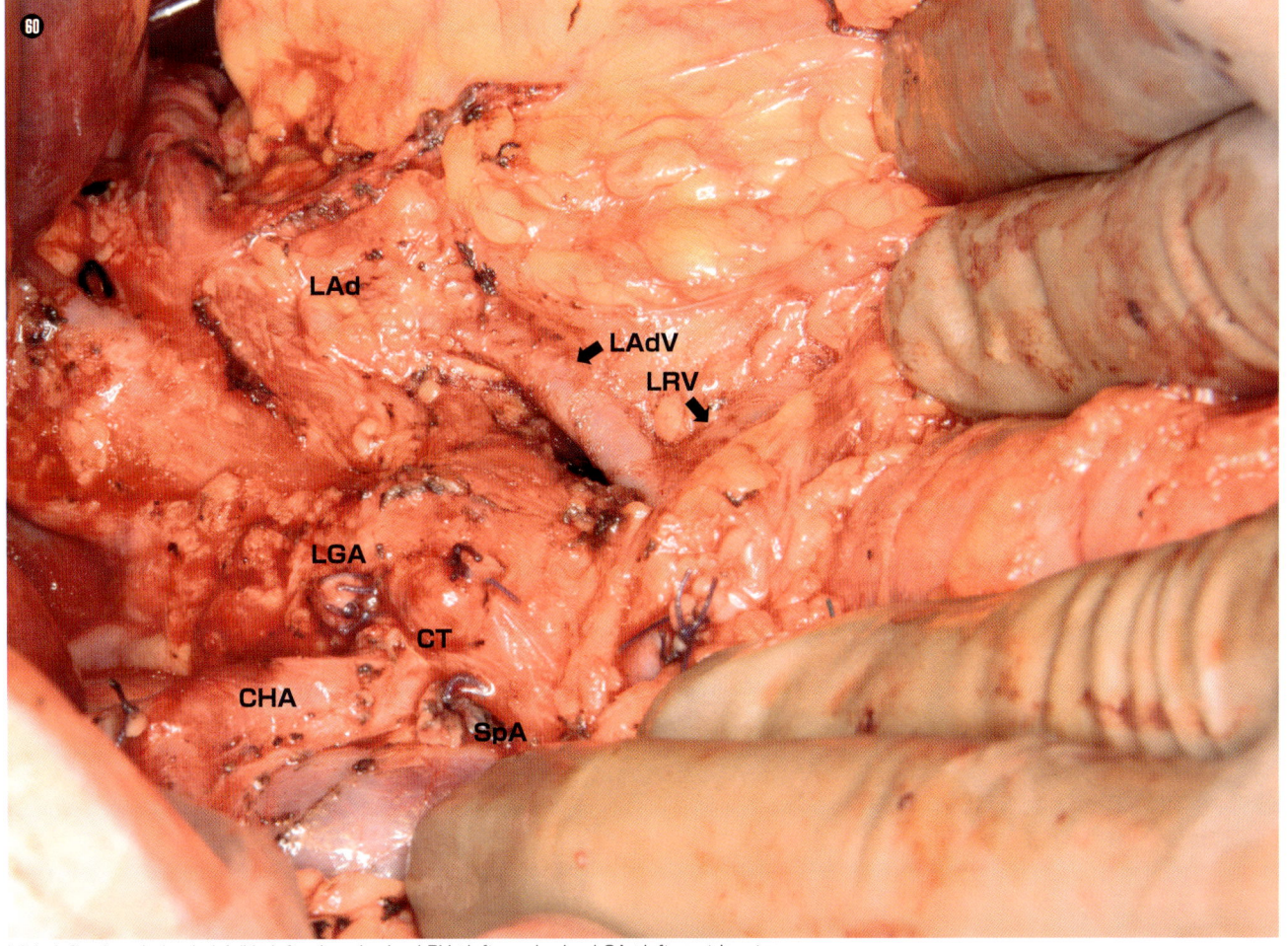

LAd：left adrenal gland　LAdV：left adrenal vein　LRV：left renal vein　LGA：left gastric artery
CT：celiac trunk　CHA：common hepatic artery　SpA：splenic artery

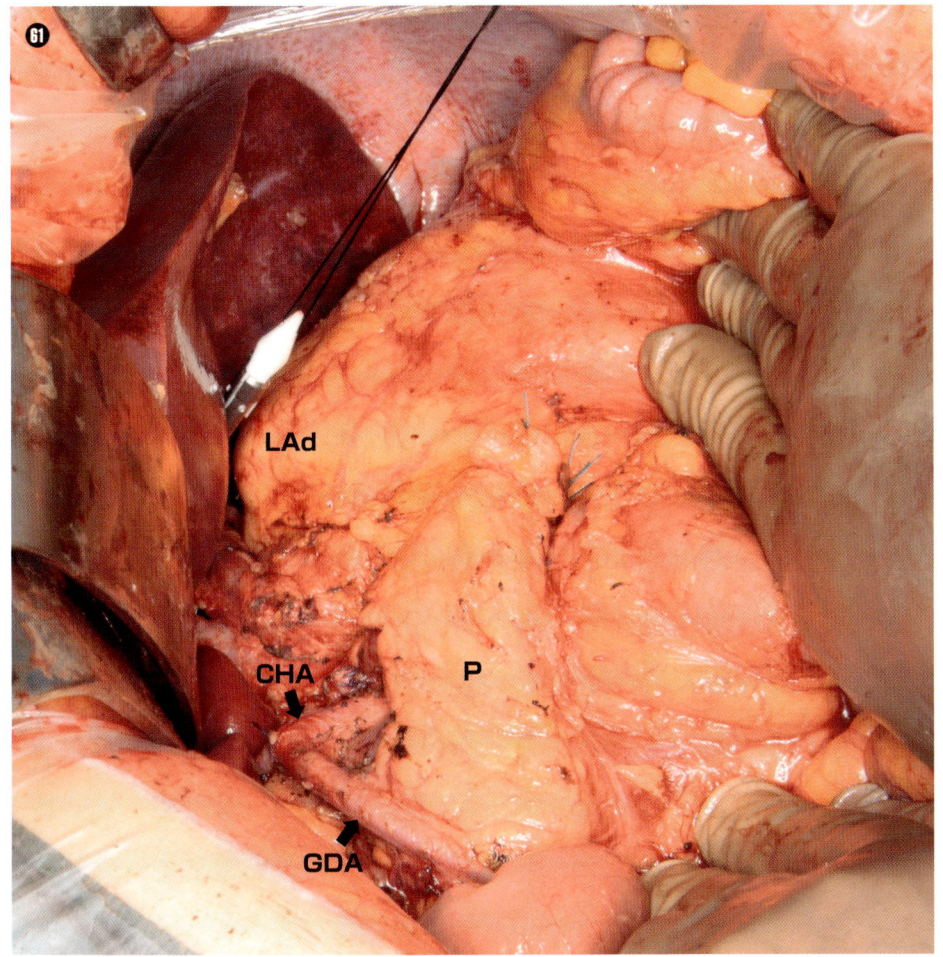

❻⓪ 左腎静脈の上方で、左副腎静脈を見出し、左副腎静脈と腹部大動脈・腹腔動脈根部の間の16a2 lateroを追加郭清する。本例では、特に、腫大したリンパ節を認めなかった。

❻❶ 膵体尾部・脾合併切除による胃全摘術の郭清終了後の術野である。
本術式では、術後の膵液漏の発生頻度は高くなるが、#10・11リンパ節の郭清は十分である。また、膵上縁の脾動脈周囲のリンパ節の郭清も、確実に行える。

LAd：left adrenal gland　CHA：common hepatic artery　P：pancreas　GDA：gastroduodenal artery

再建

胃全摘後の再建は、原則としてRoux-en-Y法で行っている。空腸を挙上して、器械吻合で端側に食道・空腸吻合を行う。器械本体を挿入した空腸端を閉じてから、40〜45cm下方に空腸・空腸吻合を行う。

❷ 食道・空腸吻合は、器械吻合にて端側吻合で行う。
挙上しても緊張のかからない部位の小腸を、血流のよい状態で持ち上げるのが原則である。
anvil headのシャフトの根元に、食道断端の食道壁が全周にわたりしっかりと固定されていることを改めて確認してから、シャフトと本体を合致させる。

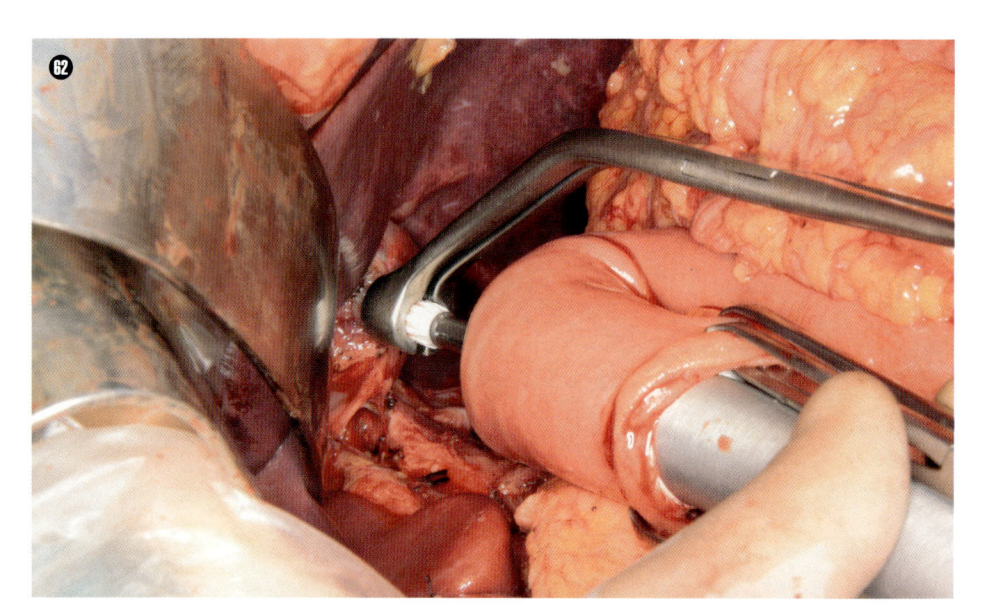

❸ 本例ではPC-EEA 25を用いた。器械吻合を行うようになって、手術時間は短縮し、深い術野の操作にもかかわらず縫合不全は極めて少なくなった。
安全に行える器械吻合といえども原則やコツがあるので、習熟すべきである。

❹ 吻合が終了するとPC-EEAを挿入した断端を閉鎖する。本例では、EndoGIAで閉鎖したので、補強縫合を加えなかった。
空腸の盲端があまり長いと食物停滞感を訴えることが多いので、盲端の長さは短くするとよい。

器械吻合を行った後には、その場で2個のリングが全周性に切除されているか確認する。
リングが確認されても、術者と助手の2人の肉眼で、食道空腸吻合部がしっかり吻合されているか、小さな不全縫合部はないか、全周にわたり確かめる。
しっかりとしていれば、原則として漿膜筋層の補強縫合は通常加えていない。少しでも不安があれば、全層に結節縫合で補強を加える。

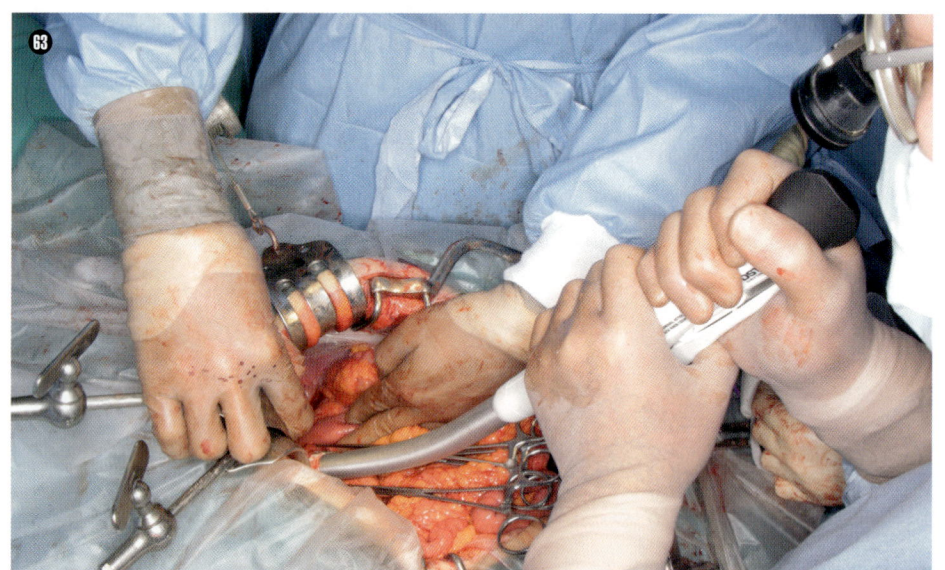

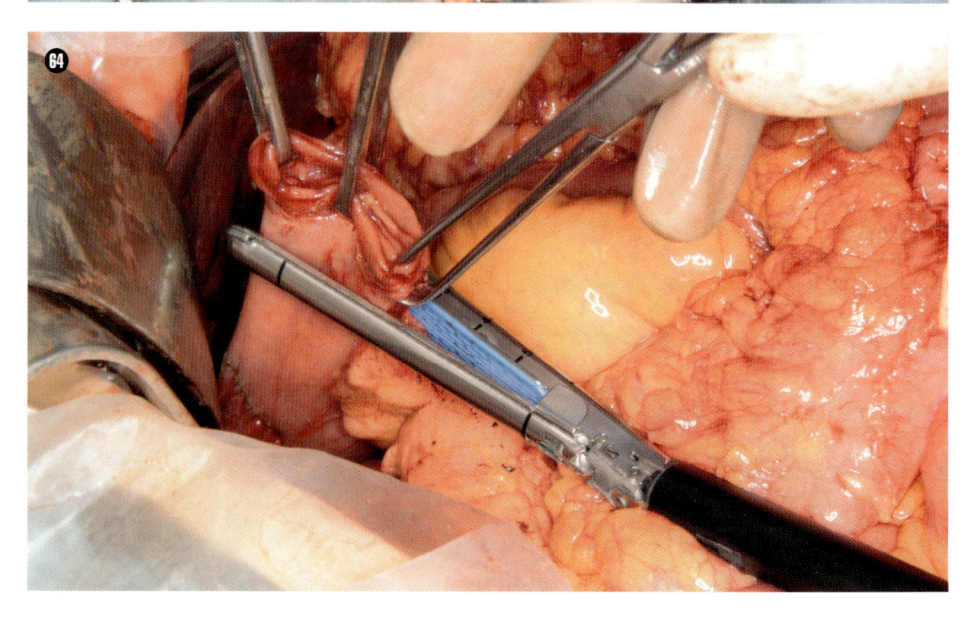

閉腹

結腸後に挙上した空腸ループを横行結腸間膜に固定し、空腸間膜の裂隙を縫合閉鎖する。最後に止血が十分であることを確認し、腹腔内を洗浄してドレーンを留置し、閉腹する。皮膚は吸収性合成糸で埋没縫合して、手術を終了する。

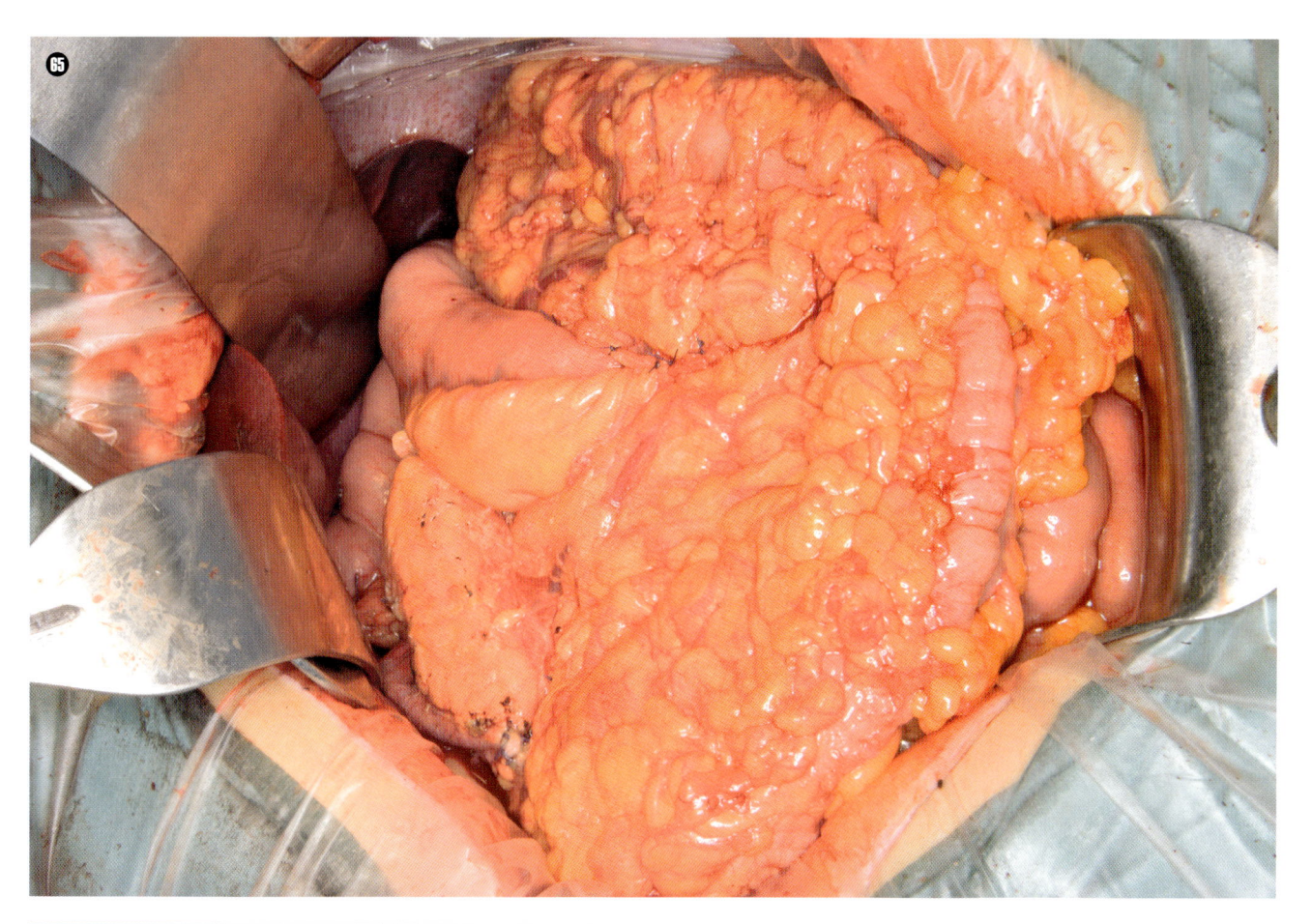

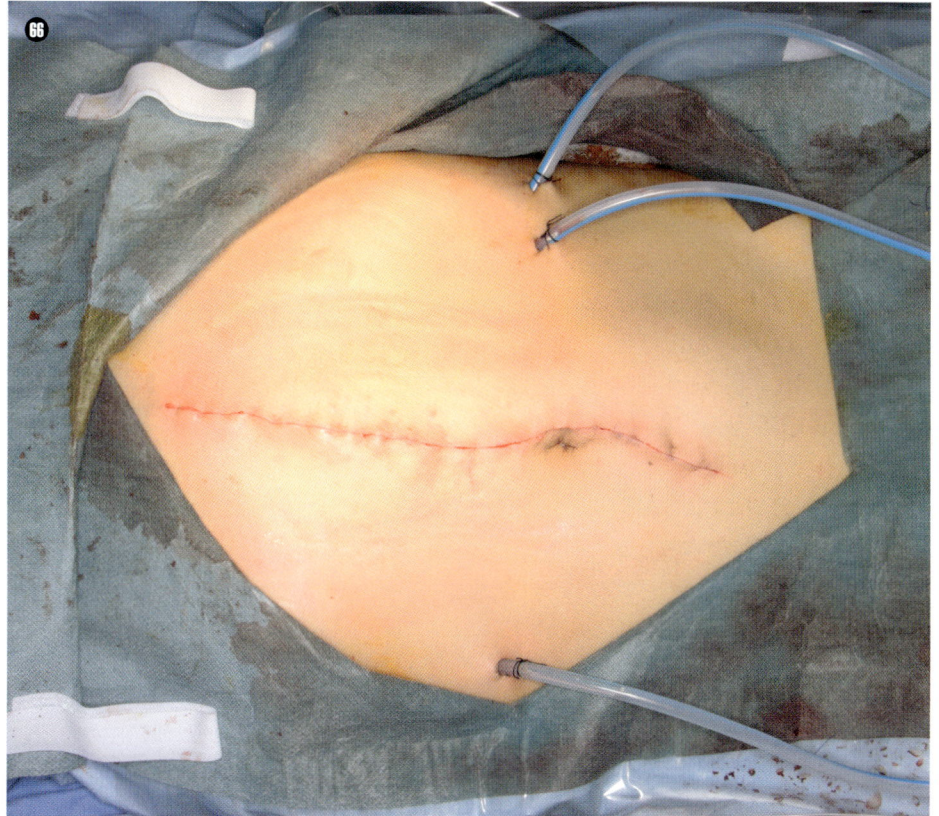

⑤ 食道・空腸吻合部から45cm下方で、空腸・空腸吻合を側端(全層はPDS 4-0連続、漿膜筋層はsilk 4-0結節)にて、手縫いで吻合した。
閉腹前に、腹腔内を生理食塩水3000mlで洗浄する。

⑥ 左側腹部から左横隔膜下へ閉鎖式19号J-VACドレーンを留置する。
右側腹部からWinslow孔を通して、閉鎖式19号J-VACドレーンをおく。
膵切離端付近にも、閉鎖式19号J-VACドレーンを留置し、閉腹して手術を終了する。

2-④ 膵体尾部・脾合併切除の胃全摘術

2-5 膵温存の脾合併切除胃全摘術

NTT東日本関東病院外科部長
小西敏郎

膵尾側・脾動脈本幹を温存し、脾は合併切除。膵液漏の発生を防止する胃全摘術を供覧

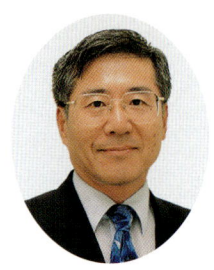

NTT東日本関東病院
外科部長
小西敏郎

　本邦では、胃全摘を必要とする胃上部の進行胃癌には、♯10・11リンパ節郭清および、網嚢内の腹膜播種病巣切除を目的として、en blocに膵体尾部と脾を合併切除する術式が一般に行われてきた[1]。

　しかし、膵体尾部を合併切除すると、術後合併症として、往々にして膵液漏が発生する。いったん膵液漏が発生すると、往々にして左横隔膜下や左上腹部に膿瘍を形成し、長期的なドレーン留置を必要とし、入院期間が遷延する。また、まれではあるが、創部出血のために重篤化する場合もある。

　筆者は、胃全摘術での膵合併切除における膵液漏防止のために、残存膵の膵管内に凝固剤エチブロックを部分的に充填する方法を報告した[2]が、ドイツ製品のエチブロックは入手が容易ではない。

　最近は、膵体尾部を切除しないで脾臓を合併切除し、♯10・11リンパ節を郭清する術式も工夫され、丸山らは脾動脈を腹腔動脈から分岐する根部で切離し、膵臓を温存する術式を報告している[3]が、この術式では膵液漏発生の合併症がある。

　筆者は、脾はen blocに郭清するが、膵尾側および脾動脈本幹を完全に温存して、♯10・11リンパ節郭清を行う胃全摘術(または噴門側胃切除術)を標準術式として施行しているので、その手術を供覧する。

適応

　本術式の適応は、術前診断で治癒切除が可能な胃上部の進行胃癌例で、術中に明らかな♯11リンパ節転移や膵への直接浸潤を肉眼的に認めない症例としている。

手術手順

　おもな手術手順を述べる。

　まず、最初にKocherizationを行い、16b1 interリンパ節に腫大のないことを確認する。

　右側のomento-bursectomyから開始し、右胃大網静脈および右胃大網動脈を根部で結紮切離し、左側まで完全にomento-bursectomyを行う。

　この時点で、膵前面の漿膜を可及的に膵尾側まで剥離しておく。

　次いで、小彎側へ術野を展開して、肝胃間膜を切離し、右胃動静脈を根部で結紮切離してから、十二指腸を切離する。

　さらに、門脈の左縁を露出し、肝十二指腸靱帯の左側を郭清する。総肝動脈の周囲および背面の8pリンパ節を郭清して、左胃静脈を結紮切離。腹腔動脈周囲を郭清し、左胃動脈を根部で結紮切離する。

　このあとに、膵上縁に沿って、脾動脈周囲の郭清を可及的に膵尾側まで加えておいてから、腹部食道周囲を郭清し、食道を切離する。

　次に、脾臓および膵体尾部を脱転して、左下横隔動脈より分岐する噴門枝を根部で切離する。脱転した脾臓と膵体尾部を十分に遊離し、脾臓と膵尾を体外に引き出すようにして膵臓を温存しながら、脾門部および膵上縁の脾動脈幹リンパ節をていねいに郭清。脾動静脈を膵尾部付近で各々二重に結紮切離して、脾臓を合併切除し、標本を切除する。

　最後に、16a2 lateroリンパ節を追加郭清して、切除を終了する。胃全摘後の再建は、おもにRoux-en-Y法で行っている。再建を終了してドレーンを留置し、閉腹して手術を終了する。

---

1) 梶谷鐶:消化管癌手術アトラス. 金原出版, 東京, 1992.
2) Konishi T, Hiraishi M, Kubota K, Bandai Y, Makuuchi M, Idezuki Y : Segmental occlusion of the pancreatic duct with prolamine to prevent fistula formation after distal pancreatectomy. Ann Surg 221 (2) : 165-170, 1995.
3) 丸山圭一:胃癌手術における膵尾側の新しい廓清手技. 消化器外科セミナー1. p111-131, へるす出版, 東京, 1980.

CASE & FLOW CHART

症例

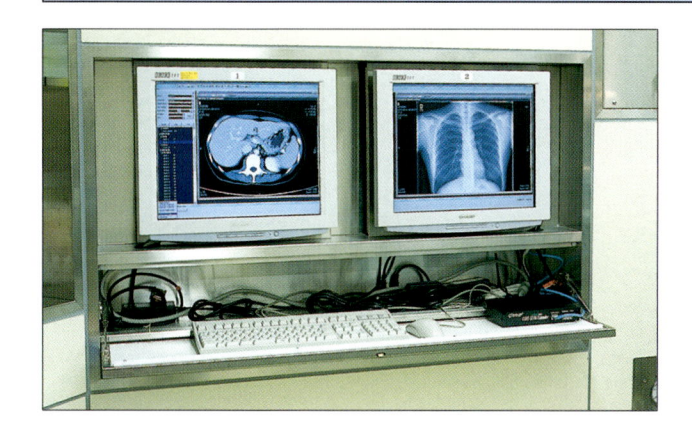

42歳・女性
1か月前より続く空腹時上腹部違和感を訴え、体中部後壁のⅡc＋Ⅲ様進行癌が診断されたため、膵温存の脾合併切除胃全摘術を施行した。
手術時間は4時間30分、出血量は400mlであった。
左の写真は、NTTとIBMで開発した当院のペーパーレス・フィルムレスの最新の電子カルテシステムである。レントゲン写真も、手術室内の端末モニターで読影する。

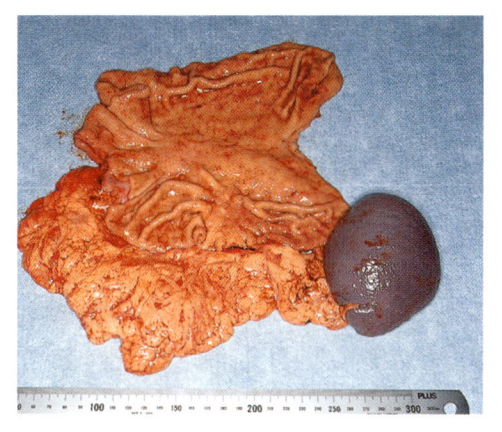

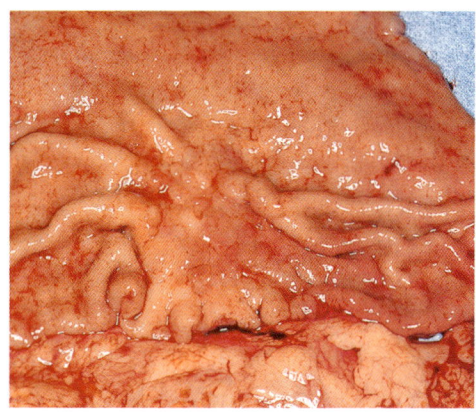

手術診断では、HOPONOS 0で深達度MPのStage IBであった。
切除標本の病理診断では、胃体中部後壁の7.5×7cmの漿膜下層まで達するpoorly differentiated adenocarcinomaでⅡc様進行胃癌であった。
リンパ節転移は4/38で、4d、4sb、7リンパ節に転移を認めるn2であった。

術式

1	開腹後、まずKocherizationを行い、16b1 interリンパ節を検索	❶
2	total omento-bursectomy	❷❸
3	右胃大網静脈および同動脈を結紮切離	❹～❼
4	膵前面の漿膜を膵尾まで剥離	❽～⓫
5	肝胃間膜を切離し、右胃動静脈を結紮切離	⓬～⓯
6	十二指腸を切離	⓰⓱
7	8pリンパ節を郭清し、左胃静脈を結紮切離	⓲～⓴
8	腹腔動脈周囲を郭清し、左胃動脈を結紮切離	㉑
9	膵上縁に沿って、脾動脈周囲を郭清	㉒～㉔
10	食道を切離	㉕㉖
11	膵体尾部・脾を脱転し、膵尾部周囲を郭清	㉗～㉛
12	脾動脈と脾静脈を結紮切離して標本を摘出	㉜～㉟
13	16a2 lateroを追加郭清	㊱㊲
14	食道・空腸吻合、および空腸・空腸吻合	㊳
15	ドレーンを留置して、閉腹	㊴

2-❺ 膵温存の脾合併切除胃全摘術

まず、網嚢全切除

開腹は上腹部正中切開。腹腔内を検索後、最初に十二指腸のKocherization、そして大彎側でtotal omento-bursectomyを右側から開始する。右胃大網静脈・動脈を結紮切離し、膵前面の漿膜を膵尾まで切離する。

❶ 上腹部正中切開にて開腹。腹腔内を検索してからKocherizationを行い、16b1 interに腫大リンパ節のないことを確認する。本例では同部リンパ節のサンプリングを施行し、迅速病理診断で転移のないことを確認した。Kocherizationは、まず前面から外側では、十二指腸近くの漿膜を電気メスで切離すると、後腹膜の血管を損傷しないので出血しない。しかし後方では、逆に十二指腸・膵頭部から離れるようにする。

下大静脈の前面に達したら、左腎静脈の分岐部を確認する。下大静脈の前面は、細いリンパ管が豊富に存在する。16b1 interの郭清は、ていねいに結紮を繰り返し、術後のリンパ液漏出による低タンパク血症を防ぐ。

❷ 電気メスにて、右側より左に向かって、total omento-bursectomyを行う。

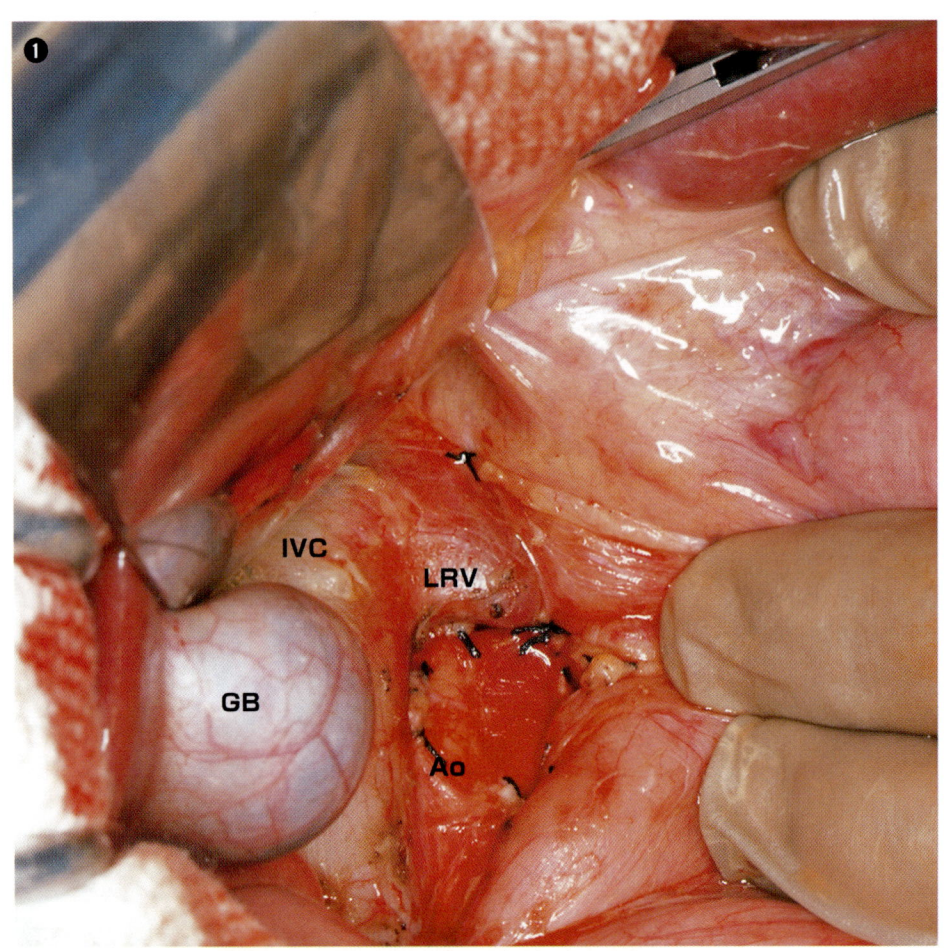

GB：gallbladder IVC：inferior vena cava LRV：left renal vein Ao：aorta

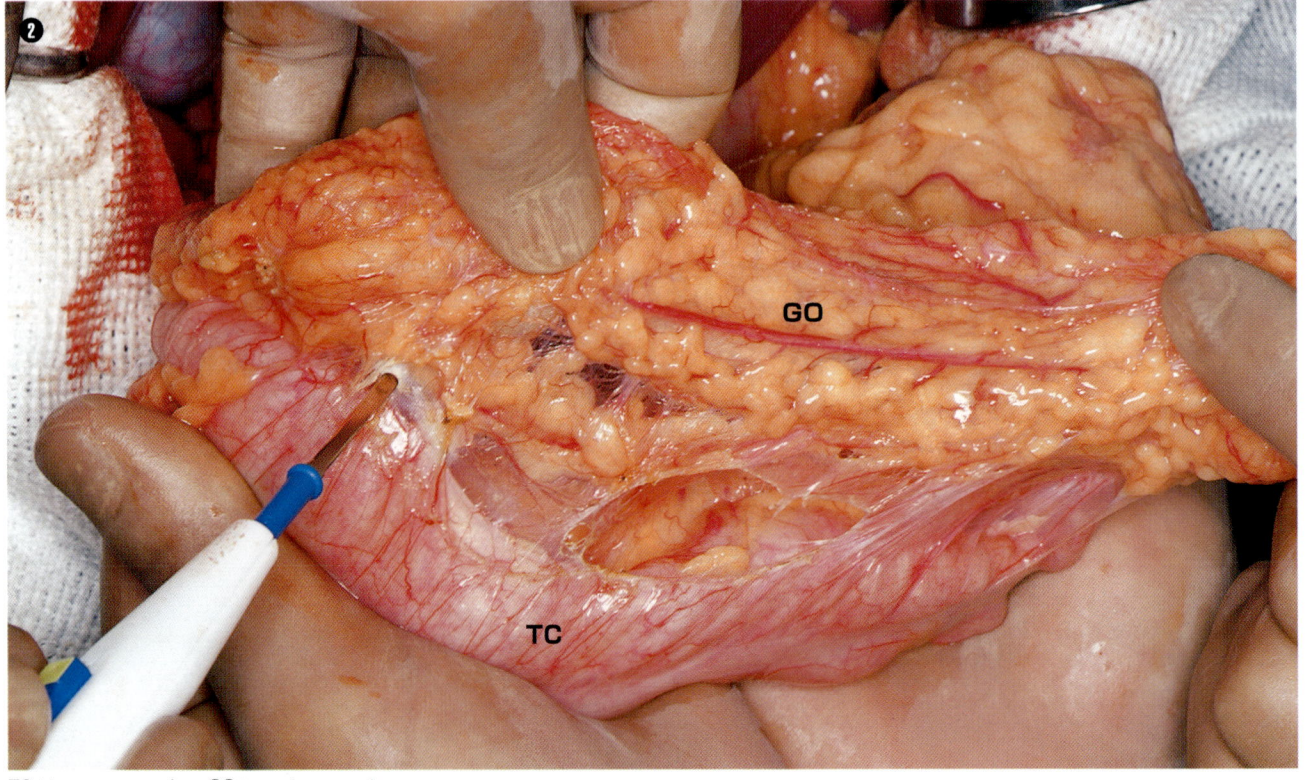

TC：transverse colon GO：greater omentum

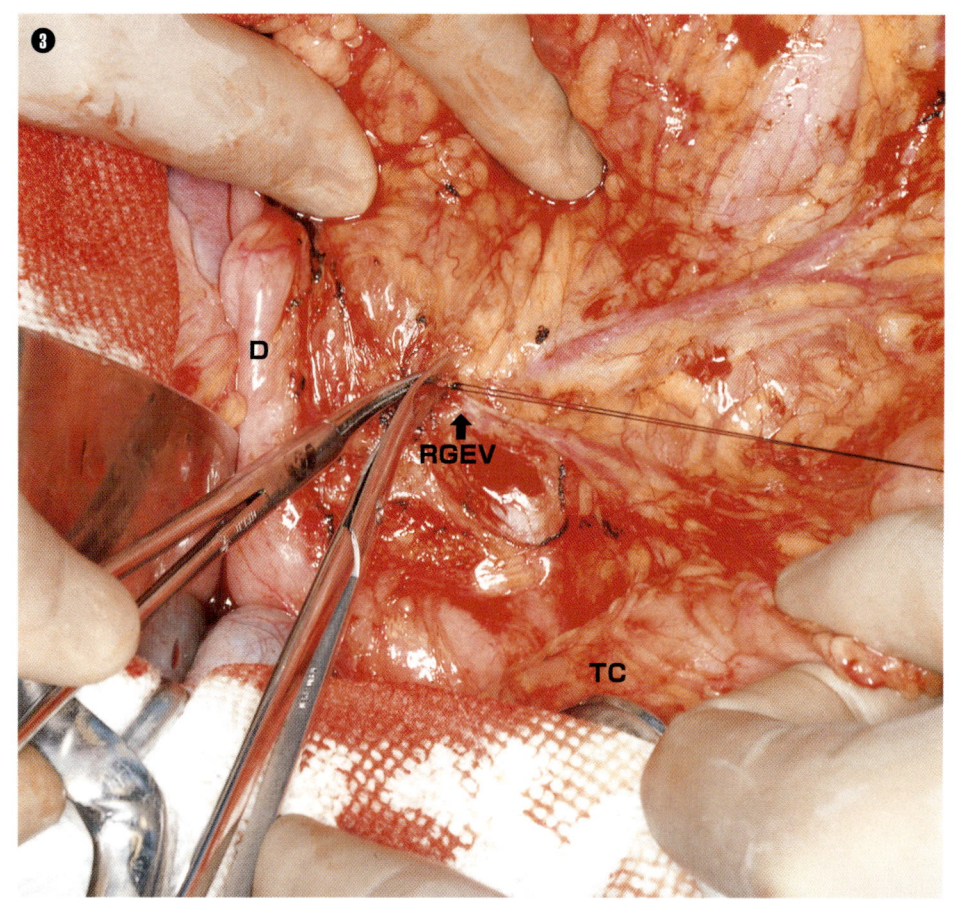

❸ 右側から、total omento-bursectomy を開始するが、最初に右胃大網静脈を結紮する。通常、右胃大網静脈の切離部位は、gastrocolic trunk から分かれ、膵十二指腸への枝が分かれた末梢側で結紮切離する。
14Vの郭清を加えるときは、結腸間膜の中結腸静脈の右枝を末梢側から確認して、膵下縁で上腸間膜静脈へ合流する部位を露出すれば、上腸間膜静脈左側の14Vリンパ節の郭清が容易である。
右胃大網動脈は、右胃大網静脈とは1cm以上離れた頭側の膵前面で胃十二指腸動脈から分岐しており、この時点では、右胃大網動脈周囲は郭清しない。

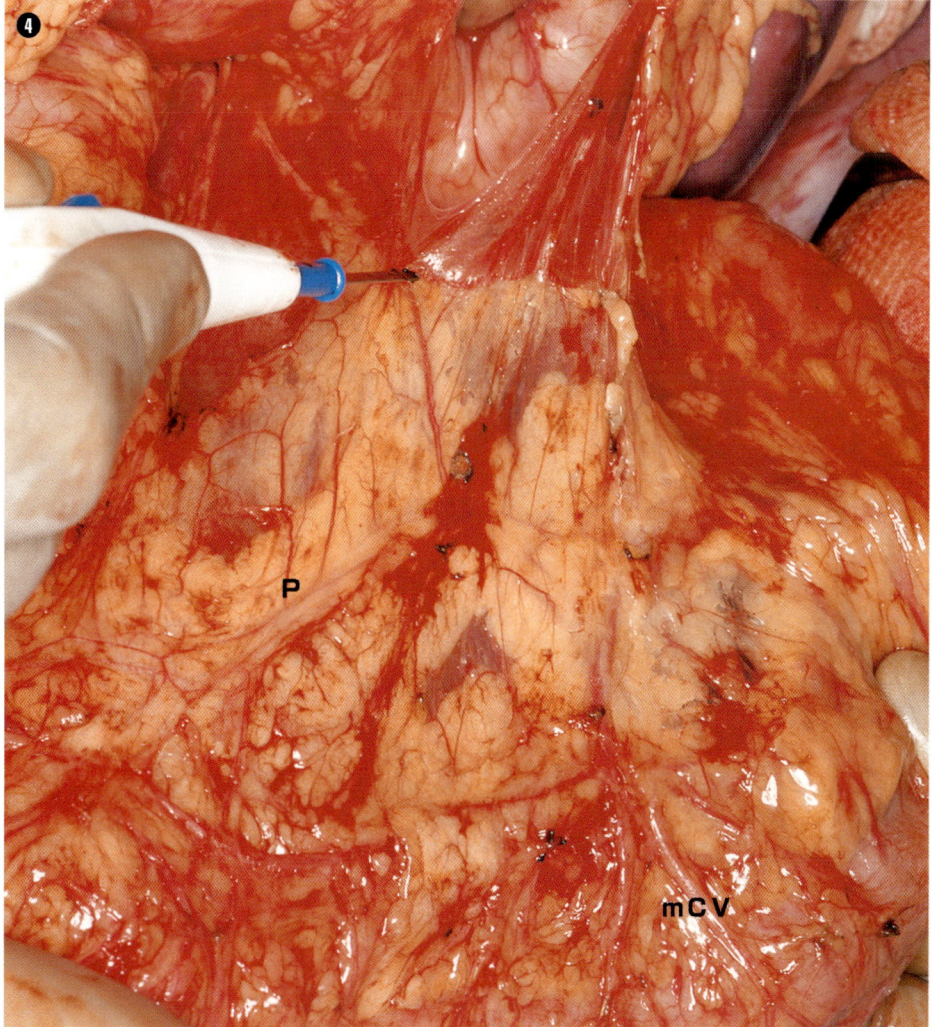

D：duodenum TC：transverse colon RGEV：right gastroepiploic vein

❹ 右胃大網静脈を切離してから、膵前面の漿膜を切除する。膵下縁からは、結腸間膜前葉に3～5本の細い動脈が必ず分枝するので、確実に結紮する。
膵前面では、膵の上縁までは電気メスで切離すれば出血はない。膵前面の漿膜切離は、電気メスで膵実質を露出させるようにして、薄い漿膜を切除する。
膵実質に切り込まないように、助手の左手で counter traction で膵を後方へ圧するとよい。

P：pancreas mCV：middle colic vein

2-❺ 膵温存の脾合併切除胃全摘術　204

❺ 膵前面の漿膜を膵頭部に向かって切離すると、必ず、膵前面を下行する胃十二指腸動脈が確認できる。

胃十二指腸動脈本幹を確認して、これより分岐する右胃大網動脈を確実に根部で結紮切離すれば、＃6リンパ節は確実に郭清できる。

胃十二指腸動脈本幹の右側では、細い血管が錯綜しているので、結紮が必要である。

一方、胃十二指腸動脈本幹の左側では、膵下縁以外は電気メスで切離すれば十分で、結紮の必要はない。

❻ 膵前面の胃十二指腸動脈を確認して、それより分岐する右胃大網動脈を根部で結紮切離する。

胃十二指腸動脈本幹の右側では、ていねいに結紮する。右胃大網動脈と同静脈とは根部近くでは伴走しておらず、1cm以上離れている。右胃大網静脈は、膵下縁より下方で結腸静脈と合流して、胃結腸静脈幹となって上腸間膜静脈に流入する。右胃大網動脈は、膵下縁より上方の膵頭部前面で、胃十二指腸動脈から分岐している。

❼ あらかじめ胃十二指腸動脈を確認してから、分岐する右胃大網動脈を切離すれば、膵臓を損傷することなく、出血もなく、確実に＃6リンパ節を郭清できる。

右胃大網動脈の断端には、結紮に加えて刺通結紮も行い、二重結紮にしておく。

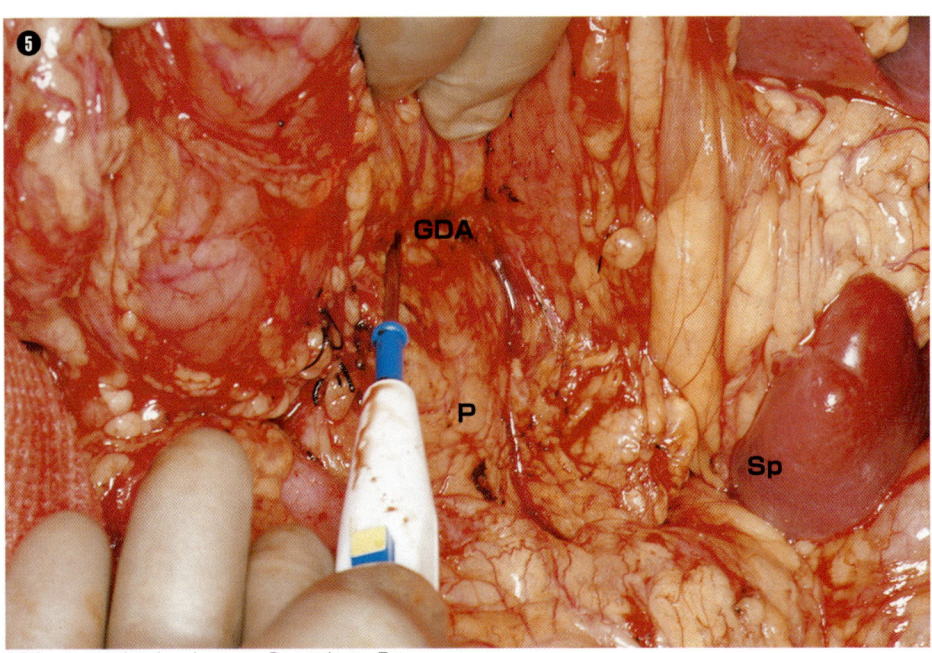

GDA：gastroduodenal artery　Sp：spleen　P：pancreas

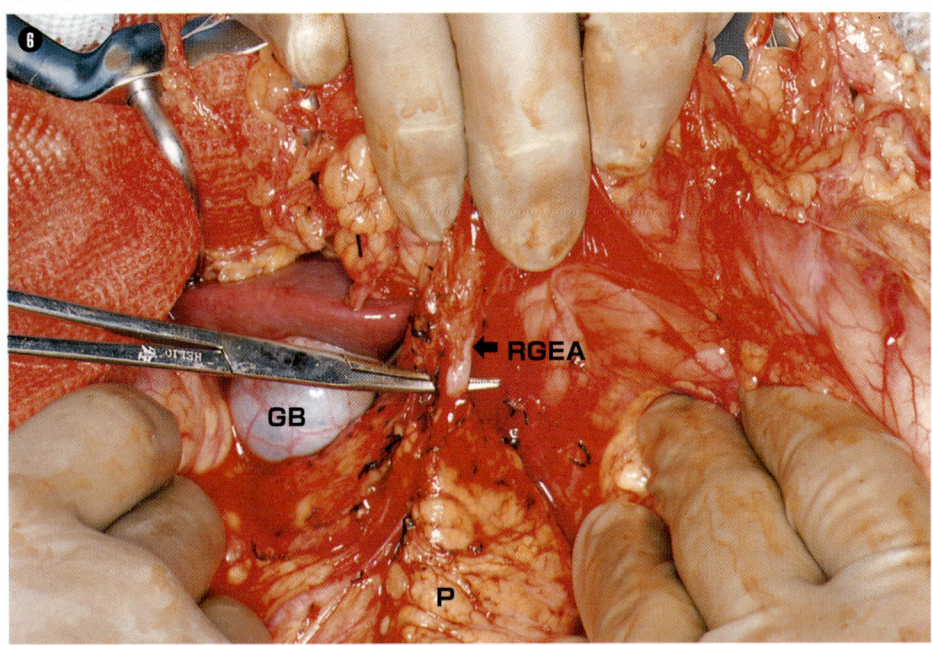

GB：gallbladder　RGEA：right gastroepiploic artery　P：pancreas

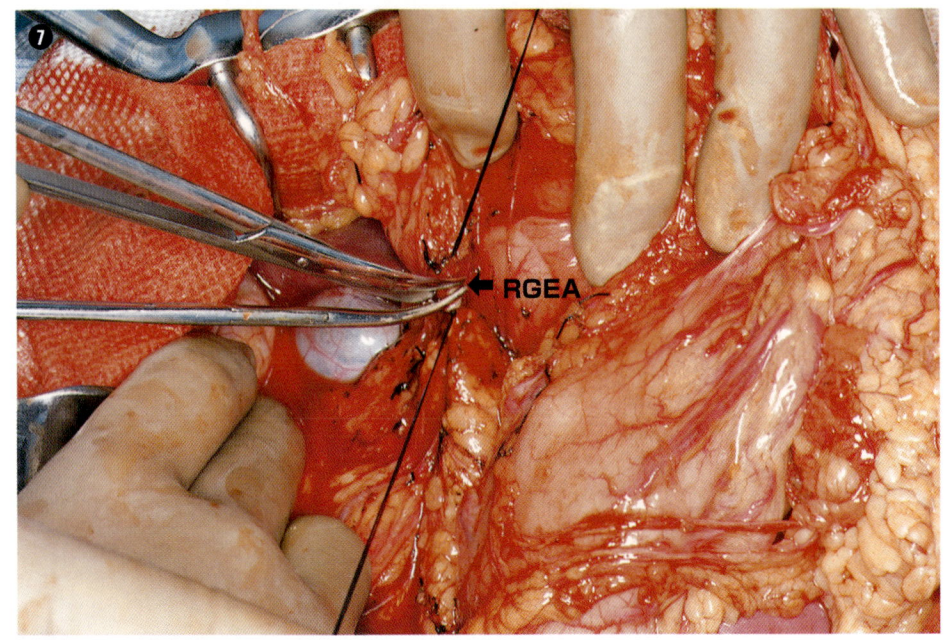

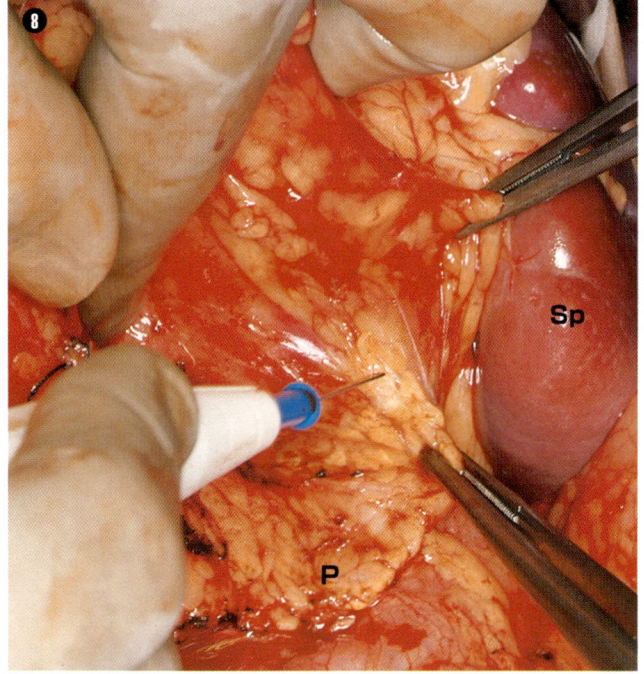

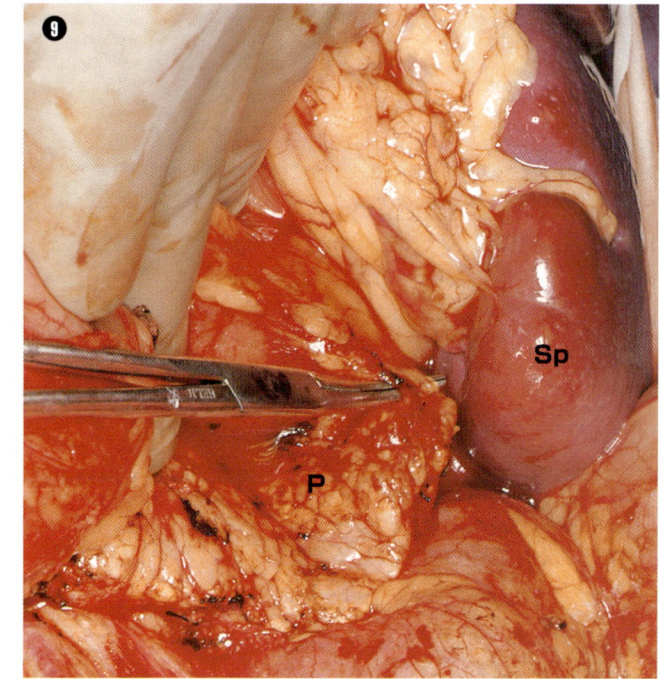

P：pancreas　Sp：spleen

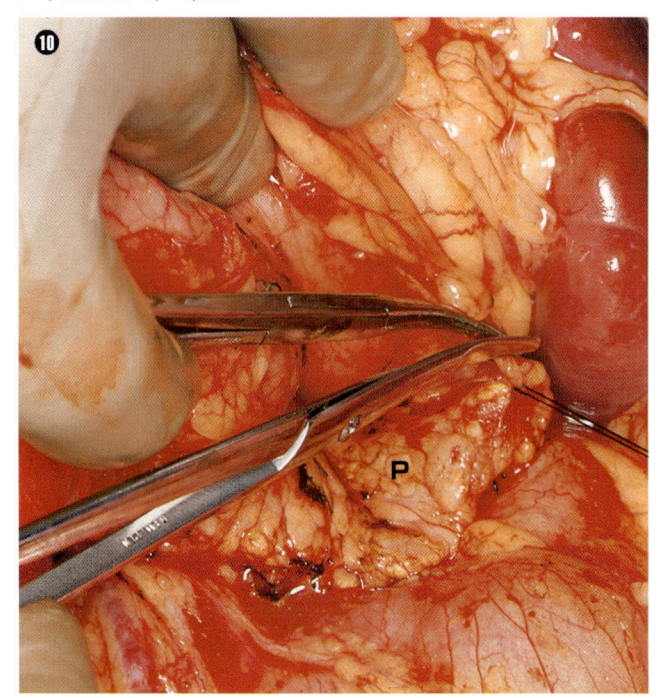

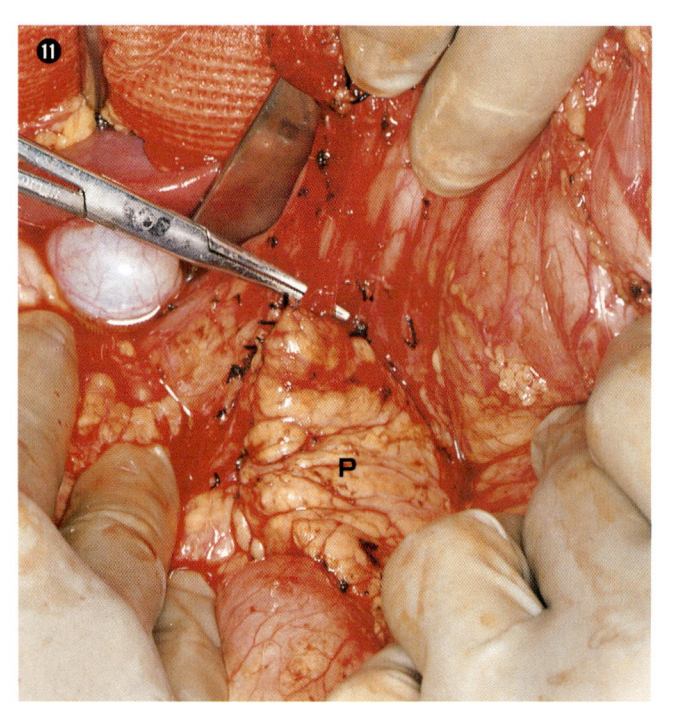

❽　結腸間膜前葉を左端まで切離し、total omento-bursectomy を行ってから、膵臓の漿膜をできるだけ膵尾側まで切除しておく。

❾　膵前面の漿膜を切離すると、3～5本の細い動脈が、膵下縁から結腸間膜前葉へ分岐する。

❿　膵下縁から結腸間膜前葉へ分岐する3～5本の細い動脈は、必ず、確実に結紮する。また、頭側の後腹膜の切離は、膵上縁までにとどめておく。脾動脈周囲の郭清は、この時点では行わない。

⓫　膵前面の漿膜は、可及的に膵尾側近くまで剥離する。
本症例では、膵前面の漿膜は、ほぼ膵尾部まで切離できた。症例によっては、膵尾部が不規則な形をしていることもあるので、膵実質を切り込まないように注意する。
体型のためや、脂肪が多いために膵尾部の視野の展開が不良のときは、膵脱転後に前面の漿膜を切離すればよい。また、膵尾が脾門近くまで複雑に延びている場合も、脾臓脱転後に処理すればよい。
膵上縁の脾動脈周囲は後の操作で郭清するが、膵前面から上縁まではこの時点で、できるだけ膵尾側まで切離する。

左胃動脈結紮まで

次に小彎側で小網を切離して、右胃動静脈を結紮切離し、十二指腸を切離する。#12p, 8a, 8pリンパ節を郭清して、左胃静脈（胃冠状静脈）・左胃動脈を結紮切離する。

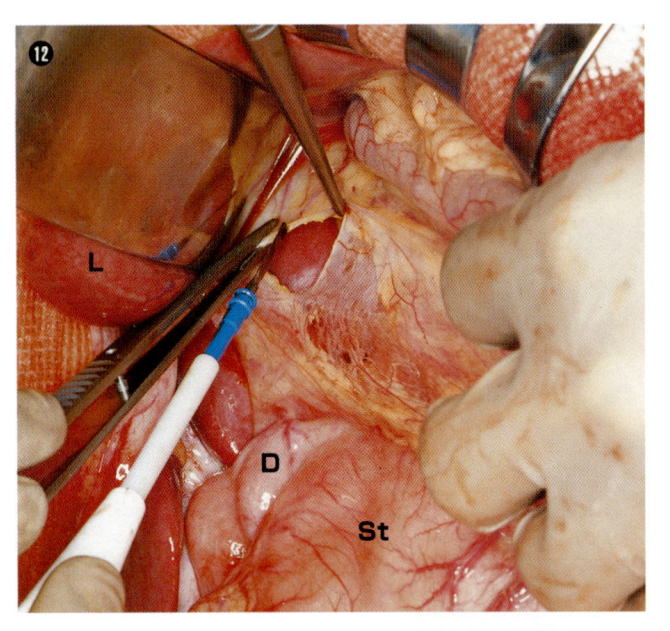

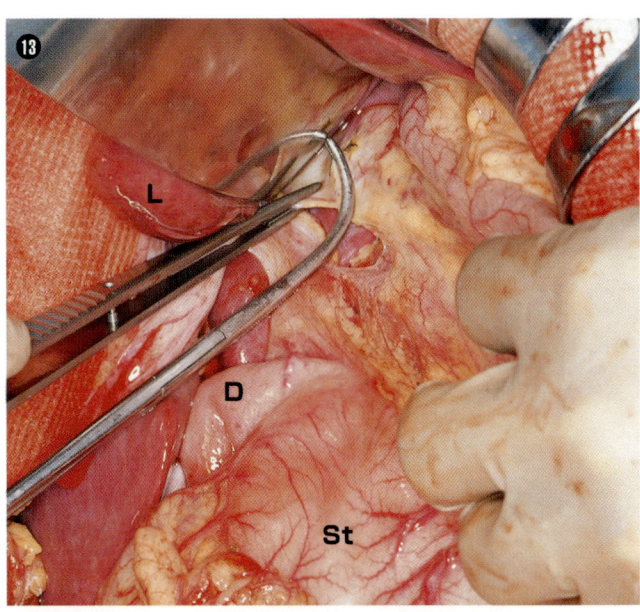

⓬ 次いで、術野を小彎側に展開して、肝胃間膜の切離に移る。肝胃間膜は、できるだけ肝臓側で切離する。

⓭ 小網内を左胃動脈から分枝する左副肝動脈が走行していることが多い。この部分の肝胃間膜は、胃小彎側も肝臓側も、ともにケリー鉗子で把持して切離し、確実に結紮する。

⓮ 肝十二指腸靱帯前面を郭清して、固有肝動脈から分岐する細い右胃動脈と、これに伴走する同静脈を結紮切離する。
右胃動脈根部を郭清するには、肝門部側から肝十二指腸靱帯前面を郭清し、固有肝動脈本幹を露出して、下方に向かって操作を進めるとよい。また同時に、肝十二指腸靱帯の右および十二指腸側から、上十二指腸動脈と右胃動脈の間を切離していくとよい。

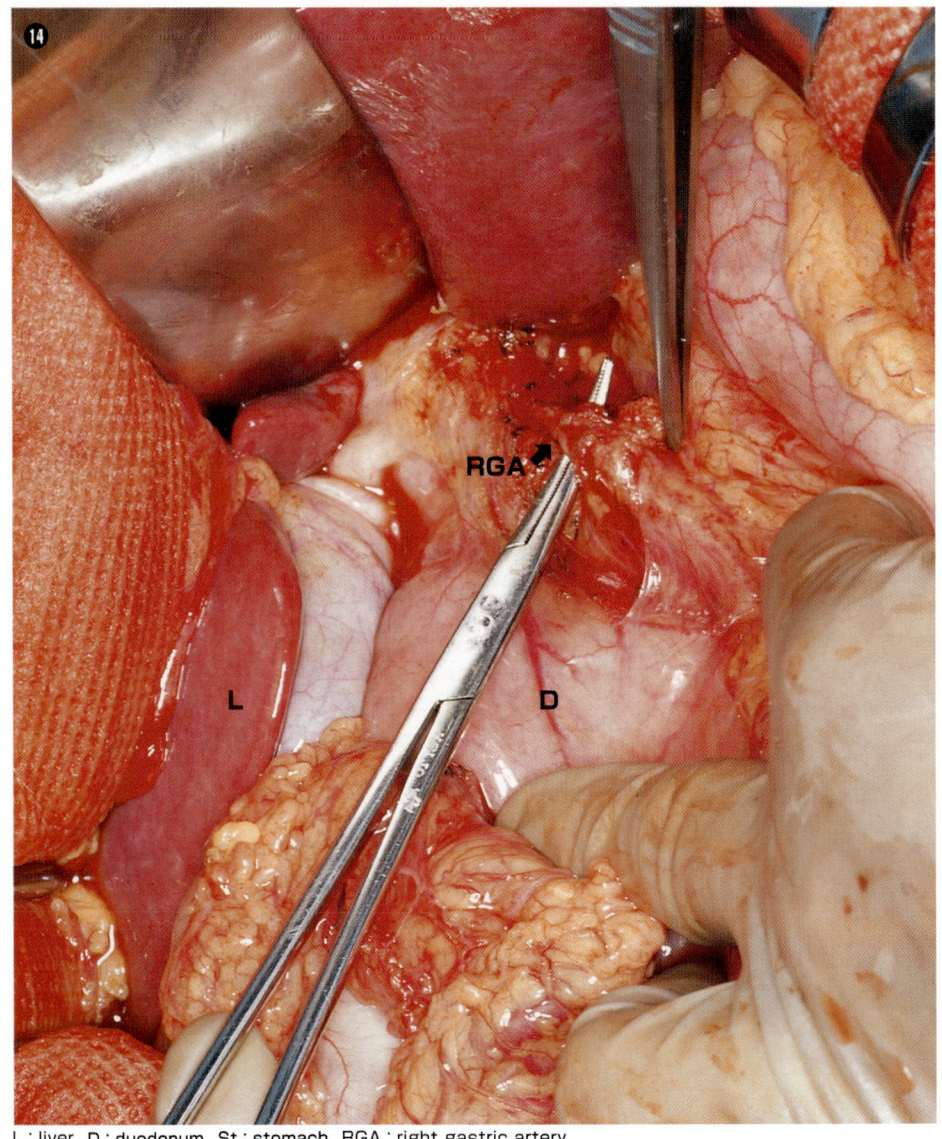

L：liver　D：duodenum　St：stomach　RGA：right gastric artery

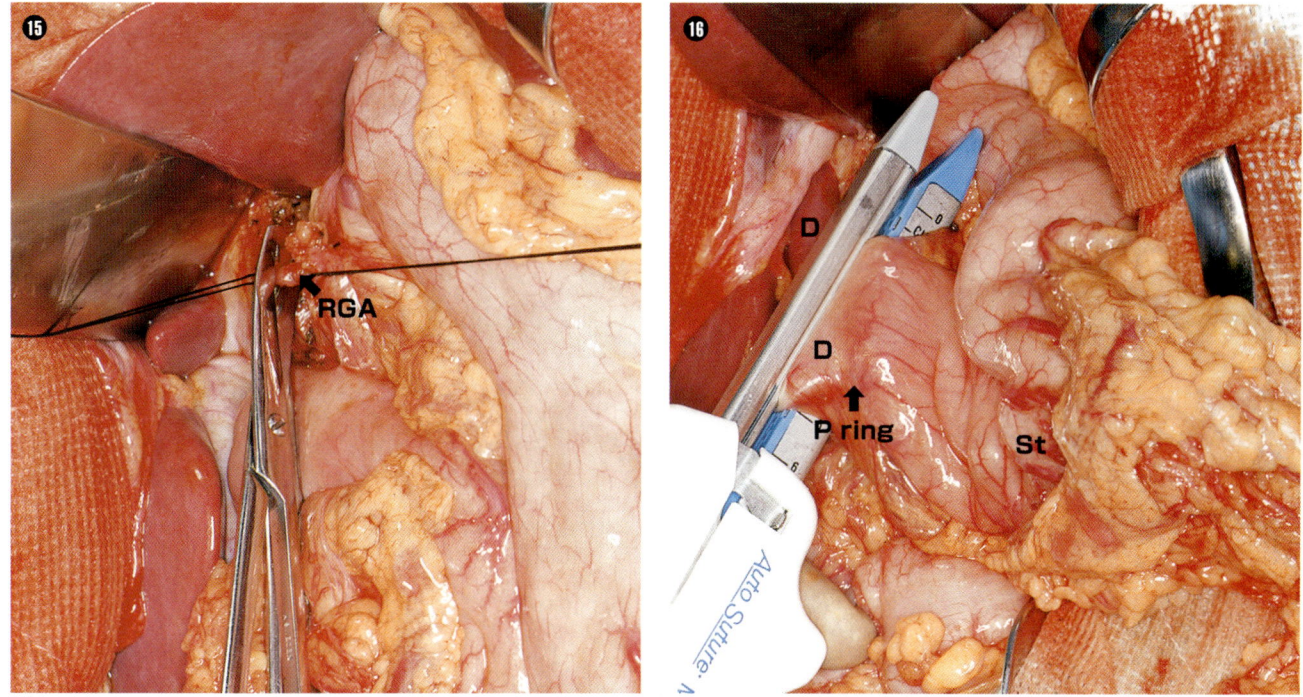

RGA：right gastric artery　D：duodenum　P ring：pyloric ring　St：stomach

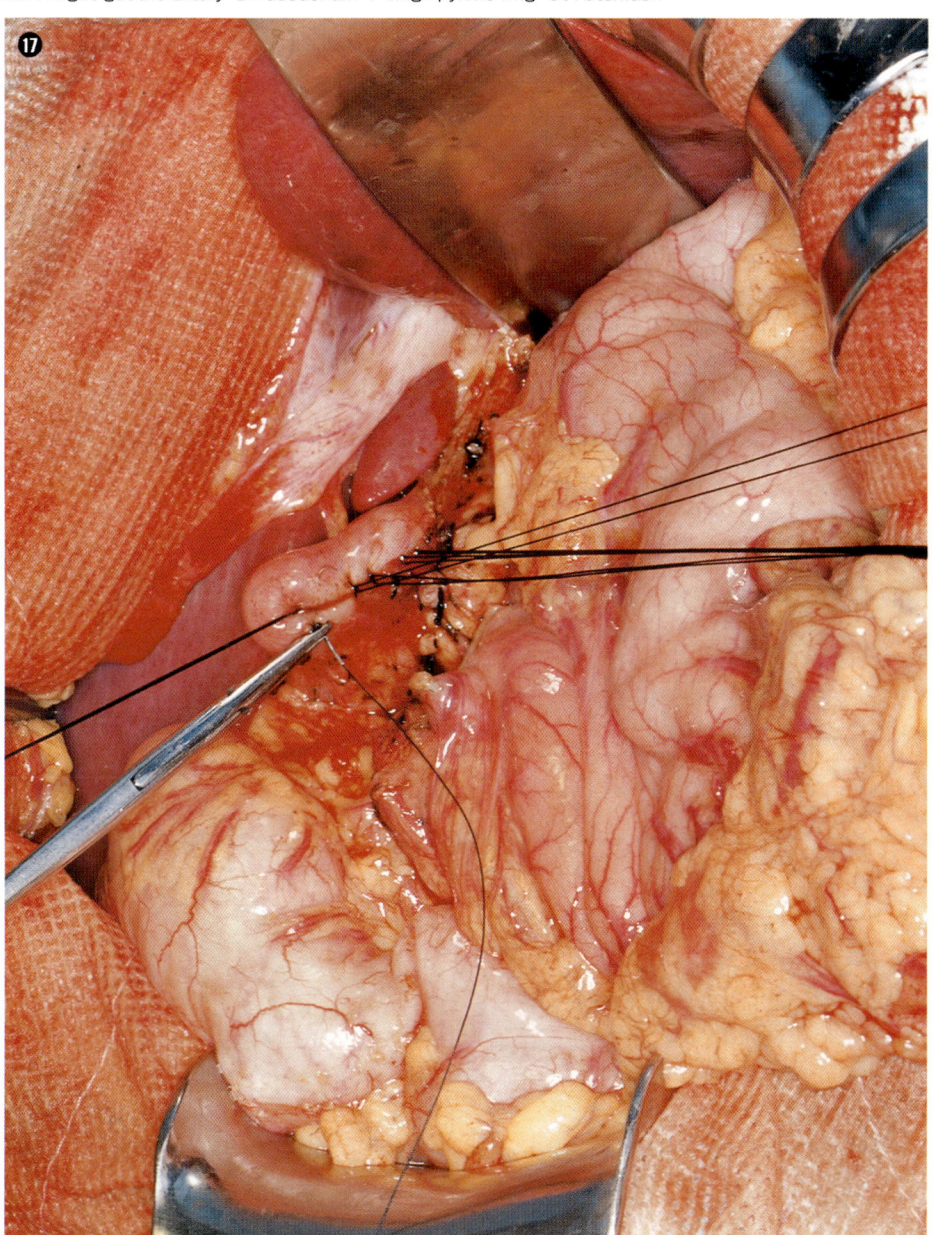

⑮ 右胃動脈を根部で結紮切離するが、通常は、右胃動脈は固有肝動脈から分岐することが多い。胃十二指腸動脈や総肝動脈の分岐部からのこともある。

右胃動脈は左固有肝動脈から分岐することもあるので、左固有肝動脈を誤って切離しないように、慎重に確認する。

⑯ Roux-en-Yの再建を予定している場合は、十二指腸をGIAやリネアカッターにて切離する。

⑰ 切離した十二指腸断端は、補強縫合を加えて完全に閉鎖する。

十二指腸断端の縫合不全は、膵液と胆汁を含む十二指腸液が漏出するので重篤化することがある。

十二指腸断端は、絶対に縫合不全を起こしてはいけない。GIAやリネアカッターで切離して、結節縫合を加えて確実に閉鎖しておく。

2-❺　膵温存の脾合併切除胃全摘術　　208

⓲ 十二指腸を切離したら、まず総肝動脈背側で、下大静脈前面から横隔膜右内側脚前面の後腹膜を切離しておくと、次に行う8pリンパ節の郭清が容易となる。

肝十二指腸靭帯の背側には、下大静脈が走行する。下大静脈の左から腹部食道の右側まで、横隔膜の筋束を損傷しないように後腹膜の漿膜を薄く電気メスで切離するだけで、以後の8p・腹腔動脈周囲・#1のリンパ節郭清のベンチマークとなる。

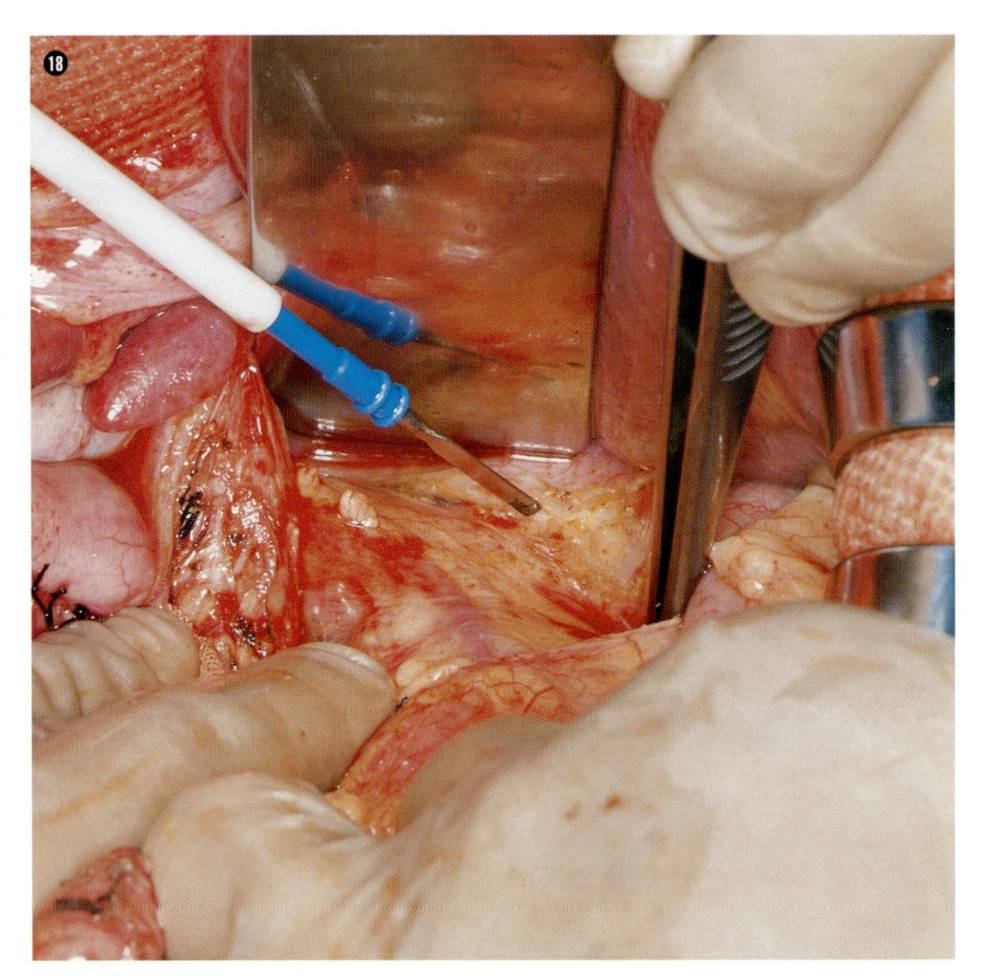

⓳ 肝十二指腸靭帯の左側で、門脈の左側縁を露出し、12pリンパ節を郭清する。

標準的な外科医ならば壁の丈夫な動脈を損傷することはまれであるが、静脈や門脈は脆弱なので容易に裂ける。絶対に静脈や門脈を損傷することのないように十分に配慮する。

肝十二指腸靭帯背側の門脈の左壁を確認できれば、門脈を損傷することはまずない。

門脈が確認できるまでは、#12pリンパ節をケリー鉗子で、肝十二指腸靭帯の長軸に並行して組織をゆっくりと分けていく。

また、左胃静脈（胃冠状静脈）は、症例によって走行位置がまったく異なる。左胃静脈（胃冠状静脈）が確認できるまで、以後の操作をていねいに進めることが肝要である。

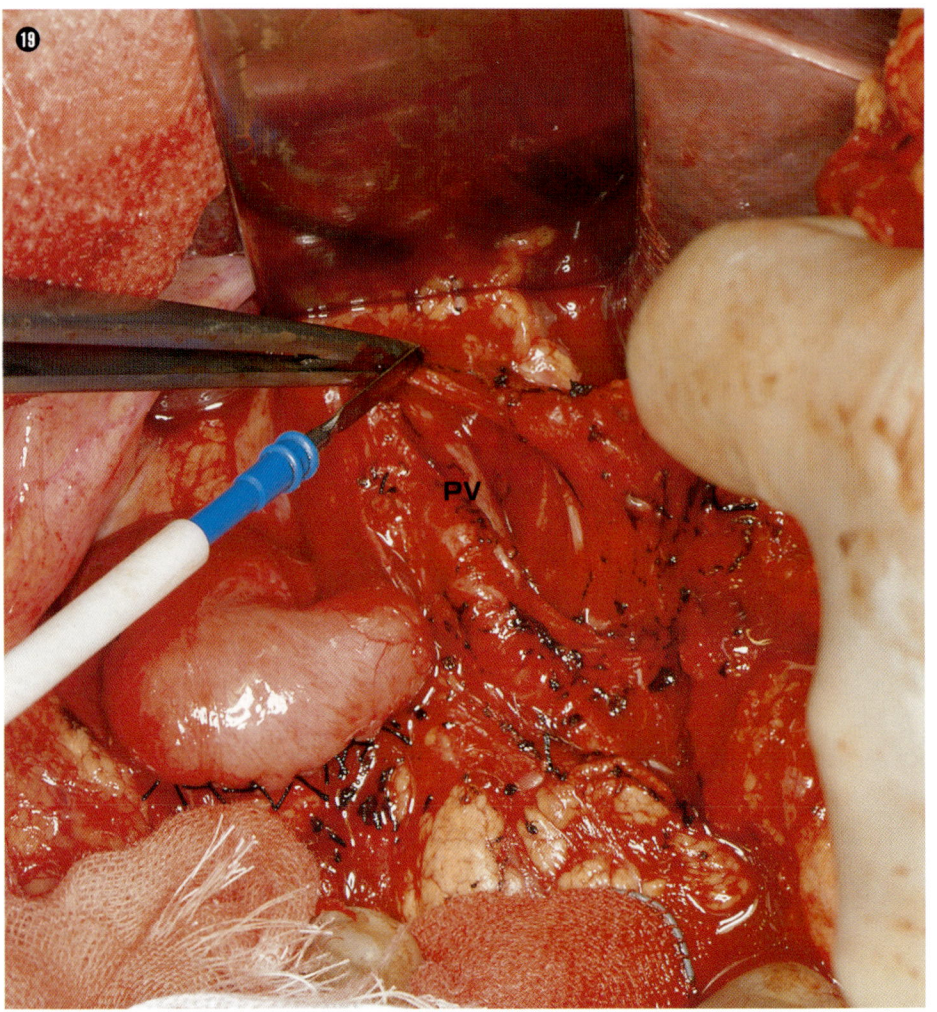

PV：portal vein

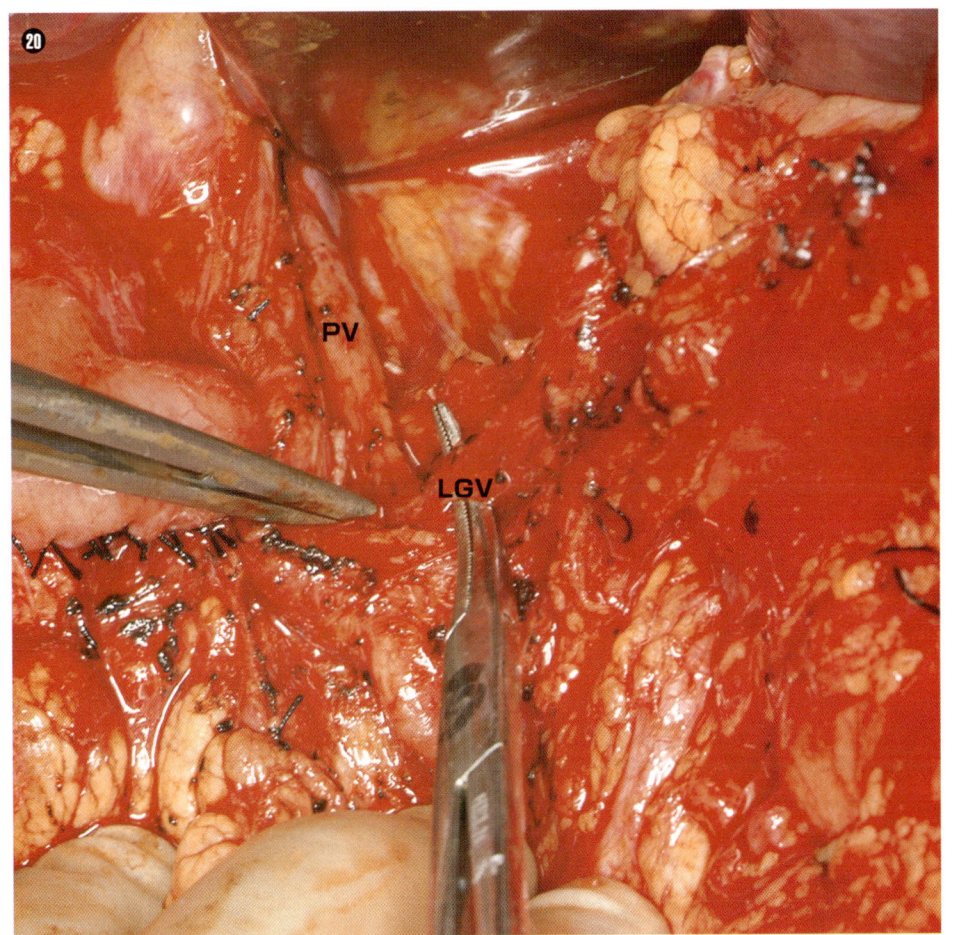

⑳ 総肝動脈の背側で、門脈に流入する左胃静脈（胃冠状静脈）を結紮切離し、8pリンパ節を郭清していく。

私は以前は、郭清操作はメーヨー剪刀で行っていた。

メッチェンバウム剪刀は刃先が軽く、また鋭利すぎるので、切離するときの組織の手応えを刃先で感じられない。重みのある刃先で、切離する組織の微妙な手応えを感じることのできるメーヨー剪刀で、すべての郭清を行っていた。

しかし、最近は、すべて電気メスで郭清している。

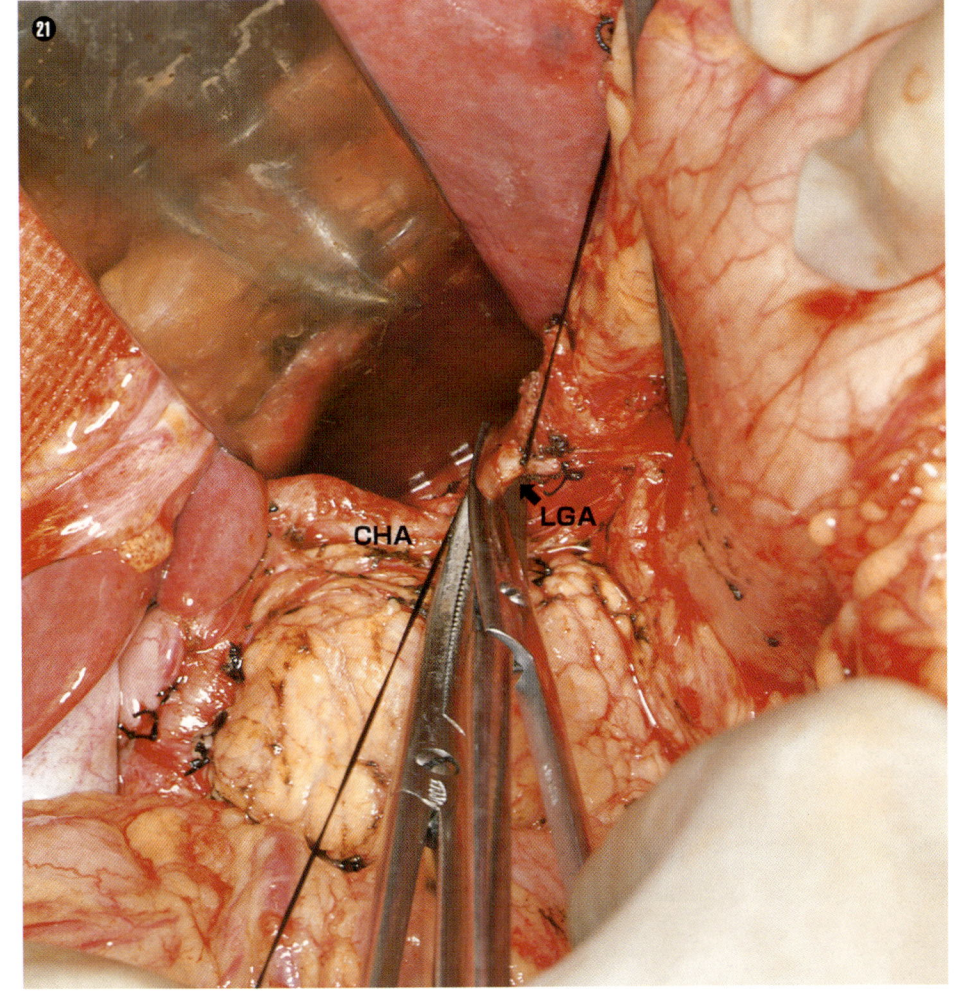

PV : portal vein　LGV : left gastric vein

㉑ 総肝動脈背側を左に向かって8pリンパ節を郭清し、腹腔動脈周囲を郭清すると、腹腔動脈前面より分岐する太い左胃動脈が明らかとなる。

これを根部で結紮切離する。左胃動脈の断端には、結紮に加えて刺通結紮も行い、二重結紮にしておく。

メーヨー剪刀でなく、電気メスですべての郭清操作を行うようになって、術野からの出血を減らすことができた。

電気メスで、郭清操作が安全にできるのは、すべての手術操作を慌てることなく、緩急自在に操作できる静穏な精神状態で手術できるようになったことが大きい。

あらゆる切離組織を1層の膜に薄くして進めるようになったことや、重要な構造物の位置が認知できるように解剖に精通してきたことで、電気メスによる郭清が可能になってきたと考えている。

CHA : common hepatic artery　LGA : left gastric artery

2-❺　膵温存の脾合併切除胃全摘術　210

膵を温存して郭清

膵上縁の郭清を後胃動脈の末梢まで進めてから、食道を切離する。食道空腸吻合は器械吻合なので、食道には anvil head を留置しておく。そして、脾・膵尾を脱転して脾門部・膵上縁を郭清する。

㉒ 左胃動脈を結紮切離してから、脾動脈周囲を郭清する。膵上縁に横走する脾動脈を露出して、左に向かって膵尾側へと郭清していくと、後胃動脈が胃に向かって分岐するのが確認できる。

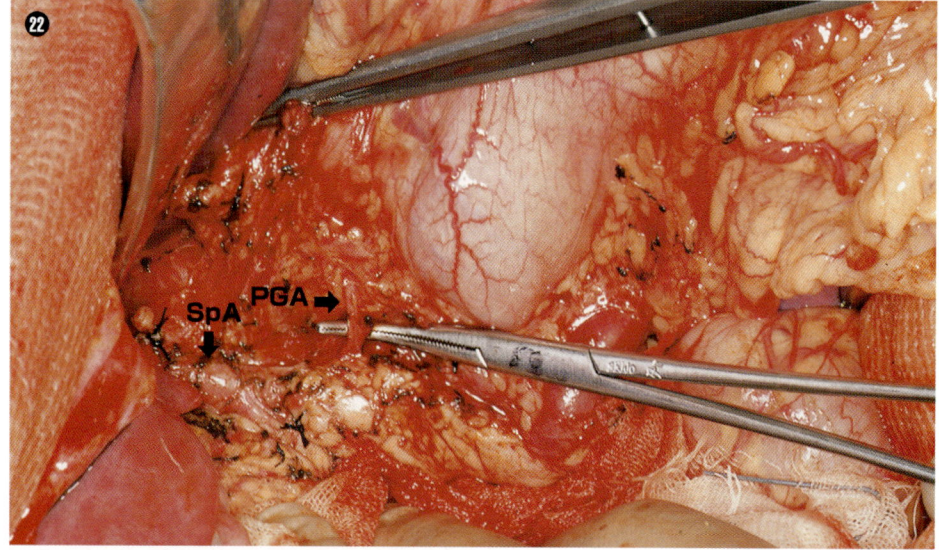

PGA：posterior gastric artery　SpA：splenic artery

㉓ 後胃動脈を根部で結紮切離するが、このとき、この部にリンパ節が確認できれば、迅速病理診断で転移のないことを確認する。根治的手術が可能な症例で、後胃動脈根部に転移が認められた場合は、膵体尾部合併切除に術式を変更する。

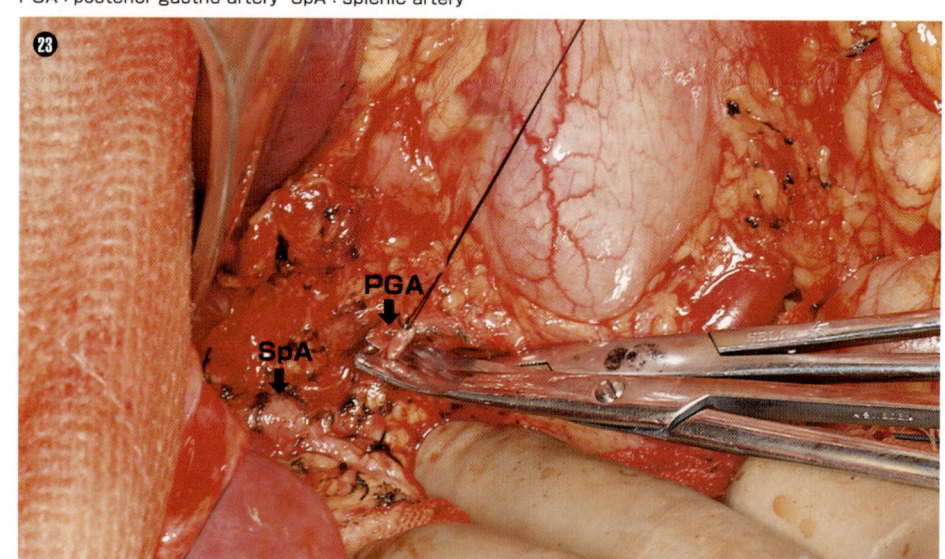

㉔ さらに、左へと膵尾側に向かい、膵上縁に沿って脾動脈周囲の郭清を脾門部近くまで加える。胃上部後面で、左副腎前面を露出して後腹膜を郭清する。
腹部食道の後面で、左右の横隔膜内側脚の筋束を露出しておく。

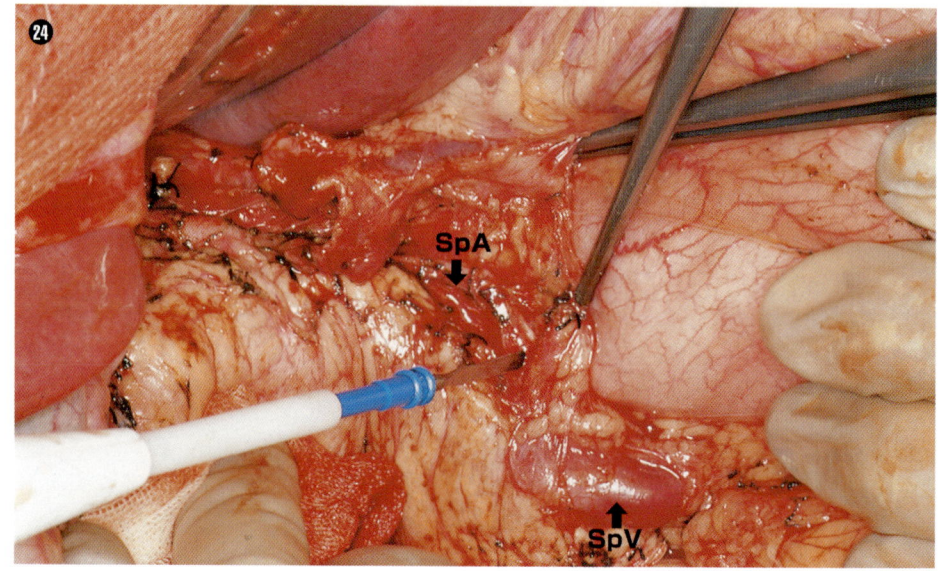

SpA：splenic artery　SpV：splenic vein

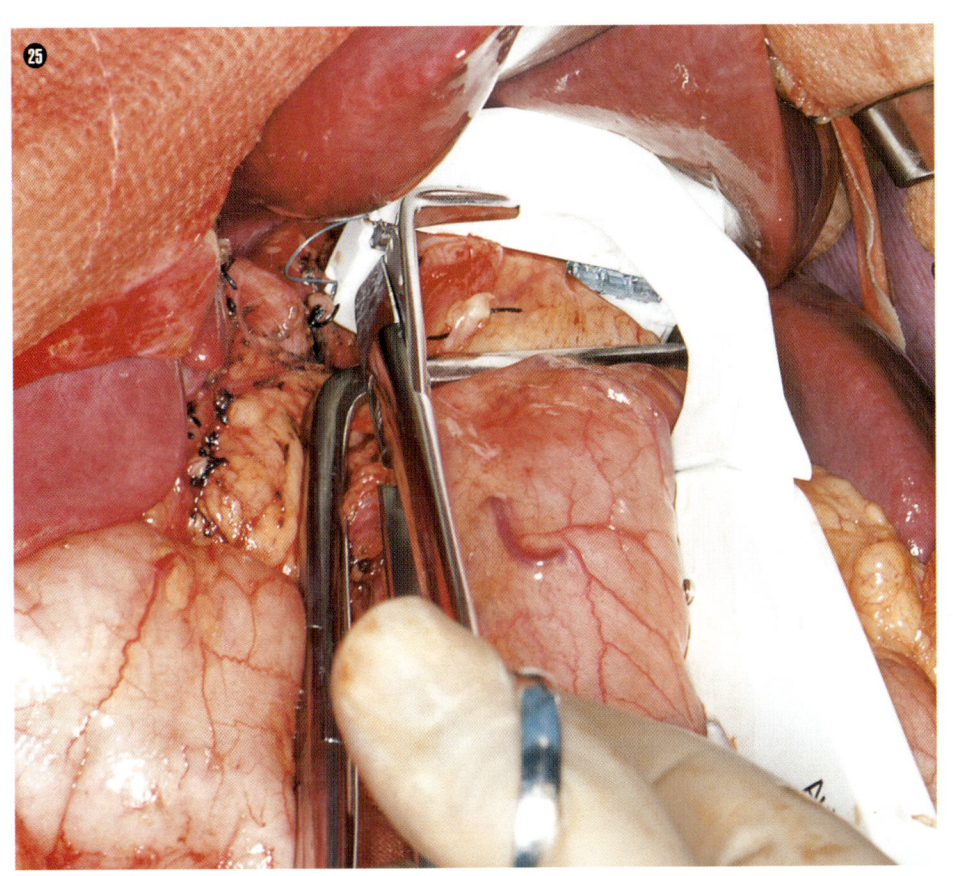

㉕ 腹部食道前面で、横隔膜との間の漿膜を切離して、腹部食道周囲を郭清する。
左右の迷走神経を切離してから、食道を Purstring 45 で把持して、切離する。
本症例では、食道浸潤はないと診断したので、EGJ のやや上方で食道を切離した。
食道浸潤の長い症例には、左開胸・開腹連続切開(いわゆる斜め胴切り法)のアプローチでの本術式を行っている。
食道浸潤を認めない場合は、本症例のように開腹操作のみで十分である。この場合は、腹部食道周囲の郭清は、#1・2リンパ節が確実に郭清できればよい。

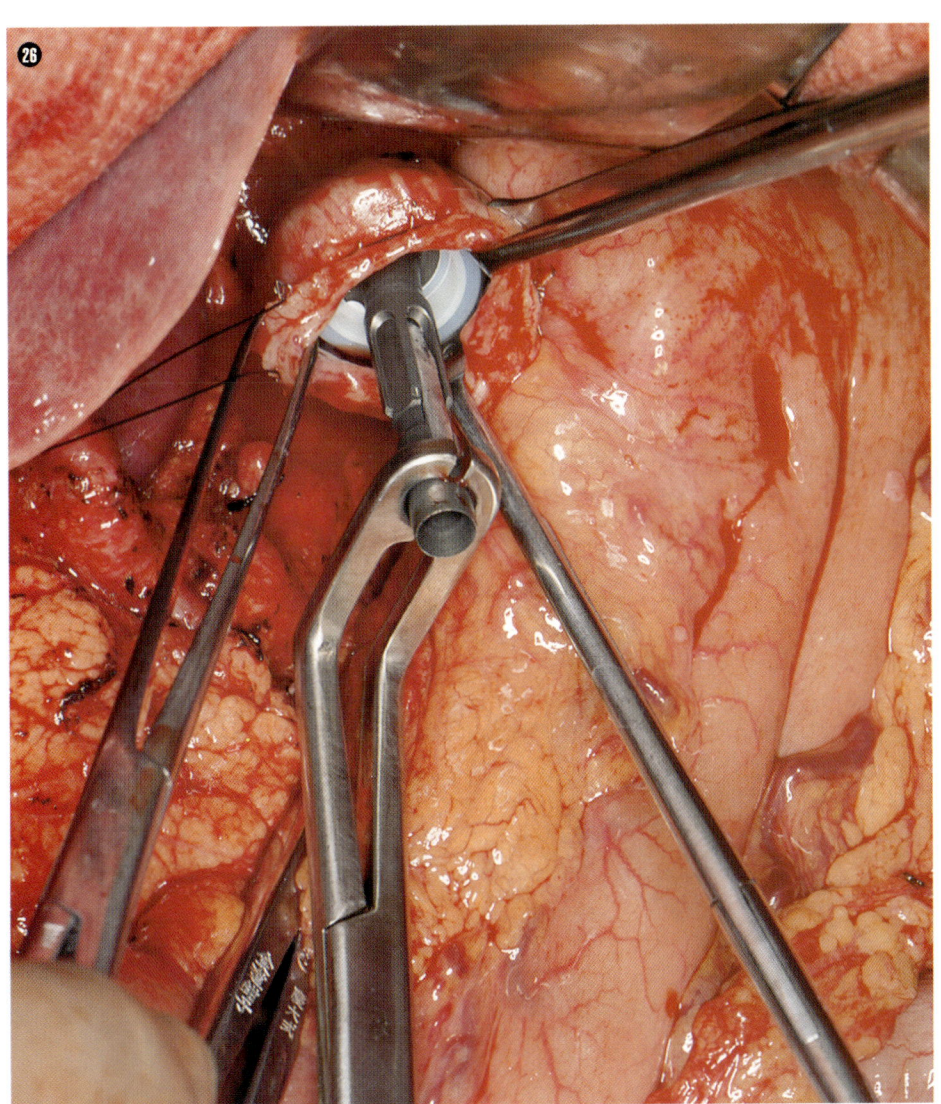

㉖ 食道断端に ILS25 の anvil head を挿入し、留置しておく。
食道空腸吻合は、ILS や EEA を用いて器械吻合で行う。食道を切離したら、すぐ anvil head を留置しておくとよい。
食道内腔を消毒操作しながら拡張しておいてから、3本のアリス鉗子で写真のように把持して、食道内腔を底辺の広い二等辺三角形となるように広げて、anvil head を挿入する。

2-❺ 膵温存の脾合併切除胃全摘術　212

㉗　切離した切除側の食道断端を牽引して、食道左の内側脚前面の後腹膜を切離する。

引き続き、脾臓後方の腹膜を切離して、脾臓を脱転していく。

His角付近の胃穹窿部の後面の漿膜を切離して、横隔膜左内側脚前面の筋束を露出する。

脾臓の上極から背側の漿膜を電気メスで切離する。

脾臓の外側の漿膜は、脾臓の付着部から約1cm外側で切離するとよい。あまり脾臓に近いと脾臓被膜を損傷する恐れがある。また、あまり離れて左腎の背側まで、いたずらに深部へ回らないようにする。

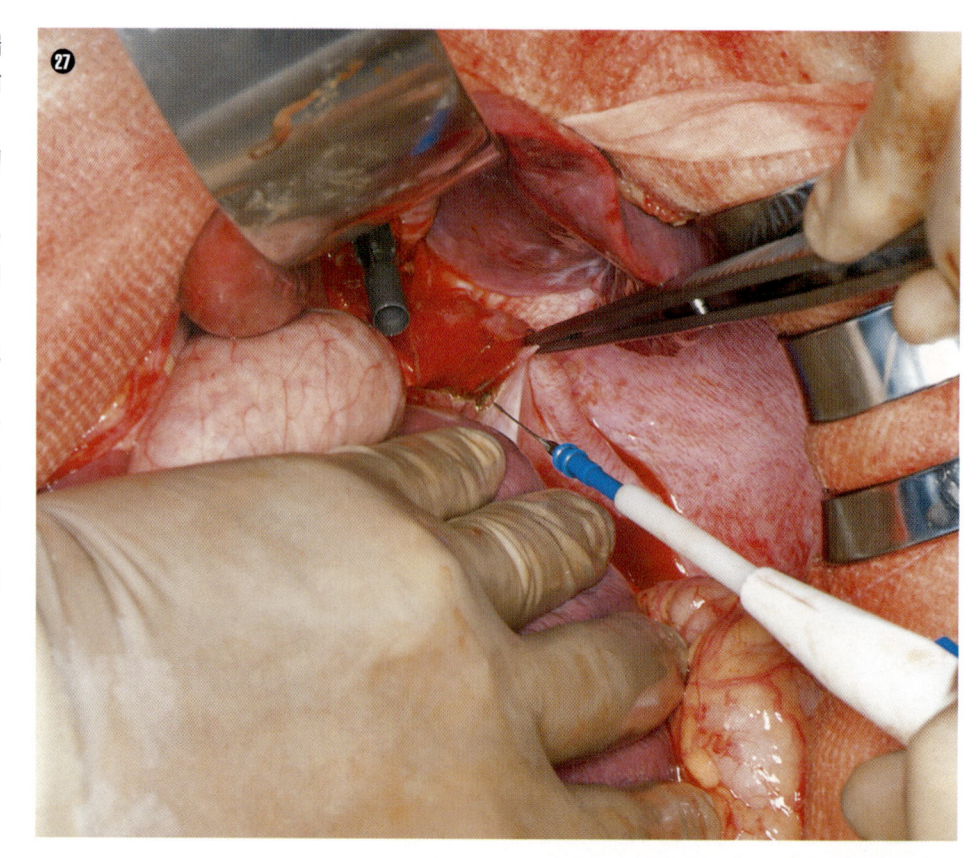

㉘　腹部食道の左側で、横隔膜前面を郭清してくると、左下横隔動脈から分岐する噴門枝が確認できた。これを切離して、その周囲を郭清した。

脾臓の外側の漿膜を約1cm外側で下極まで切離すれば、脾臓は脱転されてくる。

脱転された脾臓背面の上方では、横隔膜左内側脚の前面を下方に向かって郭清する。

このとき、往々にして左下横隔動脈から胃後面へ分岐する食道噴門枝が確認できるので、これを根部で結紮切離する。

この分岐部位のリンパ節に、迅速診で転移が確認されれば、左下横隔動脈を腹腔動脈の根部まで郭清して、16a2 latero を十分に郭清する。

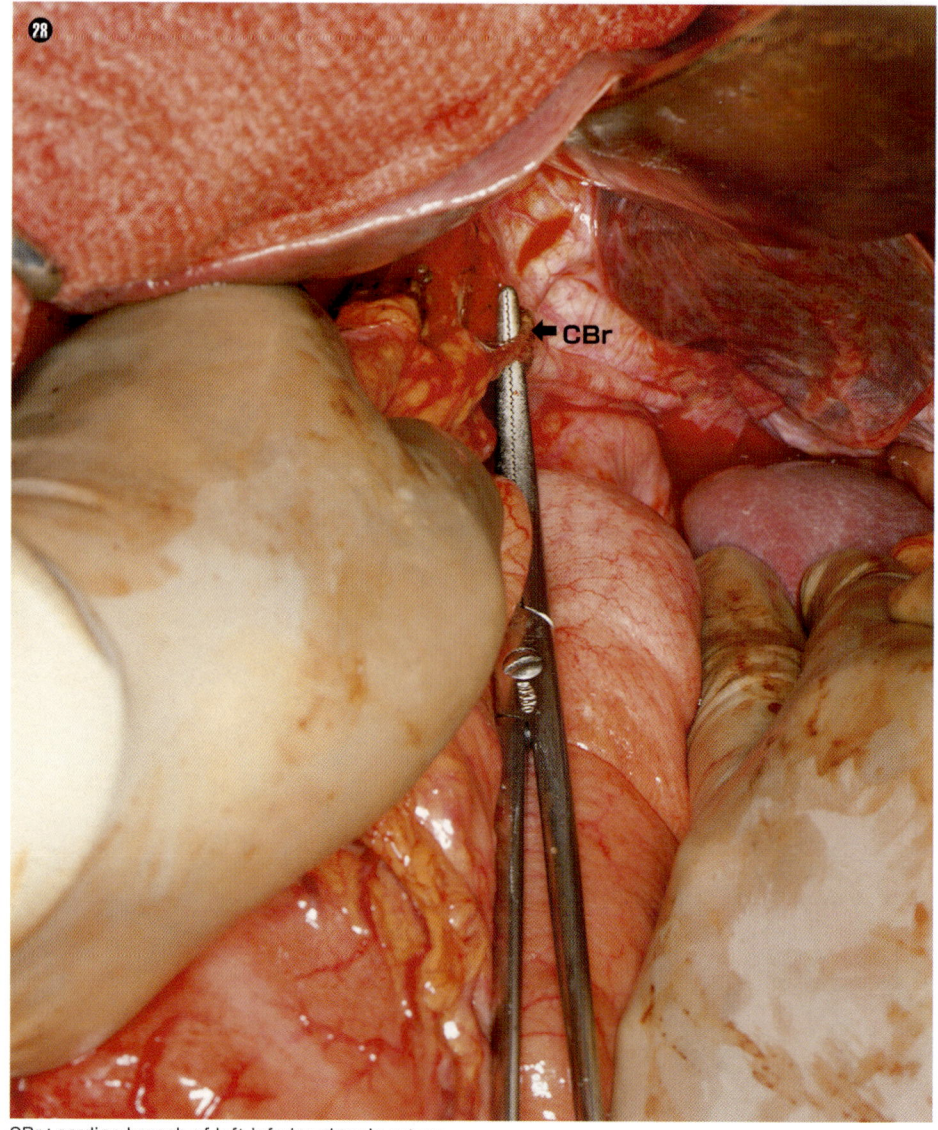

CBr : cardiac branch of left inferior phrenic artery

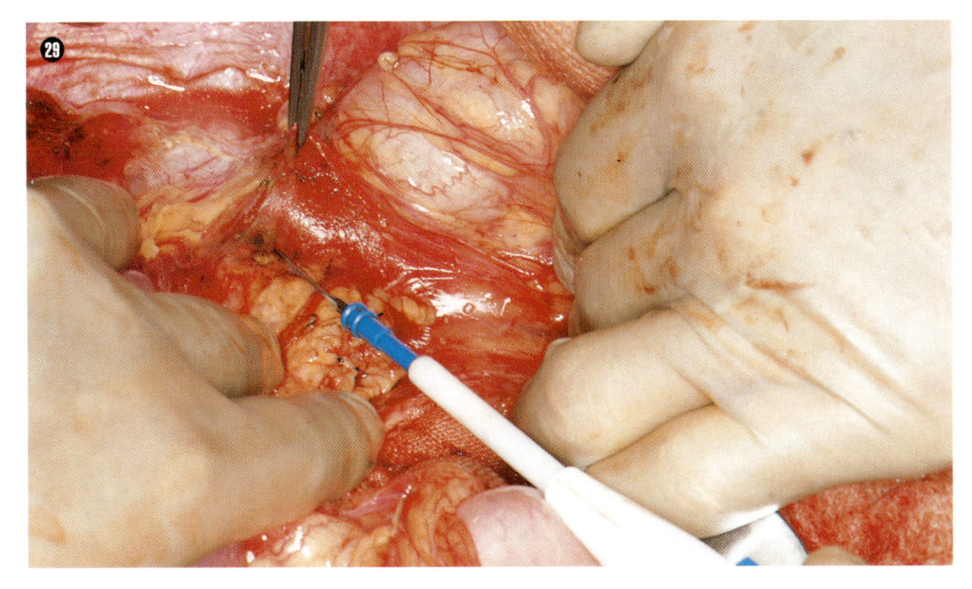

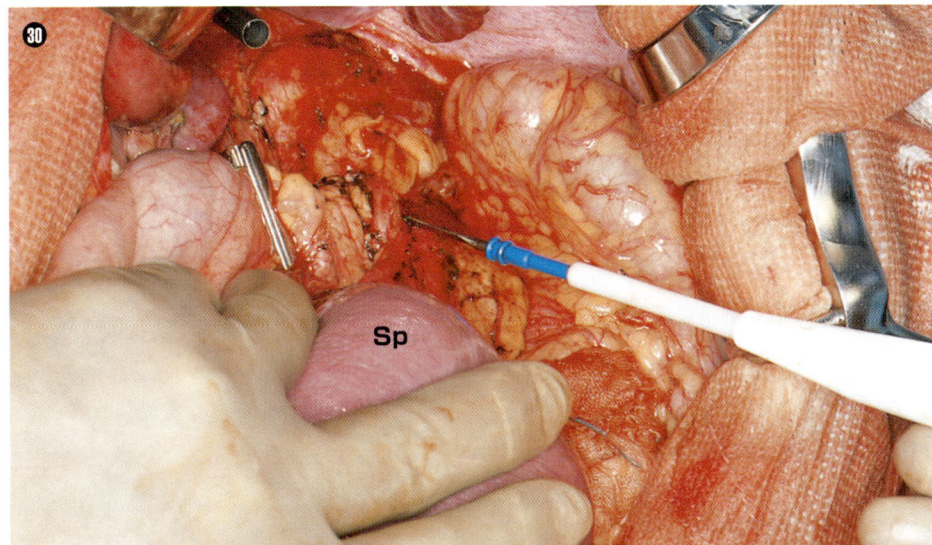

㉙ 術者の左手で、脱転した脾臓を手前に牽引し、左副腎前面を露出して胃後面を郭清してくる。

脱転された脾臓を損傷しないように、術者の左手掌の中へ包み込むようにして、脾臓を手前に牽引する。

内方へ後腹膜の切離を進めれば、膵尾も脾臓と一体となって挙上されてくる。

背面で左副腎を確認し、これを損傷しないように気を付け、左副腎の前面を露出して内下方へ郭清を進める。

㉚ 次いで、膵尾部後面を後腹膜より遊離して、脾臓と膵尾部を一緒に脱転する。

これまでの操作で、すでにこの部の後腹膜はかなり郭清されているので、膵体尾部の脱転は容易である。

㉛ 脱転された脾臓と膵尾部を体外まで遊離して、残った膵尾部周囲の郭清をていねいに行う。膵尾部周囲の郭清は、最初に膵尾部の下縁から膵尾部末端に向かって行うと出血は少ない。

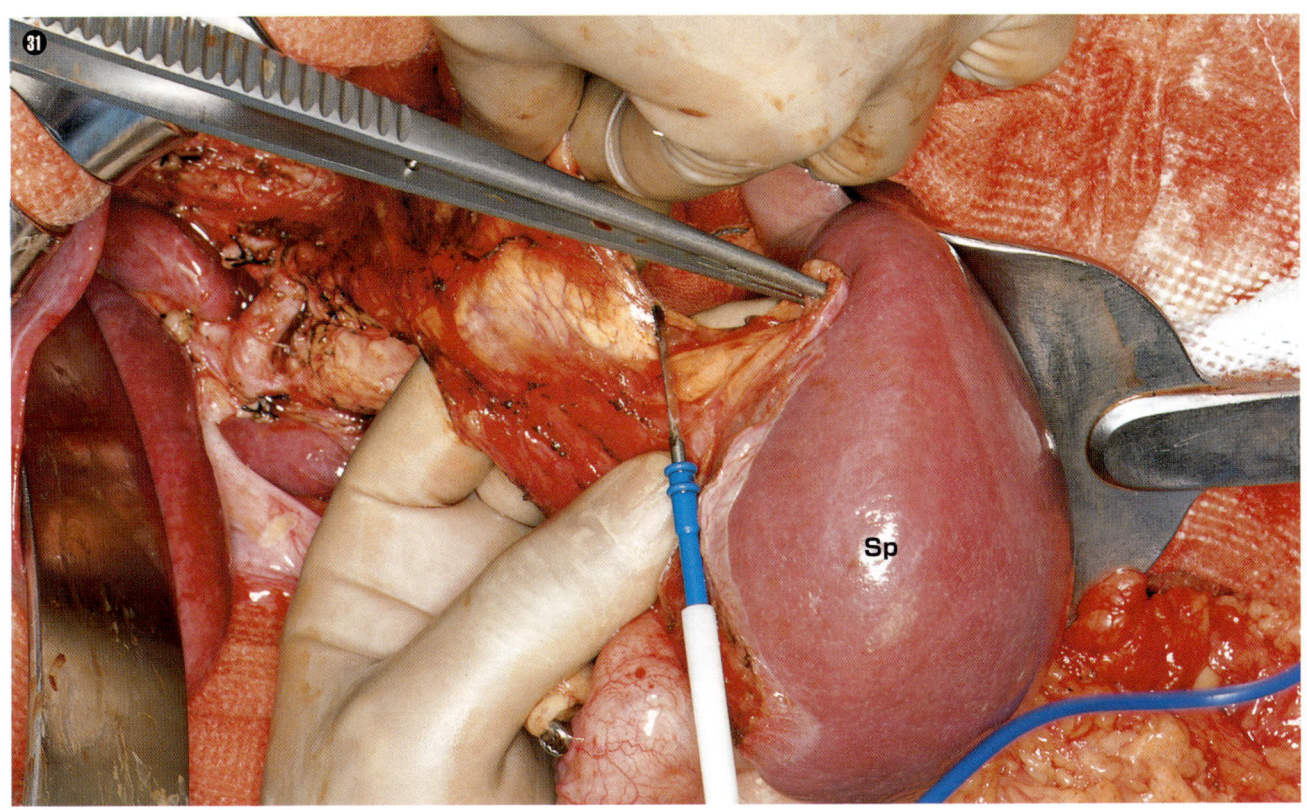

Sp：spleen

2-❺ 膵温存の脾合併切除胃全摘術

㉜ ほとんど体外の浅い術野で操作を行うので、脾門部の郭清は容易に確実に可能である。
まず、脾動脈本幹を膵尾部で確認して、結紮切離する。
膵背面を正中側に腹腔動脈付近まで十分に剥離すれば、脾・膵体尾部は体外まで牽引されてくる。これで、脾門部と膵尾部周囲は、体外の浅い術野で郭清できる。
膵臓を損傷しないように、ていねいに操作を進めるが、まず血管の少ない膵尾部の下縁に沿ってから、脾門部下極に向かって進めるとよい。

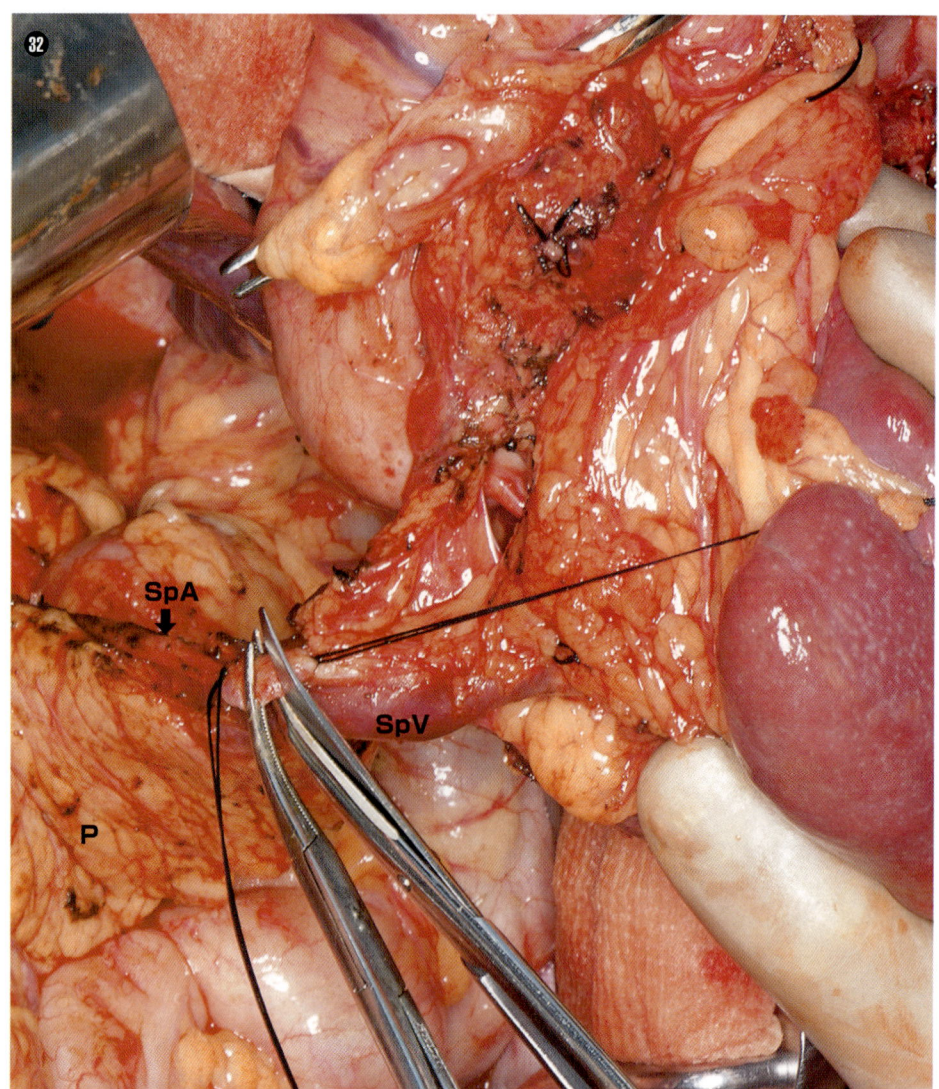

P：pancreas　SpA：splenic artery　SpV：splenic vein

㉝ 膵尾部付近で切離した脾動脈の断端には、刺通結紮も加えて二重結紮にしておく。
膵尾部の膵の上縁で、太い脾静脈と脾動脈をそれぞれ結紮切離する。
脾動脈を先に結紮したほうが、脾の鬱血を避けることができる。術野からの出血量をいたずらに増やすことはない。
また、脾動脈は脾門部近くで結紮切離する。膵への分枝がない症例では、後胃動脈分岐部付近の、かなり中枢側で結紮することになる症例もある。

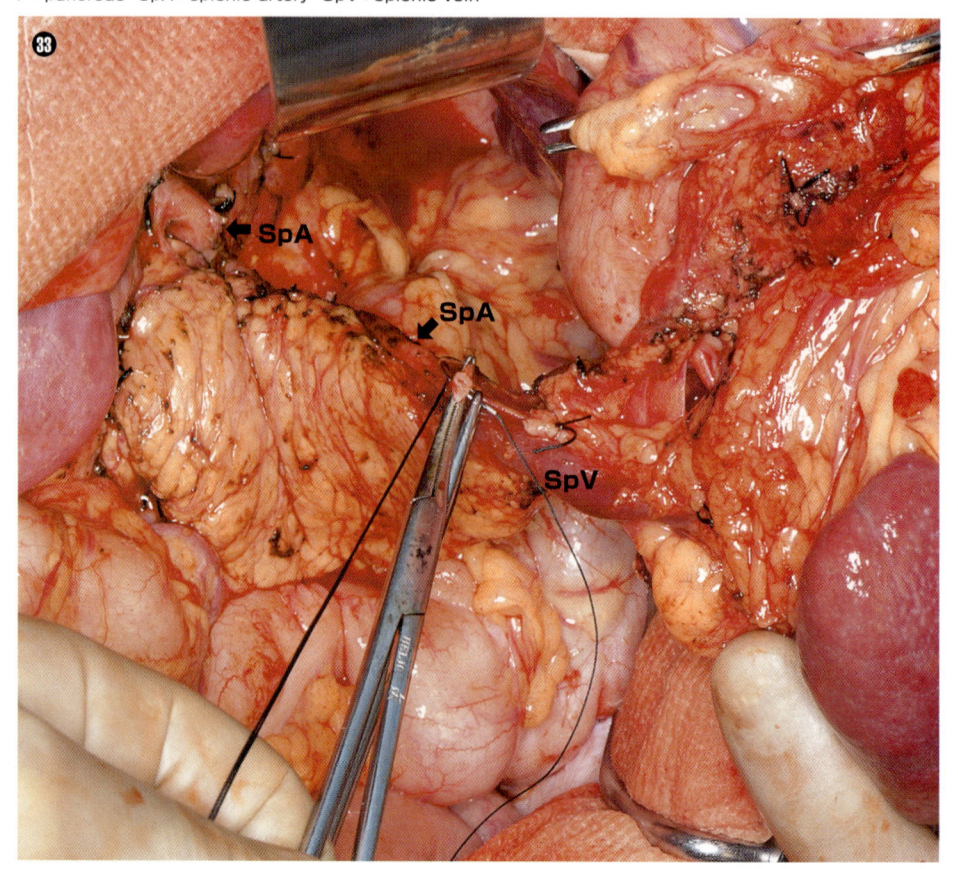

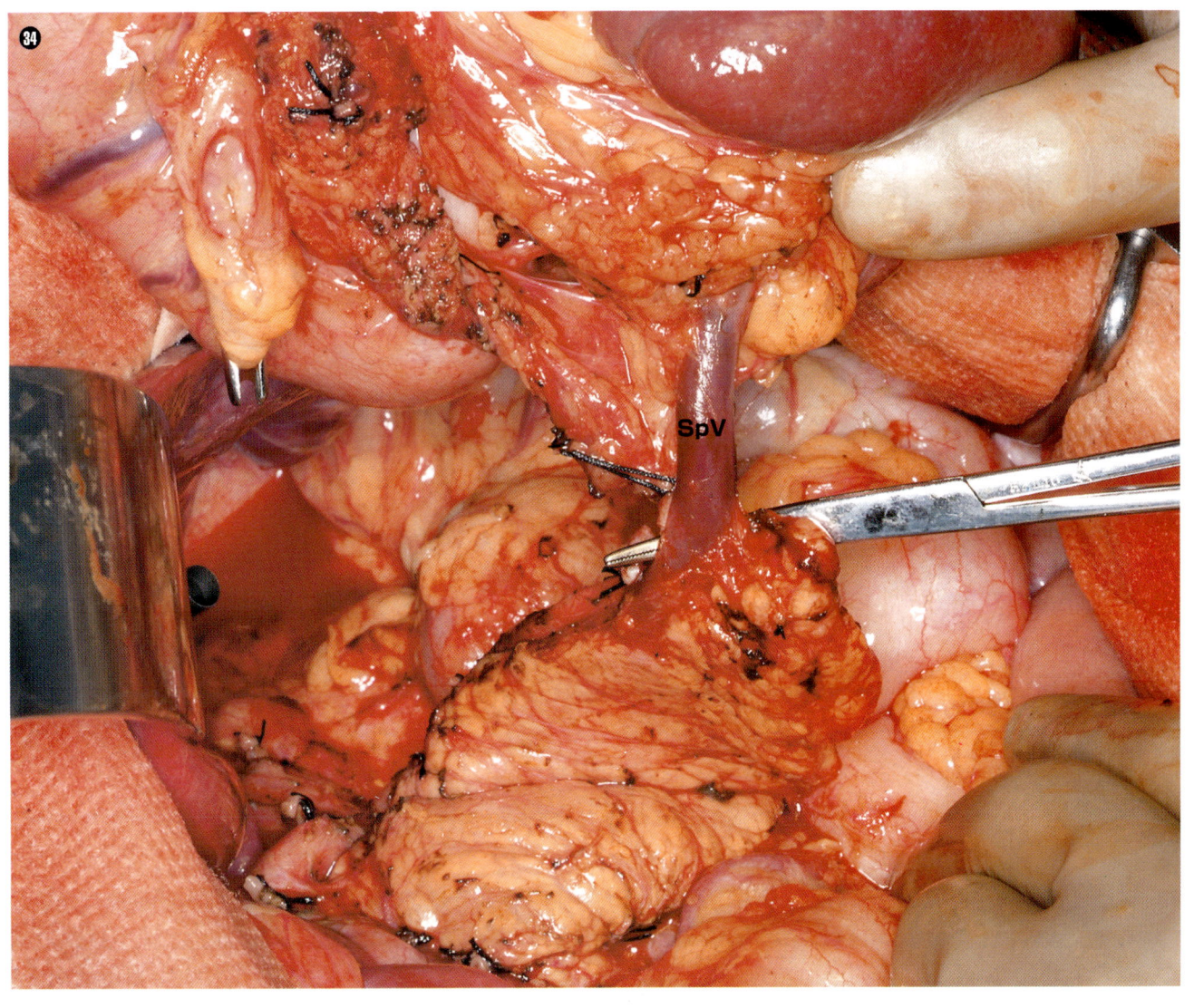

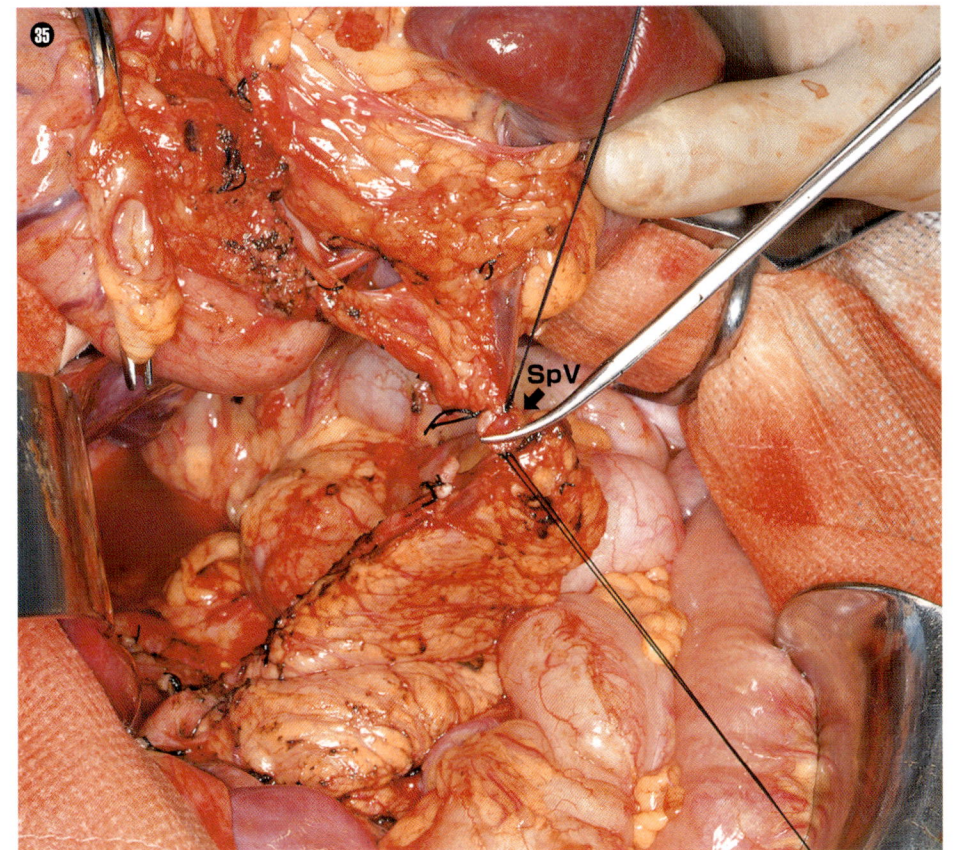

㉞ 脾動脈の結紮切離後に、脾静脈本幹を確認して切離する。

㉟ 脾静脈を切離すると、切除標本が摘出できる。脾静脈は脾動脈と同様に、刺通結紮を加えて確実に結紮する。
これで標本が en bloc に切除される。
膵実質を損傷すると、術後の膵液漏の原因となるので注意する。膵尾部が不規則な形態で、脾門部近くまで延びている症例もあるので、膵尾部の操作はていねいに進める。万一、膵実質に切り込んだ場合は、ていねいに縫合して膵を寄せておく。

SpV：splenic vein

2-❺ 膵温存の脾合併切除胃全摘術

㊱ 左腎静脈、左副腎静脈と腹腔動脈の間の16a2 latero を追加郭清した。本例では特に腫大したリンパ節を認めなかった。

16a2 latero の郭清には、まず大動脈の左で、左腎静脈とこれより分岐する左副腎静脈を確認する。
腹腔動脈左側で、左副腎静脈の内側を副腎に向かって、大動脈と左副腎静脈の間を横隔膜左内側脚まで郭清する。

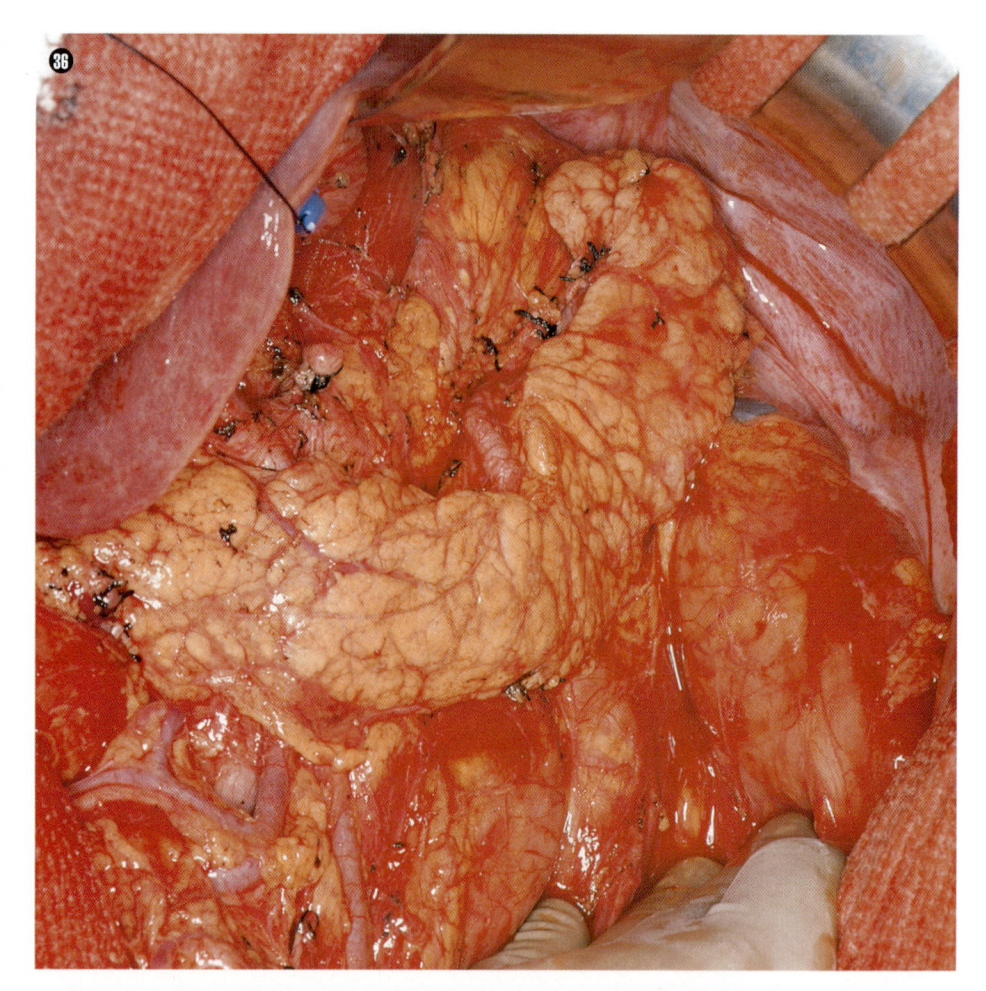

㊲ 膵温存の脾合併切除胃全摘術の郭清終了後の術野である。本術式では、術後の膵液漏の発生は極めて少なく、#10リンパ節の郭清は十分である。
また、膵上縁のリンパ節郭清も、確実に行える。
術中、脾動脈周囲に明らかなリンパ節転移を認める場合や、膵への直接浸潤を認める場合は、躊躇することなく膵体尾部合併切除に切り替えている。
また、腹膜播種再発や後腹膜再発の多いスキルス胃癌で、前壁の漿膜浸潤が軽度で根治的切除が可能な症例では、脾・膵体尾部合併切除の胃全摘術の適応と考えている。

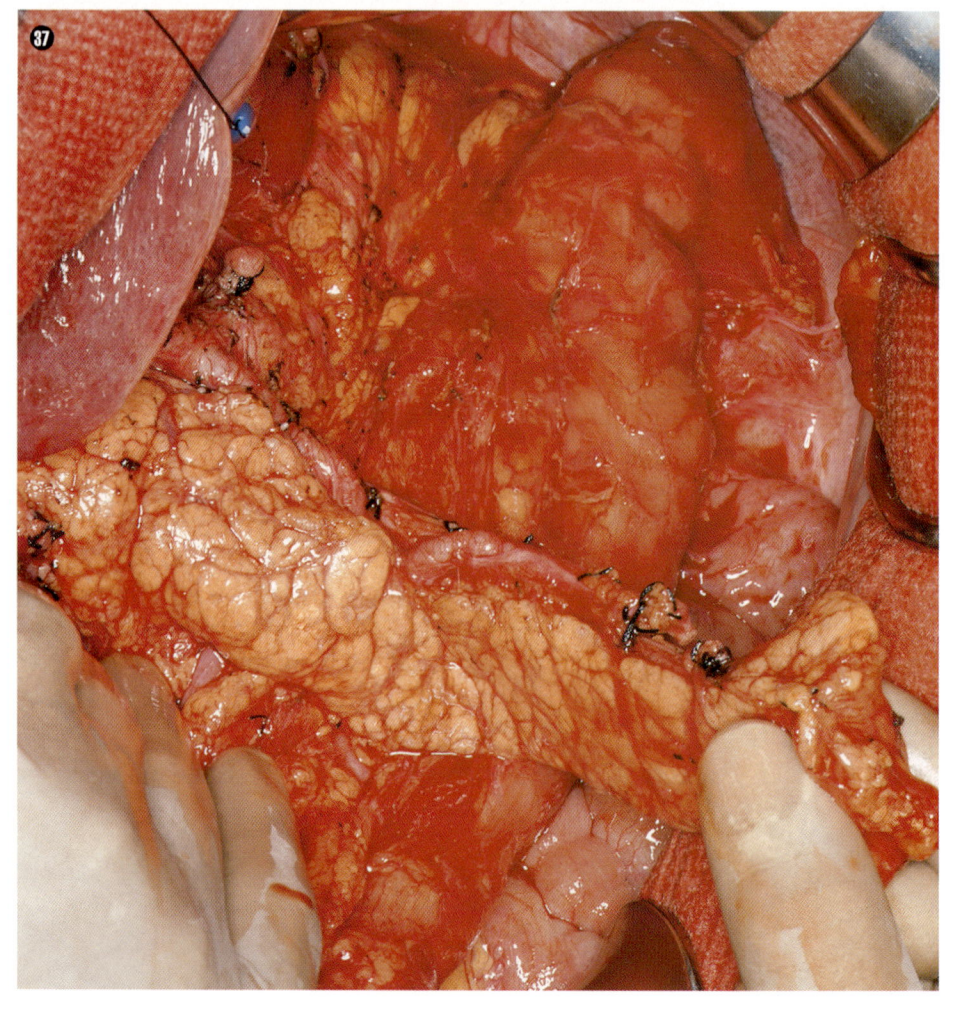

再建と閉腹

胃全摘後の食道・空腸吻合は、器械吻合にて行う。端側吻合で、再建法はRoux-en-Y。生理的食塩水で洗浄し、止血を確認する。ドレーンを留置して閉腹し、手術を終了した。

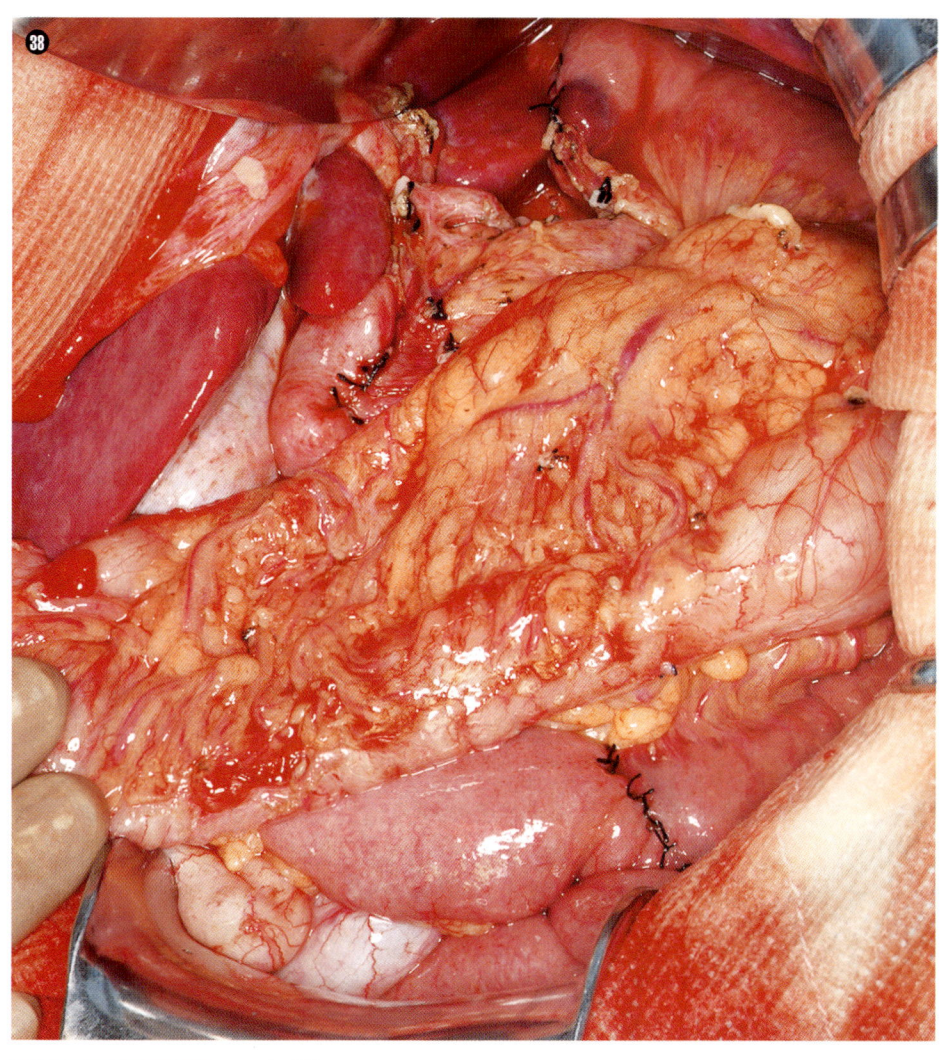

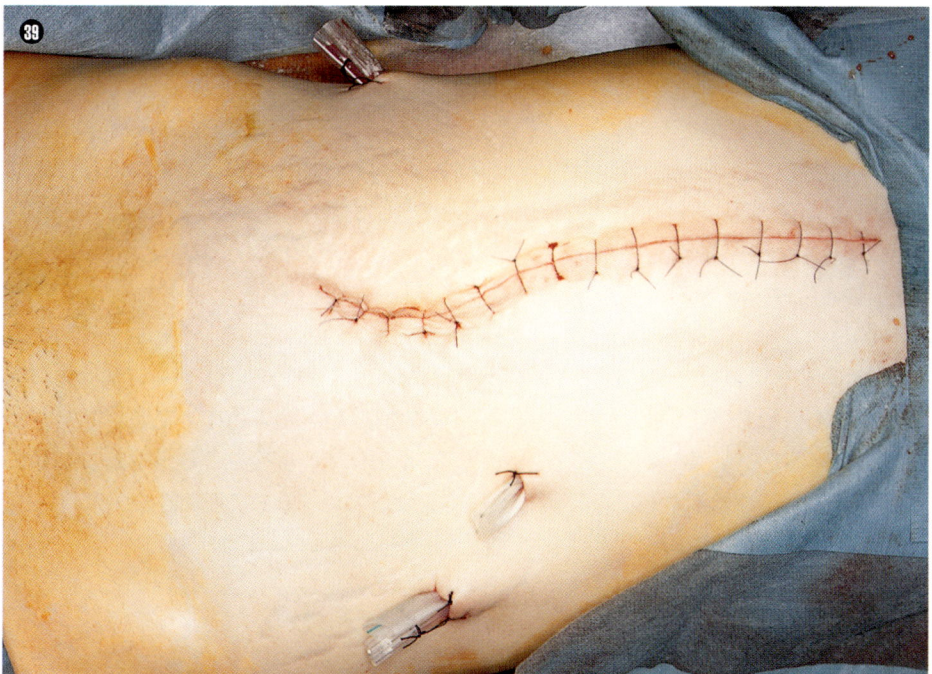

㊳ 食道・空腸吻合は、器械吻合にて端側吻合である。ILSを挿入した断端は、GIAやリニアカッターで閉鎖し、補強縫合を加えた。
食道・空腸吻合部から45cm下方で、空腸・空腸吻合を側端(全層はPDS 4-0連続、漿膜筋層はsilk 4-0結節)にて吻合した。通常は、胃全摘後の再建法はRoux-en-Yの再建としている。

俗に「器用なヒトが外科向きである」とか、「不器用な外科医には手術を受けたくない」とよくいわれているが、私はむしろ不器用なヒトが外科医に向いていると思う。
手術はチームで行う。複数の人間が相互に信頼しあって行うのが手術である。自分は器用であると自惚れている外科医は、チームとなって協調することを重視しないので、術中に不都合なことが多い。
一人だけで、すばやく、鮮やかに見せつけようとする手術操作ほど怖く感じるものはない。

㊴ 生理的食塩水3000mlで腹腔内を洗浄する。
ドレーンは、左側腹部から左横隔膜下へプリーツ10とペンローズを置く。
右側腹部からWinslow孔を通して、プリーツ10を置き、肝左葉下面へはペンローズを置く。
前腹部左側より吻合部左と膵体部前面に、ペンローズ2本を留置する。
閉腹し、手術を終了した。

2-❺ 膵温存の脾合併切除胃全摘術　218

2-6 Sentinel Node Navigation Surgeryを用いた胃局所切除術

鹿児島大学大学院腫瘍制御学・消化器外科学教授
愛甲 孝

鹿児島大学大学院腫瘍制御学・消化器外科学助手
上之園芳一

胃癌縮小手術において、Sentinel Node Navigationに基づく合理的なリンパ節郭清を行っている

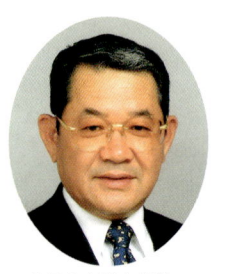

鹿児島大学大学院
医歯学総合研究科
腫瘍制御学・消化器外科学教授
愛甲 孝

　早期胃癌に対する術式の選択は、従来の予防的拡大郭清の時代から、術後のQOLと低侵襲を重視した残胃温存を考慮する術式に変遷してきた。

　局所切除の適応は、「胃癌治療ガイドライン」第2版（2004年4月改定）において「EMR（endoscopic mucosal resection）の適応とならないM癌症例でUL（−）で、かつ術中N0である場合、SM癌で術中N0の場合は研究的に局所切除あるいは分節切除の対象としてもよい。大きさは部位（小彎側か大彎側）により異なるが、4cm程度までを目安とする。腫瘍近傍のリンパ節の迅速生検を行うことが望ましい。切除線は腫瘍縁から1cm以上離すことが望ましい」とされている。

　しかし、術中のN0の診断はきわめて困難であり、早期胃癌においても、微小転移を含めたリンパ節転移の存在は無視できるものではない。切除早期胃癌263例の著者らの検討では、hematoxylin and eosin（HE）染色によるリンパ節転移頻度は、M癌で2.0%（3/148）、SM1癌で17.3%（9/52）、SM2癌で23.8%（15/63）であり、早期胃癌においてもSM癌においては、高頻度にリンパ節転移が認められている。さらに、微小転移の頻度はpN0でもM癌で8%、SM癌で24%である。適正な術中のリンパ節転移診断なしには、リンパ節郭清範囲の縮小化および胃切除の範囲の縮小化は困難であり、術中に正確なN0診断が行われることが重要となる。

　術中N stagingを行う手段として、Sentinel Node Navigation Surgery を著者らは行っている。センチネルリンパ節とは、腫瘍から直接のリンパ流を受ける最初のリンパ節と定義され、リンパ節転移はまず、このセンチネルリンパ節から生じるという仮説である。この仮説が成立するならば、センチネルリンパ節に微小転移も含めた転移が存在しなければ、それ以外のリンパ節にもリンパ節転移はないということになる。

　著者らは1999年から、RI法と色素法の併用によるmappingを行ってきた。cT1N0と診断した148例において同定率99%、HE染色による正診率100%であり、免疫染色による微小転移を含めた正診率は99%であった。

　この結果をもとに、cT1N0症例に対して腫瘍の占居部位と周在性、センチネルリンパ節の部位に応じて部分切除、分節切除、噴門側切除などで臨床応用を行っている。

●

　Sentinel Node Navigation Surgeryは、術中のリンパ節転移診断精度を高め、real timeに我々外科医にN stagingの情報を与えるものである。したがって、縮小手術において、安全かつ確実なリンパ節郭清のあり方をnavigateするものである。

CASE & FLOW CHART

症例1　分節切除+Sentinel Node Navigation

53歳・女性

血液疾患の精査目的に、上部消化管内視鏡検査を施行される。胃体中部後壁に0-Ⅱc病変を認め、生検にて未分化型腺癌（por + sig）と診断され、当科紹介受診となる。

上部消化管内視鏡検査では、同部位に約1.5cmの褪色調の0-Ⅱc病変を認めた。

超音波内視鏡検査では、第3層の不整を認め、術前深達度診断SM1と診断した。

腹部CT検査で、明らかなリンパ節腫大は認めず、腹水などの所見も認めないことから、cT1（SM1）N0 M0 cStageⅠAと診断した。

SN同定を行うため、手術前日に放射性同位元素（RI）の注入を内視鏡下に行う。

放射線管理区域において、99m Technetium スズコロイド（粒子径100nm）を内視鏡を用いて、腫瘍周囲の粘膜下層0.5ml×4か所に約3mCi注入しておく。

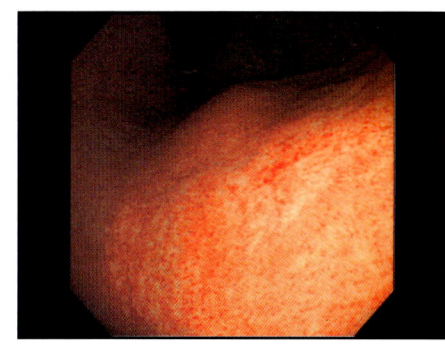

上部消化管内視鏡検査
上部消化管内視鏡検査では、胃体中部後壁に約1.5cmの褪色域を伴う0-Ⅱc病変を認めた。

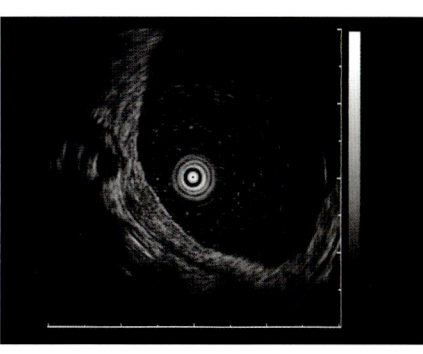

超音波内視鏡検査
超音波内視鏡検査では、第3層の不整を認める。術前深達度診断はSM1と診断した。

術　式

※丸囲みの数字は図版番号

1. 術中内視鏡によるリンファズリン注入　❶❷
2. 網嚢開放してリンパ流域確認　❸
3. Navigator GPS™ によるセンチネルリンパ節の同定　❹
4. センチネルリンパ節のサンプリングと術中迅速診断　❺❻
5. 左胃動脈切離　❼
6. No.7～No.11p～No.9,No.8aにかけてリンパ節郭清終了　❽
7. 小網の開放　❾
8. 肝枝確認温存、右胃動脈流域の温存、No.1領域の温存　❿
9. 右胃動脈流域、幽門枝の確認　⓫
10. 切除範囲の設定　⓬
11. 切除範囲の設定　⓭
12. No.3リンパ節郭清範囲下方の範囲決定（右胃動脈流域、幽門枝の温存）　⓮
13. 大網処理範囲の決定　⓯
14. 大網トリミング　⓰
15. 幽門側の切離　⓱
16. 噴門側の切離　⓲
17. センチネルリンパ節の残存がないことを確認　⓳
18. 胃・胃吻合　⓴～㉓
19. リンパ節マッピングと摘出標本　㉔㉕

色素とRIを用いた センチネルリンパ節の同定

センチネルリンパ節の同定は色素とRIを用いた併用法で行い、術中迅速診断により、転移のないことを確認する。

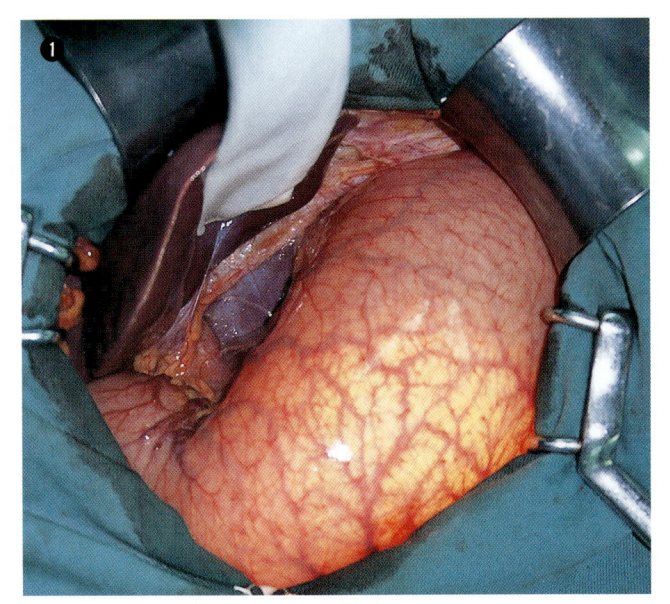

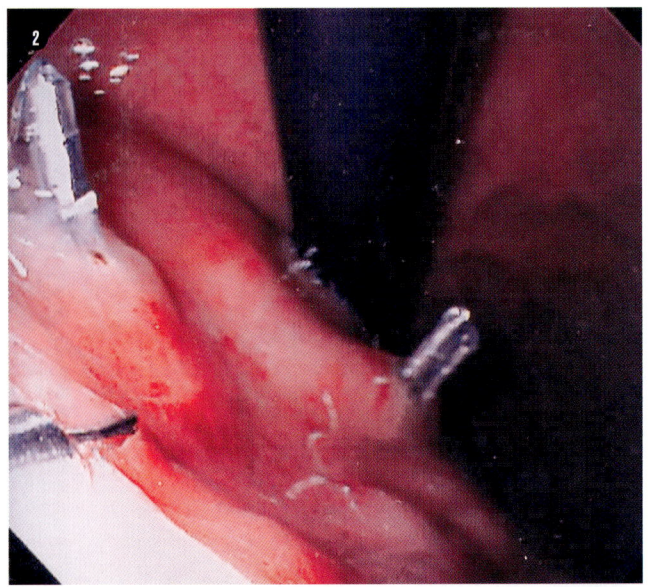

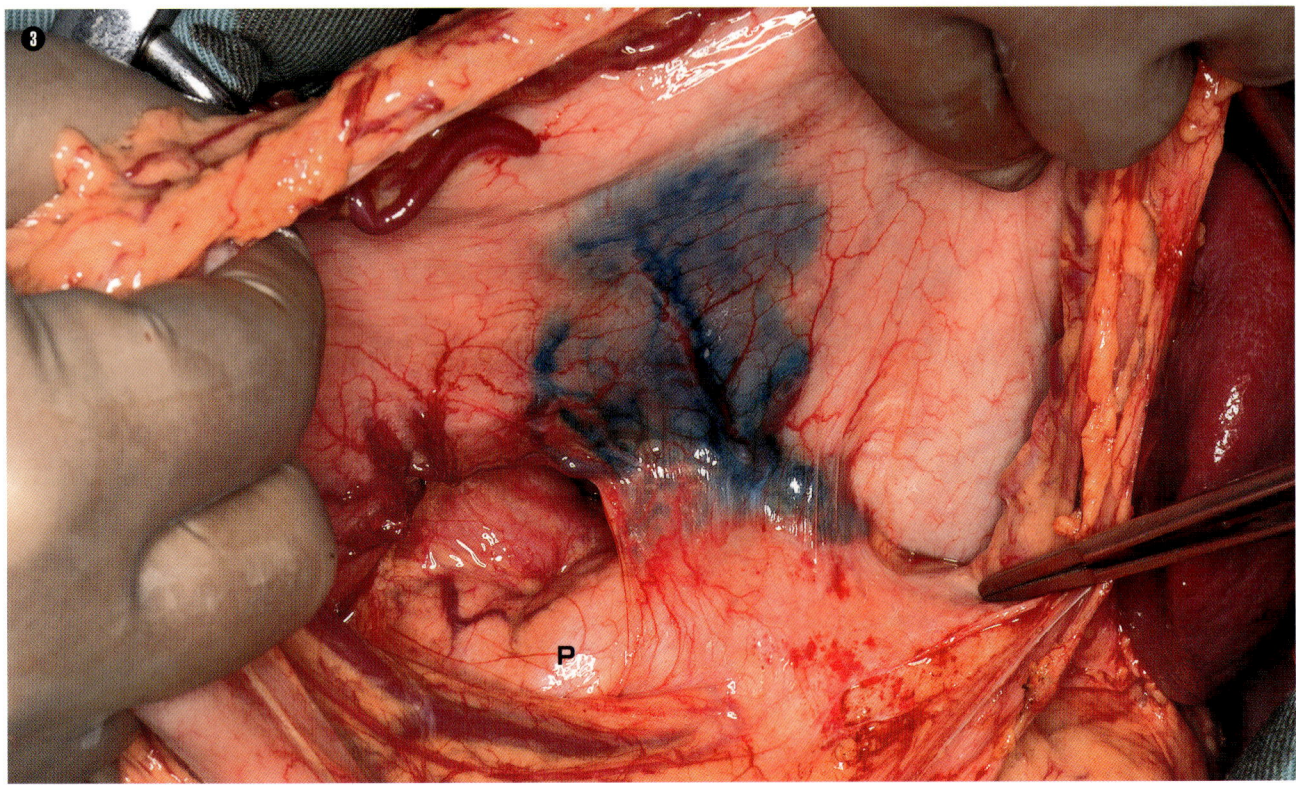

P：pancreas

❶ 腹部上腹部正中切開の後、大網を結腸付着部より切離して網嚢を開放し、内視鏡を挿入する。
内視鏡挿入前に、腸管への空気の流入を防ぐため、Treitz靱帯より約10cm肛門側の上部空腸に、小児用腸鉗子をかけておく。

❷ 色素（リンファズリン）を内視鏡を用いて、腫瘍周囲の粘膜下層0.5ml×4か所へ注入する。
粘膜下層へ接線方向から確実に注入することが、肝要である。

❸ 色素注入より15分後に、青染リンパ節（blue node）の検索を開始する。胃後面より注入された腫瘍部分からのリンパの流れを確認することができる。
本症例では、左胃動脈方向への流れが観察された。大彎方向への流れは認めない。

221

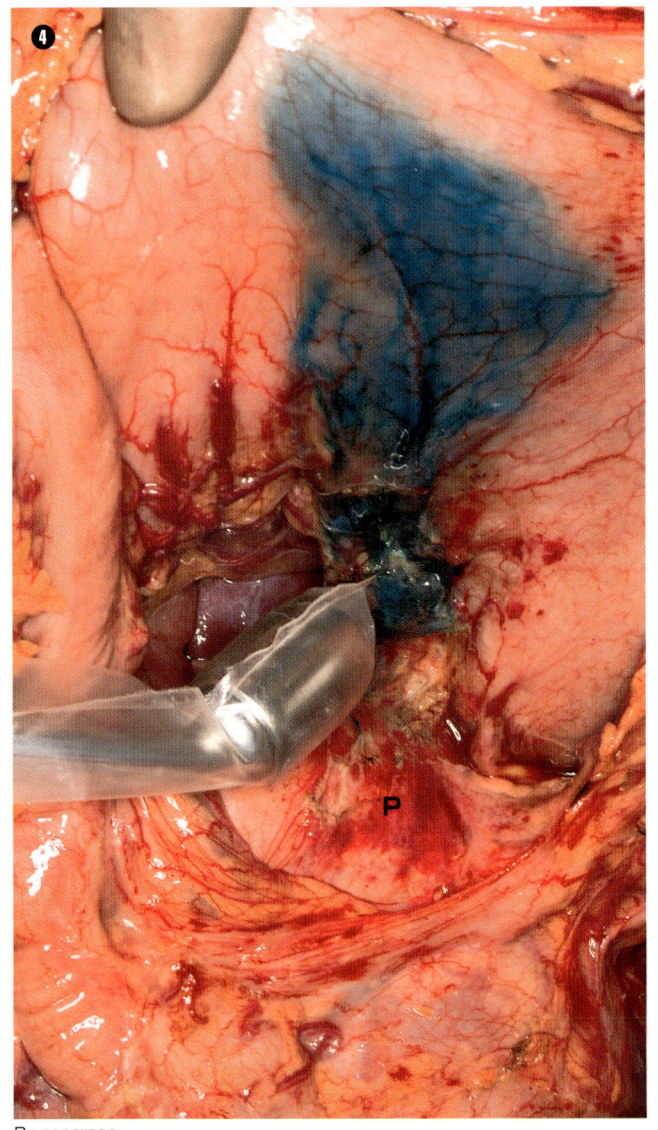

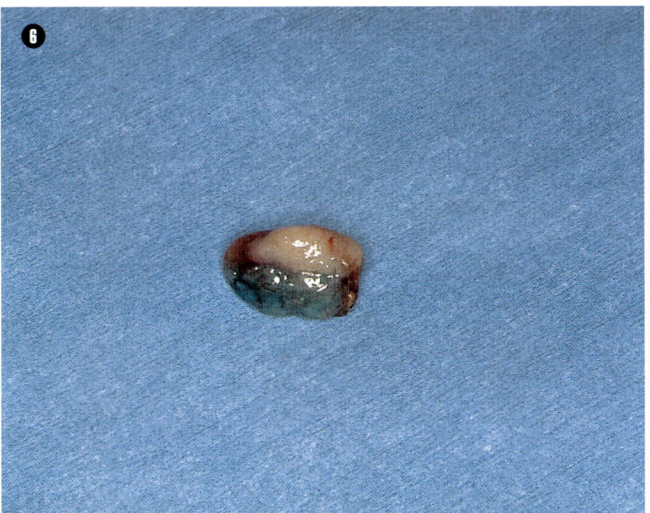

P : pancreas

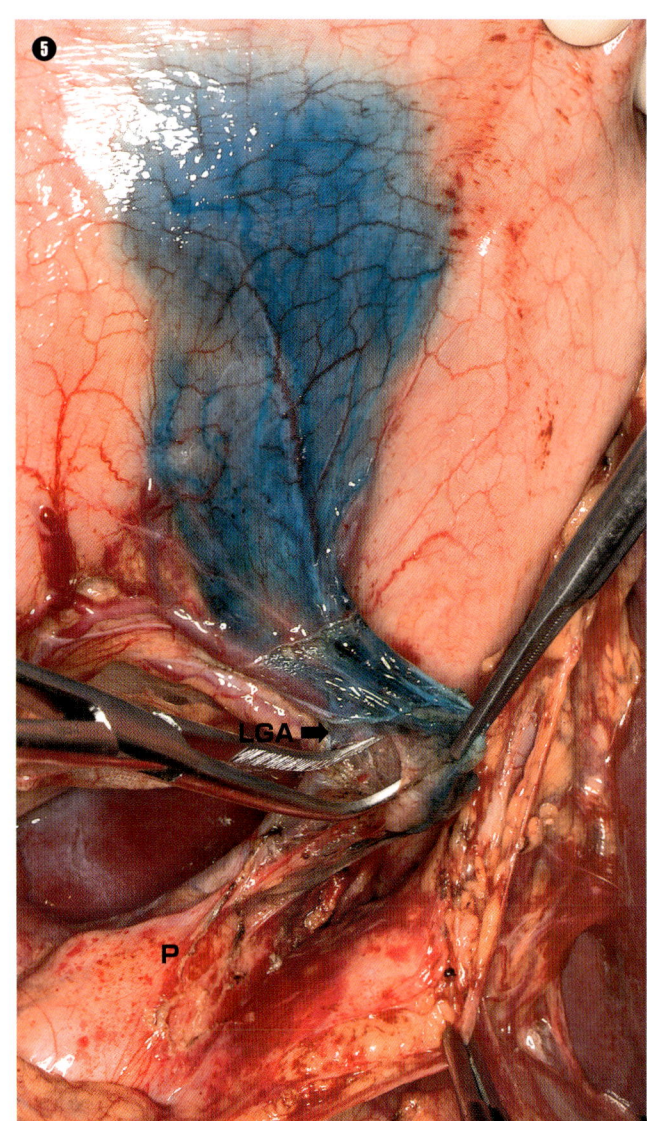

P : pancreas　LGA : left gastric artery

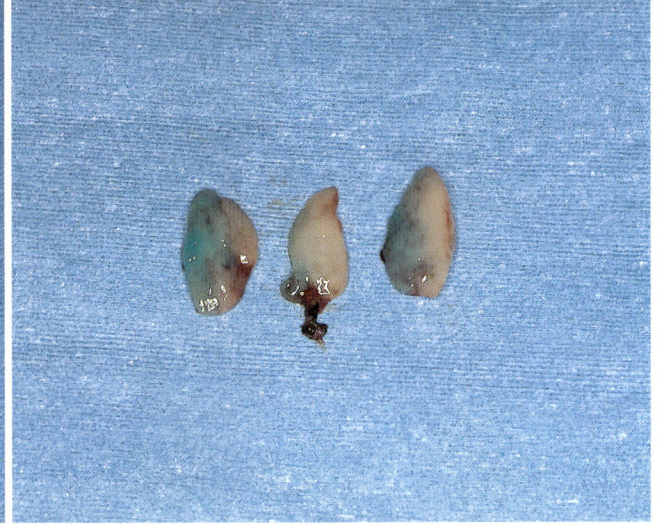

❹ 膵上縁で膵被膜を切離し、センチネルリンパ節の検索を行う。
Navigator GPS™などのガンマ線検出器によりRIの集積したセンチネルリンパ節（hot node）を同定する。
hot nodeと一致して、blue nodeを小彎リンパ節（No. 3）に認めた。

❺ センチネルリンパ節のサンプリングを行う。
血管処理を行う前にリンパ節のサンプリングを行うことから、出血しやすいことを留意し、結紮処理もしくはLigaSure™などのデバイスを用いて、丁寧にサンプリングを行う。

❻ 摘出したセンチネルリンパ節は、バックテーブルでRI集積を測定・記録し、最大割面と平行に3分割して、中央切片を術中迅速病理診断へ提出する。併せて、微小転移診断を目的としたサイトケラチン免疫染色、RT-PCR診断を行う。

2-❻　Sentinel Node Navigation Surgeryを用いた胃局所切除術　　222

小彎側のリンパ節郭清と神経の温存

分節切除においては、神経温存が重要であり、センチネルリンパ節生検による合理的な郭清範囲の縮小化を行う。

❼ 左胃動脈の結紮切離を行う。迷走神経の肝枝の温存は不可欠であるが、可能な限り腹腔枝も温存する。

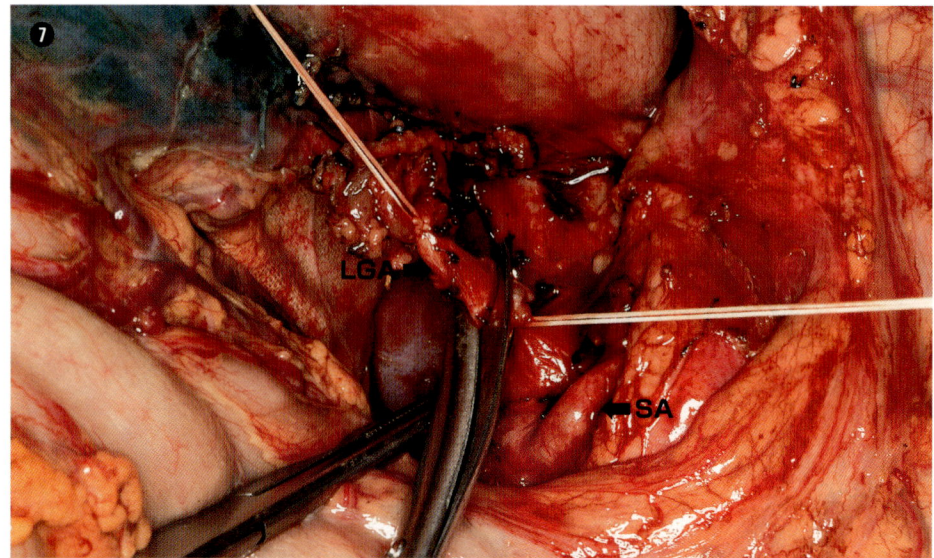

LGA：left gastric artery　SA：splenic artery

❽ 色素の流れが左胃動脈方向であることから、左胃動脈幹リンパ節（No.7）、総肝動脈前上部リンパ節（No.8a）、腹腔動脈周囲リンパ節（No.9）、脾動脈幹近位リンパ節（No.11p）を併せて郭清を行う。

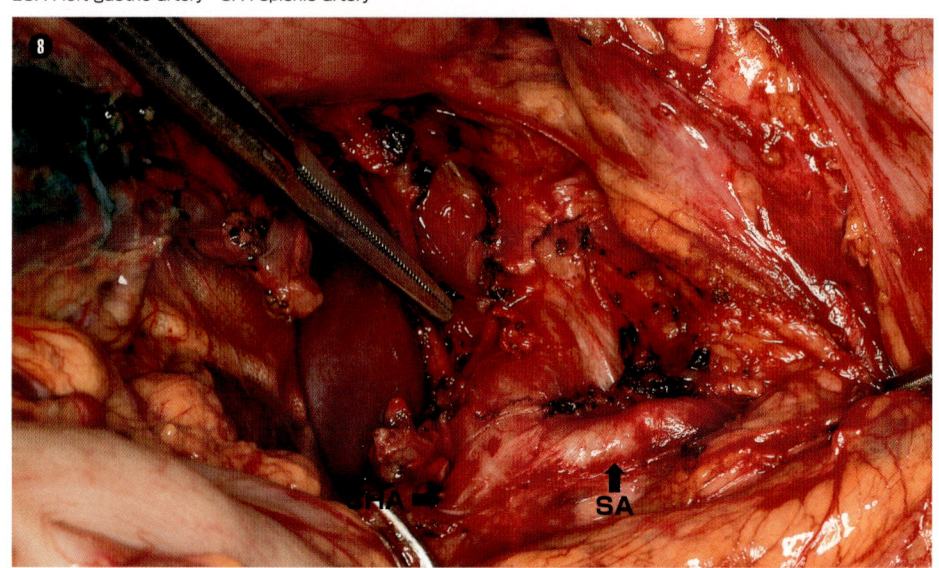

CHA：common hepatic artery　SA：splenic artery

❾ 術中迅速病理診断により、センチネルリンパ節への転移がないことを確認したうえで、神経温存を考慮して、小網の切開を行う。
必要以上に切離せずに、肝枝を確実に温存する。

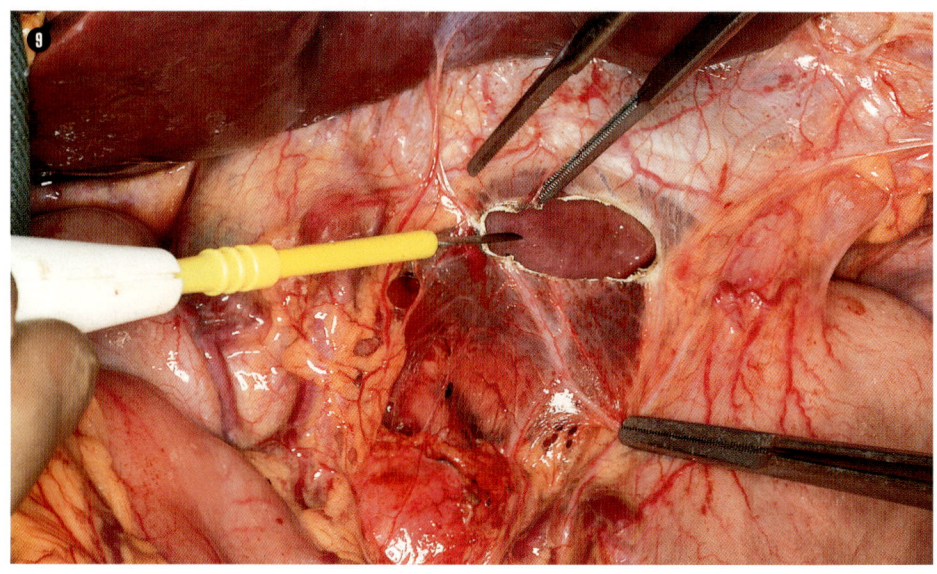

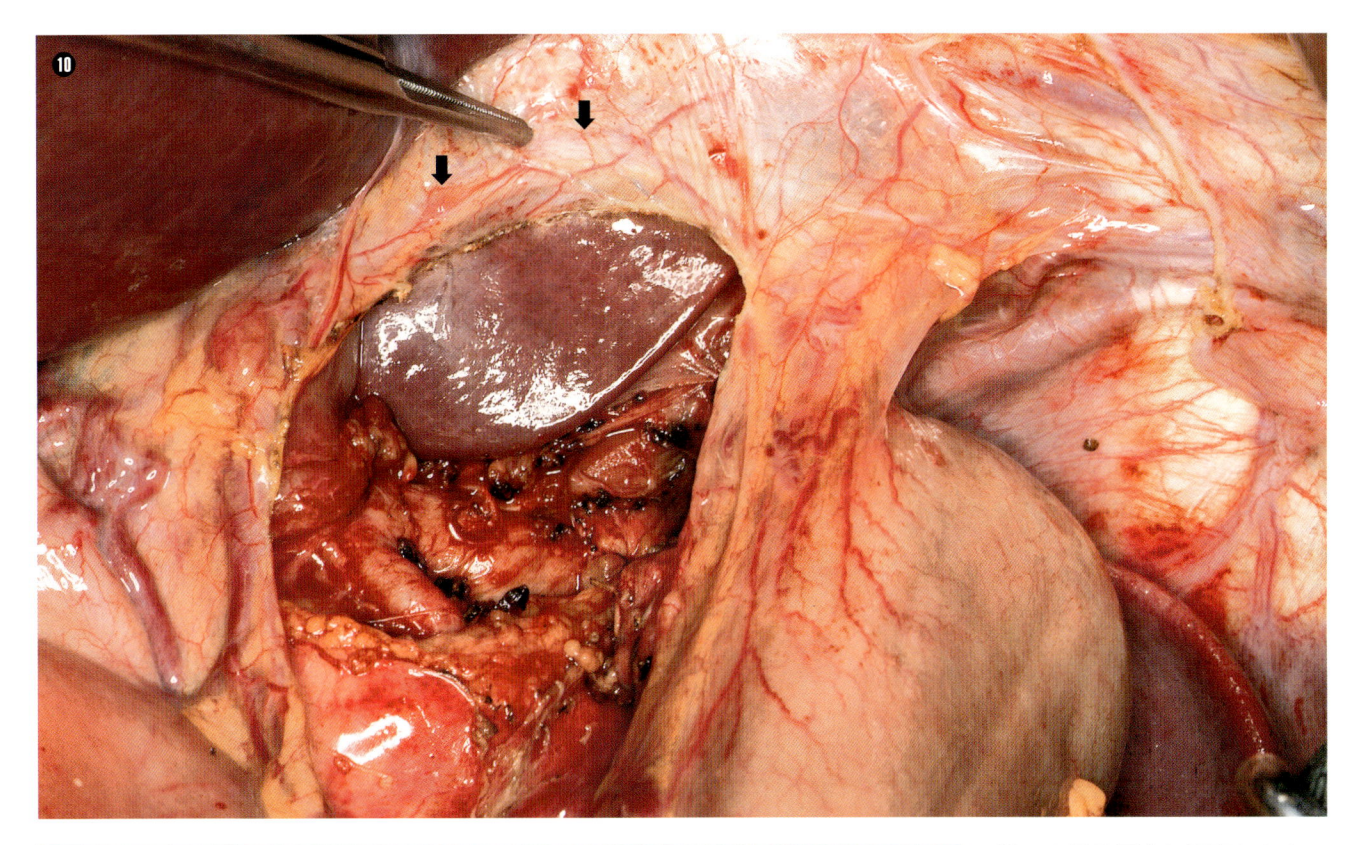

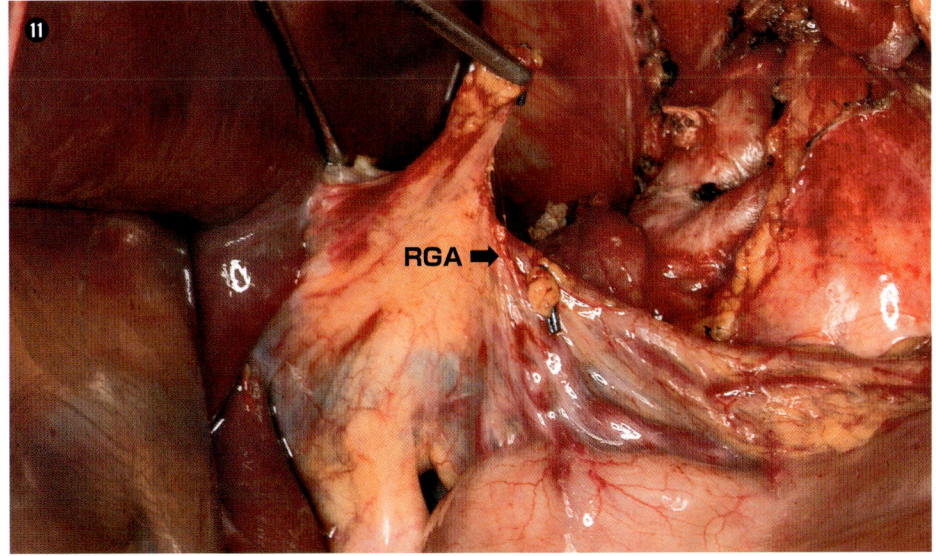

RGA : right gastric artery

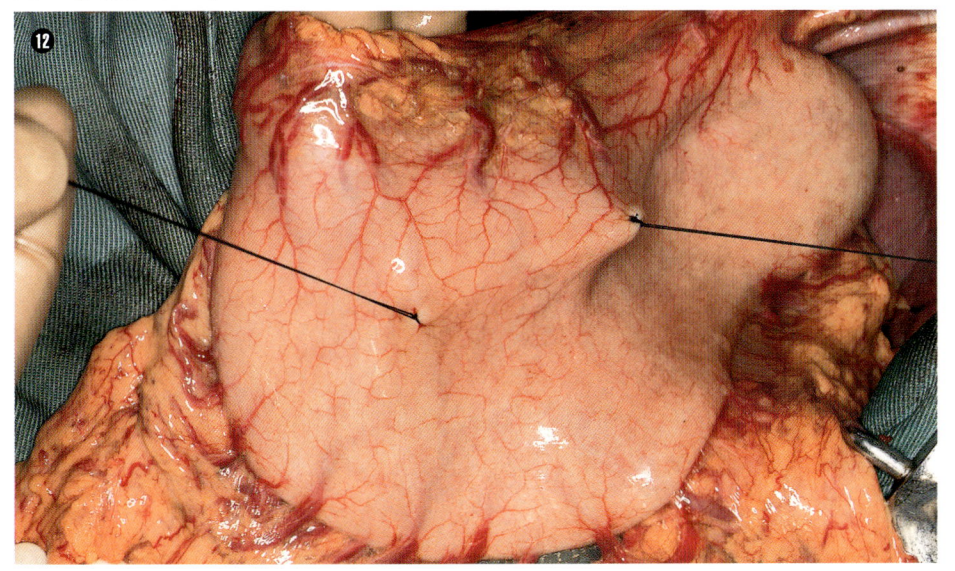

⑩ 小網前面より観察したところで、肝枝（矢印）が温存されている。
迷走神経前幹、後幹の胃上部への枝も併せて温存される。

⑪ 幽門枝を含む右胃動脈流域が温存されている。
したがって、右胃動脈流域のリンパ節の転移の有無を検索することが重要である。hot node、blue nodeの有無を確実に確認する。

⑫ 触診にて術前に留置したクリップを確認し、切除ラインを決定する。
安全域の噴門側および幽門側に、3-0絹糸にてマーキングをして支持糸とする。
早期胃癌の場合、2〜3cmのsurgical marginを確保する。

⓭ 色素、RIの流れがないことを確認したうえで、分節する切除ラインを加味して、下方の小彎リンパ節(No.3)の郭清範囲を決定する。

胃を創外に引き出し、可及的に平面の自然体に胃を置く。

blue nodeは色素が消失しやすいので、Navigator GPS™にて、hot nodeの有無を丹念に調べる。

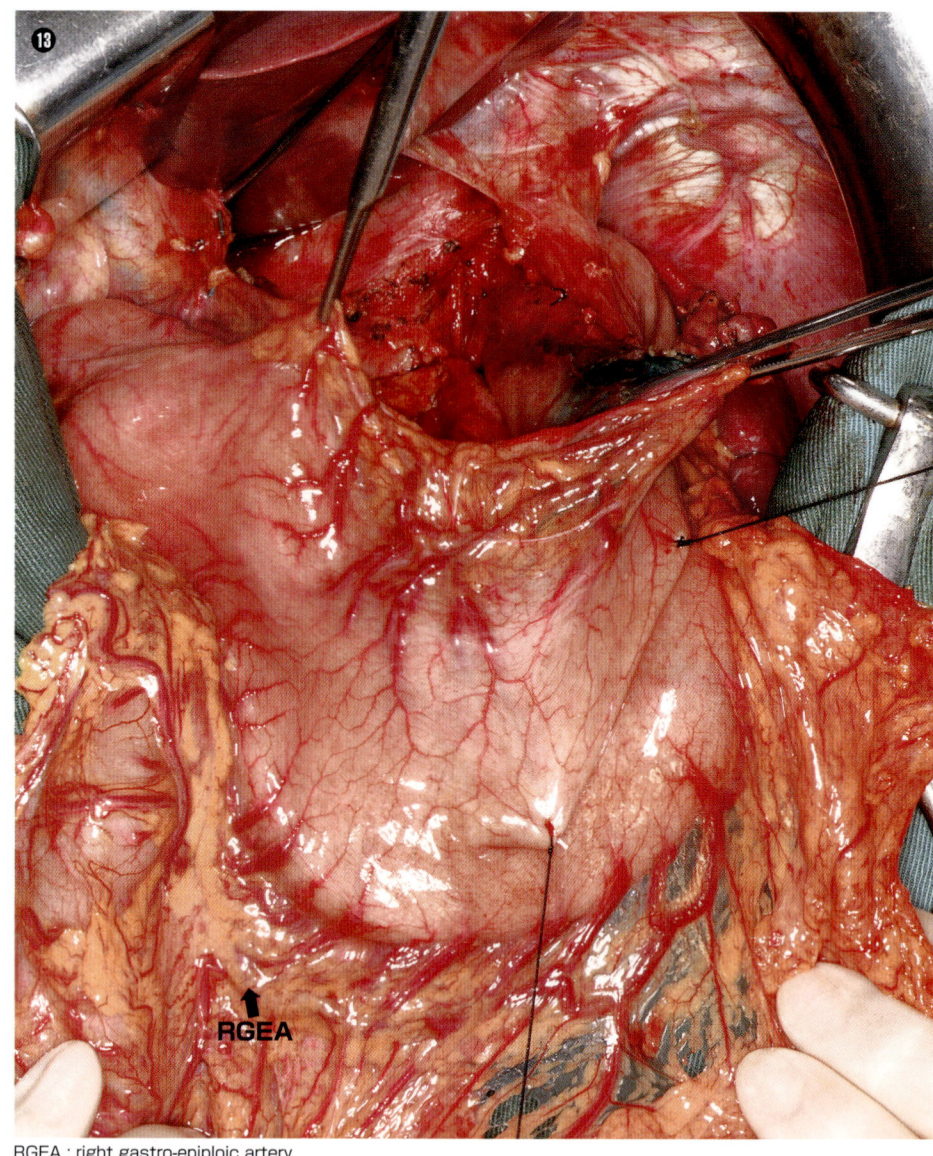

⓮ 小彎の胃壁に沿って、小彎リンパ節(No.3)の郭清を行う。下方小彎リンパ節(No.3)は、一部温存されることになる。

RGEA : right gastro-epiploic artery

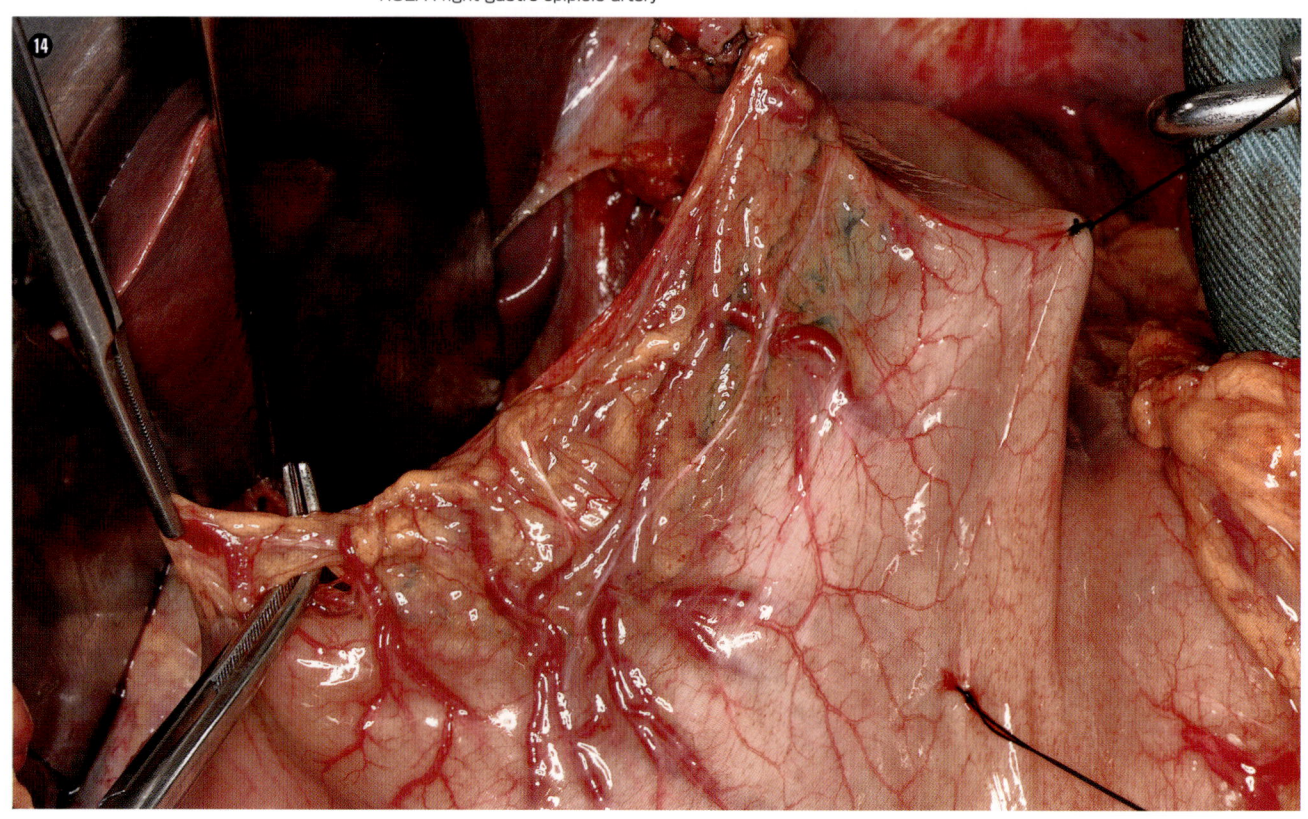

大彎側の処理と胃の切離

腫瘍の部位をしっかりと確認し、断端を十分に確保して胃を切離。吻合前にセンチネルリンパ節の残存がないことを確認する。

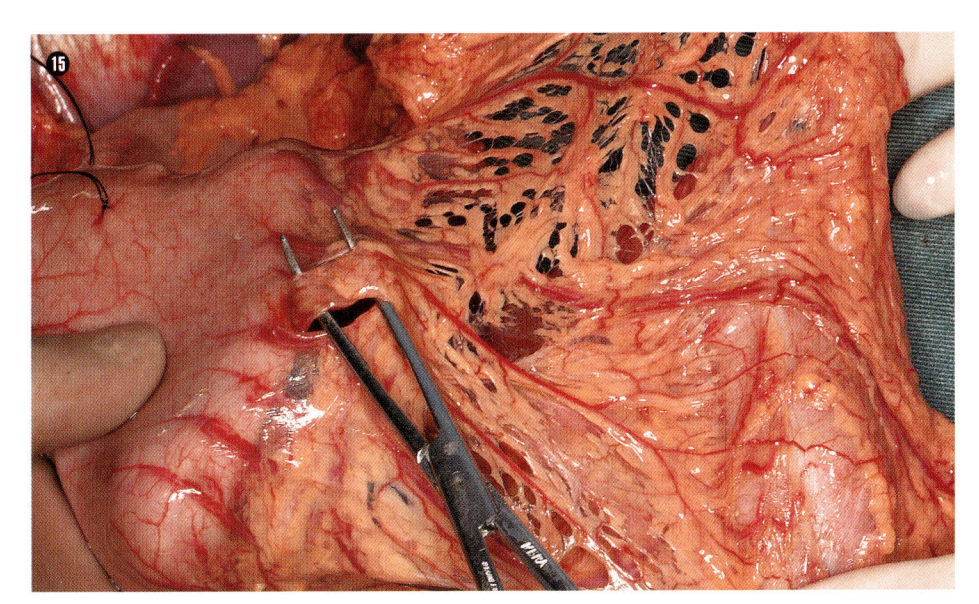

❶ 同様に、大彎側の血管処理を行う。
大網を含めて、切除範囲以外の血管は温存としている。
動静脈の走行を透見した後、大網動静脈は温存する。

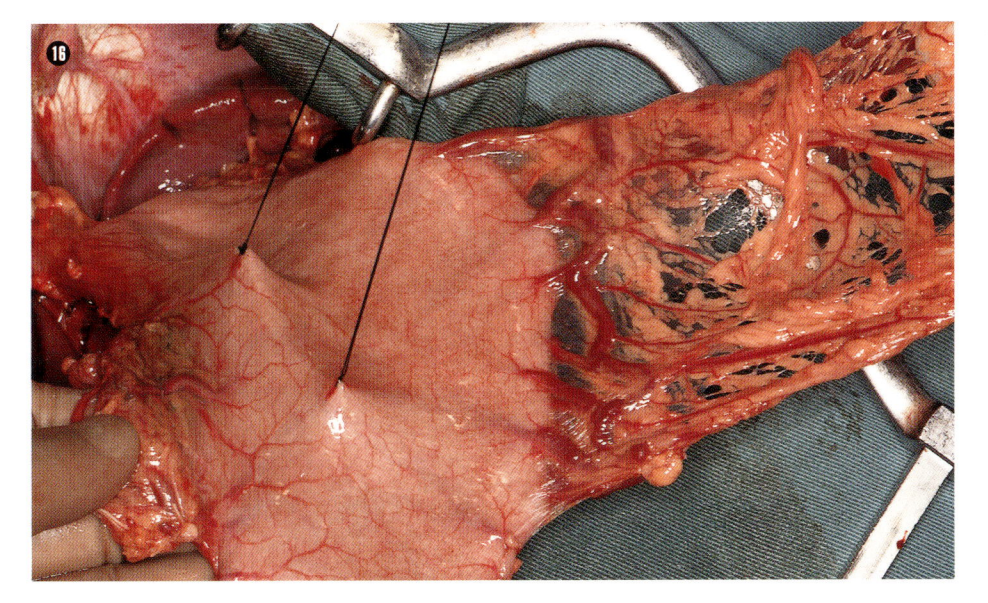

❶ 支持糸を牽引し、切除ラインを確認する。大網のトリミングが終了する。
大網の一部、小網の一部を合併切除する。

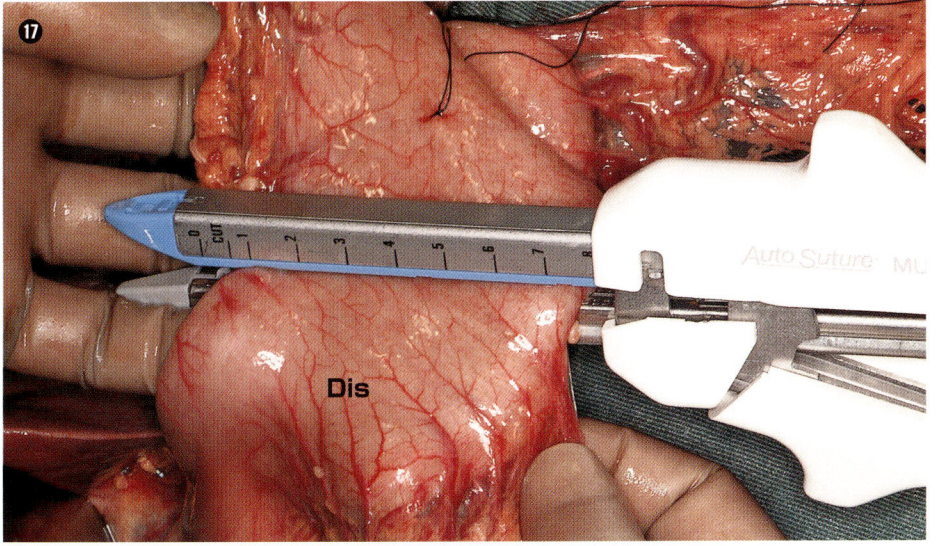

❶ 自動縫合器（GIA）を用いて、胃の幽門側の切離を行う。
幽門側の切離にあたっては、幽門輪から3cm以上の距離を確保する。

Dis：distal

Pro : proximal

⓲ 自動縫合器を用いて、胃の噴門側の切離を行う。
分節切除術では、小彎側の切除範囲が小さくなりやすいので、2～3cm以上のsurgical marginを確保する。

⓳ 分節切離後に、RI集積のあるセンチネルリンパ節の残存がないことを確認する。

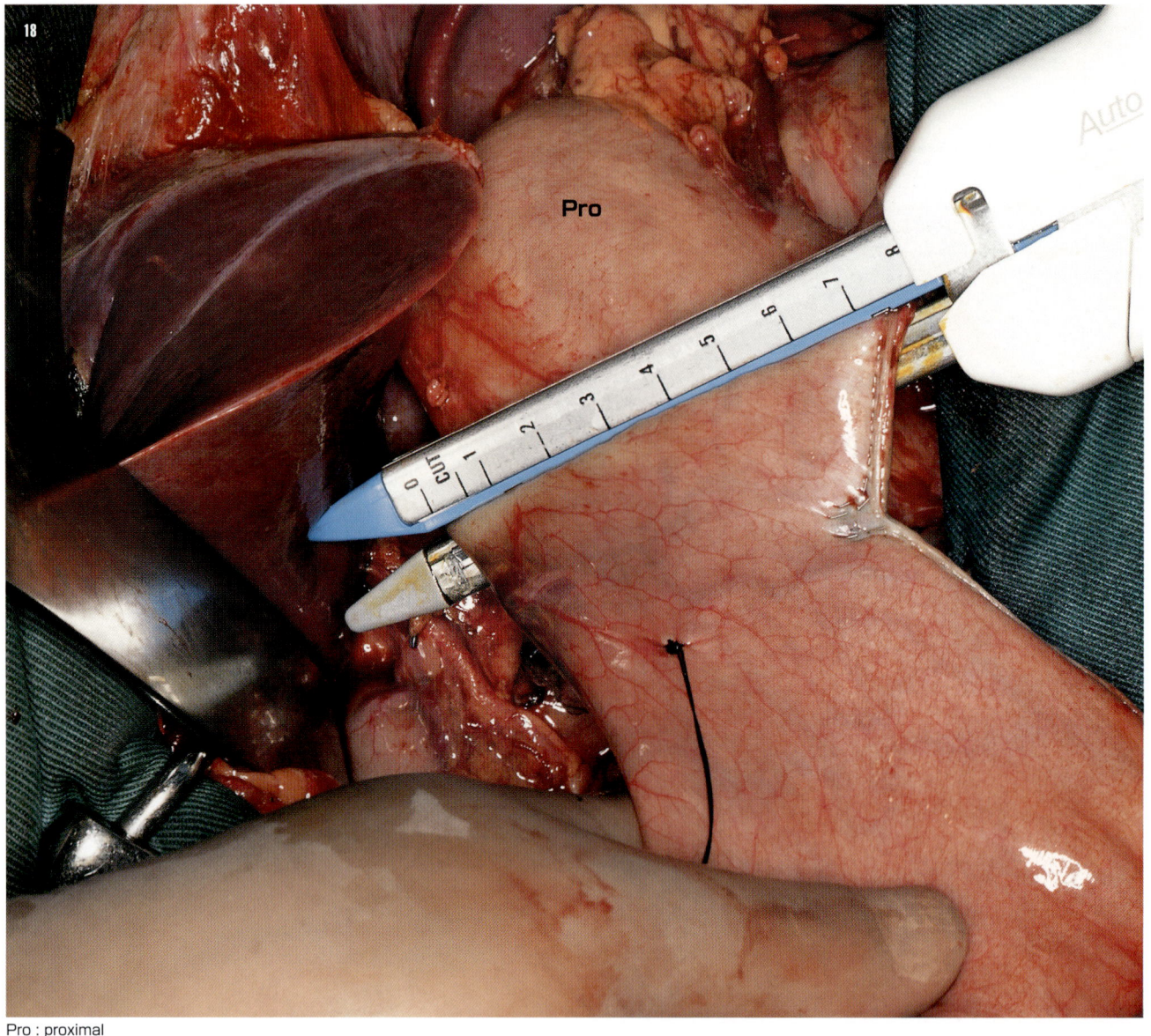

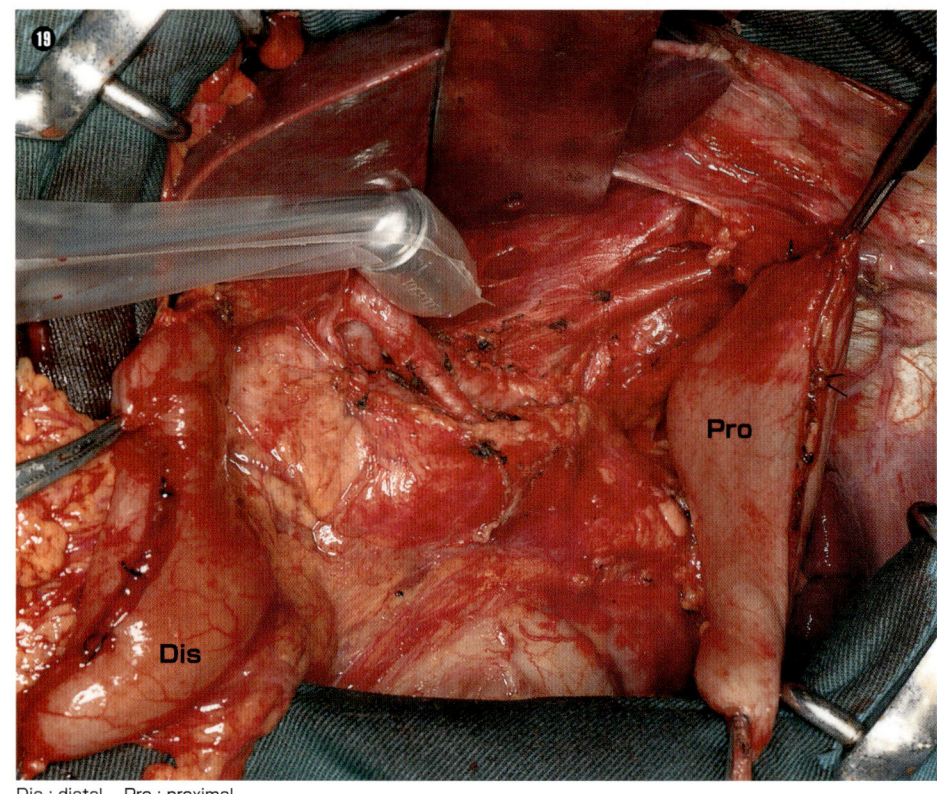

Dis : distal　　Pro : proximal

胃-胃吻合

分節切除は、残胃を十分に残すことが可能であり、術後早期のstasis症状は認められるものの、長期術後のQOLからみて、有用な術式といえる。

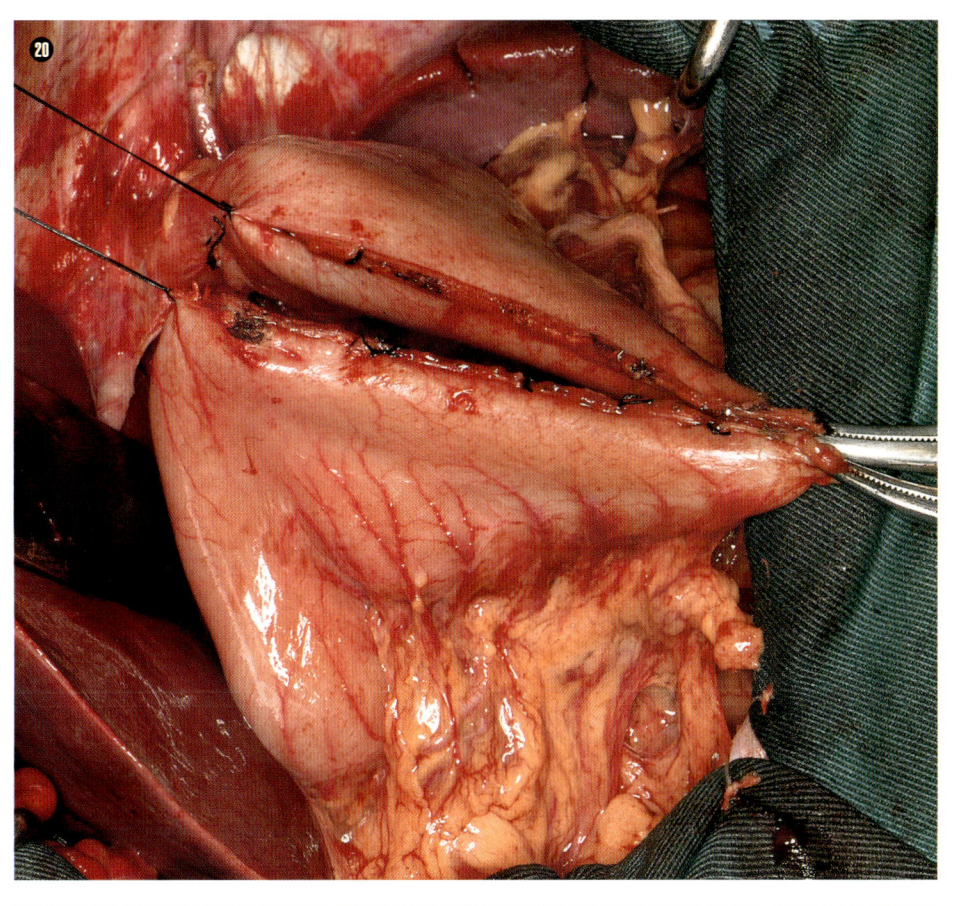

❷⓪ 切離線の両端に、3-0絹糸に支持糸をかける。
吻合口に口径が合わない場合は、小彎線縫合部に漿膜筋層縫合を追加して、調整する。
吻合前に残胃の形態を確認し、いびつにならないように注意する。

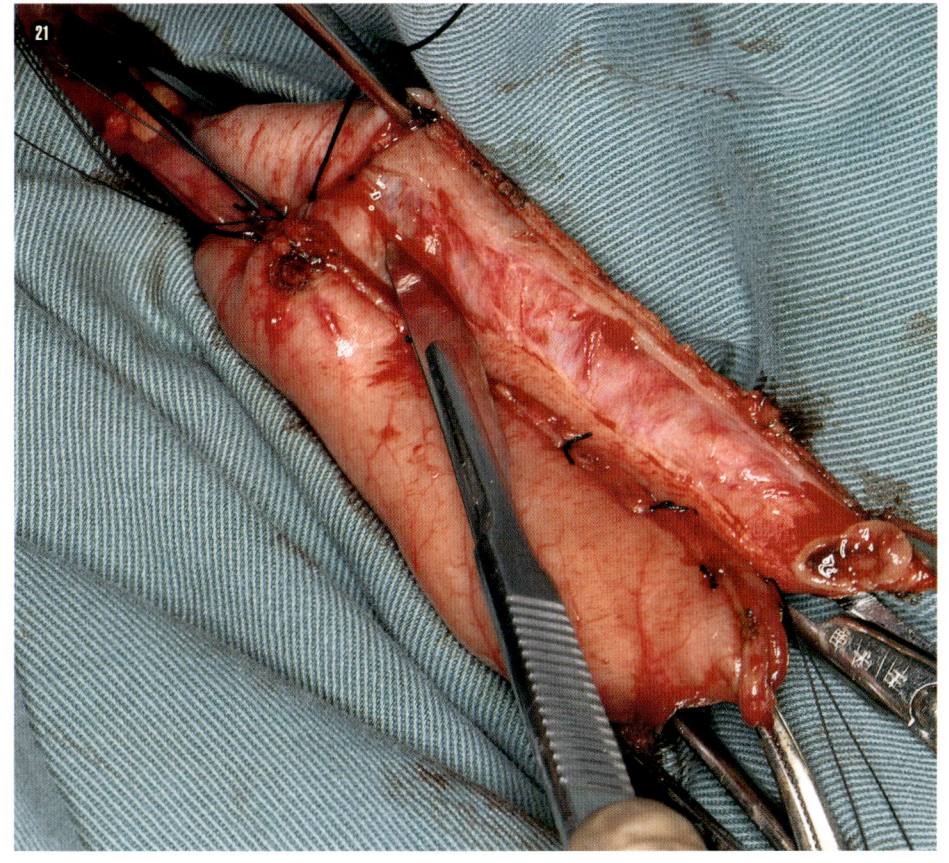

❷① 吻合は層々二層吻合で行う。両側の吻合部外側に腸鉗子をかけて、メスで自動縫合器に沿って漿膜切開を加えて、大きい胃壁の血管を結紮しておく。
吻合時の出血を予防できる。

2-❻ Sentinel Node Navigation Surgeryを用いた胃局所切除術

❷❷ 吻合は、内列3-0吸収糸による連続縫合を行い、外列は3-0絹糸により結節縫合をしている。残胃の形態が自然な形になるように、結節縫合の際に調整する。

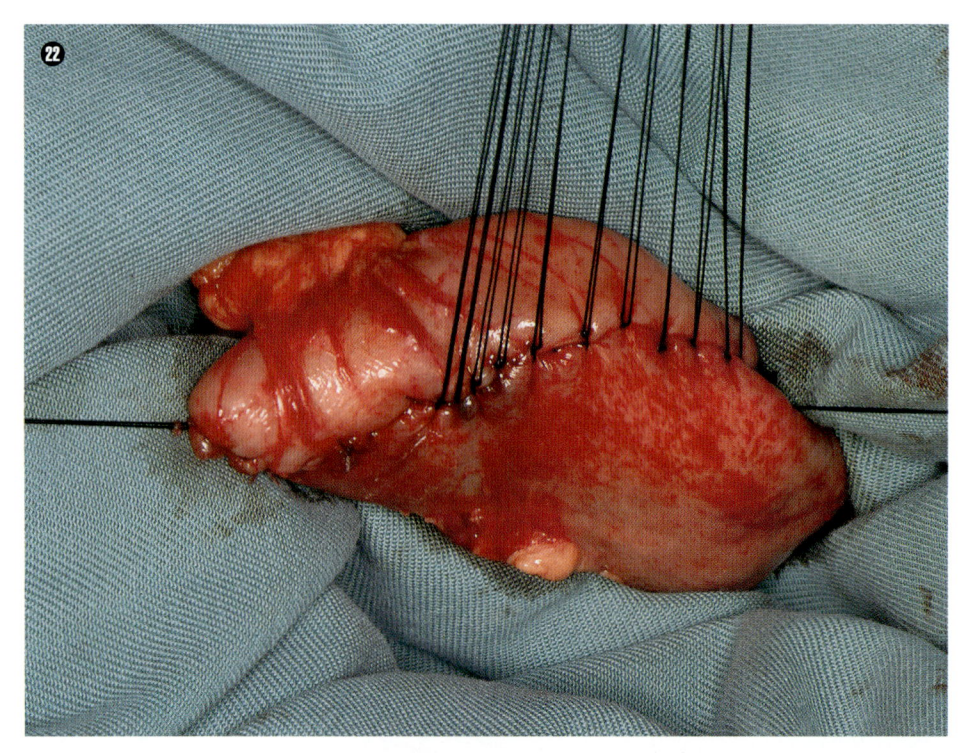

❷❸ 吻合が終了し、閉腹前の所見である。十分に胃は残存している。
腹腔内洗浄の後に、胃管より空気を入れてリークテストを行っている。
ドレーンは6.3mm 19Frの閉鎖式J-vacドレーンを吻合部後壁側に留置している。

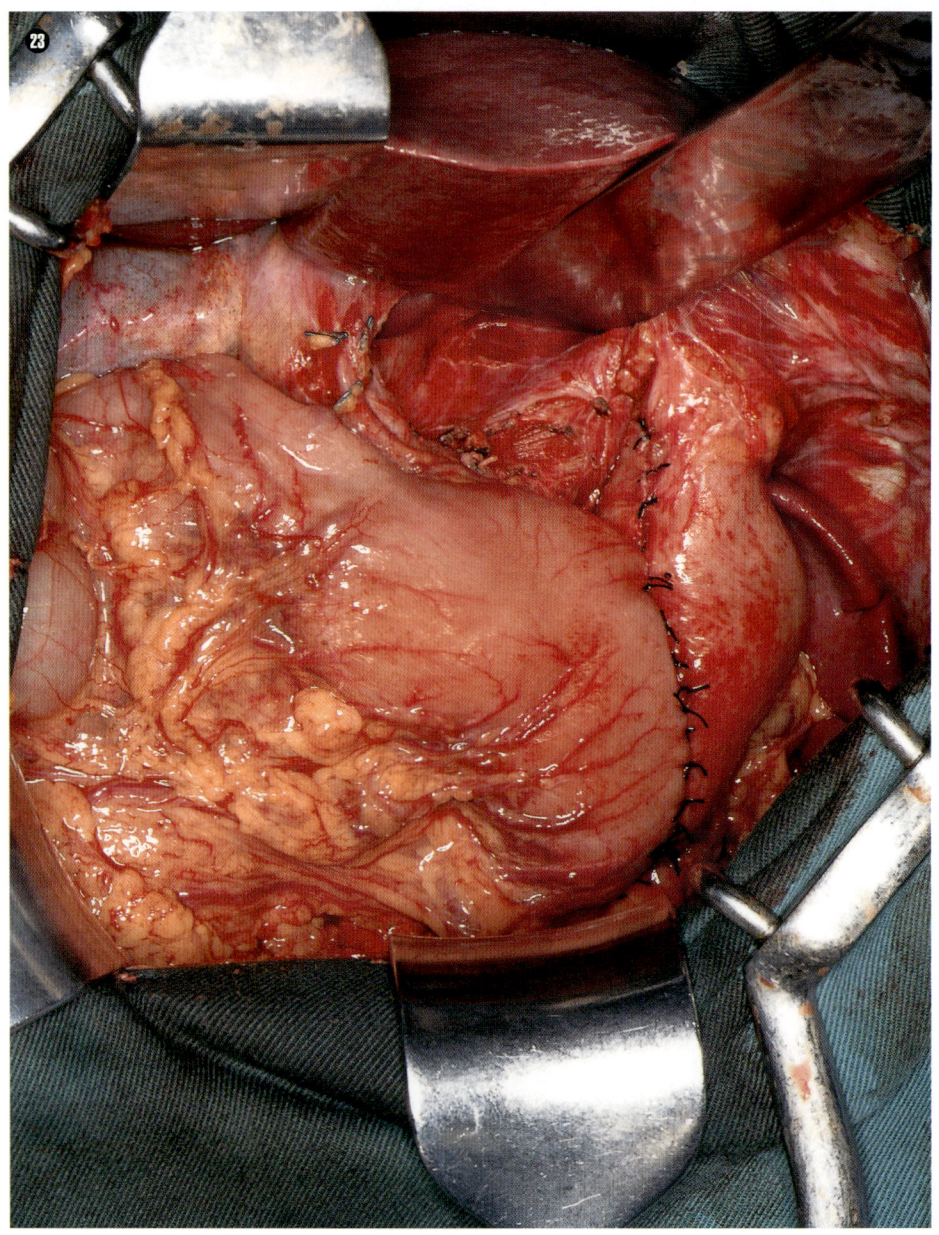

リンパ節マッピングと摘出標本

臨床研究として行っている Sentinel Node Navigation Surgery の結果はマッピングし、集積している。
すべてのリンパ節は HE 染色、サイトケラチン染色、RT-PCR 診断まで行っている。

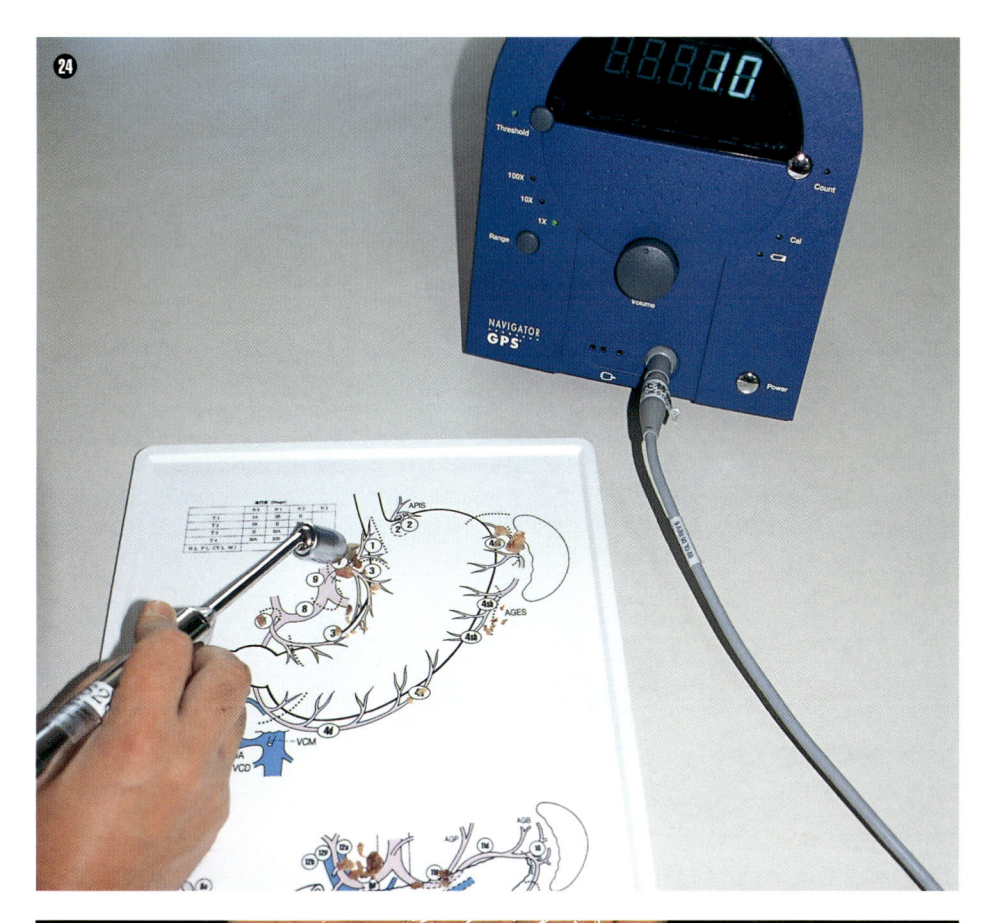

❷❹ 郭清したすべてのリンパ節は、バックテーブルでリンパ節マッピングを行い、RI集積の有無を再度確認している。
摘出したリンパ節の転移の有無を微小転移を含めて、抗サイトケラチン抗体による免疫染色とRT-PCR法により検索する。

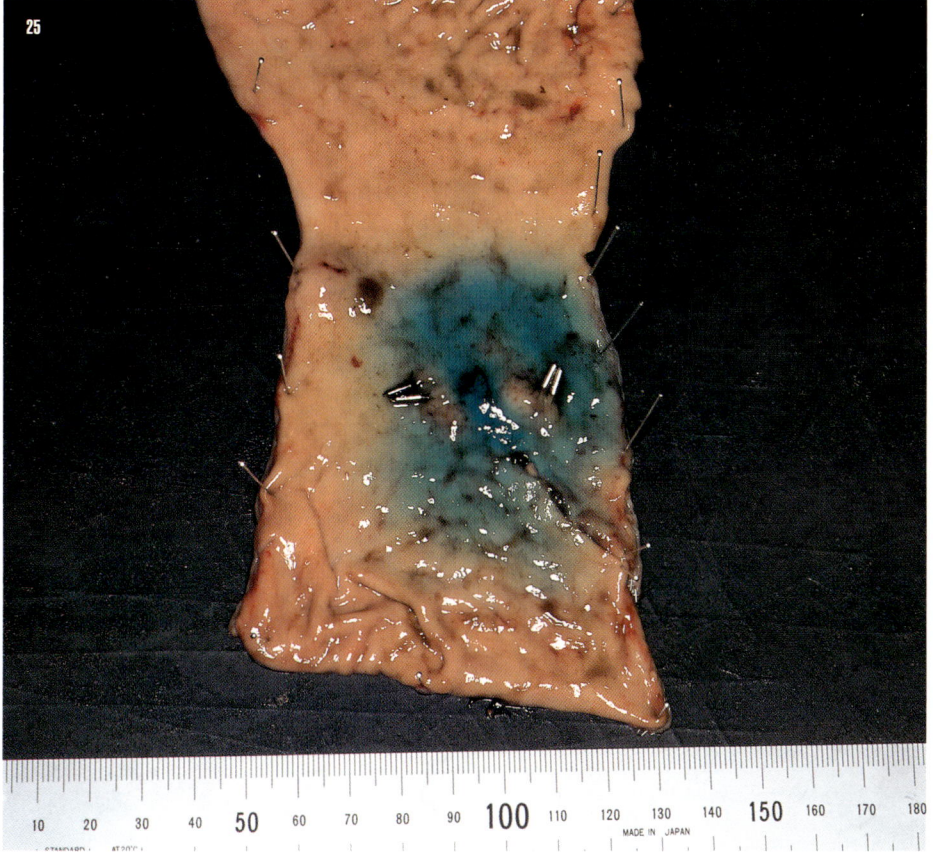

❷❺ 摘出標本の写真である。
口側・肛門側ともに十分なmarginが得られている。
注入された色素が、切除範囲内に含まれていることを確認できる。

CASE & FLOW CHART

症例2　噴門側胃切除術＋Sentinel Node Navigation

76歳・女性

心窩部痛を主訴に来院された。上部内視鏡検査を行い、EGJ (esophagogastric junction) 直下の小彎に0-I型の病変を認め、生検にて高分化型腺癌 (tub1＋pap) の診断であった。胃X線造影検査にて24×13mmの隆起性病変として描出され、EGJから腫瘍上縁までが5mmであった。超音波内視鏡検査 (OLYMPUS UM-2R 20MHz ラジアルタイプ) では、第3層の狭小化を認め、術前深達度診断SM2と診断した。

腹部CT検査では、明らかなリンパ節腫大は認めず、腹水などの所見も認めないことから、cT1(SM2) N0M0 cStage I Aと診断した。

手術前日にSN同定を行うための放射性同位元素 (RI) の注入を内視鏡下に行う。放射線管理区域において、99m Technetium スズコロイド (粒子径100nm) を、内視鏡を用いて腫瘍周囲の粘膜下層0.5ml×4か所に約3mCi注入した。

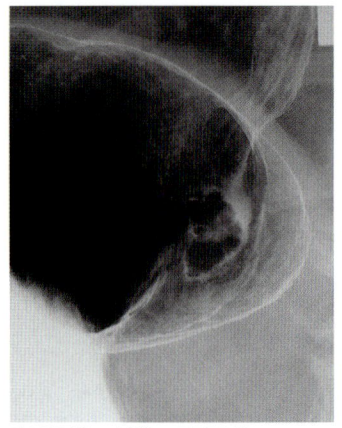

腹臥位第一斜位二重造影像
EGJ直下の小彎に24×13mmの隆起性病変として描出され、EGJから腫瘍上縁までが5mmである。

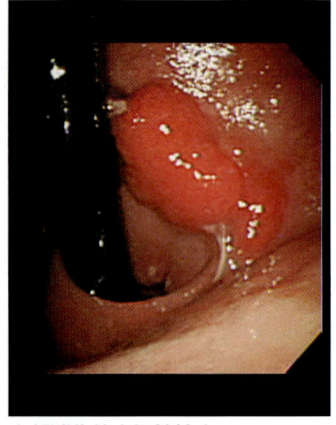

上部消化管内視鏡検査
上部消化管内視鏡検査にて、EGJ直下の小彎に0-I型の病変を認める。腫瘍辺縁の境界は明瞭である。

術　式

※丸囲みの数字は図版番号

1　開腹　㉖	11　横隔膜脚の露出　㊲
2　剣状突起の切除　㉗	12　小網の切開　㊳㊴
3　肝円索切離　㉘	13　食道切離　㊵
4　門脈採血　㉙	14　アンビルヘッド挿入　㊶㊷
5　LigaSure™を用いた大網の処理　㉚	15　Navigator GPS™によるセンチネルリンパ節の同定　㊸
6　内視鏡を用いた色素注入　㉛	16　切離線の決定と大網の処理　㊹
7　リンパ流域の切除 No.7～No.11p　㉜㉝	17　自動縫合器による胃の切離　㊺
8　左胃動脈切離　㉞	18　小腸嚢 (パウチ) の作成と再建　㊻～㊿
9　No.7～No.11p～No.9, No.8a～8pにかけてリンパ節郭清終了　㉟	19　閉創　㊾㊿
10　脾門部の処理　㊱	20　リンパ節マッピング　㊾

開腹と術中検査

開腹操作は、開腹時所見の確認や洗浄細胞診を行うためにも、丁寧に行い、むだな出血をさせないように配慮する。臨床研究として、血中遊離癌細胞の検出を行っている。

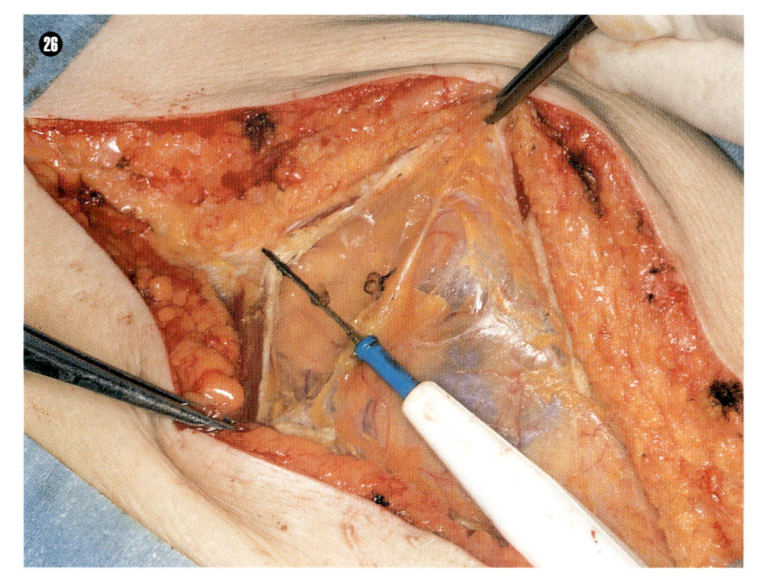

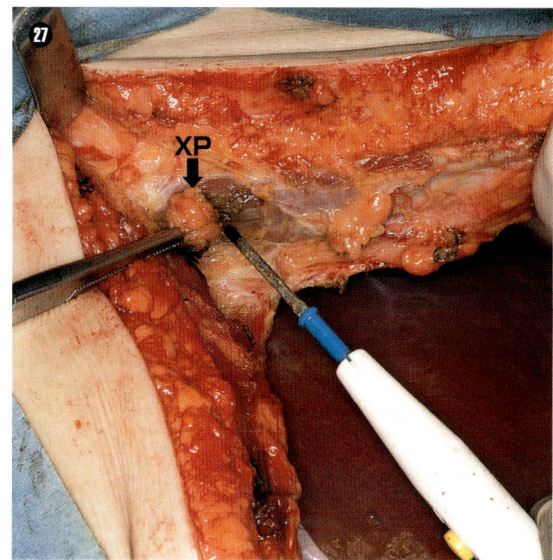

XP : xiphoid process

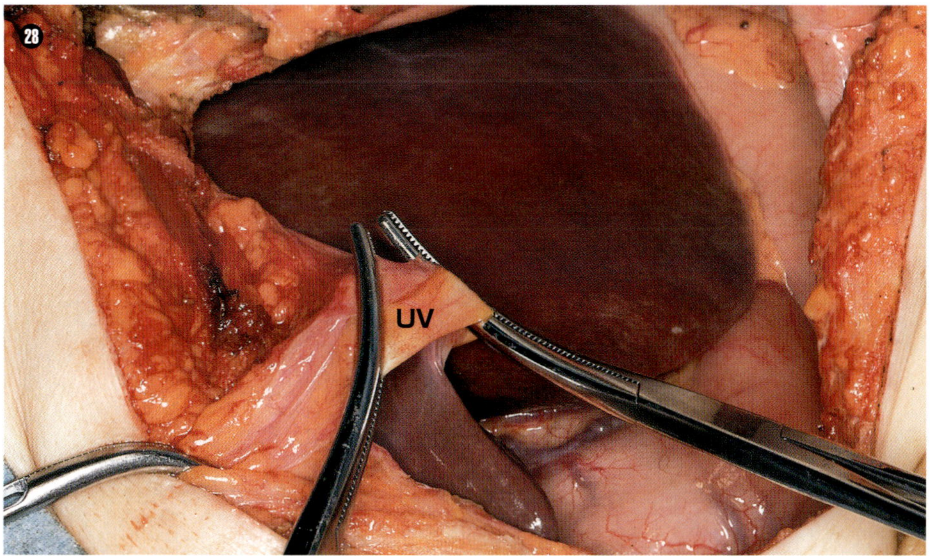

UV : umbilical vein

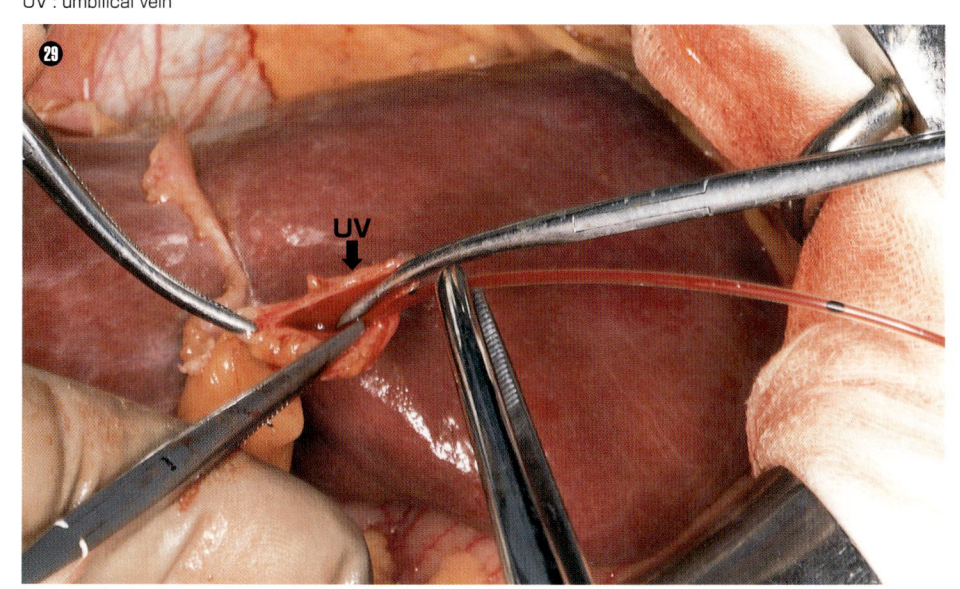

UV : umbilical vein

㉖ 仰臥位で上腹部正中切開にて、開腹を行う。

㉗ 電気メスにて、剣状突起を切除する。
切離面はやすりを用いて平坦化し、ABC（アルゴンビームコアギュレーター）や骨蝋にて、十分に止血をしておく。

㉘ 肝円索を切離し、肝鎌状靭帯を切開する。末梢側は結紮する。

㉙ 肝円索より臍静脈に8Frのアトムチューブをカニュレーションし、門脈血の採血を行っている。血液はRT-PCR法とCellSearch™ systemによる血中遊離癌細胞の検出を行っている。

色素を用いたリンパ流の確認と左胃動脈周囲のリンパ節郭清

術中にセンチネルリンパ節を同定し、迅速診断により転移の有無を確認することにより、N stagingを行う。

㉚ 大網を横行結腸付着部より切離し、網嚢を開放する。vessel sealing system (LigaSure™ Atlas 20)を用いると、出血もなく安全に行える。

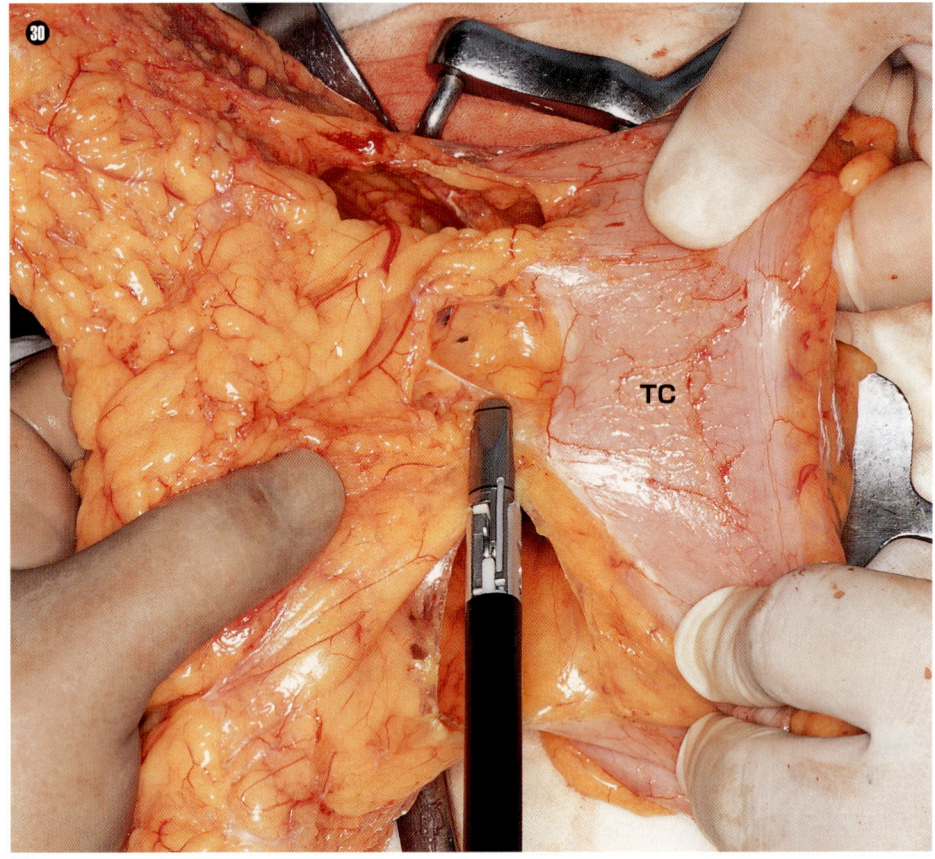

TC : transverse colon

㉛ センチネルリンパ節を同定することを目的に、色素(リンファズリン)を内視鏡を用いて腫瘍周囲の粘膜下層0.5ml×4か所へ注入する。
内視鏡挿入前に、腸管への空気の流入を防ぐためにTreitz靱帯より10cm程度肛門側の上部空腸に、小児用腸鉗子をかけておくとよい。
色素注入後15分までリンパ流が青染されるのを観察するが、その間にNavigator GPS™を用いて、hot nodeの同定を行う。
本症例では、左胃動脈流域に沿うNo.1と上部No.3、No.7領域にのみ色素の流入を認める。hot nodeとblue nodeをセンチネルリンパ節としてサンプリングを行い、術中迅速病理診断へ提出する。
右胃動脈流域、右胃大網動脈流域への色素の流入、およびhot nodeを認めないことを確認したうえで、幽門前庭部を温存とする。

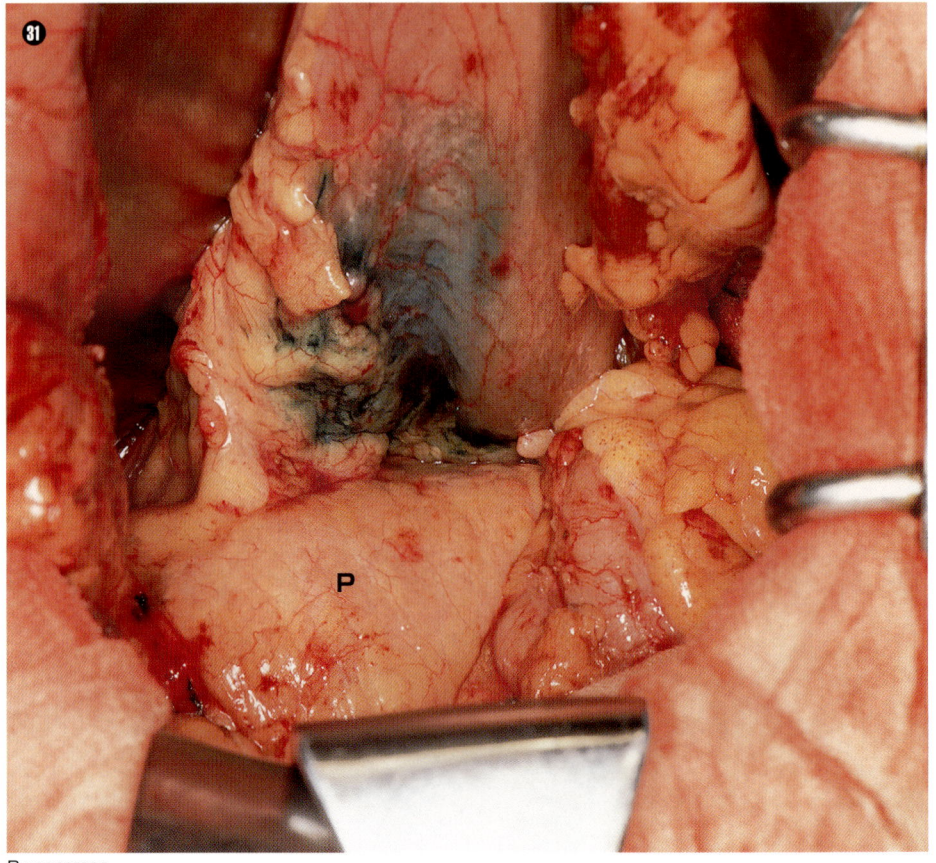

P : pancreas

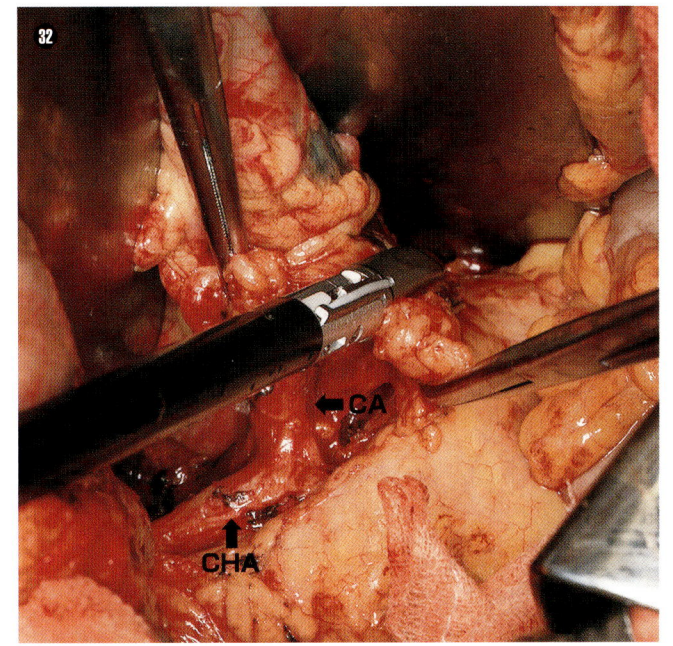

CA : celiac artery　CHA : common hepatic artery

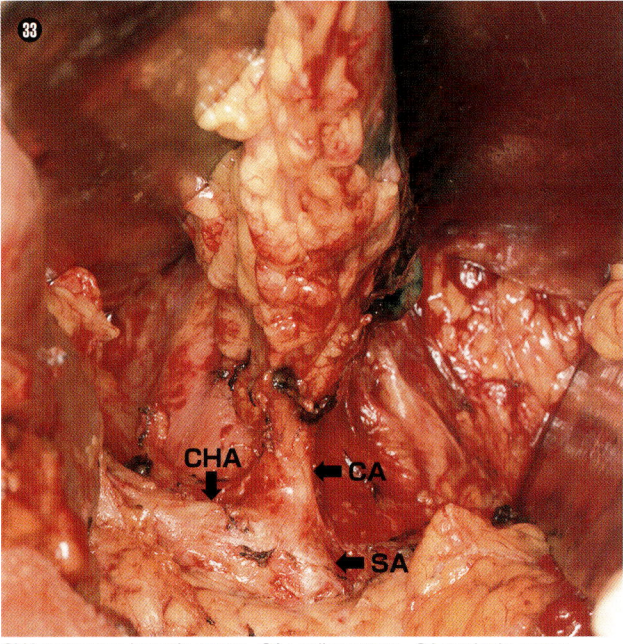

CHA : common hepatic artery　CA : celiac artery　SA : splenic artery

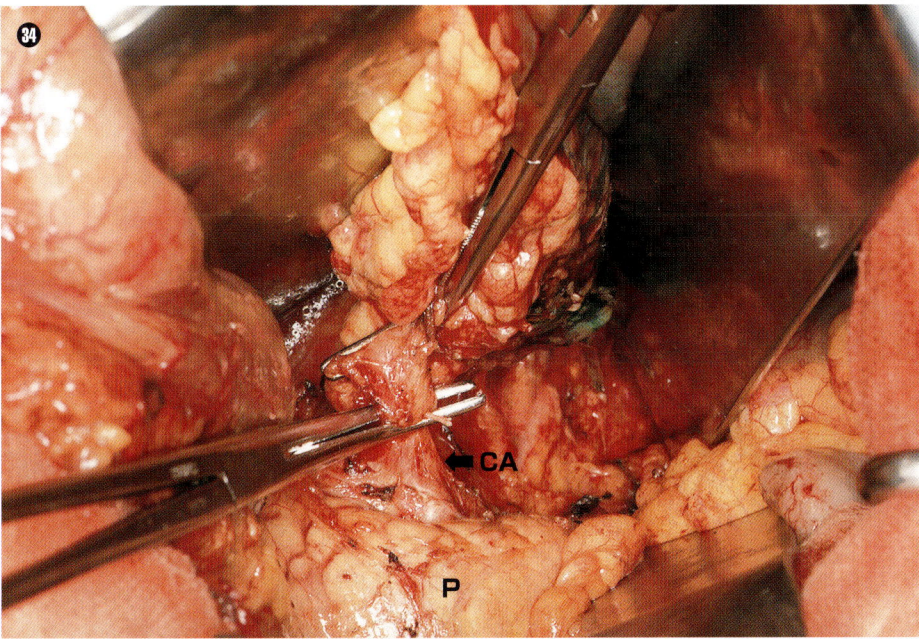

CA : celiac artery　P : pancreas

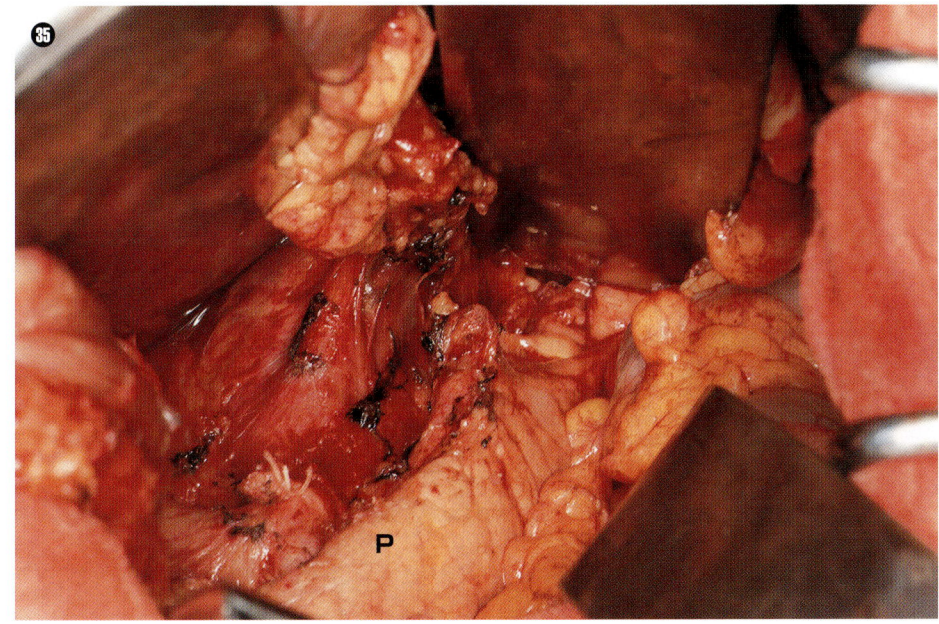

P : pancreas

❷ 色素の流入する左胃動脈幹リンパ節（No. 7）から、脾動脈幹近位リンパ節（No. 11p）のリンパ流域の切除を行う。膵上縁で総肝動脈、脾動脈に沿って膵被膜を切開し、en blocに郭清を行う。

❸ 総肝動脈前上部リンパ節（No. 8a）から腹腔動脈周囲リンパ節（No. 9）も併せて郭清を行い、左胃動脈を露出する。
周囲の神経組織、脂肪組織を剥離した後、No. 8aとNo. 9とをまとめて郭清する。

❹ 左胃動脈を二重結紮し、切離する。
左胃動脈を切離する前に、No. 11pリンパ節の郭清を左方に進める。膵実質からリンパ節に、小脈管が存在しているので、出血に留意する。
膵上縁の郭清は、脾動脈幹リンパ節に明らかな転移を認めない場合は、No. 11pリンパ節の郭清まででよい。

❺ No. 7、No. 8a、No. 9、No. 11pのリンパ節郭清が終了したところである。
小出血のないことを確認するとともに、Navigator GPS™にて、hot nodeが残存していないことを確認する。

2-❻　Sentinel Node Navigation Surgeryを用いた胃局所切除術　234

脾門部と大動脈脚前面の剥離

噴門側胃切除では、肝枝の温存が必須と思われる。
丁寧な剥離を行い、迷走神経の走行を確認し、温存する。

❸❻ 大彎側の処理はLigaSure™を用いて脾門部に向かって進め、大彎リンパ節左群の左胃大網動脈沿い(No.4sb)と、短胃動脈沿い(No.4sa)の郭清を行う。左胃大網動脈は、脾臓下極枝への分岐末梢で結紮切離し、脾臓は温存する。
色素が脾門部への流入を認める症例やRI集積を認める症例には、脾門リンパ節(No.10)も含めた脾臓合併切除を行う。

❸❼ 左噴門リンパ節(No.2)までの郭清を行い、腹部食道後面で横隔膜脚を露出する。
腹部食道後面が完全に剥離されていることを確認し、食道切離線を決定する。

❸❽ 右胃動脈の走行を確認し、肝十二指腸間膜は必要以上に切離せずに、肝枝を温存する。

❸❾ 小網の切開を食道に向かって進め、小彎リンパ節(No.3)、右噴門リンパ節(No.1)を郭清する。
腹部食道前壁では迷走神経前幹を確認、遊離しておく。

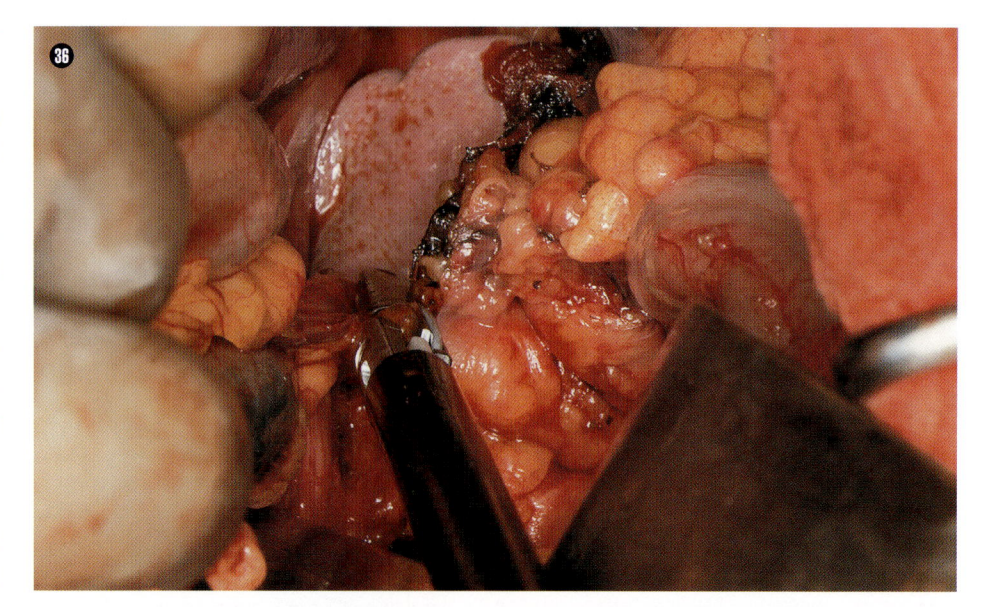

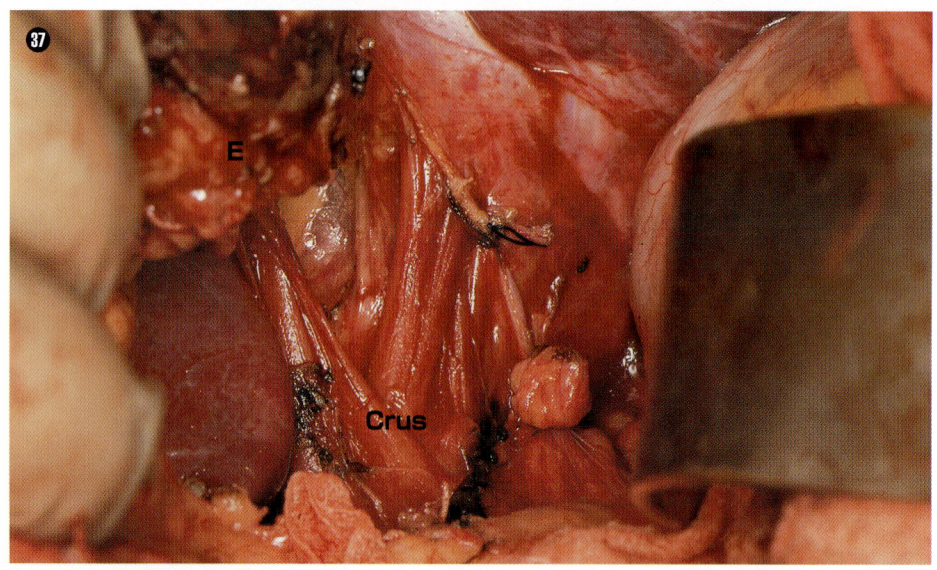

E：esophagus　Crus：crus of diaphragm

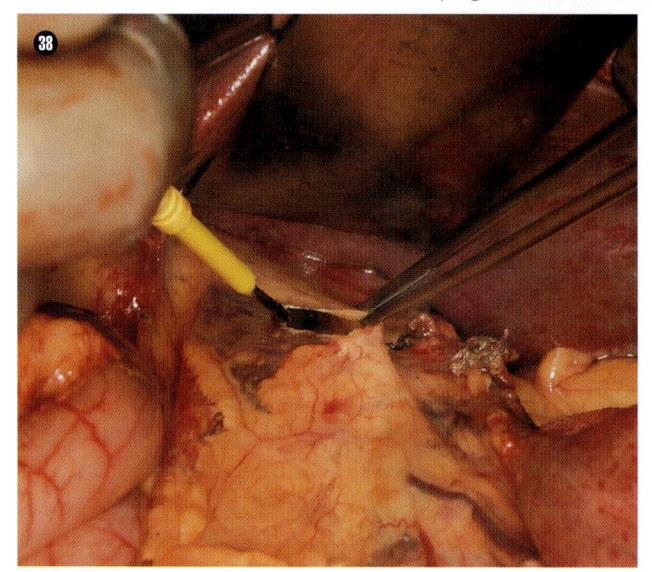

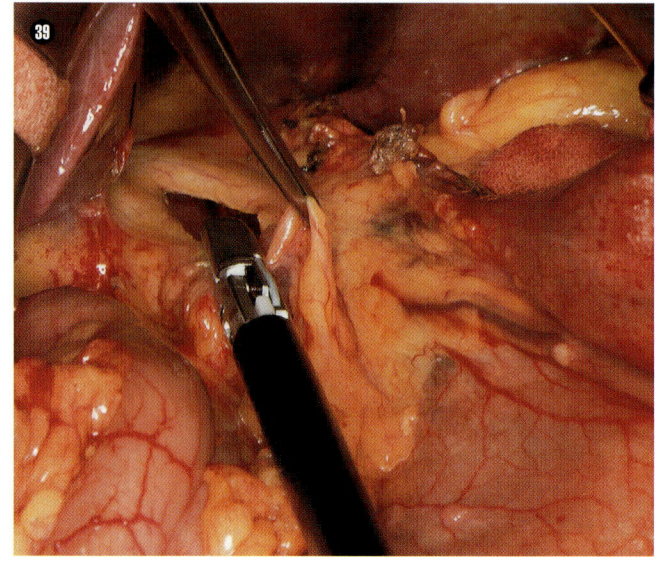

噴門側の胃切離

噴門側胃切除における再建は、残胃の大きさにより空腸間置再建、食道-胃吻合、食道空腸間置小腸嚢（パウチ）再建を選択している。
本症例では、食道空腸間置小腸嚢再建を選択する。

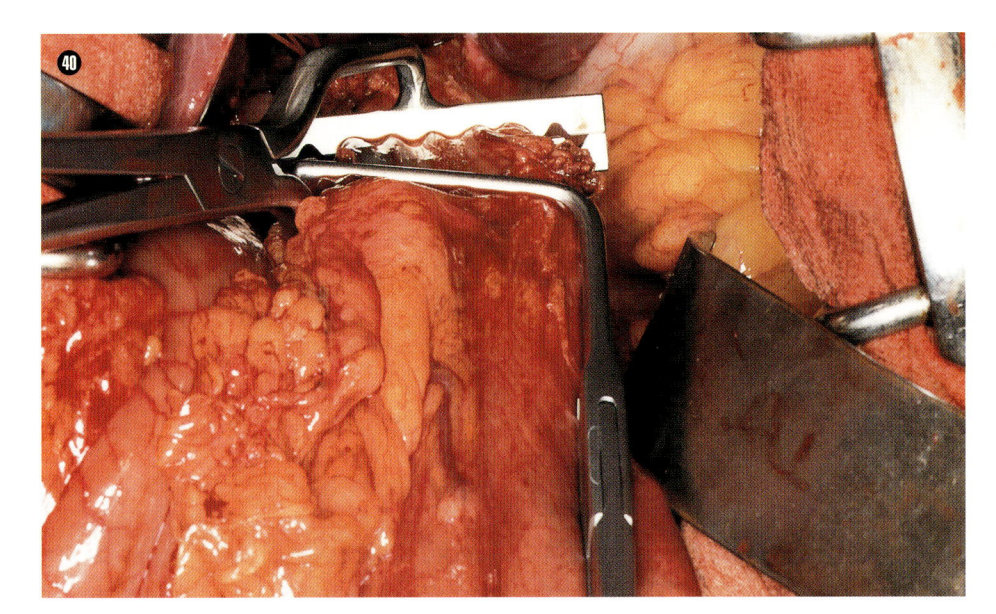

❹⓪ 食道に巾着縫合器をかけて、両端直針つきの3-0プローリンを巾着縫合器へ通し、胃側は食道鉗子をかけた後に食道を離断する。
巾着縫合器を外すときに、プローリン糸が絡みあって外れやすいので、ソフトに外すよう注意する。

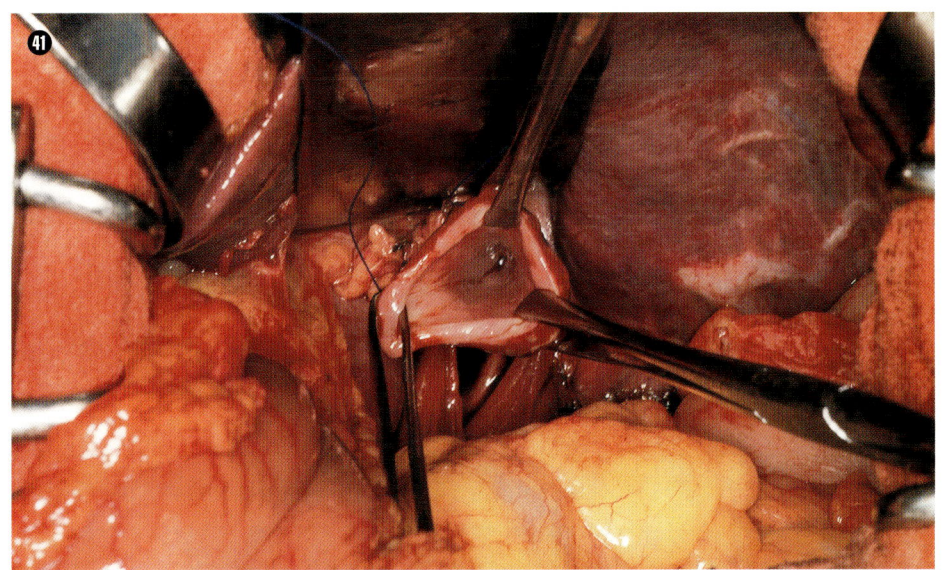

❹① アリス鉗子にて3点で把持し、巾着縫合がしっかりとかけられていることを粘膜面から確認する。
アリス鉗子を強くかんだり、牽引しすぎると、食道粘膜が裂けるので愛護的に把持し、牽引する。

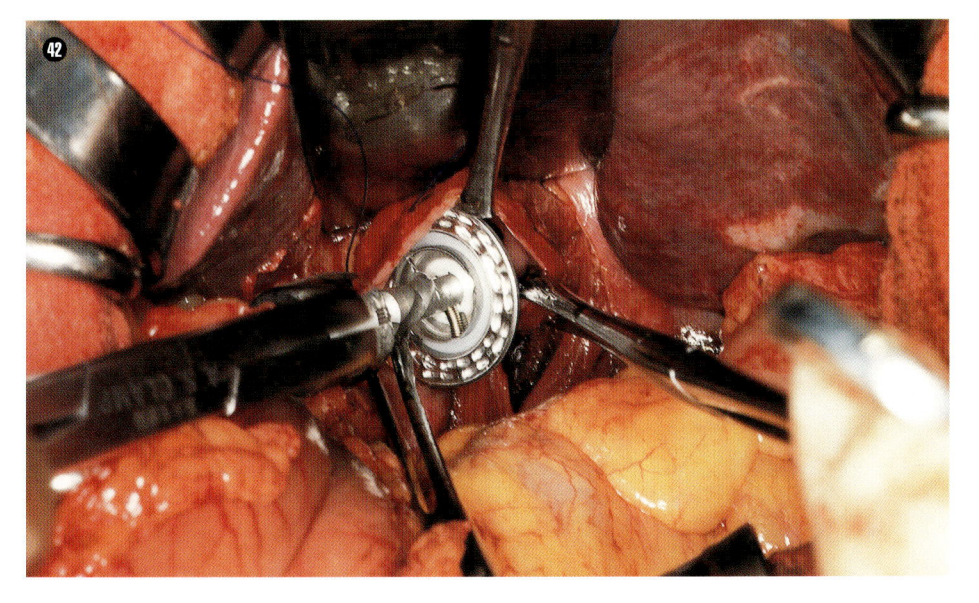

❹② キシロカインゼリーを十分に塗ったアンビルヘッドを、食道粘膜を損傷しないように食道断端より挿入する。
挿入時には、ひとつのアリス鉗子の方向に押し込むようにして、やさしく回しながら挿入する。

2-❻ Sentinel Node Navigation Surgeryを用いた胃局所切除術　236

㊸ 噴門側を切離後にNavigator GPS™により、RI集積のあるリンパ節をセンチネルリンパ節として同定し、術中迅速病理診断へ提出する。
写真は、右噴門リンパ節（No.1）から小彎リンパ節（No.3）にかけての検索を行っているところである。

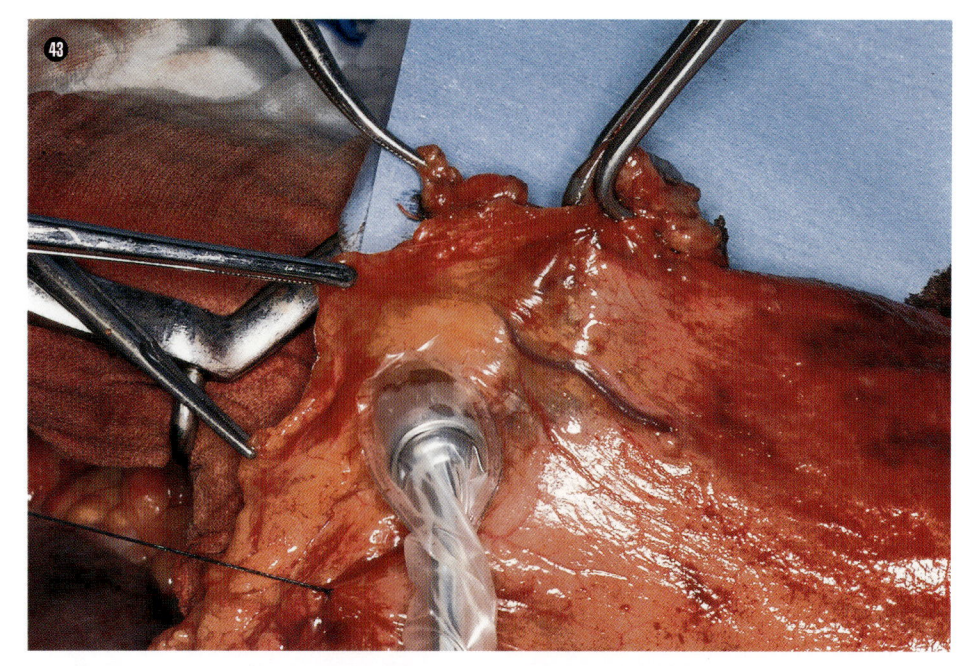

㊹ 切離線を決定し、大彎リンパ節左群の左胃大網動脈沿い（No.4sb）までを郭清領域とし、大彎リンパ節LigaSure™を用いて、胃壁に沿って大彎側の血管処理を行う。

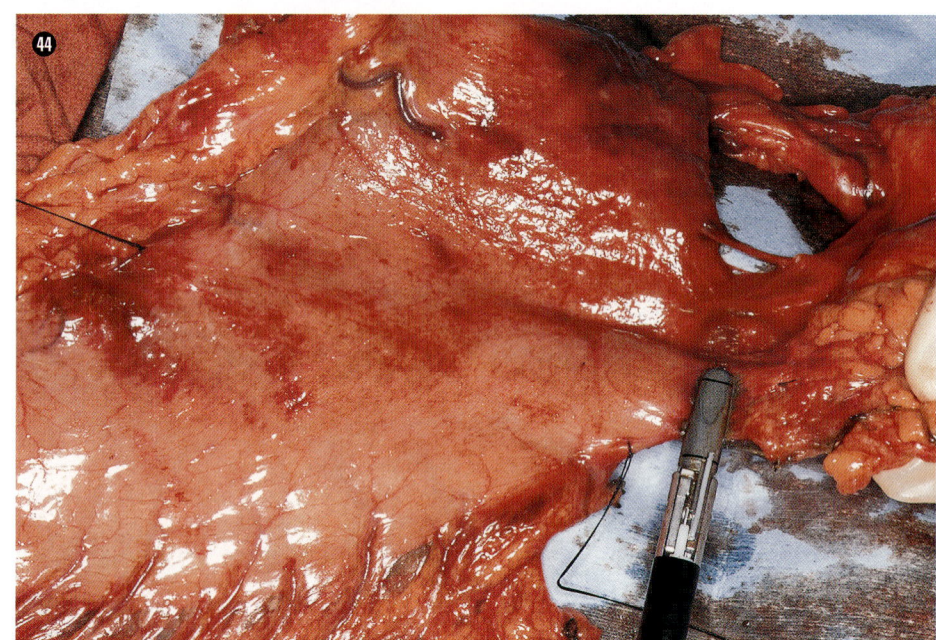

㊺ 小彎側は右胃動脈を温存し、小彎リンパ節（No.3）までを郭清領域として、自動縫合器による胃の切離を行う。

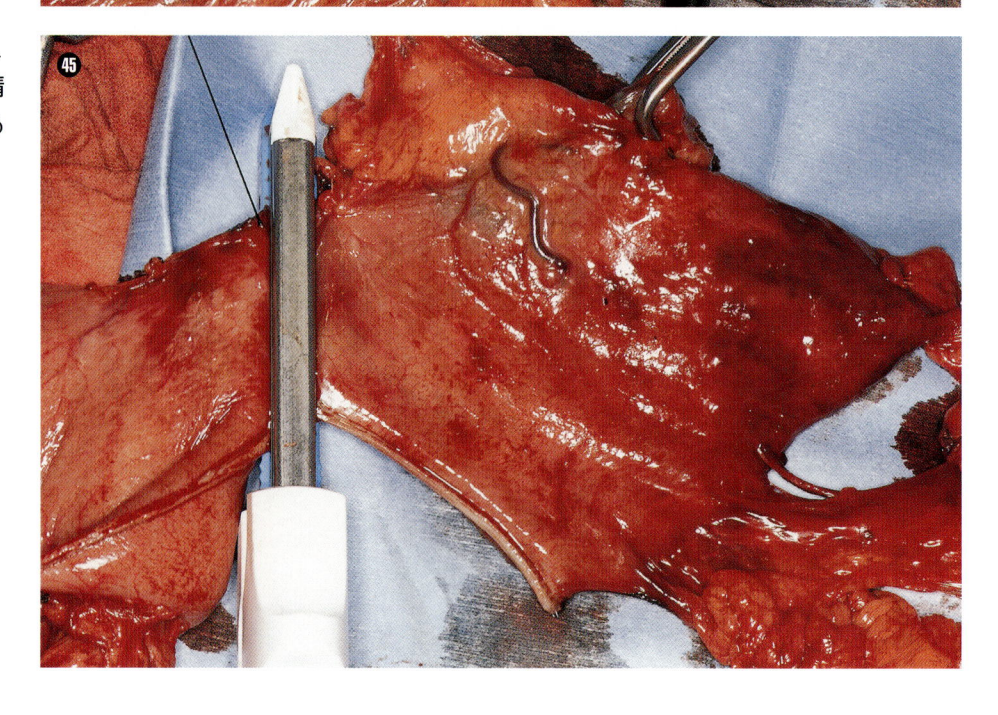

小腸嚢（パウチ）の作成と再建

小腸嚢（パウチ）の作成は、血流を考えて血管を温存し、また、たわみやねじれが生じないように十分に配慮する。

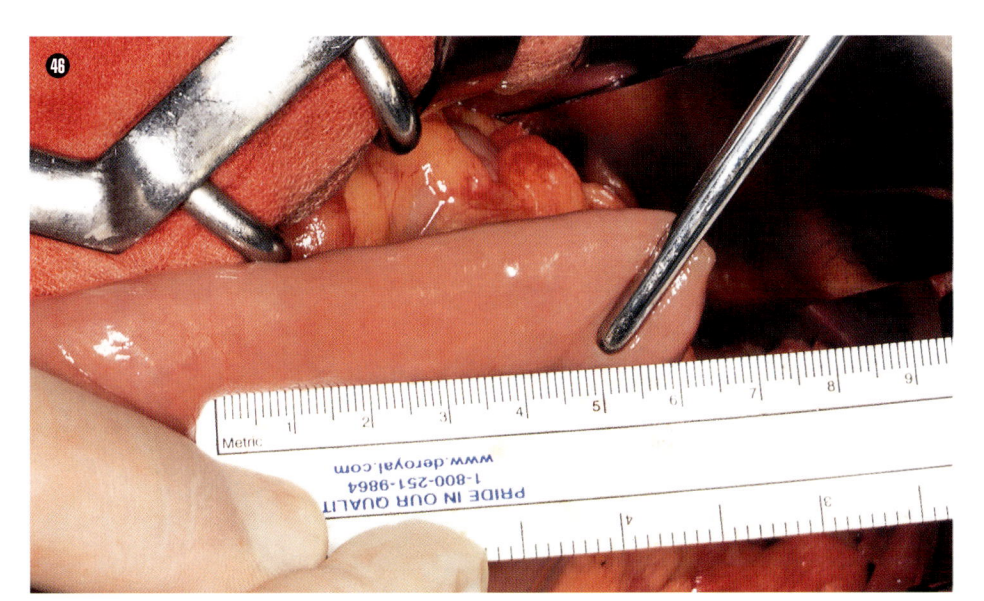

46 Treitz靭帯より約20cmの部位で空腸を切離し、小腸嚢（パウチ）の作成を行う。
遊離する空腸は折り返しで15〜16cmで、小腸嚢の長さは約7cmとなる。
犠牲腸管を作ることで、可動性が得られる。

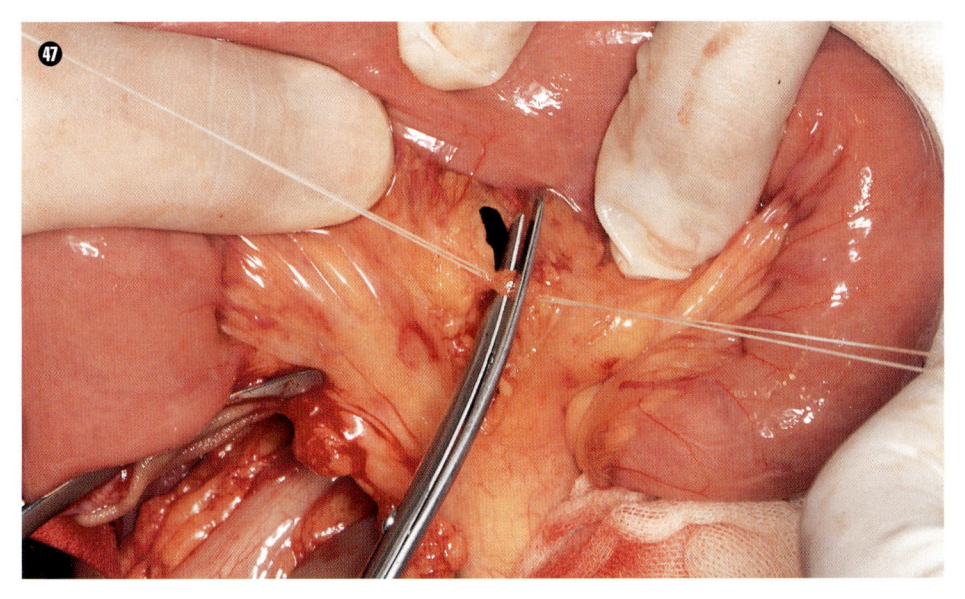

47 食道との吻合となる部位の辺縁動脈1〜2本のみを結紮切離するが、空腸間膜の切離は行わない。
空腸脚の血流とともに、自律神経を温存することが可能である。

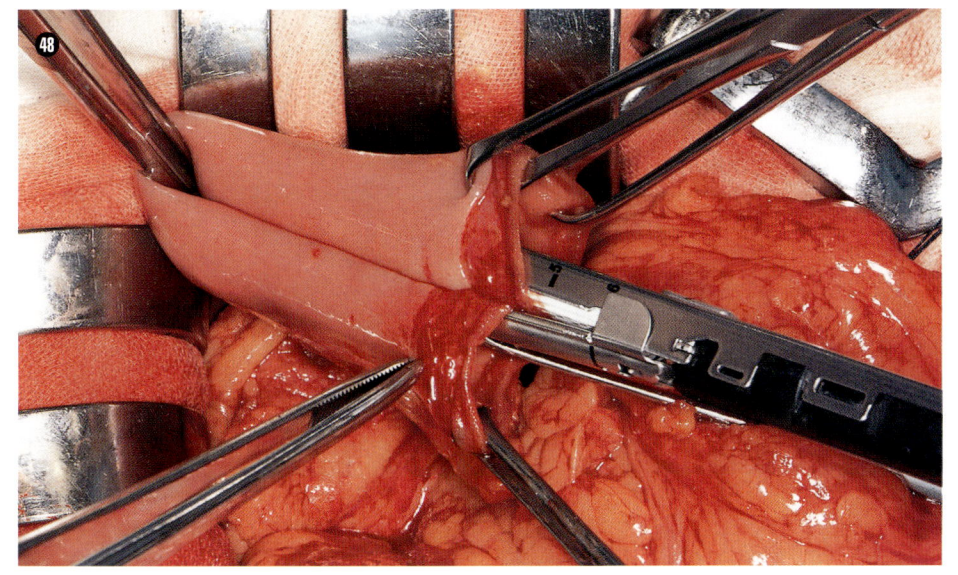

48 約7cmの二重空腸脚を作成し、自動縫合器を挿入して側々吻合を行う。
血流を考えて完全な側々吻合とはせず、食道との吻合側の上端約2cmはmucosal bridgeとして残している。

2-❻ Sentinel Node Navigation Surgeryを用いた胃局所切除術

㊾ 小腸嚢内の出血を確認する。
空腸脚縫合部の肛門側端より出血の有無を確認するが、出血が認められた場合には、全層縫合を追加し、確実に止血する。

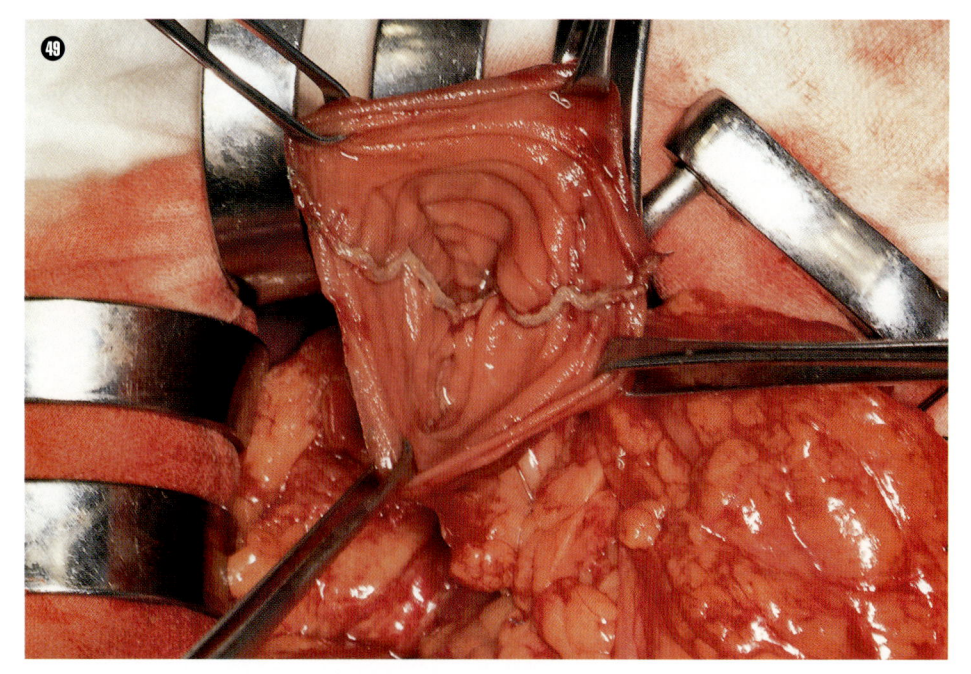

㊿ 小腸嚢より自動吻合器を挿入して、頂点よりやや右側からトロカーを刺入し、食道のanvilと合体させて小腸嚢と食道の吻合を行う。
この際、吻合部にねじれが生じないこと、腸管をたわませることなく、引っ張りすぎないように密着させること、周囲組織や臓器を排除することが重要であり、器械操作を急がず慎重に行う。

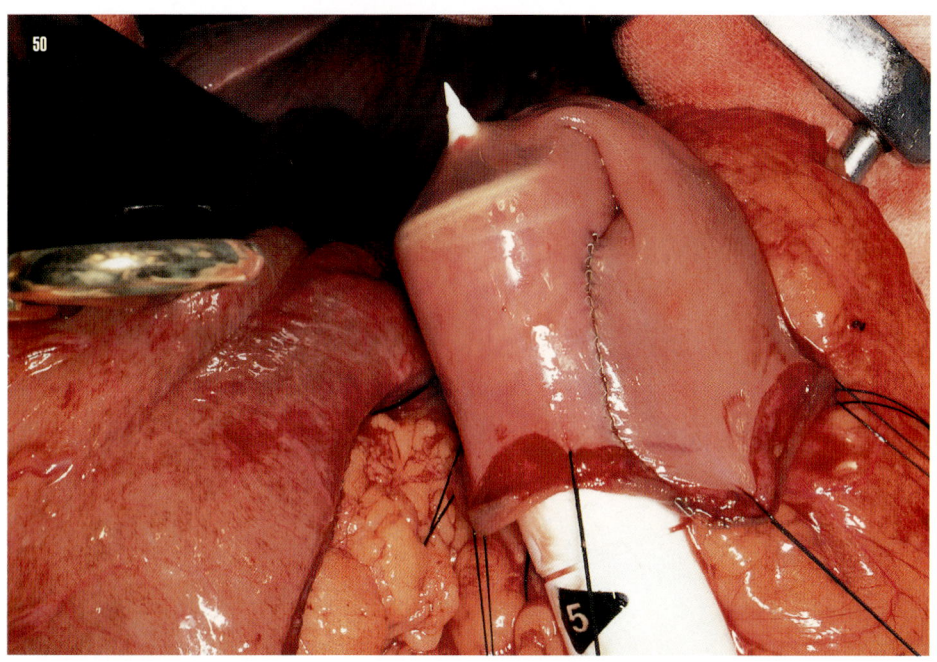

㈼ 小腸嚢と残胃は、自動縫合器を用いて3回に分けて全周を吻合する。
漿膜筋層縫合を追加している。

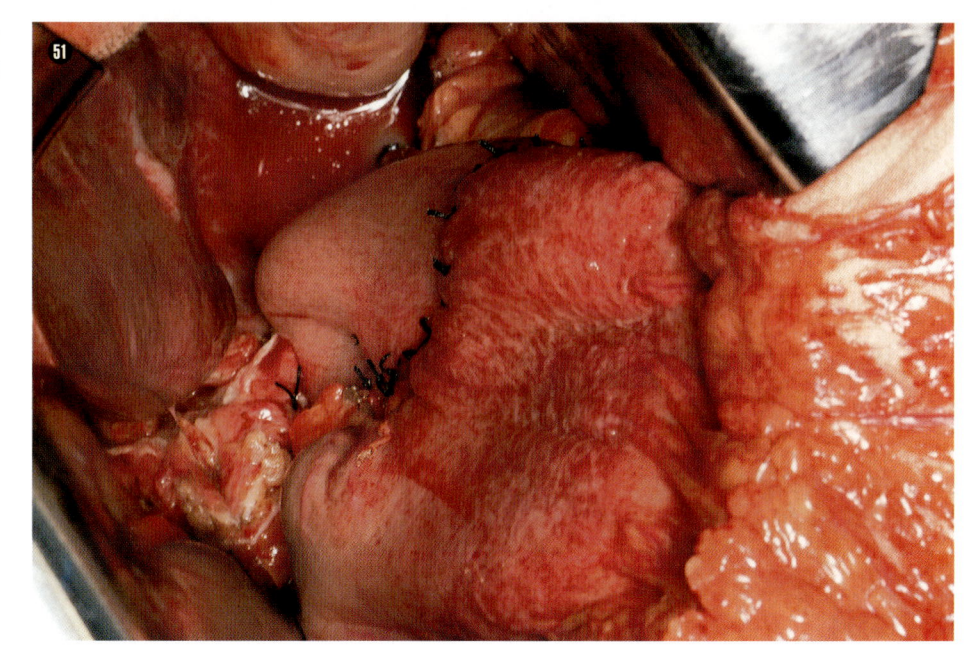

術後の創部と摘出標本

噴門側胃切除においても、肋骨挙上器を使用すると、約10cm程度の開腹創で行える。噴門側胃切除術では、小彎側の切除範囲を十分に確保することが重要である。

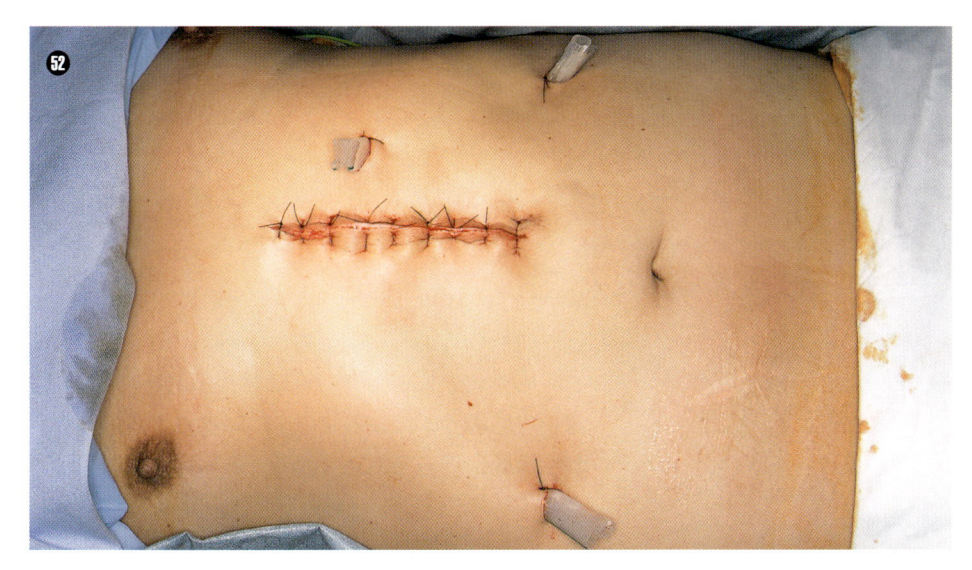

❺❷ 術後の創部である。
正中創は約12cmで、吻合部前後面と左横隔膜下にペンローズドレーンを留置している。

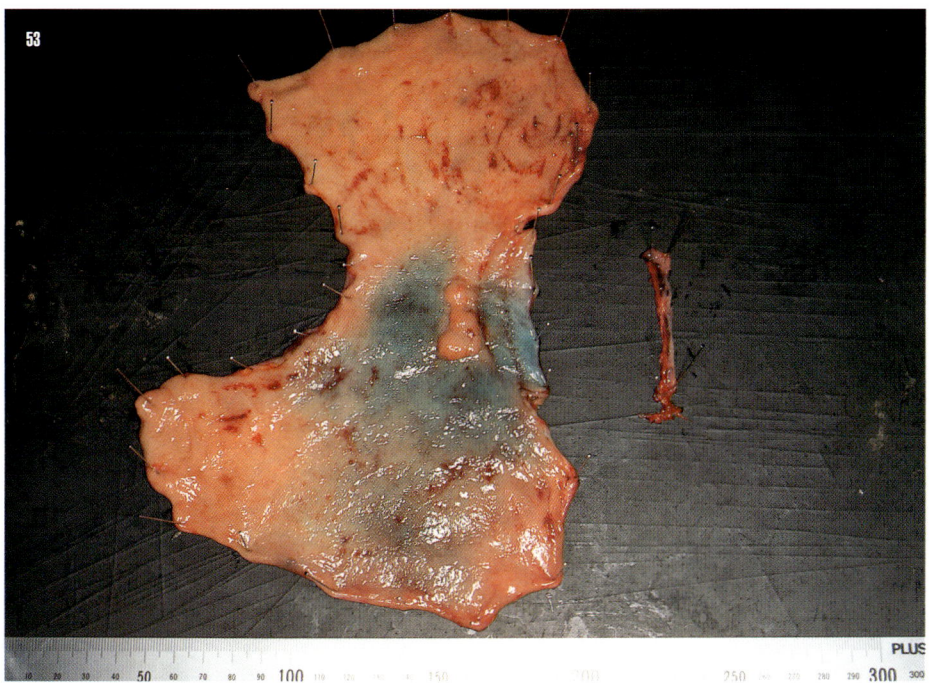

❺❸ 摘出標本の写真である。
口側・肛門側ともに、十分なmarginが得られている。

❺❹ 郭清リンパ節のマッピングである。
センチネルリンパ節は、右噴門リンパ節（No.1）と小彎リンパ節（No.3）に計3個認められたが、術中迅速病理診断、永久組織診断ともに転移陰性であった。

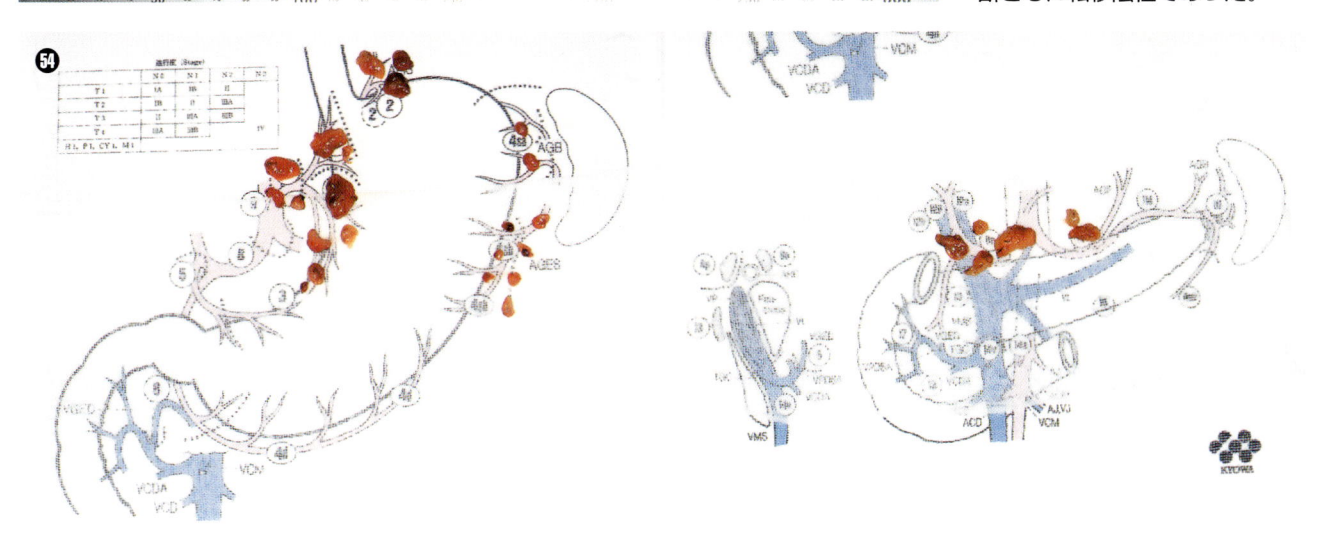

2-❻ Sentinel Node Navigation Surgeryを用いた胃局所切除術

3-① 結腸右半切除術

国立がんセンター中央病院
特殊病棟部長
森谷宜晧

国立がんセンター中央病院
外科レジデント
宇野雅紀

上行結腸原発T3N1結腸癌に対する外側アプローチによるD3郭清結腸右半切除術

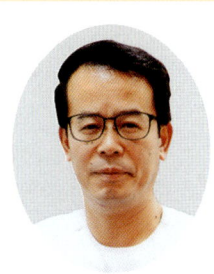

国立がんセンター中央病院
特殊病棟部長
森谷宜晧

　結腸右半切除術は回結腸・右結腸・中結腸動静脈右枝に支配される回腸末端、盲腸、上行結腸、横行結腸右側を切除する術式で、この範囲の結腸に発生した進行癌に適応される。支配血管根部の結紮切離を先行させる内側アプローチと腸管の剥離・授動を先行させる外側アプローチがある。その功罪は、剥離手順上の利点と腫瘍学的優位性の両面より考慮されなければならない。

　私は手慣れている外側アプローチを、surgical trunkを安全かつ確実に郭清し、露出する手順として多用している。術中の門脈内癌細胞移出が予後に悪影響を及ぼすのであれば、血管と腸管のisolation後に腸管剥離を行うべきである。しかし、no touch isolationの有効性を証明した報告はこれまでない。こうした手術手技に関する臨床試験は、もっと積極的に行うべきではないかと考える。

　右側結腸授動のコツは精巣（卵巣）血管、右尿管、腎周囲脂肪組織、および十二指腸を確実に背側に落としながら、腎筋膜前葉を確認することである。癌腫の後腹膜浸潤やその疑いがあれば、当該臓器を合併切除する。頻度の高いT4臓器は十二指腸（特に上行結腸癌では）、Gerota筋膜、脂肪組織、腹壁などである。原発巣漿膜浸潤部に大網の癒着があれば、当然omentectomyを加える。

　原発巣周囲の膿瘍形成例の手術は、難度の高い手術となる。浸潤が炎症性癒着かの判断は困難な場合が多い。疑わしきは合併切除すべきである。安易にfrozen sectionに頼る姿勢は、根治性を損なう結果ともなりうる。真の外科医らしい対応が求められる。

　手術中の出血の多くは、静脈からの出血である。本術式における最も頻度の高い静脈損傷部位は、肝彎曲周囲結腸の静脈還流を受ける、膵頭部前面に存在するgastro-colic trunk, gastro-colic-pancreatic trunkと呼ばれている静脈系である。合流の仕方はvariationが多く、軽率な手技はこの領域の静脈損傷をきたし、思わぬ出血を見る。したがって、この静脈周囲の剥離、特にbulky tumorでは、静脈系を直視下に確認し細心の注意で剥離、結紮切離を遂行する。

　腸管の切離、再建に関しては、施設間で方針に相違があろう。腸管の浮腫を伴っていれば、当然手縫いが選択される。私は6年前に手縫いから器械吻合に変えた。しかし、手縫いの時代には一度もなかった見事な吻合部再発を経験した。それ以後、functional end to end anastomosis前には腸管洗浄を徹底して行うことにし、その方法も詳述した。

　器械吻合の普及により、レジデントのためには手縫い吻合も確実に行える指導が必要であると感じる昨今である。冗談だと思っていた、手縫いができない消化管外科医の存在が現実のものとなったのである。同時に、開腹術において第1助手、第2助手の役割分担ができない外科医、長い手術時間を手術侵襲とみなさない外科医も急増している。結紮の精度、スピードともに確実に落ちている。開腹外科学の危機といえる。医療経済、医療廃棄物、難しい手術に直面した時の外科医の手術力などの面より、腹腔鏡下手術の功罪を我々外科医は総合的に再検討する時期にきていると考えている。

　さて、最後に結腸右半切除術に関する個人的データを提示したい。半数以上はレジデント諸君が術者となり、私が助手を務めている（最近6年間96例）。手術時間の中央値：125分、出血量の中央値：54ml、縫合不全なし。SSI（surgical site infection）の多くは皮下脂肪層における感染であった。

CASE & FLOW CHART

症 例

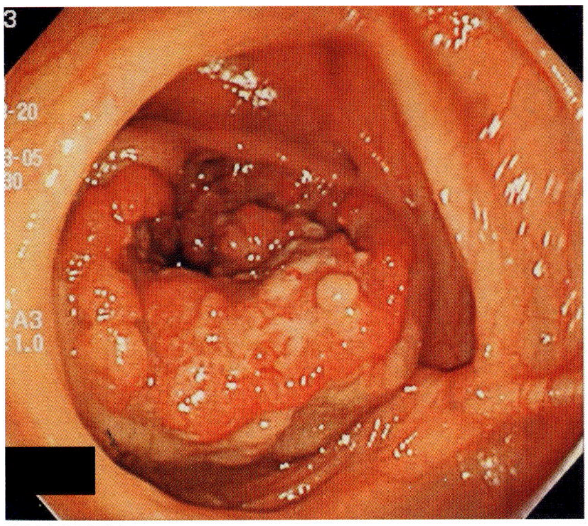

75歳・女性

近医の血液検査で軽度貧血を指摘され、精査を受けた。Hb 10.7g/dl、腫瘍マーカーは、CEA 4.4 ng/ml、CA19-98 U/mlと正常範囲内であった。

大腸内視鏡検査で、上行結腸に約2/3周性の周堤隆起を伴う潰瘍性病変を認め、生検で中分化腺癌の診断を得た。

腹部造影CTでは、上行結腸に造影される腫瘤を認めた。近傍のリンパ節腫大を認めたが、肝転移や播種性病変は明らかでなかった。

以上より、径約5cm、深達度SS、N1の上行結腸癌という術前診断で手術を行った。

術中所見で腫瘍近傍のリンパ節に腫大を認め、転移が疑われた。D3郭清を伴う結腸右半切除術を施行した。

最終病理診断は、中分化腺癌で、深達度はSSであった。切除断端は陰性、1個の腸管傍リンパ節に転移を認めた。

大腸内視鏡検査
上行結腸に約2/3周性の周堤隆起を伴う潰瘍性病変を認める。深達度はSSと考えられる。

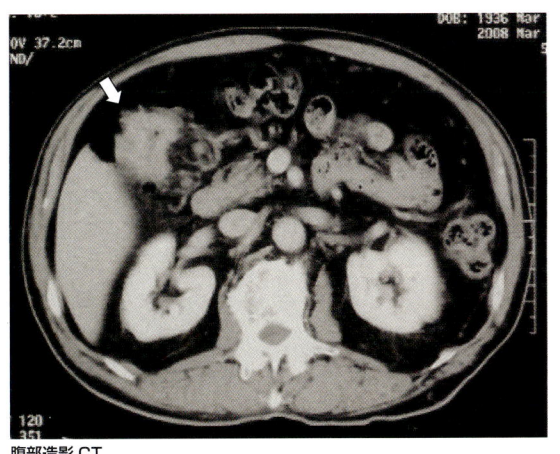

腹部造影 CT
主病巣は肝彎曲近くの上行結腸に造影される腫瘤として描出されている(矢印)。近傍のリンパ節に腫大を認める。

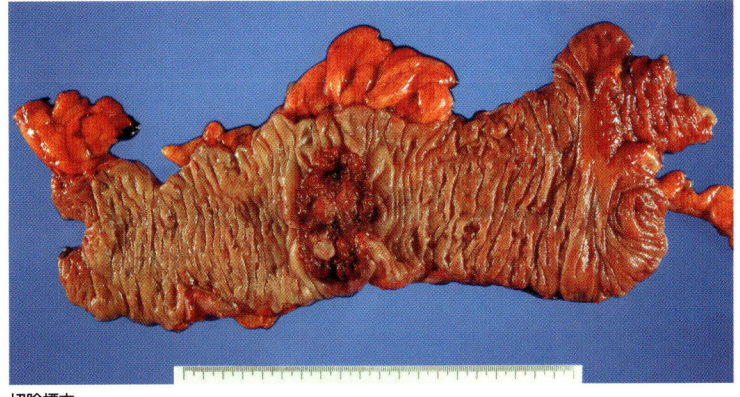

切除標本
上行結腸に大きさ7.0×4.2cm、3/4周性のType2病変を認める。手術診断では、H0P0N1で深達度SSのStageⅢaである。病理診断では中分化腺癌、深達度SSで、切除断端は陰性であった。ly0、v0、ne0で、腸管傍リンパ節に転移を認めた(1/50)。

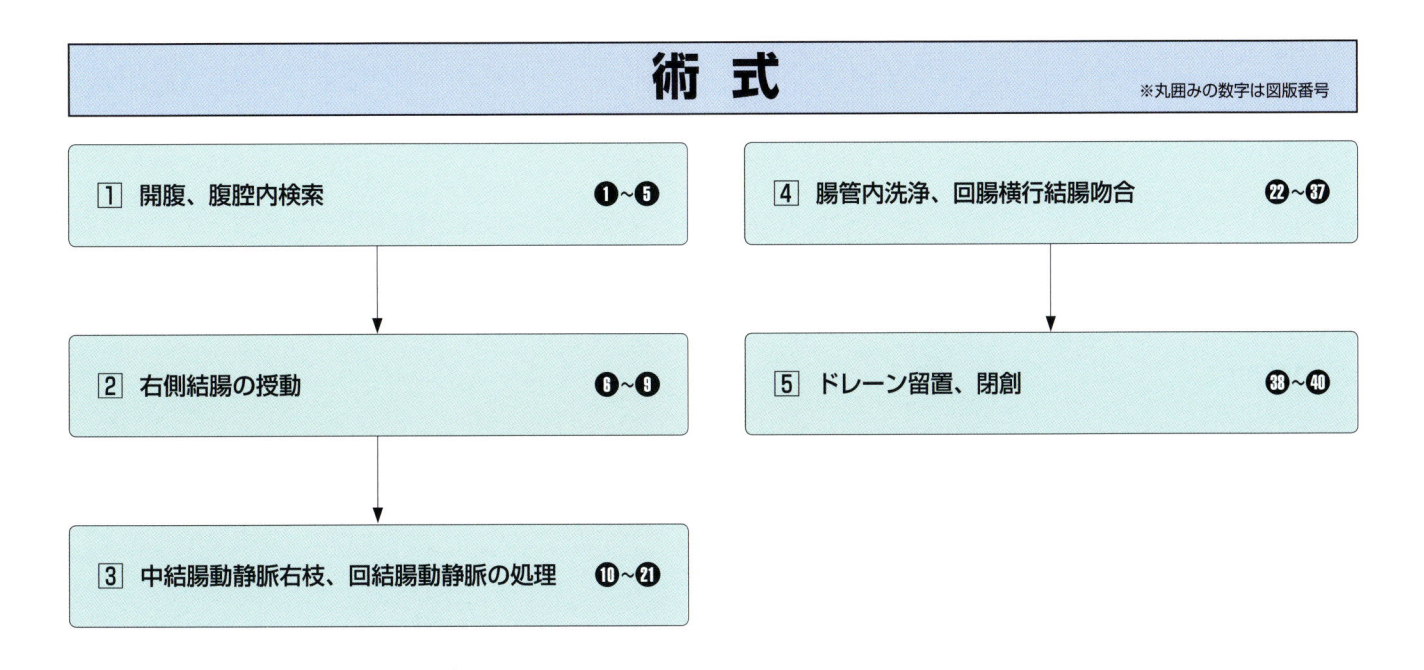

術 式

※丸囲みの数字は図版番号

- ① 開腹、腹腔内検索 ❶〜❺
- ② 右側結腸の授動 ❻〜❾
- ③ 中結腸動静脈右枝、回結腸動静脈の処理 ❿〜㉑
- ④ 腸管内洗浄、回腸横行結腸吻合 ㉒〜㉗
- ⑤ ドレーン留置、閉創 ㉘〜㊵

3-❶ 結腸右半切除術 242

開腹、腹腔内検索

体位は仰臥位とし、中腹部正中切開で開腹する。腹腔内の検索を速やかに行って病変の進展状況を把握し、腸管切除およびリンパ節郭清の範囲を決定する。

❶ 腸管切除、リンパ節郭清の範囲を図に示す。

右結腸動脈を支配動脈とする、肝彎曲寄りの上行結腸癌に対し、中結腸動脈右枝および回結腸動脈を根部で切離し、D3郭清を行う。

本症例では、支配動脈である右結腸動脈は回結腸動脈から分枝している。

支配動脈が腫瘍直下に存在するため、腫瘍辺縁から口側、肛門側それぞれ10cm以上離れた回腸末端、横行結腸で腸管を切離する。

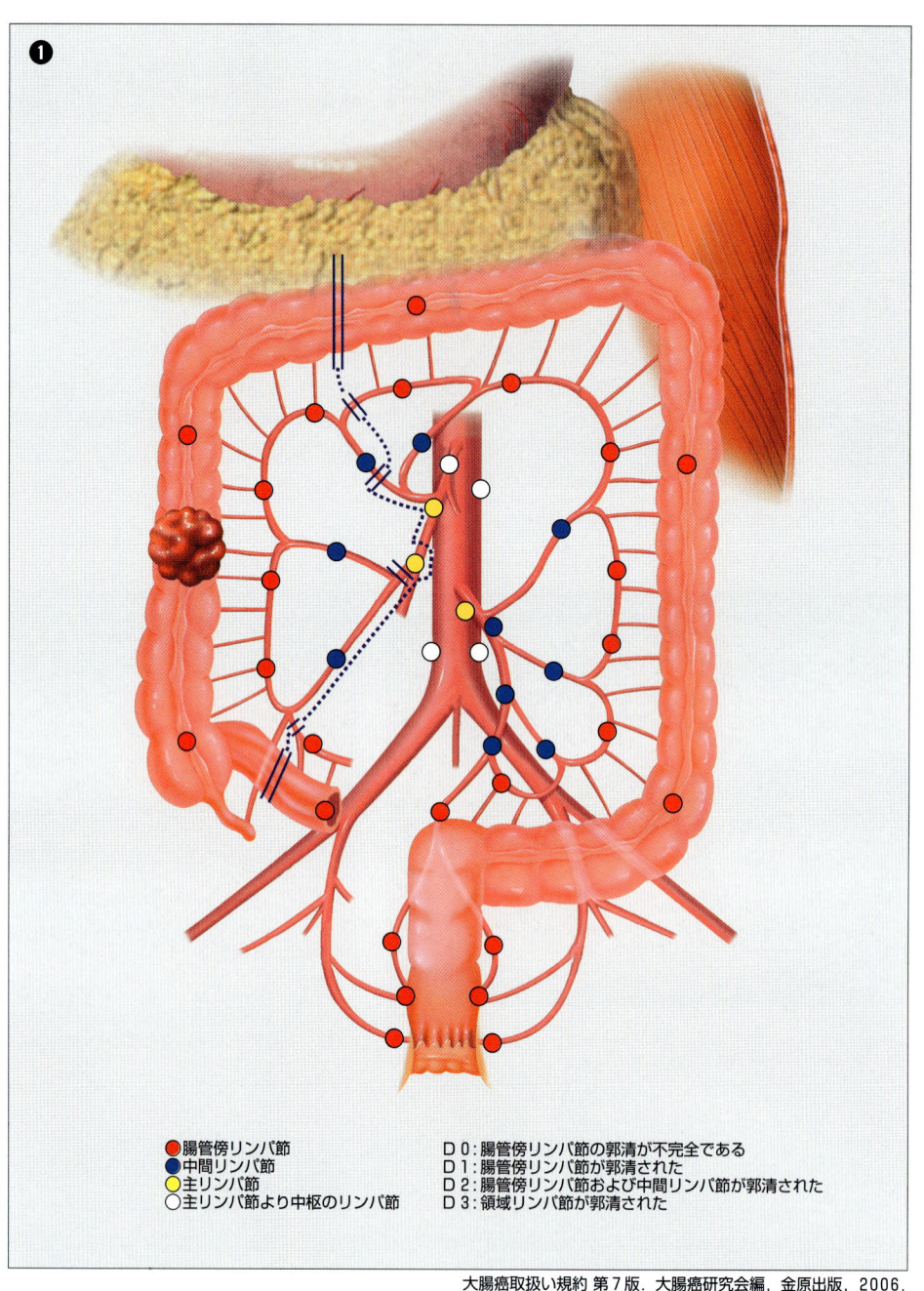

- ● 腸管傍リンパ節
- ● 中間リンパ節
- ● 主リンパ節
- ○ 主リンパ節より中枢のリンパ節

D0：腸管傍リンパ節の郭清が不完全である
D1：腸管傍リンパ節が郭清された
D2：腸管傍リンパ節および中間リンパ節が郭清された
D3：領域リンパ節が郭清された

大腸癌取扱い規約 第7版．大腸癌研究会編，金原出版，2006．

❷ 体位は仰臥位で行う。

術者は患者の右側に立ち、臍上約10cmから臍の右側を通り、臍下約10cmまでの中腹部正中切開で開腹する。

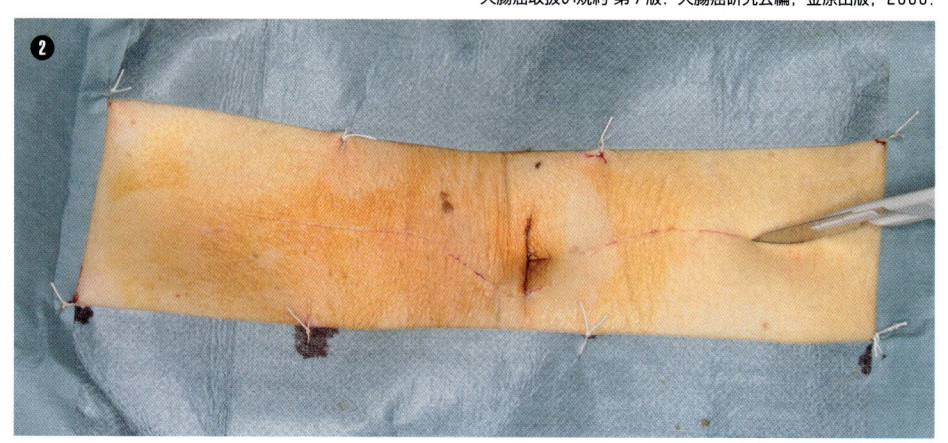

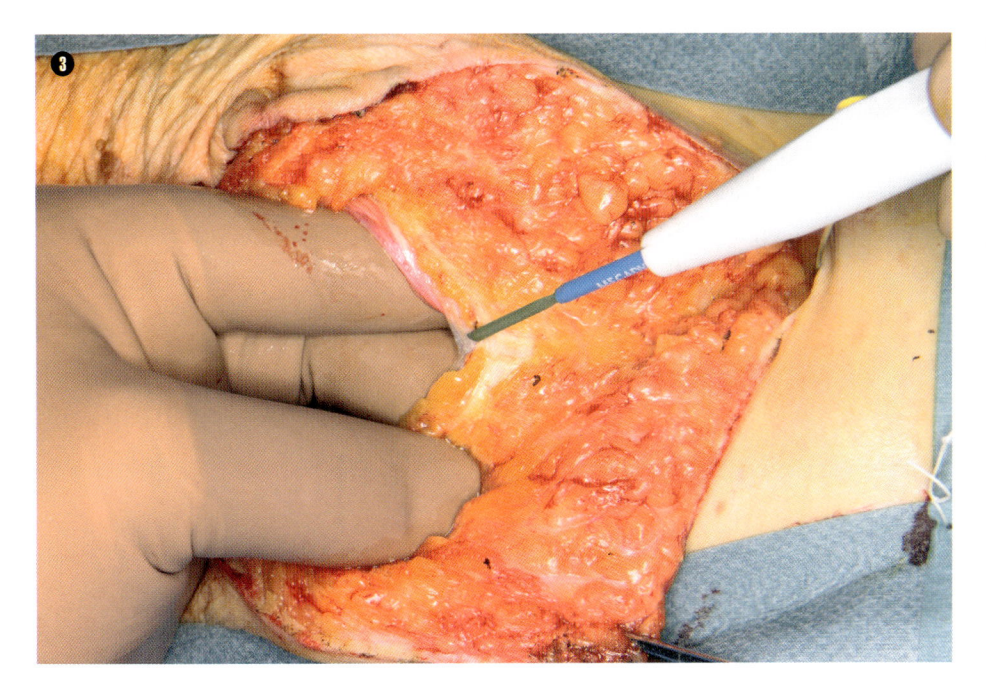

❸ 腸管の損傷を防ぐために、左手指を切開部の背側へ挿入して腹壁を挙上し、腹壁との癒着の有無を確認しながら切開を進める。
肝彎曲の授動と中結腸動静脈の処理を行うため、上腹部の視野が十分に展開できるように、必要に応じて上腹部の切開を延長する。

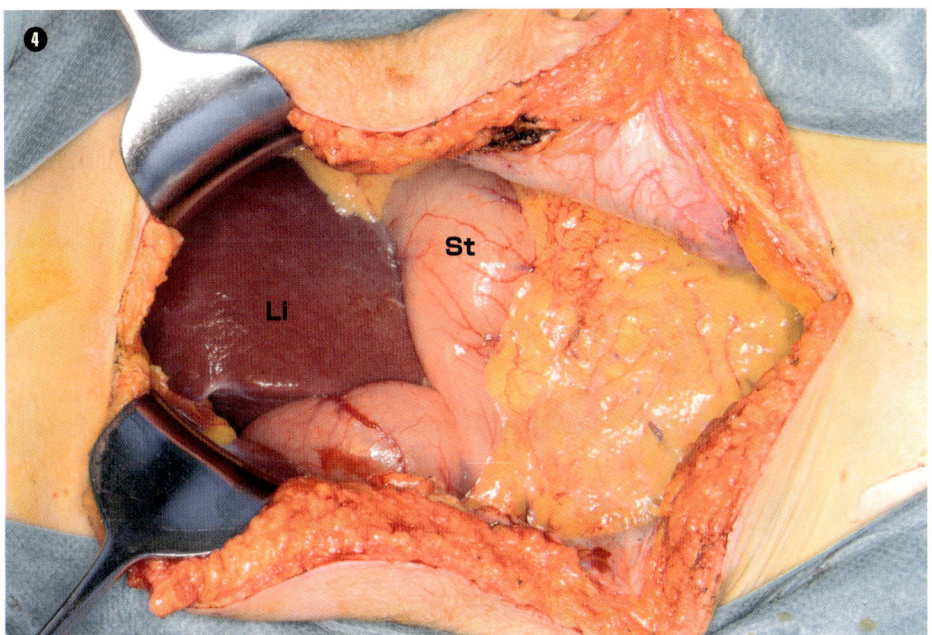

❹ 開腹後、腹腔内操作を始める前に、腫瘍の占拠部位と漿膜浸潤の有無を確認し、リンパ節転移、腹水、腹膜播種、肝転移の有無などの腹腔内進展状況を速やかに検索する。
本症例では腹水、腹膜播種、肝転移を認めなかった。

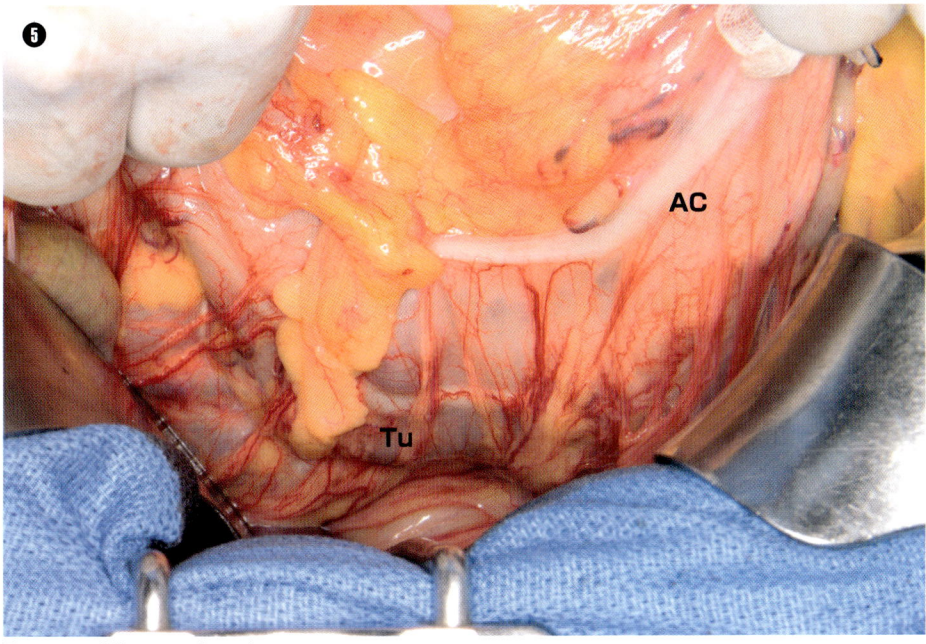

Li：liver　St：stomach

❺ 肝彎曲近くの上行結腸に主病巣を触知し、明らかな漿膜浸潤は認めなかった。
腫瘍近傍に転移を疑うリンパ節を認めた。

Tu：tumor　AC：ascending colon

3-❶　結腸右半切除術　244

右側結腸の授動

回盲部から肝彎曲へ向かい右側結腸を授動する。腹膜浸潤があれば周囲腹膜を広範囲に切除。卵巣血管、右尿管、腎周囲脂肪組織、十二指腸を背側に落としながら、腎筋膜前葉を直視下に確認する層で外側アプローチによる右結腸の授動を行う。後腹膜進展があれば適切なsurgical marginを確保する。

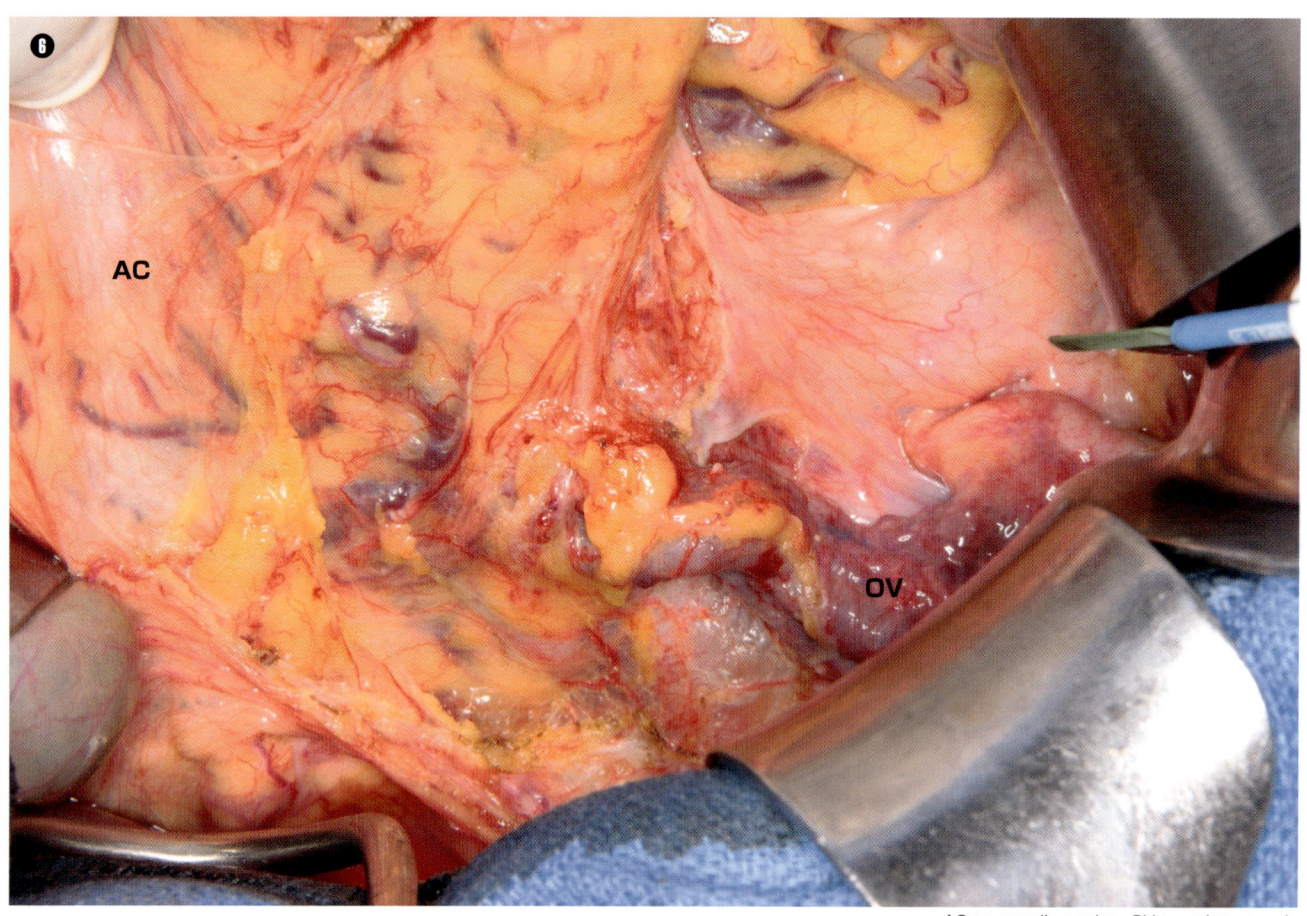

AC：ascending colon　OV：ovarian vessels

❻ 盲腸の外側より、右側結腸の授動を開始する。
助手は上行結腸を牽引し、術者は臓側腹膜と壁側腹膜の外側縁であるMonk's white lineを電気メスで切開する。

❼ 術者は上行結腸近傍の後腹膜を鑷子で把持してカウンタートラクションをかけ、white lineに沿って頭側へ切開を進める。Toldt's fusion fasciaと後腹膜下筋膜の間の疎な結合織を剥離すると、筋膜の背側に位置する尿管や卵巣動静脈を確実に温存することができる。

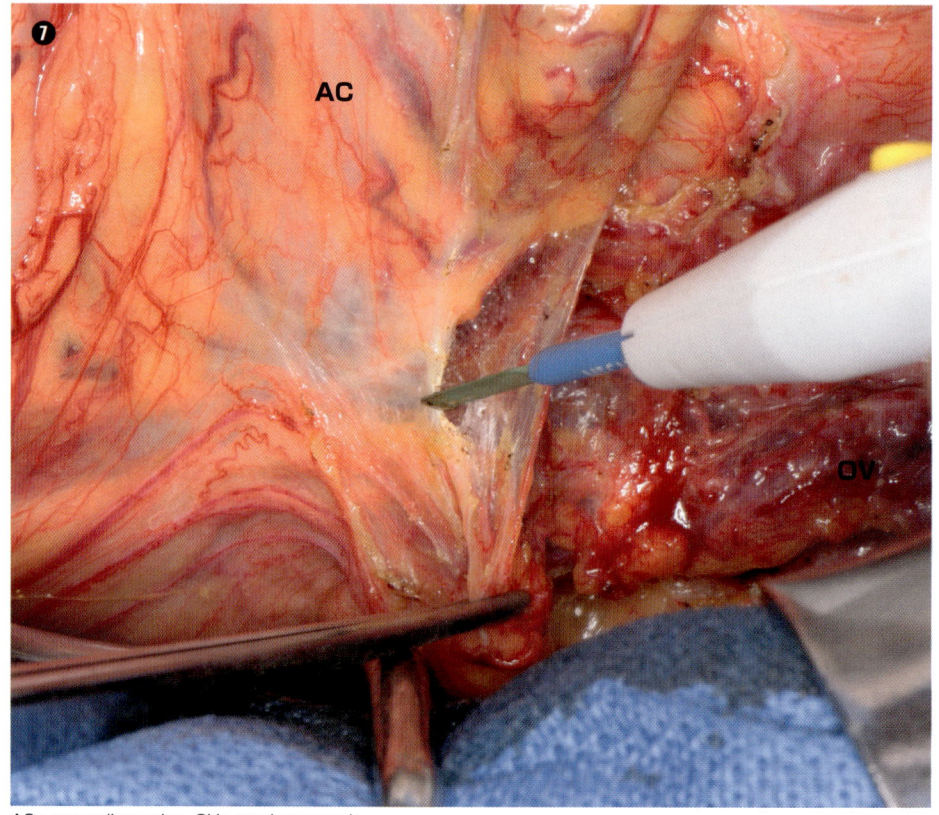

AC：ascending colon　OV：ovarian vessels

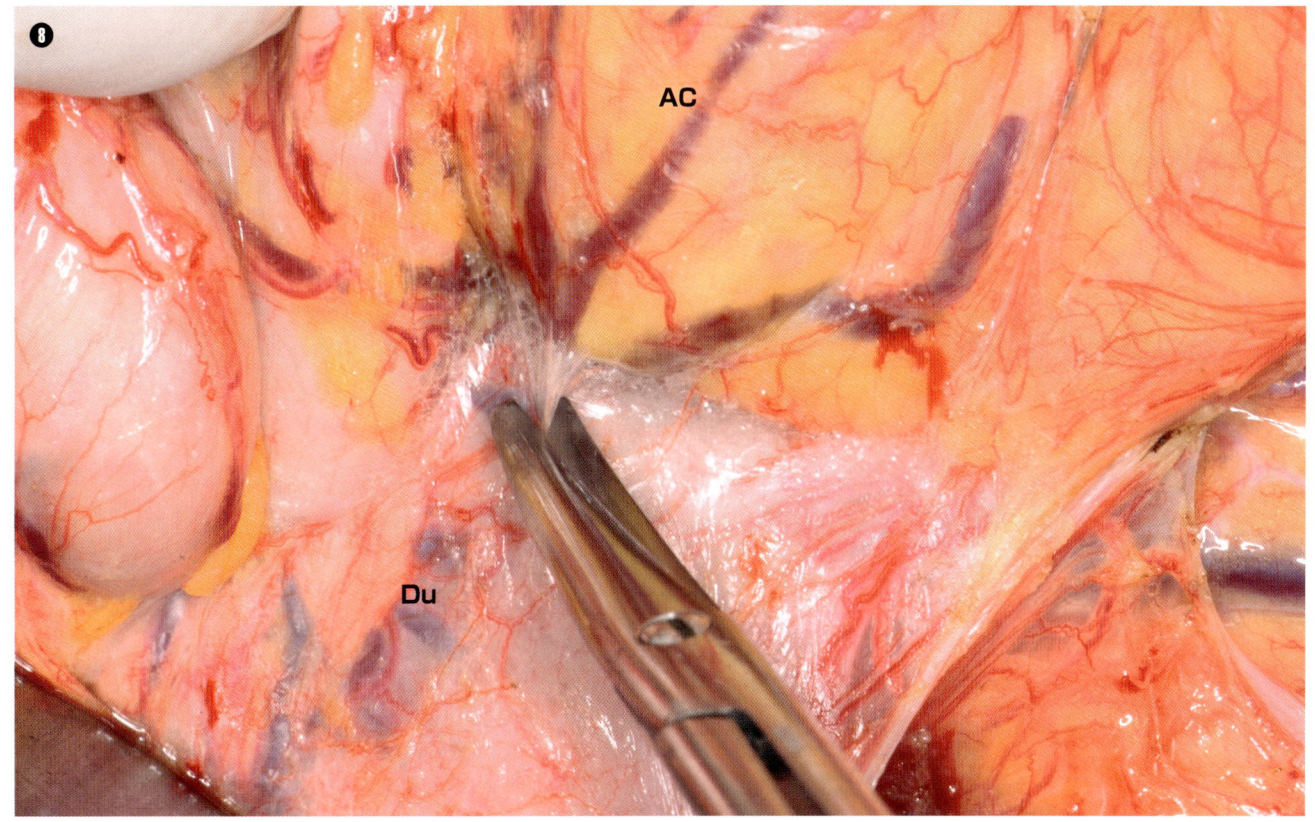

Du：duodenum　AC：ascending colon

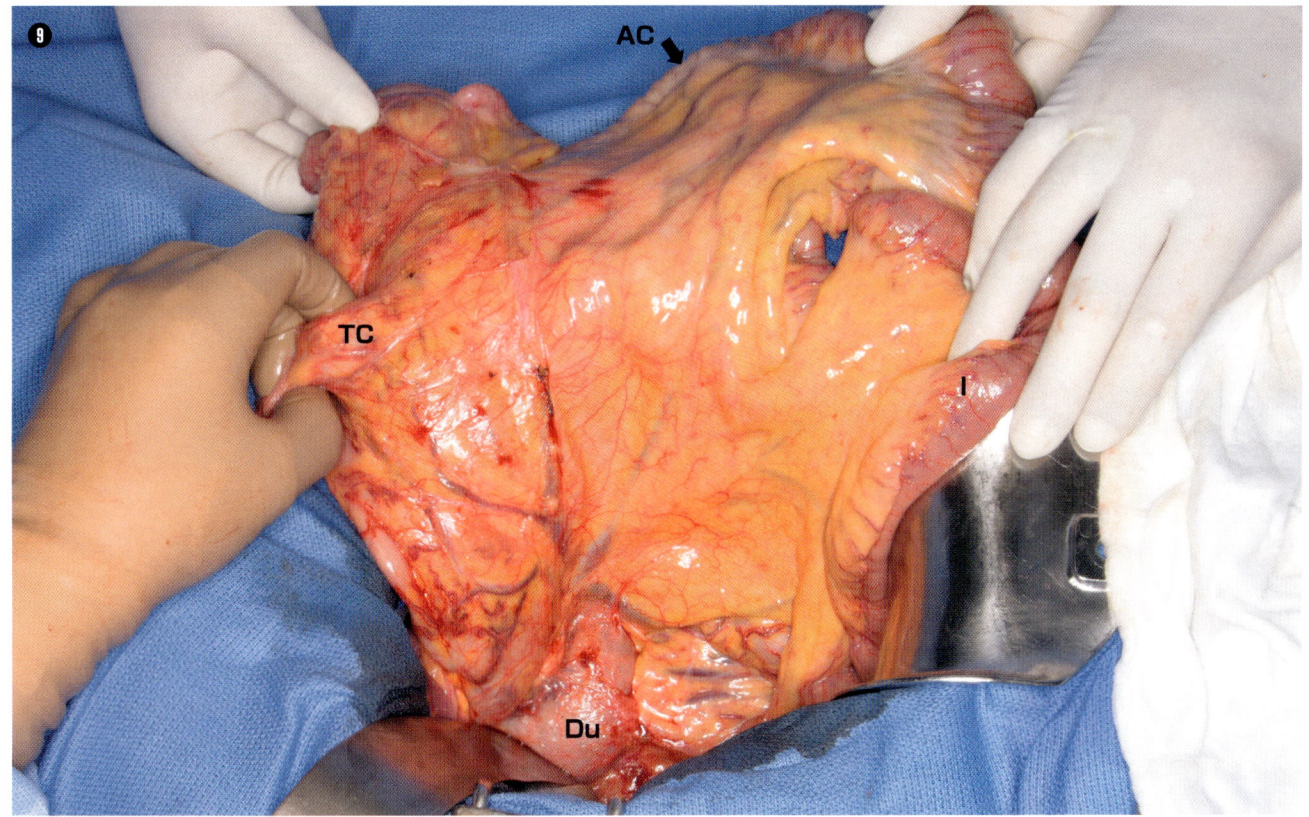

TC：transverse colon　Du：duodenum　I：ileum　AC：ascending colon

❽　腎周囲脂肪織と十二指腸が露出したら、十二指腸壁を損傷しないように注意して背側へ落とし、肝彎曲近傍まで剥離をしておく。
この層には、わずかな小血管が存在するのみであり、血管処理は不要である。腸管や血管が近接する場所では、適宜メッツェンバウム剪刀を用いて結合織を切離する。

❾　膵鉤部前面が少し露出するまで剥離を進めると、上腸間膜静脈が透見できる。肝結腸間膜を切離して、肝彎曲部結腸を遊離させる。
回腸と横行結腸は、腸管切離予定部位を超えて十分挙上できるように剥離し、授動する。

3-❶　結腸右半切除術　246

中結腸動静脈右枝、回結腸動静脈の処理

中結腸動静脈右枝および回結腸動静脈を根部で結紮切離し、D3リンパ節郭清を行う。結腸を養う血管系にはバリエーションが多い。結腸間膜脂肪組織が厚く血管系の確認が困難な場合は、back-lightingなどで確認する。

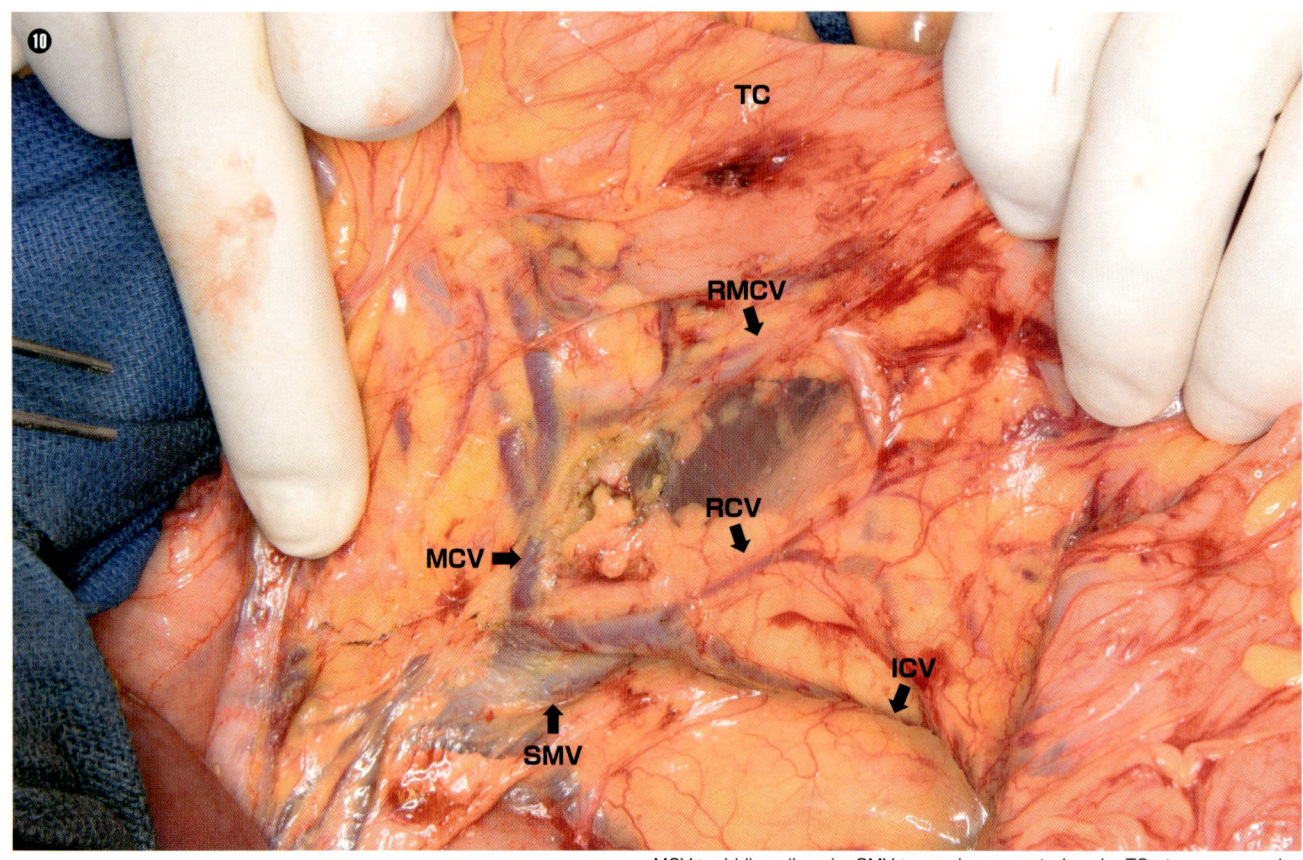

❿

MCV：middle colic vein　SMV：superior mesenteric vein　TC：transverse colon
RMCV：right branch of middle colic vein　RCV：right colic vein　ICV：ileocolic vein

❿ 血管の処理を腸管の切離に先行して行う。
上行結腸を正中側に牽引して腸間膜にテンションをかけ、血管の走行を確認する。
本症例では、右結腸動静脈が回結腸動静脈から分枝するバリエーションを認める。
中結腸動静脈、回結腸動静脈の順に処理を行う。

⓫ 中結腸動静脈右枝の根部で、間膜を切開する。

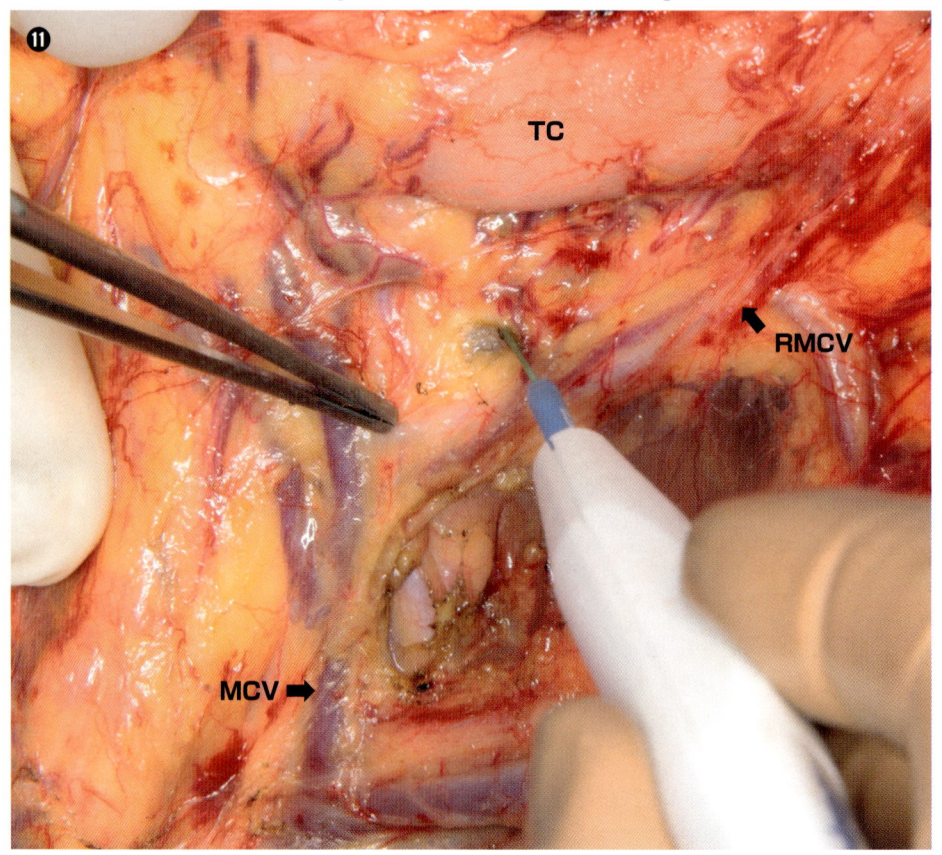

MCV：middle colic vein　TC：transverse colon　RMCV：right branch of middle colic vein

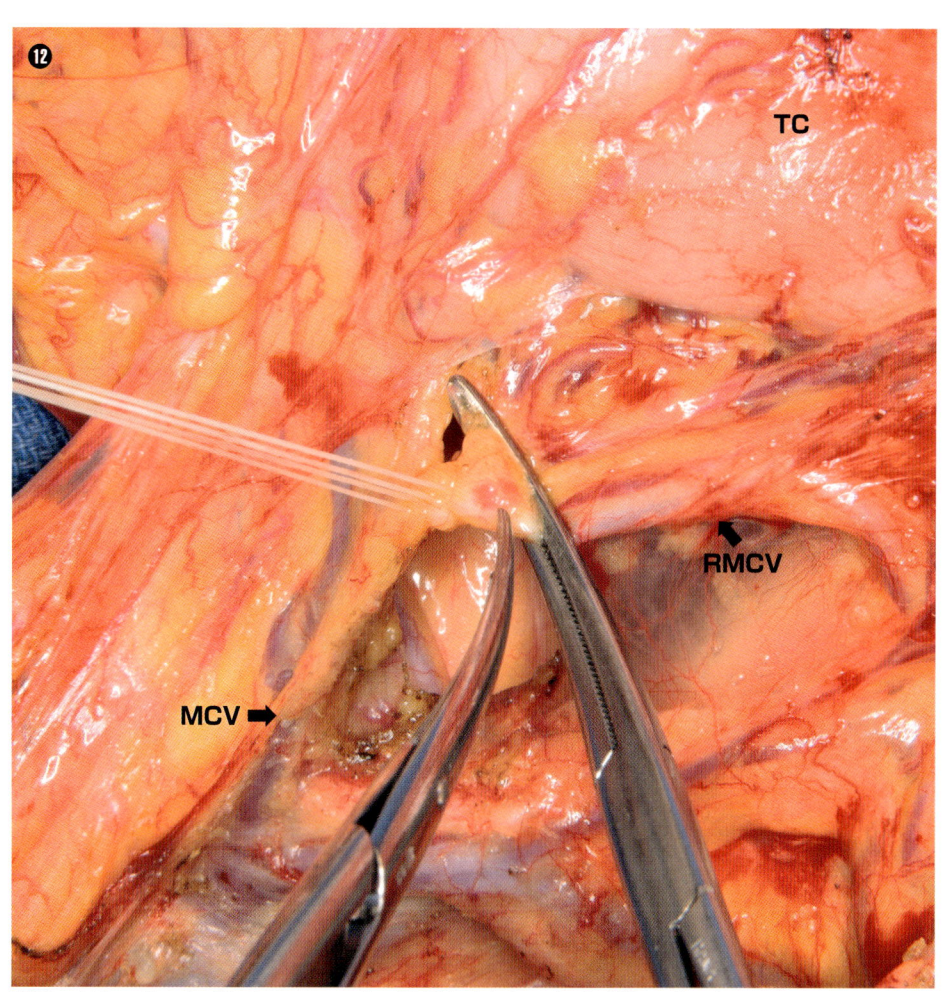

⓬ 中結腸動静脈右枝の中枢側を二重結紮し、切離する。

MCV：middle colic vein　TC：transverse colon　RMCV：right branch of middle colic vein

⓭ 腫瘍肛門縁から約10cmを切除範囲とし、横行結腸切離部位を決定する。
腸管切離部位に向かって横行結腸間膜を切開する。
辺縁動静脈は結紮切離する。
横行結腸壁に達したら、吻合する側の血流を保つように注意して直血管を処理し、腸管の切離・吻合に必要な幅の横行結腸壁を露出する。

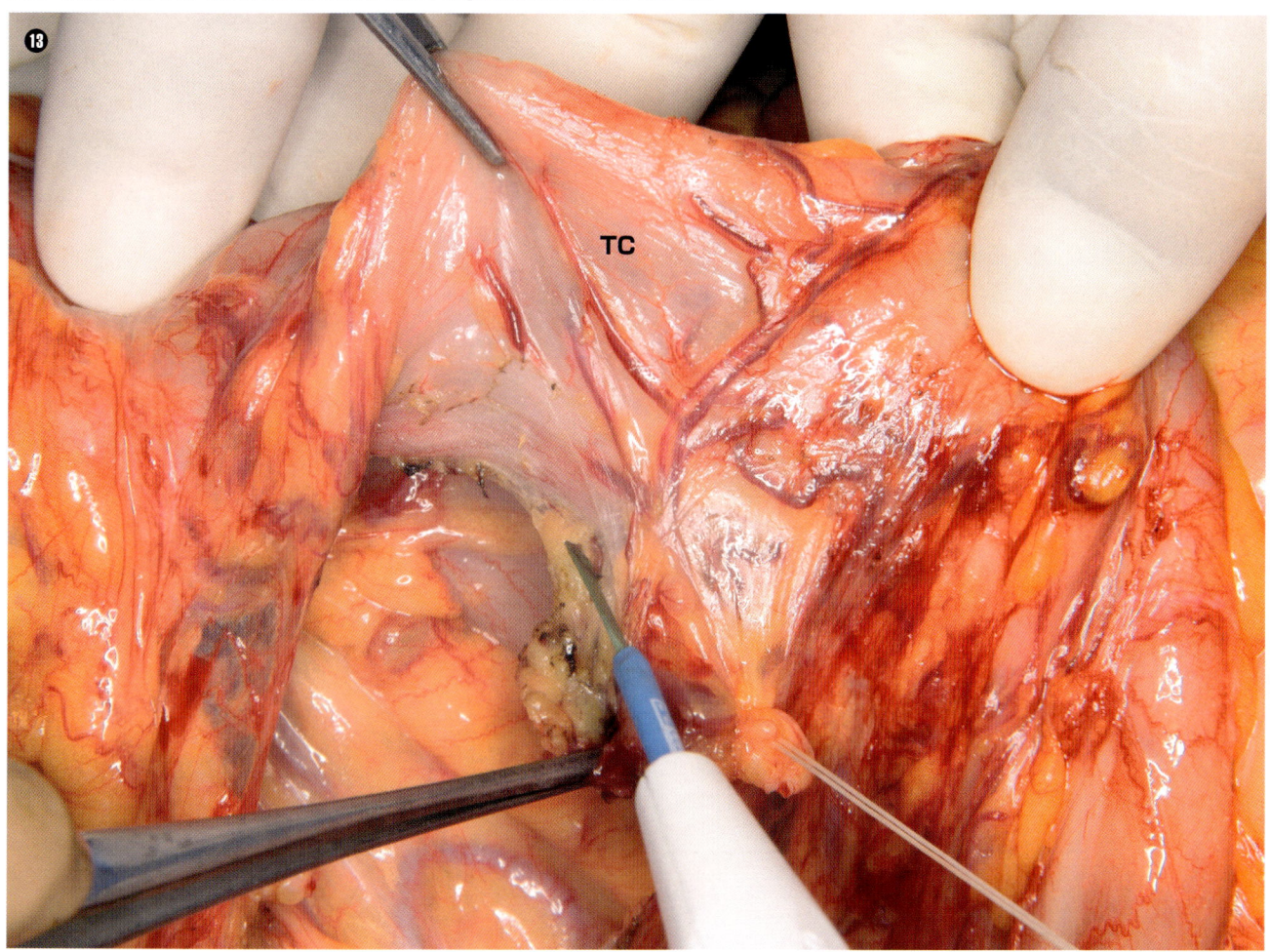

TC：transverse colon

3-❶　結腸右半切除術　248

⓮

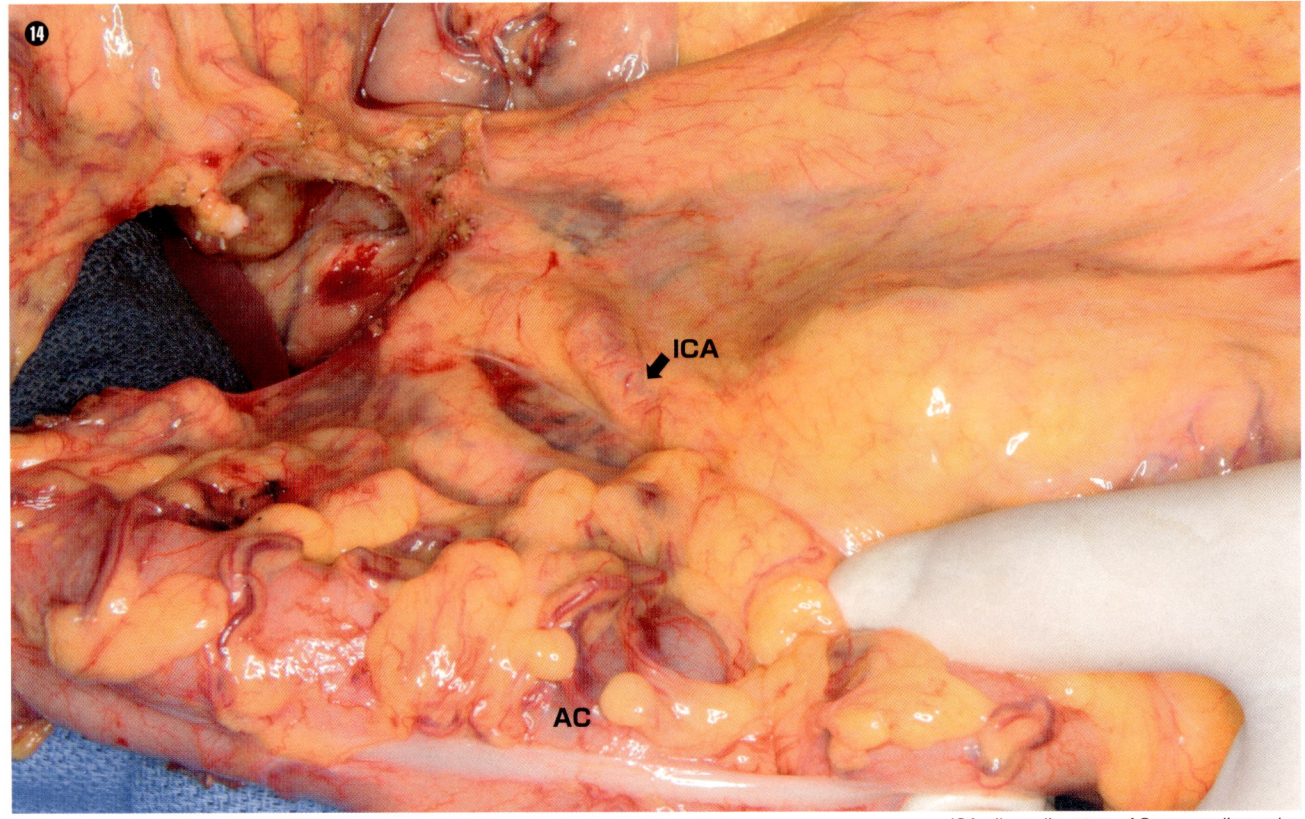

ICA

AC

ICA：ileocolic artery　AC：ascending colon

⓮　次いで、回結腸動静脈の処理を行う。
回腸、上行結腸を右尾側に牽引して腸間膜を展開し、回結腸動脈の走行を確認する。

⓯　本症例では、腫瘍口側縁からバウヒン弁までは10 cm以上離れているため、回腸末端を切離部位とする。
小腸間膜を切開し、横行結腸と同様に、切離・吻合に必要な幅の回腸壁を露出する。

⓰　辺縁動静脈を結紮切離し、回結腸血管根部に向かって小腸間膜の切開を進める。
上腸間膜静脈は十二指腸水平脚をまたぐように位置する。
したがって右結腸授動時、交差部より正中側まで十二指腸を背側に落としておくことが、安全なD3郭清のコツとなる。

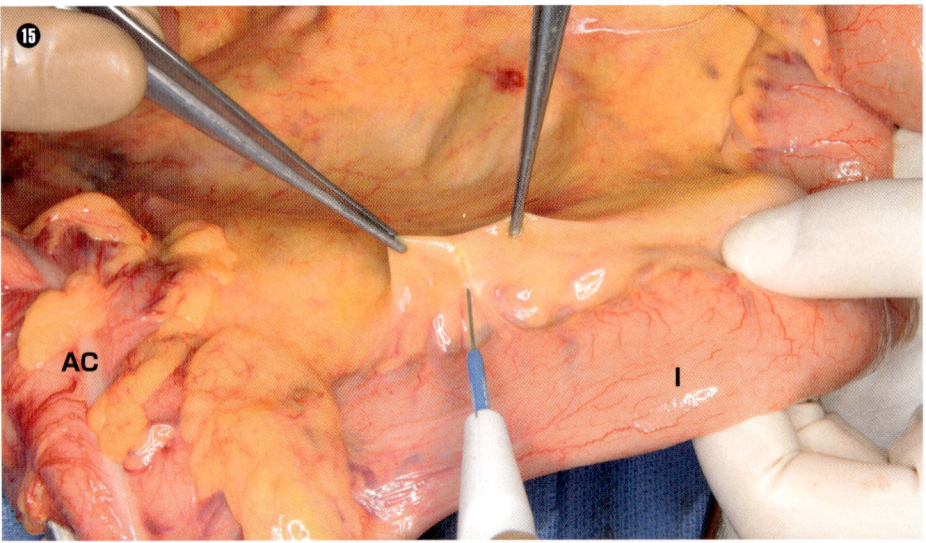

⓯

AC　　　　　　　　　I

AC：ascending colon　I：ileum

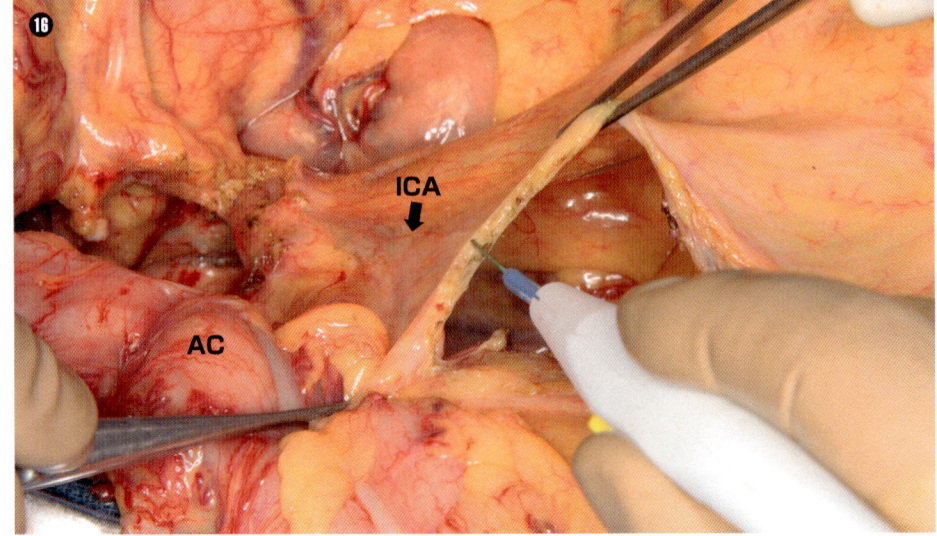

⓰

ICA

AC

AC：ascending colon　ICA：ileocolic artery

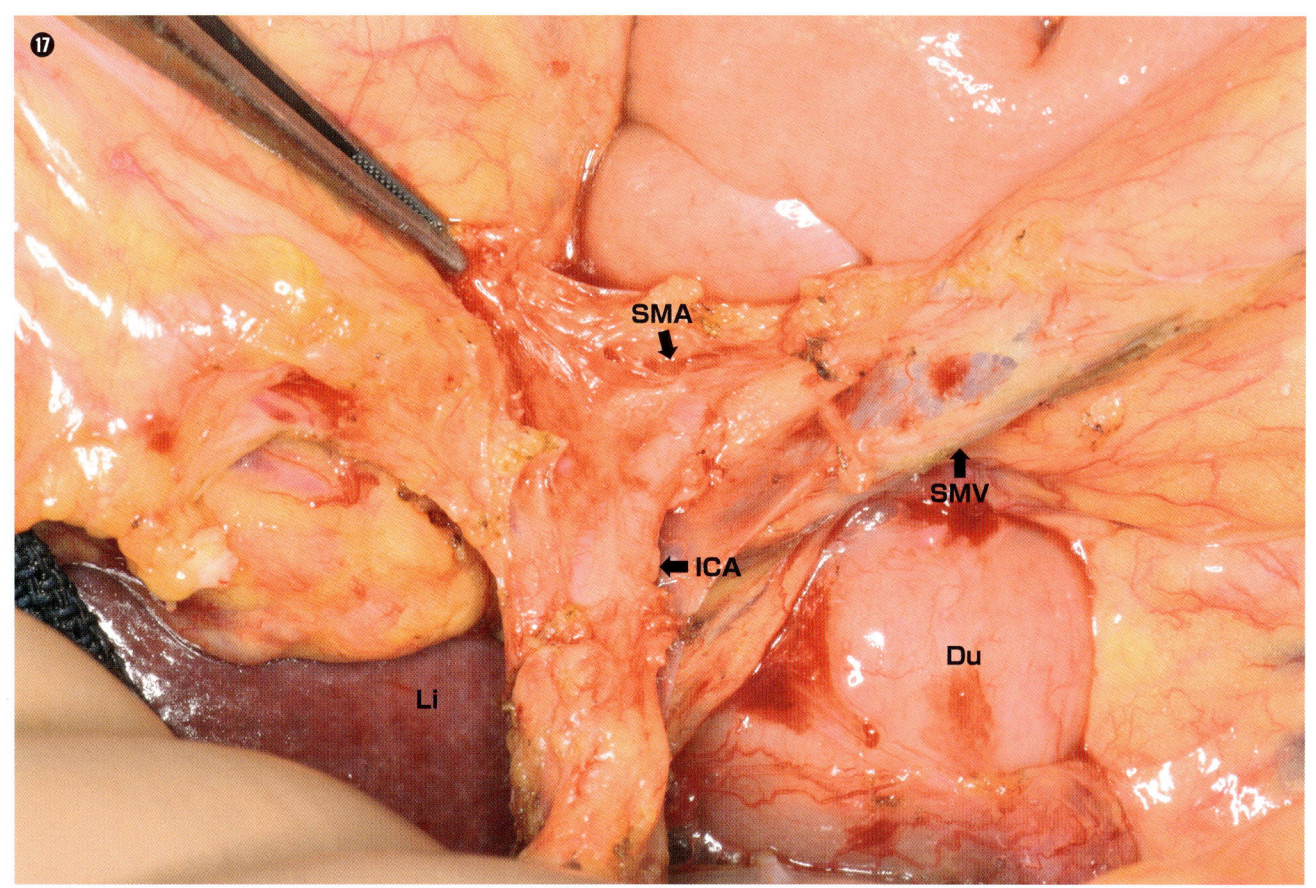

Li：liver SMA：superior mesenteric artery ICA：ileocolic artery SMV：superior mesenteric vein Du：duodenum

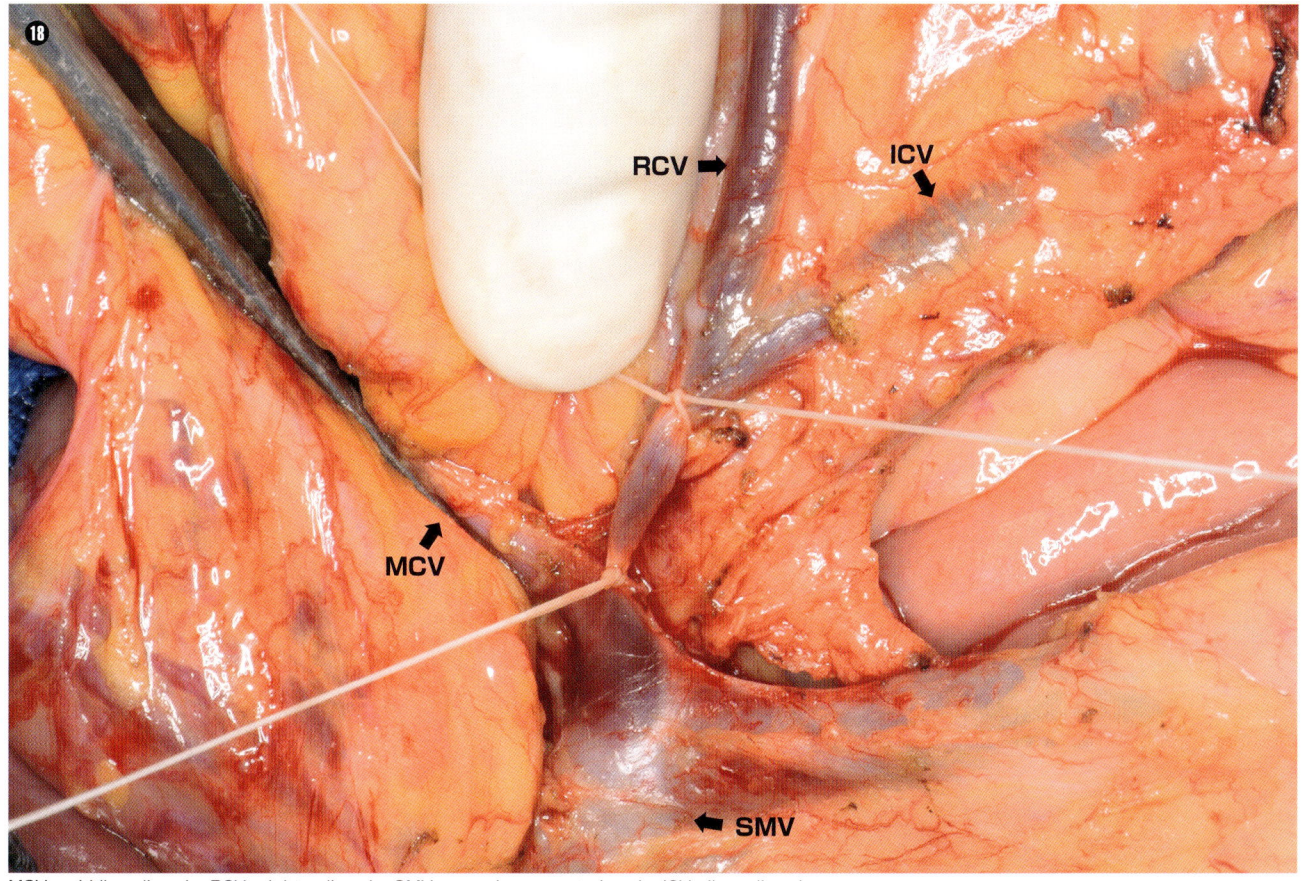

MCV：middle colic vein RCV：right colic vein SMV：superior mesenteric vein ICV：ileocolic vein

❶ 回結腸静脈の根部に達したら、上腸間膜静脈左縁より結合織を鑷子で把持し、電気メスで剝離する。

回結腸静脈から胃結腸静脈幹の間の上腸間膜静脈（surgical trunk）を露出する。

❽ 腸間膜背側から上腸間膜静脈へ流入する回結腸静脈を根部で結紮し、切離する。

3-❶ 結腸右半切除術   250

⑲ 最後に残った回結腸動脈の周囲を郭清し、根部で結紮切離する。

上腸間膜静脈周囲には自律神経叢は希薄であるが、上腸間膜動脈周囲には豊富な神経叢が存在する。上腸間膜動脈周囲自律神経の切除は、術後高度な下痢を誘発するため回避すべきである。つまり、自律神経鞘は温存する。

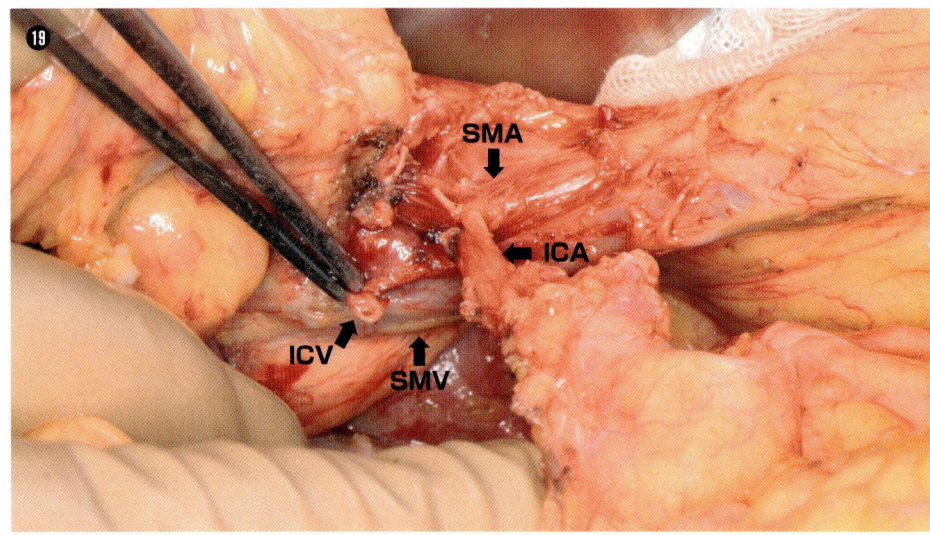

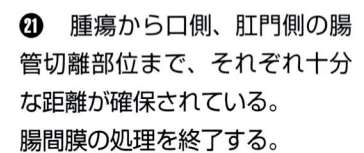

ICV : ileocolic vein SMA : superior mesenteric artery SMV : superior mesenteric vein ICA : ileocolic artery

⑳ これまでの操作で、切離すべき血管系は、すべて処理された。

上腸間膜動静脈の本幹および回結腸動静脈根部が、鮮明に確認できる。

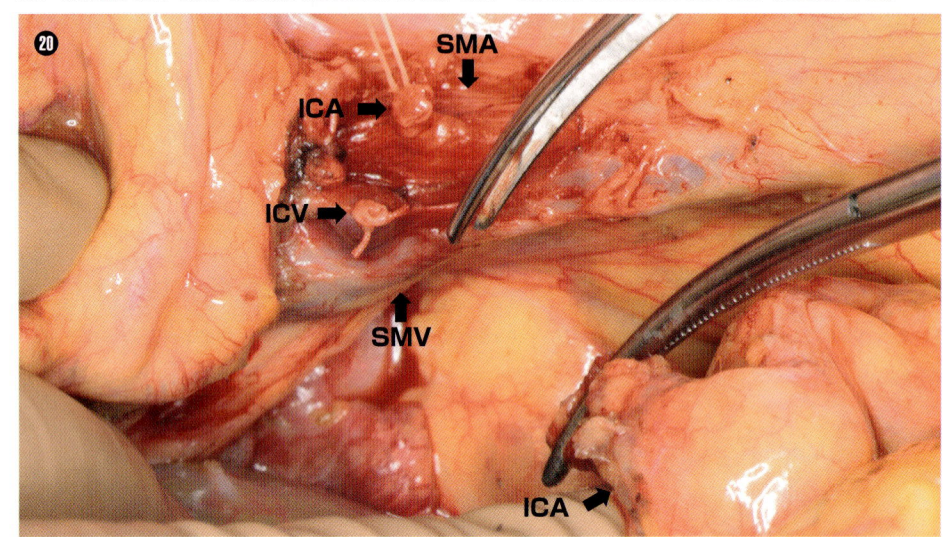

㉑ 腫瘍から口側、肛門側の腸管切離部位まで、それぞれ十分な距離が確保されている。腸間膜の処理を終了する。

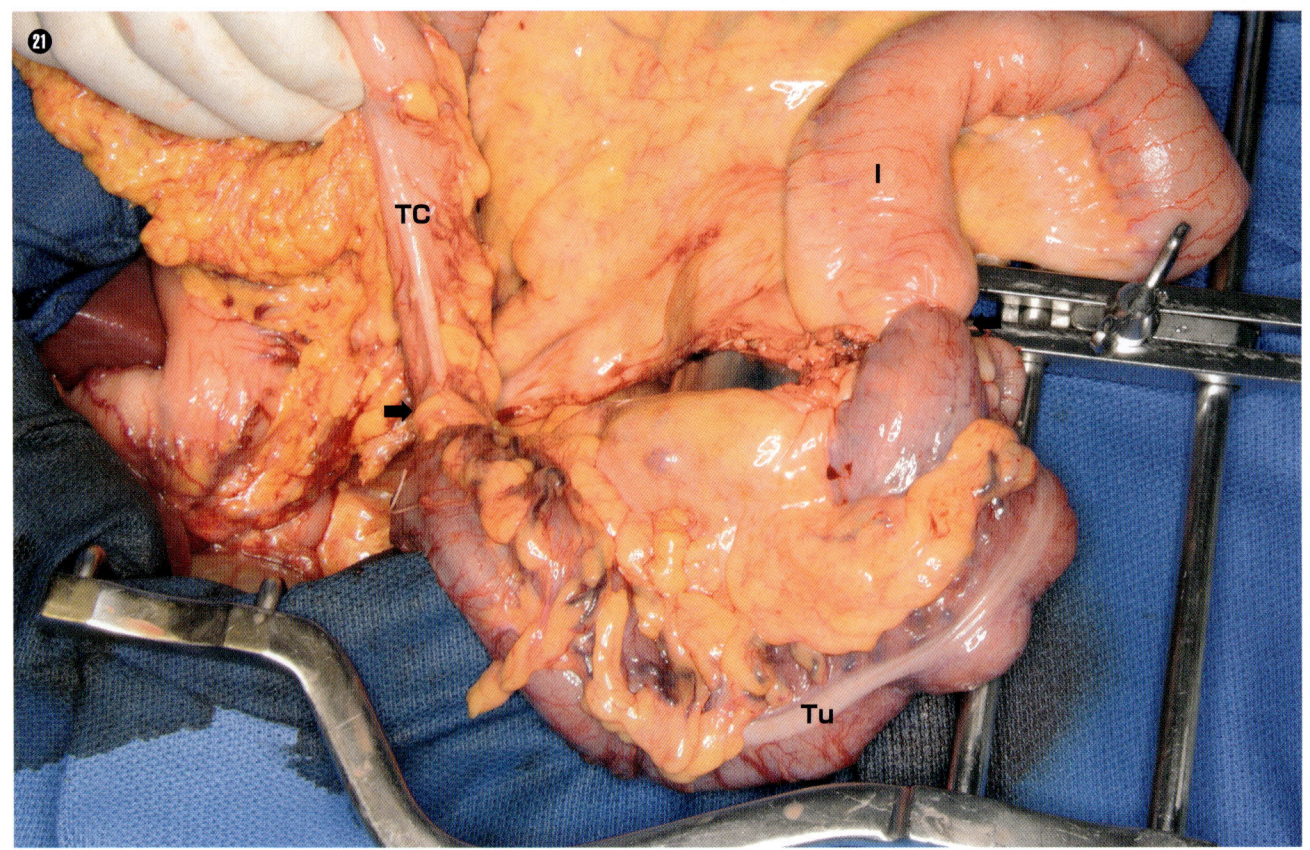

ICA : ileocolic artery ICV: ileocolic vein SMV : superior mesenteric vein SMA : superior mesenteric artery

TC : transverse colon I : ileum Tu : tumor ➡ : cut site of the transverse colon and ileum

腸管内洗浄
回腸横行結腸吻合

吻合前に implantation 防止目的で、肛門側・口側の腸管内洗浄後、器械吻合で回腸と横行結腸の側々吻合を行う。横行結腸間膜が短い症例、癒着が強く結腸間膜の可動性に制限のある症例、中等度から高度の浮腫を小腸に認める症例などでは、手縫い吻合を採用する。

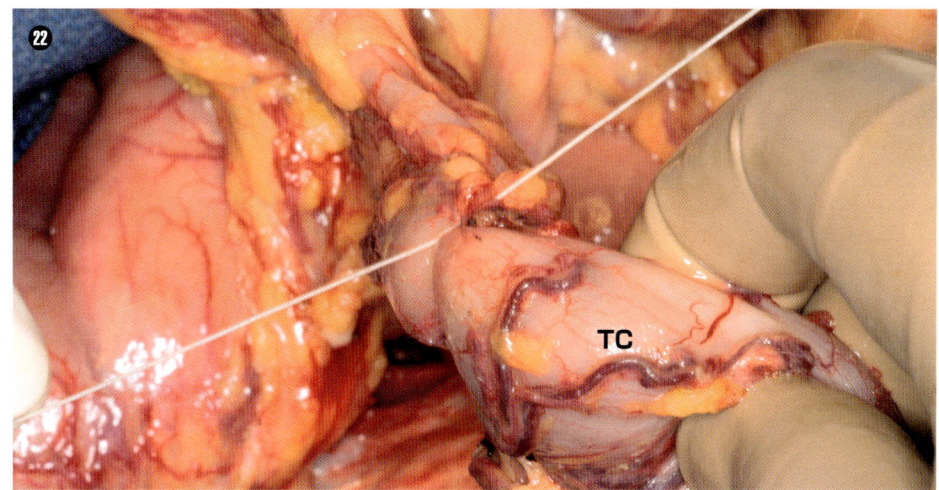

❷❷ 腸管内に腫瘍細胞が残存していると、吻合部再発を生じる可能性があるため、吻合部腸管内の洗浄を行う。
横行結腸切離部位の口側を太い絹糸で結紮する。

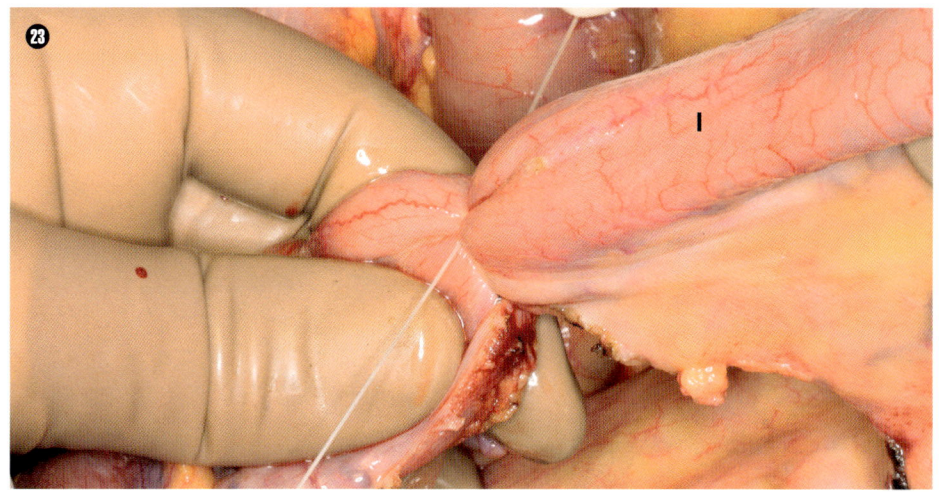

TC : transverse colon

❷❸ 同様に、回腸切離部位の肛門側を結紮する。

I : ileum

❷❹ 回腸口側に腸鉗子をかける。結紮部のすぐ口側に、電気メスで小孔を開けて、16Frフォーリーカテーテルを速やかに挿入し、バルーンを膨らませる。
洗浄液が漏れて術野が汚染されないように、適宜、カテーテルの挿入部を縫縮する。

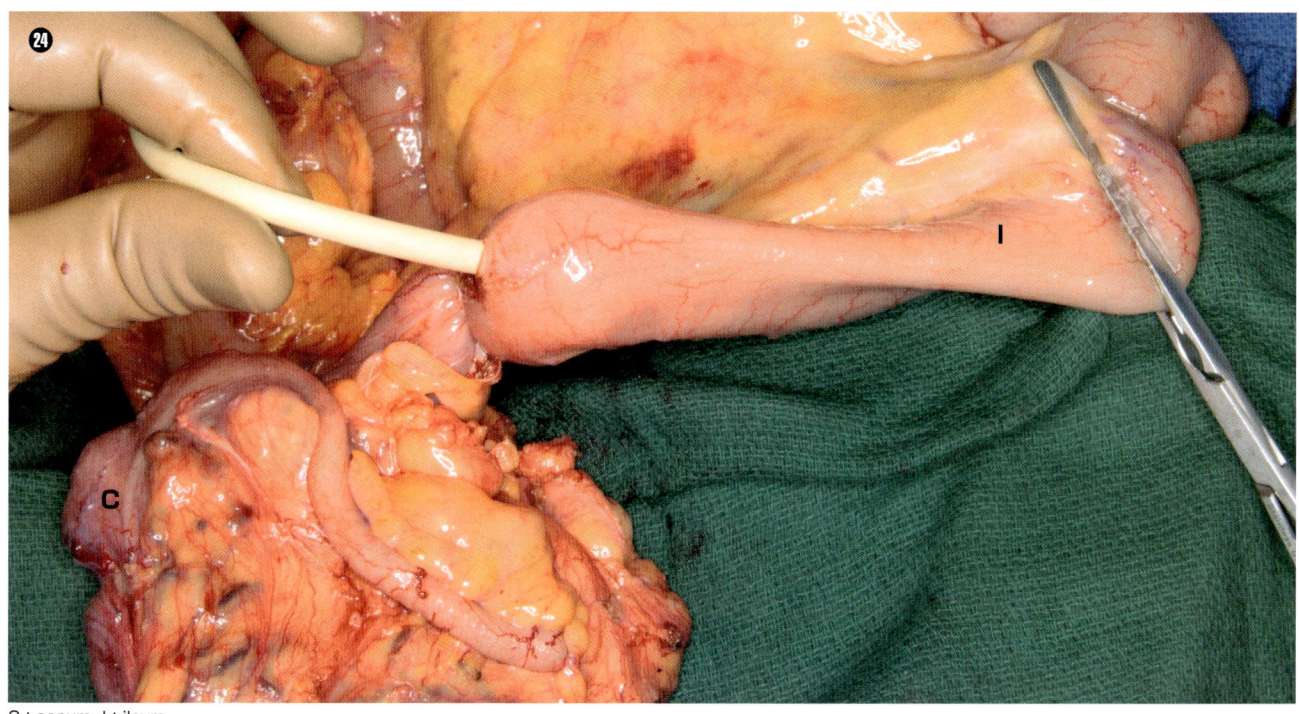

C : cecum I : ileum

3-❶ 結腸右半切除術　252

㉕ 回腸内へ生理食塩水を注入し、排液がきれいになるまで洗浄する。
最後にイソジン®で洗浄をする。

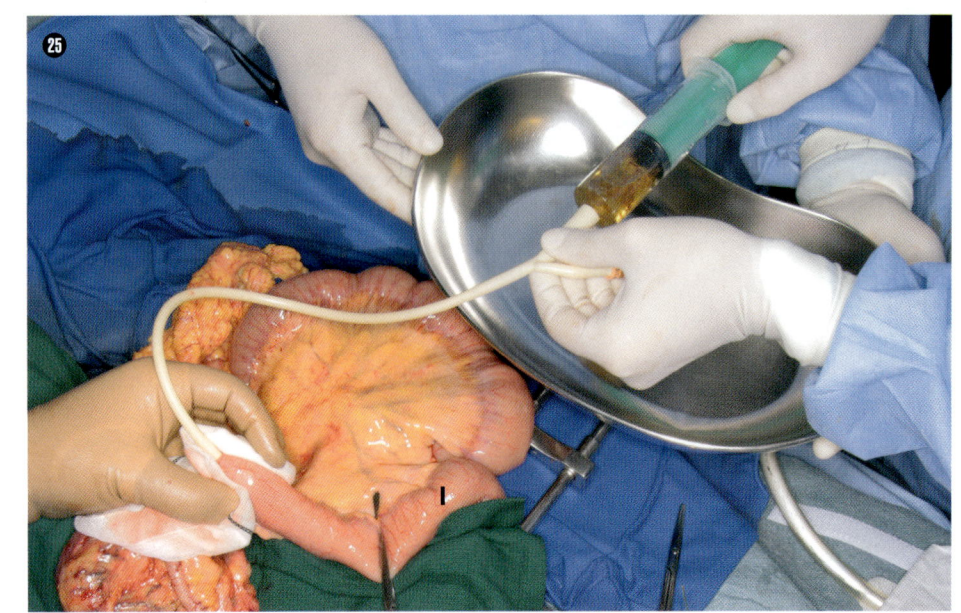

I：ileum

㉖ 横行結腸内にも同様の手順でフォーリーカテーテルを挿入し、洗浄を行う。

㉗ 回腸横行結腸の吻合は、通常、器械吻合（functional end to end anastomosis）で行う。
回腸と横行結腸を吻合側である間膜対側が上になるように、向きを合わせて並べる。
横行結腸吻合側に大網が付着している場合は、剥離をして、吻合に十分な距離を確保する。

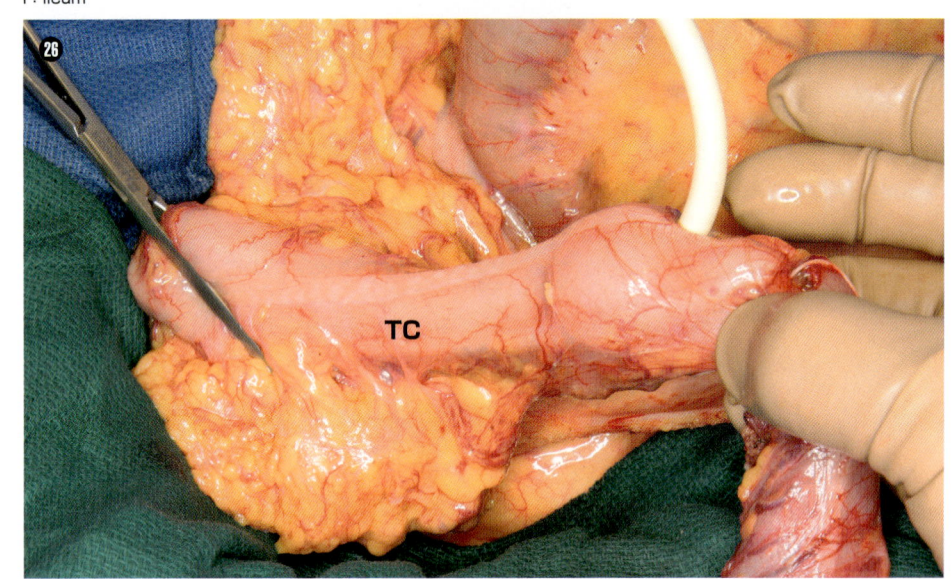

TC：transverse colon

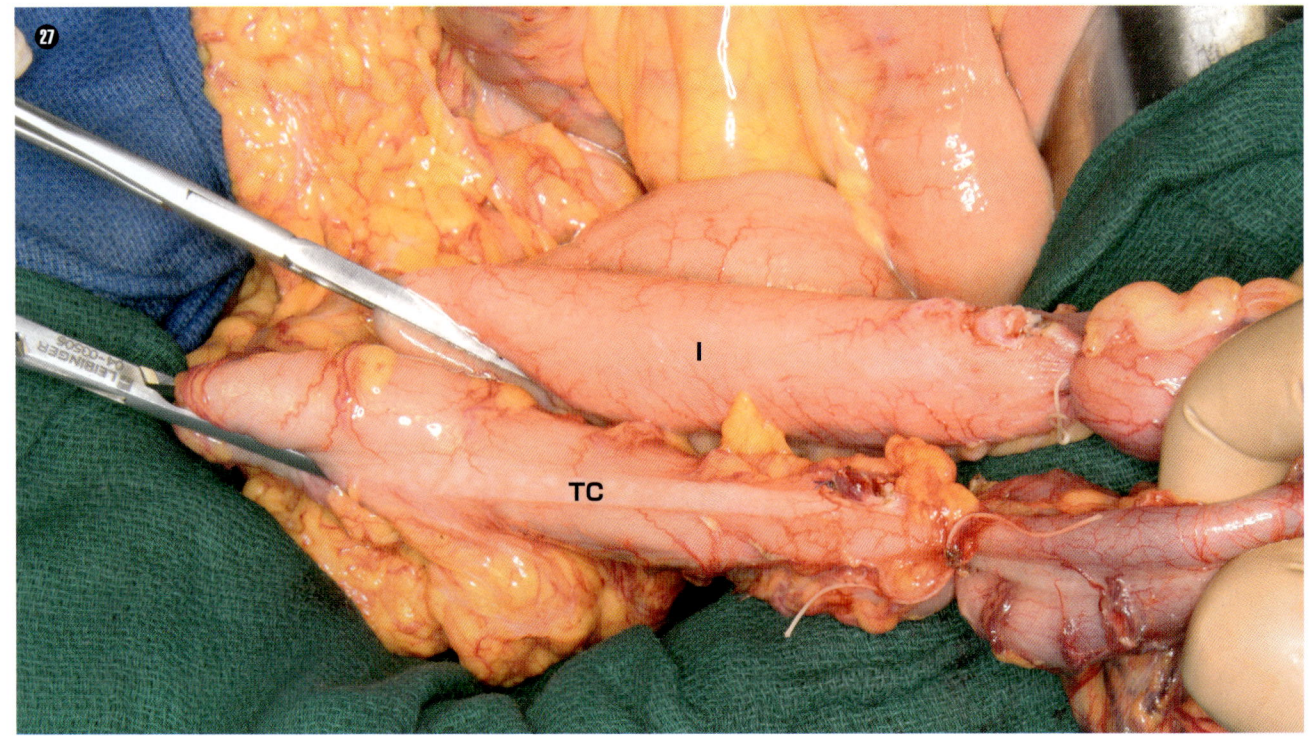

I：ileum　TC：transverse colon

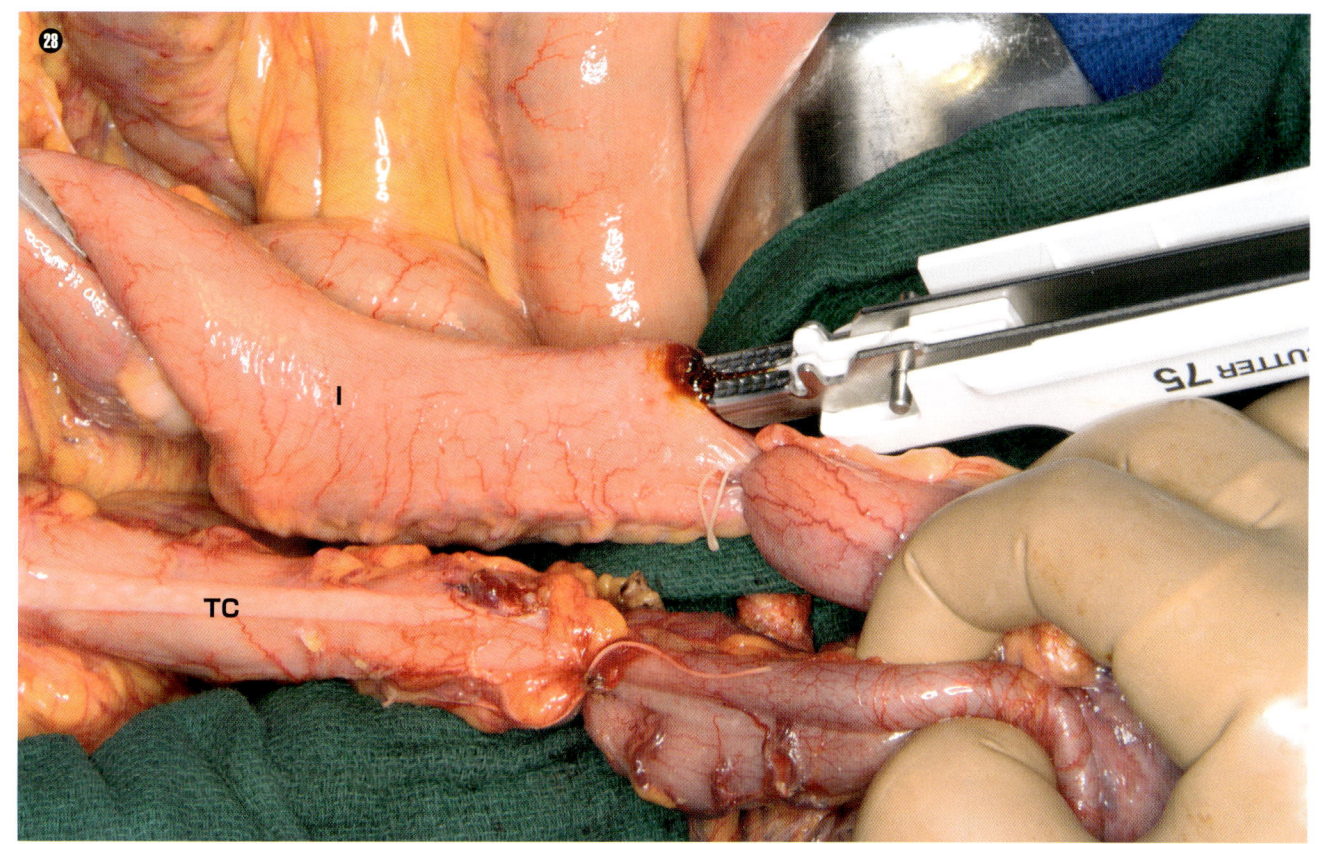

I：ileum　TC：transverse colon

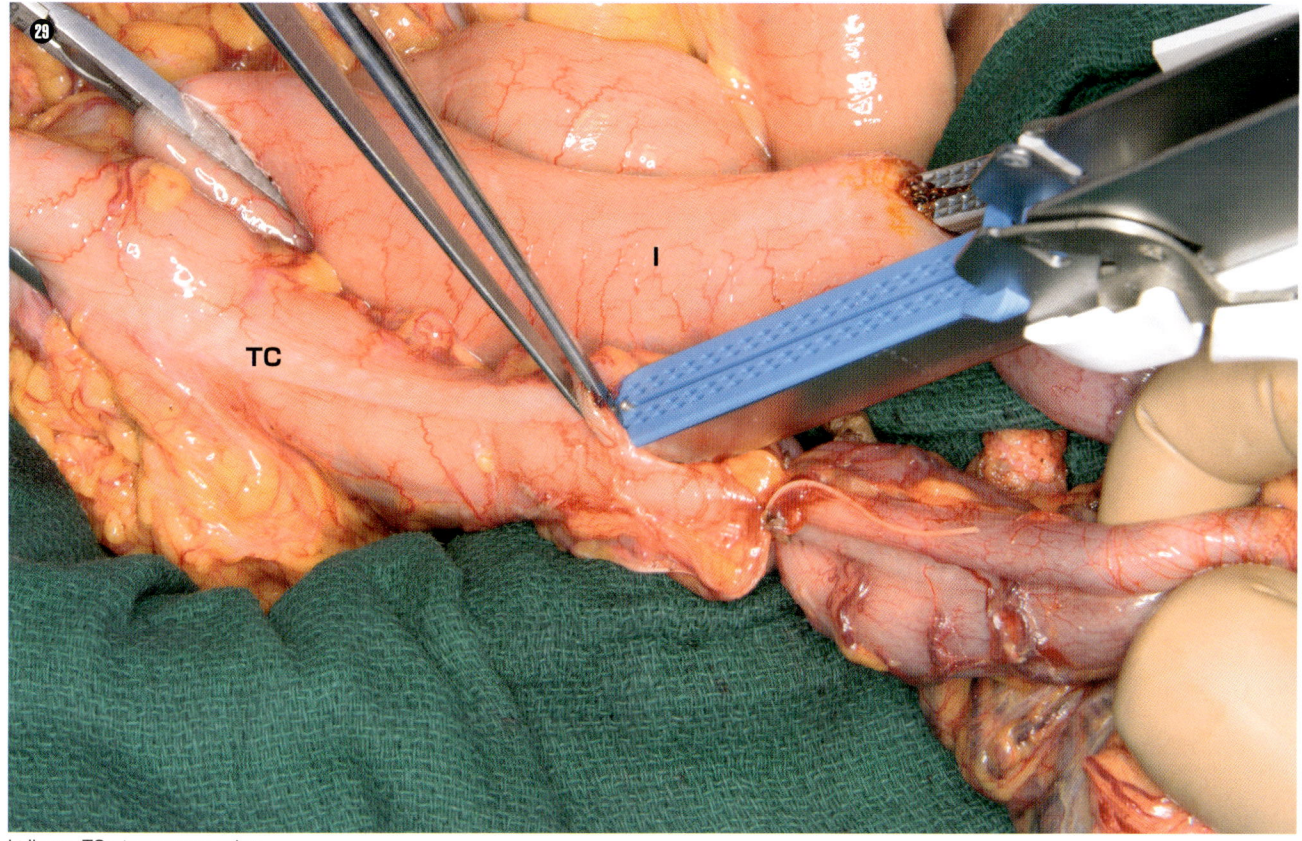

I：ileum　TC：transverse colon

㉘ 回腸横行結腸側々吻合には、80 linear staplerを用いる。
結紮糸約1cm口側の小腸に、小さな切開を加える。
摘除側に牽引をかけながら、分離させたlinear staplerの細いシャフトを回腸側に挿入する。

㉙ 次いで同様に、結紮糸約1cm肛門側の横行結腸間膜対側に小さい切開を加え、cartridgeが装着された太いシャフトを結腸側に挿入する。

3-❶　結腸右半切除術　254

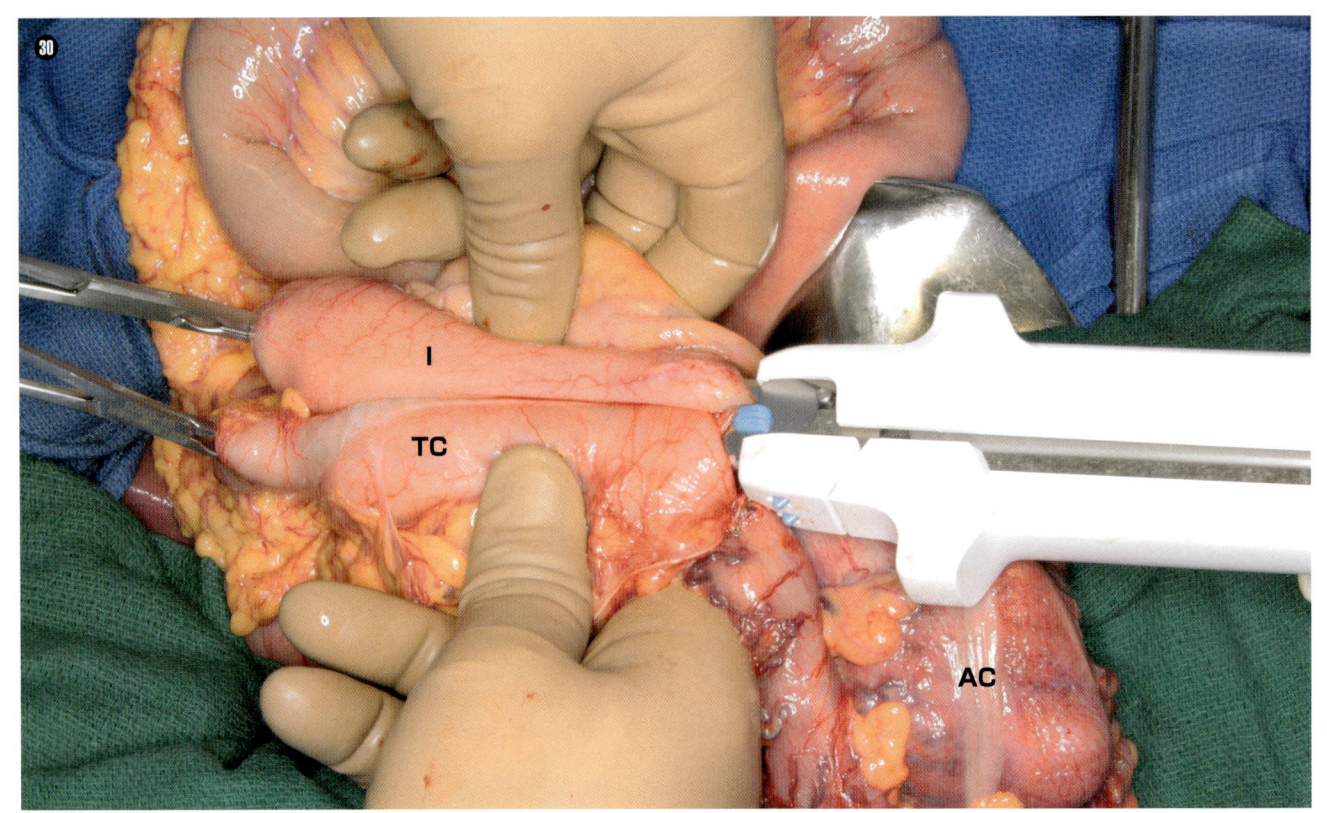

I：ileum　TC：transverse colon　AC：ascending colon

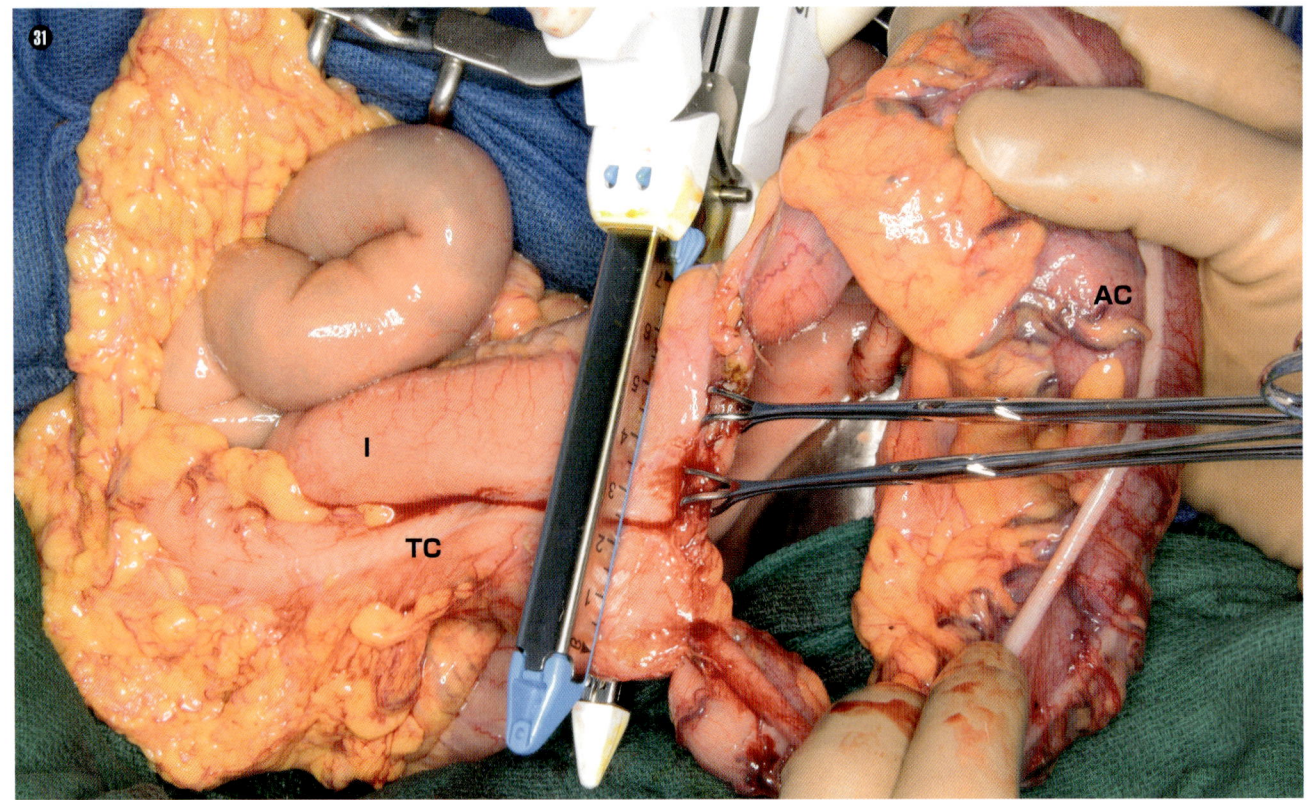

I：ileum　TC：transverse colon　AC：ascending colon

㉚ 回腸と横行結腸を側々吻合する。可動性の高い回腸側を横行結腸側にかぶせるようにしてlinear staplerを合わせる。
助手は腸管を牽引し、吻合部が間膜対側で一直線になるようにする。
間に腸間膜が挟まらないように注意してステイプリングを行う。ステイプルをなじませ、圧迫止血をする目的で、約10秒間待ってから、linear staplerを解除する。
腸管内腔を観察し、吻合部からの出血がないことを確認する。

㉛ 吻合部断端を閉鎖するように、2本のバブコック鉗子で把持する。この時、側々吻合部の縦ステイプルラインが重ならないように、細心の注意を払う。重なると虚血に陥りやすい。横ステイプリングは1回では無理なことが多く、腸管の幅に応じて2回に分けて行う。

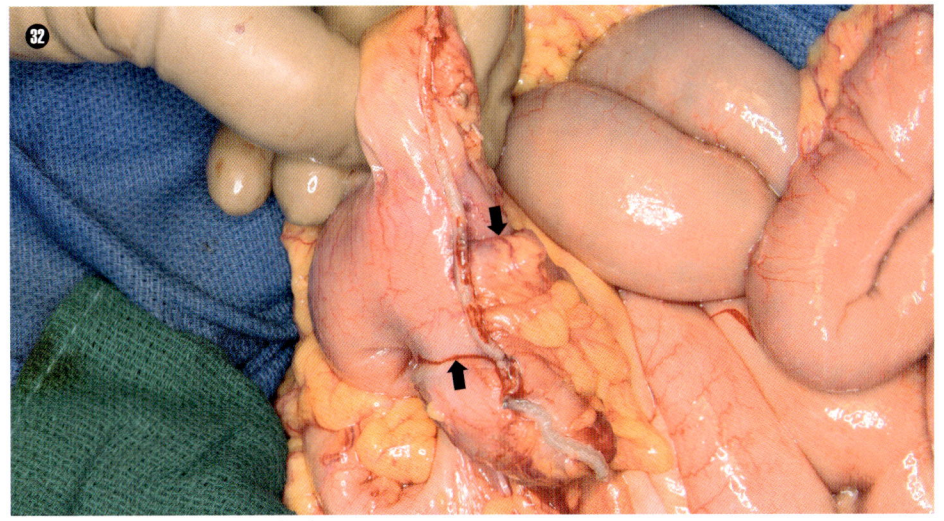

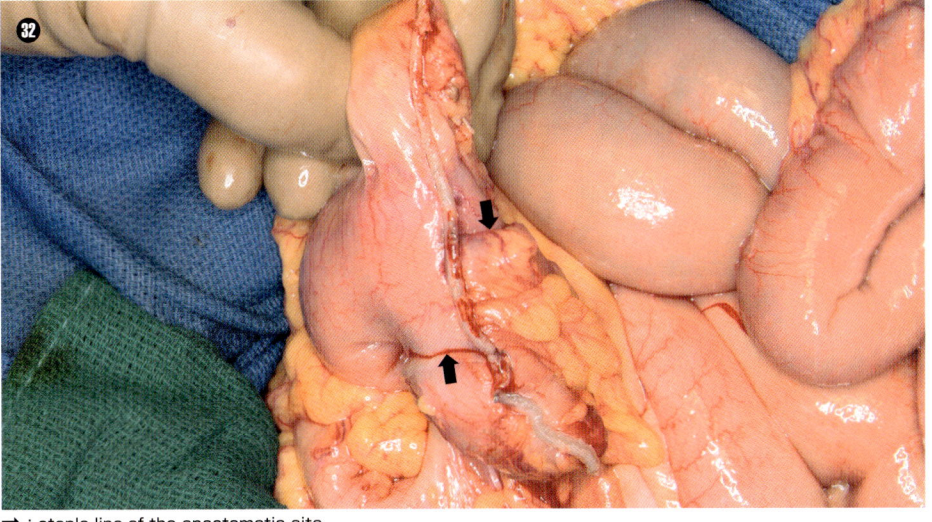

㉜ 重なりを回避した側々吻合部の縦ステイプルラインを2個の矢印で示す。
横ステイプルラインからの動脈性出血は、結紮にて止血する。
電気メスのステイプルラインでの安易な使用は、stapleに沿った火炎を起こすこともあるので、注意が必要である。

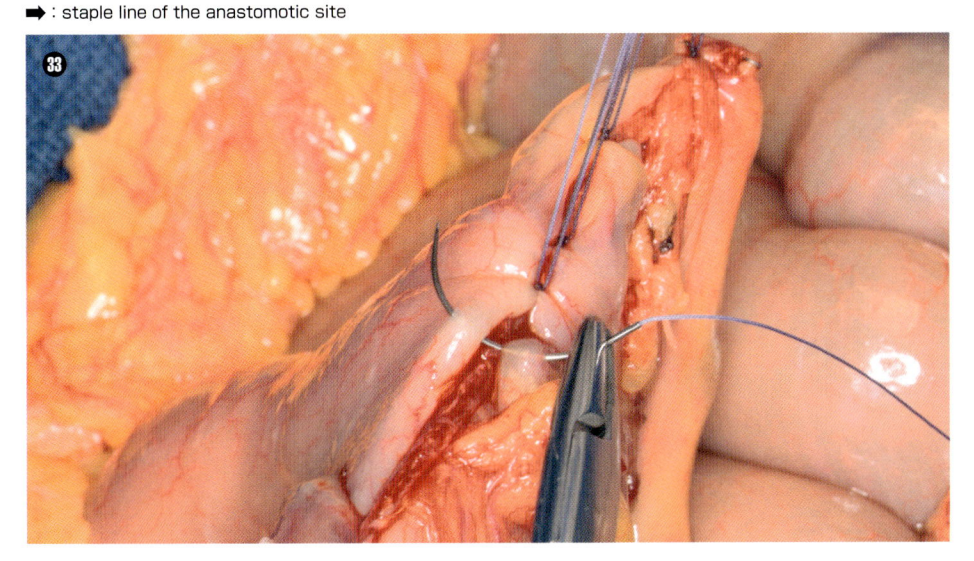

➡ : staple line of the anastomotic site

㉝ ステイプルラインの漿膜筋層縫合は行わない外科医も多いが、私は吸収糸を用いて念のため補強している。

㉞ 吻合部断端の補強が完了した。

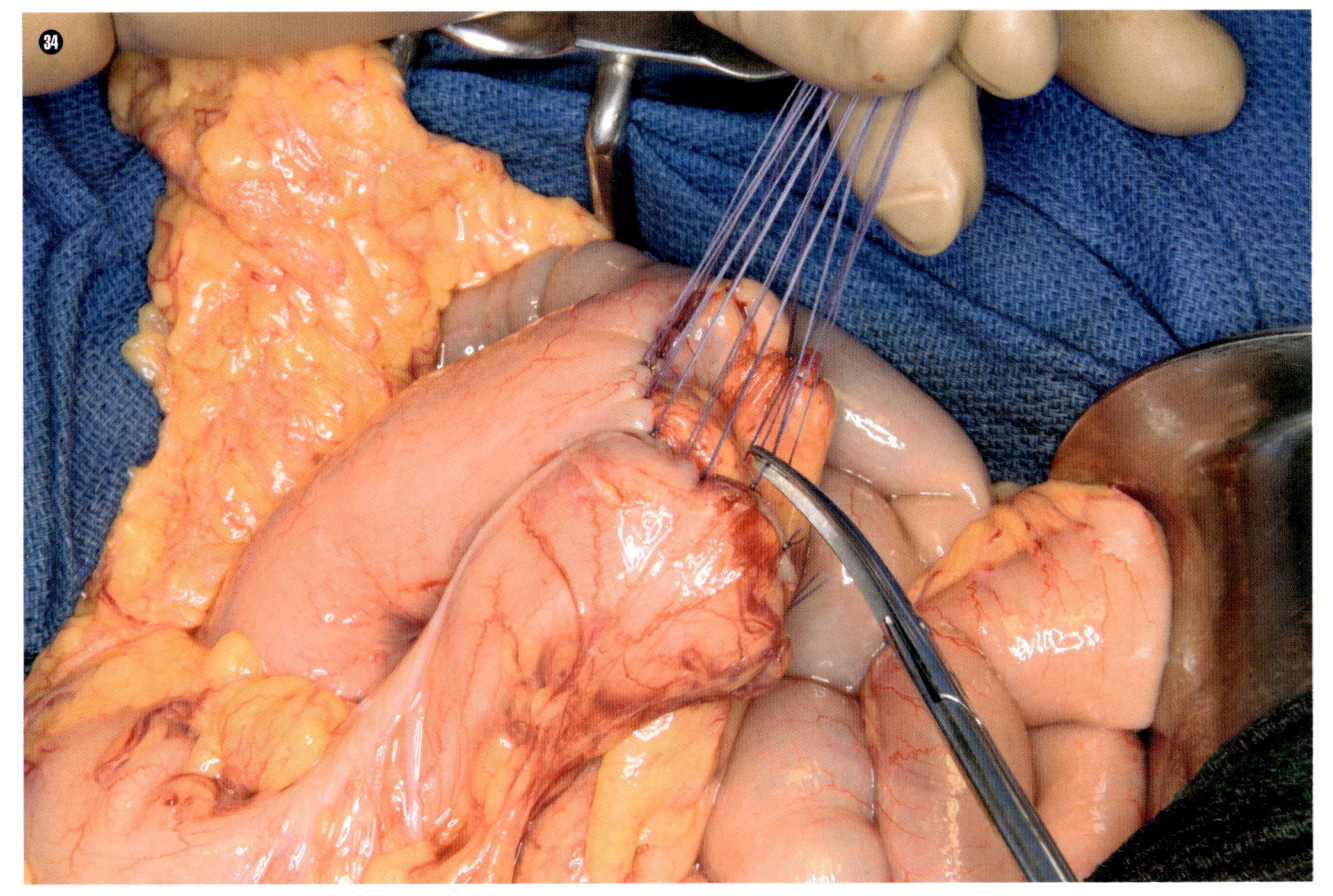

3-❶ 結腸右半切除術　256

㉟ 吻合部下端には緊張がかかりやすく、時に裂け、合併症の原因となることがある。
吻合部が裂けないように、漿膜筋層縫合を4-0吸収糸で2針、必ず追加しておく。

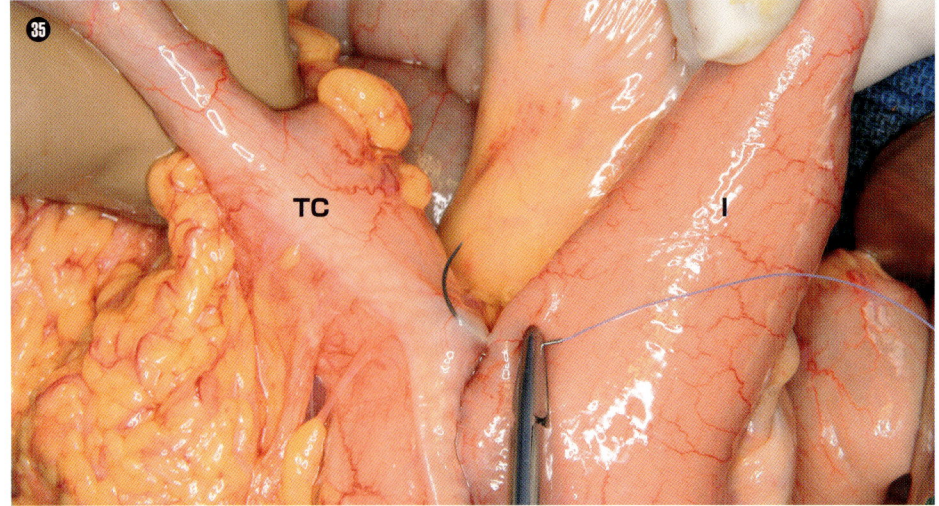

TC：transverse colon　I：ileum

㊱ functional end to end anastomosisの完成図である。吻合部の良好な血流、股裂け防止の2針追加、十分な吻合径の確保など、安全・安心な吻合といえる。

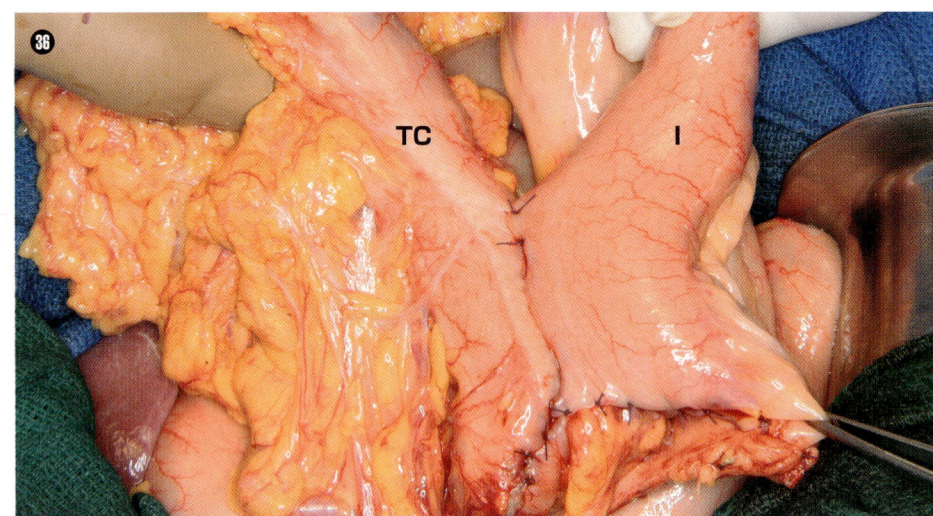

TC：transverse colon　I：ileum

㊲ 吻合後の全体像である。
大きく欠損した腸間膜の縫縮は、通常行わない。

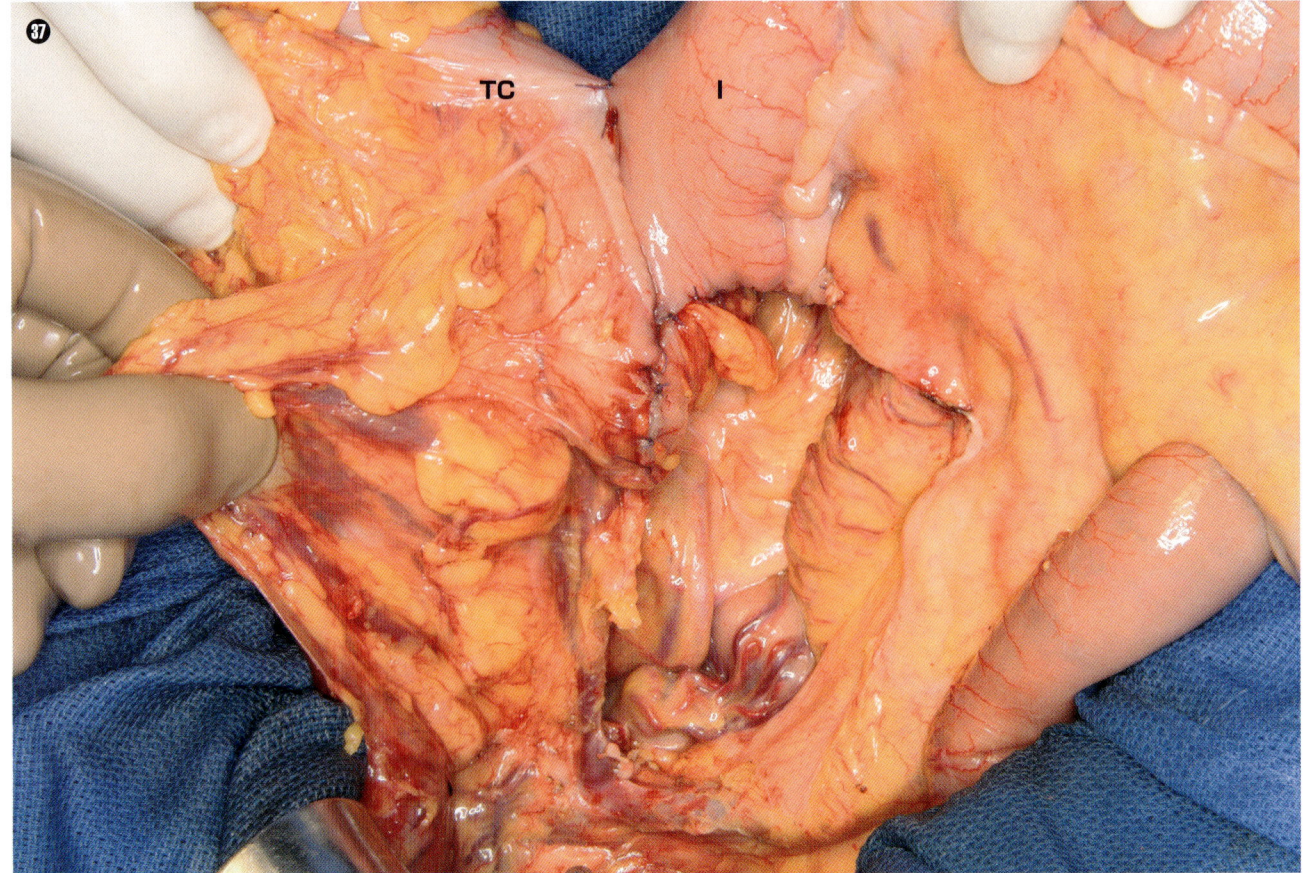

TC：transverse colon　I：ileum

257

ドレーン留置、閉創

腹腔内を洗浄、手術野の止血を確認後、吻合部近傍にドレーンを留置し閉腹・閉創する。大腸手術はSSI頻度の最も高い領域である。SSI発生は、術直後のQOL、入院期間を左右する最大の因子である。BMIの高い症例、術中汚染のあった症例などでは、細心の注意を払って手術を終える。

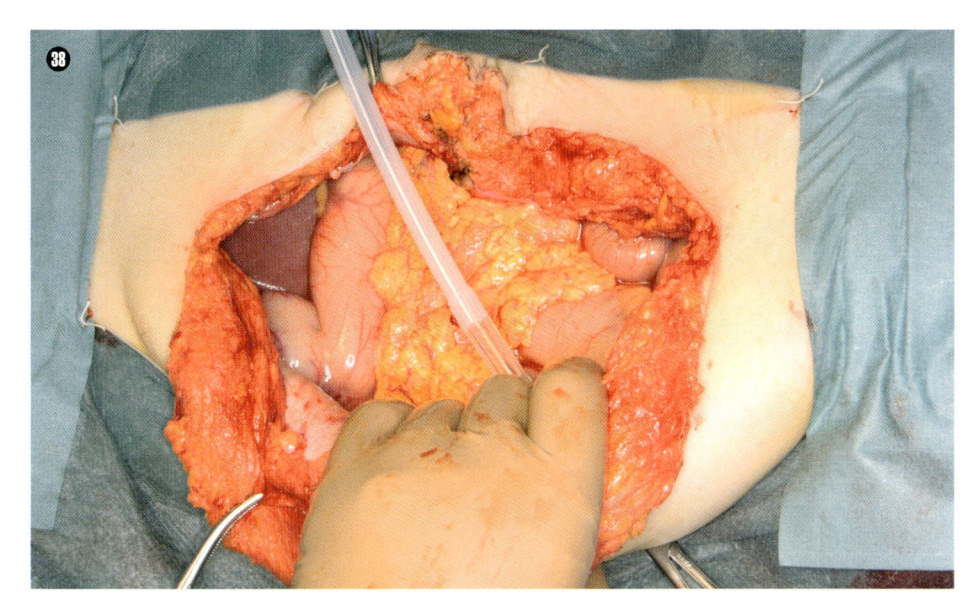

㊳ 腹腔内を2000mlの生理食塩水で洗浄する。
小腸全体をねじれなどがないように並べ、右下腹部から8mmプリーツドレーンを挿入し、先端は吻合部近傍に置く。
器械吻合が確実に行われれば、ドレーンを置かない施設も増えてきている。

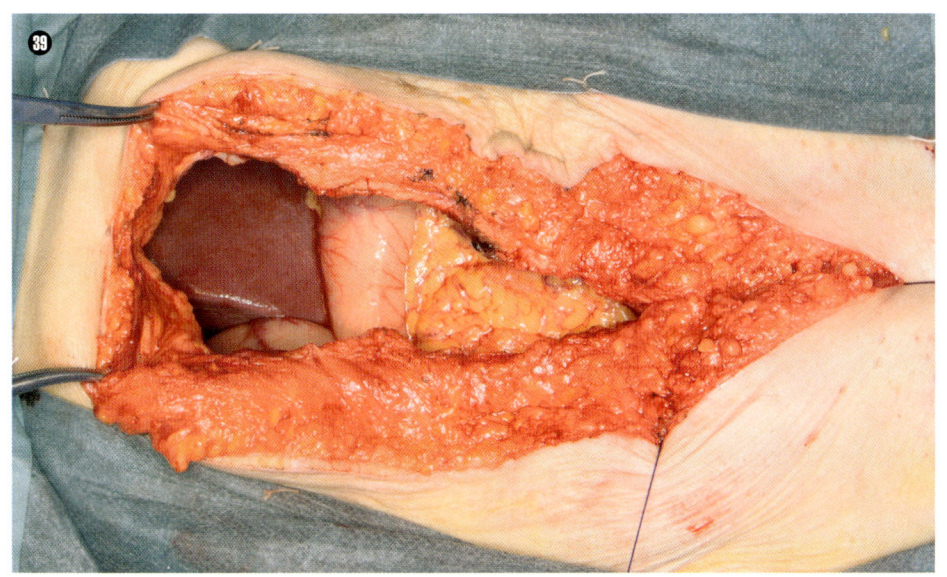

㊴ 閉腹は吸収糸（マクソン®）にて、腹膜‐腹直筋鞘の連続縫合で行う。
incisional herniaは、患者の術後QOLを著しく損なうので、糸の締め方は、緩まず、また虚血にならないように行う。

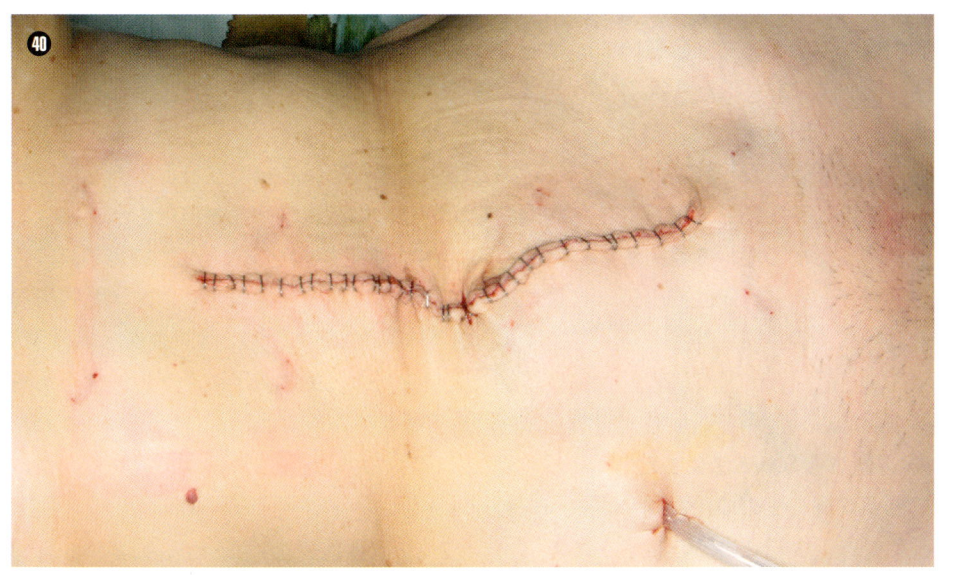

㊵ 500ml以上の生理食塩水で、皮下洗浄を行う。
皮膚はスキンステイプラーで真皮をていねいに合わせる。
5-0吸収糸で、真皮縫合を行ってもよい。

3-② 結腸左半切除術

国立がんセンター中央病院
手術部部長
森谷冝皓

国立がんセンター中央病院
外科レジデント
木村賢哉

横隔膜への浸潤を伴う、
進行下行結腸癌に対する
結腸左半切除術。
D₂郭清を行った

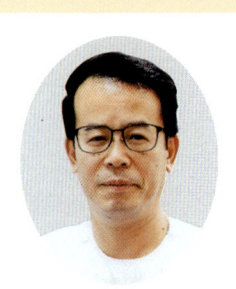

国立がんセンター中央病院
手術部部長
森谷冝皓

　結腸左半切除術は左側結腸癌、特に下行結腸癌に対して適応となる。
　定型的な第3群リンパ節郭清（D₃）を伴う結腸左半切除術は、下腸間膜動脈（IMA）を根部で切離し、横行結腸左半分、下行結腸、S状結腸を切除して、横行結腸と直腸とを吻合する術式である。腸管切除範囲、郭清範囲は腫瘍の占拠部位、進行度、リンパ節転移の有無、血管の走行に応じて適宜、縮小される。
　ここでは、横隔膜に浸潤する脾彎曲部の下行結腸癌に対する、D₂郭清を伴う結腸左半切除術を供覧する。

術式の選択

　大腸癌取扱い規約に則ったD₂もしくはD₃郭清を行う場合、腸管の切除範囲は腫瘍の口側および肛門側の辺縁よりそれぞれ10cmであり、腫瘍より10cm以内に主幹動脈流入部がない場合には、同流入部までを切除すればよい。リンパ節郭清範囲は、腫瘍の壁深達度およびリンパ節転移に応じて選択するが、残存結腸の血流を保持するために、血管の切離部位は慎重に決定する必要がある。脾彎曲部の結腸癌では、通常、左結腸動脈および中結腸動脈左枝が主幹動脈となる。
　明らかなリンパ節転移を認めない症例では、肛門側の腸管切除範囲を腫瘍辺縁から10cmとするとS状結腸が長く残る。その血流を保つためにIMAは温存し、左結腸動脈を根部で切離、中結腸動脈左枝を根部で切離する術式を選択する。
　N₁（＋）以上でIMA根部処理を伴うリンパ節郭清を行った後の直腸口側断端の血流は、腹膜翻転部より10～15cmまでは良好に保たれるため、この範囲より口側のS状結腸はすべて切除する。また、脾彎曲部結腸は、脾臓および横隔膜の一部と近接しているため、癌の浸潤があれば脾、横隔膜、左胃大網血管などの合併切除が必要である。

手術手順

　主な手術手順を述べる。開腹、腹腔内検索を行って、病変の進展状況を把握し、大網切除や他臓器合併切除の要否を判断する。横隔膜に浸潤する脾彎曲部の癌では、大網切除、横隔膜合併切除が必要である。まず、大網切除から始める。通常は胃大網動静脈を温存するが、病変が近接していれば血管とともに切除する。次いで、左側結腸を授動して横隔膜浸潤部に達し、横隔膜を合併切除する。
　この後、横隔結腸靭帯、脾結腸靭帯を切離して脾彎曲部を授動、続いて横行結腸間膜を膵下縁に沿って切離し、横行結腸左半を授動する。次にS状結腸間膜を切開し、IMAを温存して左結腸動脈根部切離、郭清を行い、下腸間膜静脈（IMV）末梢を切離する。S状結腸を切離する。結腸間膜を空腸起始部の左側を通って頭側に切り上げ、IMVが膵後面に入るところまで確認しておく。
　続いて、中結腸動静脈右枝と左枝との間で横行結腸間膜を切開し、中結腸動静脈左枝を根部で結紮切離する。IMV中枢側を結紮切離すると、結腸間膜の処理が終了する。横行結腸を切離して、左半結腸を摘出する。右半結腸を授動した後、回腸後横行結腸S状結腸端々吻合を行う。再建終了後、ドレーンを留置し、閉腹して手術を終了する。

CASE & FLOW CHART

症例

62歳・男性

主訴は腹部不快感、便秘であった。血液検査では異常を認めず、腫瘍マーカーも正常範囲内であった。注腸造影では、脾彎曲近傍の下行結腸に、約6cmにわたる全周性狭窄像を認めた。大腸内視鏡検査では、下行結腸に全周性の2型病変を認め、生検で高分化腺癌の診断を得た。腹部造影CTで、脾彎曲近傍の下行結腸に壁肥厚を認めた。横隔膜に接しているが浸潤は明らかではなく、リンパ節腫大、肝転移を認めなかった。

以上より、径6cm程度、深達度SE以深、N'(−)の下行結腸癌という術前診断で手術を行った。

術中所見で、横隔膜への浸潤を認めた。また、明らかなリンパ節転移を認めなかったため、D₂郭清を伴う結腸左半切除術、横隔膜合併切除を施行した。

最終病理診断は高分化腺癌で、腫瘍は合併切除された横隔膜へ直接浸潤していた。切除断端は陰性、リンパ節転移も陰性であった。

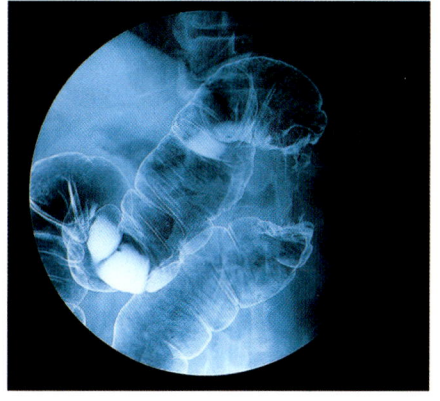

注腸造影
脾彎曲近傍の下行結腸に、約6cmにわたる全周性狭窄像を認める。深達度は、SE以深と考えられる。

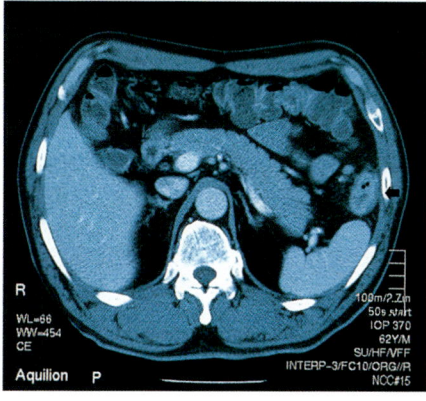

腹部造影CT
主病巣は、下行結腸の壁肥厚として描出されている。

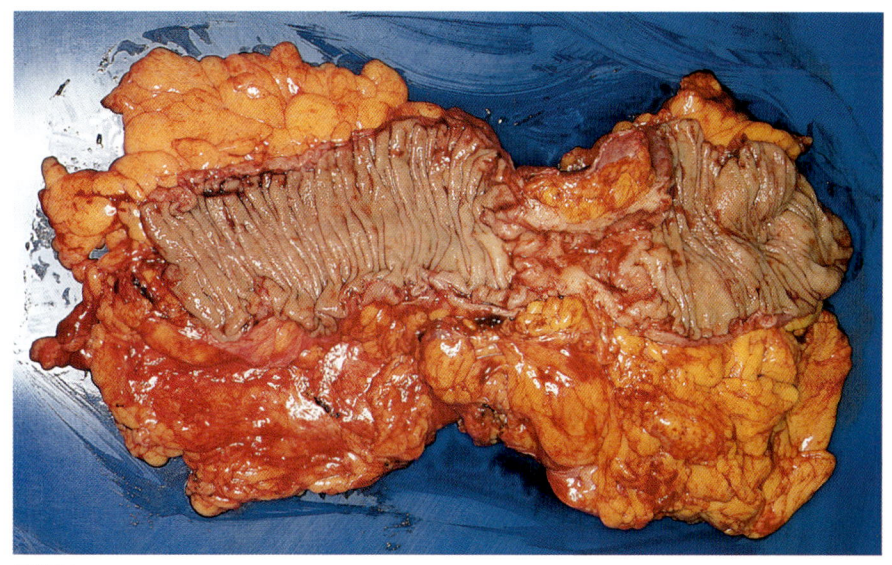

切除標本
下行結腸に大きさ6.3×6.0cm、全周性の2型病変を認める。手術診断では、H₀P₀N(−)で深達度Si(横隔膜)のStageⅢaである。病理診断では、高分化腺癌、横隔膜への浸潤を認め(si)、切除断端は陰性である。リンパ節転移は陰性(0/22)であった。

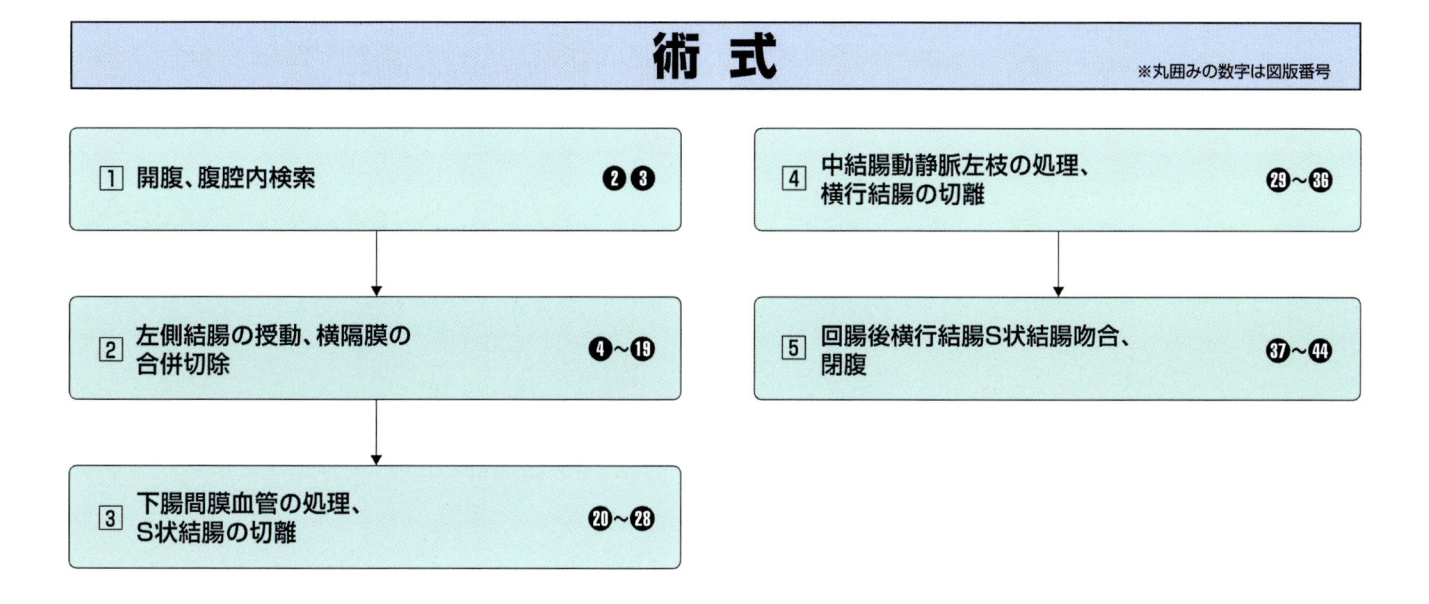

術式

※丸囲みの数字は図版番号

1. 開腹、腹腔内検索 ❷❸
2. 左側結腸の授動、横隔膜の合併切除 ❹〜⓳
3. 下腸間膜血管の処理、S状結腸の切離 ⓴〜㉘
4. 中結腸動静脈左枝の処理、横行結腸の切離 ㉙〜㊱
5. 回腸後横行結腸S状結腸吻合、閉腹 ㊲〜㊹

3-❷ 結腸左半切除術 260

開腹、腹腔内検索

体位は砕石位とし、剣状突起から恥骨に至る広域正中切開で開腹する。腹腔内の検索を速やかに行って病変の進展状況を把握し、腸管切除およびリンパ節郭清範囲を決定する。

❶ 腸管切除、リンパ節郭清範囲を図に示す。

脾彎曲部近傍の下行結腸癌に対し、下腸間膜動脈を温存して、左結腸動脈および第1S状結腸動脈を根部で切離し、D₂郭清を行う。

中結腸動脈は本幹、右枝を温存し、左枝を根部で切離して、左枝根部までの郭清を行う。

❷ 左側結腸癌の場合、他臓器合併切除や直腸授動、吻合などで骨盤内操作が必要となることもあり、体位は砕石位で行う。脾彎曲部の安全な剥離や広範なリンパ節郭清のために、上腹部のよい視野を得る必要がある。剣状突起から臍の左側を通り、恥骨上に至る広域正中切開で開腹する。

❸ 腹腔内操作を始める前に腫瘍の占拠部位、漿膜浸潤、隣接臓器浸潤、リンパ節転移の状況、腹膜播種、肝転移の有無など、腹腔内進展状況を速やかに検索する。

本症例では原発巣を脾彎曲部近くの下行結腸に認め、横隔膜との間に可動性がないことから、横隔膜浸潤ありと判断した。明らかなリンパ節転移はなく、腹膜播種、肝転移も認めなかった。

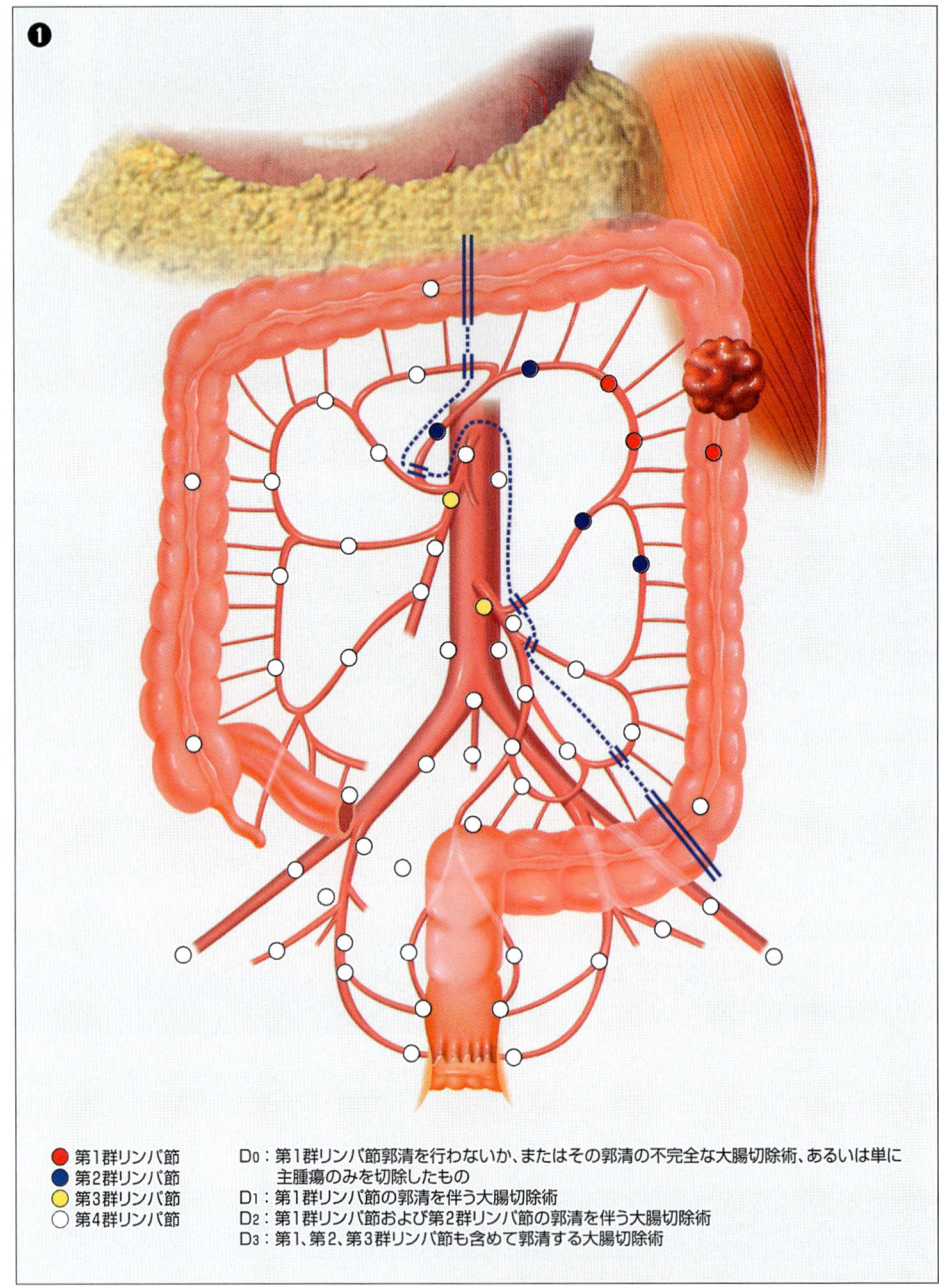

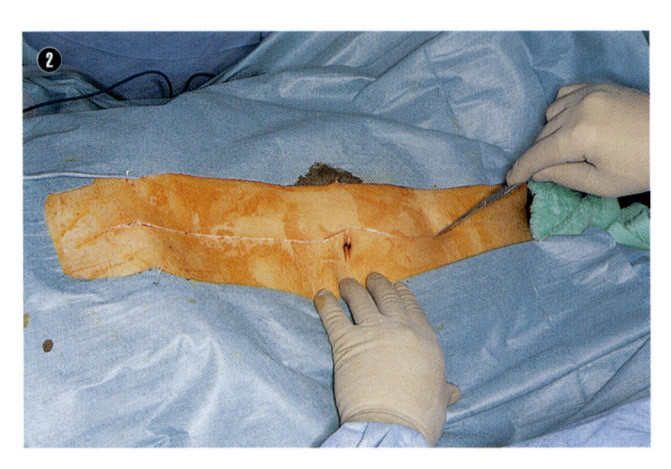

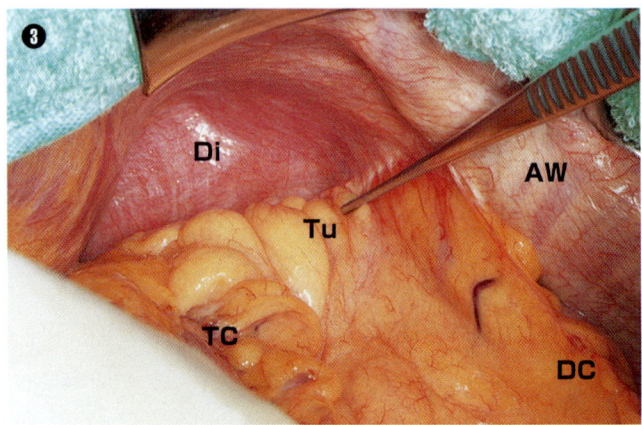

❶

● 第1群リンパ節
● 第2群リンパ節
● 第3群リンパ節
○ 第4群リンパ節

D₀：第1群リンパ節郭清を行わないか、またはその郭清の不完全な大腸切除術、あるいは単に主腫瘍のみを切除したもの
D₁：第1群リンパ節の郭清を伴う大腸切除術
D₂：第1群リンパ節および第2群リンパ節の郭清を伴う大腸切除術
D₃：第1、第2、第3群リンパ節も含めて郭清する大腸切除術

大腸癌取扱い規約 第6版. 大腸癌研究会編, 金原出版, 1998.

❷

❸

Di：diaphragm　Tu：tumor　TC：transverse colon　AW：abdominal wall
DC：descending colon

左側結腸の授動、横隔膜の合併切除

大網を切除し、S状結腸・下行結腸を授動して、横隔膜を合併切除。脾彎曲の授動を行う。

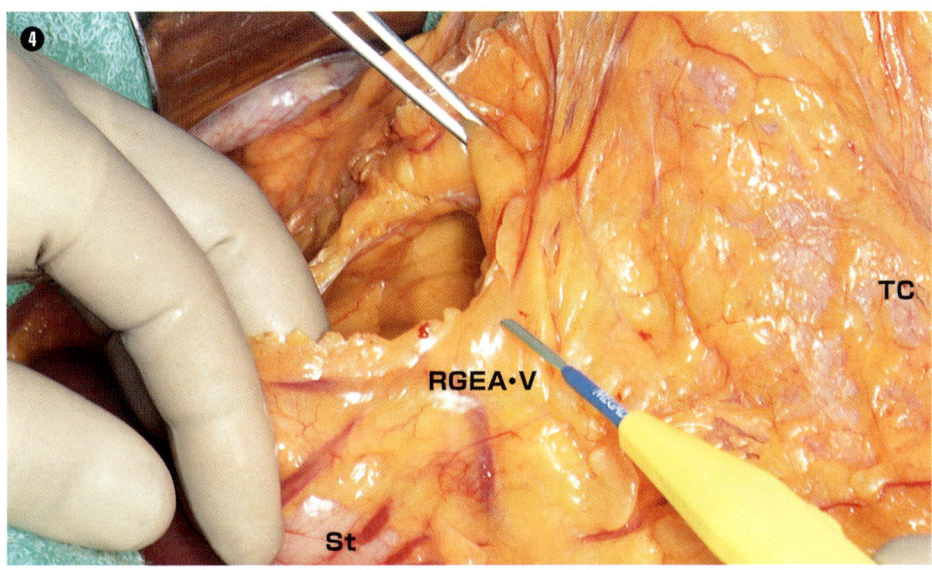

❹ 脾彎曲部の授動の際、横行結腸側からのアプローチには、進行度により2通りの方法がある。
oncologicalに大網の切除が必要ない場合は、大網を横行結腸付着部で切離して網嚢内に入る。
大網切除が必要な場合は、胃大網血管を温存し、血管に沿って大網を切離する。
脾彎曲部の進行癌では、大網の切除が必要である。
胃を頭側腹側へ、横行結腸および大網を尾側へ牽引して、右胃大網動静脈に緊張をかけ、血管に沿って大網を切開していく。

St : stomach　RGEA･V : right gastroepiploic artery and vein　TC : transverse colon

❺ 腫瘍が脾臓に近接しているため、左胃大網動静脈は温存せず、脾門部までの大網を切除する必要がある。
左胃大網動静脈を結紮切離して、胃壁に近づき、胃壁に沿って大網を切離していく。

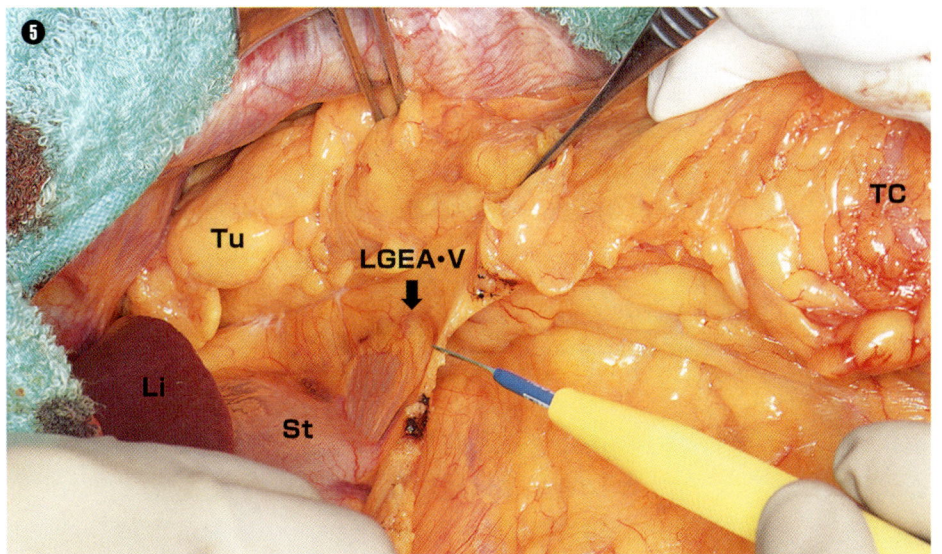

Tu : tumor　Li : liver　LGEA･V : left gastroepiploic artery and vein　St : stomach　TC : transverse colon

❻ 左胃大網動静脈の胃壁に流入する枝を順次、結紮切離して脾門部に達し、左胃大網動静脈を根部で結紮切離する。
脾を損傷しないよう、十分注意する。

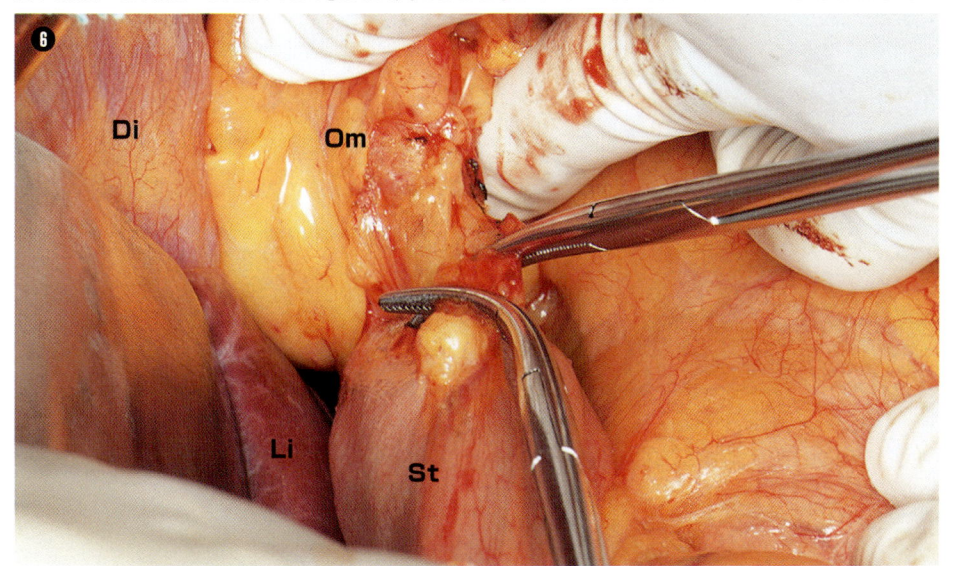

Di : diaphragm　Li : liver　Om : omentum　St : stomach

❼ 大網と横行結腸間膜との間の癒合は、十分右側まで剥離しておく。
大網を右側腹側へ、横行結腸を尾側へ牽引し、大網と横行結腸間膜前葉との間を、右胃大網静脈と副右結腸静脈との合流部に達するまで、剥離する。

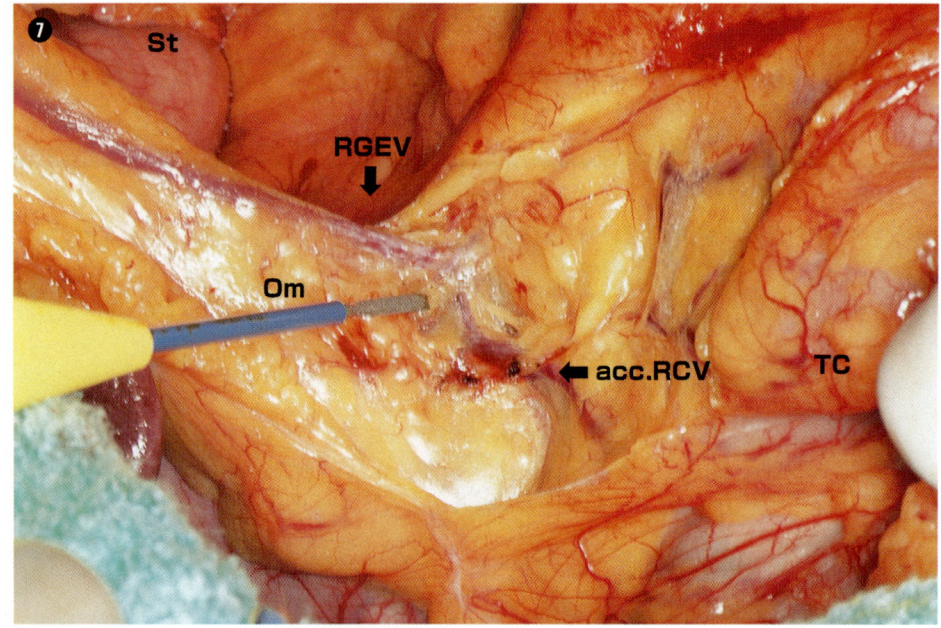

St : stomach　RGEV : right gastroepiploic vein　Om : omentum
acc.RCV : accessory right colic vein　TC : transverse colon

❽ 続いて、左側結腸の授動を行う。
S状結腸、下行結腸を右方に牽引して、S状結腸間膜外側のwhite lineを切開し、Toldt's fusion fasciaと後腹膜下筋膜との間の疎性結合織の層を剥離する。

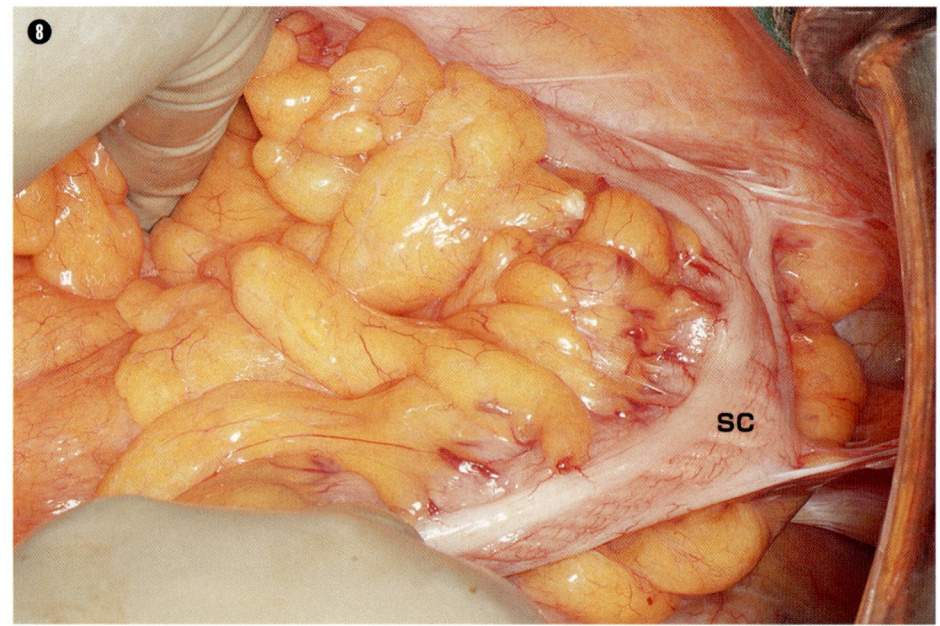

SC : sigmoid colon

❾ 正しい剥離層を保てば、左精巣動静脈、左尿管は後腹膜下筋膜とともに後腹膜側に残る。術者は、後腹膜組織を持った左手の鑷子を利かせ、第1助手は剥離が進むにつれ、腸管だけでなく左側結腸間膜を把持して、剥離層に適切なテンションをかける。

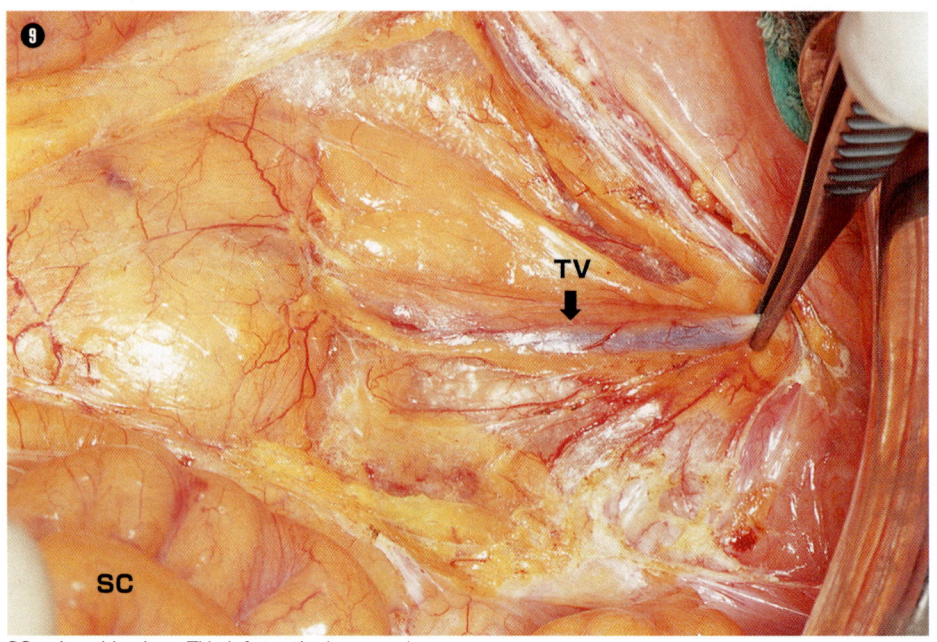

SC : sigmoid colon　TV : left testicular vessel

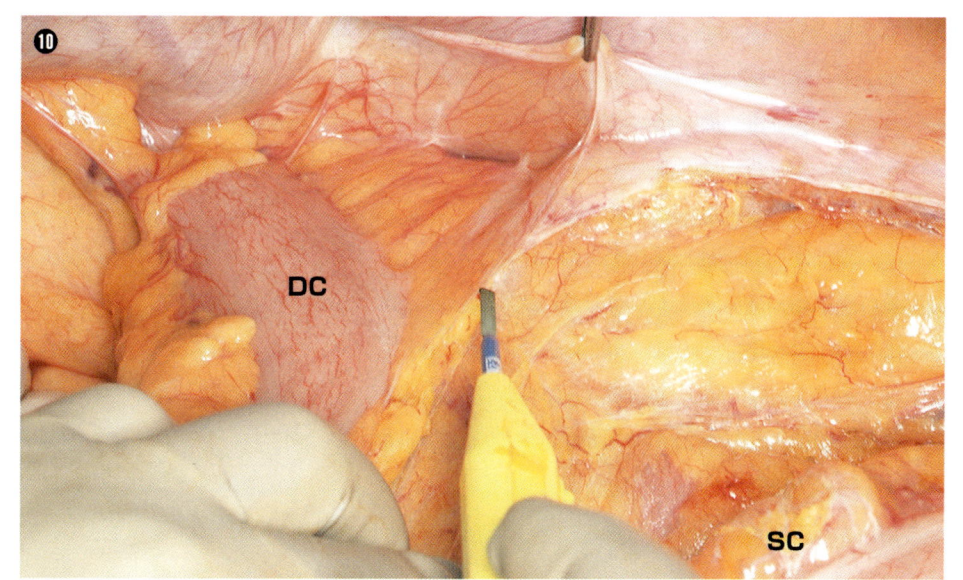

⑩ 下行結腸外側の腹膜切開を脾彎曲部へ向かって進める。

DC : descending colon　SC : sigmoid colon

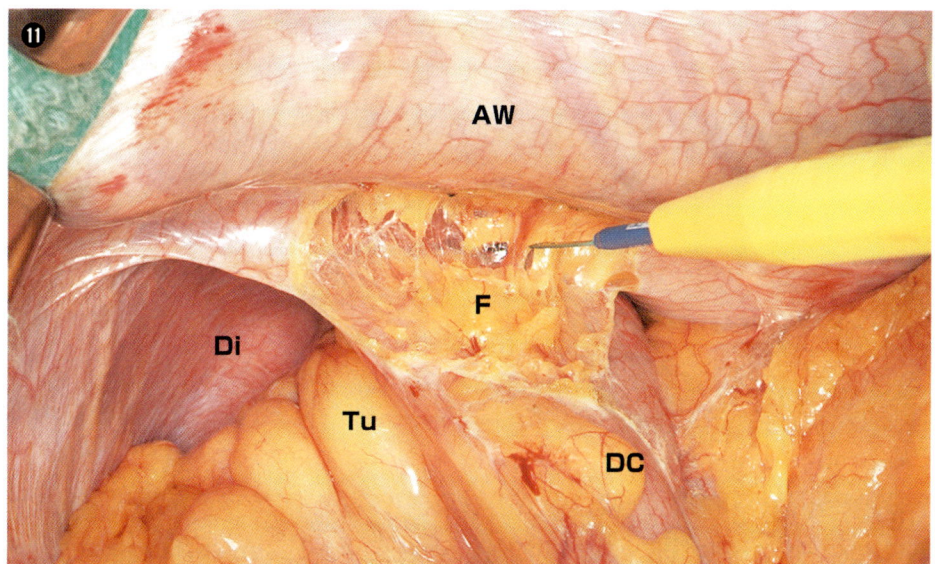

⑪ 横隔膜浸潤部の合併切除を行うため、腫瘍から十分離れた部位で、壁側腹膜を切除する層に入り、横隔膜の筋層を露出する。

Di : diaphragm　Tu : tumor　AW : abdominal wall　F : preperitoneal fat　DC : descending colon

⑫ 腫瘍の露出を避けるため、横隔膜全層の切除を行う。
肺を損傷しないよう、慎重に横隔膜を切開し、開胸する。

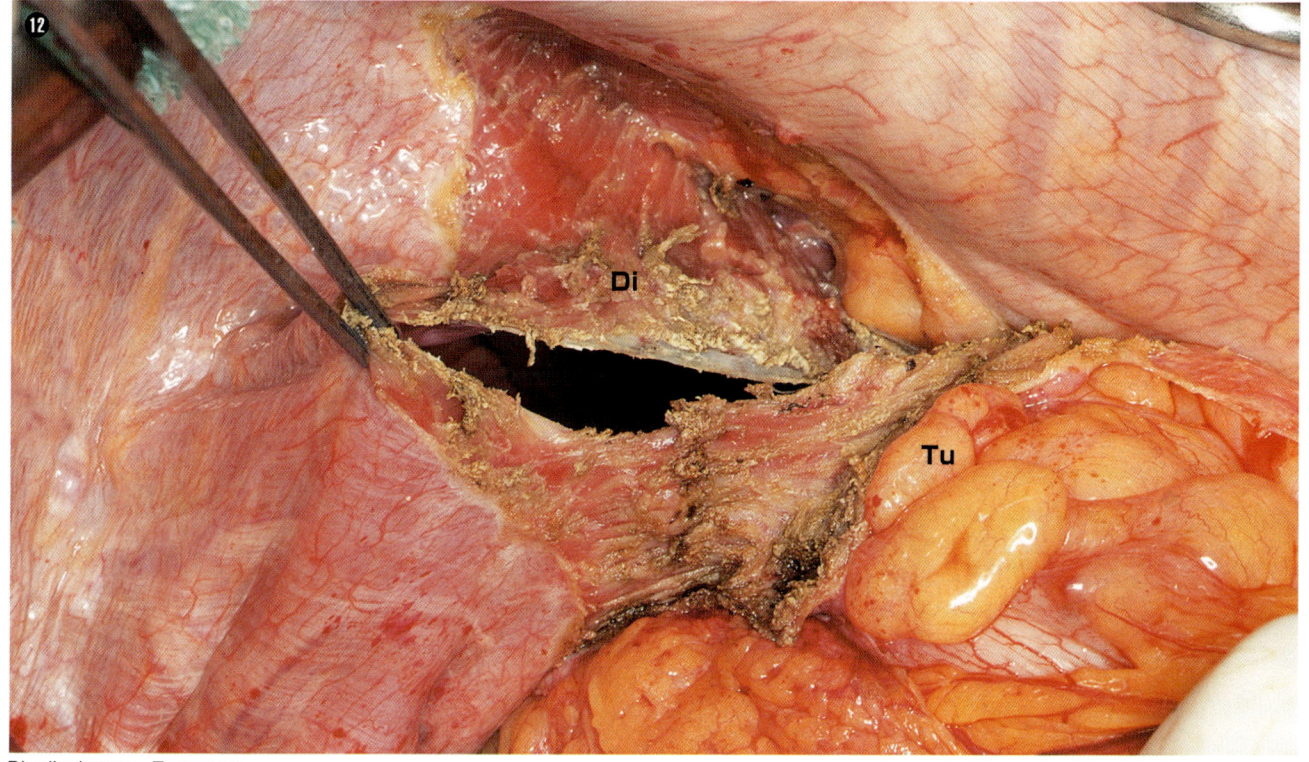

Di : diaphragm　Tu : tumor

3-❷　結腸左半切除術　264

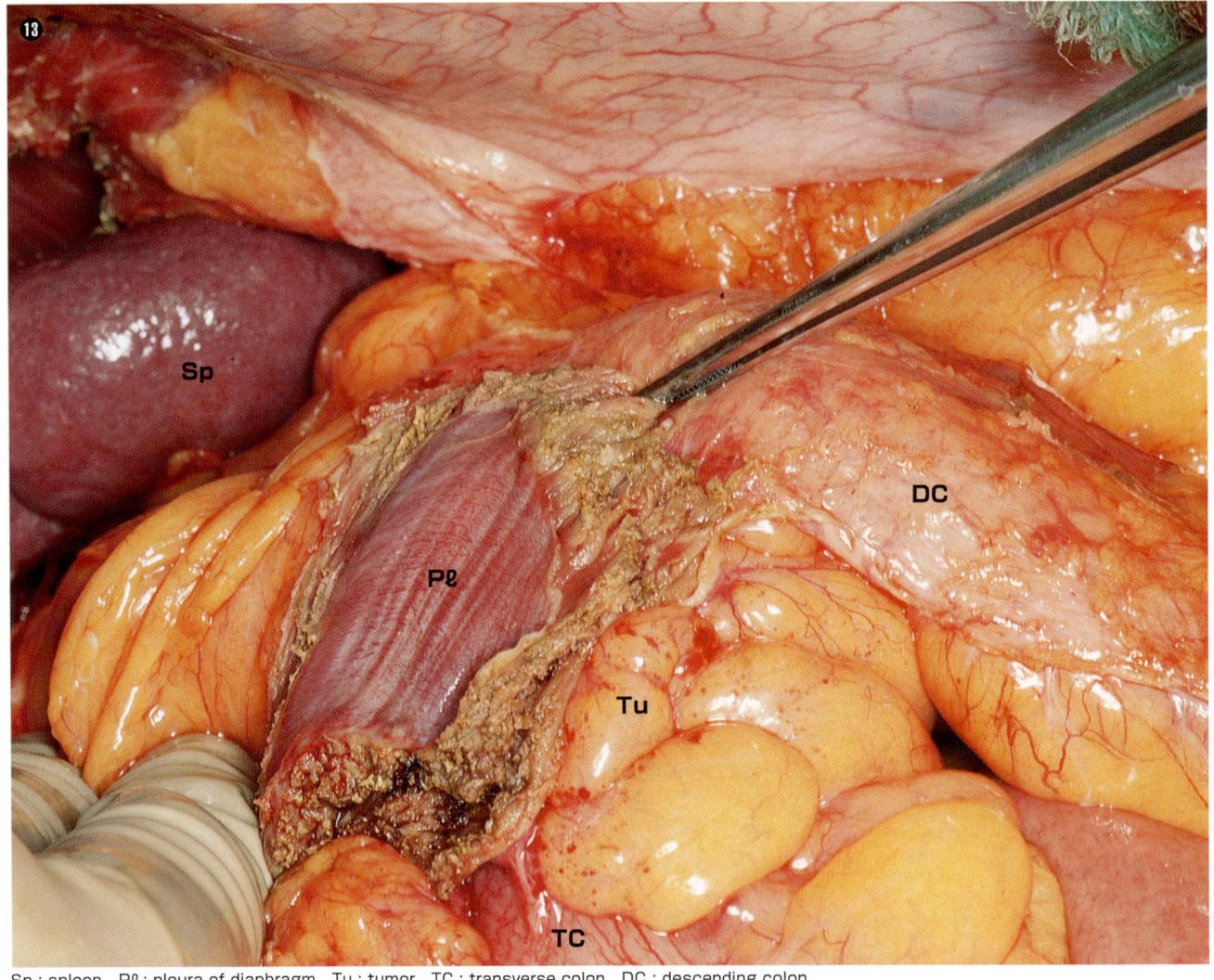

Sp : spleen　Pℓ : pleura of diaphragm　Tu : tumor　TC : transverse colon　DC : descending colon

⓭　腫瘍の浸潤部位から、十分なマージンをとって横隔膜を切除する。胸膜面への腫瘍の浸潤を認めなかった。
横隔膜浸潤部を切除したことにより、脾彎曲部を尾側へ牽引できるようになる。
横隔結腸靱帯、脾結腸靱帯を鋭的に切離して、脾彎曲部の授動を行う。

⓮　横隔膜欠損部は、吸収糸（VICRYL®）を用いて、一層の結節縫合にて閉鎖する。

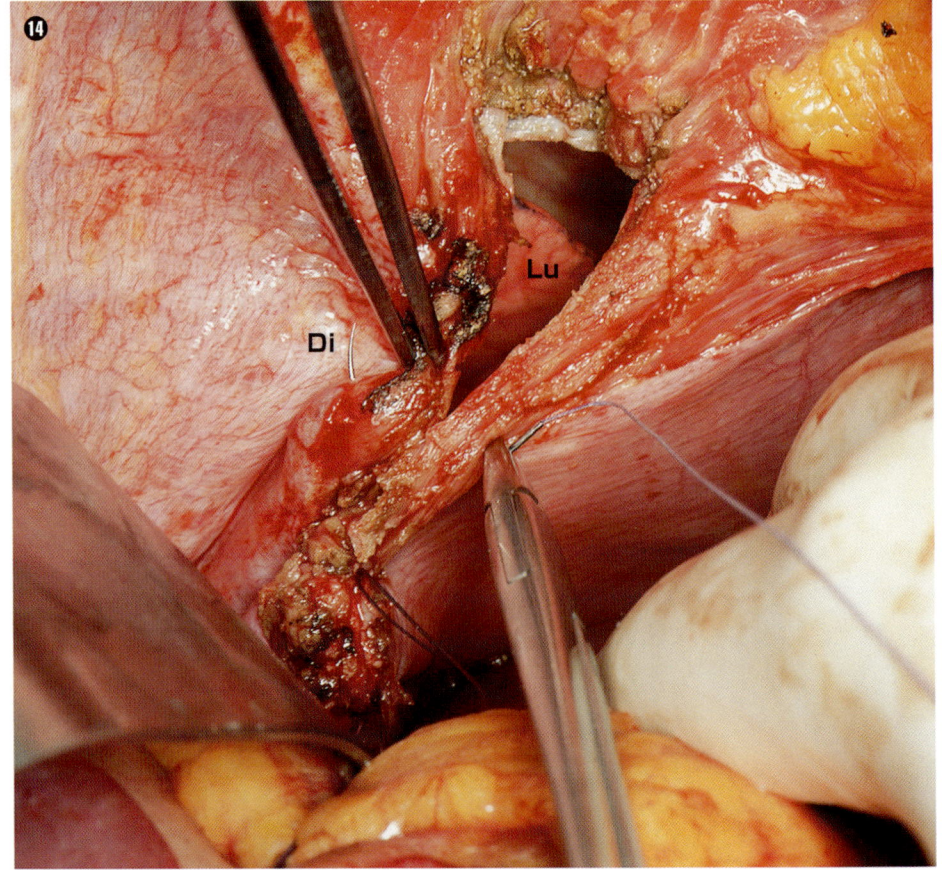

Di : diaphragm　Lu : lung

265

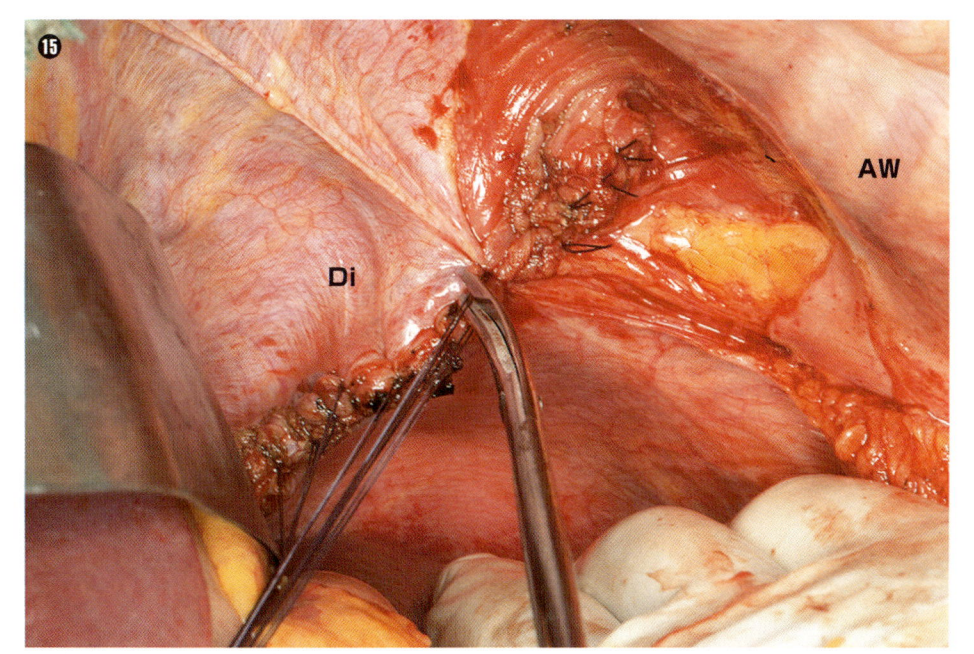

❶❺ 気道内圧15cmH₂Oまで加圧し、胸腔内を陽圧にした状態で、横隔膜縫合の最後の1針を結紮することにより、胸腔内に入った空気が排出される。
肺損傷がなければ、肺からのair leakageはないため、胸腔ドレーンの留置は不要であることが多い。
手術後の胸部X線写真で、気胸のないことを確認する。

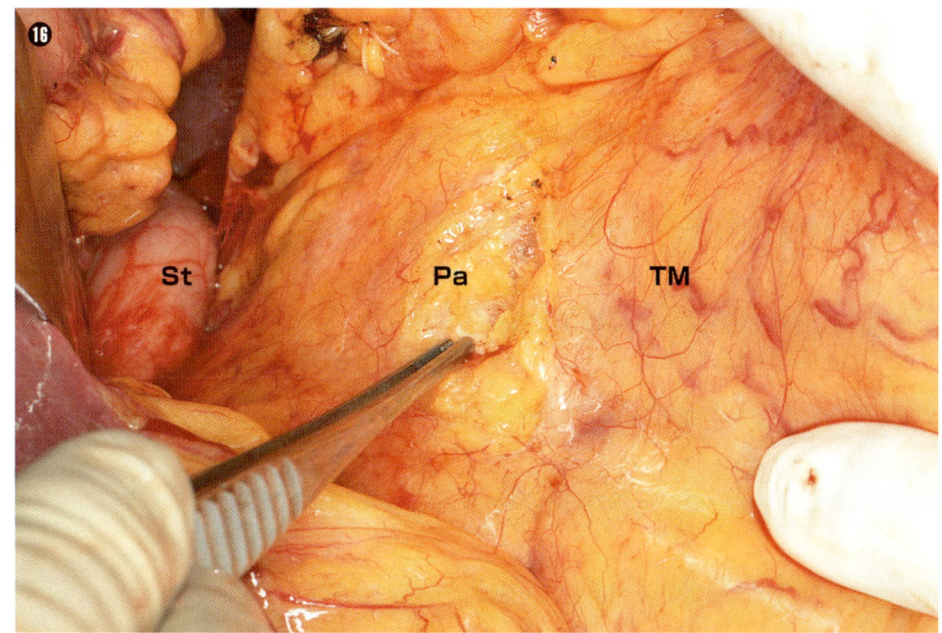

Di：diaphragm　AW：abdominal wall

❶❻ 次に、横行結腸左半の授動を行う。
横行結腸を尾側へ牽引し、横行結腸間膜に緊張をかける。
膵下縁を確認し、膵下縁に沿って、横行結腸間膜を後腹膜から切離する。

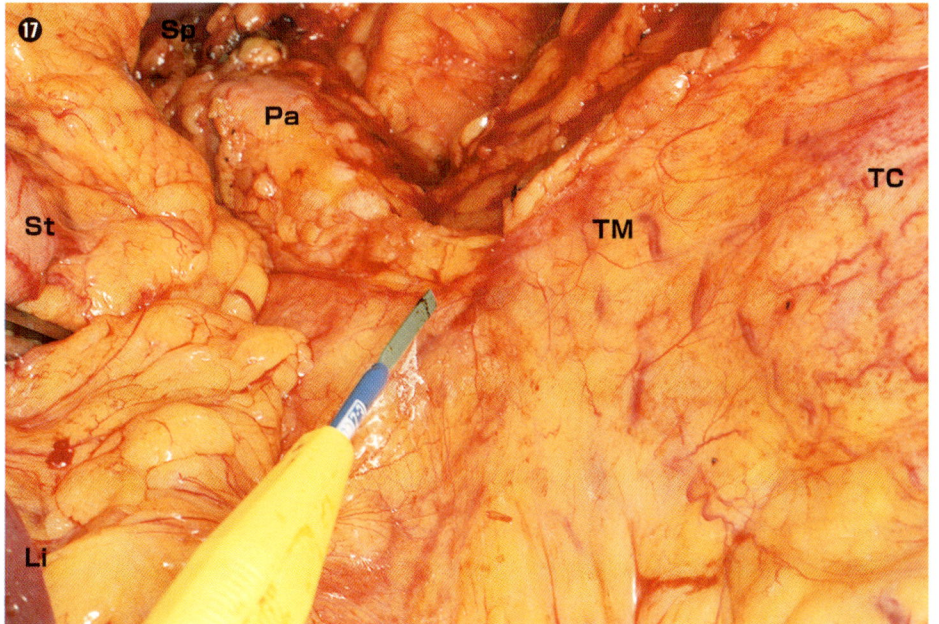

St：stomach　Pa：pancreas　TM：transverse mesocolon

❶❼ 膵下縁に沿って、右側へ向かって横行結腸間膜の剥離を進める。
膵下縁には2～3本の間膜栄養血管が存在するため、確実に止血しておく。

St：stomach　Li：liver　Sp：spleen　Pa：pancreas　TM：transverse mesocolon　TC：transverse colon

3-❷　結腸左半切除術　266

⓳ 横行結腸から下行結腸の授動をさらに進める。
下行結腸間膜と腎筋膜前葉との間の層で剥離する。
腎門部付近まで、剥離を行っておく。

⓴ ここまでの操作で、左側結腸および脾彎曲部が、完全に授動される。
膵体尾部およびGerota's fasciaの前面が、露出されている。

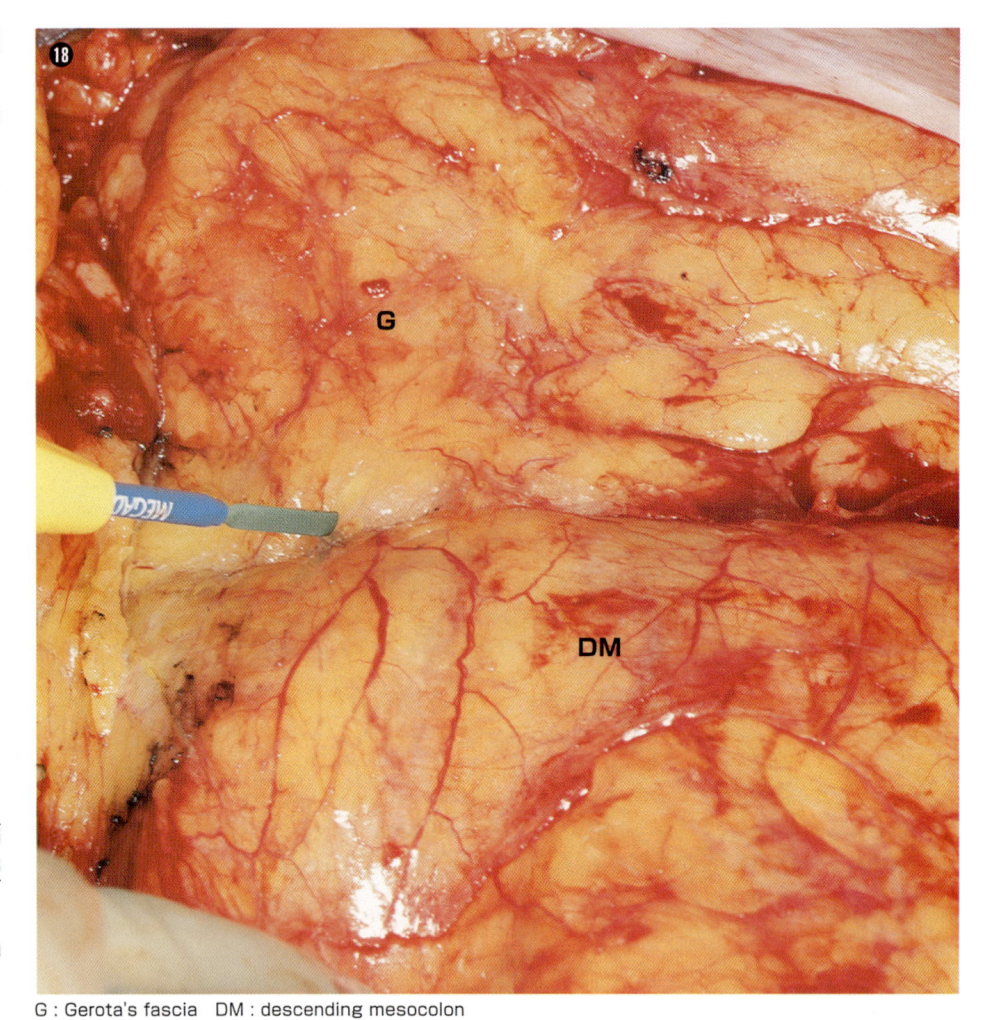

G：Gerota's fascia　DM：descending mesocolon

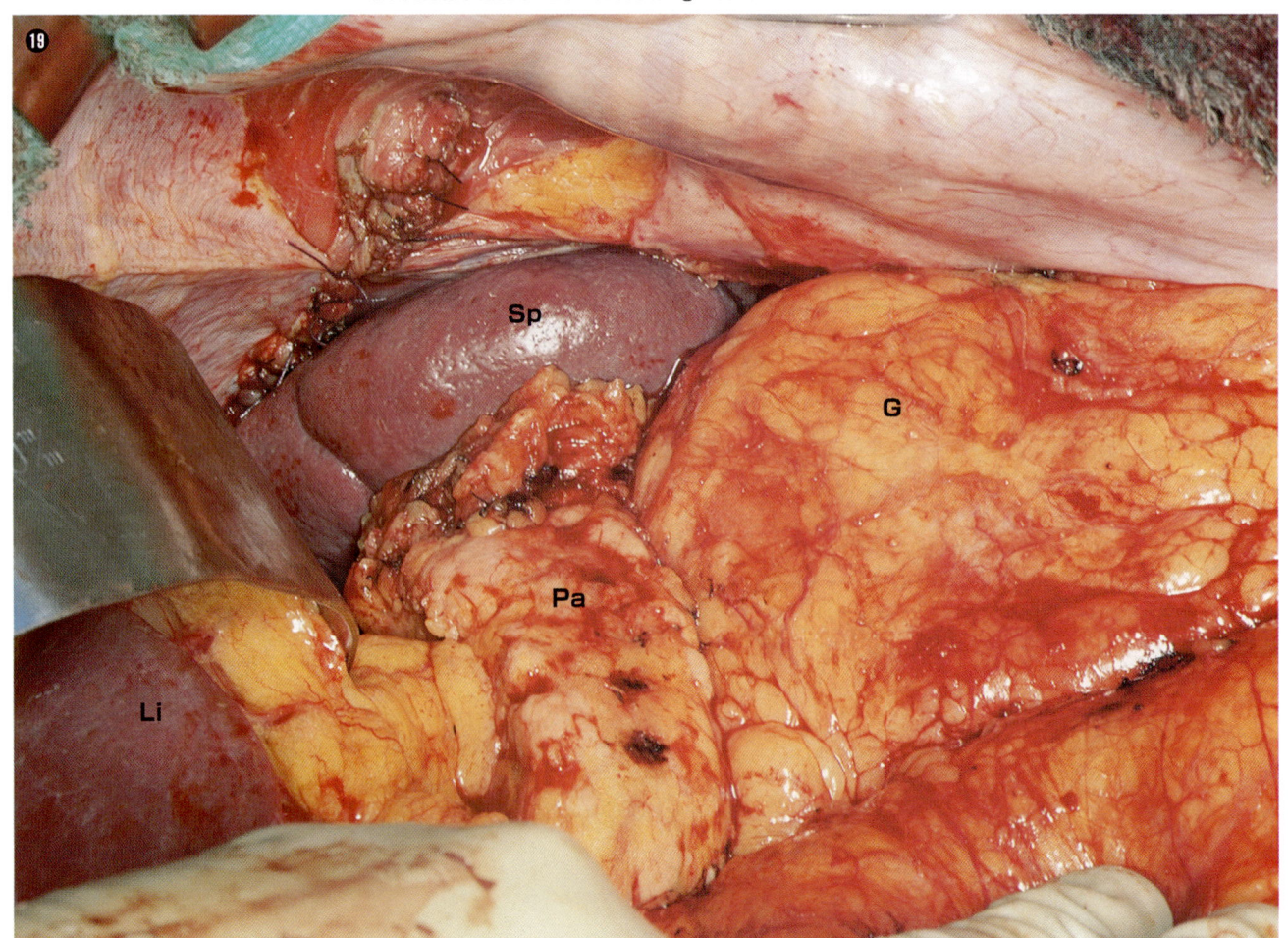

Li：liver　Sp：spleen　Pa：pancreas　G：Gerota's fascia

下腸間膜血管の処理、S状結腸の切離

左結腸動脈が主幹動脈で、第1S状結腸動脈も近接している。下腸間膜動脈を温存し、左結腸動脈および第1S状結腸動脈を根部で切離して、リンパ節郭清を行う。S状結腸を切離する。

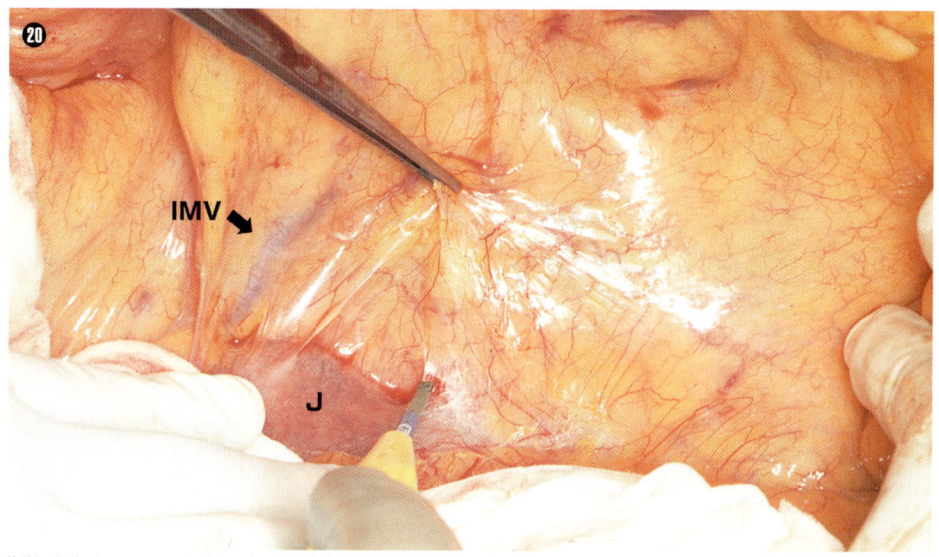

❷⓪　続いて、S状結腸間膜および下腸間膜血管の処理に移る。S状結腸、下行結腸を左側に、横行結腸を頭側に牽引して、左側結腸の間膜に緊張をかける。下腸間膜動脈および、その分枝の走行を確認する。

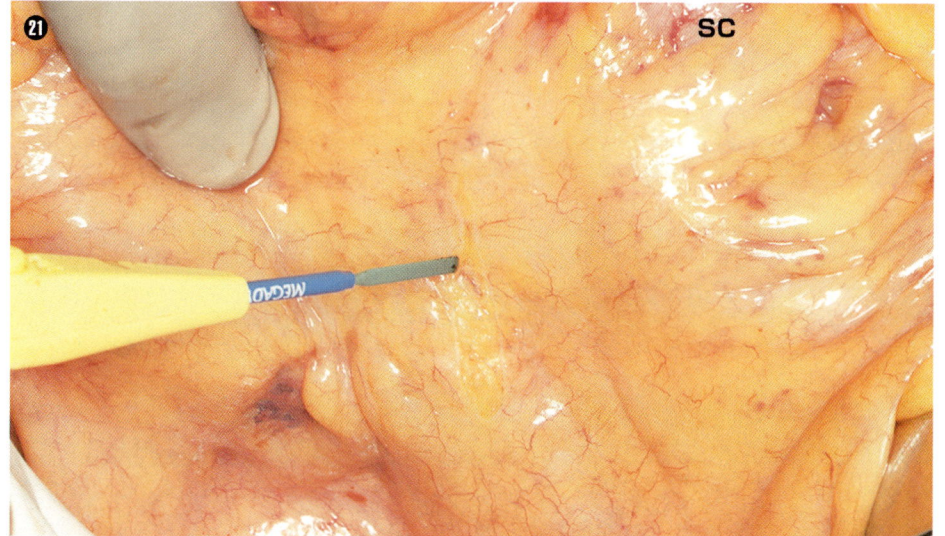

IMV：inferior mesenteric vein　J：jejunum

❷①　第1S状結腸動脈が腫瘍に比較的近接している。リンパ節郭清のため、左結腸動脈および第1S状結腸動脈を根部で切離する。
第1S状結腸動脈と第2S状結腸動脈との間で、S状結腸間膜を切開する。

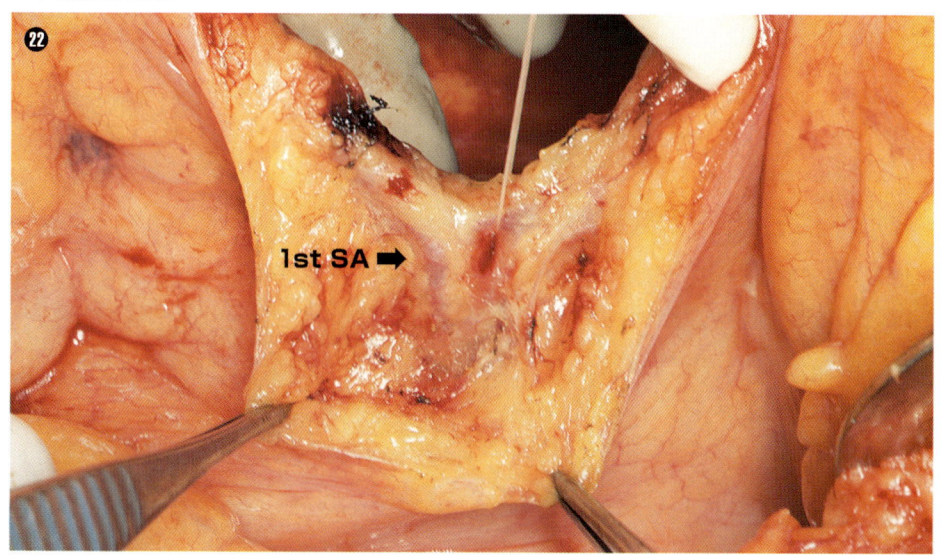

SC：sigmoid colon

❷②　第1S状結腸動脈根部を剥離、露出する。
上直腸動脈からの分岐部を明らかとし、第1S状結腸動脈根部の郭清を行う。

1st SA：1st sigmoid artery

3-❷　結腸左半切除術　268

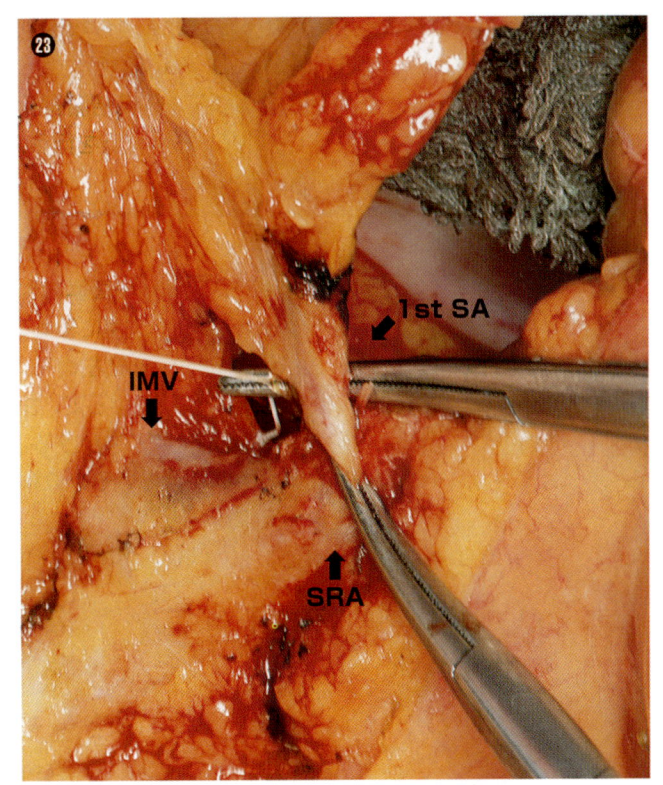

IMV : inferior mesenteric vein　SRA : superior rectal artery
1st SA : 1st sigmoid artery

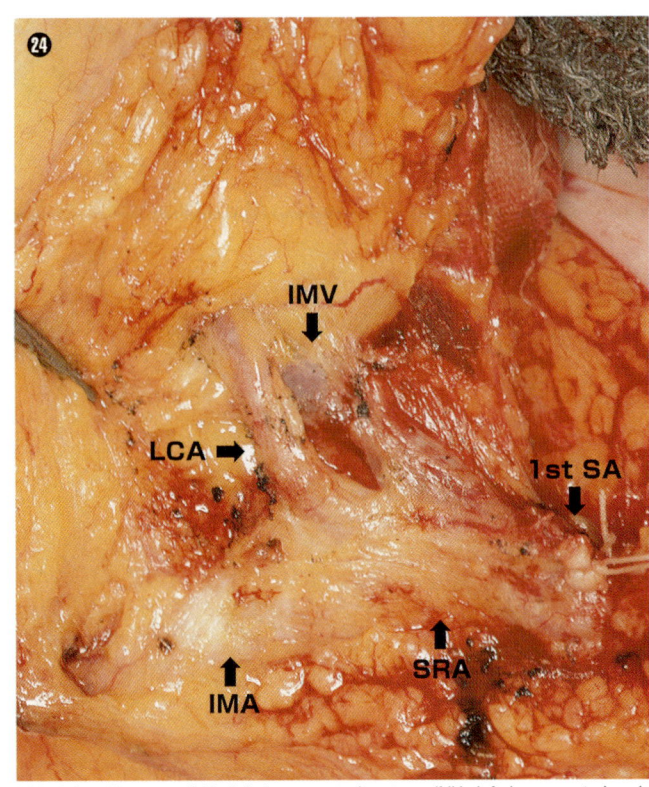

LCA : left colic artery　IMA : inferior mesenteric artery　IMV : inferior mesenteric vein
SRA : superior rectal artery　1st SA : 1st sigmoid artery

㉓　第1S状結腸動脈根部を二重結紮し、切離する。

㉔　続いて、上直腸動脈前面を露出し、中枢側に向かって血管周囲の剥離を進める。上直腸動脈前面は、血管周囲の神経叢を露出する層で剥離を行う。
左結腸動脈根部を郭清し、露出する。左結腸動脈背側を走行する下腸間膜静脈を剥離、露出する。

㉕　左結腸動脈を根部で二重結紮し、切離する。
N₁(+)以上の場合は、下腸間膜動脈を根部で切離し、D₃郭清を行う。
また、N₂(+)以上の症例には、傍大動脈リンパ節郭清を施行することもある。

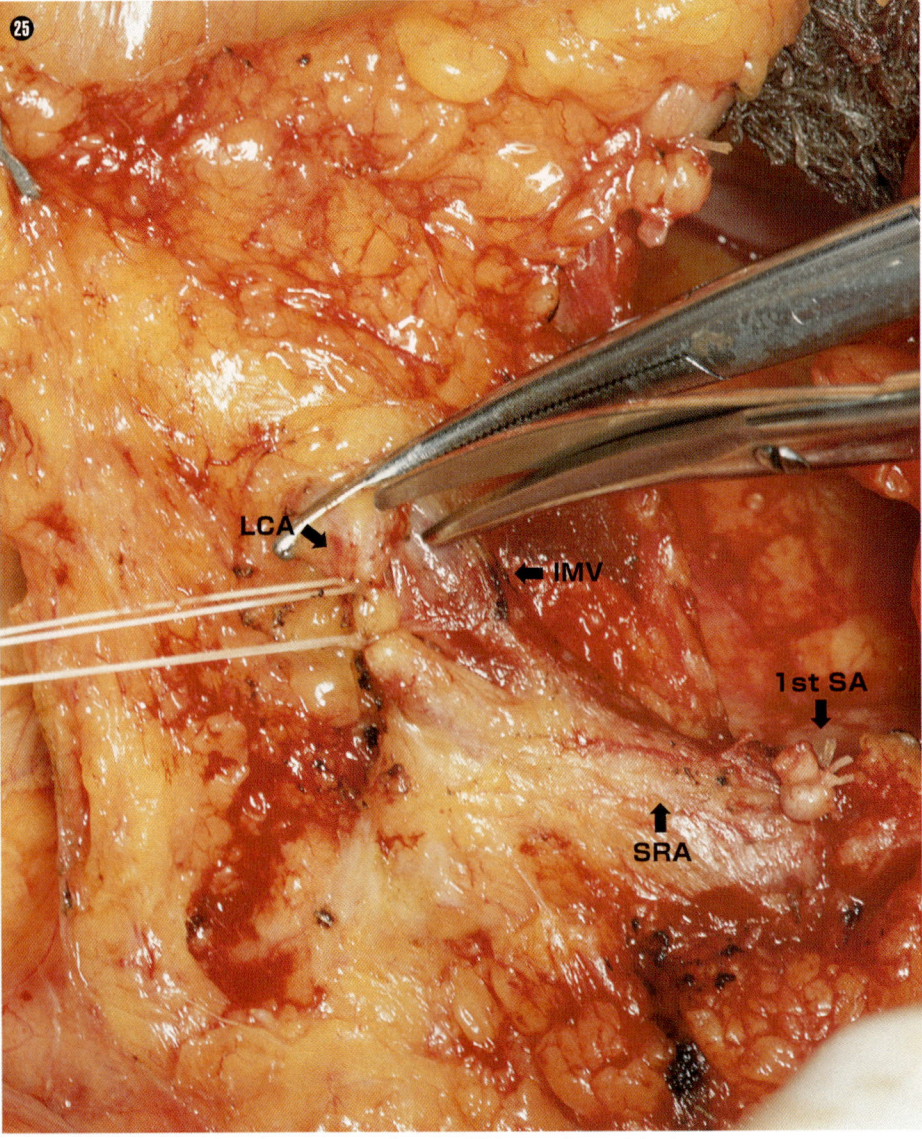

LCA: left colic artery　IMV: inferior mesenteric vein　SRA: superior rectal artery
1st SA: 1st sigmoid artery

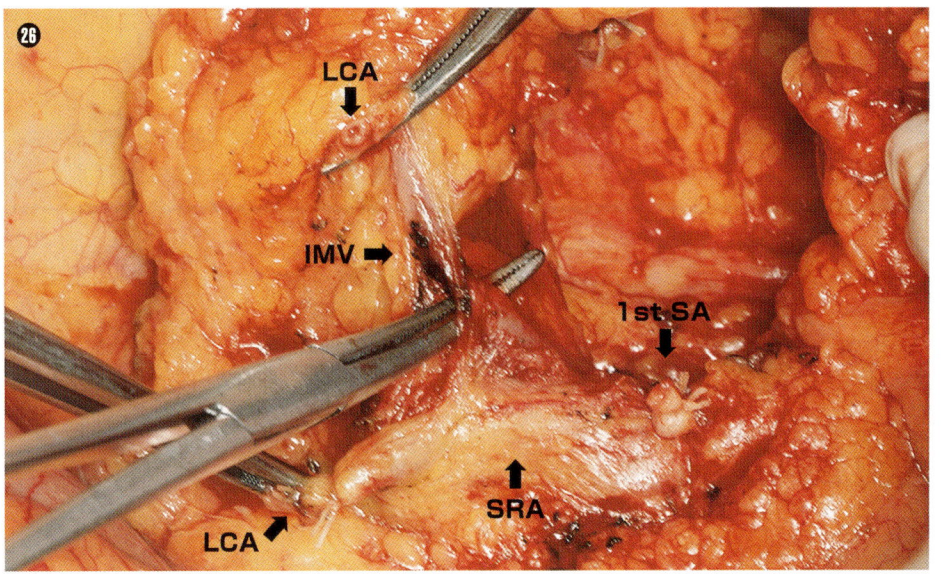

㉖ LCA, IMV, 1st SA, SRA, LCA
LCA : left colic artery　IMV : inferior mesenteric vein　SRA : superior rectal artery　1st SA : 1st sigmoid artery

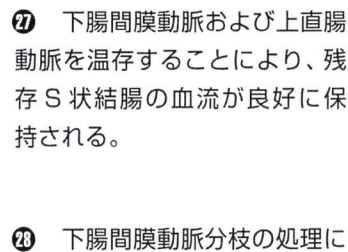

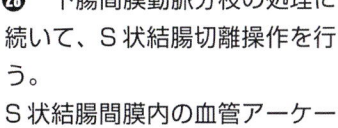

㉖ 下腸間膜静脈を、ほぼ左結腸動脈根部の位置で、結紮切離する。
これで、下腸間膜血管の処理が終了する。

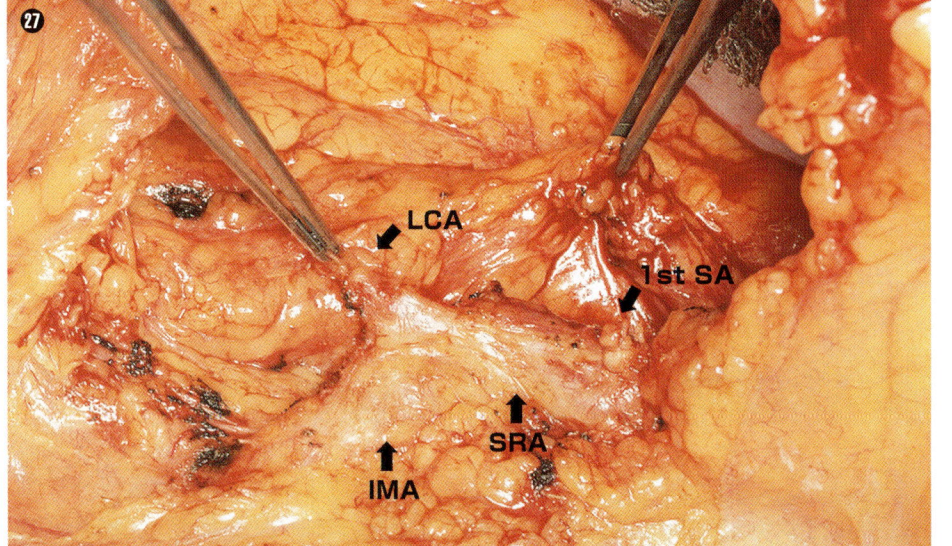

㉗ LCA, 1st SA, SRA, IMA
LCA : left colic artery　IMA : inferior mesenteric artery　SRA : superior rectal artery　1st SA : 1st sigmoid artery

㉗ 下腸間膜動脈および上直腸動脈を温存することにより、残存S状結腸の血流が良好に保持される。

㉘ 下腸間膜動脈分枝の処理に続いて、S状結腸切離操作を行う。
S状結腸間膜内の血管アーケードを確認しながら、間膜の切開を結腸壁に近づけていき、辺縁動静脈を結紮切離する。
S状結腸を linear stapler を用いて、切離する。

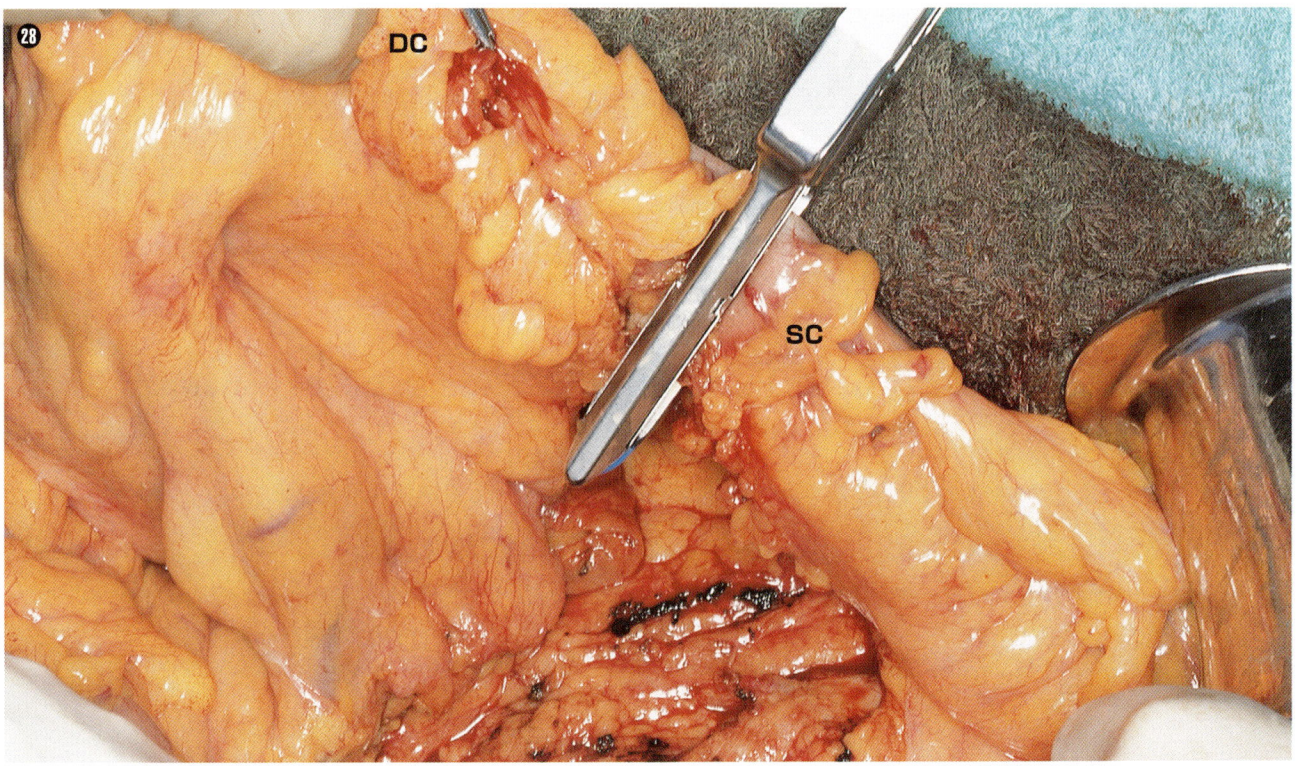

㉘ DC, SC
DC : descending colon　SC : sigmoid colon

3-❷ 結腸左半切除術　270

中結腸動静脈左枝の処理、横行結腸の切離

もうひとつの主幹動脈である中結腸動脈左枝を根部で切離し、郭清を行う。中結腸動静脈本幹および右枝は温存。下腸間膜静脈を、膵下縁で切離する。横行結腸を切離し、左半結腸を摘除する。

㉙ 次に、横行結腸間膜および中結腸動静脈の処理に移る。
空腸起始部と結腸間膜との生理的癒着を剥離し、横行結腸間膜を広げる。
下行結腸を左側へ、横行結腸を頭側へ牽引して、結腸間膜を展開し、腸間膜の切離ラインを確認する。

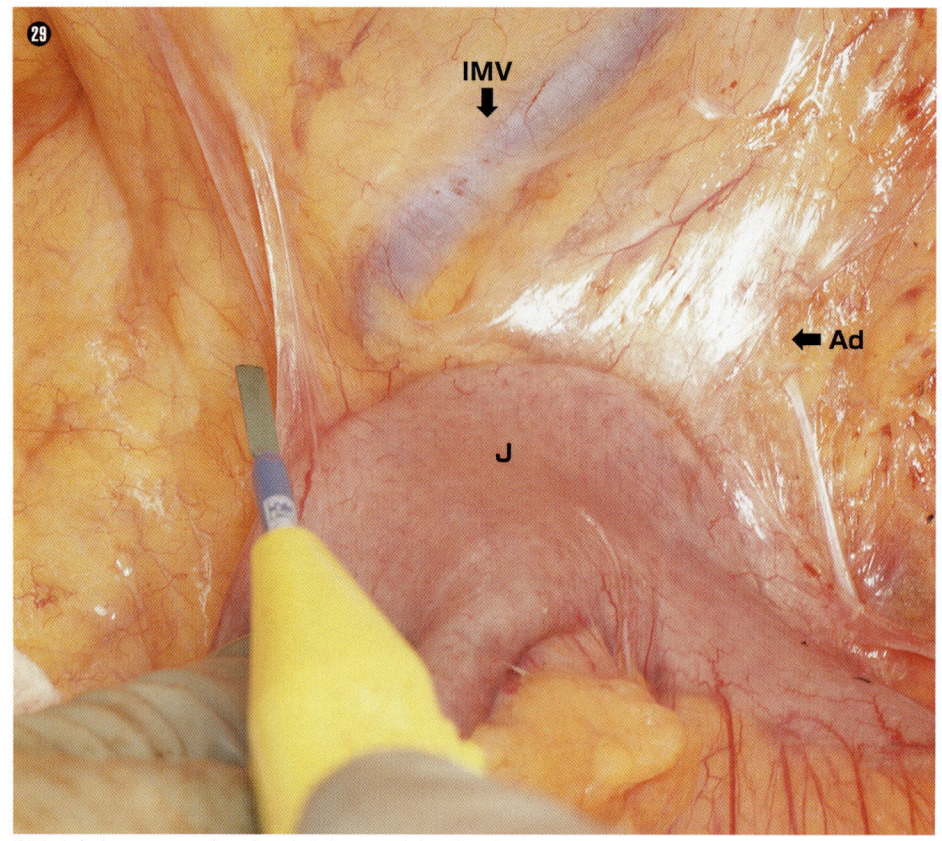

IMV : inferior mesenteric vein　J : jejunum　Ad : adhesion

㉚ 下行結腸間膜を後腹膜から切離する。
先に、下腸間膜動脈根部左側まで進めておいたS状結腸・下行結腸間膜の切開を、空腸起始部の左側を通って頭側に連続させる。
頭側に向かって腸間膜を切開していき、膵下縁近傍まで至る。

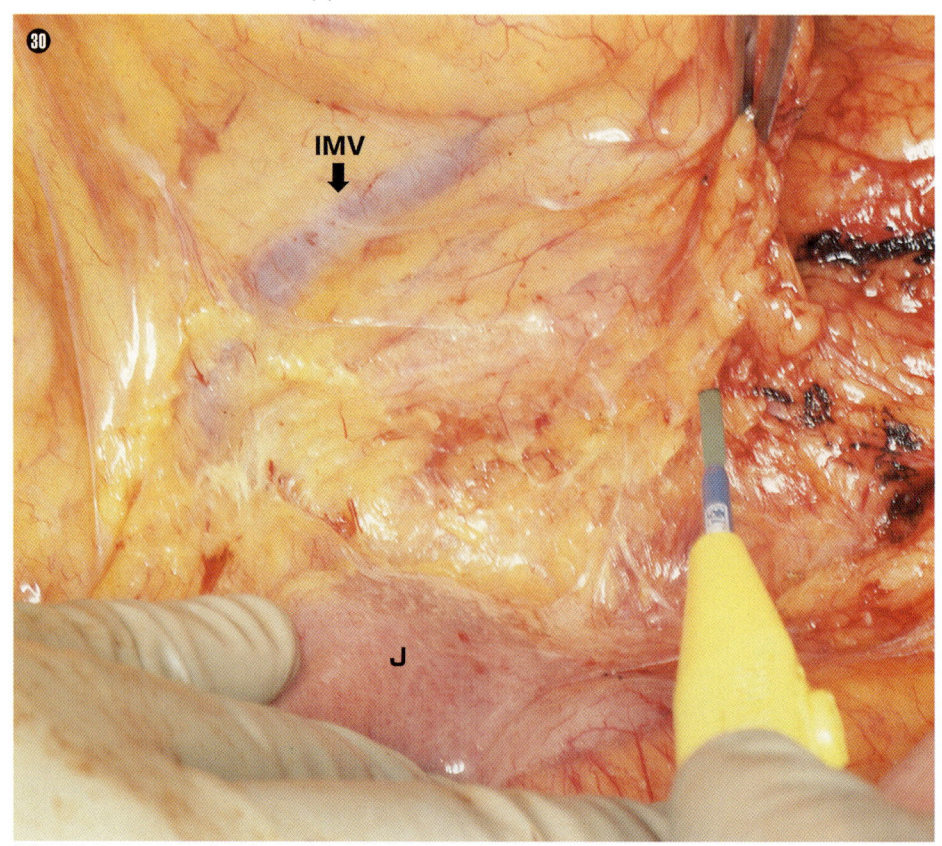

IMV : inferior mesenteric vein　J : jejunum

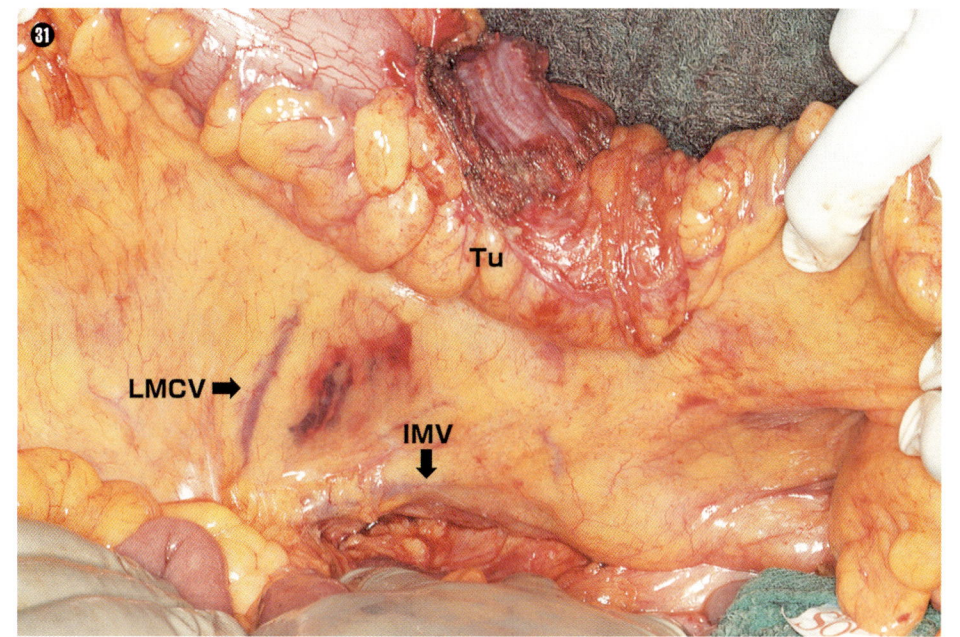

LMCV : left branch of middle colic vein　Tu : tumor　IMV : inferior mesenteric vein

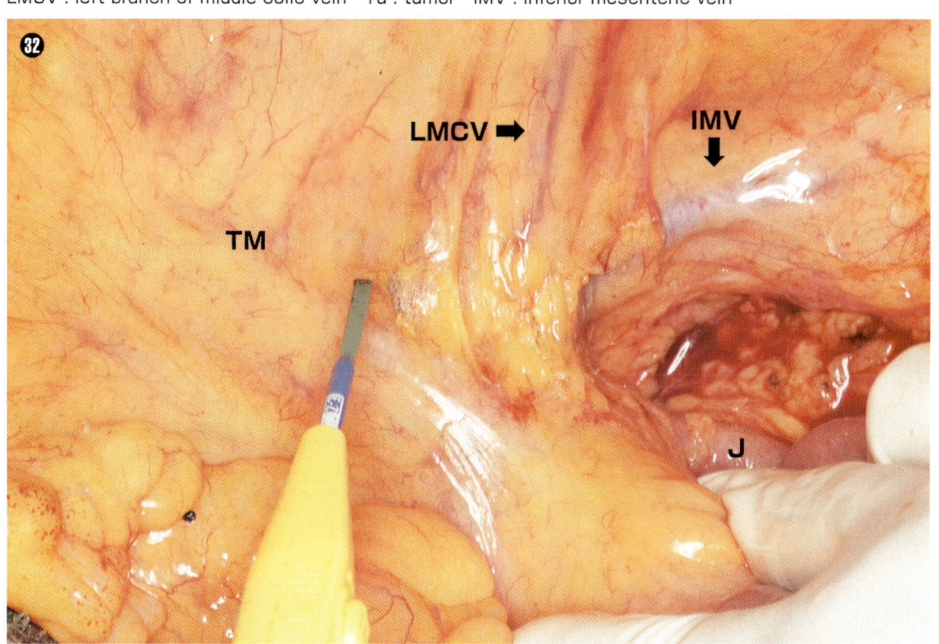

TM : transverse mesocolon　LMCV : left branch of middle colic vein　IMV : inferior mesenteric vein　J : jejunum

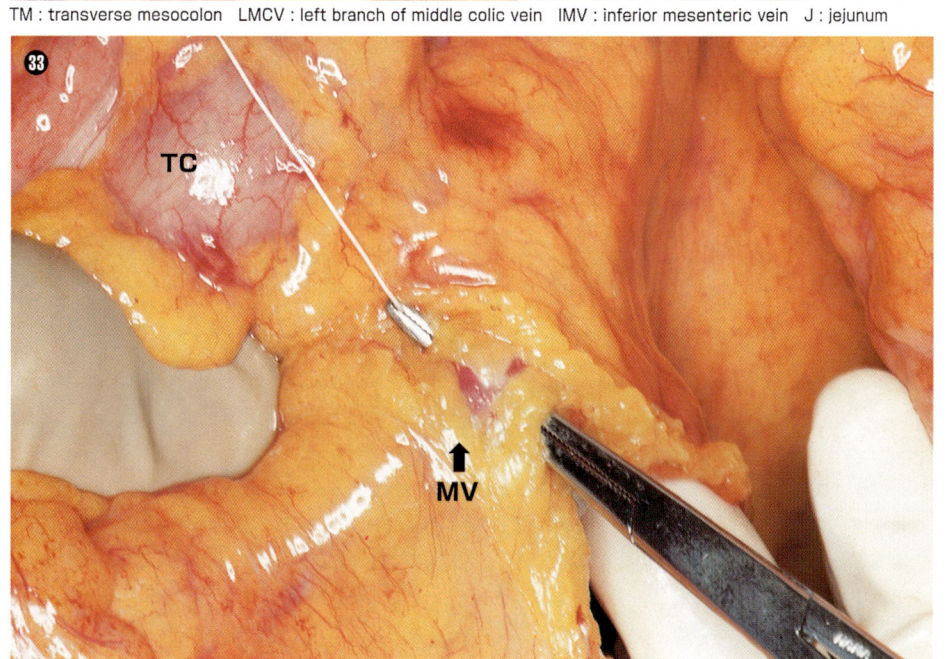

TC : transverse colon　MV : marginal vessel

㉛　横行結腸および脾彎曲部を頭側へ牽引して、横行結腸間膜を広げ、中結腸動静脈の走行を確認し、郭清範囲を決定する。中結腸動脈左枝が腫瘍に近接しているため、中結腸動脈は本幹および右枝を温存し、左枝を根部で切離する。

㉜　中結腸動脈右枝と左枝との間で、横行結腸間膜を切開する。中結腸動静脈左枝の処理に先立って、横行結腸間膜を切開しておくと、中結腸動静脈左枝および下腸間膜静脈を含む腸間膜の組織が、扇状となって後腹膜に固定されて残る。
ここに、適切な緊張をかけることにより、確実な血管処理、郭清が可能となる。

㉝　腫瘍口側縁から約10cmを横行結腸の切除範囲とし、腸管切離部位に向かって、横行結腸間膜の切開を進める。
辺縁動静脈を結紮切離する。
吻合に用いる側の腸管の血流を保つよう十分注意して、腸管の切離・吻合に必要な幅の横行結腸壁を露出する。

3-❷　結腸左半切除術　272

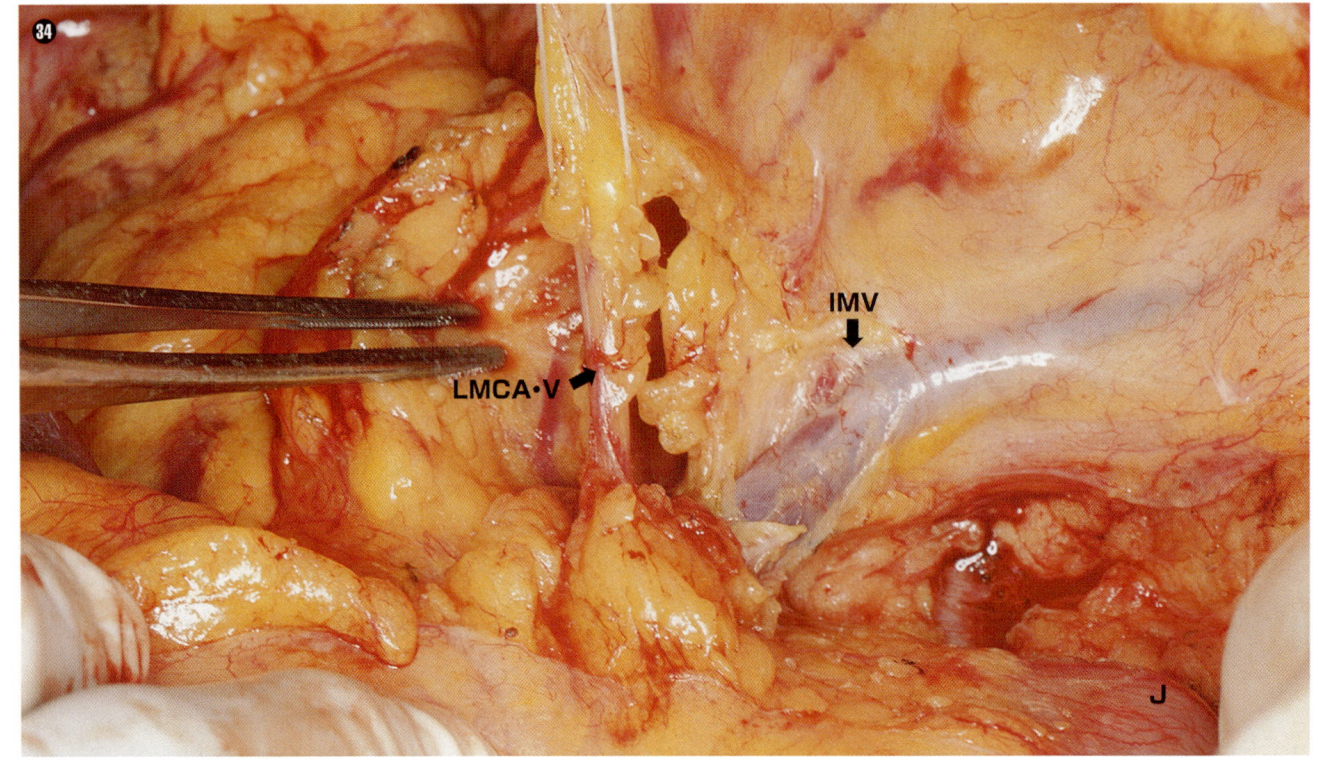

LMCA・V : left branch of middle colic artery and vein　IMV : inferior mesenteric vein　J : jejunum

㉞　中結腸動脈左枝根部を郭清、露出し、二重結紮して切離する。
中結腸静脈左枝は、上腸間膜静脈への合流部近傍まで露出し、結紮切離する。
中結腸動静脈本幹および右枝は、温存する。

㉟　下腸間膜静脈を膵下縁で結紮切離する。

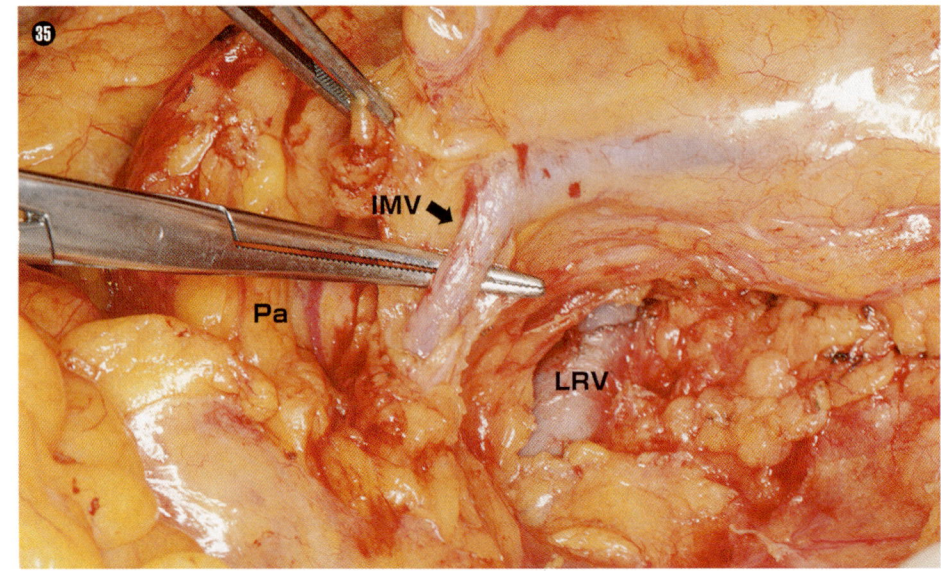

Pa : pancreas　IMV : inferior mesenteric vein　LRV : left renal vein

㊱　ここまでの操作で、切離すべき横行結腸間膜の血管は、すべて処理される。
残った横行結腸間膜の組織を後腹膜から切離すると、腸間膜の処理が終了する。
横行結腸を linear stapler にて切離し、原発腫瘍ならびに所属リンパ節を含む左半結腸を摘除する。

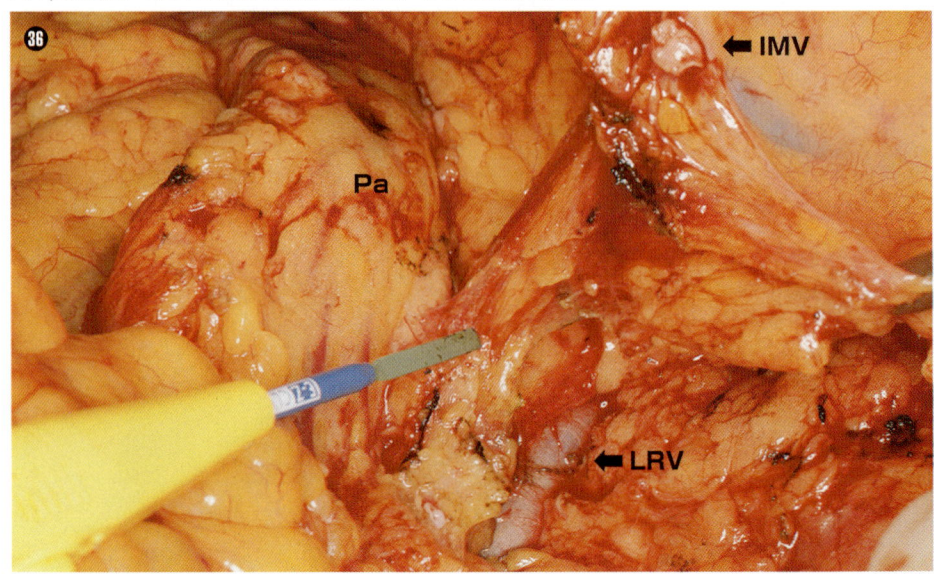

Pa : pancreas　IMV : inferior mesenteric vein　LRV : left renal vein

回腸後横行結腸
S状結腸吻合、閉腹

右側結腸を授動した後、回腸後横行結腸S状結腸吻合を行う。腹腔内洗浄、止血確認の後、ダグラス窩にドレーンを留置し、閉腹する。

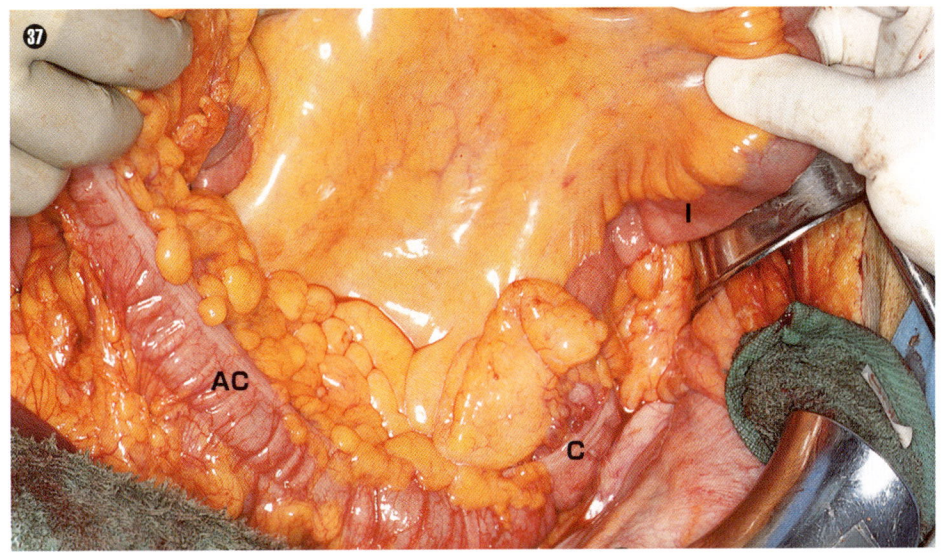

㊲ 続いて、腸管の吻合を行う。吻合部に緊張がかからないよう、右側結腸の授動を行う。
吻合部の緊張をとるためには、中結腸動脈根部に向けて横行結腸間膜を切開することや、上部直腸の剥離を行うことなども有効である。

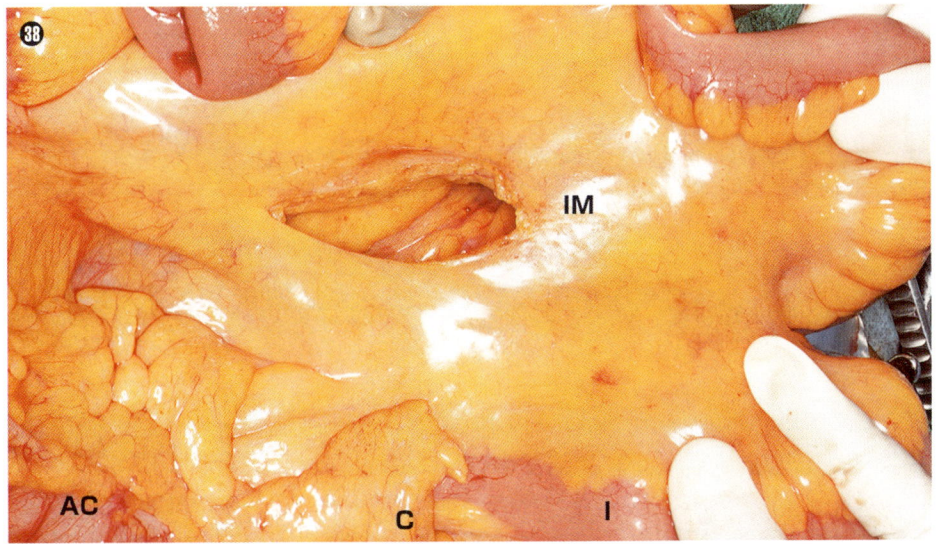

AC：ascending colon　C：cecum　I：ileum

㊳ 横行結腸を回腸後に通すため、回腸間膜を間膜血管を避けて約5cm切開する。
切開する部位は、横行結腸が自然な形で、最短距離で骨盤内に到達できるところを選ぶ。

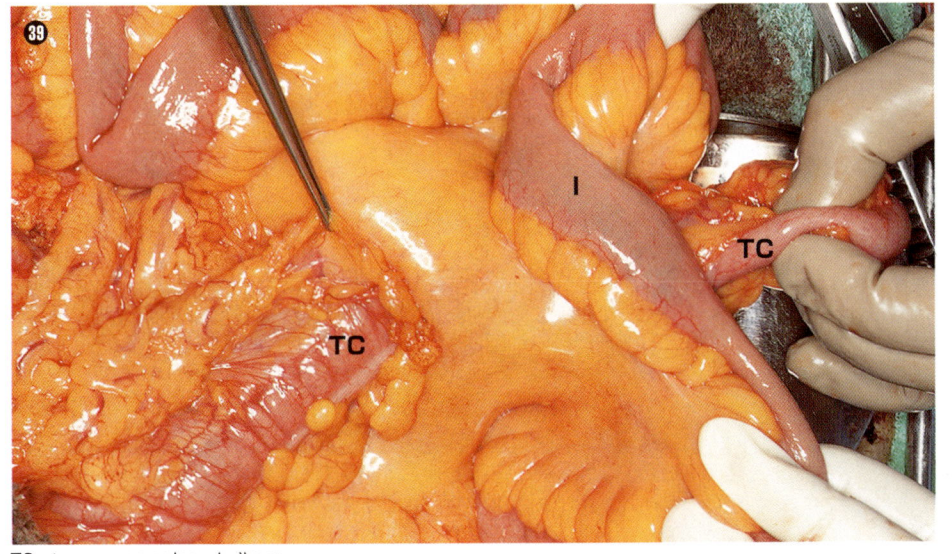

AC：ascending colon　C：cecum　IM：ileal mesentery　I：ileum

㊴ 回腸後経路で、横行結腸を骨盤内に引き下ろす。
横行結腸のねじれを生じたり、marginal vesselを損傷したりしないよう注意する。

TC：transverse colon　I：ileum

3-❷　結腸左半切除術　274

❹⓪　吻合は通常、径33mmの自動吻合器を用い、経肛門操作による端々吻合を行う。
横行結腸断端に33mm anvilを挿入する。
腸管内腔を開放してanvilを挿入する際は、腹腔内の汚染を避けるため、周囲を柄付きガーゼで覆い、操作を速やかに行う。

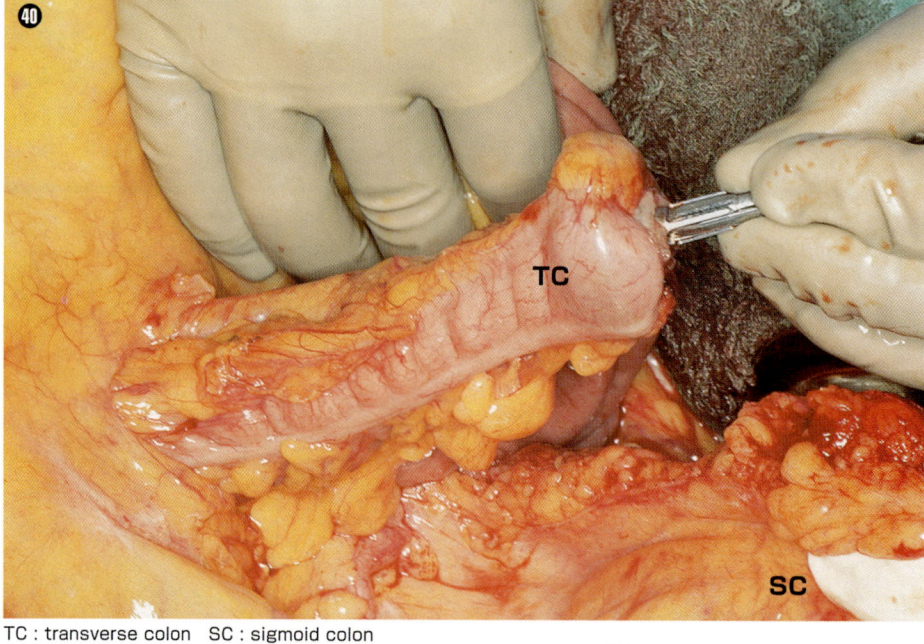

TC : transverse colon　SC : sigmoid colon

❹①　single staplingで、回腸後横行結腸S状結腸端々吻合を行う。
S状結腸を比較的長く残しているため、経肛門的に自動吻合器本体を挿入する際は、少しずつ方向を修正しながら、ゆっくりと慎重に進める。
吻合の前に、再度、腸管のねじれがないことを確認する。

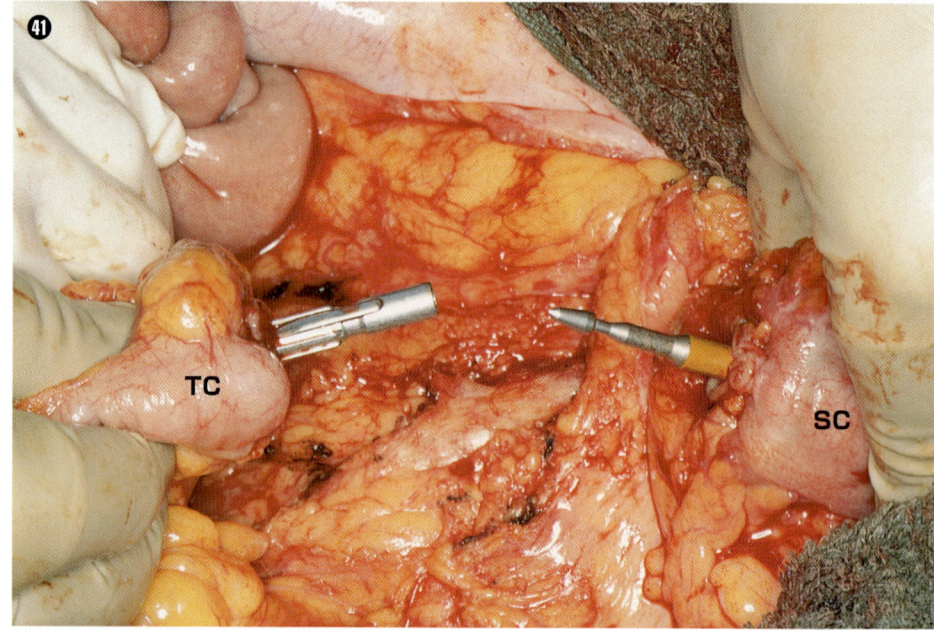

TC : transverse colon　SC : sigmoid colon

❹②　吻合口となる腸管に適切な緊張をかけ、吻合部に腹膜垂や腸間膜を挟み込まないよう注意して吻合を行う。
自動吻合器を肛門より抜去し、吻合によってリング状に切除された口側および肛側の腸管壁の固有筋層が、途切れていないことを確認する。

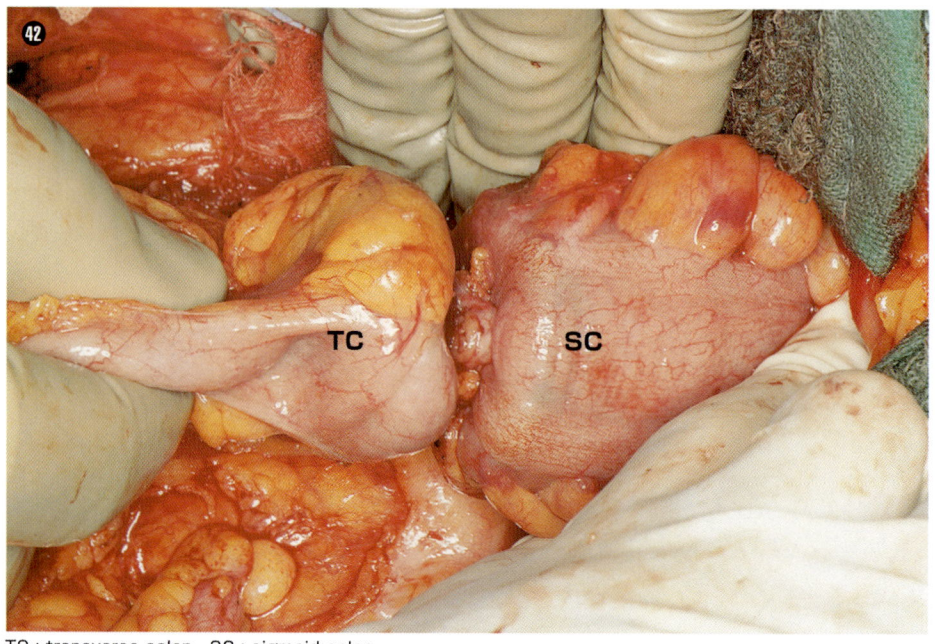

TC : transverse colon　SC : sigmoid colon

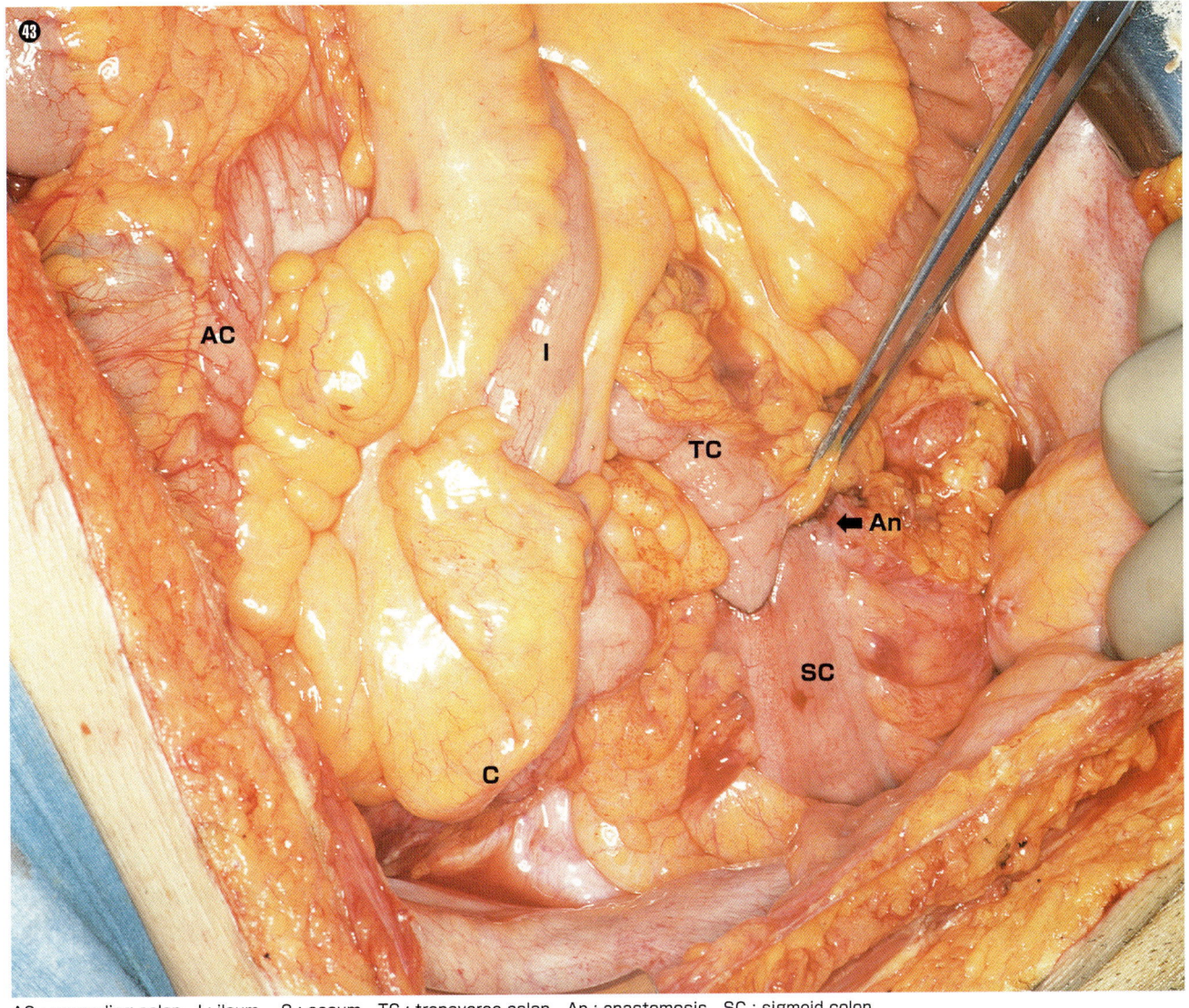

AC : ascending colon   I : ileum   C : cecum   TC : transverse colon   An : anastomosis   SC : sigmoid colon

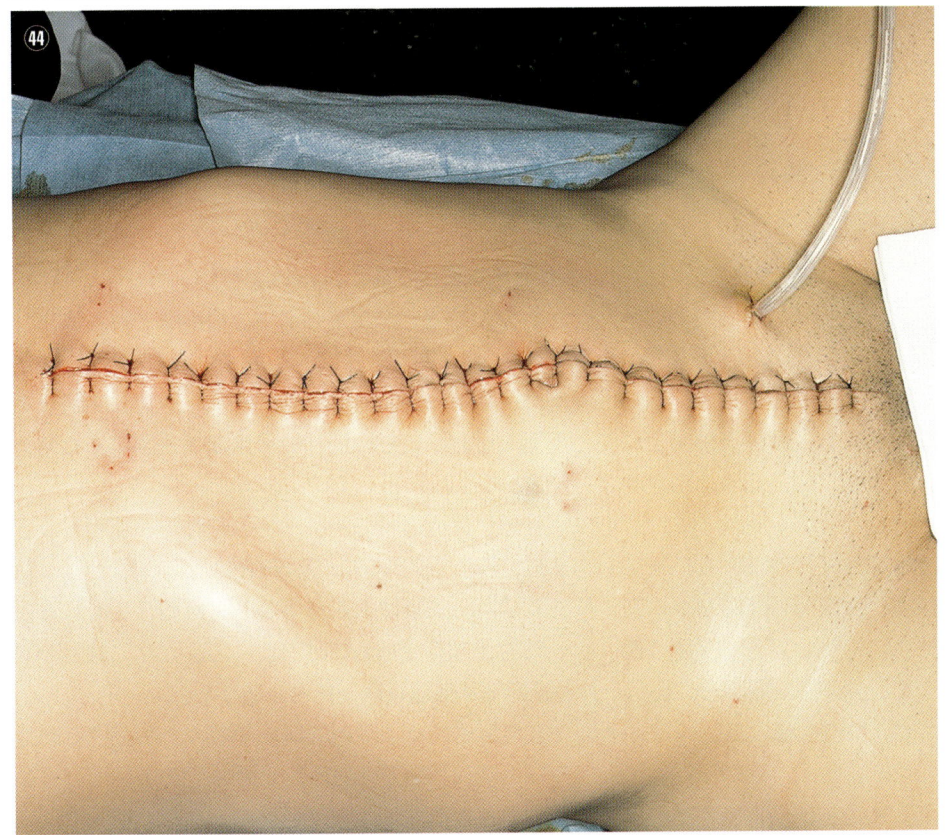

㊸ 吻合後の全体像である。回腸後を通すことにより、緊張のかからない吻合が可能である。

㊹ 腹腔内洗浄後、腸間膜の固定を行い、ドレーンは吻合部を通り、ダグラス窩まで挿入する。筋膜を腹膜とともに、吸収糸（PDS®）にて連続縫合する。創感染予防のため、生理食塩水で皮下洗浄を行った後、皮膚をナイロン糸にてマットレス縫合し、手術を終了する。

3-❷ 結腸左半切除術　276

3-3 S状結腸切除術

帝京大学医学部外科客員教授
小平 進

**IMAを根部で切離する
定型的なD₃郭清を伴う
S状結腸切除術を
供覧する**

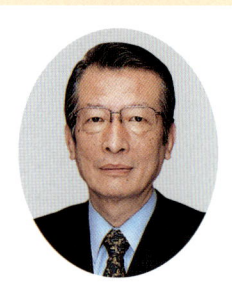

帝京大学医学部外科
客員教授
小平 進

　S状結腸切除術は手術の難易度および頻度からみて、大腸切除術の最も基本的手術と思われる。この手術は、頻度的には結腸癌の中で最も頻度が高いS状結腸癌に対して行われることが多く、通常はS状結腸を切除し、下行結腸・直腸の端々吻合が行われる。

　リンパ節郭清範囲、主要血管切離部位は腫瘍の進行度、血管の走行などにより種々選択されるが、ここでは下腸間膜動脈（IMA）を根部にて切離する、定型的な第3群リンパ節郭清（D₃郭清）を伴うS状結腸切除術を供覧する。

術式の選択

　早期癌を除いて局所進行結腸癌に対しては、通常、D₂ないしはD₃郭清術が行われる。この際の腸管切除範囲は、大腸癌取扱い規約に従えば、腫瘍の口側縁より10cmの口側腸管および肛門側縁より10cmの肛門側腸管を含めて切除する。もし、この範囲内に主幹動脈流入部がない場合には、同流入部まで切除範囲を延長するが、S状結腸癌ではこのような症例はまれである。

　S状結腸癌の中枢側の第3群リンパ節は、IMA根部（IMA起始部より左結腸動脈（LCA）分岐部）リンパ節であり、第2群リンパ節はIMA幹部（LCA分岐部より最終S状結腸動脈分岐部まで）と各S状結腸動脈に沿うリンパ節および腫瘍の口側・肛門側縁より5〜10cmの間（原則的に）の辺縁血管に沿うリンパ節である。

　これらのリンパ節、特にIMA根部やIMA幹部のリンパ節郭清時には、通常、これらの血管を切離して郭清するが、残存腸管の血行などを考慮して、これらの血管を温存しながら周囲のリンパ節郭清を行うこともある。すなわち、腫瘍の存在部位によっては、口側S状結腸が長く残存したり、反対に肛門側S状結腸・直腸が長く残存することがある。前者ではLCAの温存、後者ではIMA、上直腸動脈（SRA）の全温存などが行われることがある。ちなみに、IMAを起始部で切離した場合でも、辺縁動脈を温存すれば、腹膜反転部から口側15cm前後の直腸・S状結腸の血流は内腸骨動脈系より十分保たれる。

　sm癌でリンパ節郭清を必要とするような症例に対しては、当然、郭清範囲も縮小され、通常D₁またはD₁＋α郭清が行われる。

　腸管の再建方法に関しては、以前は、私達はすべてGambee 1層縫合による端々吻合を施行してきた。自動吻合器の使用認可がおりてからは、S状結腸切除術においても経肛門的に自動吻合器による端々吻合が多く用いられている。

　一方、最近は腹腔鏡補助下の結腸切除術が普及してきており、S状結腸切除術もそのよい対象となってきている。今後は局所進行癌も含めて、この方法が一般的となるかもしれないが、ここでは、通常の開腹下のS状結腸切除術をとりあげた。

　また、供覧する症例は最終的にはsm3症例であったが、術前診断では進行癌を疑い、D₃郭清を施行したものである。

CASE & FLOW CHART

症例

41歳・女性

約1年前に住民検診にて便潜血陽性だったが放置。最近、血便・左下腹部痛を認めるようになった。父親および父方の叔父が大腸癌の既往歴あり。

腫瘍マーカー（CEA, CA 19-9）は正常範囲内であった。注腸造影では、S状結腸肛門側に直径4cmの周辺不規則な円型の扁平隆起性病変を認め、腸管壁の浅い台型変形を認めたのでMP癌を疑った。

大腸内視鏡検査では、肛門縁より約20cmのS状結腸に1/3-1/4周性の2型様病変を認め、生検の結果は高分化腺癌であった。

胸部単純X線検査で異常なく、腹部CT検査でも肝転移、傍大動脈リンパ節腫脹は認めなかった。

$H_0P_0M_0$深達度MP以深のS状結腸癌という術前診断で手術を行うこととした。

術中所見はH_0P_0深達度MPで、IMA根部に小さいが2～3個のリンパ節腫脹を認めたため、IMA根部切離、D_3郭清を伴うS状結腸切除、下行結腸・直腸端々吻合術を施行した。切除標本では間膜対側に2.5×2.0cm、約1/3周性、IIa型様病変を認め、AW 10cm、OW 11cmであった。

最終病理組織学的診断では中分化腺癌、深達度sm3、n0（0/21）、両側切除断端（ow, aw）は陰性、Dukes Aであった。

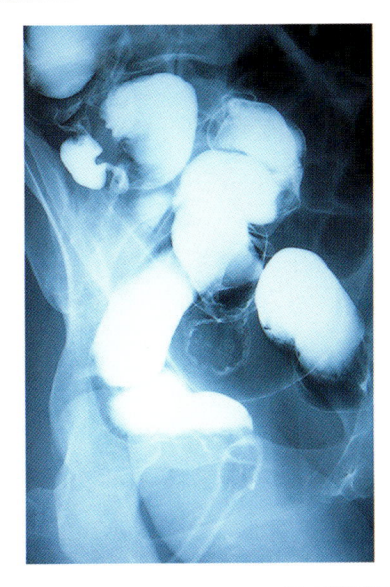

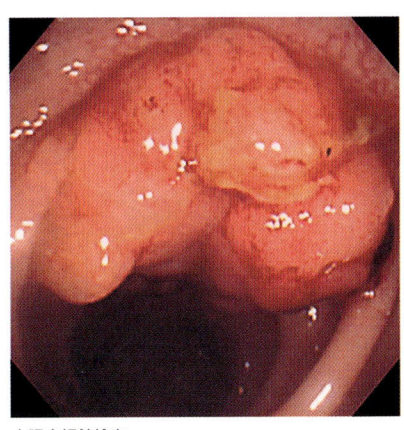

大腸内視鏡検査
AV 20cmに約1/3周性の2型様病変を認める。

注腸造影検査
S状結腸に周辺不規則な円形の扁平隆起性病変を認める。

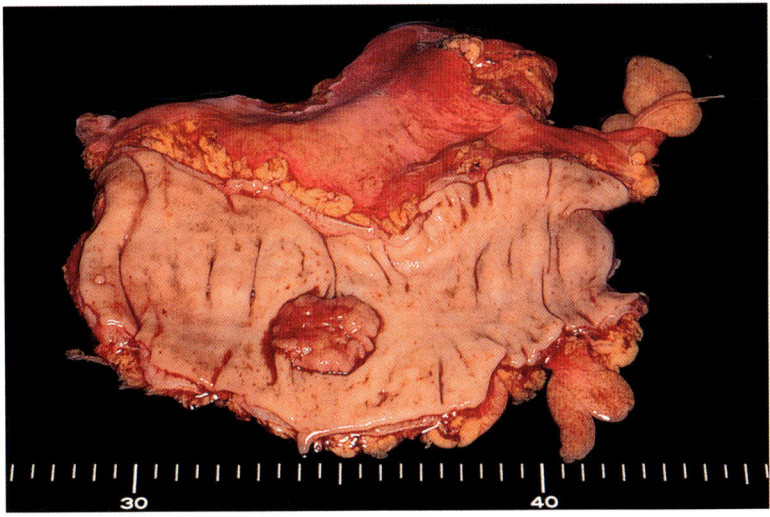

切除標本 間膜対側に2.5×2.0cmのIIa型様病変を認める。

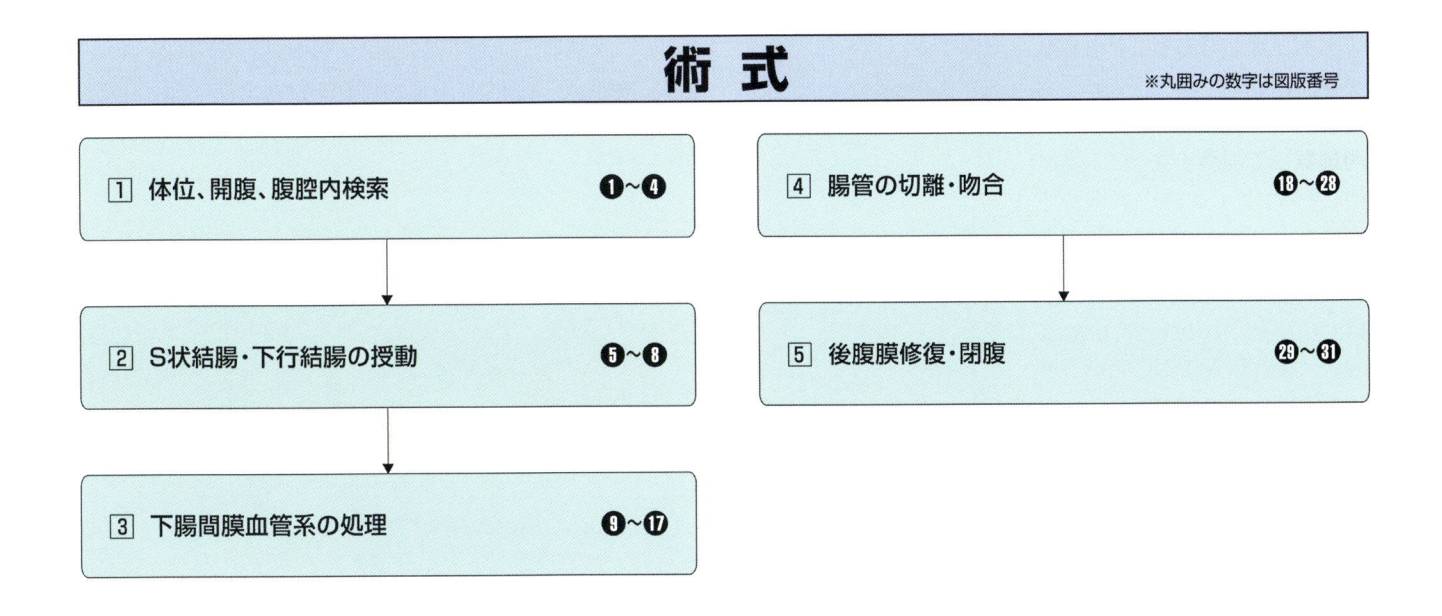

術式

※丸囲みの数字は図版番号

1. 体位、開腹、腹腔内検索 ❶〜❹
2. S状結腸・下行結腸の授動 ❺〜❽
3. 下腸間膜血管系の処理 ❾〜⓱
4. 腸管の切離・吻合 ⓲〜㉘
5. 後腹膜修復・閉腹 ㉙〜㉛

体位、開腹、腹腔内検索

体位は砕石位とし、開腹後、腹腔内の検索を行い、他病変の存在の有無および原疾患の進展の状況を把握し、腸管切除およびリンパ節郭清範囲を決定する。

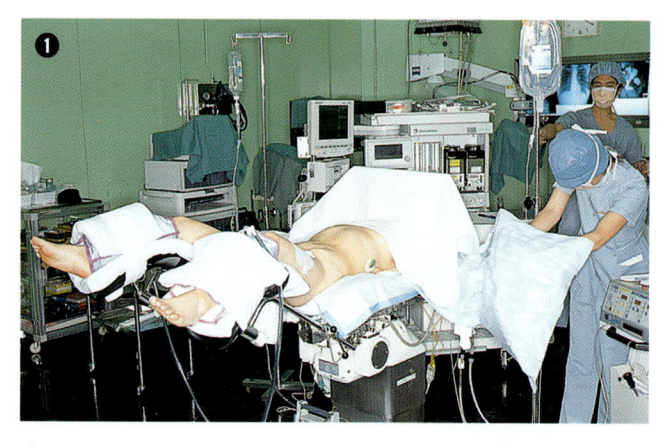

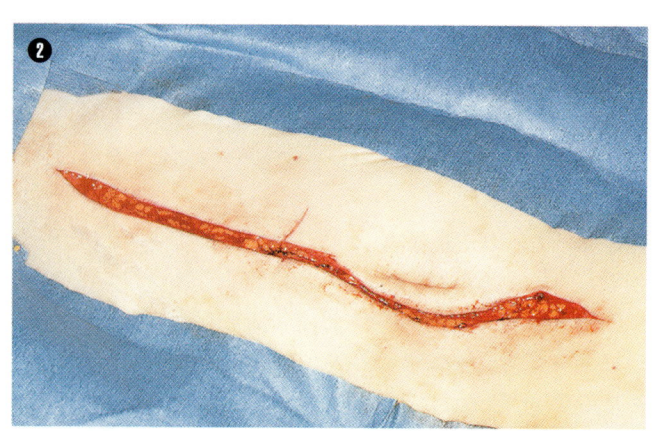

❶ 最近の腸管吻合は、器械吻合を用いて行われることが多い。手術の体位は、経肛門的に吻合器を挿入する必要があるため、砕石位で行う。電動式の手術台を用いるときは、吻合器使用時のみ大腿を挙上すればよく、それ以外のときは股関節を強く屈曲することはしない。

❷ 術者は通常、手術台の左側に立ち、恥骨結合上縁より3〜4cmから臍左方を通り、剣状突起と臍の中間の高さまでの拡大下腹部正中切開にて開腹する。

❸ 開腹後、肝転移・腹膜転移の有無、原発巣の状況などを検索し、腸管の遊離範囲（特に脾曲部の授動の必要性）、リンパ節郭清程度などを考慮して、腹壁切開創が適切であることを確認する。腹壁創をリングドレープにて覆い、創縁の汚染防止を図り、開創器にて開腹創を開く。当然のことながら、大腸の病変や胃病変など、腹腔内臓器病変の有無の検索も忘れてはならない。

❹ 小腸を intestinal bag に収め、腹壁創外に出して術野を広く確保する。収納時、bag の紐の絞め具合は、小腸の血行障害を起こさないように注意する。術中にも、bag 内の小腸の血行状態には注意を払う必要がある。

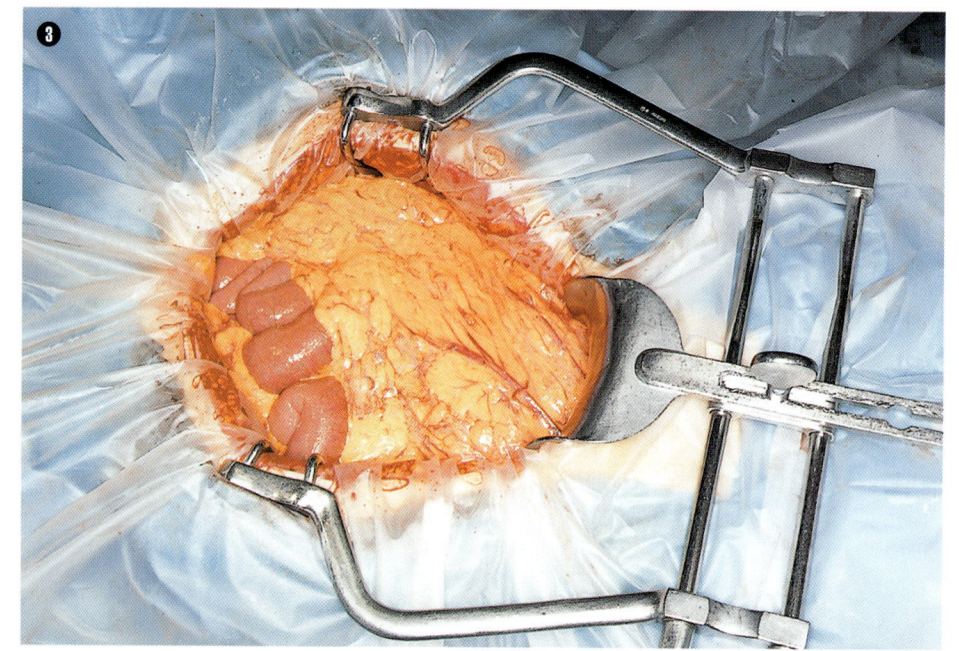

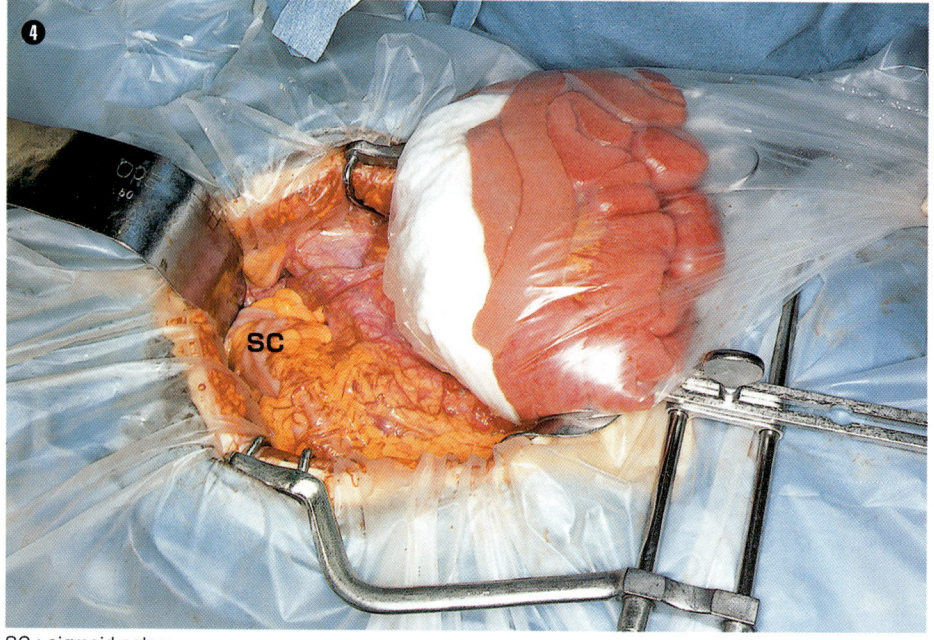

SC : sigmoid colon

S状結腸・下行結腸の授動

S状結腸および下行結腸間膜を後腹膜より、また直腸S状部・上部直腸の直腸間膜を仙骨前面より遊離する。

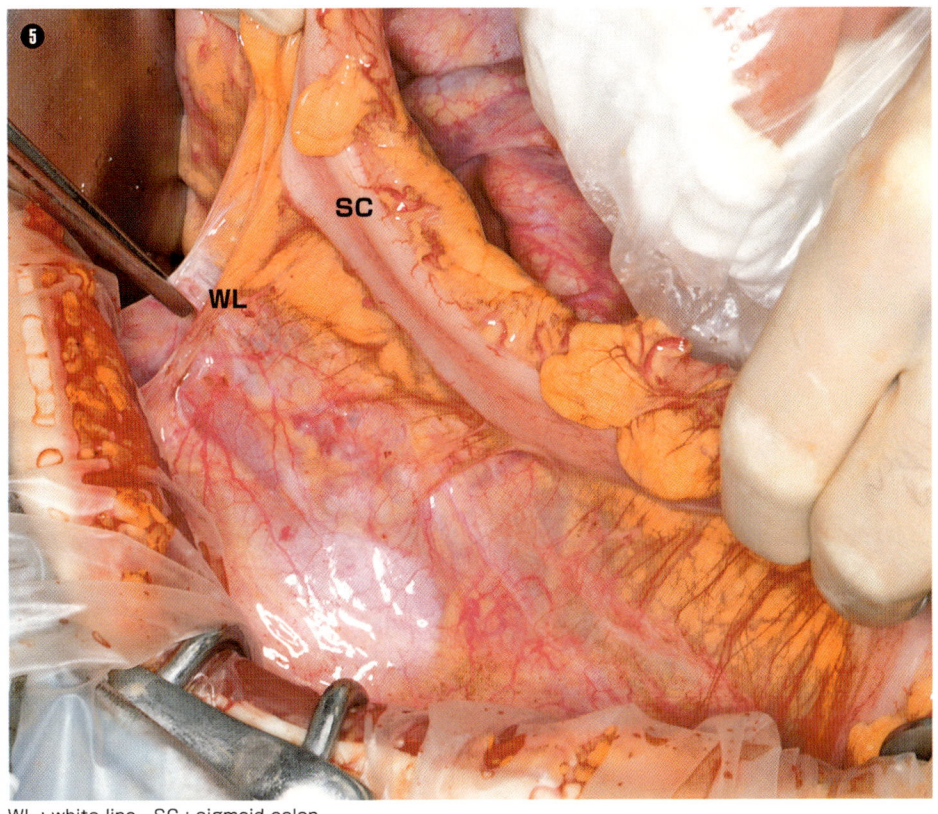

❺ 第1助手にS状結腸、下行結腸を右前方に牽引してもらいながら、結腸の後腹膜よりの遊離を開始する。
S状結腸間膜と側壁腹膜の移行部（Monks' white line）を確認後、同部を切開して後腹膜へ入る。

❻ 切開創を頭側、尾側に広げ、Toldt's fusion fasciaと後腹膜下筋膜（腎筋膜前葉）の間の疎な結合織の層で剥離して、結腸間膜を遊離する。

WL：white line　SC：sigmoid colon

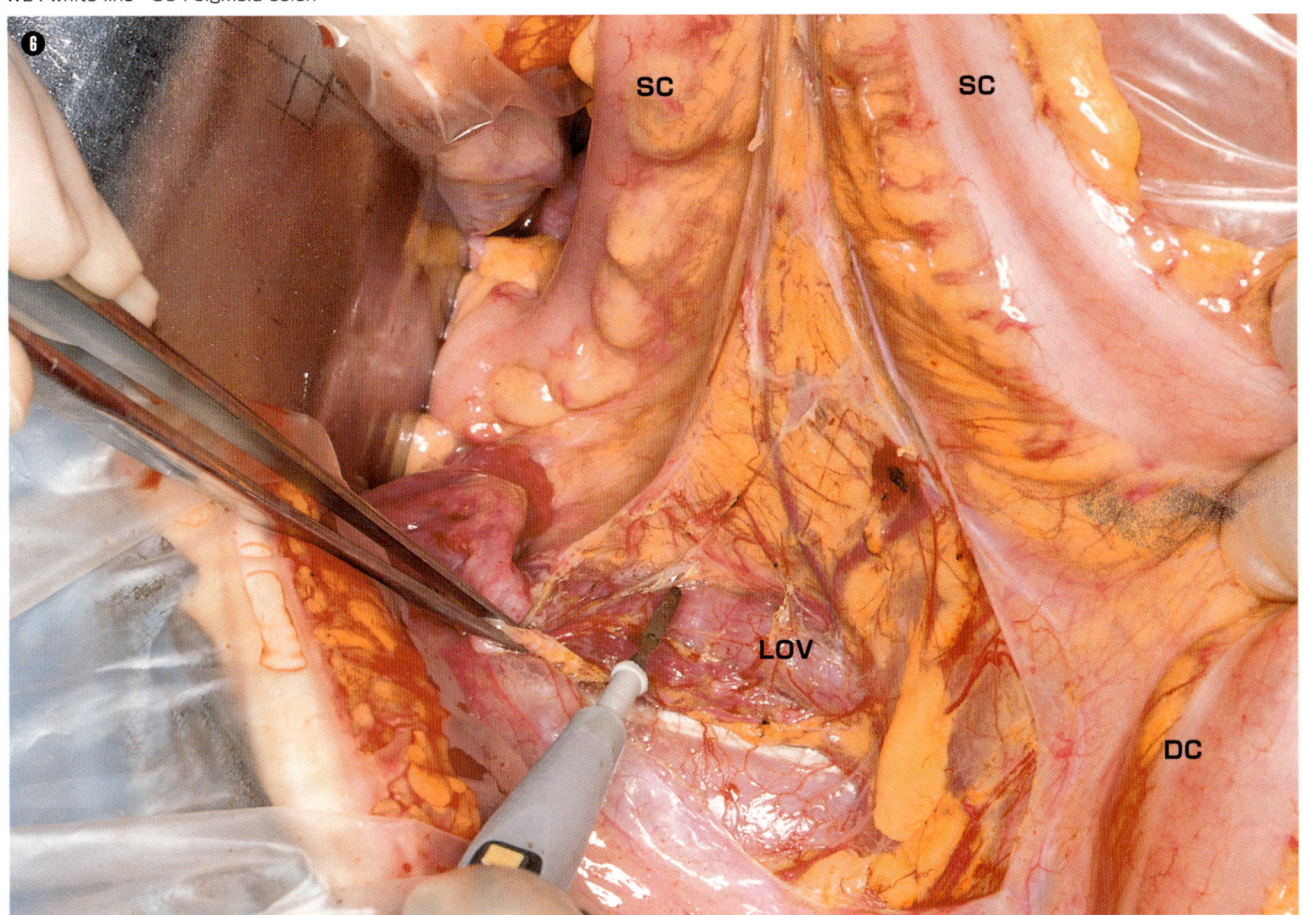

SC：sigmoid colon　LOV：left ovarian vein　DC：descending colon

3-❸　S状結腸切除術　280

❼ 剥離を頭側および尾側に進める。この剥離層を正しく確保すれば、後腹膜下筋膜後方に位置する左卵巣動静脈、左側尿管は損傷することなく後腹膜側に残る。

❽ 剥離の範囲は腸管の切除範囲、リンパ節の郭清範囲などにより異なる。
通常は、頭側は左腎下部の腎脂肪被膜の前面まで、正中方向はIMA根部付近までの下大動脈左側縁までとする。尾側は大動脈分岐部、左総腸骨動静脈を越え、第2仙骨前面位まで行う。
この部では、分岐部前面を走行する上下腹神経叢を損傷しないように注意する。

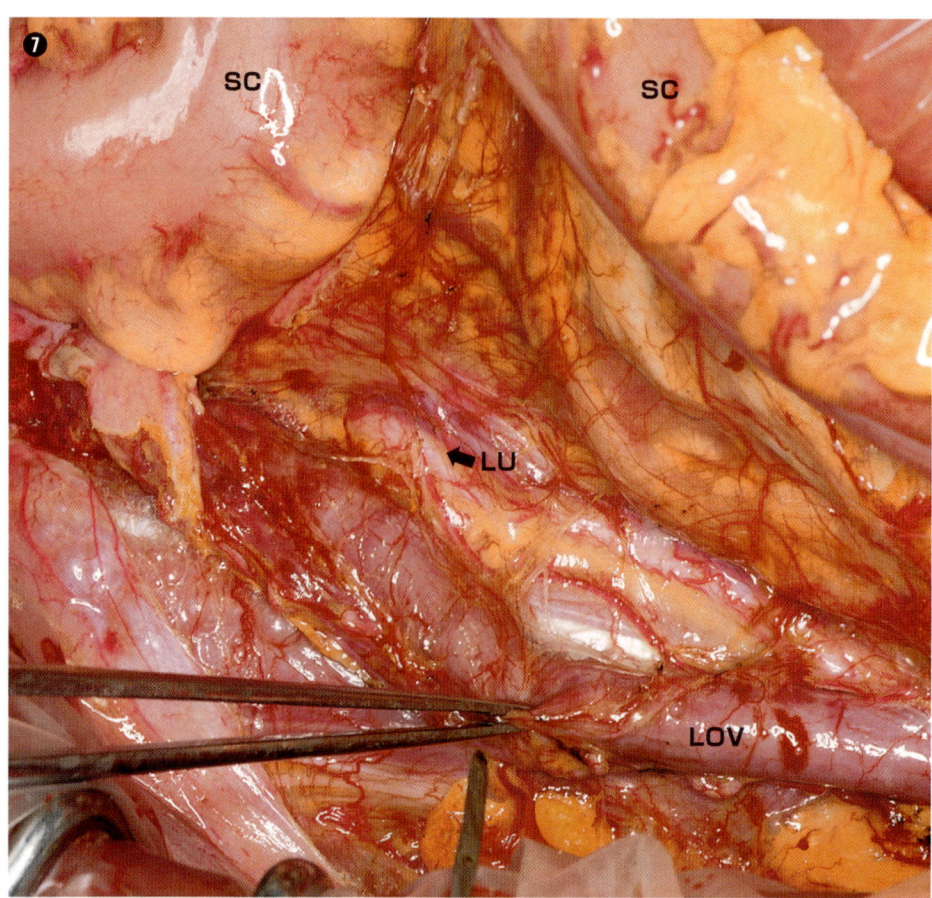

SC : sigmoid colon　LU : left ureter　LOV : left ovarian vein

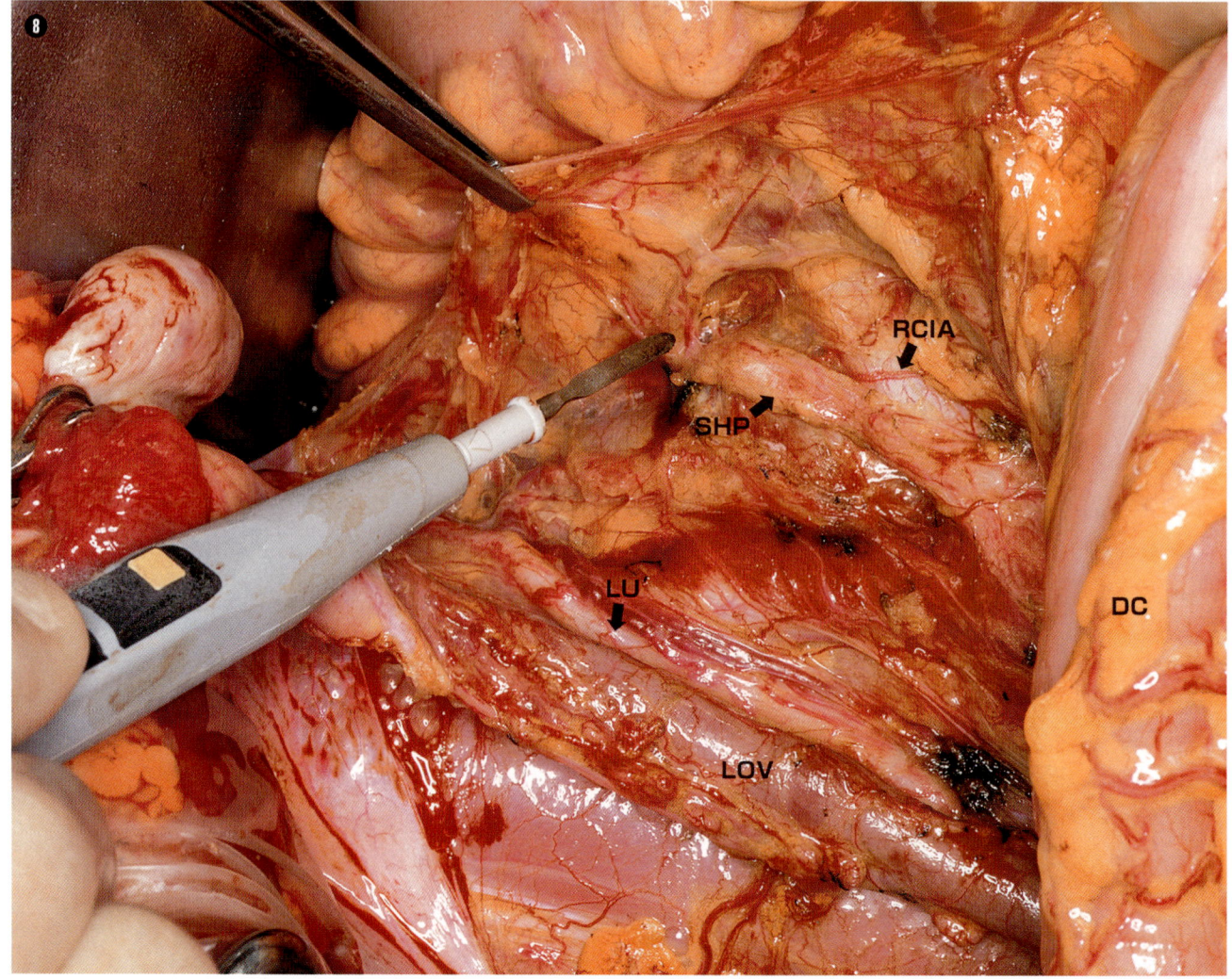

RCIA : right common iliac artery　SHP : superior hypogastric plexus　LU : left ureter　LOV : left ovarian vein　DC : descending colon

下腸間膜血管系の処理

下腸間膜動脈を根部にて切離、第3群リンパ節郭清を行い、腸管切除範囲の腸間膜を処理する。自律神経（下腹神経・上下腹神経叢・腰部内臓神経）は温存する。

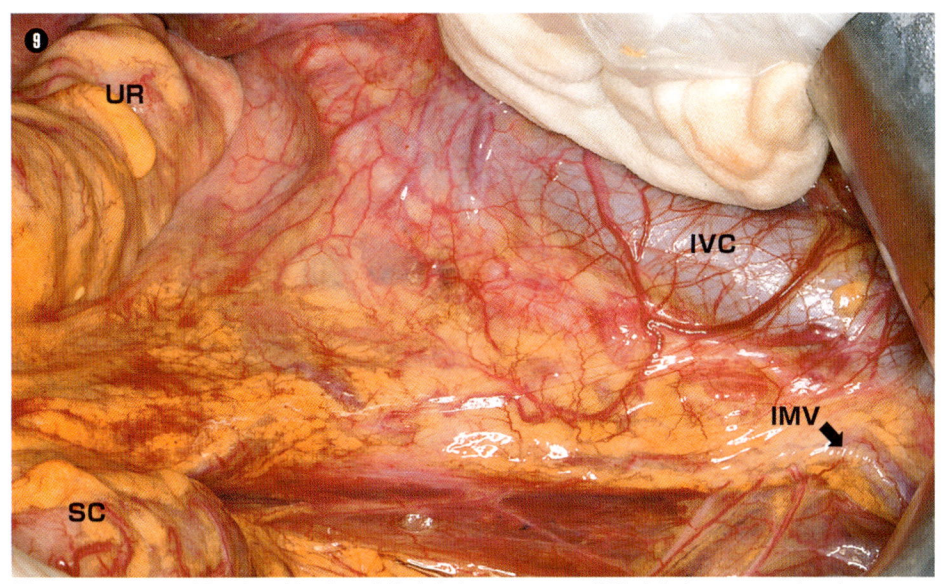

❾ 次に、下腸間膜血管系の処理および、その周囲のリンパ節郭清を行うためにS状結腸、下行結腸を左側に牽引して、S状結腸間膜基部右側、下大静脈左側前面にあたるところで腹膜を切開する。
この結腸間膜の牽引、展開時に、可能ならばIMA系動脈、下腸間膜静脈（IMV）の走行を確認しておく。

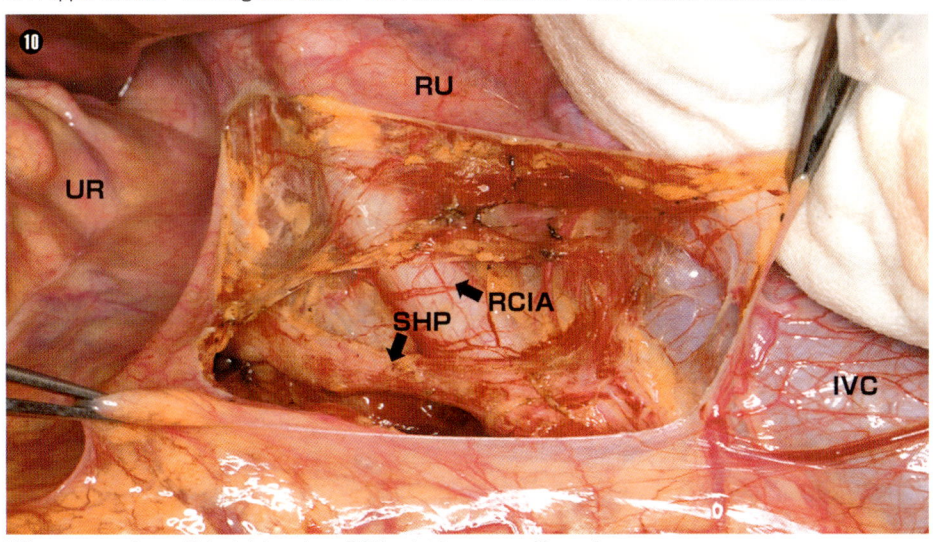

UR : upper rectum　SC : sigmoid colon　IVC : inferior vena cava　IMV : inferior mesenteric vein

❿ 大動脈分岐部前面からその直下に、左側からの剥離操作で確認された上下腹神経叢がみられる。これを損傷しないように、神経叢前面にて剥離を進める。

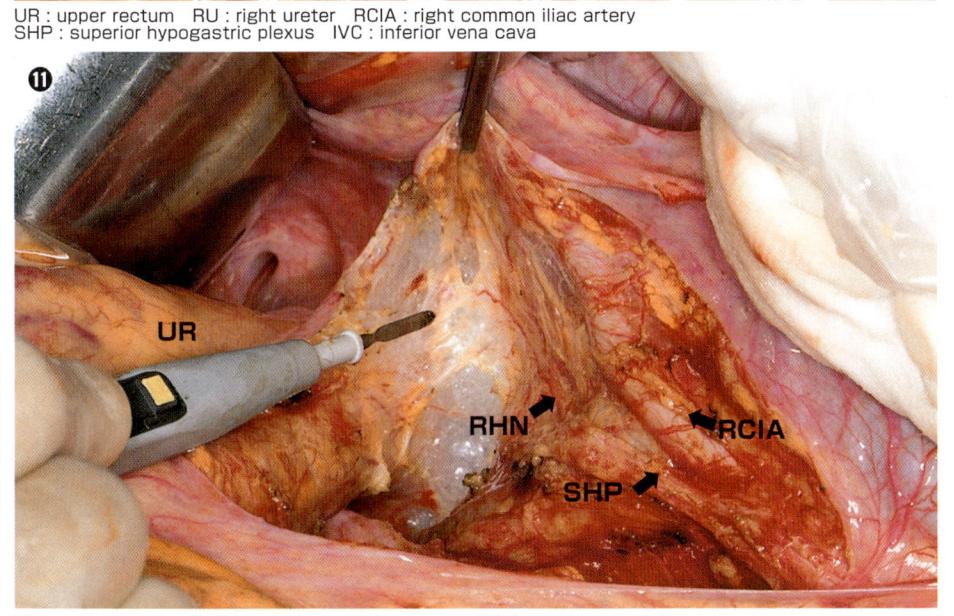

UR : upper rectum　RU : right ureter　RCIA : right common iliac artery
SHP : superior hypogastric plexus　IVC : inferior vena cava

⓫ 尾側に向かって腸管の肛門側切離部となる直腸S状部、場合によっては上部直腸の後面を直腸固有筋膜と仙骨前筋膜の間で剥離しておく。
このとき、上下腹神経叢が、尾側に向かって左右の下腹神経に分岐していくのが確認されるが、これらの神経は確実に温存する。

UR : upper rectum　RHN : right hypogastric nerve　RCIA : right common iliac artery
SHP : superior hypogastric plexus

⓬ 後腹膜の切開は、頭側方向へは十二指腸水平脚下縁近くまで行う。
上下腹神経叢に入る左右の腰部内臓神経を温存するように、大動脈前面にて頭側へ剥離を進めると、IMA根部（大動脈よりの分岐部）に達する。

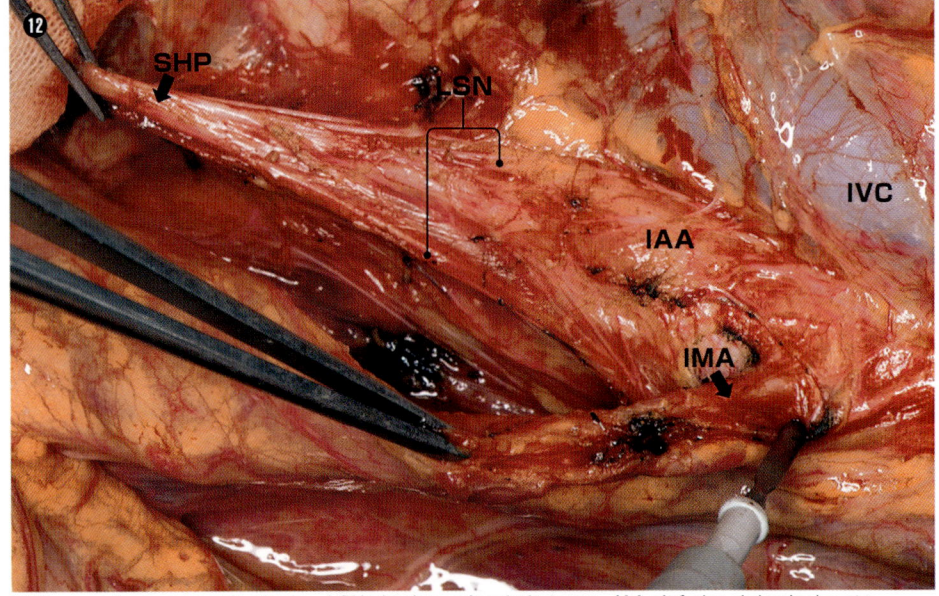

SHP : superior hypogastric plexus　LSN : lumbar splanchnic nerve　IAA : inferior abdominal aorta
IMA : inferior mesenteric artery　IVC : inferior vena cava

⓭ 血管の処理とリンパ節郭清については、癌の占拠部位がS状結腸肛門側の場合には、D₃郭清を行うときもIMA根部の血管を温存して郭清を行い、左結腸動脈（LCA）分岐部直下でIMAを切離することが多い。
しかし、本症例では定型的なLCAが存在せず、IMAを根部で切離することとした。

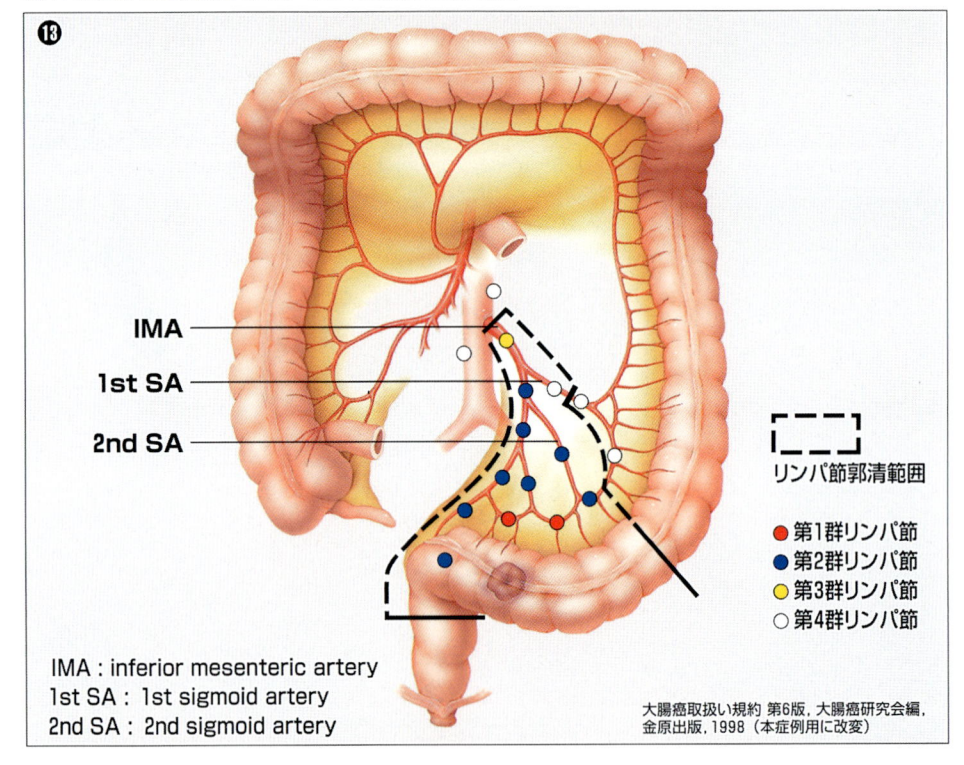

IMA : inferior mesenteric artery
1st SA : 1st sigmoid artery
2nd SA : 2nd sigmoid artery

リンパ節郭清範囲
● 第1群リンパ節
● 第2群リンパ節
● 第3群リンパ節
○ 第4群リンパ節

大腸癌取扱い規約 第6版, 大腸癌研究会編,
金原出版, 1998（本症例用に改変）

⓮ 周囲リンパ節を郭清しながらIMA根部を露出し、二重結紮を行い、IMAを切離する。左腰部内臓神経が隣接するように存在するので注意を要する。

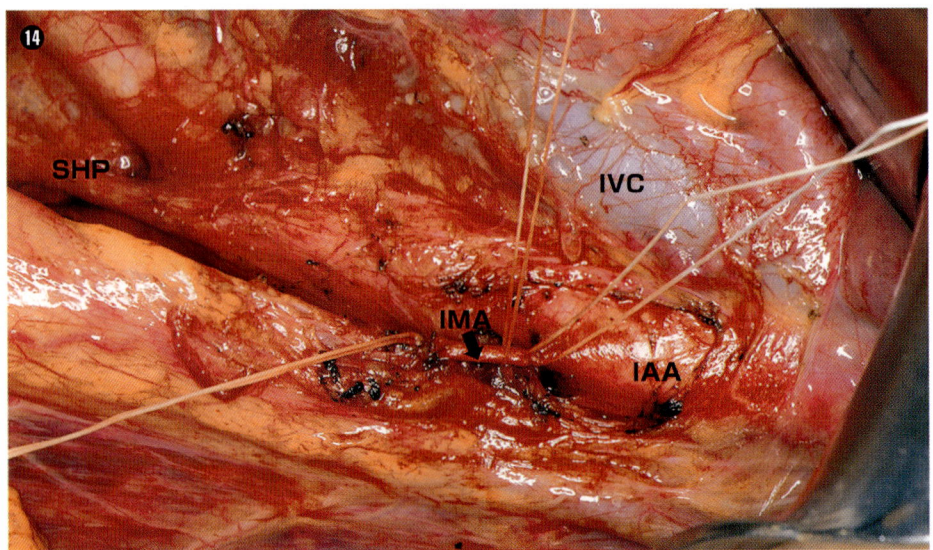

SHP : superior hypogastric plexus　IMA : inferior mesenteric artery　IVC : inferior vena cava
IAA : inferior abdominal aorta

283

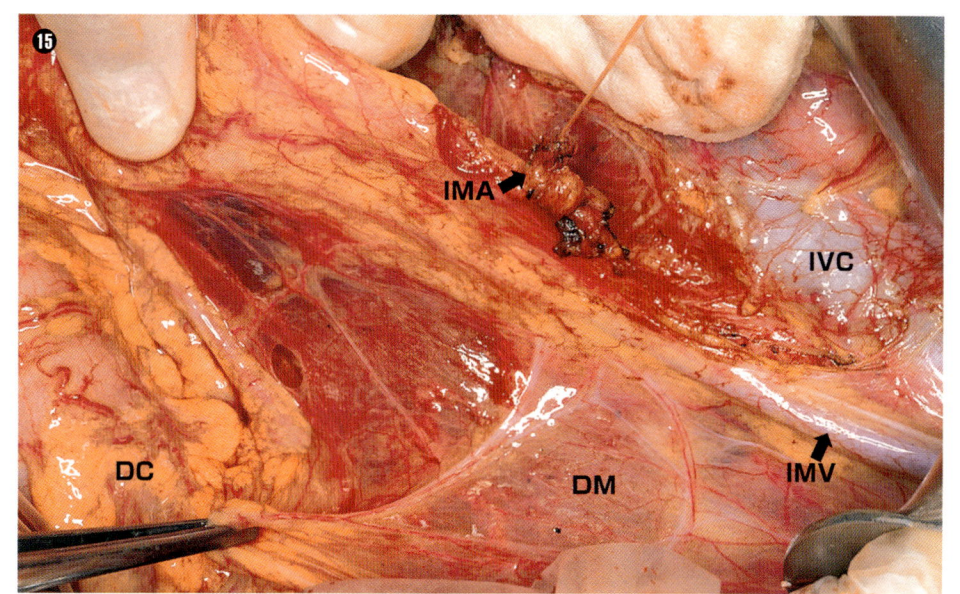

⓯ IMAを切離後、結腸間膜を伸展して、IMA左側を走行するIMVを確認する。

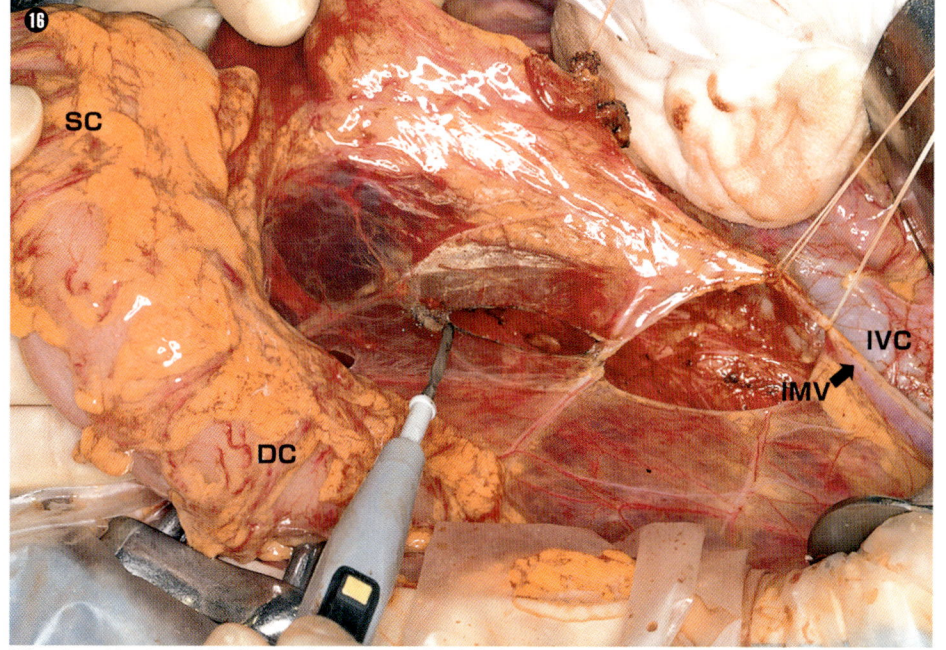

DC : descending colon　　IMA : inferior mesenteric artery　　DM : descending mesocolon
IVC : inferior vena cava　　IMV : inferior mesenteric vein

⓰ IMVをIMA根部の高さで結紮切離する。その後、S状結腸の口側切離予定線（腫瘍口側縁より10cm口側）へ向かって結腸間膜を切離していく。
前述のように、本症例では定型的なLCAは存在していない。

⓱ 次に、肛門側腸管切離線に向かって結腸間膜の切離を進める。
本症例では、第1S状結腸動脈（LCA欠損のため）を結紮処理し、さらに、切離予定線で辺縁血管を処理した。
辺縁血管の処理時には、温存側腸管の断端に流入する血行に十分注意する必要がある。

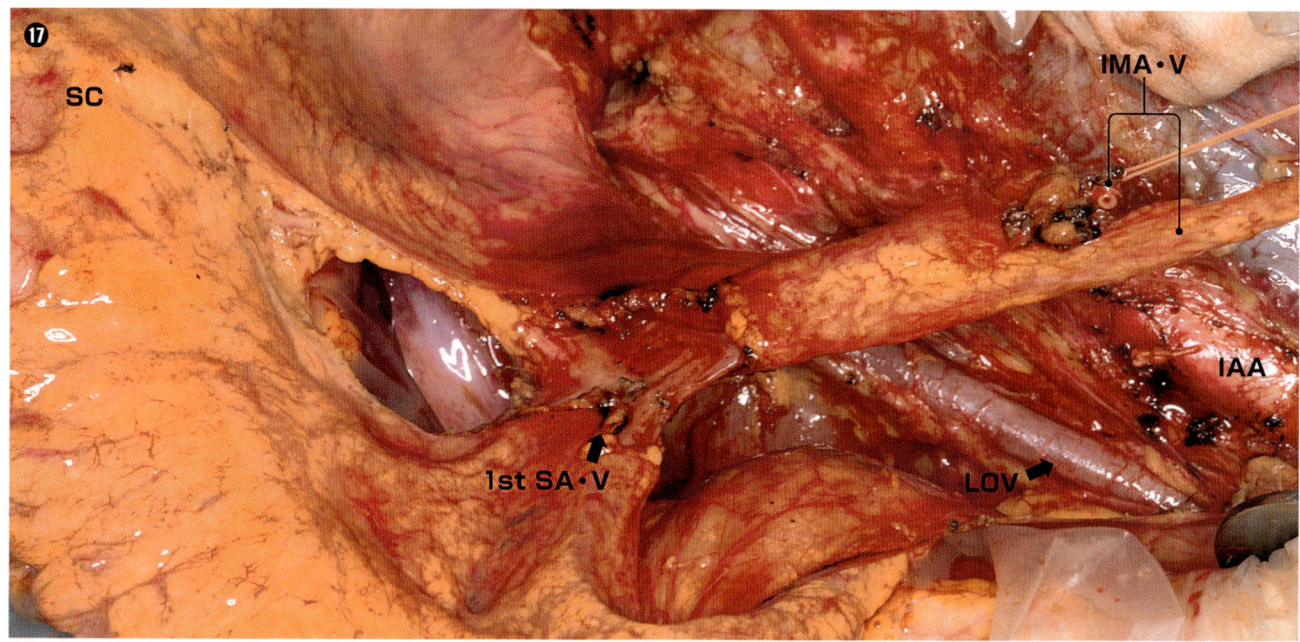

SC : sigmoid colon　　DC : descending colon　　IMV : inferior mesenteric vein　　IVC : inferior vena cava

SC : sigmoid colon　　1st SA・V : 1st sigmoid artery and vein　　LOV : left ovarian vein　　IMA・V : inferior mesenteric artery and vein
IAA : inferior abdominal aorta

3-❸　S状結腸切除術　　284

腸管の切離・吻合

病巣の口側腸管（S状結腸）および肛門側腸管（上部直腸）を切離、病変部腸管を切除し、結腸、直腸の端々吻合を経肛門的操作による自動吻合器を用いて行う。肛門側腸管切離直前に残存直腸内を経肛門的に洗浄する。

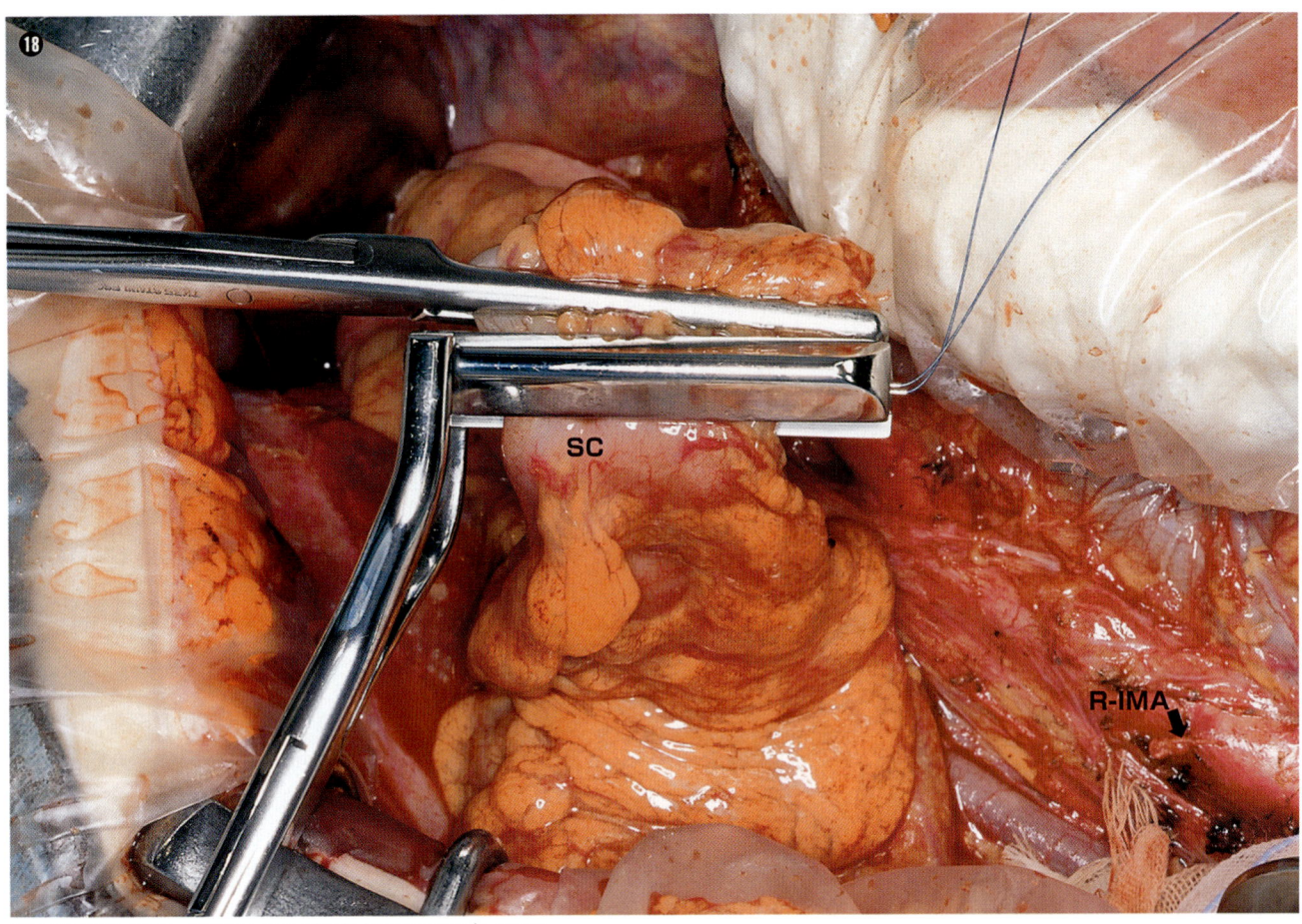

SC : sigmoid colon　R-IMA : root of inferior mesenteric artery

⑱　血管および腸間膜の処理が終了後、器械吻合を予定している場合は、結腸の口側切離線での腸管切離を行う。
切離予定線の約1cm口側に金属製巾着縫合器（EH40）をかけ、その肛門側を縦溝断端鉗子にて閉鎖、腸管を切離する。

⑲　経肛門的操作による自動吻合器を用いた端々吻合を行うため、口側腸管断端より吻合器の頭部のアンビルを挿入し、rodに巾着縫合糸で断端を締める。このとき、一部腸管内腔が開放されるので、汚染防止に留意する。また、本図のように吻合線に脂肪組織（腹膜垂）がある場合は、漿膜を損傷しないように切除しておく。

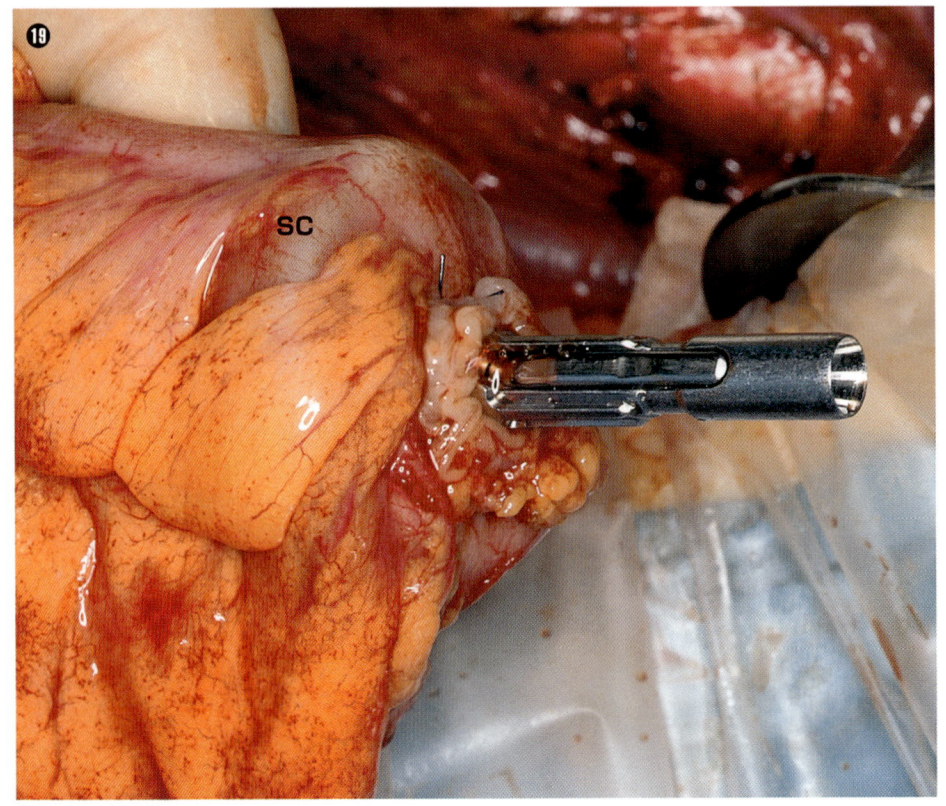

SC : sigmoid colon

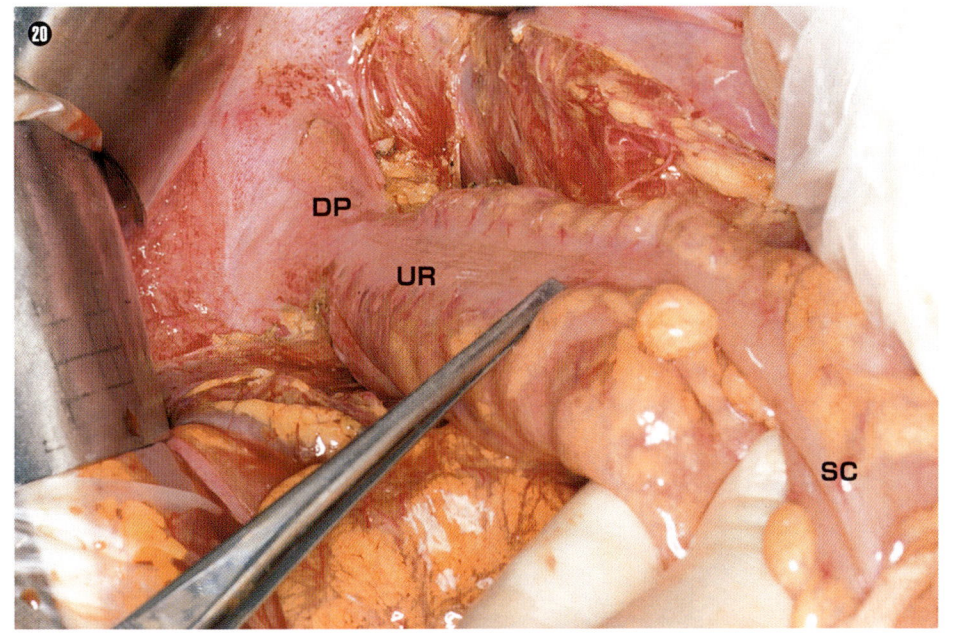

㉟ DP : Douglas' pouch　UR : upper rectum　SC : sigmoid colon

㉑ UR : upper rectum　MR : mesorectum　RCIA : right common iliac artery

㉒ DP : Douglas' pouch　UR : upper rectum　SC : sigmoid colon

㉟ 腸管の肛門側切離予定線は、腫瘍肛門側縁より肛門側へ約10 cmの部位とする。
本症例の場合は上部直腸となる。

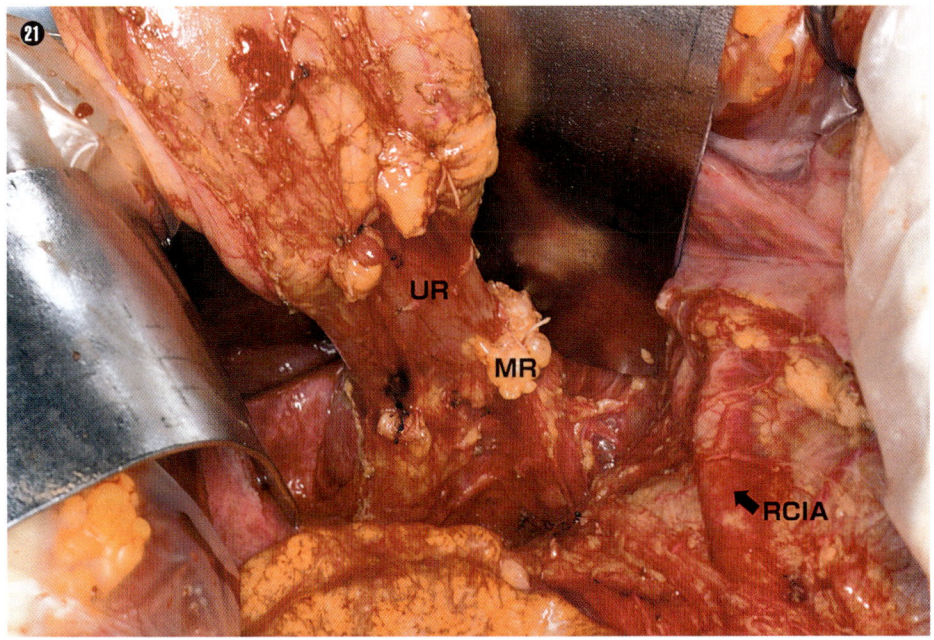

㉑ 肛門側切離予定線より、少し肛門側までの直腸間膜を仙骨前面より剥離、切離予定線で直腸間膜を切離する。
このとき、直腸壁の筋層の損傷に注意する。

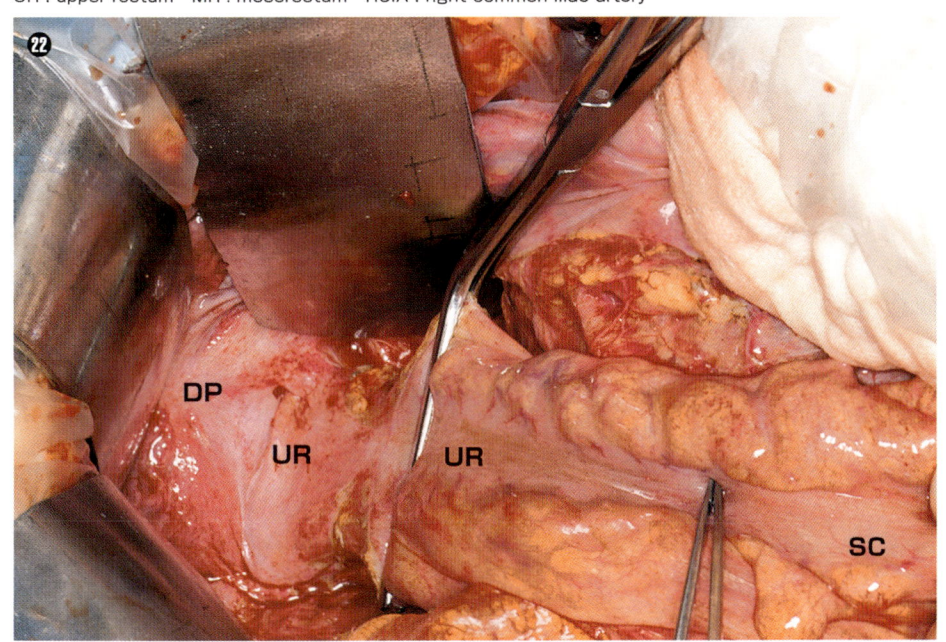

㉒ 切離予定線の口側かつ腫瘍存在部位の肛門側に鉗子（赤倉式食道鉗子または直角鉗子）をかけ、管腔を閉鎖する。
そして、経肛門的に直腸内腔（切離予定線も含まれる）を生理食塩水500〜1000 mlにて洗浄する。これは、吻合線への癌細胞のimplantationを防止する目的で行われる。

3-❸　S状結腸切除術　286

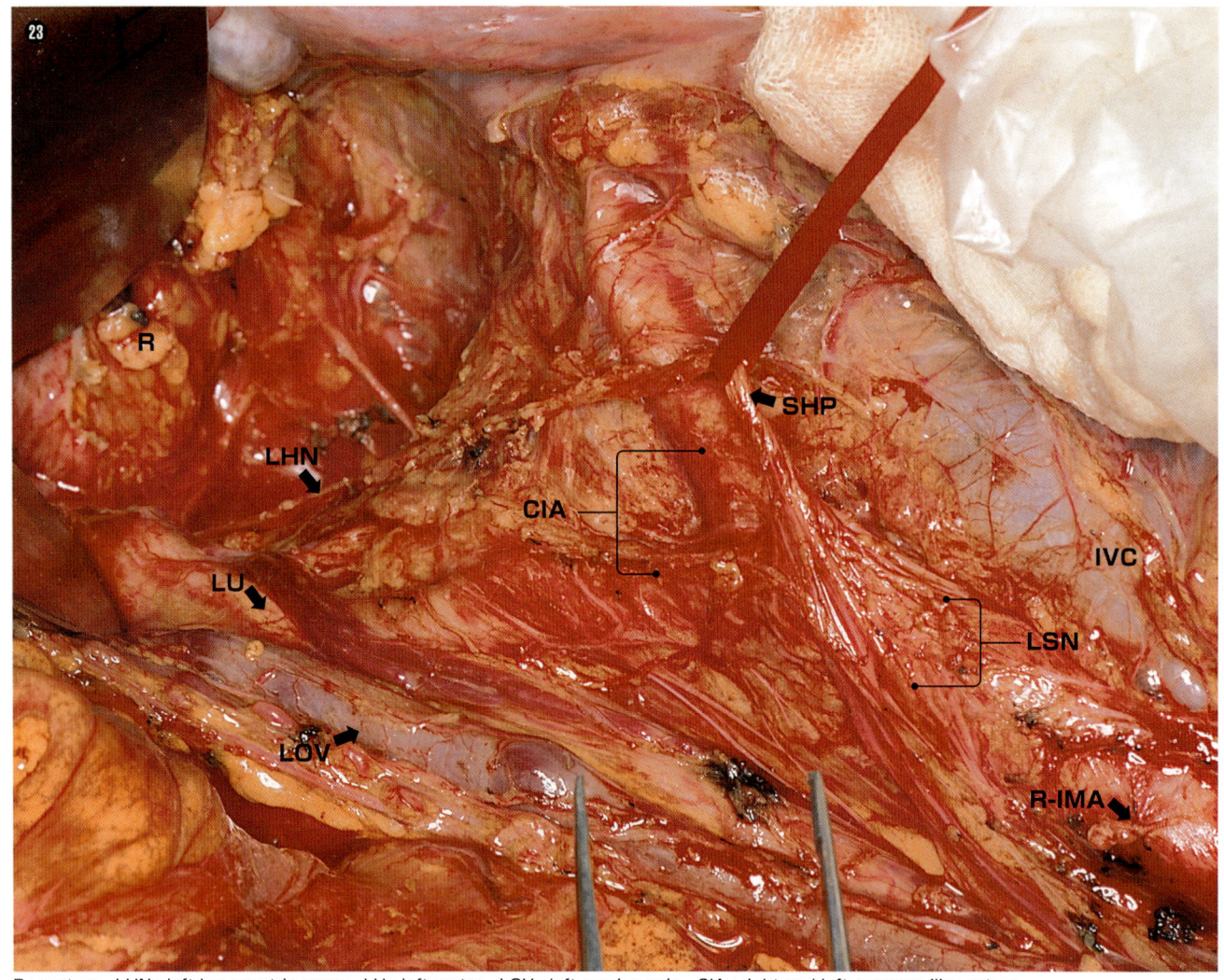

R : rectum　LHN : left hypogastric nerve　LU : left ureter　LOV : left ovarian vein　CIA : right and left common iliac artery
SHP : superior hypogastric plexus　IVC : inferior vena cava　LSN : lumbar splanchnic nerve　R-IMA : root of inferior mesenteric artery

㉓　この時点での後腹膜剥離終了状態を示す。
IMA根部切離部、両側腰部内臓神経、上下腹神経叢（赤色テープ把持）、左下腹神経、左側尿管、左卵巣静脈、下大静脈、右総腸骨動脈などがみられる。

㉔　残存直腸の洗浄が終了後、切離予定線口側約1〜1.5cmの腸管（直腸）にディスポーザブル・パーストリング（65mm）（操作可能な場合は、金属製巾着縫合器でも可）をかける。

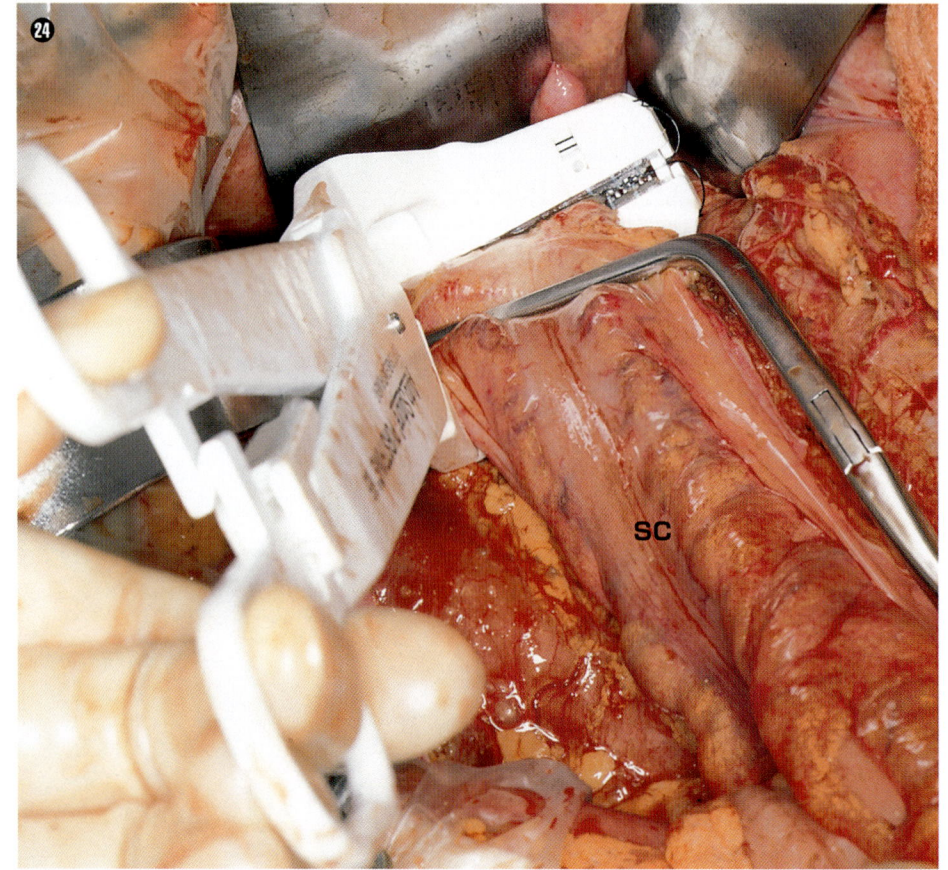

SC : sigmoid colon

287

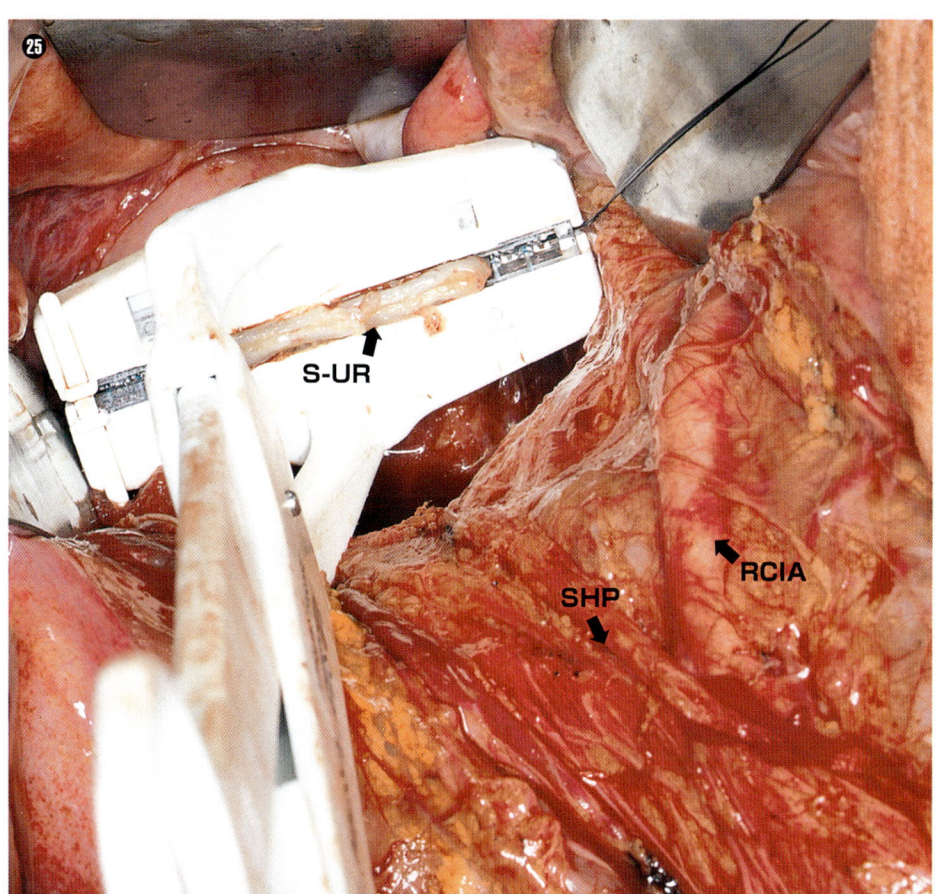

㉕ パースリングの口側縁で直腸を切離する。

S-UR : stump of upper rectum　SHP : superior hypogastric plexus　RCIA : right common iliac artery

㉖ 経肛門的に、自動吻合器本体（今回はILS CDH 33）を挿入、切離部近辺にてcenter rodを出し、その根部近くにて直腸断端の巾着縫合糸を締める。
吻合器の挿入時には、肛門管・直腸を損傷しないように、挿入する助手、術者ともに注意する。

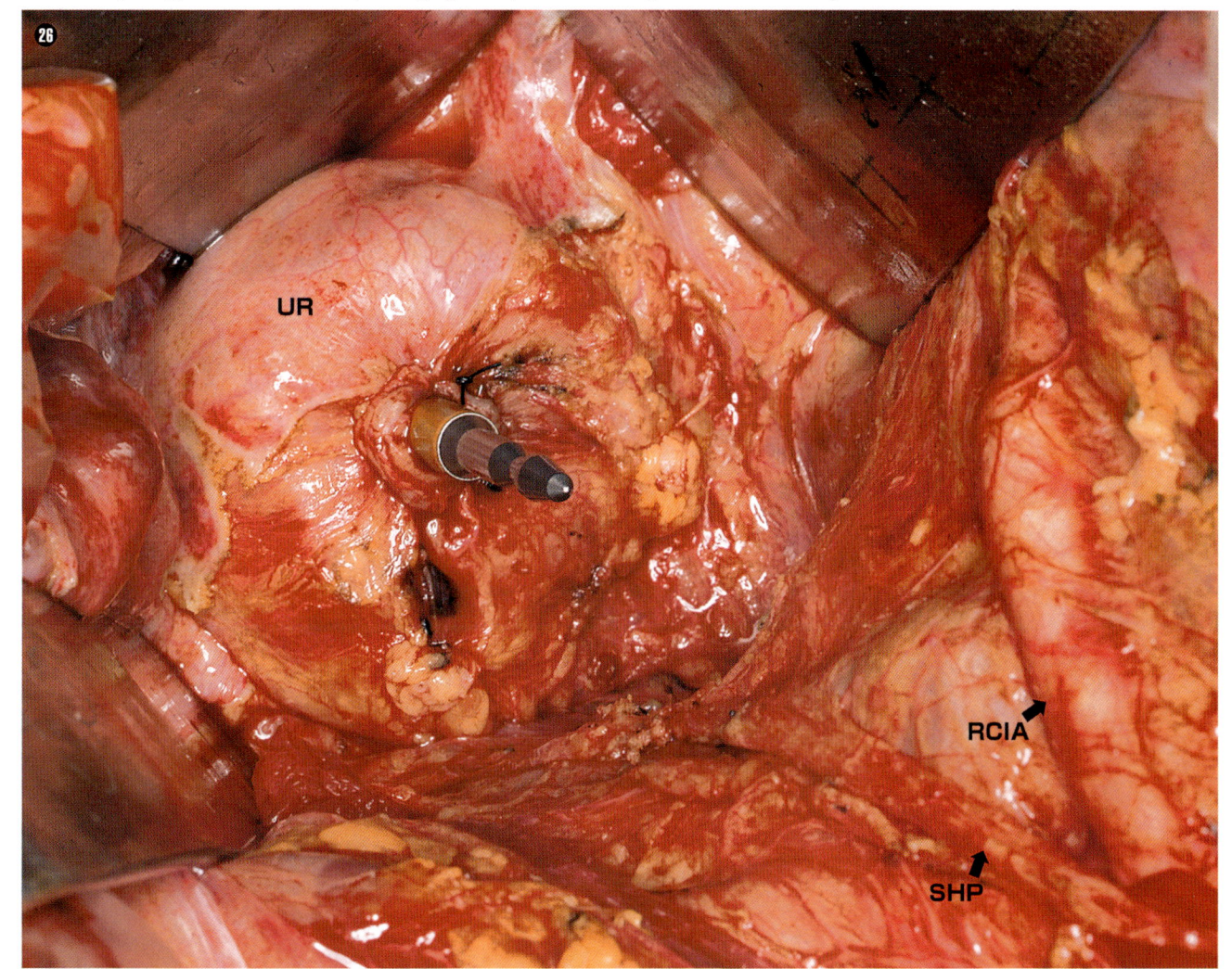

UR : upper rectum　RCIA : right common iliac artery　SHP : superior hypogastric plexus

3-❸　S状結腸切除術　288

㉗ 吻合器の center rod に口側結腸断端に装着したアンビルの rod を連結する。
この際に、口側結腸のねじれがないことを確認する。
また、本症例では不要であったが、口側結腸の授動が十分でなく、吻合部に緊張がかかるようであるならば、結腸脾曲部の遊離が必要な場合もある。

㉘ 両断端接合時には、接合部腸管に少し緊張をかける。また、接合部に腹膜垂や周囲組織を挟み込まないように注意する。
縫合操作が終了したら、吻合器を肛門より抜去し、口側・肛門側両断端のリングが完全であることを確認する。
場合によっては、リークテストを行う施設も多い。

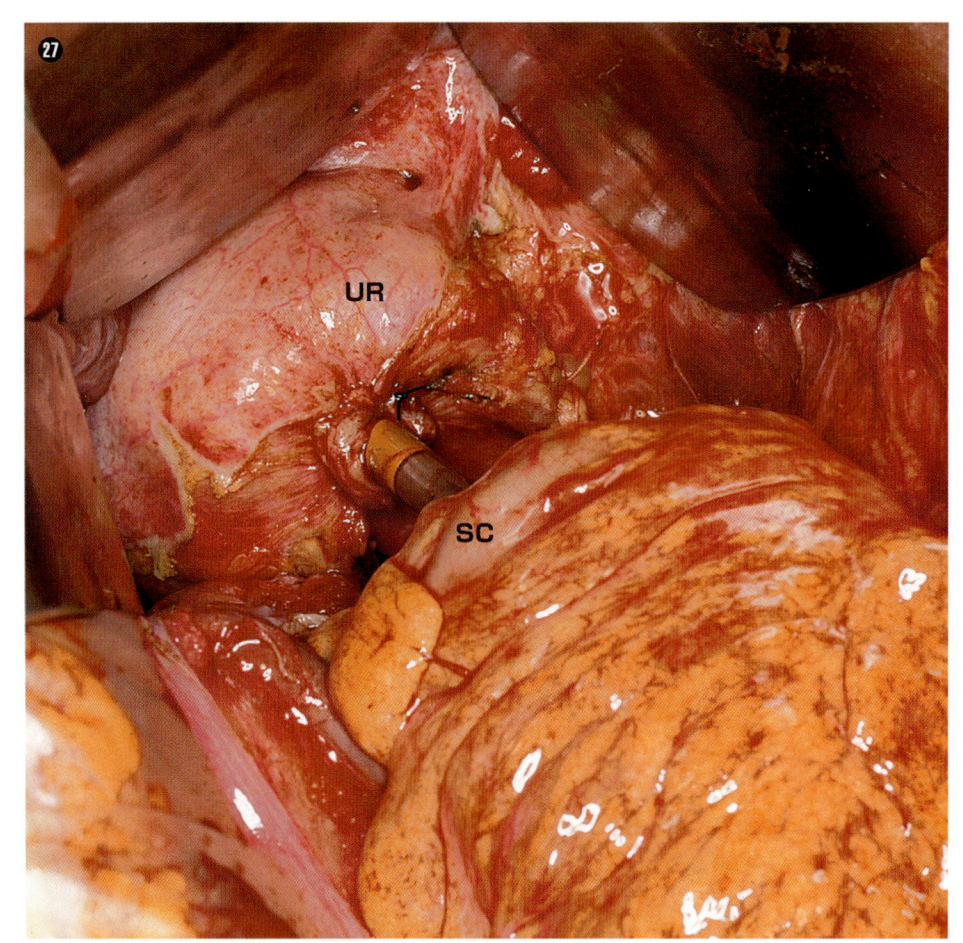

UR：upper rectum　SC：sigmoid colon

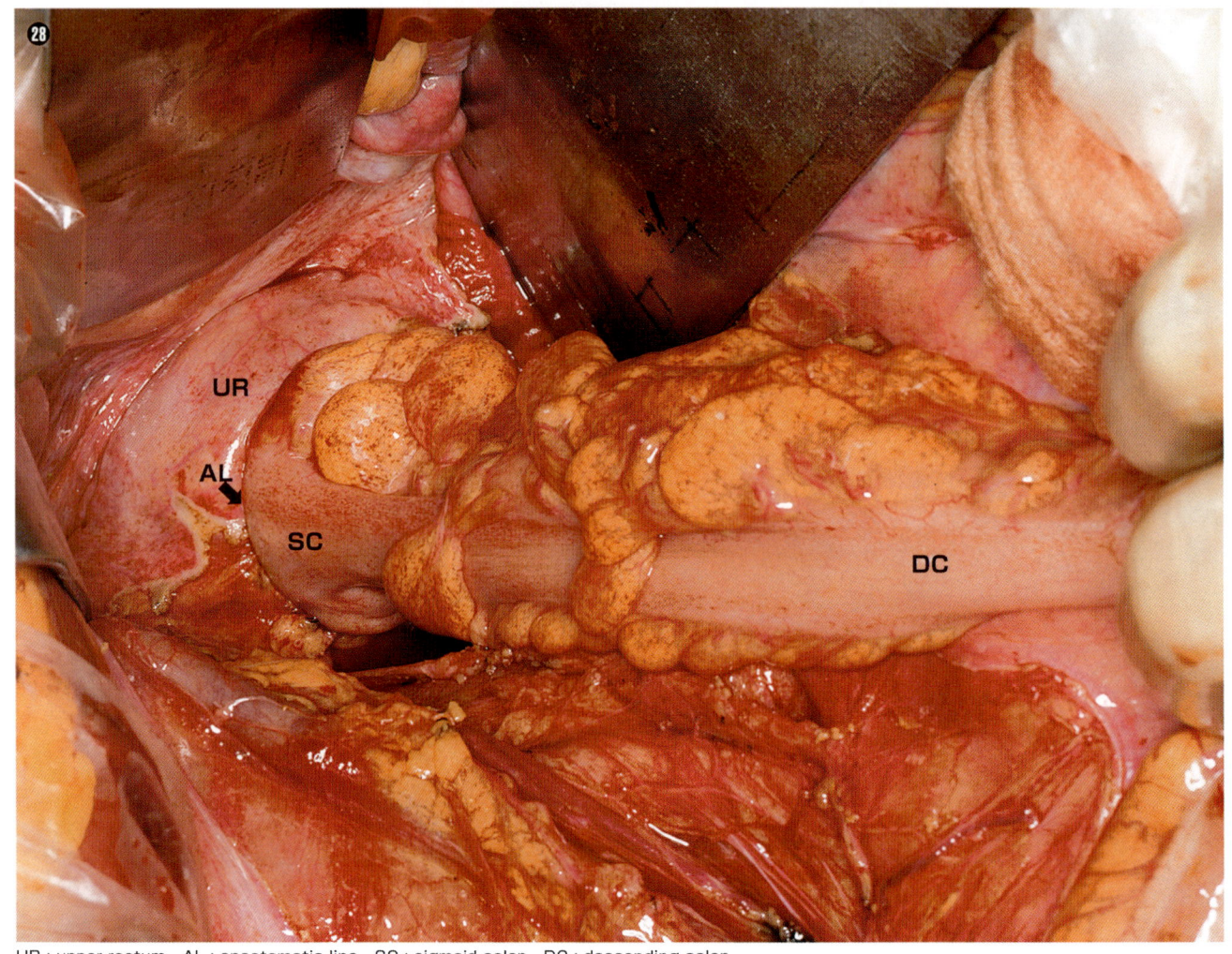

UR：upper rectum　AL：anastomotic line　SC：sigmoid colon　DC：descending colon

後腹膜修復・閉腹

腹腔内を十分に洗浄し、止血を確認後、結腸間膜を用いて腹膜欠損部を修復する。
吻合部近くの仙骨前面剥離創にチューブドレーンを留置して閉腹する。

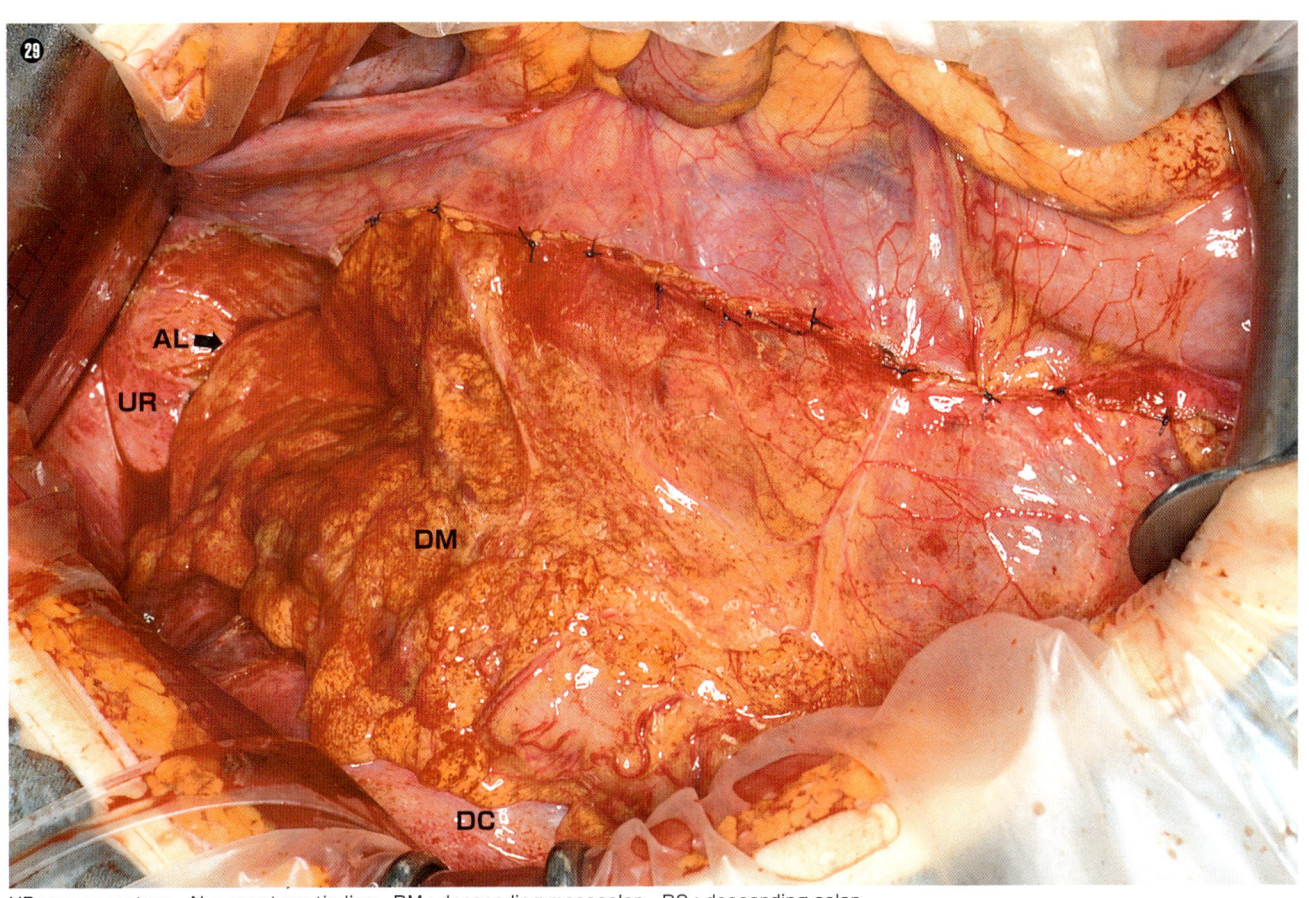

㉙

UR : upper rectum　AL : anastomotic line　DM : descending mesocolon　DC : descending colon

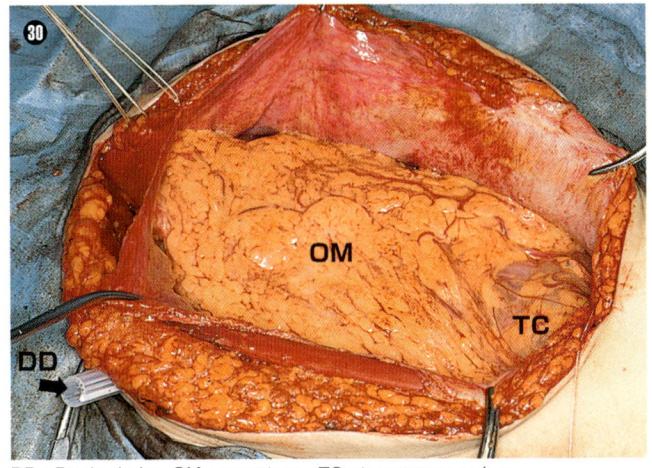

㉚

DD : Duple drain　OM : omentum　TC : transverse colon

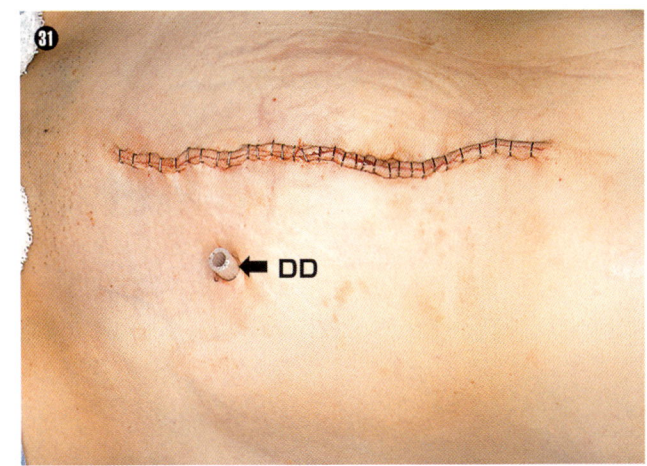

㉛

DD : Duple drain

㉙ 吻合終了後、再度、吻合部に緊張がかかっていないことを確認し、腹腔内を生理食塩水2000 mlにて洗浄、口側結腸間膜を用いて腹膜欠損部の修復を行う。

㉚ リングドレープをはずし、左下腹部より腹膜外経路にてDuple drainを挿入し、仙骨前面剥離創の最尾部に先端を置くように留置する。ドレーン先端が吻合部に接触しないように注意する。
その後、intestinal bagより小腸を取り出し、腹腔内に規則正しく並べ、その前面を大網にて被覆する。

㉛ 開腹創を下腹部は一部3層、これより頭側は2層に閉創する。腹膜、筋層は通常、吸収糸を用いて結節縫合を行い、皮膚はスキンクリップにて縫合し、手術を終了する。
なお、ドレーンは開放ドレーンとしているが、閉鎖ドレーンとする施設も多いと思う。

3-❸　S状結腸切除術

3-4 肛門機能温存大腸全摘術

佐々木研究所付属杏雲堂病院副院長
岩間毅夫

回腸J嚢-肛門(管)吻合術は日本外科学の誇るべき成果の一つ。今後、QOLと長期予後の検討が必要

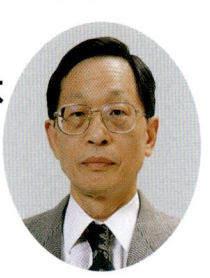

佐々木研究所付属杏雲堂病院
副院長
岩間毅夫

　大腸全摘術は制御困難な潰瘍性大腸炎（UC）、あるいは家族性大腸腺腫症（FAP）など、直腸病変を含む全大腸にわたる病変に適応となる術式である。これらの疾患で最も問題となるのは、

（1）根治性とともに自然肛門機能を温存できるかどうか

であるが、比較的若年者に多い疾患であることから、

（2）腹壁創を小さくかつ目立たなくする工夫

もたいへん重要な要素である。

　自然肛門を温存するための回腸肛門吻合術の発想と試みは古くから存在したが[1,2]、長い間、実用的術式ではなかった。回腸J嚢-肛門（管）吻合術は、宇都宮（兵庫医科大学名誉教授）および筆者らによって1980年に報告され[3]、現在ではUCおよびFAPの標準術式の一つとして広く世界で認められている。この術式の開発は、大腸全摘術における選択の幅を広げるものとして、日本外科学の誇るべき成果の一つと考える。

　肛門機能温存大腸全摘術における回腸嚢の作成（ストレート型、J型、S型、H型、W型）については、世界的にJ型が選択される傾向である。肛門近傍の手術操作も最近、格段に改良され、吻合方法も肛門部での吻合（用手縫合）あるいは肛門管部にかかる下部直腸での吻合（器械吻合）に集約される。また、種々の成績が集積されるとともに、今後さらに発展するものと期待される。

　さて、同じ治療効果を得るならば、腹壁創を小さく目立たなくするにこしたことはない。腹腔鏡下の操作は、結腸ないし大腸全摘術に画期的な変化をもたらした。開腹術では、脾彎曲部と直腸の操作のために、上下腹部にわたる切開創が必要である。それが腹腔鏡下術式では、恥骨やや頭側の7cm程度の皮膚横切開でその操作が可能である。

　しかし、手術歴、腹腔内炎症歴、あるいは内臓脂肪が多い場合などではorientationを付け難く、また手術操作が困難でこれを断念する場合がまれではない。さらに、改善・工夫の余地がある。

　大腸全摘、回腸J嚢-肛門（管）吻合術は、開発され支持を受け始めてたかだか20年余りしか経ていない。各国の施設で経験が豊富になってきたとはいえ、20歳代で手術を受けた人が70歳代になるには50年を要する。従って、この術式の手順、手術合併症対策、排便機能のよりよい温存、回腸嚢炎の予防と治療、FAPにおける回腸嚢内の腺腫あるいは癌の発生など、QOL（生活の質）と長期的予後を謙虚に検討する必要がある。

　このたび、出月先生より私どもの手術を写真にしてくださるお話をいただきましたので、回腸J嚢と肛門管吻合および肛門吻合の2例についてお示しして、諸先生方のご批判を賜り、さらなる進歩改善の糧にできれば幸いです。（なお、手術操作の手順を示すための医学的写真撮影と、その目的のためのみで掲載することについて説明し、それぞれ患者本人の了解と許可とを得た。）協力医師：星野直明、金仁燮、家城和男、樋口哲郎、出口健二（麻酔科）

---

1) Ravitch MM : Anal ileostomy with sphincter preservation in patients requiring total colectomy for benign condition. Surgery 24 : 170-187, 1948.
2) Devine J, Webb R : Resection of the rectal mucosa, colectomy and anal ileostomy with normal continence. Surg Gynecol Obstet 92 : 437-442, 1951.
3) Utsunomiya J, Iwama T, et al : Total colectomy, mucosal proctectomy, and ileoanal anastomosis. Dis Colon Rectum 23 : 459-466, 1980.

CASE & FLOW CHART

症例1

27歳・女性、家族性大腸腺腫症（FAP）

主訴：排便時出血

家族歴：父、母、妹の検査ではFAPを認めなかった。ほか特記すべきものなし。

現病歴：1年前より時々排便時出血を認めた。勤務先の健康診断でも便潜血反応を認め、某がん検診センターで検査を受け、FAPと診断された。最大2cmから1cmのポリープの内視鏡的切除を受けたところ、粘膜内癌と診断された。びまん性多発性腺腫の中に、なおいくつか比較的大きなポリープを認め、手術適応とされ当院へ紹介を受けた。

胃には、過形成性ポリポーシスを認めた。デスモイド、甲状腺腫は認めなかった。腫瘍マーカー正常範囲。術式選択について説明し、回腸J嚢-肛門管吻合術を行う予定とした。術前肛門管最大静止圧は88cmH₂Oの。

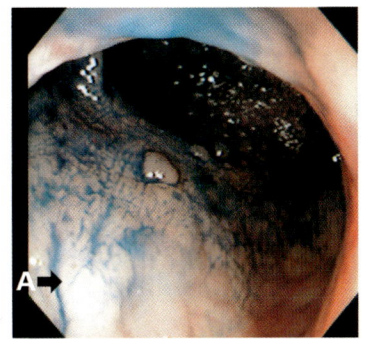

肛門管の内視鏡像
向かって左下に肛門柱、上から右はほぼ歯状線であり、肛門管部分の直腸粘膜に小さなポリープ（腺腫）を認める。
A：anal transitional zone

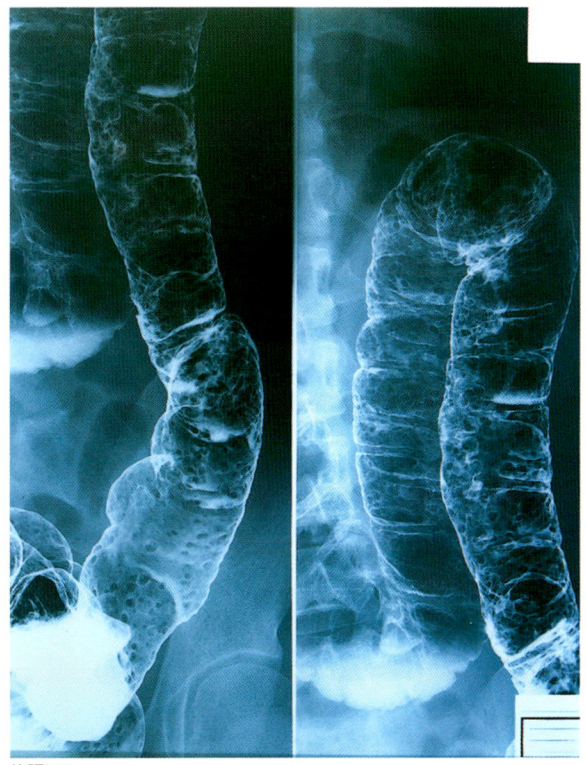

注腸X-P
典型的なFAP注腸像で、10mm以下の多発性ポリープが主体の中に、大きなポリープが散見される。

術式

1. 術前腸管洗浄など、術前準備 体位固定とポート挿入 ①
2. 腹腔鏡下結腸遊離操作 ②～⑥
3. 恥骨頭側の横切開、筋膜前面剥離および下腹部正中切開 ⑦～⑨
4. 結腸の創外への脱転、大網の温存、結腸血管処理、回結腸動脈の温存 ⑩～⑬
5. 直腸の遊離、骨盤神経温存、直腸に沿った遊離 ⑭～⑰
6. 腟（前立腺）と直腸との剥離操作、十分な遊離の確認 ⑱～㉓
7. 直腸内の洗浄 ㉔
8. 腟壁の確認と、直腸の肛門挙筋直上での切離 ㉕～㉘
9. 回腸J嚢の作成、栄養血管処理のデザイン ㉙～㉜
10. 腸管のねじれなどの異常がないことと腟壁の確認、EEAによる吻合 ㉝～㉟
11. 術後管理

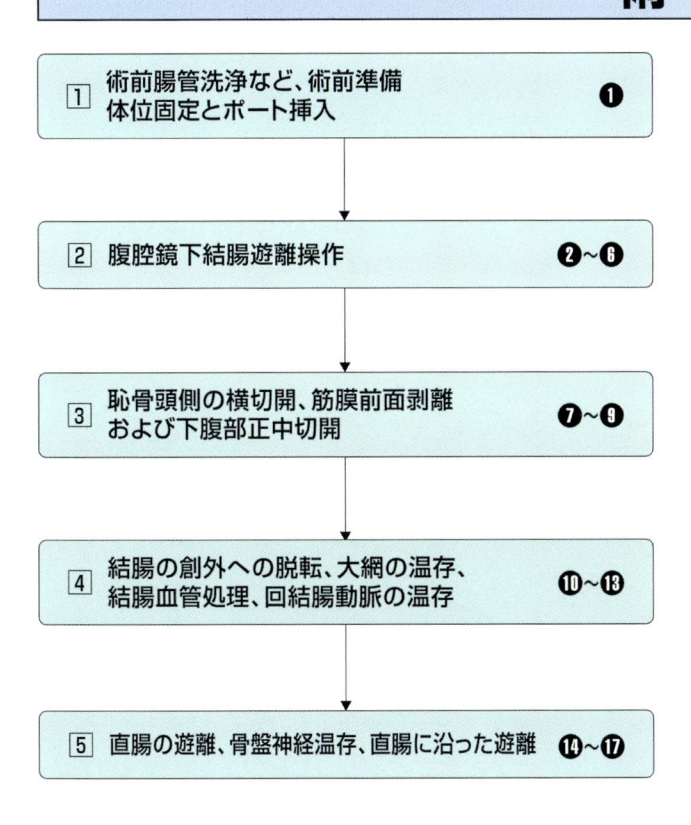

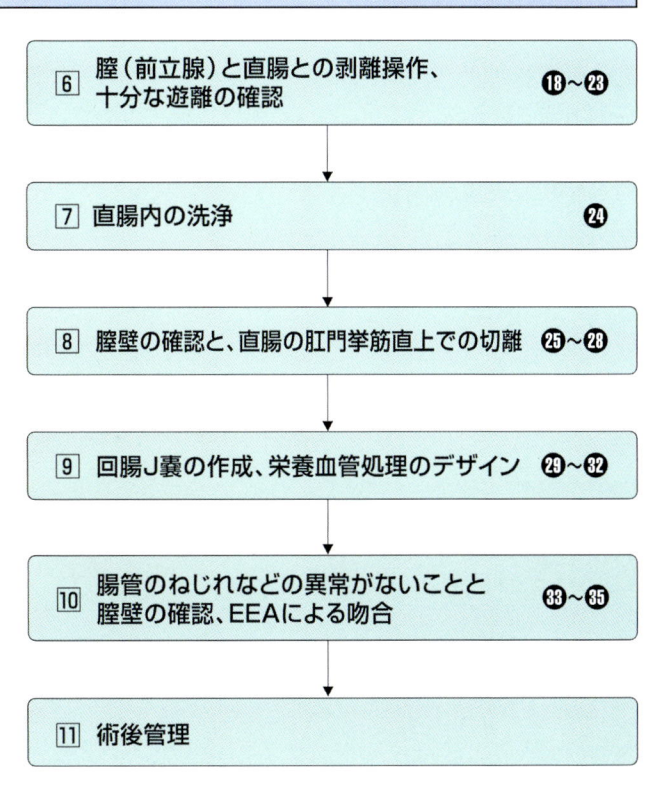

腹腔鏡下の操作

恥骨上部の小切開創で結腸全摘を行うために必要な操作である。比較的若年者に行うことが多い。40歳以降の内臓脂肪の多い男性では大網が複雑に癒着し、脾彎曲部のorientationが得られず開腹せざるを得ない場合がある。

❶　術前処置として、全消化管洗浄を行う。手術は通常2人で行っている。マジックベッド、側板などを用い、軽度な砕石位で体を固定する。

手術は、腹腔鏡による結腸の遊離から開始する。

臍部から腹腔鏡用ポート①を小開腹法で挿入し、斜視鏡により腹腔内を観察して、癒着あるいはデスモイドなどの問題となる所見がないことを確認する。

次いで、下腹部横切開を予定している部位（恥骨結合上縁から約4～5cmに10mmのポート②を挿入する。

恥骨上の距離は、美容上目立たないよう、膀胱を穿通しないよう、また結腸を引き出すのに低すぎないような距離とする。

次いで、上腹部剣状突起と臍の中間に5mmのポート③、左側腹部に10mmのポート④を挿入し、4つのポートで行っている。血管根部の処理はないので、通常これで十分である（写真❼参照）。

❷　脾彎曲部は、図のように腹―背方向に走る。

また、横隔結腸ヒダ、大網の癒着などがあり、結腸が隠れて見えないこともある。

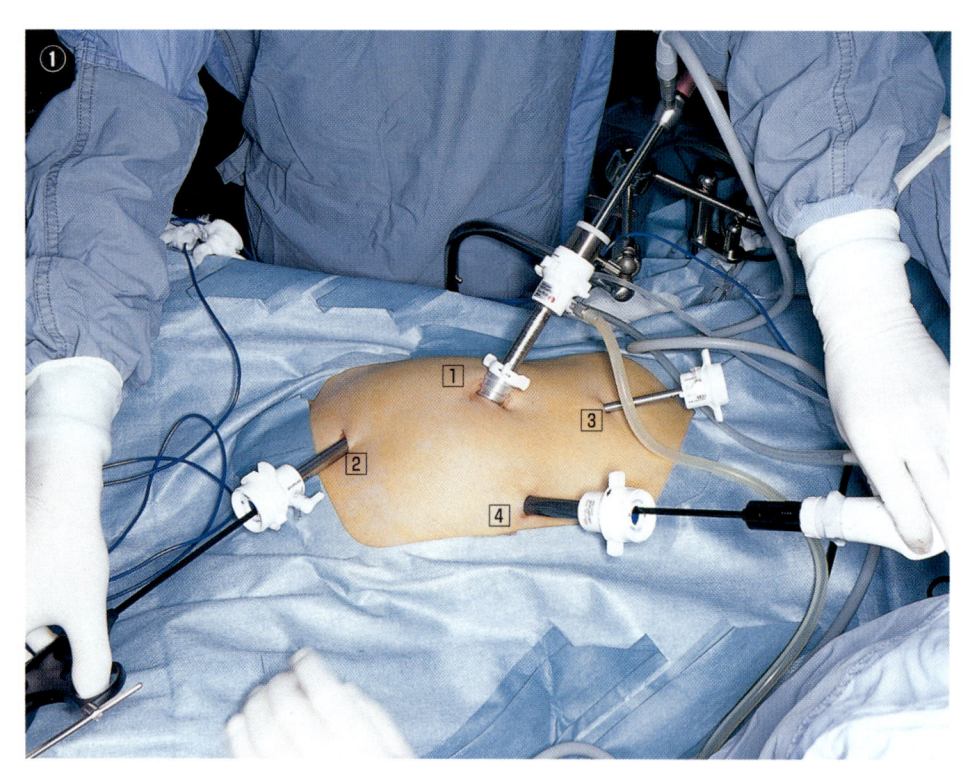

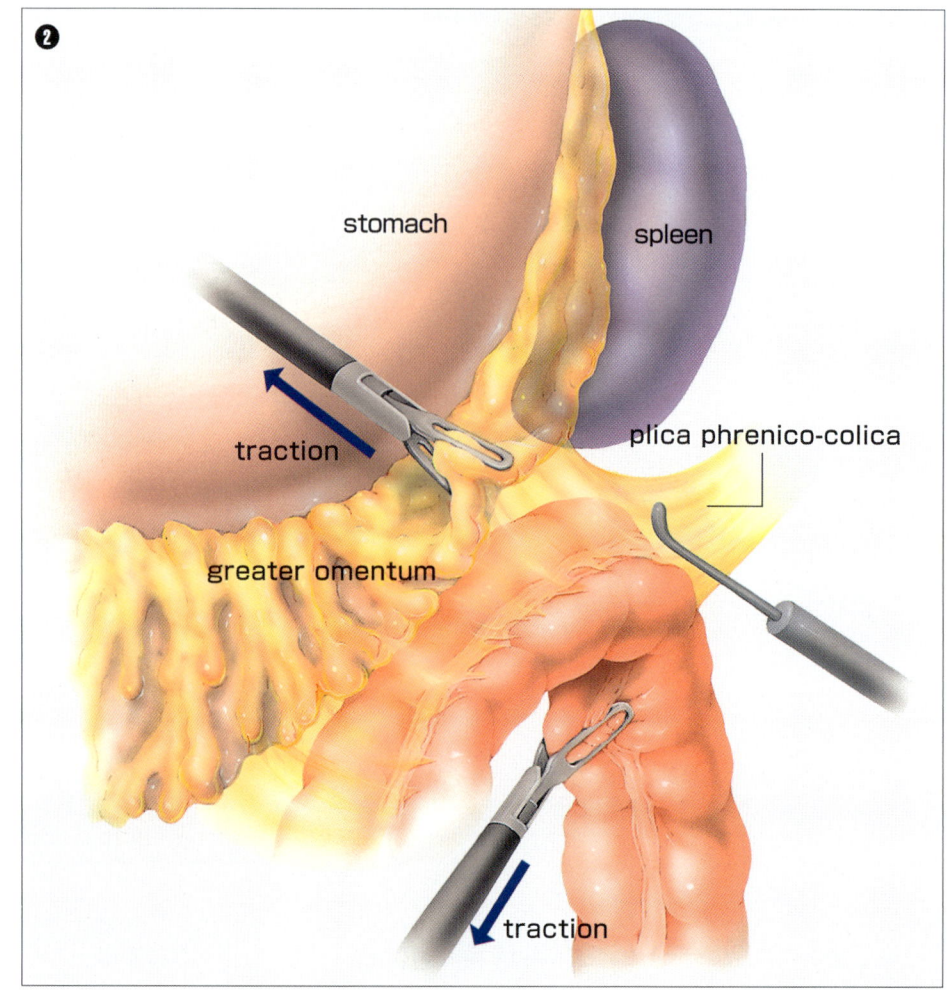

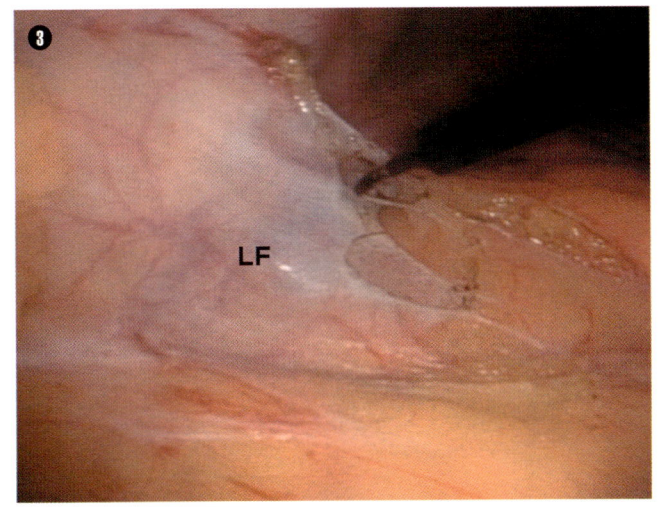

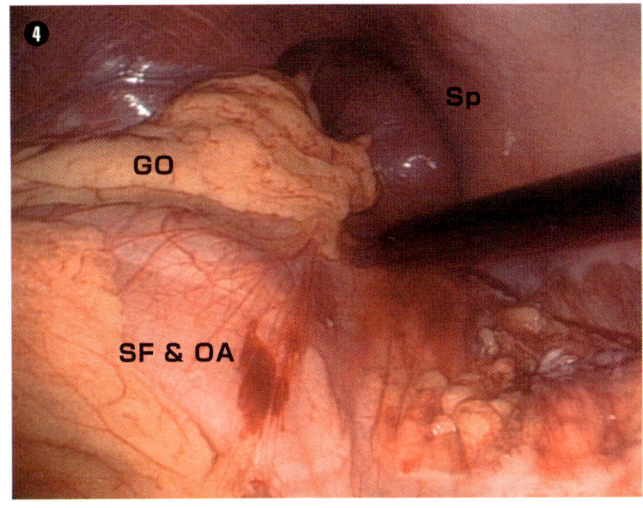

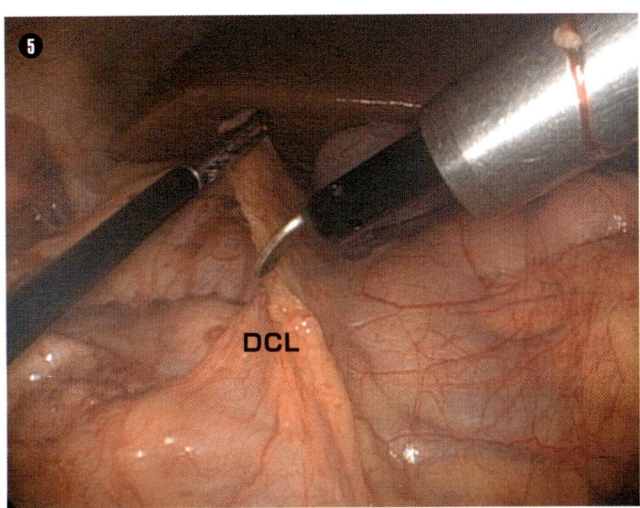

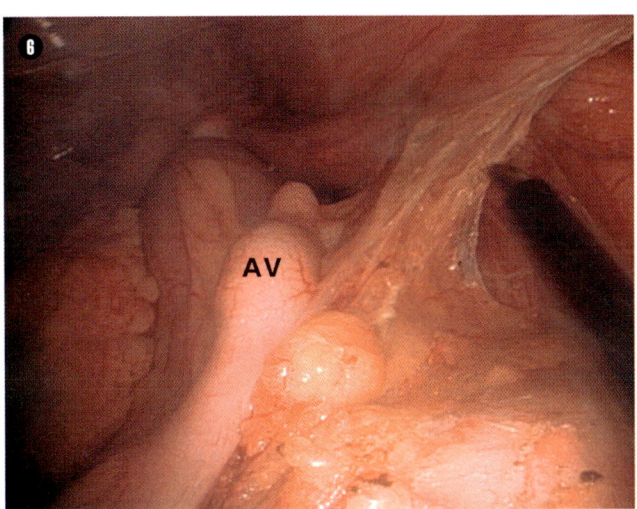

LF : left fusion fascia　GO : greater omentum　Sp : spleen　SF & OA : splenic flexure and omental attachment　DCL : duodeno-colic ligament
AV : appendix vermiformis

❸　左前斜位とする。まず、S状結腸間膜の癒着剥離および下行結腸間膜（fusion fasciaまたは左Toldt筋膜）の遊離から開始する。
ポート②③で結腸を内側に牽引し、ポート④で電気メスを用いて剥離操作を行っている。尿管はもちろんであるが、卵巣動静脈、あるいは精巣動静脈を後方の腹膜下筋膜の下に残して剥離するように努める。
腸管は、柔らかいラチェット付きの鉗子で把持するのが便利である。牽引用鉗子の角度で、結腸がどの程度遊離できたかを知ることができる。下行結腸の遊離は、正中部まで十分に行っておくべきである。

❹　下行結腸遊離を上方に進め、脾彎曲部の遊離に進むが、左斜位をさらに頭高位とする。
脾彎曲部から左横行結腸部分の遊離が最も重要で、時間を要する部分である。大網の脂肪量と腸管への癒着の仕方によって、操作の難易が分かれる。脾彎曲部は、ポート③で大網を右頭側に、ポート②で下行結腸ないし横行結腸を尾側右側に牽引することによって良好な視野を得る。
脾彎曲部は前後方向に走行しており、さらに大網および左横隔結腸ヒダが存在し、3次元的感覚が必要で、剥離距離は見た目以上に長い。
脾彎曲部を尾側に遊離する際に、腸間膜あるいは大網部血管を損傷して出血する場合がある。この部位では、超音波凝固切離子を使用すると便利である。
もし、出血を見た場合には、その部位を鉗子で把持し、そこにクリップをかけて止血する。
脾彎曲部の視野を取ることがやや困難と考えられる場合は、右結腸遊離を先行し、脾彎曲部を最後に残す場合もある。

❺　体位を戻して右結腸の遊離に移る。ポート③によって肝彎曲部の切離操作を行い、ほかのポートで結腸を牽引する。
剥離は比較的容易であるが、背側の十二指腸に注意しながら操作を進める。横行結腸右側をある程度遊離しておくようにする。
次いで、肝彎曲から尾側に遊離し、卵巣（精巣）動静脈、尿管を露出しないような浅い剥離とする。

❻　虫垂、盲腸周囲を剥離する。この部は解剖学的に変異が多く、移動度が大きい場合もあれば、虫垂炎による癒着などの影響で遊離に困難を感じることもある部位であるが、慎重に進めれば問題はない。
鉗子によって、すべての結腸が臍より下に、かつ正中部に移動できるようにしておく。

結腸全摘

この操作は、恥骨上部の小切開から全結腸を切除することにあるが、それ以前の腹腔鏡下の遊離操作が、この操作の難易度を決定する。sm癌が疑われる場合は、2群リンパ節の一部まで切除するため、支配動脈をなるべく根部近くで切離する。

❼ 腹腔鏡操作が終了し、開腹操作に移る。下腹部ポート挿入部を通る、約7cmの皮膚横切開をおく。
後の操作で、正中の2つのポート挿入部は縫合閉鎖し、左側のポートからはペンローズドレーンを挿入することとなる。

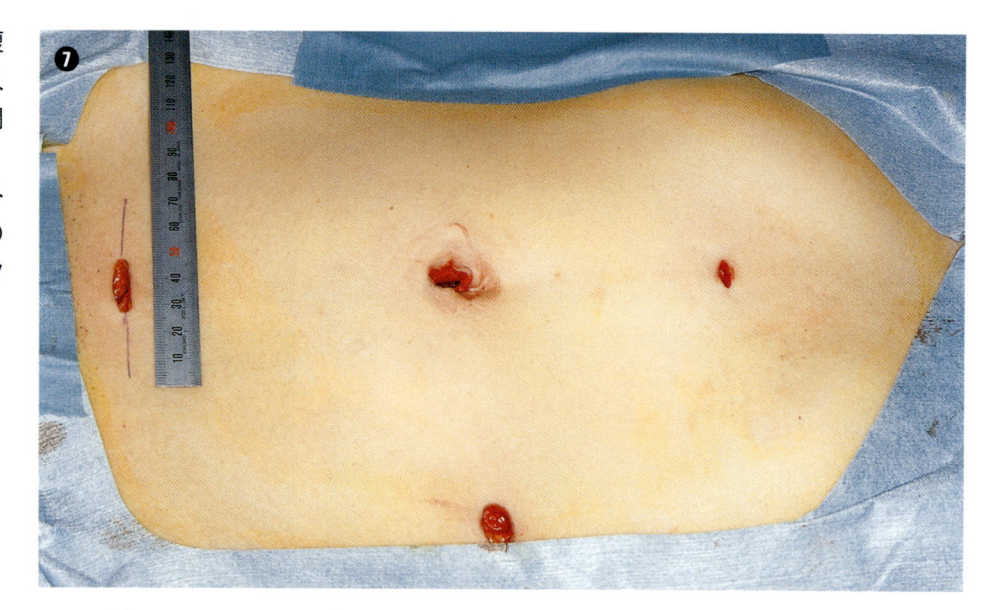

❽ 腹壁筋膜の前面を頭側に向かって剥離する。腹壁横切開と臍との中間を越える程度としておく。尾側には、恥骨まで剥離を進める。
この剥離部分は術後、浸出液が貯留し、感染を起こしやすい部位となるので筋膜上の良好な層で剥離を進め、剥離損傷を少なくする必要がある。

❾ 正中切開で開腹する。尾側は恥骨上部、頭側は臍と恥骨の中間をやや越える程度とする。

❿ ケント鉤などによる牽引鉤によって、頭側に牽引開窓する。臍と恥骨の中間までは、開窓可能である。
開窓直後は結腸はまったく見えないが、S状結腸、盲腸などの引き出しやすい部分を見つけて、創外に徐々に引き出す。

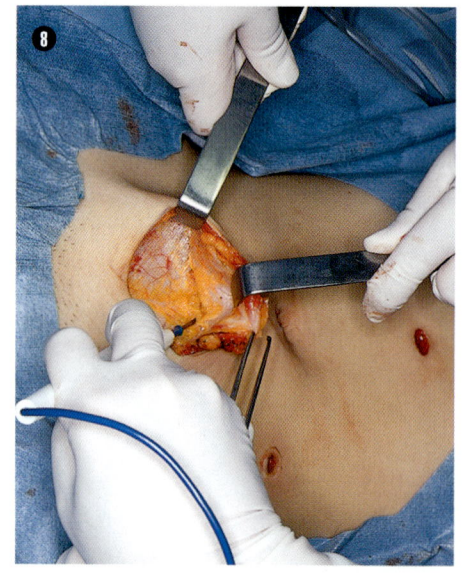

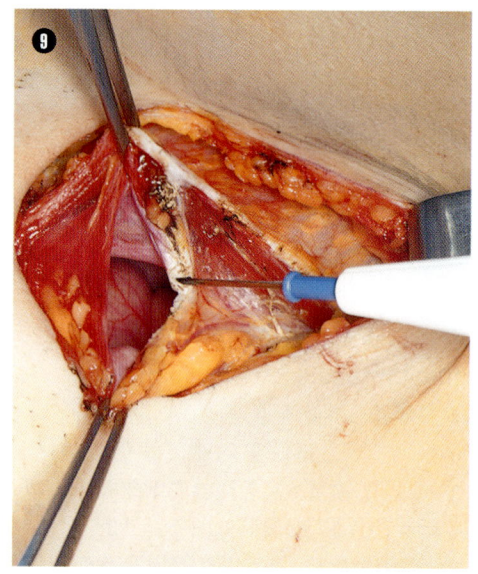

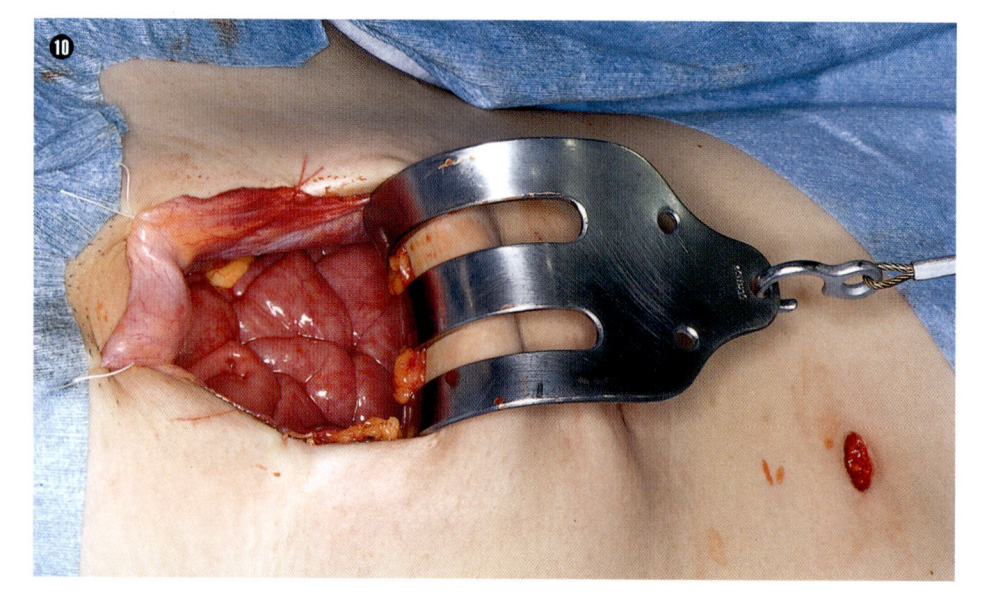

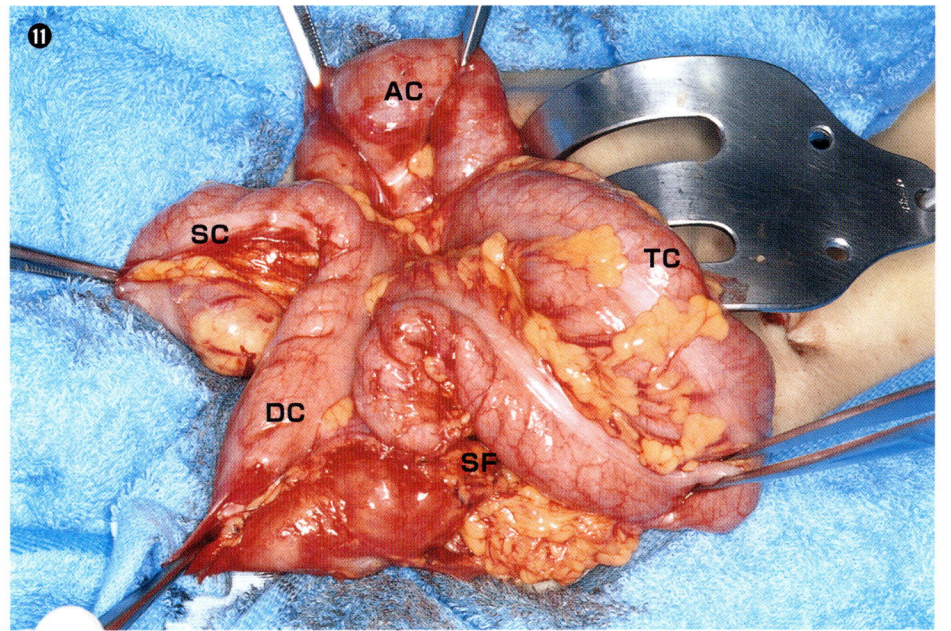

AC : ascending colon　TC : transverse colon　SF : splenic flexure　DC : descending colon　SC : sigmoid colon

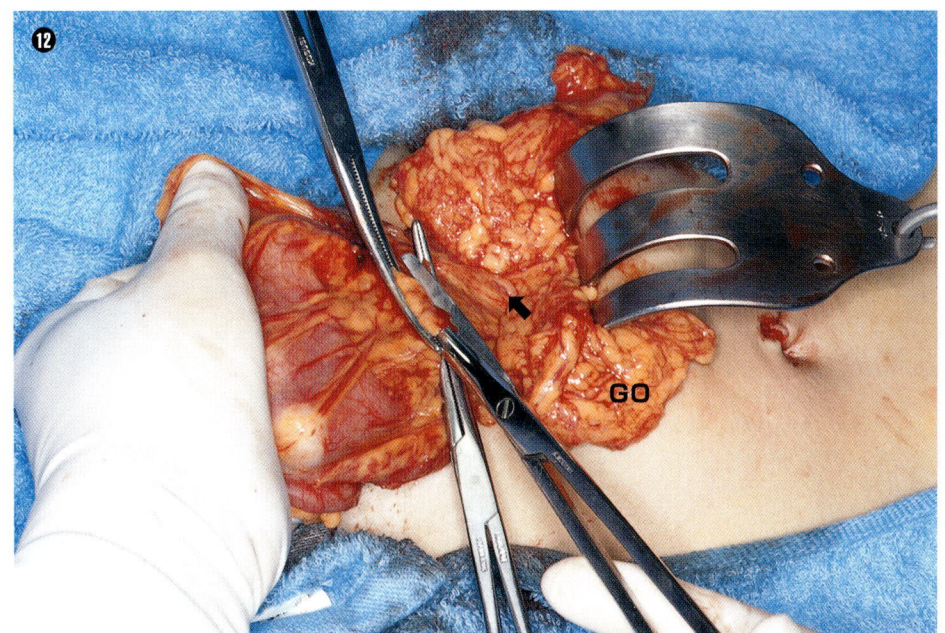

GO : greater omentum

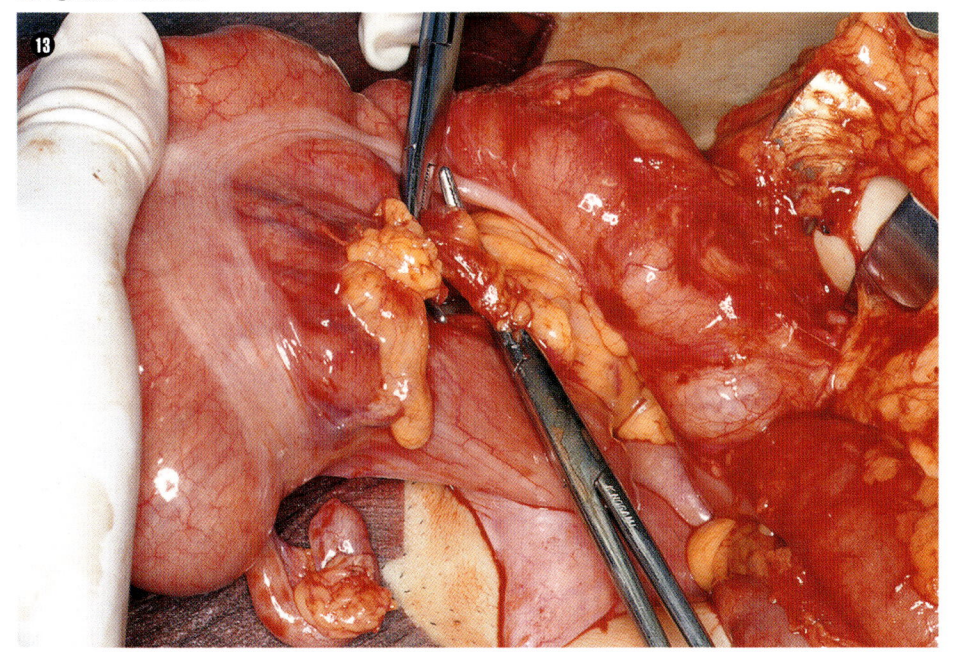

❶ 腹腔鏡操作による結腸遊離が特に問題なく行えた場合は、すべての結腸を創外に引き出すことができる。

しかし、時に遊離が不十分で脾彎曲部、下行結腸あるいは横行結腸が創外に引き出せない場合があり得る。

その場合には、あわてず盲腸部から血管を切離しつつ、順次、結腸の遊離を進めると、ついにすべての結腸を遊離することができる。

または、横行結腸まで遊離した後、次に下行結腸から口側に遊離を進め、最後に残った脾彎曲部を切離する方法もある。

すなわち、腹腔鏡で十分結腸を遊離しておけば、後の操作が容易となる。

❷ 血管処理を行いやすい結腸部位から切離を開始する。

sm癌が疑われるような腫瘍が存在する場合は、主幹動脈をある程度含めて(矢印)切離する。

また、大網を温存して腹壁縫合創と腸管の癒着を予防する。

❸ 回結腸動脈を温存するため、上行結腸に沿って血管処理を行い、回腸は結腸接合部で切り離す。

回結腸動脈は、後に作成する回腸J嚢の先端が肛門まで届かない場合には、後にこれを切除する場合がある。

しかし、血行を考慮すると(回腸J嚢が回腸動脈および回結腸動脈の二重血管支配となるので)これを温存することが有利である(写真 ㉚ ㉛ 参照)。

3-❹　肛門機能温存大腸全摘術　296

直腸遊離・切除

直腸の遊離操作を骨盤底に達し、肛門挙筋の近傍まで行うことが主要な部分である。直腸癌の手術とは異なるので、神経や血管を剖出するごとく周囲組織を剥離切除することはせず、血管はもちろん神経についても露出せず、背側方に残る層で直腸を遊離する。

❶❹ 直腸の遊離は背側正中から行い、順次、できるだけ側方に広げておく。

その後、腹側は正中から膣ないし精嚢との間を入り、徐々に側方に進める。

次いで前後をつなげる形で、側方を切離する手順が効率がよい。

S状結腸から直腸上部の遊離は、上直腸動脈を含めて一括して行うほうが、直腸に沿って剥離操作を行うより容易である。

しかし、その際、上下腹神経叢、左右骨盤神経叢などは露出せず、背側および両側に残すようにする。

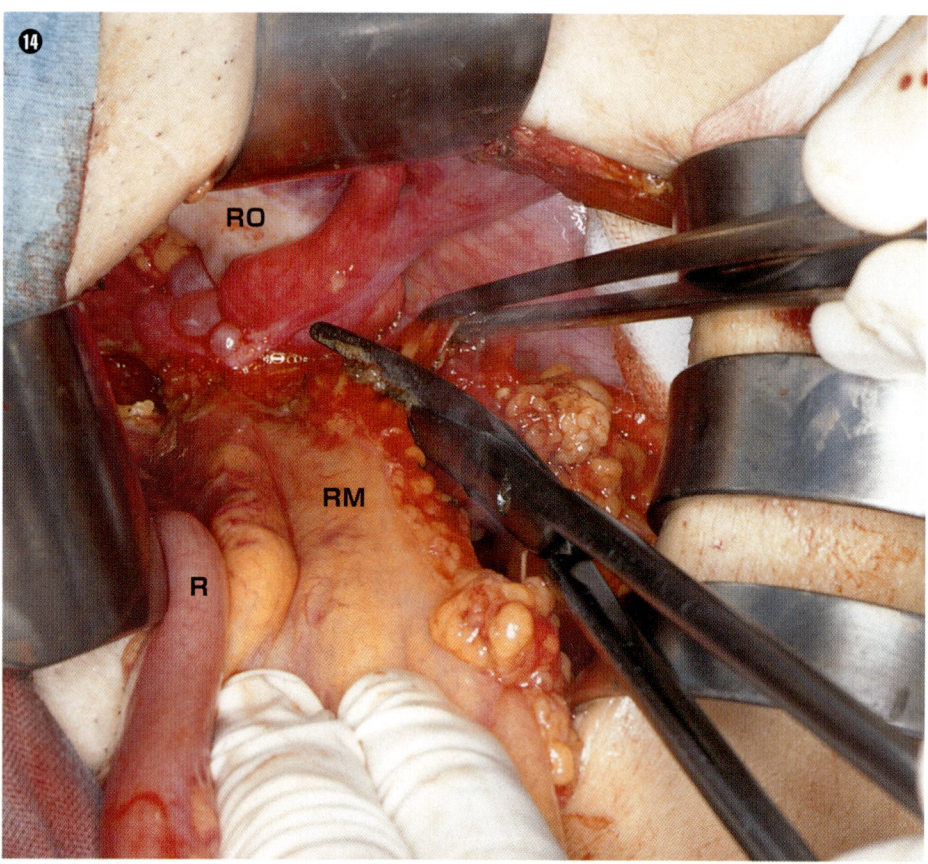

RO：r-ovary　RM：rectal mesentery　R：rectum

❶❺ 小骨盤内に入ると、直腸は腸壁に沿って遊離するようになる。

剥離は背側面を先行し、直腸側壁への血管の流入部は、超音波凝固切離子（ハーモニックスカルペルなど）による切離、あるいは双極子剪刀（パワースターなど）による切離を行うと、結紮切離をほとんど必要としない。

背側正中から行った剥離操作を左右側方に広げつつ行うと、出血が少ない。

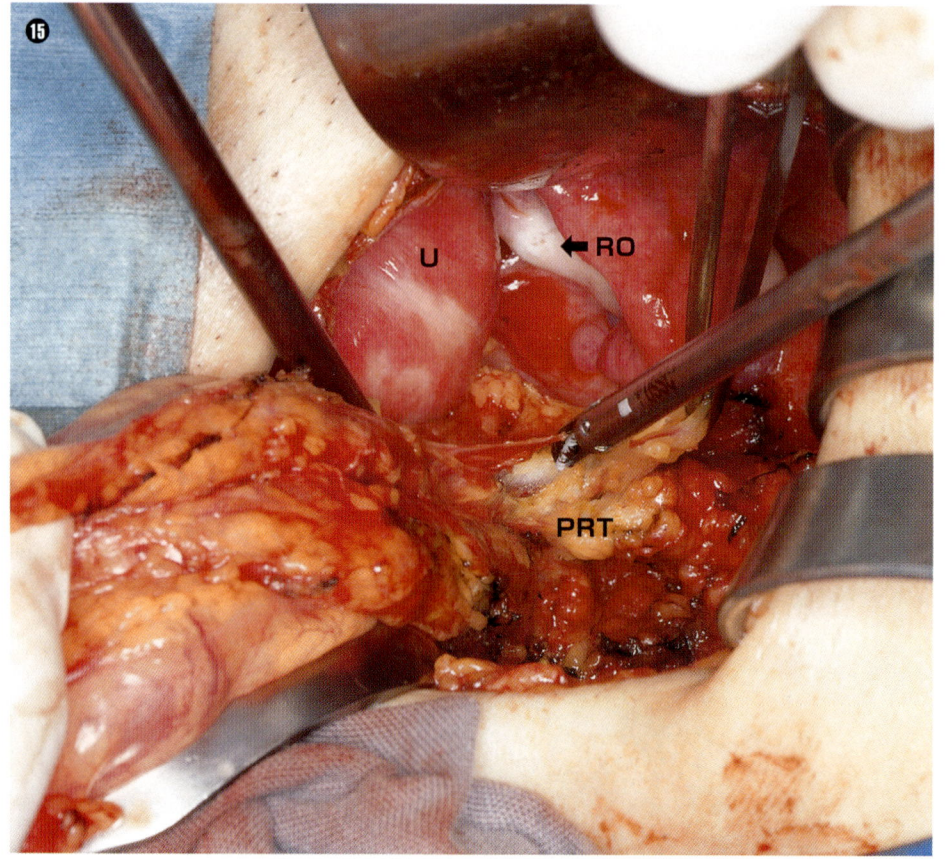

RO：r-ovary　U：uterus　PRT：peri-rectal tissue

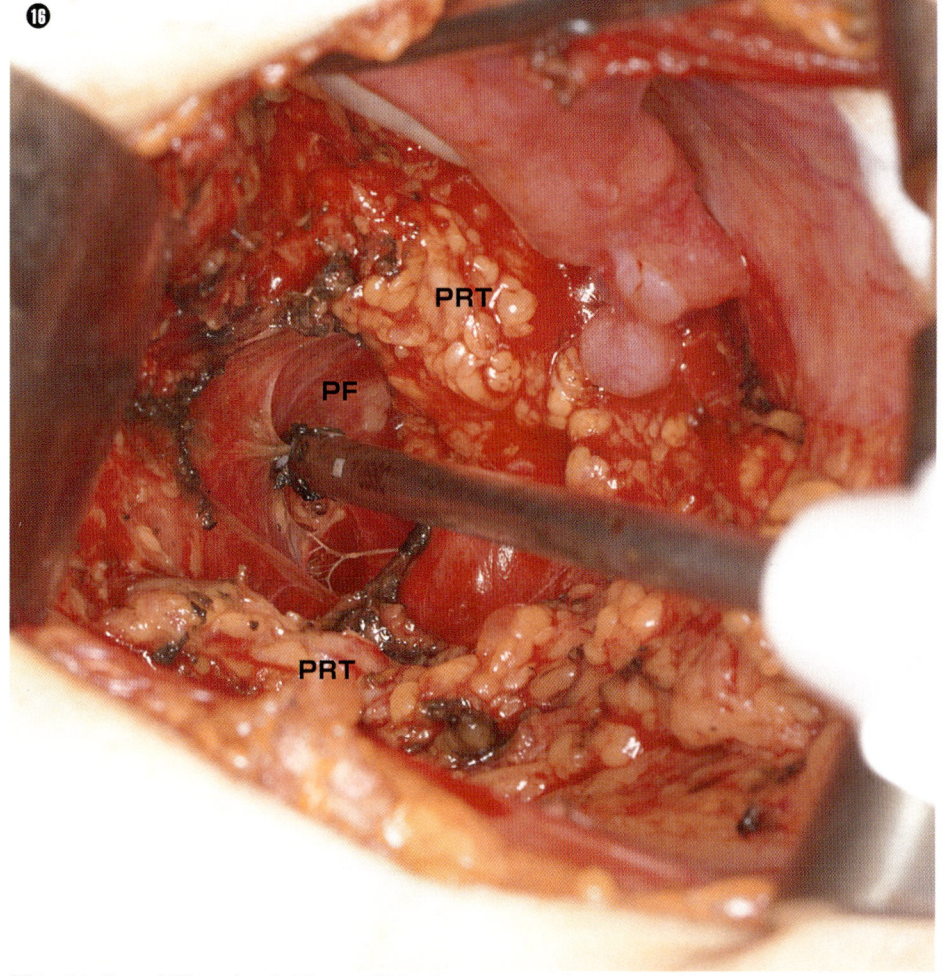

PF：pelvic floor　PRT：peri-rectal tissue with lamina nervosum et vasorum pelvis

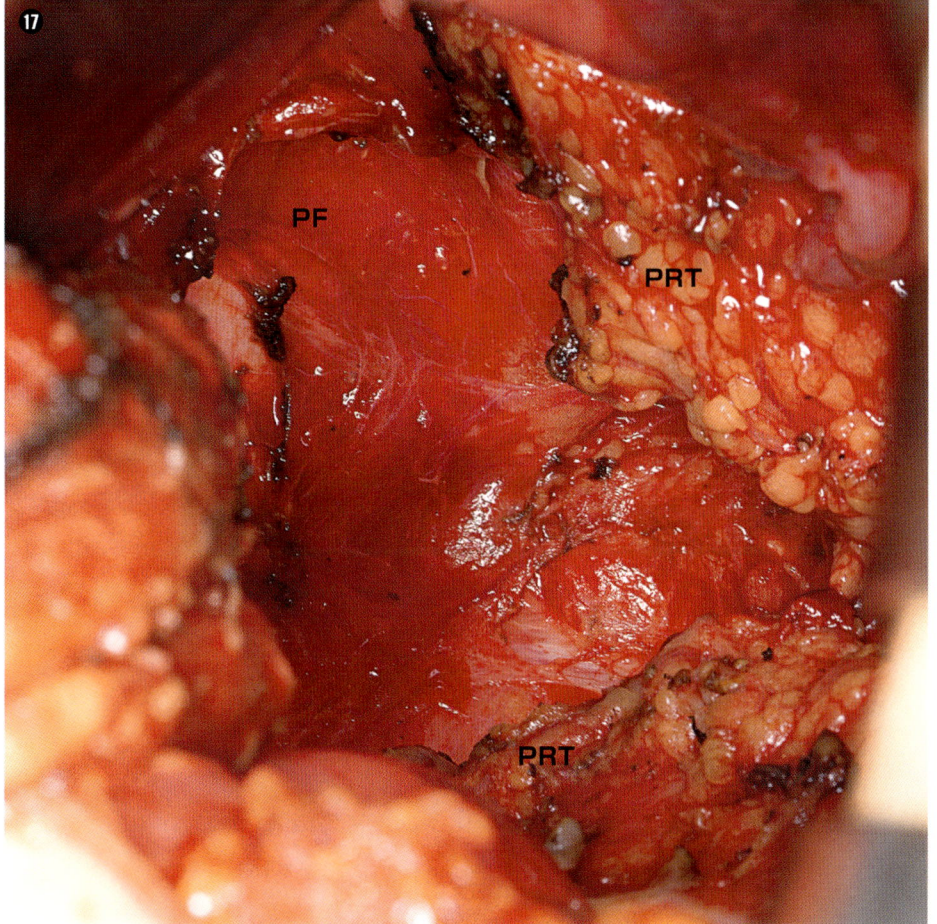

PF：pelvic floor　PRT：peri-rectal tissue with lamina nervosum et vasorum pelvis

❻❼　直腸の遊離は、背側は尾骨を越えるまで行うと、骨盤底に達する。

仙尾部と直腸間との結合織の密度は急に高くなるので、鋭的切離が必要である。超音波凝固切離子を用いると、肛門周囲への影響が少なく便利である。

十分な剥離が行われたかどうかは、腹側と肛門側とから触診で確認するが、最終的には後に示すように肛門側から視認することもできる。

尾骨と肛門までは、前方向（立位で）に走行する直腸部分が数cmあり（図❷の←参照）、尾骨までの剥離では不十分である。

骨盤底（PF）と直腸両側の脂肪組織（PRT）、この脂肪織の外側に、骨盤神経叢が存在する。

この水平に前方に向かう直腸の周囲には、もはやlateral ligamentからの組織はなくなるので、直腸両側の剥離はわかりやすくなる。

剥離操作が肛門管直上まで行われると、骨盤底が広く、直腸の側方（PF）まで見渡せるようになる。

⓲ 直腸腹側は、直腸子宮窩の正中部から剥離を開始すると、出血がない。
直腸と膣壁との剥離を出血と損傷なく速やかに行うコツは、直腸子宮窩に小切開を加え、そこから太いエラスターの外套（鈍針）を差し込んで、生理食塩水を圧注することである。

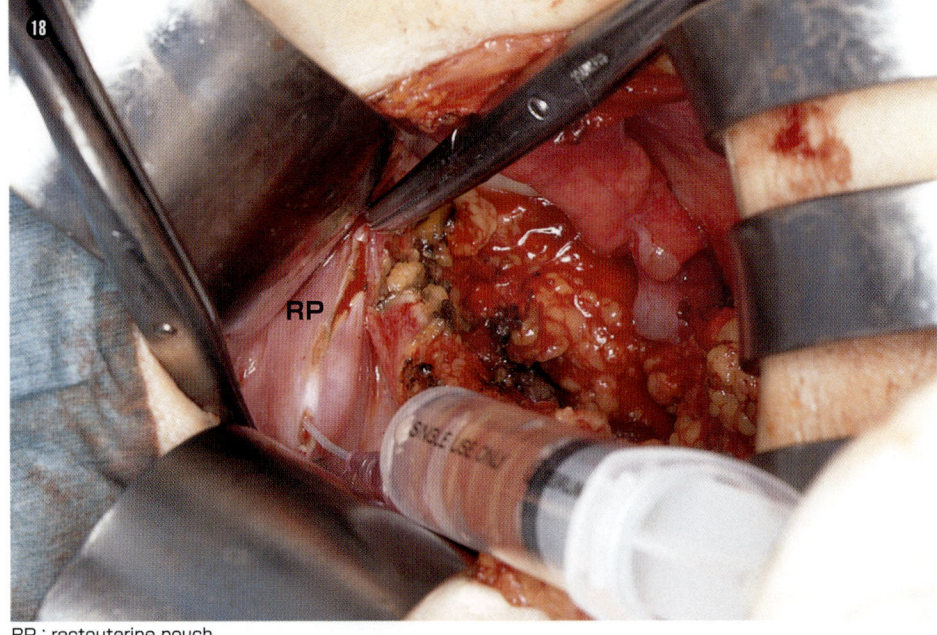

RP：rectouterine pouch

⓳ 直腸子宮窩を切開すると、膣と直腸の間が浮腫になっている。
後の合併症を防ぐためには、膣と直腸とを明確にしておく必要があり、最初にこのようにして、慎重に両者を分離するのがよい。

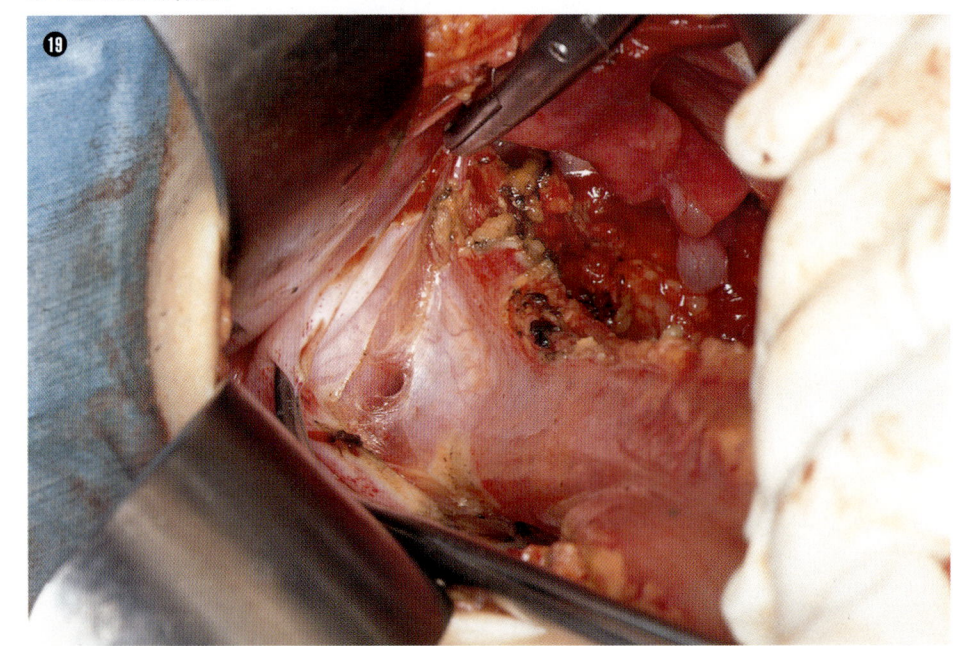

⓴ 浮腫の部分を鈍的に分けると、直腸と膣の間が容易に分離するので、これを2～3回繰り返すとともに側方に広げて、容易に膣と直腸間が分離される（図㉓のRP参照）。
男性では、前立腺後面が広く認められるまで剥離する。

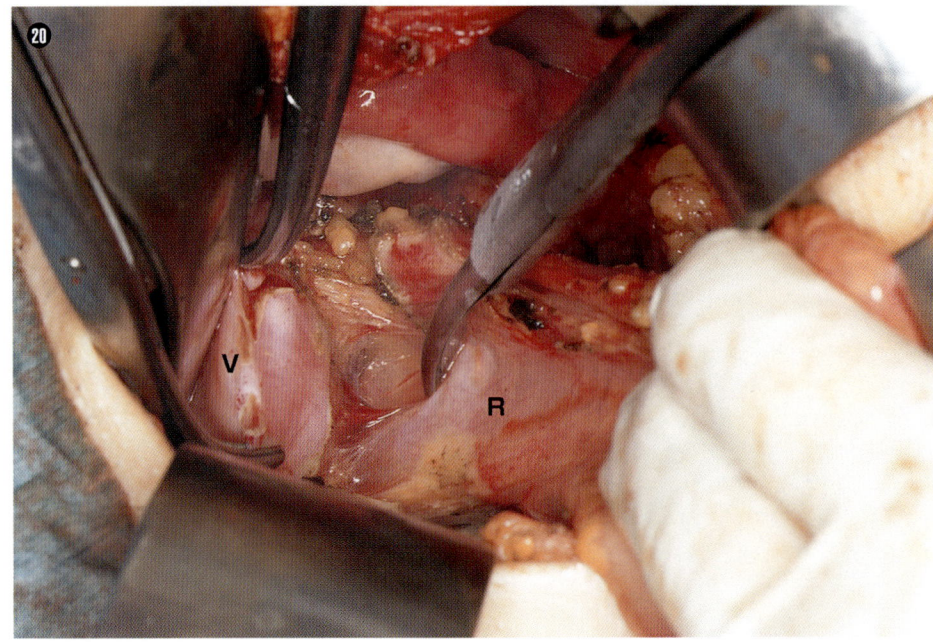

V：vagina　R：rectum

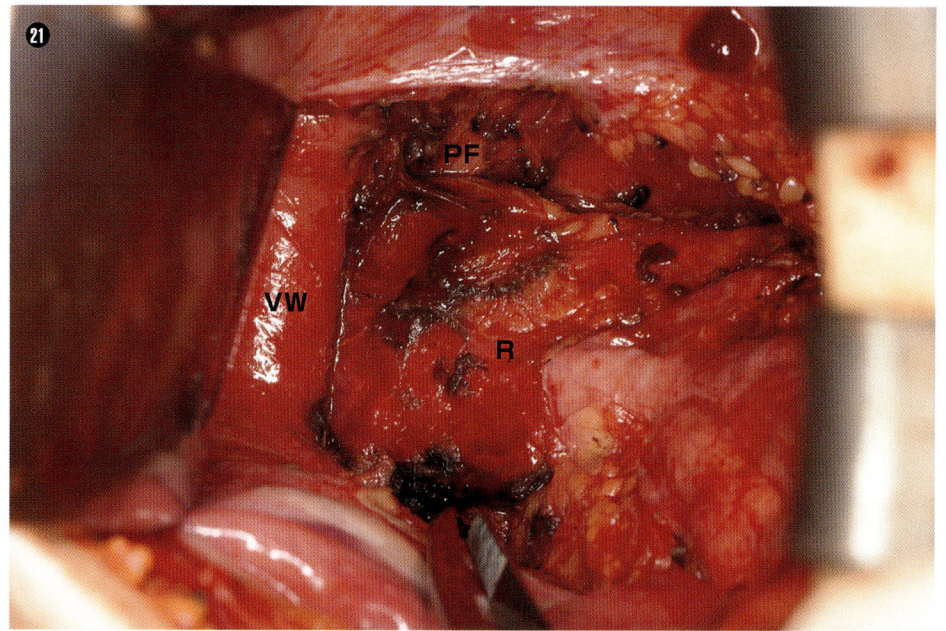

㉑ 膣と直腸との間を骨盤底近くまで、膣壁を明確にしながら剥離を進める。
そして、わずかに残った直腸側方の組織を切離すると、骨盤底の前側方も視野に入る。

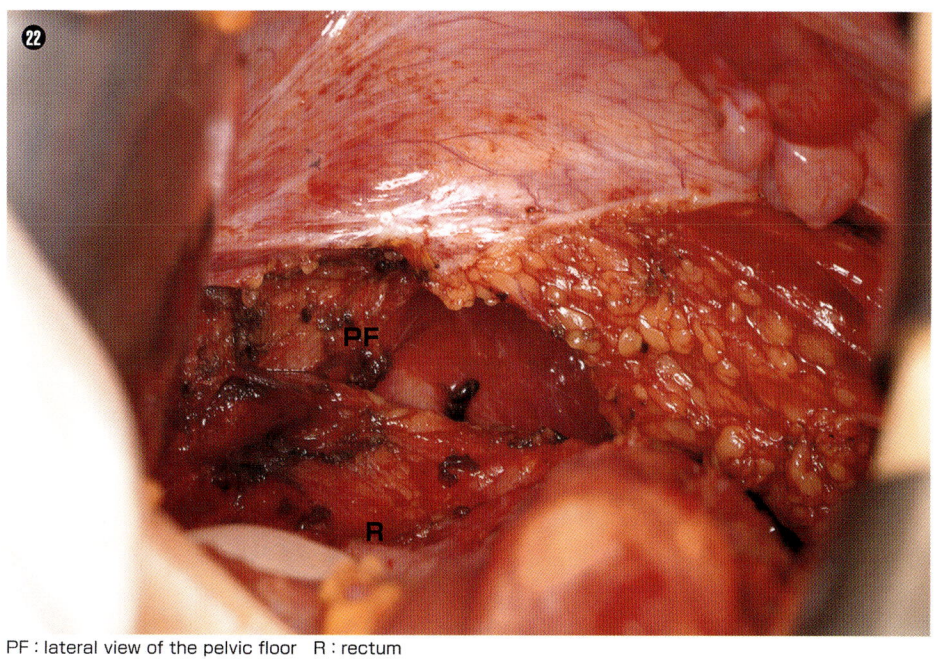

VW：vaginal wall　PF：lateral view of the pelvic floor　R：rectum

㉒ 直腸の右前-側方の骨盤底が㉑より広く見えている。脂肪織の奥は、骨盤神経叢である。㉑の膣を鉤ではずしている。

㉓ この図では、吻合部がどこにあたるか、また、骨盤底では直腸が尾骨から水平方向に走る部分(←)があることがわかる。

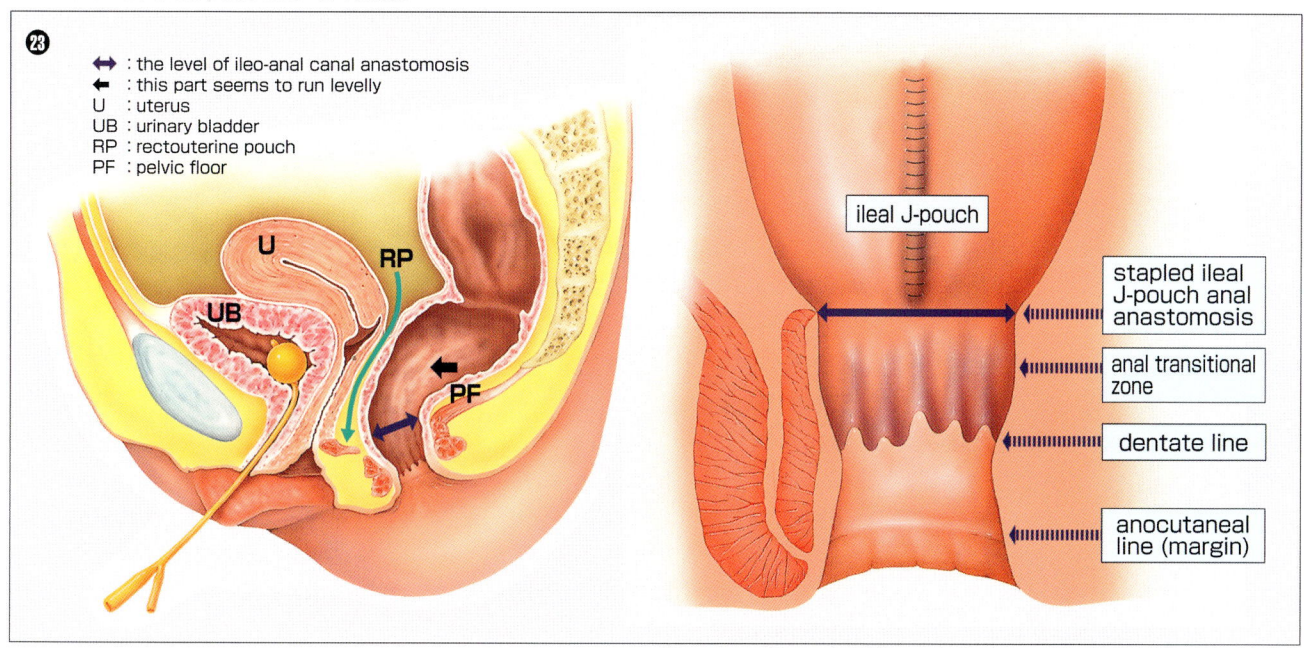

PF：lateral view of the pelvic floor　R：rectum

↔ : the level of ileo-anal canal anastomosis
← : this part seems to run levelly
U : uterus
UB : urinary bladder
RP : rectouterine pouch
PF : pelvic floor

ileal J-pouch
stapled ileal J-pouch anal anastomosis
anal transitional zone
dentate line
anocutaneal line (margin)

Thompson-Fawcett MW. et al：Br J surg 83：1047-1055, 1996より改変

3-❹　肛門機能温存大腸全摘術　300

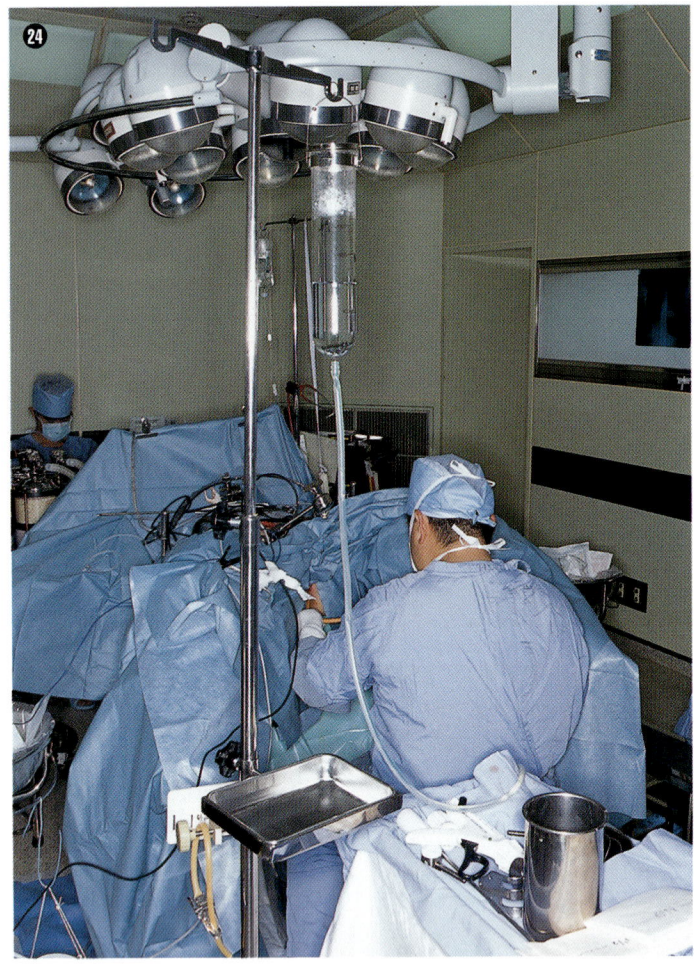

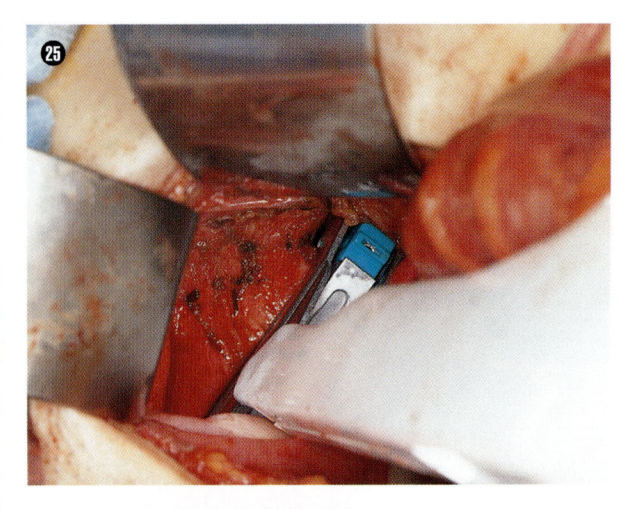

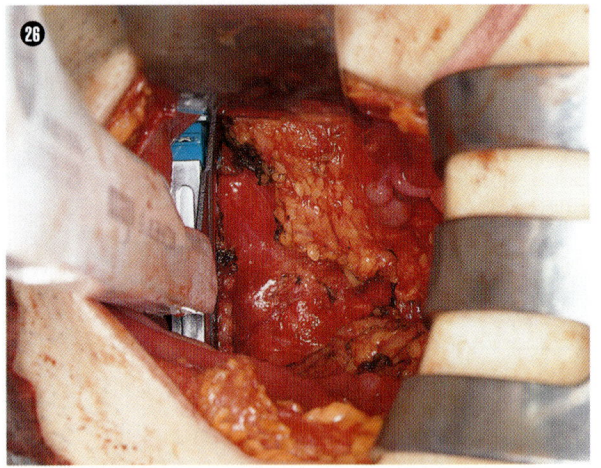

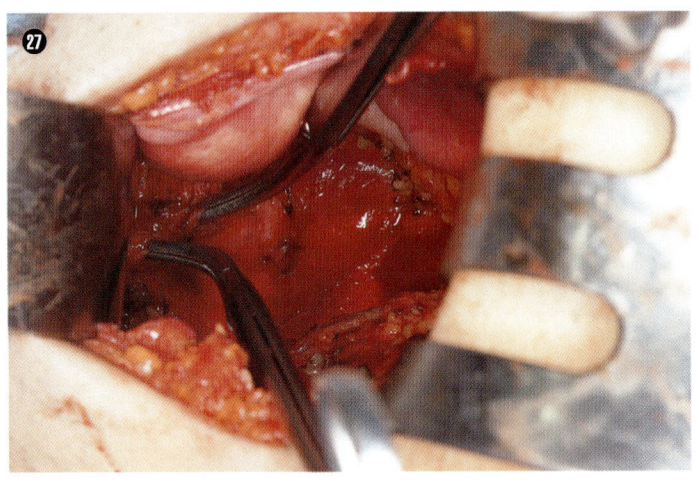

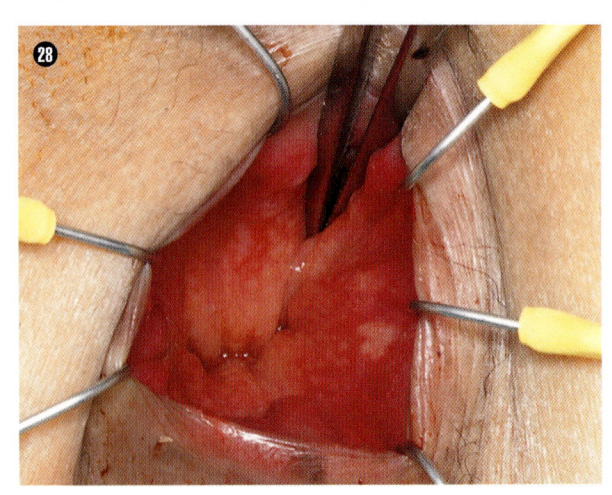

㉔　剥離が終了した時点で、直腸の適当な部分に鉗子をかけ、直腸内を生理食塩水で液が透明になるまで十分に洗浄する。

㉕　TA55(ないしTA30)を肛門管直上に架ける。
この際、最も重要なことは、膣が牽引鉤で腹側に排除されていることを確認することである。
すなわち、吻合部膣瘻形成の危険を避けるためである。
写真は、膣後壁をTA55から十分前方に、鉤によって避けていることを示す。

㉖　TA55より口側の直腸を切離した後の骨盤底を示す。
左右に骨盤神経叢を含む直腸側方の脂肪織が認められる。まだ断端に、TA55が架かっている。

㉗　TA55を外した骨盤底と、鉗子で把持した肛門管直上の直腸を示す。

㉘　このTA55で縫合切離した直腸部分が十分肛門に近ければ、肛門側からこの部分を観察できる。
肛門牽引鉤(ローンスター・リトラクター)により肛門を拡張させると、ステープラーが架かった部分をここで示すように見るか、あるいは触診して確認できる。
この時点で、術中の抗菌剤投与を行っておく。
以後、6時間ごと3回(18時間)、抗菌剤投与を行う。それ以後は12時間ごと、術後4日間をめどとする。
術後の内視鏡像(p304参照)とほぼ同様であることがわかる。

回腸J嚢-肛門管吻合術

回腸J嚢作成は直腸遊離、肛門吻合術の直腸粘膜切除とともに重要である。double-stapling法による肛門管吻合にせよ、手縫いでの肛門吻合にせよ、(1)回腸J嚢先端が緊張なく吻合部に届き、(2)腸管にねじれがないことを確認する。

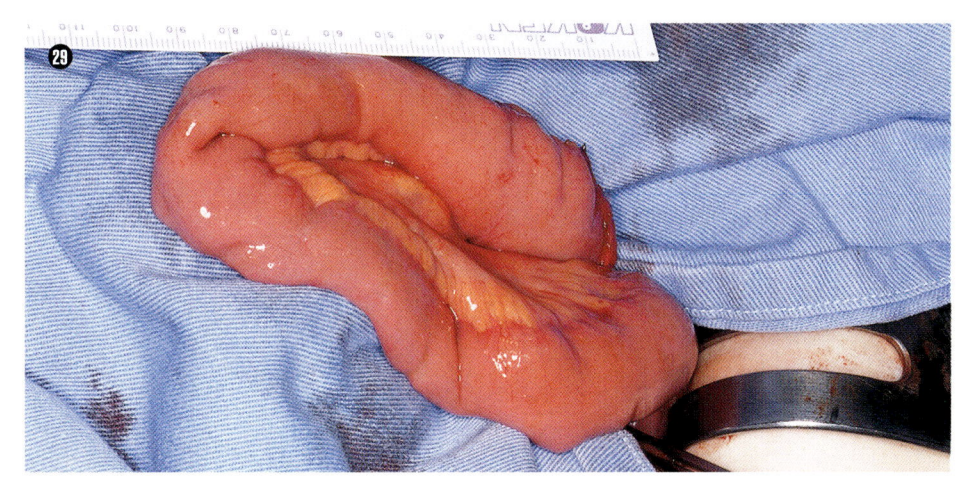

㉙ 回腸J嚢の長さは、約12cm(10〜15cm)とする。
肛門管吻合の場合には、J嚢先端を骨盤内に落として、直腸切除断端に届くことを確認する。
肛門吻合の場合は、これよりさらに2〜3cm長いことが必要である。その目標は、恥骨下端を超えて1〜2cmまで届くことである。

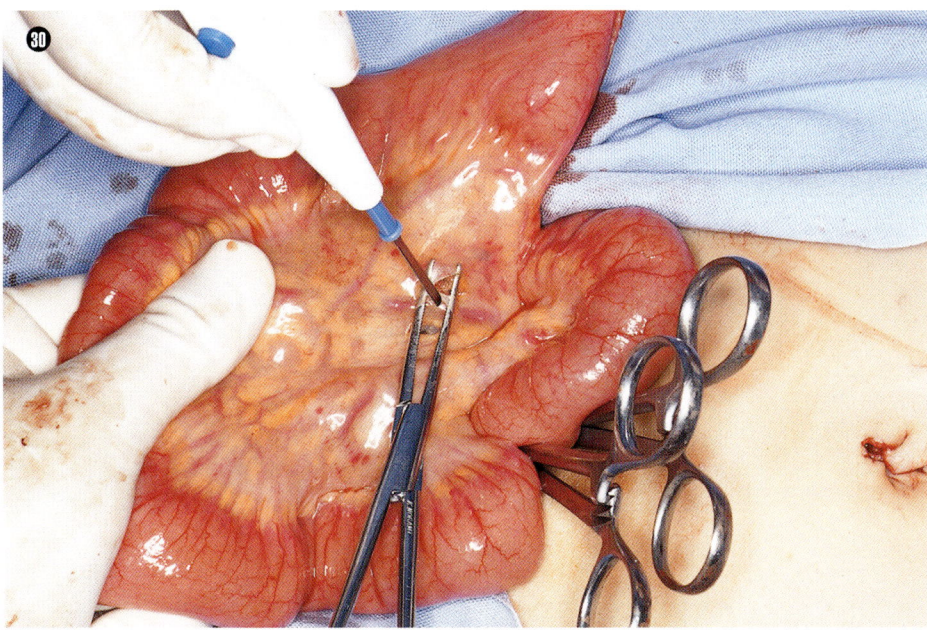

㉚㉛ 単にJ嚢にしたのみでは㉙に述べた距離が取れない場合は、J嚢先端に緊張をかけて、腸間膜に最も緊張のかかる部分で、かつ腸管への血行に影響の少ない血管を見出して切離する。
この操作で、1〜2cm距離を増やすことができる。
回結腸動脈が制約となる場合は、これを切離することもある。1700例以上の経験のあるMayo Clinicでは、約4.1%(手技的には2.4%)で回腸J嚢と肛門との吻合ができない場合があるという(Browning SM. J Am Coll Surg 186：441〜445, 1998)。
慎重な血行選択で、何とか距離を得るようにする。

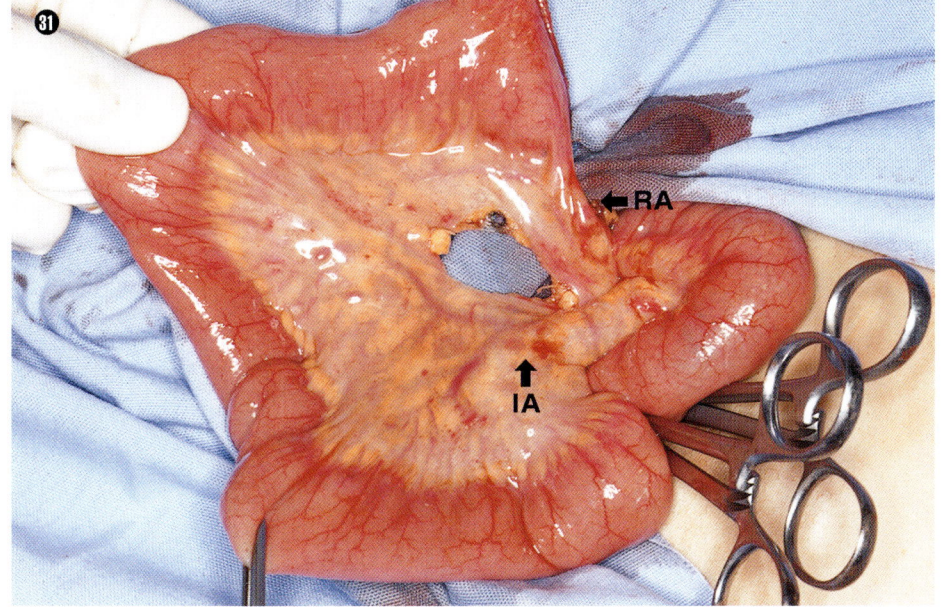

RA : ramus ileacs of the ileo-colic artery　　IA : ileac artery

3-4　肛門機能温存大腸全摘術　　302

㉜ 6cmのEndo-GIAを先端から2〜3回用いて、側々吻合によりJ嚢を形成する。

㉝ ここから、31mmのEEAアンビルを挿入固定する。

㉞ 肛門管吻合の場合は、肛門からEEAシャフトを挿入し、double stapling法で吻合する。吻合するために十分に挿し込んで、ちょうどシャフトの頭が隠れる(4cm)ほどとなっている。

㉟ この際、吻合器が膣壁を巻き込まないように細心の注意を払う。直腸と膣とが適切な層で明確に分離されているならば、それを容易に識別することができるので、膣壁を巻き込む恐れはなくなる。
すなわち、ここでは膣後壁(V)および吻合部(←)を確認できる。

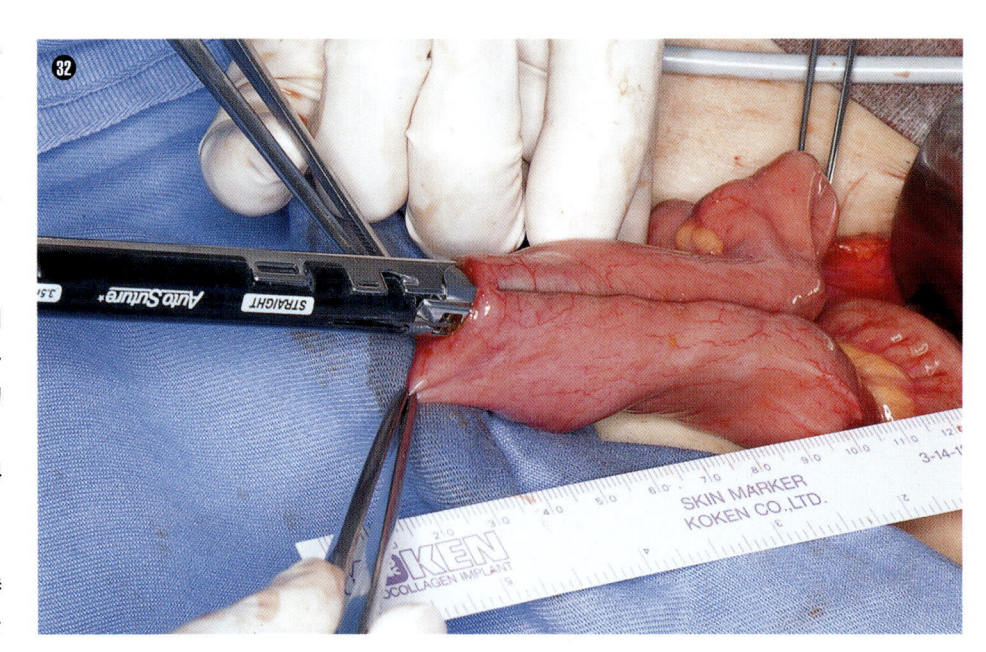

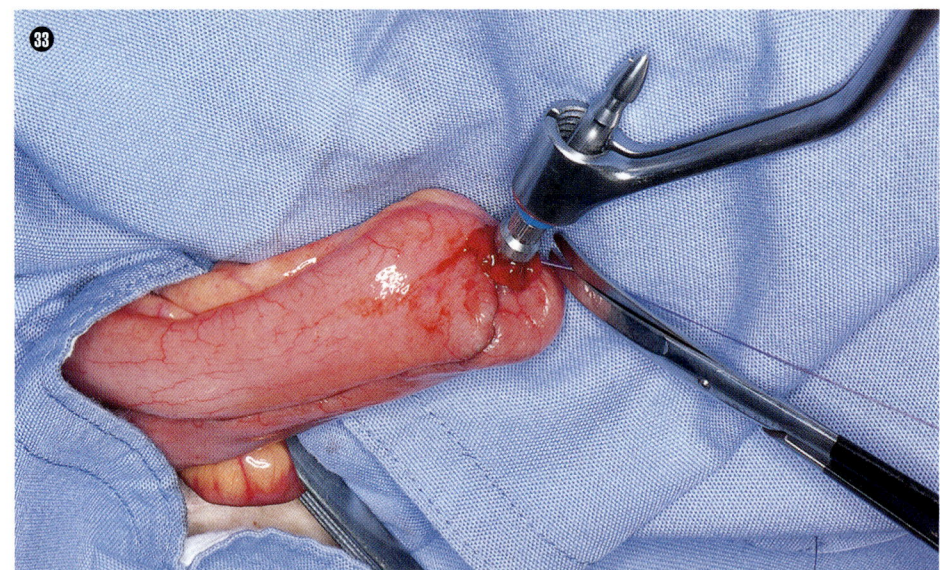

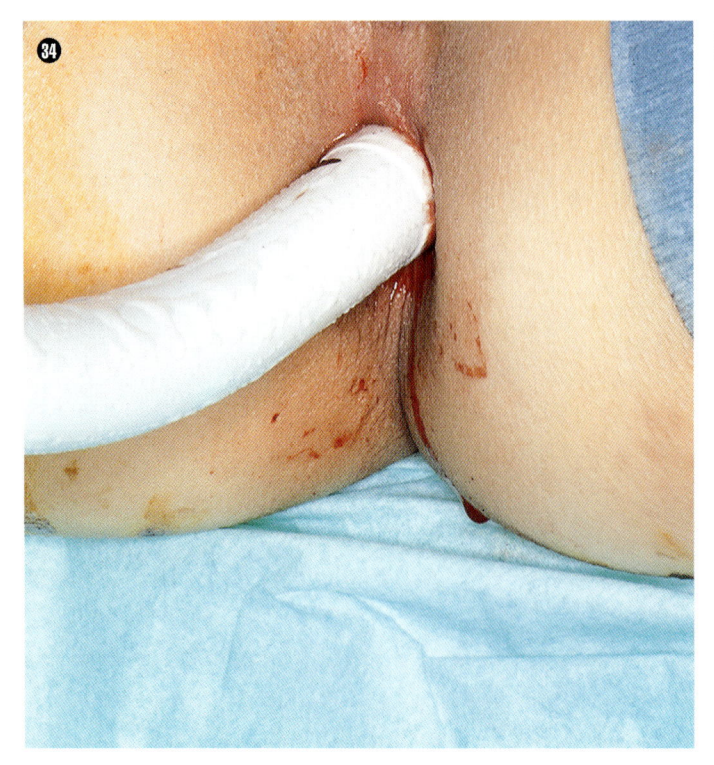

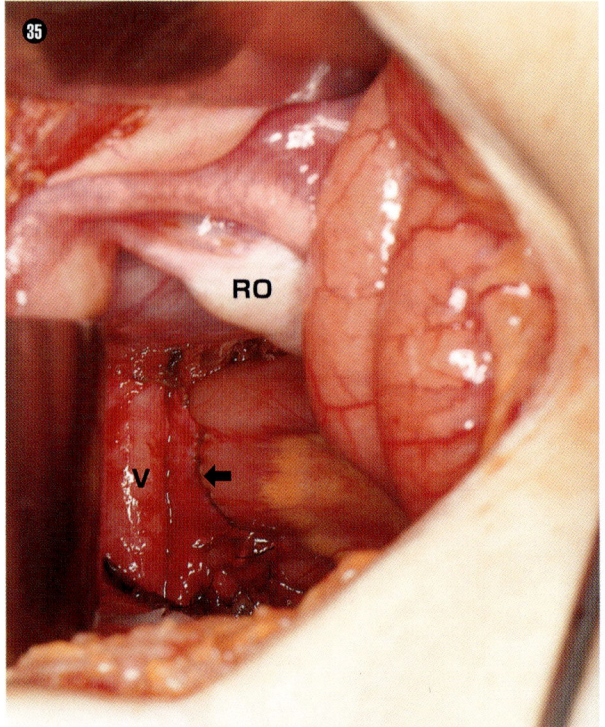

RO：r-ovary　V：vagina　←：ileal J-pouch-anal canal anastomosis

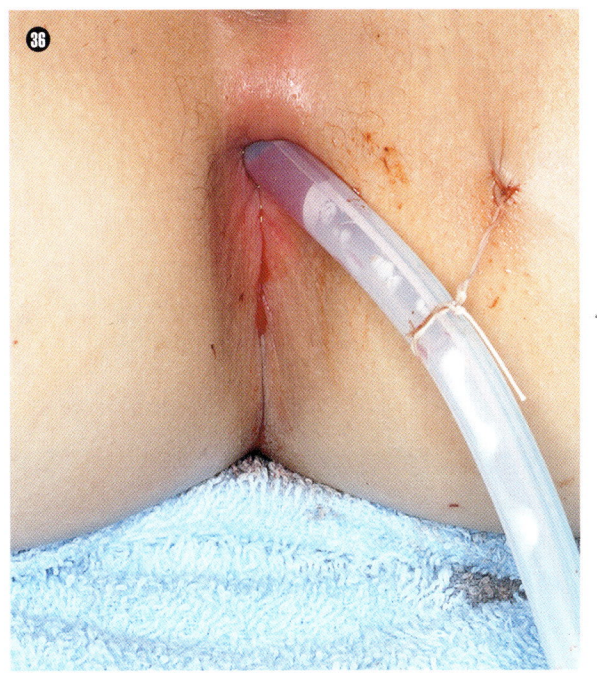

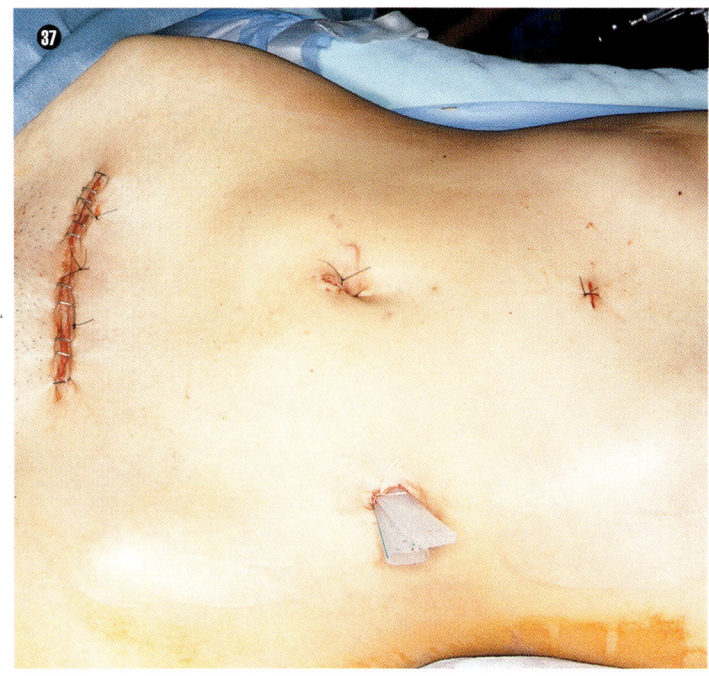

㊱ 回腸J嚢内の腸液ドレナージと吻合部の安静を目的に、吻合部を越えて24〜28号フォーリーカテーテルを挿入して固定する。
7〜9日留置して、問題がなければ抜去する。
腸内容ドレナージを行っておくと便意が起こらず、排便動作による肛門管の運動がないので、吻合部の安静を保つことができる。

㊲ 左のポート挿入部から、骨盤部にペンローズドレーンを挿入する。
恥骨上部の横切開部分と臍の間の筋膜前面は剥離されており、浸出液がたまりやすい。浸出液のたまりが認められれば、早めにドレナージする。
ペンローズドレーンは、排液がほぼなくなれば抜去する。1〜2日後、縫合しておいたほうが傷が目立たなくなる。

術後

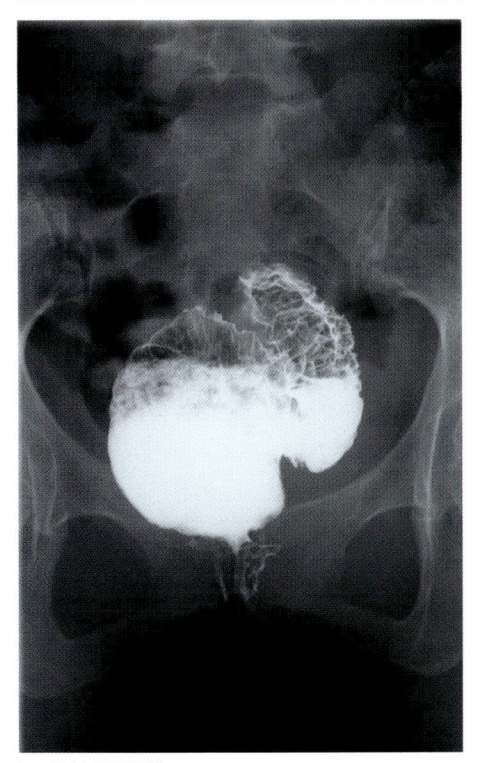

X-P像（立位正面像）
肛門管直上の吻合（恥骨部にステープラー）で、肛門管の緊張もよく失禁を認めない。術後3週間のため、まだ吻合部に画像上の狭窄を認める。

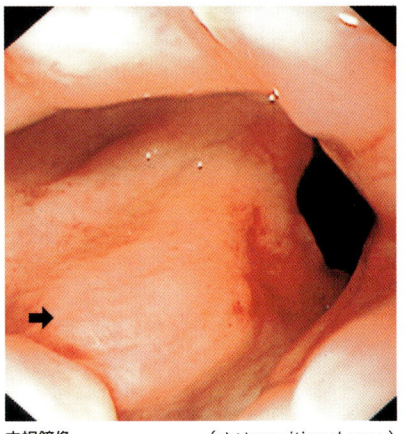

内視鏡像　　　　　　　　（➡：transitional zone）
肛門縁より吻合部を観察。術前の内視鏡像と比較すると、肛門柱のすぐ上が吻合部である。

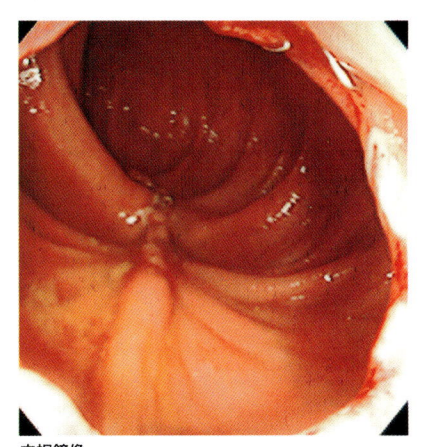

内視鏡像
吻合部から回腸J嚢を観察。良好な嚢が作成されている。

発熱を認めなかったので、抗菌剤は術後4日間投与した。腹腔内ドレーンは、術後4日目に抜去した。肛門から留置したドレナージを置いたまま、術後5日目に水分、6日目から流動食を開始し、フォーリーカテーテルを9日目に抜去した。術後11日目以降、排便回数は1日8〜12回となった。便の失禁は夜間を含めてまったく認めなかった。
術後2か月現在、排便回数1日4〜6回前後で、毎日の勤務に支障がない。なお、抜糸後、下腹部皮下剥離部に貯留した漿液が創部から排液され、一部創哆開が起きたため、局所麻酔下の再縫合を要した。

CASE & FLOW CHART

症例 2

24歳・女性、FAP

主訴：最近の体重減少

家族歴：母親が27歳時に大腸癌を伴うFAPと診断され、大腸全摘（直腸粘膜切除）回腸J嚢-肛門吻合術を受けた。おばは広範なリンパ節転移を伴う直腸癌により24歳で死亡した。兄27歳はFAPと診断されたが散在性であり、大きなポリープがないため定期的検査としている。

現病歴：小児時に受けた大腸検査により、FAPと診断された。特に自覚的症状はなく食欲も変化がないが、最近数か月で3kgの体重減少があり、改めて検査を受けることになった。非密生型のポリポーシスであったが、1.5cm程度のポリープが散見され、手術適応となった。家族歴で癌発生が早くから認められることから、母親と同じ大腸全摘（直腸粘膜切除）回腸J嚢-肛門吻合術を行う予定とした。

精査したが、胃十二指腸、甲状腺に悪性所見を認めず、デスモイド腫瘍も認めなかった。腫瘍マーカーは正常で、体重減少の原因は不明であった。肛門管最大静止圧は、120cmH$_2$O。

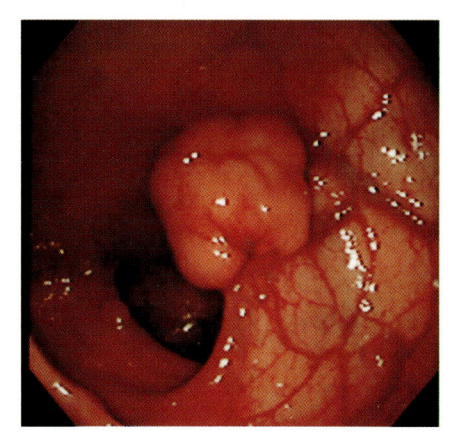

内視鏡像（直腸S状結腸部）
ポリープ数は少ないが、比較的大きな（1cm）ポリープを認める（組織：adenoma）。

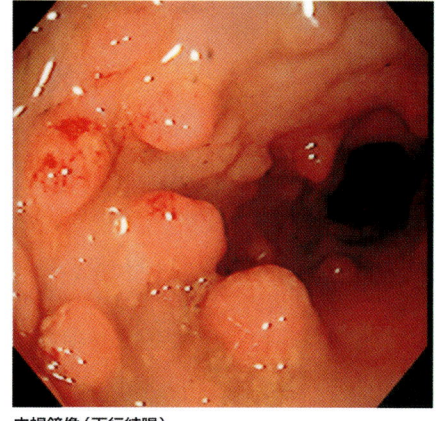

内視鏡像（下行結腸）
ポリープは小さいが、形はやや不整でcontact bleedingを認める。

術 式

1. 術前腸管洗浄など、術前準備　体位固定とポート挿入
2. 腹腔鏡下結腸遊離操作
3. 恥骨頭側の横切開、筋膜前面剥離および下腹部正中切開
4. 結腸の創外への脱転、大網の温存、結腸血管処理、回結腸動脈の温存
5. 直腸の遊離、骨盤神経温存、直腸に沿った遊離
6. 膣（前立腺）と直腸との剥離操作、十分な遊離の確認
7. 直腸内の洗浄
8. 膣壁の確認と、直腸の肛門挙筋直上での切離
9. 回腸J嚢の作成（肛門までの距離の確認と血管処理のデザイン）、Endo-GIA挿入部の閉鎖 ㊳
10. リトラクターによる肛門管の視野確保　アドレナリン加生理食塩水注入と粘膜切開剥離 ㊴㊵
11. 全周にわたる切離と口側への剥離 ㊶㊷
12. 回腸J嚢の肛門管への引き下ろし ㊸
13. 先端部の切開と吻合、骨盤内ドレーン挿入 ㊹〜㊻
14. （必要な場合、loop ileostomy作成）
15. 術後管理

回腸J囊-肛門吻合術

回腸J嚢-肛門管吻合術と手術手順はまったく同様であるが、さらに直腸最下部粘膜の切除が加わることと、吻合が歯状線直上であるため用手縫合が必要なことが異なる。

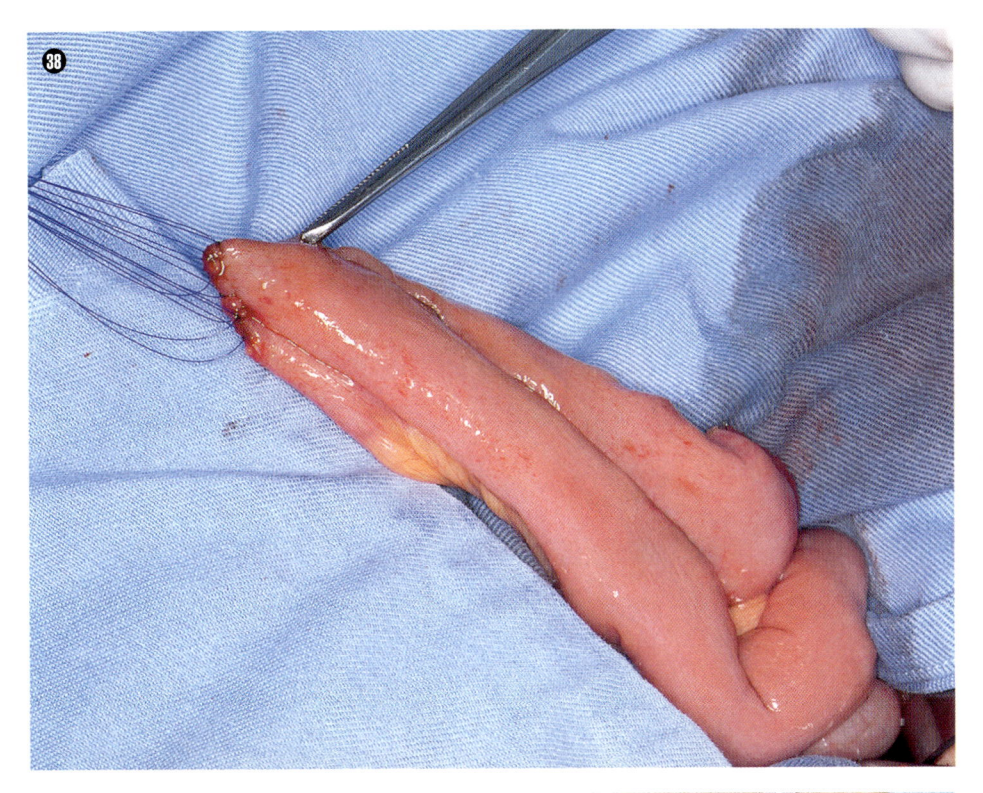

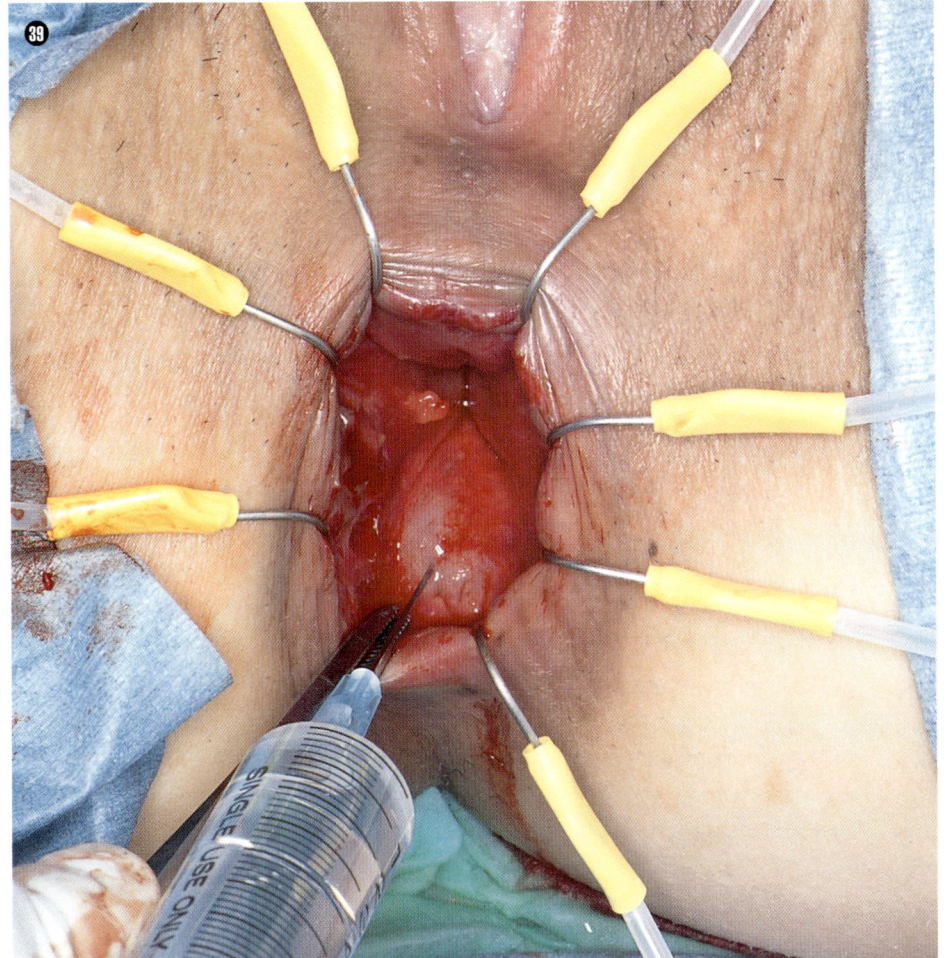

㊳ 回腸J囊-肛門吻合術は、直腸最下部粘膜の切除が加わることと、用手縫合が必要なことから、手術時間がその分長くなる。同時に、肛門機能不全を含めた合併症の危険が増すこととなる。この術式を選択する場合は、術前に患者さんに空置的loop ileostomyが必要な場合があることとその理由を説明して、了承を得る必要がある。さらに、ストーマ位置のマーキングをしておくことが望ましい。

FAPにおける肛門管吻合では、残存直腸癌の危険が多少残るが、肛門吻合ではその危険はほとんどなくなるのが利点である。回腸肛門吻合術の場合は、回腸J囊の先端でEndo-GIAを挿入した部分は、0-4PDSIIなどのモノフィラメント吸収糸で細かく閉鎖して、後の肛門との吻合に備える(写真)。

㊴ 回腸J囊-肛門吻合では、歯状線直上から直腸粘膜を切除する必要がある。

まず、ローンスター・リトラクターなどにより、肛門を牽引拡張させる。

歯状線直上の粘膜下に、20万倍アドレナリン入りの生理食塩水を注入し、粘膜下剥離を容易にする。ただし、粘膜下にほとんど炎症のないFAPの場合は、粘膜下に生理食塩水がないほうが、かえって粘膜下層の組織が判別しやすい場合がある。

生理食塩水の注入は、必ず必要というわけではないが、潰瘍性大腸炎の場合は、有効と考えている。

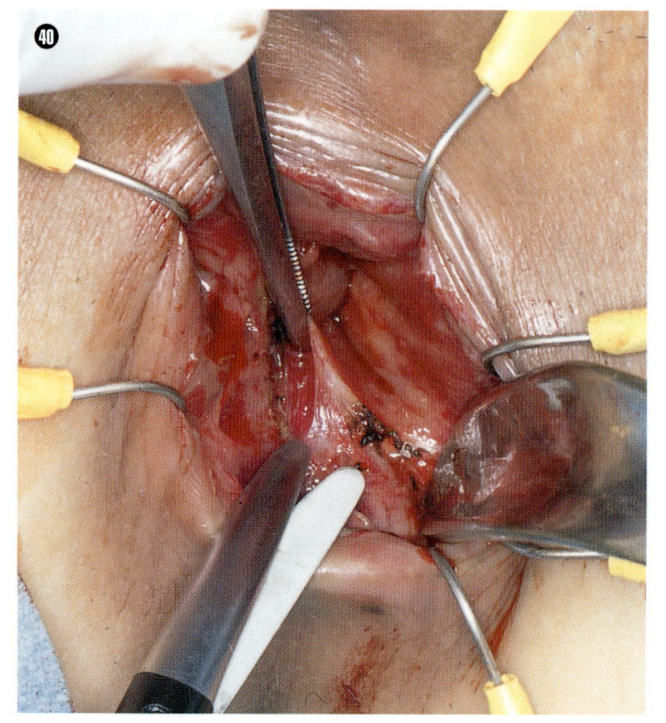

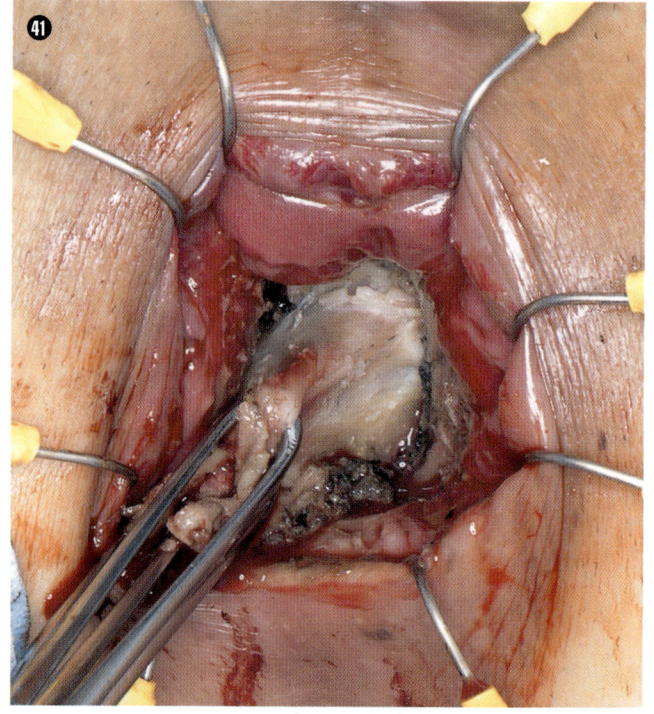

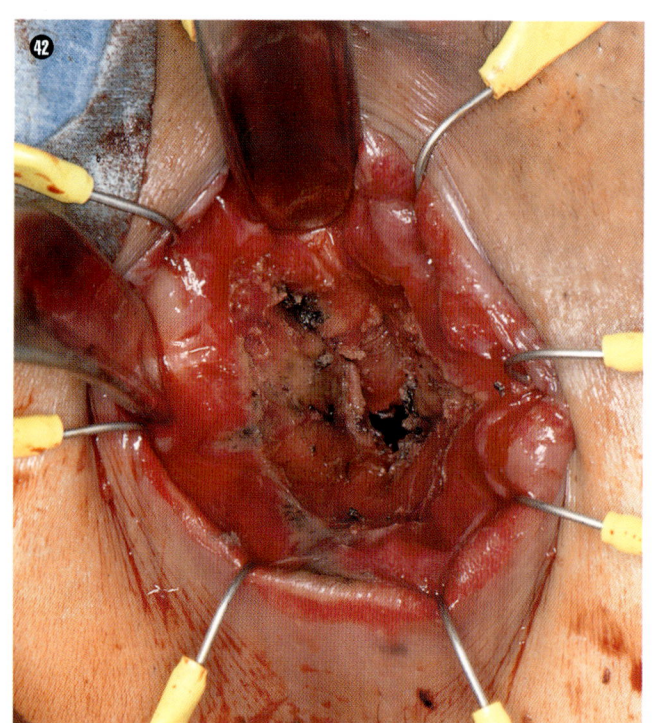

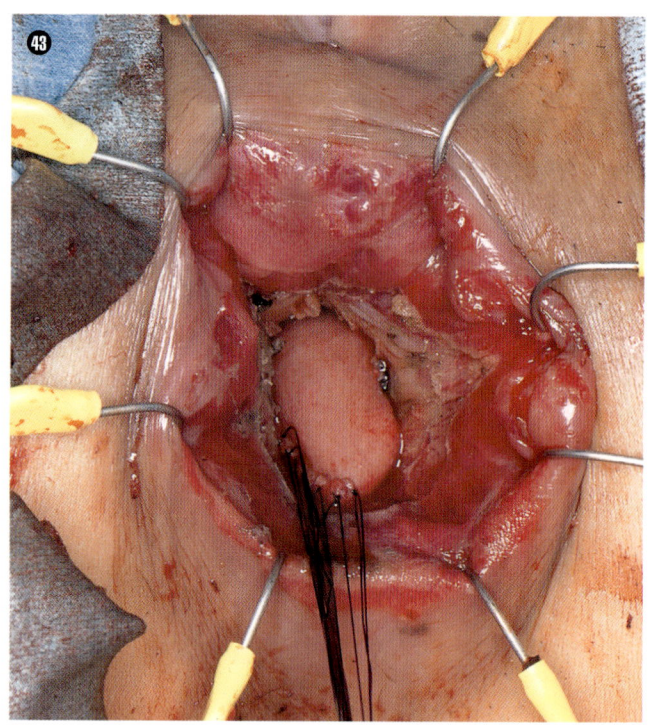

❹⓪❹❶ 電気メスで粘膜の膨隆した部分に切開を加えた後、肛門近くの内括約筋を温存すべく、慎重に粘膜切離を進める。

バイポーラ剪刀、超音波メスなどで1mm、1mmと慎重に進める。これを1か所深く行うのではなく、徐々に全周に進め、ある程度全周に及べば、アリス鉗子3本で粘膜を把持牽引しながら切除を進める。

腹側から行う直腸の遊離を肛門管直上まで完了していれば、肛門側からの剥離操作が少なくて効率がよい。内肛門括約筋がある2cm程度を慎重にすれば、あとは多少筋層に入っても機能上の問題はない。

❹❷ 粘膜切除が終了したところを示す。感染予防には、十分な止血が重要である。

ここで、術中抗菌剤を点滴投与しておく。このときから、6時間ごとに3回投与する。その後は、12時間ごととする。

❹❸ 回腸J嚢を肛門まで引き下ろしたところを示す。

引き下ろした最も先端となる部分を、吻合部として切開する。

この引き下ろしに相当な緊張がある場合、骨盤内の操作あるいは直腸粘膜切除に出血が多かった場合、あるいは吻合に何らかの不安がある場合などには、安全のため躊躇なくloop ileostomyを造設する。

そのことは術前に患者さんに説明して、了解を得ておくことが、この手術を選択する原則である。

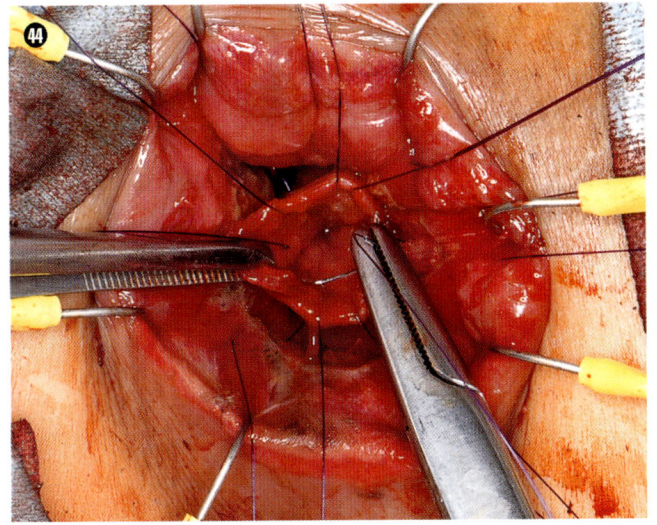

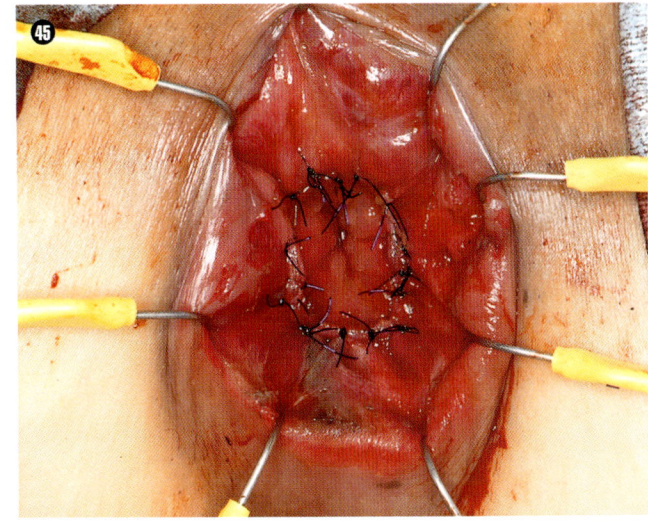

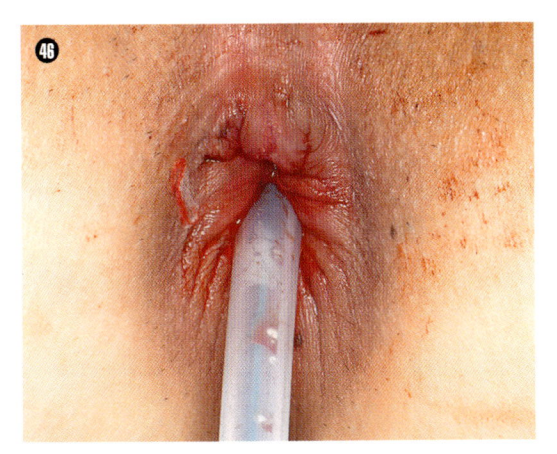

㊹ 回腸J嚢と肛門との吻合は、0-4 PDSIIなどの細いモノフィラメント吸収糸で、ていねいに密に縫合する。

㊺ 完成した縫合部は16針程度であるが、もう少し密（24針）でもよい。

㊻ 吻合部を通して、26号フォーリーカテーテルを挿入してリトラクターをはずす。このカテーテルは、腸液ドレナージによる感染予防と吻合部安静の意味がある。

また、肛門括約筋は、自然に収縮していることが観察される。

術後

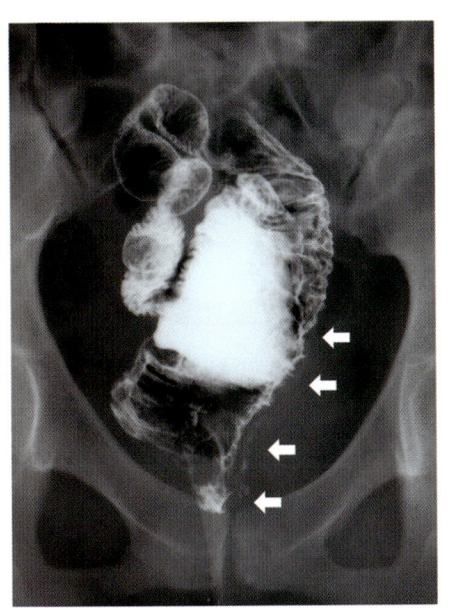

注腸X-P像
continenceは良好。左側壁にstapler lineが認められる。
←：stapler line

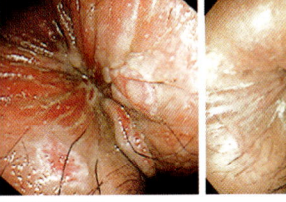

肛門周囲皮膚
写真左：術後24日目。肛門周囲びらんを認める。カテーテル固定のため縫合した部分に、島状びらんを見る。
写真右：術後5週目。肛門周囲のびらんは治まっている。

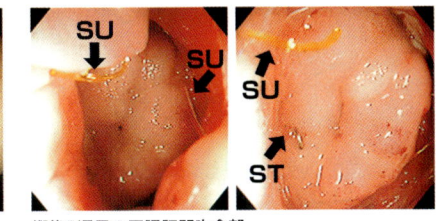

術後5週目の回腸肛門吻合部
写真左：肛門縁から回腸粘膜を認める。縫合糸が一部残存し、やや回腸粘膜が脱出したように見える。
写真右：さらに回腸に接近した状態。J嚢のステープルが1個認められる。
SU：suture material　ST：a staple for the J-pouch

術後4日間、抗菌剤点滴を行った。発熱はなく、術後7日目に流動食を開始、9日目にフォーリーカテーテルを抜去した。夜間を含め失禁はまったく見られなかったが、排便回数は、術後9日から20日目までは1日24回と多かった。しかし、徐々に減少し、術後1か月を過ぎると排便回数は1日8～9回、最近では6回前後となった。就寝後は排便も失禁もない状態で、仕事に支障はない（なお、この症例で術後しばらく頻便が見られたのは、一部吻合部不全による肛門管刺激の可能性がある）。

便回数の多い時期、肛門周囲の皮膚びらんが見られたが、排便回数の減少とともに治癒した。術後5週目の肛門管最大静止圧は72cmH$_2$O（60cmH$_2$O以上は良好；松尾聡．日外会誌82：1366-1375, 1981）で、術後3か月目までは上昇の可能性がある。

3-４　肛門機能温存大腸全摘術　308

4-① 直腸癌低位前方切除術

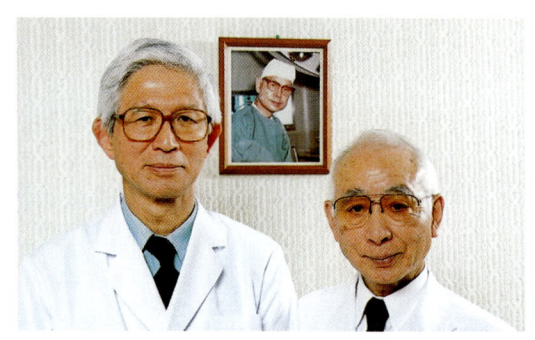

千葉医療生命科学総合病院副院長　**高橋 孝**
医療法人根本医院院長　**根本達久**

解剖・手技に加え、癌研外科で修練した癌の見方、基本手技をも供覧したい

　直腸癌を外科的に治癒させるためには原発巣の摘除と同時にその所属リンパ節群の郭清をも行わなければならないと、初めて系統的外科治療を提唱したMiles（1908年）以来、直腸癌の外科治療は100年に近い歴史を刻んできた。そして、その歴史の大半は、所属リンパ節群の解剖学的な解明と有効かつ安全な郭清法の開発に費やされてきた。

　欧米ではなぜか、この臨床研究の過程は歴史の半ば（1950年前後）で中断したが、本邦では、その研究の主流が受け継がれてきた。仙波の直腸リンパ流の解剖（1927年）、久留による系統的郭清法の提唱（1940年）、そして梶谷の直腸周囲剥離層と関連付けた効果的な郭清法の開発と続いた。

　欧米でのリンパ節郭清法の研究の中断には、いくつかの理由が考えられる。狭い骨盤内での手術操作の困難さに加え、リンパ節郭清による排便・排尿・性機能の損傷を恐れ、術後QOLの低下・荒廃を憂慮したためである。かくして、欧米では30年に近い直腸癌外科の暗黒時代が続いたのである。

　1980年代に入り、変化が見られた。HealdはTME（Total Mesorectal Excision）という概念を提唱し、これが一世を風靡するのである。しかし、これは自律神経走行の内側の直腸周囲組織の剥離にほかならない。リンパ節郭清の観点からは、傍直腸の局所的な郭清にすぎない。

　本邦では、引き継がれてきた系統的郭清の中で自律神経を温存し、郭清の負の面を克服しようとする努力がなされてきた。自律神経温存術式の誕生である。

　久留、梶谷と続く癌研外科は、常に直腸癌外科療法の臨床研究の渦中にあった。そこではまず、いま治療しようとする癌の性格の把握から始まり、その癌を治癒せしめうる過不足のない剥離と郭清の範囲を、局所解剖学的にデザインすることの訓練が繰り返された。そして術式遂行にあたっては、手術の基本操作を遵守することの大切さが強調されてきた。それは単に手術をよどみなく運び、合併症を軽減するためばかりではなく、癌の根治性、機能の保全を確かなものとするためでもある。

　ここでは、解剖・手技に加え、癌研外科で修練した癌の見方、基本手技をも供覧していきたい。

CASE & FLOW CHART

症例

67歳・男性
身長168cm・体重72kg・中等度肥満
腫瘍はRa, DL上8.0cm、右前壁1/2周潰瘍限局型、中分化腺癌A₂, N₁
本症例における術式選択の留意点は、次のとおりである。

① A₂, N₁と予測。AWは3.0cm。十分な直腸周囲組織をつけたU字型切離。
② N₁であれば、左結腸動脈分枝下で結紮。
③ 神経叢を温存しての根部郭清。術中、N₂が予測されれば、根での結紮による郭清。
④ 自律神経走行の層での剥離。ただし、右側方では神経走行の外側、腸骨動脈に沿った郭清を追加する。

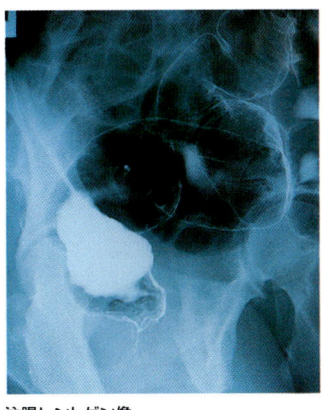

注腸レントゲン像
Raに4.0cmの腫瘍が正面視に見える。内部にbariumのたまり。Douglas窩が低いことに注意。

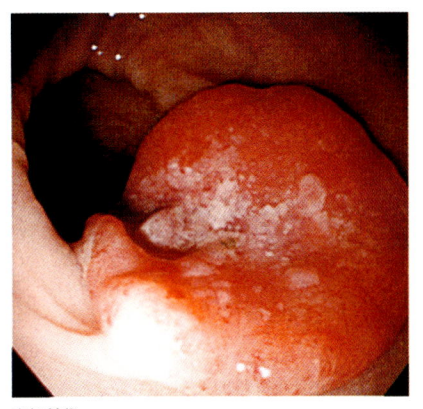

内視鏡像
潰瘍限局型の腫瘍が、右壁から前壁へ、ほぼ1/2周を占める。周堤は高く、潰瘍底は深い。漿膜面・外膜面に露出あり、と見る。

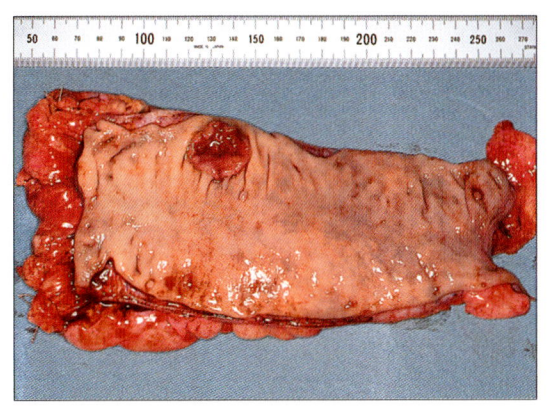

摘除標本
Raに3.5×3.0cmの潰瘍限局型の腫瘍、直腸壁の多少のshrinkageを見る。AW4.0cm（吻合は歯状線上4.0cm）。腫瘍近傍にリンパ節転移2個を見る。直腸周囲組織が十分に摘除され、特に直腸切離線を越えた肛門側の周囲組織も摘除されていることに注目。

術式

※丸囲みの数字は図版番号

1	下腹正中切開、臍の上方に延長	❶〜❸
2	腹腔内の観察、S状結腸間膜の展開	❹
3	S状結腸間膜左側の切開、後腹膜腔へ	❺
4	後腹膜下筋膜上で上下腹神経叢を同定	❻〜❽
5	S状結腸間膜右側の切開	❾❿
6	上下腹神経叢に沿った剥離	⓫⓬
7	神経叢を温存した根部の郭清 下腸間膜動脈の切離	⓭⓮
8	S状結腸間膜の切開と結腸の切離	⓯〜⓳
9	直腸後面側面の剥離	⓳〜㉓
10	直腸前面の剥離	㉔㉕
11	側方靱帯の同定と切離	㉖〜㉘
12	下腹神経・骨盤神経叢の外側の郭清	㉙㉚
13	直腸切離線での周囲組織の剥離	㉛〜㉟
14	直腸の洗浄と切離	㊱㊲
15	直腸結腸吻合	㊳㊴

4-❶ 直腸癌低位前方切除術

術式の選択と手順

まず、これから手術をしようとする直腸癌の臨床的・病理学的性格を知り、直腸前方切除術の内容を検討しなければならない。一つの癌には一つの至適な術式しかないからである。

術式選択のためのチャート

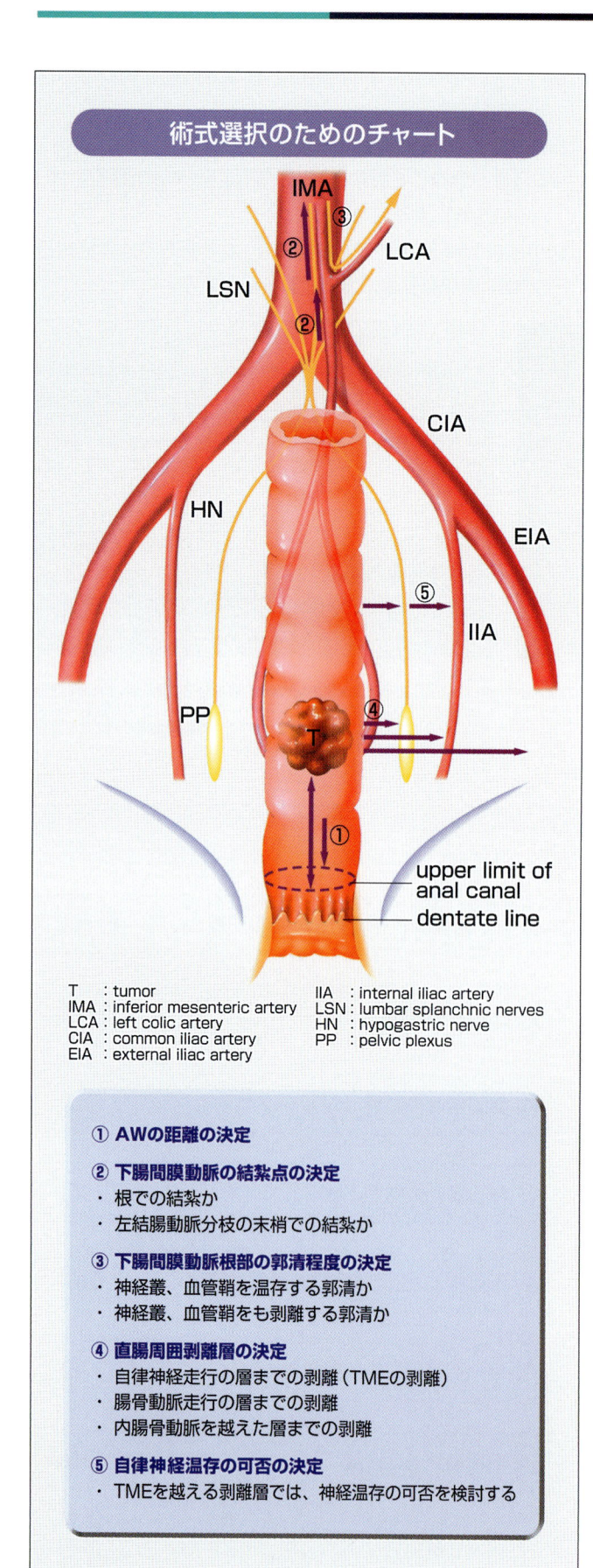

T : tumor
IMA : inferior mesenteric artery
LCA : left colic artery
CIA : common iliac artery
EIA : external iliac artery
IIA : internal iliac artery
LSN : lumbar splanchnic nerves
HN : hypogastric nerve
PP : pelvic plexus

① AWの距離の決定
② 下腸間膜動脈の結紮点の決定
- 根での結紮か
- 左結腸動脈分枝の末梢での結紮か
③ 下腸間膜動脈根部の郭清程度の決定
- 神経叢、血管鞘を温存する郭清か
- 神経叢、血管鞘をも剥離する郭清か
④ 直腸周囲剥離層の決定
- 自律神経走行の層までの剥離（TMEの剥離）
- 腸骨動脈走行の層までの剥離
- 内腸骨動脈を越えた層までの剥離
⑤ 自律神経温存の可否の決定
- TMEを越える剥離層では、神経温存の可否を検討する

本症例における術式の選択と手順

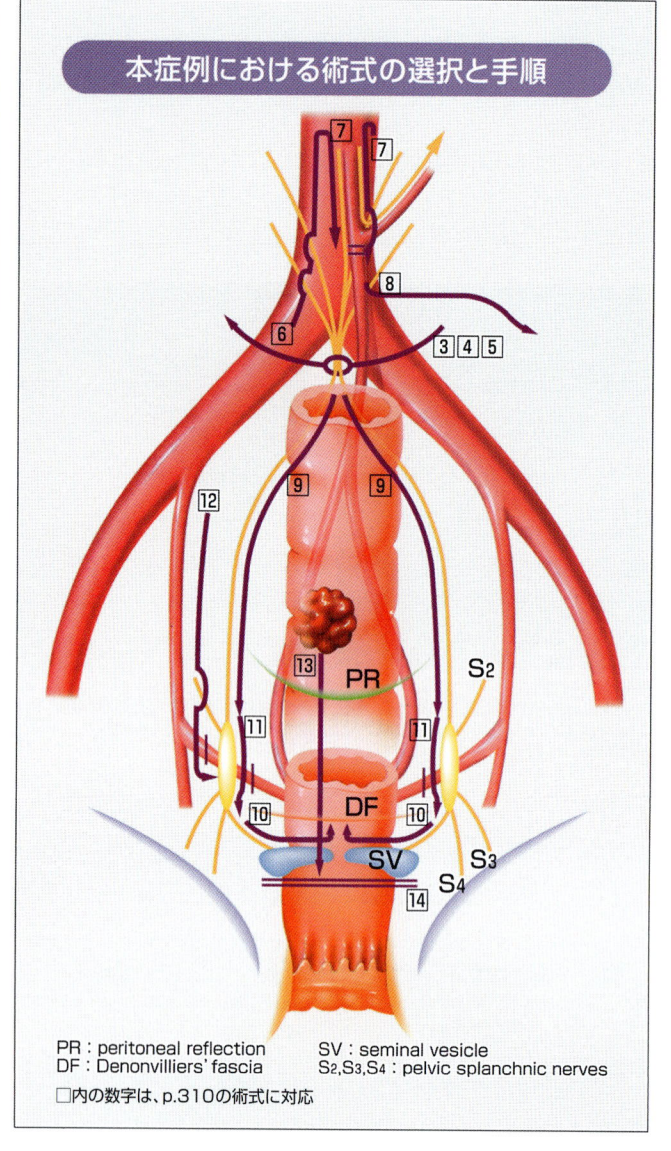

PR : peritoneal reflection
DF : Denonvilliers' fascia
SV : seminal vesicle
S2,S3,S4 : pelvic splanchnic nerves

□内の数字は、p.310の術式に対応

知らなければならない直腸癌の性格は、まずその占拠部位（歯状線から腫瘍下縁までの距離）、大きさ（環周と長径）と中心位置、肉眼型と組織像である。これらと画像上の腫瘍影とを参考にして、深達度、リンパ節転移の程度を予測する。その予測が正しければ、それだけ、選択された術式は至当なものとなり、治療の効果は高くなり、合併症の発生は低くなる。そのうえに、癌の生物学的な悪性度を考えながら、術式選択のチャートに従って摘除と郭清の範囲、温存可能な自律神経要素を決定する。

本症例では、AWを4.0cmとするために、Douglas窩を切開して精嚢を露出し、側方靱帯を確認する。下腸間膜動脈は左結腸動脈分枝の末梢で結紮するが、血管鞘を残して根部の郭清は行う。自律神経要素は全て温存し、剥離はその内側にとどめるが、右方のみは神経走行の外側、内腸骨動脈との間の組織も郭清する。

後腹膜腔内で剥離層を探る

後腹膜腔に入り後腹膜下筋膜を確認すること。この筋膜上に上下腹神経叢があり、下腹神経が走行するからである。これが、TME剥離の境界でもある。

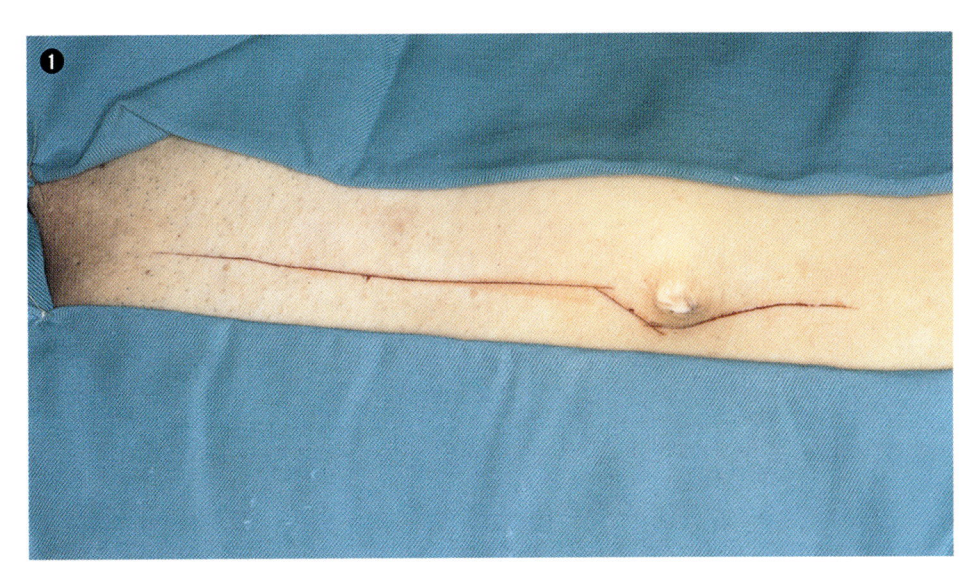

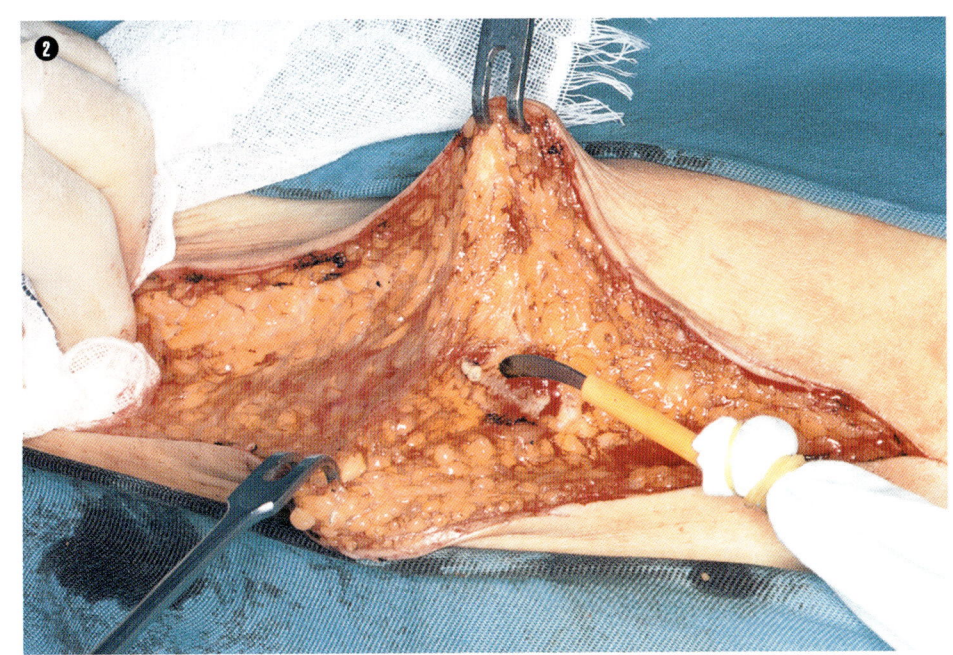

❶ 砕石位をとり、術者は患者の左側に立つ。
下腹正中切開を臍の左方を回って頭側に延長する。人工肛門の造設を予定する場合は、臍の右方を回る。

❷ 創を順層に切開して開腹する。通常は電気メスを使う。
下腹正中の白線の幅は狭いので、ここでは鋏、またはメスを使う。この電気メスはナギナタ型で、癌研外科独特のものである。幅はやや広いが厚みは薄く、先端の視野が隠れず便利である。

❸ 尾側切開線は、腹膜上で黄土色の膀胱筋層の損傷に注意して、恥骨にまで達しておく。

❹ 腹腔内の観察の後、適切な方法で小腸を視野から排除する。ここでは右創縁に付けたビニール袋を代用腹膜とし、ここに小腸を順次挿入して、視野を確保している。

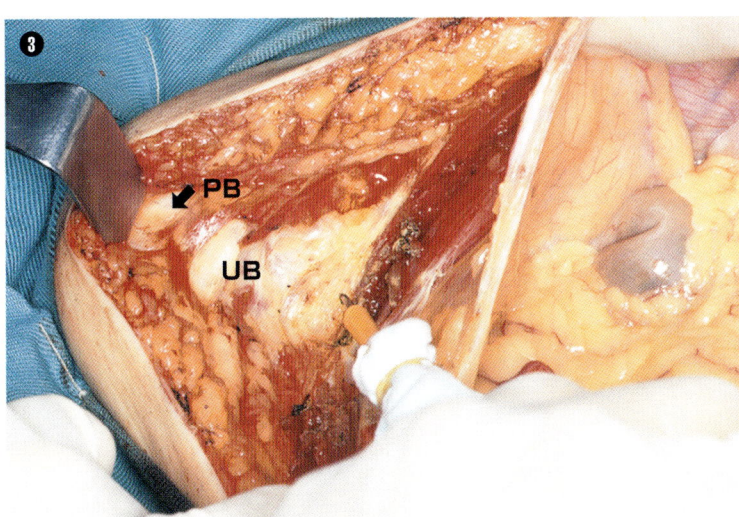

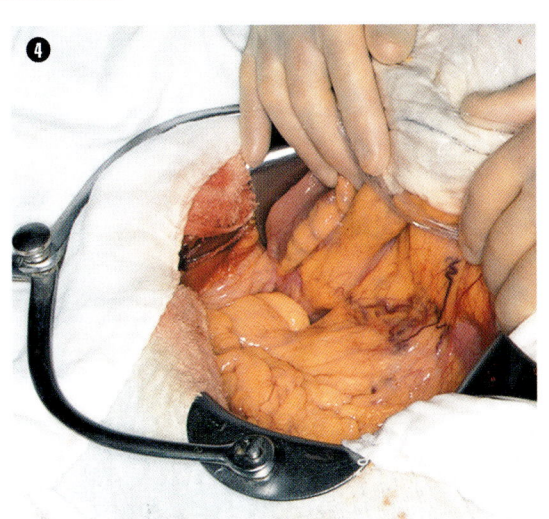

PB：pubic bone　UB：urinary bladder

4-❶　直腸癌低位前方切除術　312

❺ S状結腸を引き上げ、間膜左側を展開する。通常ここには、漿膜どうしの種々の癒着が見られるが、本来の間膜を目指して切開を進め、後腹膜腔に入る。S状結腸上部を越え、下行結腸をも後腹膜より剥離しておくと、後腹膜腔は十分に展開する。

❻ 後腹膜腔に入ったならば、まず後腹膜下筋膜を同定する。脂肪の少ない場合には、左精嚢（卵巣）動静脈、左尿管が薄い膜をかぶって現れる。
脂肪が多い場合には、脂肪の包まれぐあいに注目して、剥離を進める。

❼ 剥離の鋏を尾⇒頭に動かす。左腎の脂肪被膜が薄い膜に包まれて、一塊として現れる。
これを区別するように視野を広げると、やや光沢を帯びて後腹膜下筋膜が展開する。
これに尾⇒頭への緊張を加えると、上下腹神経叢の位置が一段と張り出してくる。
無理に尿管を同定しようとすると筋膜を破り、剥離層が不安定となる。

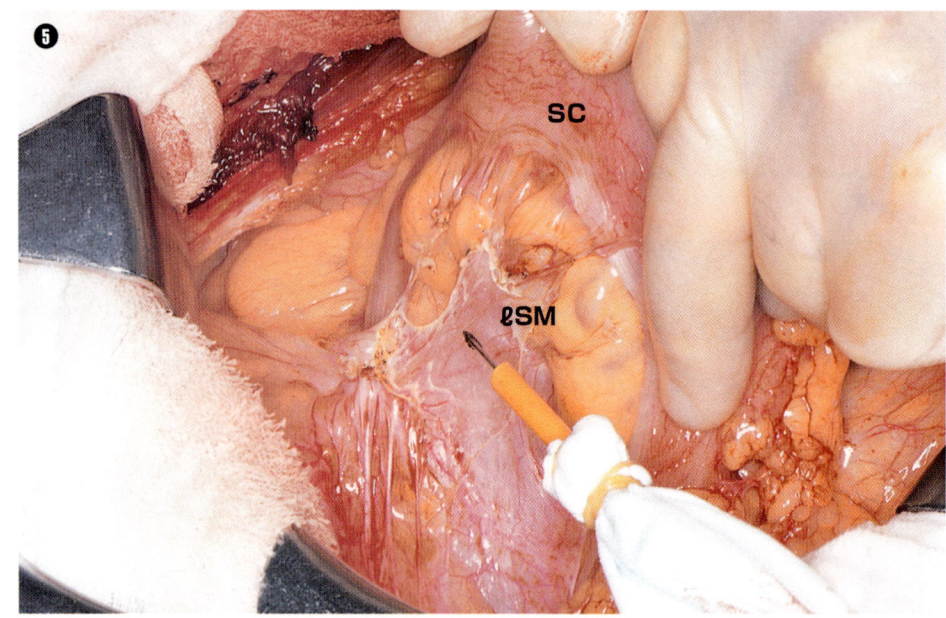

SC：sigmoid colon　ℓSM：left side of sigmoid mesentery

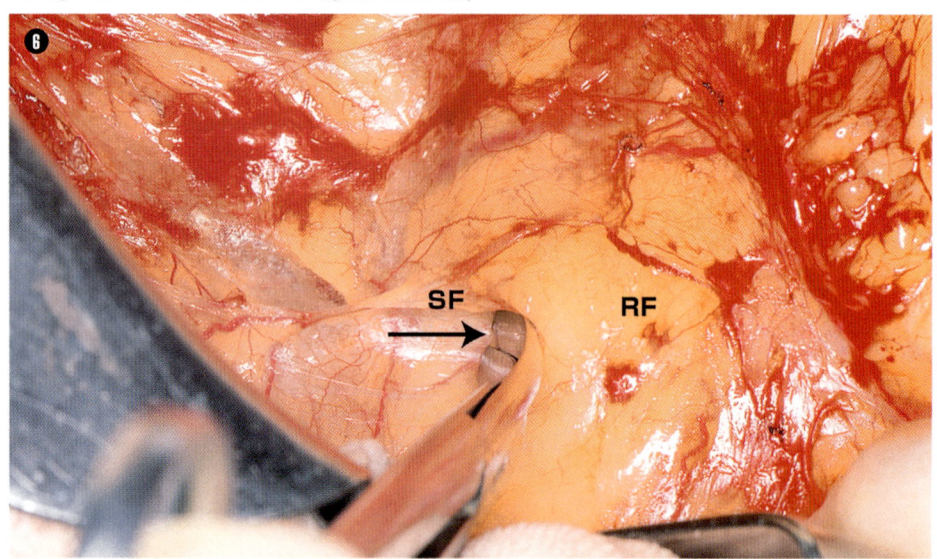

SF：subperitoneal fascia　RF：renal fatty fascia

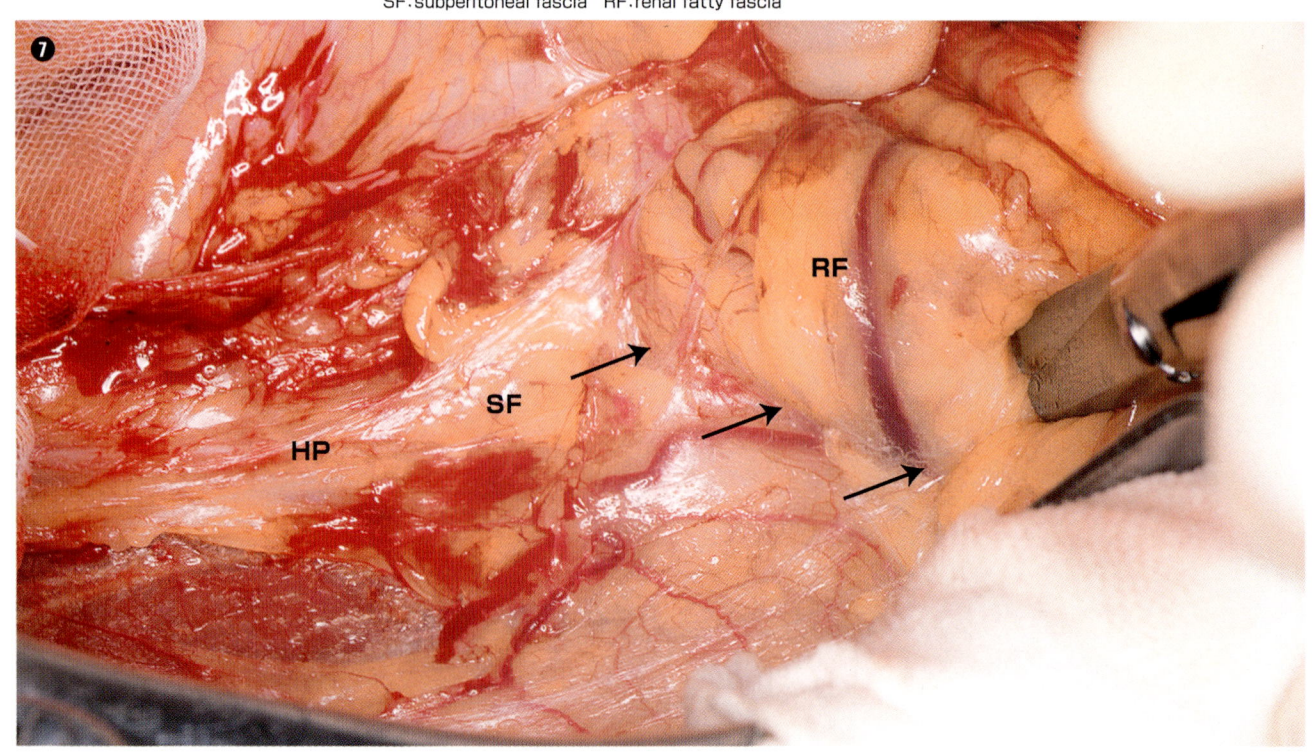

HP：hypogastric plexus　SF：subperitoneal fascia　RF：renal fatty fascia

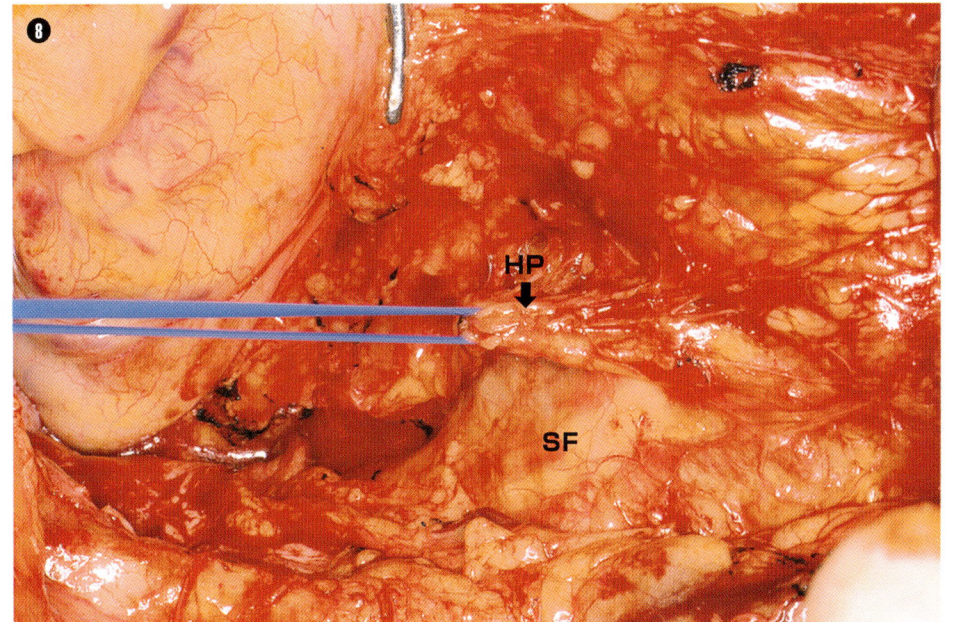

❽ 上下腹神経叢は、後腹膜下筋膜と同一のレベルにある。脂肪が少なければ正中に白く細い索状物として、脂肪が多ければ筋膜上の尾⇒頭に張る緊張の強い部分として同定できる。

これにケリー鉗子を回し、次いでテープをかけて神経叢を区分する。

神経叢の下方には、左総腸骨静脈が近づいている。極力小さくケリー、テープを回さなければならない。

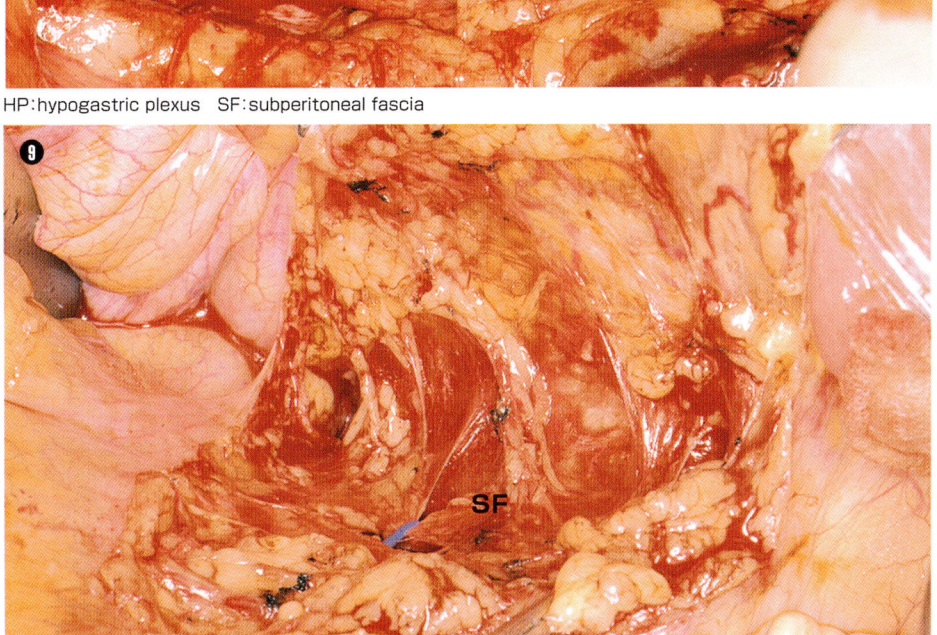

HP：hypogastric plexus　SF：subperitoneal fascia

❾ 術者自身の左手でS状結腸を左方に引き上げ、結腸間膜の右側を展開する。

間膜基部よりやや高めで切開し、漿膜のみを剥離するように、漿膜下の脂肪を摘除側に引き寄せつつ、後腹膜下筋膜のレベルに達しておく。

間膜基部に沿って、間膜切開創を頭側に広げる。

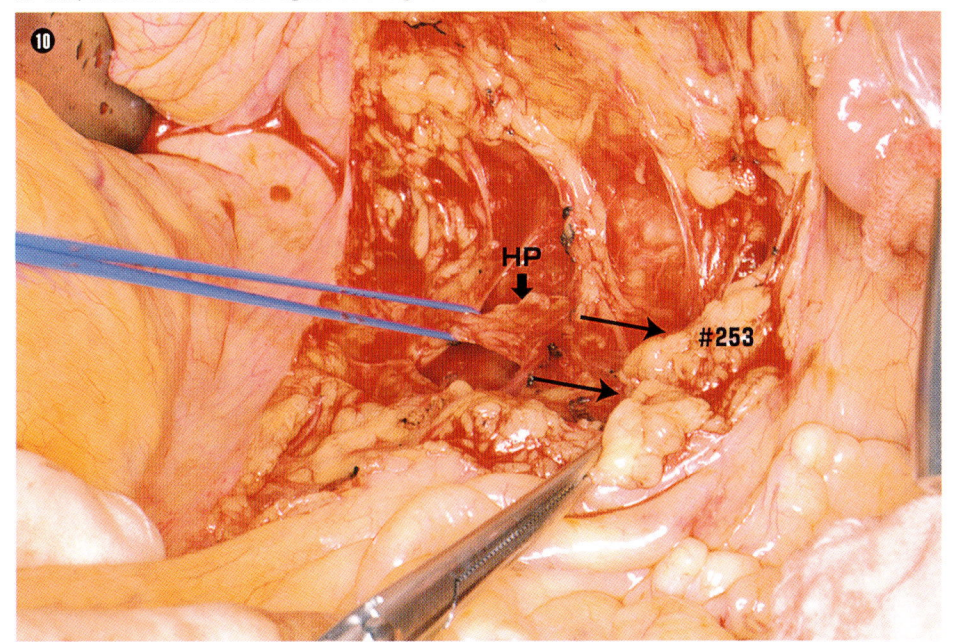

SF：subperitoneal fascia　rSM：right side of sigmoid mesentery

❿ 左方から上下腹神経叢を同定し、これに回したテープを今度は右方から確認する。

テープを引き出し牽引すると、神経叢の位置に緊張がかかる。その走行の前面を剥離して、頭側に向かう。

ここでは鋏を尾⇒頭に動かすことが肝要であり、鋏の先に多少の抵抗を感じながら、極力頭側に進んでおく。

HP：hypogastric plexus

4-❶　直腸癌低位前方切除術

自律神経を温存して、下腸間膜動脈を処理

下腸間膜動脈根部の郭清とその動脈の処理法には、いくつもの操作がある。術前・術中の所見から、至適な動脈結紮点、血管露出法を選ばなければならない。

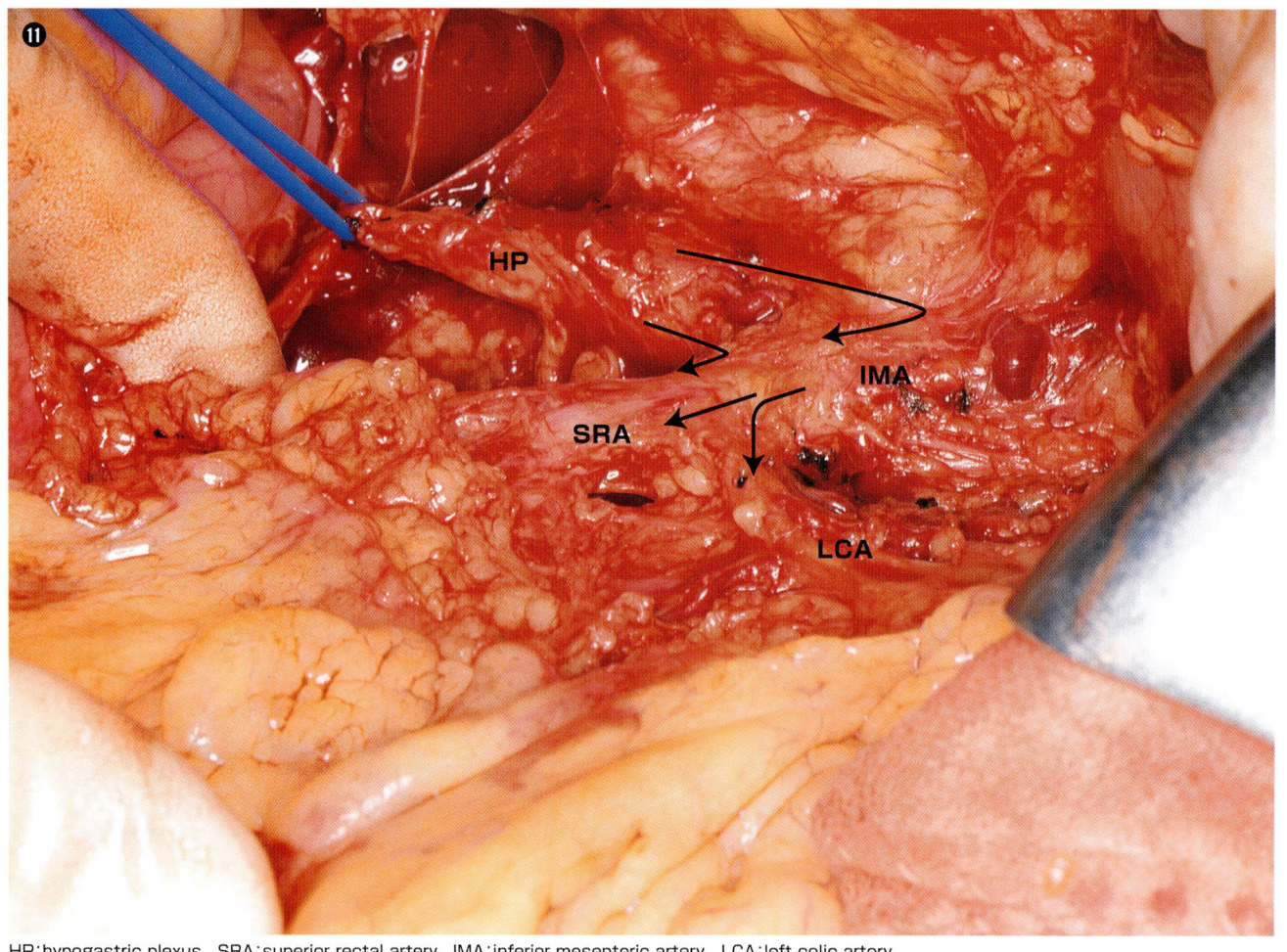

HP：hypogastric plexus　SRA：superior rectal artery　IMA：inferior mesenteric artery　LCA：left colic artery

⓫　尾⇒頭に剥離を進め、大動脈上に至ると、上下腹神経叢は左右に分かれる。
左右の腰内臓神経であり、数本の細い神経線維が脂肪組織の中を走っている。この間に下腸間膜動脈起始があるが、厚い神経叢で覆われている。

⓬　ここでは、下腸間膜動脈根部（起始から左結腸動脈分枝点まで）を温存し、かつ血管鞘（下腸間膜動脈神経叢と左側結腸への神経線維）を温存した、根部郭清（#253郭清）を行う。

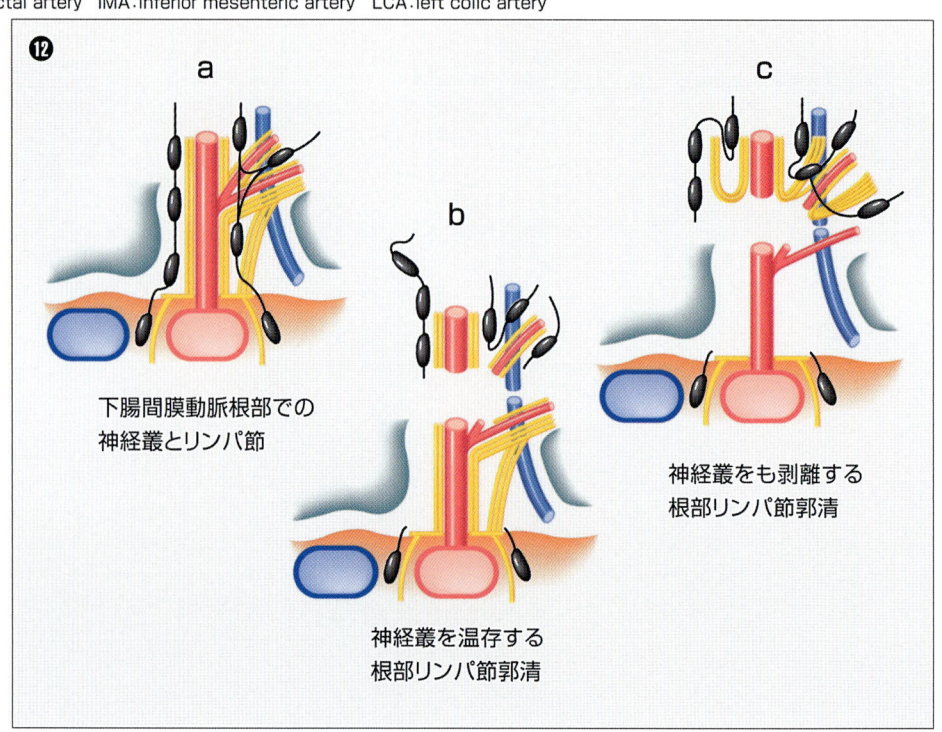

a　下腸間膜動脈根部での神経叢とリンパ節

b　神経叢を温存する根部リンパ節郭清

c　神経叢をも剥離する根部リンパ節郭清

315

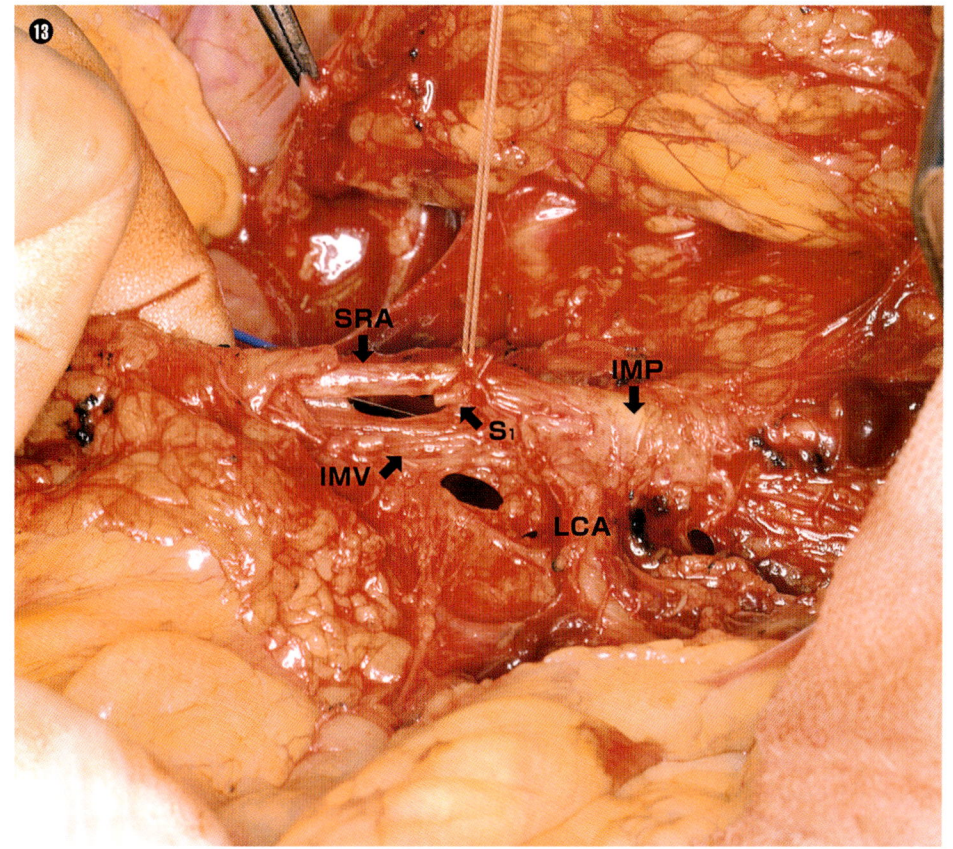

❽ 左右の腰内臓神経線維から動脈起始に向かう。白く光沢のある下腸間膜動脈神経叢を露出させるようにして、小リンパ節を含む黄味がかった脂肪組織を下腸間膜動脈の末梢側に排除する。血管鞘（神経叢）に覆われたままの動脈の走行、分枝状況が判明する。

❾ この症例の動脈分枝は、典型例である。
左結腸動脈、第一S状動脈、上直腸動脈（下腸間膜動脈幹部）が三分岐する。前者を残し、後二者を結紮する。
下腸間膜動脈根部と左結腸動脈に囲まれた部は、白い神経線維が露出している。この背側で、下腸間膜静脈を結紮する。
左右の腰内臓神経の間の脂肪組織も、郭清しておく。

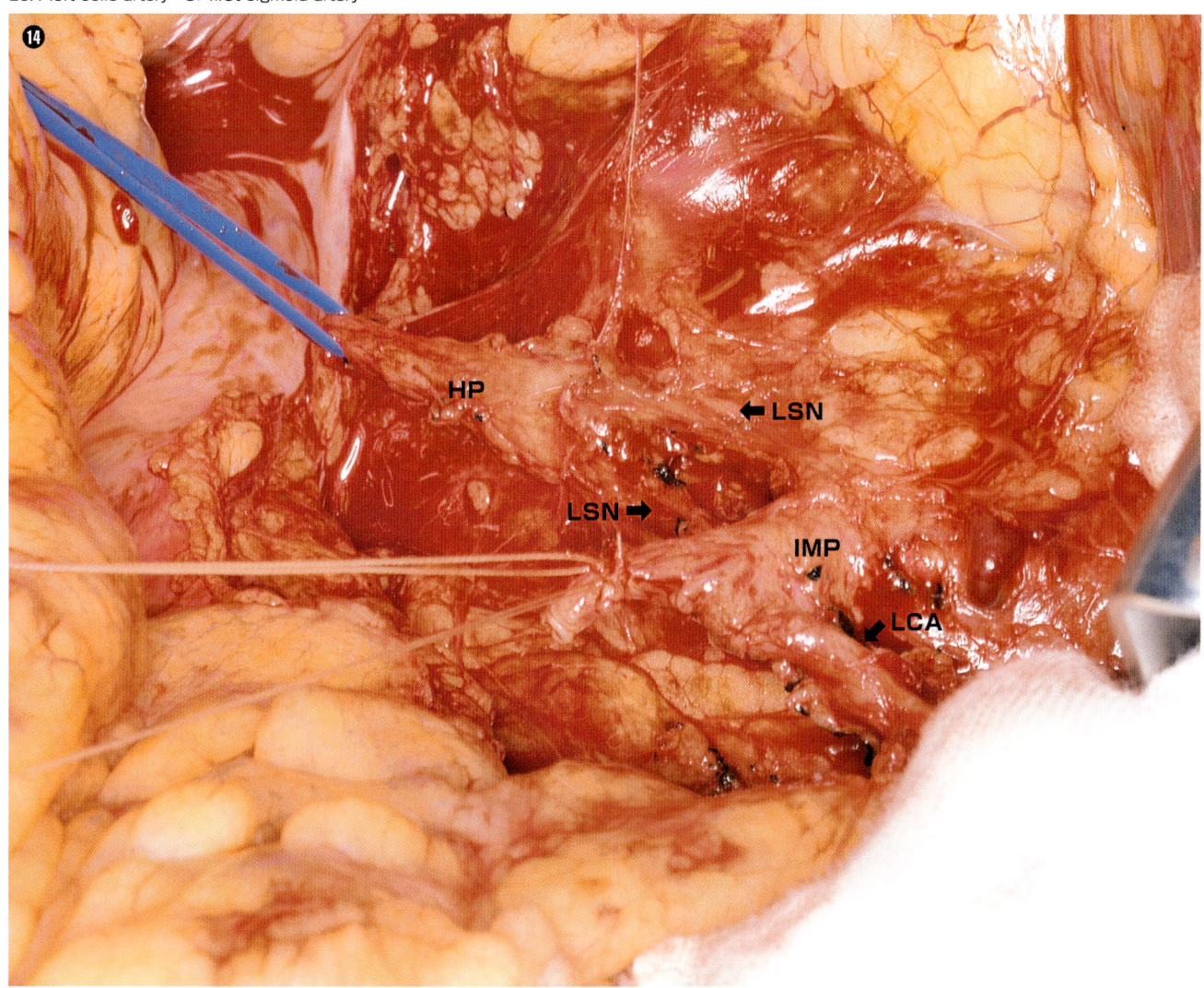

SRA：superior rectal artery　IMV：inferior mesenteric vein　IMP：inferior mesenteric artery plexus
LCA：left colic artery　S₁：first sigmoid artery

HP：hypogastric plexus　LSN：lumbar splanchnic nerves　IMP：inferior mesenteric artery plexus　LCA：left colic artery

4-❶　直腸癌低位前方切除術　316

S状結腸を離断して、直腸周囲の剥離へ

S状結腸の離断に際しては、口側断端の血流に気を配る。縫合不全予防の第一歩である。直腸周囲の剥離に際しては、常に後腹膜下筋膜の存在に気を配る。これが、剥離層選択の基準となるからである。

❶❺ 下腸間膜動脈切離端をペアン鉗子で引き伸ばし、S状結腸間膜を緊張させる。
脂肪が少なければ、S状動脈の分枝状況は透見できる。脂肪が多ければ、間膜の緊張程度から分枝動脈を予測する。
いずれにしても、間膜表面（右側面）の漿膜を切開し、内部の脂肪を排除して、その中で動静脈を見定めつつ、至適結紮点を判断する。
このようにして、#252の郭清に不足なく、かつ辺縁動静脈の損傷を避けることができる。
脂肪の多い短い間膜では、集束結紮によるS状動脈の処理は危険である。

❶❻ 辺縁動静脈の結紮も同様に、間膜の中でこれを露出してから処理をする。
この時も、ここからの直動脈の分枝状況を見定め、残すべき最肛門側の直動脈を確認しておく。
口側断端の血流に不安があれば、辺縁動脈の結紮前に、ここからの動脈血流出の程度を確かめることもできる。

❶❼ 口側の最終直動脈に沿って、傍直腸脂肪組織を肛門側に排除する。
必ず、頭⇒尾に剥離して、結腸壁を露出する。鋏または電気メスを使用する。
尾⇒頭に剥離すると残存直動脈を損傷し、口側断端の血流が不安定となり、これが縫合不全の一因となる。

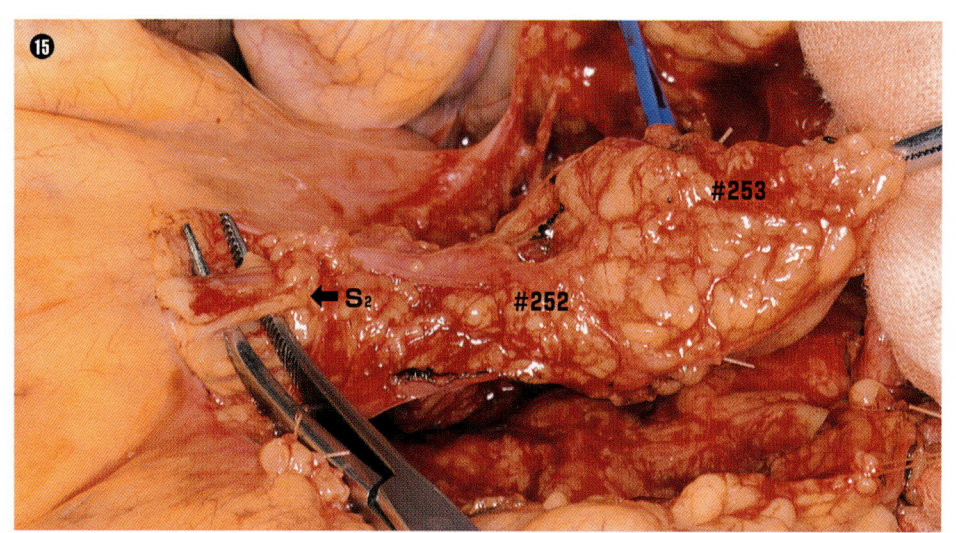

⑮ S₂：second sigmoid artery

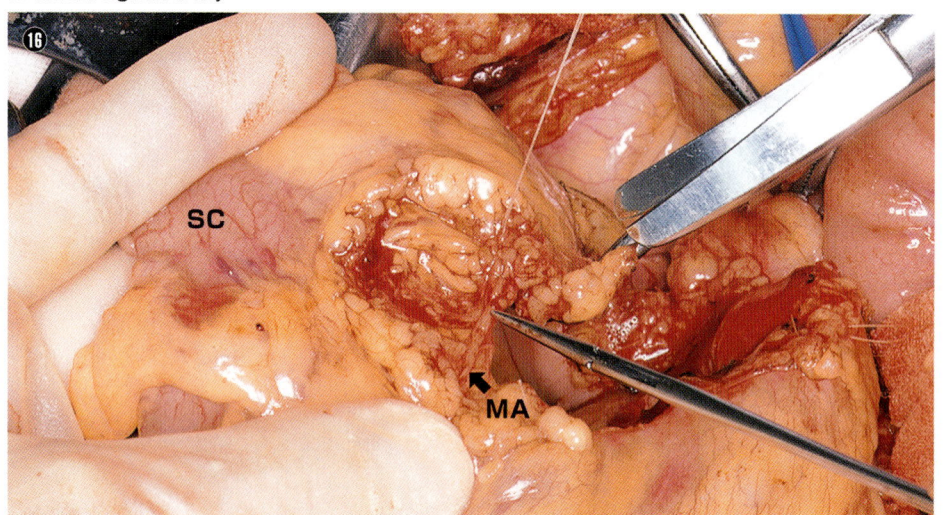

⑯ SC：sigmoid colon　MA：marginal artery

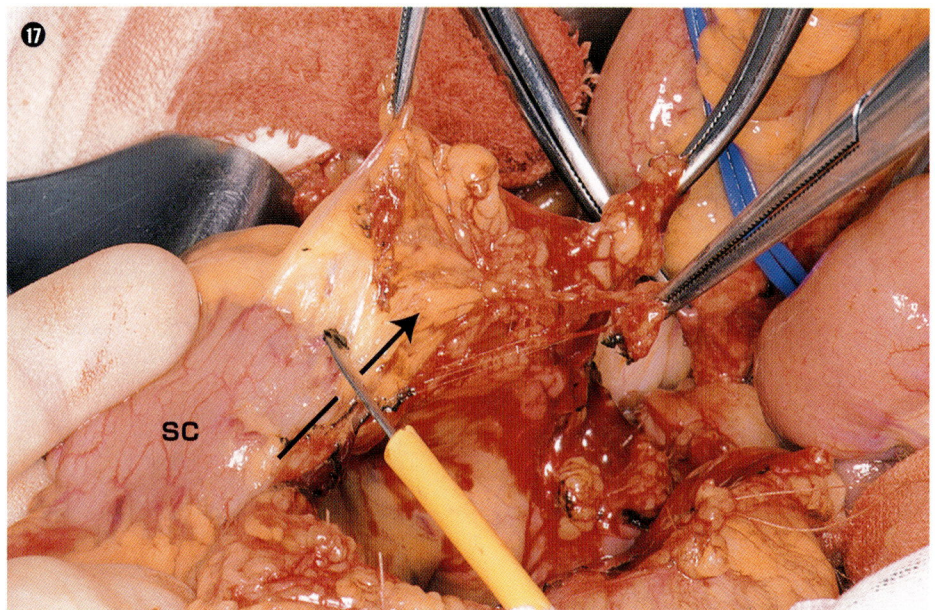

⑰ SC：sigmoid colon

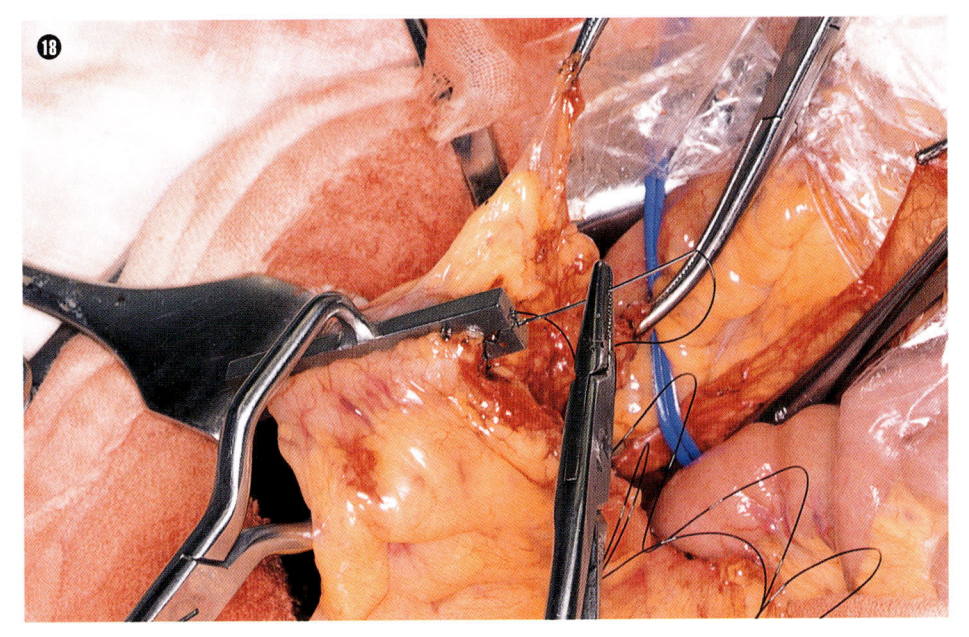

⓲ 最終直動脈の流入点から1.0cm弱の肛門側結腸壁に巾着縫合器をかける。

縫合糸を通し、肛門側結腸をクランプして腸管を離断する。

離断の前に下床にガーゼを敷き、汚染を予防することも大切である。

両断端は丁寧に消毒し、布で覆って汚染を防ぐ。

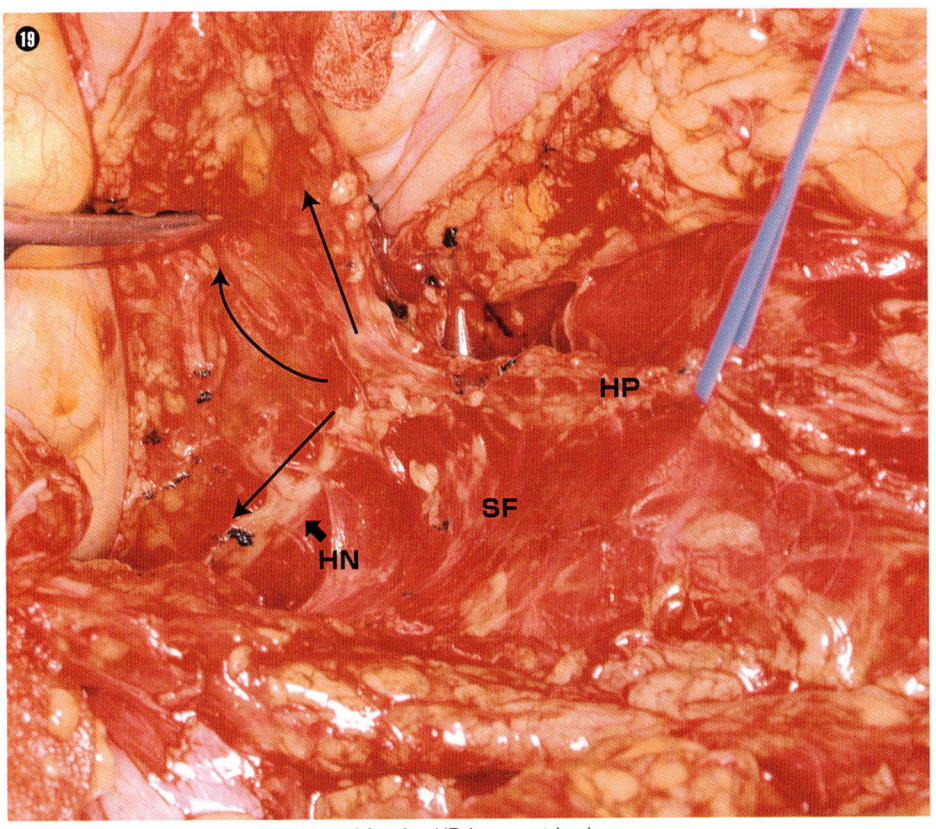

⓳ 離断された肛門側結腸を強く引き上げ、直腸後面の剥離に入る。

先に上下腹神経叢を確認したテープを今度は頭側に引くと、後腹膜下筋膜の緊張とその上を左右に分岐して走る白い索状の下腹神経線維を見ることができる。

神経線維の周囲には、やや黄味を帯びた脂肪滴が並列している。これを目安として神経線維の走行を見定めることが、安定した剥離層を保つコツである。

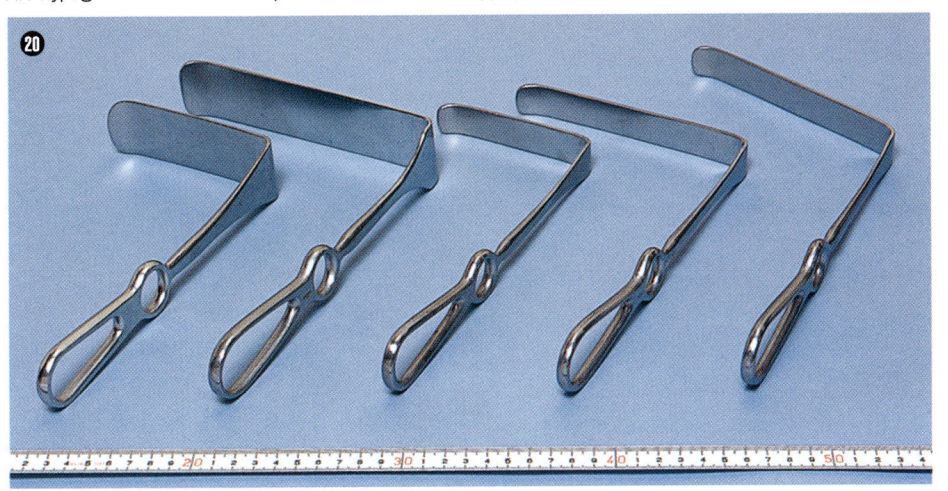

HN：hypogastric nerve　SF：subperitoneal fascia　HP：hypogastric plexus

⓴ 狭い骨盤内での直腸周囲の剥離にあたっては、適切な鉤を上手に使い、有効な視野を得ることが大切である。

この各種の鉤は、癌研外科で使われていたものである。

直角にデザインされ、強靭に作られた長い鉤類である。

先端が多少内を向いており、臓器組織の排除を確実に行うことができる。

4-❶　直腸癌低位前方切除術　318

㉑ まず、左右の下腹神経に沿って直腸後面の剥離を進める。下腹神経線維には多少の脂肪組織が付いているので、これを目当てにし、どの程度の脂肪を残すかを考えつつ、左右均等に剥離を進める。

㉒ 左右下腹神経の分岐が十分に明らかとなったら、ここから後腹膜下筋膜（臓側骨盤内筋膜）を切開し、直腸後腔（仙骨前腔）に入る。図aから図bに至るわけである。

㉓ 後腹膜下筋膜（臓側骨盤内筋膜）が切開されると、その後面は疎な結合組織からなる腔であり、剥離の鋏は自然に肛門側に向かう感がある。ここで、勢いよく鋏を動かすと仙骨前面の静脈を傷つけ、出血をきたし、視野を失う恐れがある。
直腸を強く牽引し、鉤を正中にかけると視野が展開する。
さらに、左右の下腹神経線維に沿った剥離を進めると、神経線維は幅広く広がってゆくことがわかる。ここが、骨盤神経叢（下下腹神経叢）である。

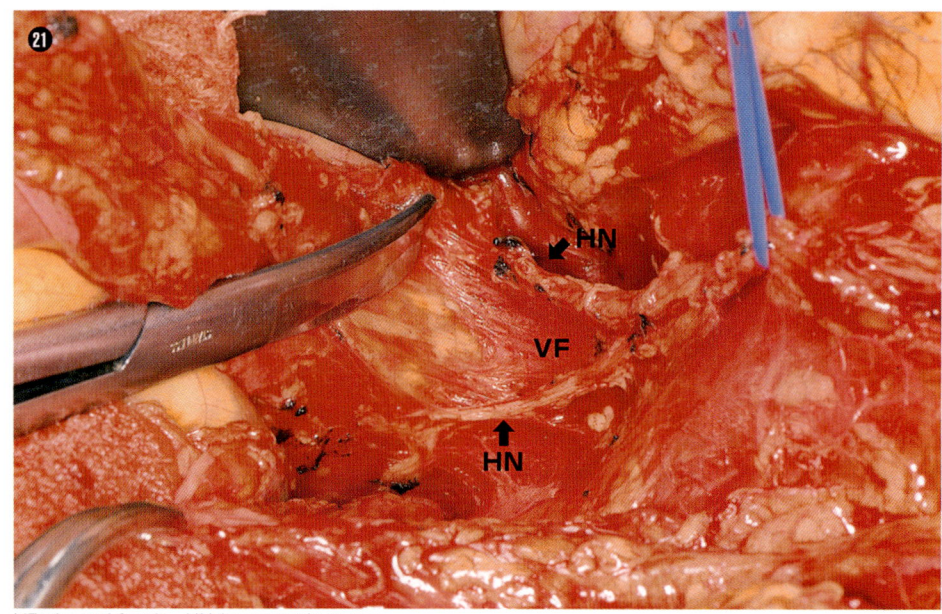

㉑
VF: visceral fascia　HN: hypogastric nerve

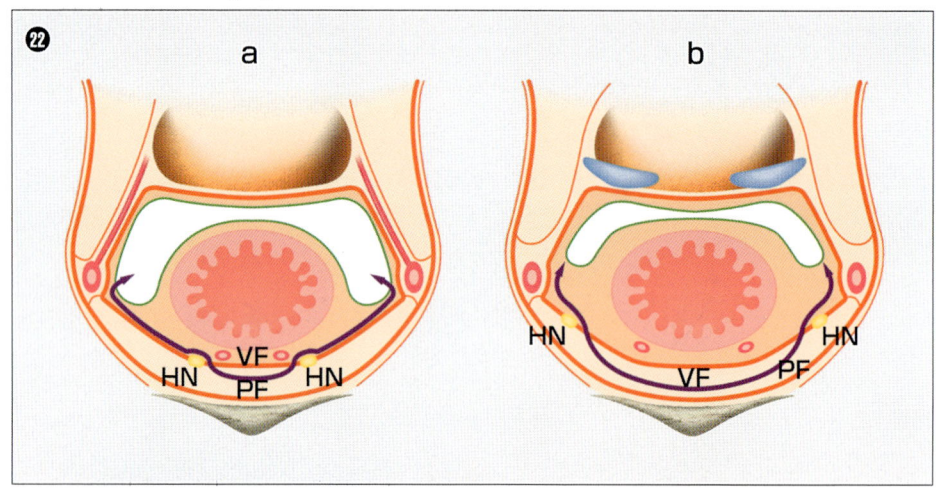

㉒
VF: visceral fascia (subperitoneal fascia)　HN: hypogastric nerve　PF: parietal fascia

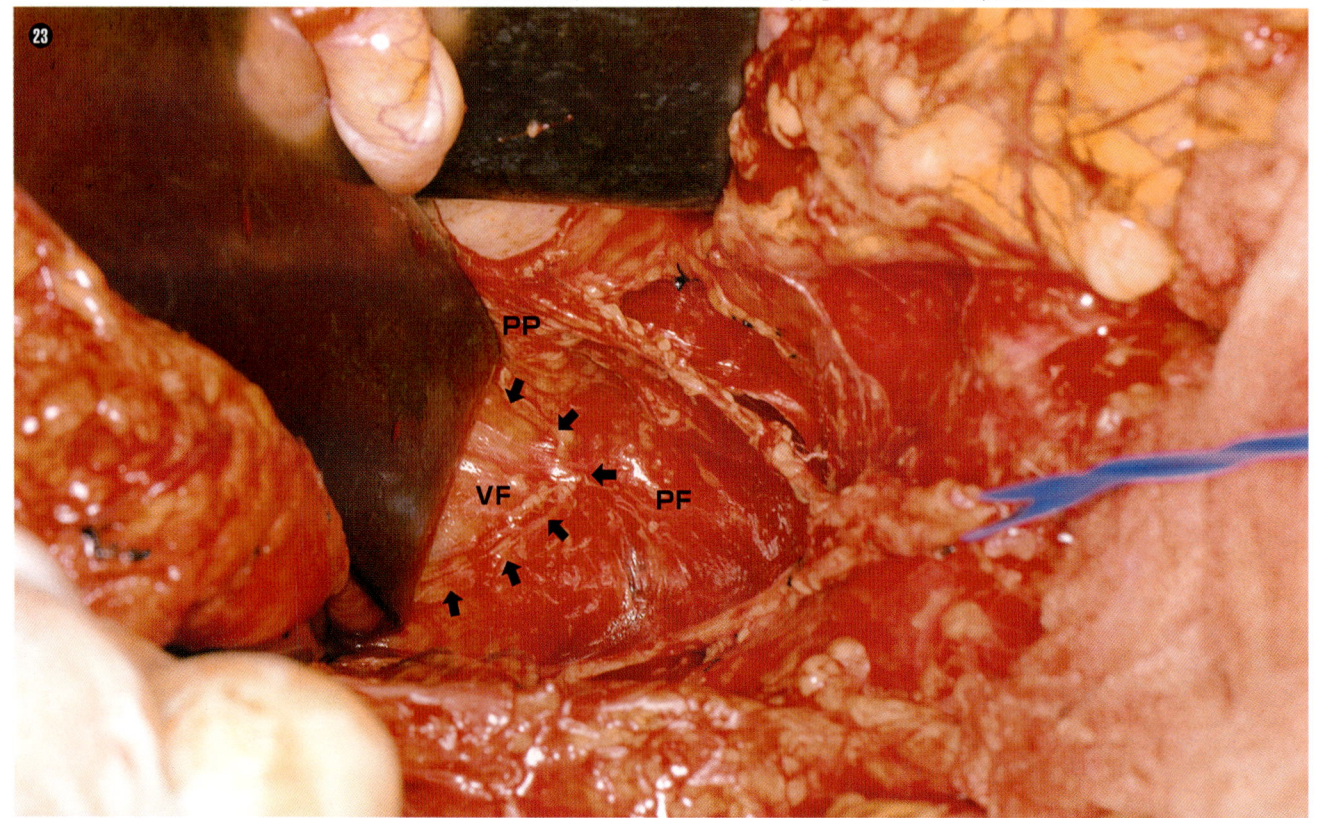

㉓
PP: pelvic plexus　VF: visceral fascia　PF: parietal fascia

DF：Denonvilliers' fascia　PP：pelvic plexus

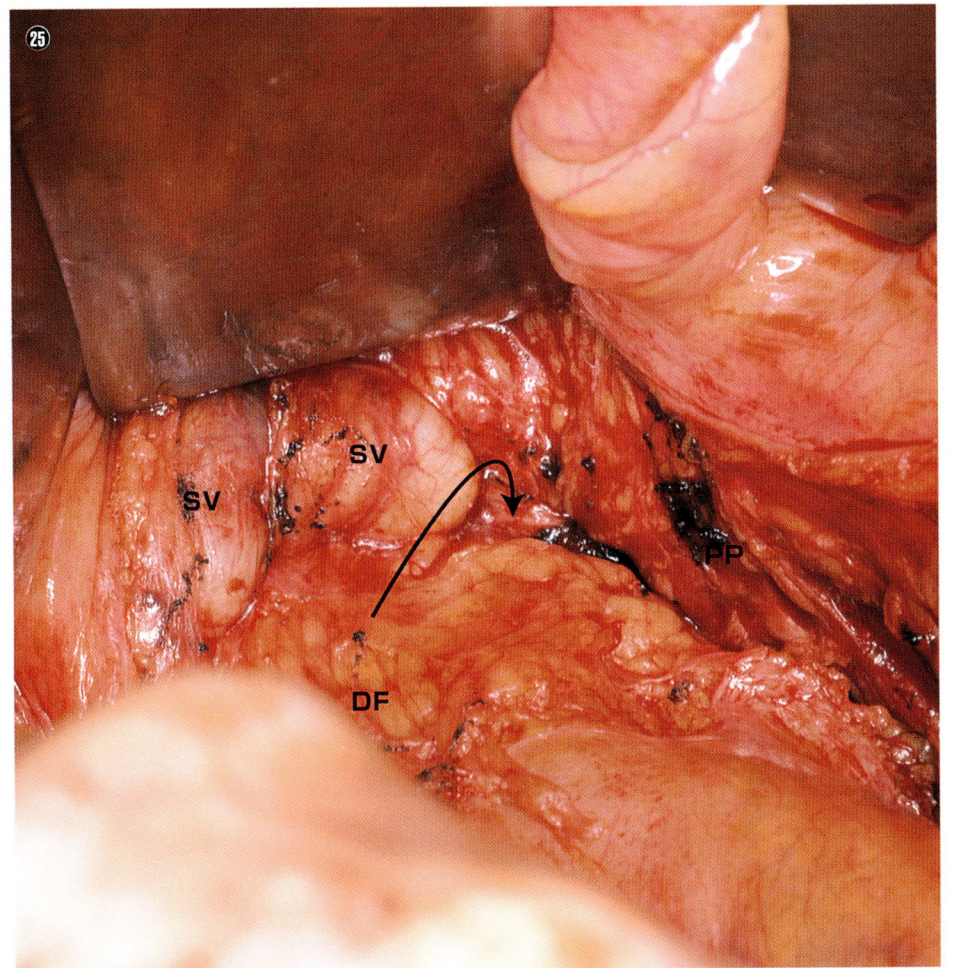

SV：seminal vesicle　DF：Denonvilliers' fascia　PP：pelvic plexus

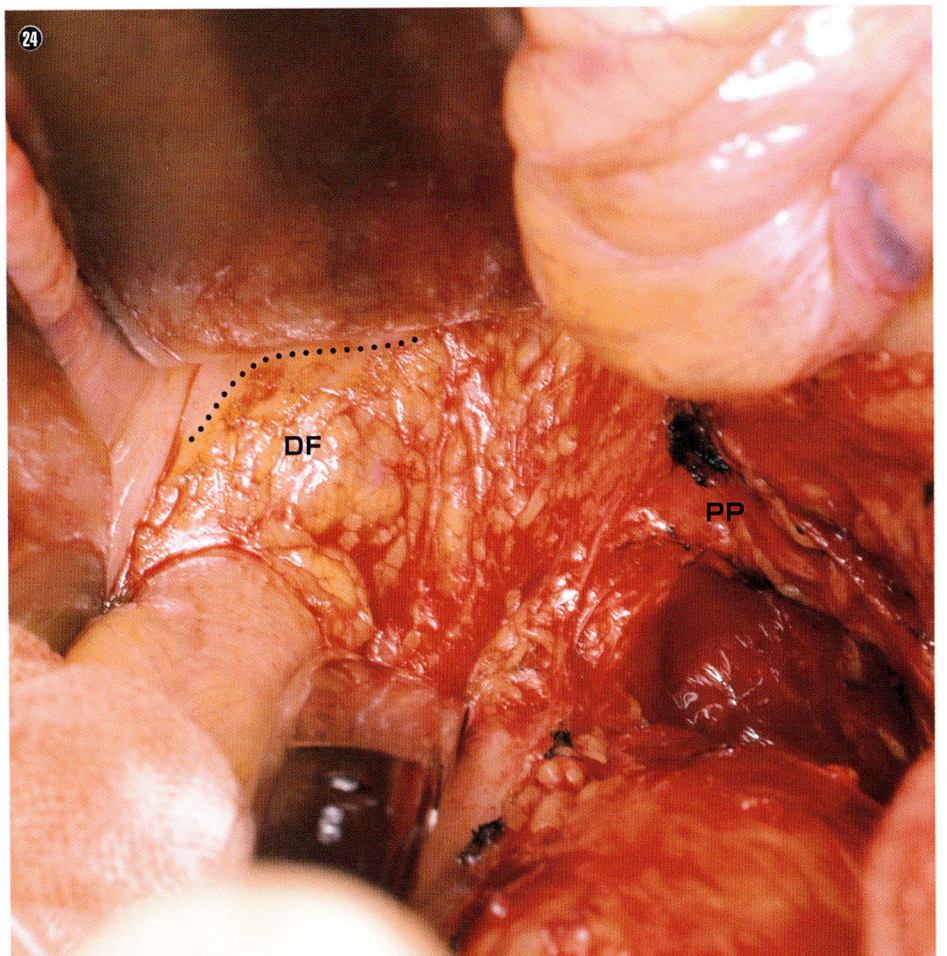

❷❹　直腸前面の剥離に移る。鉤を正中で膀胱（または子宮）にかけ、Douglas窩を展開する。最低部より1.0cm上方で漿膜を切開し（破線のライン）、多少、鋏を進めると丸みを帯びた精嚢が現れ、平滑なDenonvilliers筋膜が下方に落ちてくる。
術者自身の左手で直腸を強く頭側に引き、かつその指先をしなわせて、直腸前面を下方に押し下げる操作が有効である。
いきなり直腸壁を目指して剥離してはいけない。まず左右の精嚢を露出させることが大切である。

❷❺　脂肪が多い場合には、精嚢の露出に手間どることもある。往々にして、精嚢の上方に切り込んで膀胱壁に向かうか、逆に過度に下方に向かってDenonvilliers筋膜を剥離し、直腸壁を損傷する恐れが生じる。
精嚢の硬さを鋏の先端で感じつつ、Denonvilliers筋膜の光沢の違いを目視しつつ、両者を分けるようにして剥離を進める。
剥離層が正しければ、出血はない。左右の精嚢が十分に現れたら、鉤を多少とも右方に移し、右精嚢の側端から右側方靱帯の同定に移る。
その第一歩は、図中に矢印で示す個所であり、精嚢端と骨盤神経叢との間のわずかな疎な部分である。

4-❶　直腸癌低位前方切除術

側方靱帯の同定と処理

中直腸動脈と骨盤神経叢からの直腸枝を含み、直腸と骨盤壁とを結ぶ線維の厚みが側方靱帯である。直腸から骨盤壁へ向かうリンパ流の通路であることが臨床上重要である。

㉖ 精嚢とDenonvilliers筋膜の接点にある鋏を、多少の力を加えながら側方に滑らせて精嚢の側端に向かうと、その鋏が楽に奥に進む個所に行き当たる。鋏の位置が高いと骨盤神経叢からの膀胱神経枝に当たり、低いと側方靱帯自身に当たって、ともに抵抗を感じる。
抵抗がなく鋏が入る疎な部分が、側方靱帯（破線で囲む部分）の肛門側の輪郭縁に当たる。

㉗ ここに挿入した鋏をさらに深め、左右前後に疎な部分（挙筋上腔）を広げる。内部は脂肪組織だけである。
鋏を戻して、すでに確認しておいた骨盤神経叢からも組織を剥離して、神経叢の輪郭を徐々に明らかにしていくと、側方靱帯の輪郭（破線のライン）も徐々に狭まり、明らかとなってくる。

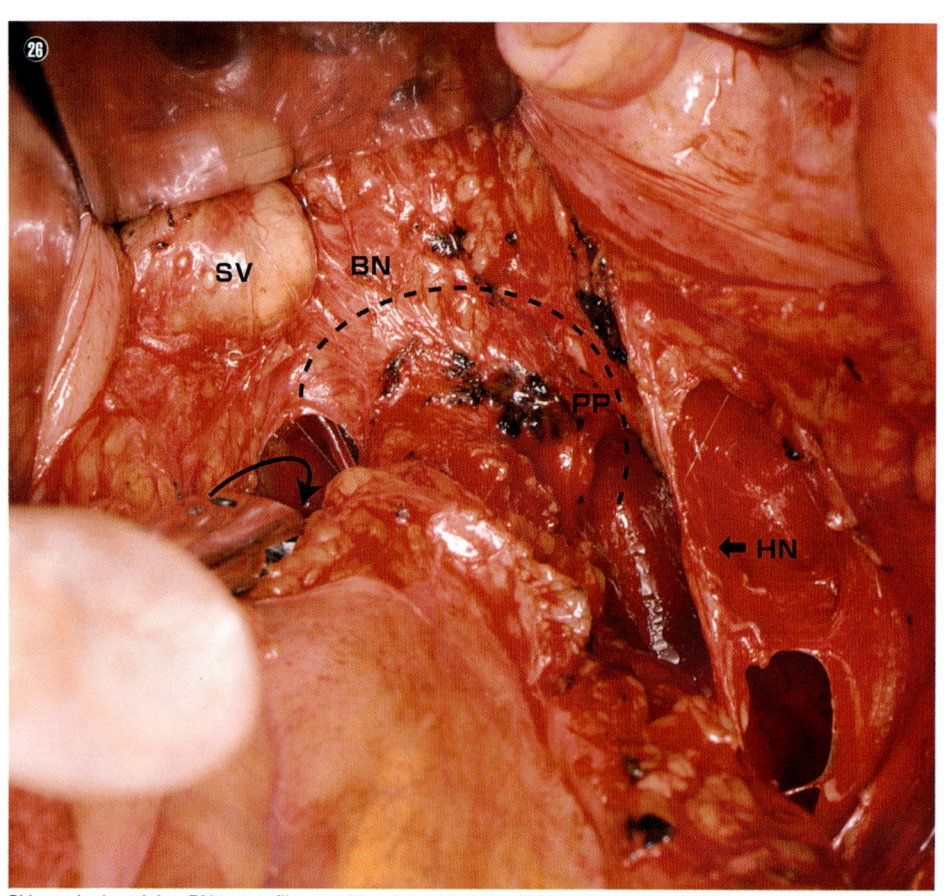

SV：seminal vesicle　BN：nerve fiber to the urinary bladder　PP：pelvic plexus　HN：hypogastric nerve

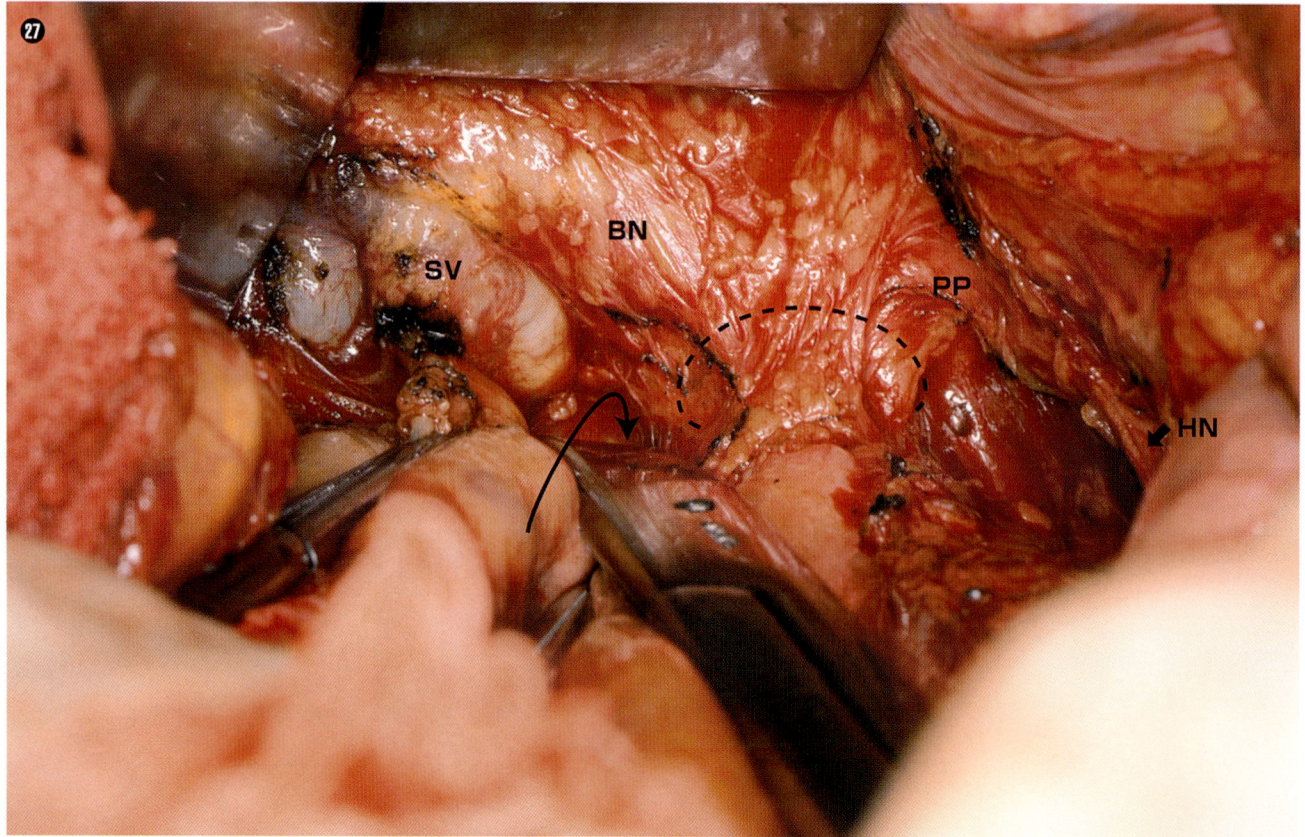

SV：seminal vesicle　BN：nerve fiber to the urinary bladder　PP：pelvic plexus　HN：hypogastric nerve

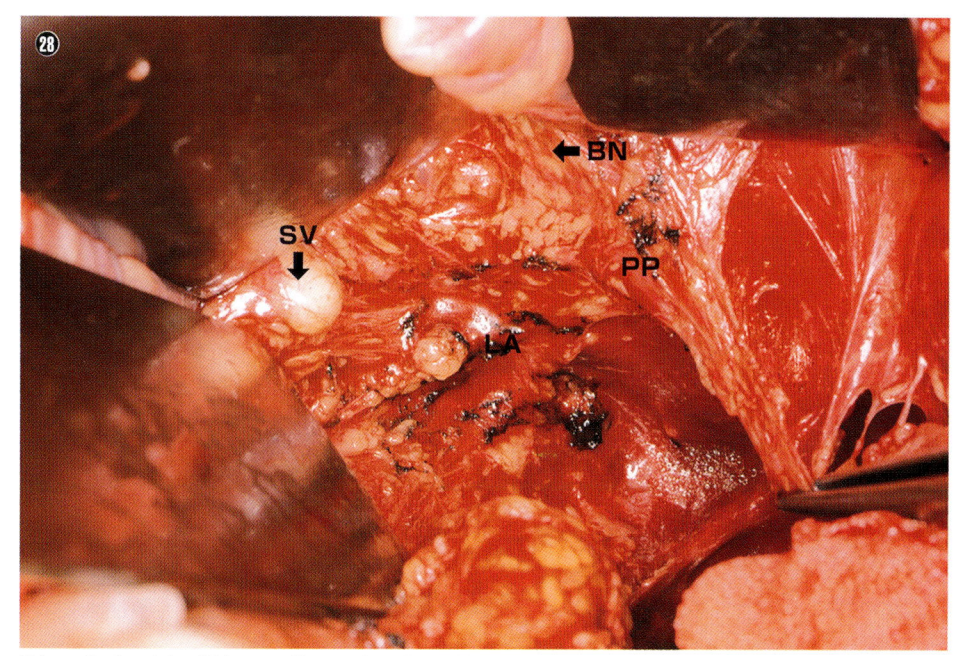

㉘

SV：seminal vesicle　BN：nerve fiber to the urinary bladder　PP：pelvic plexus　LA：levator ani muscle

㉙

SV：seminal vesicle　BN：nerve fiber to the urinary bladder　LA：levator ani muscle　PP：pelvic plexus　MRA：middle rectal artery　HN：hypogastric nerve

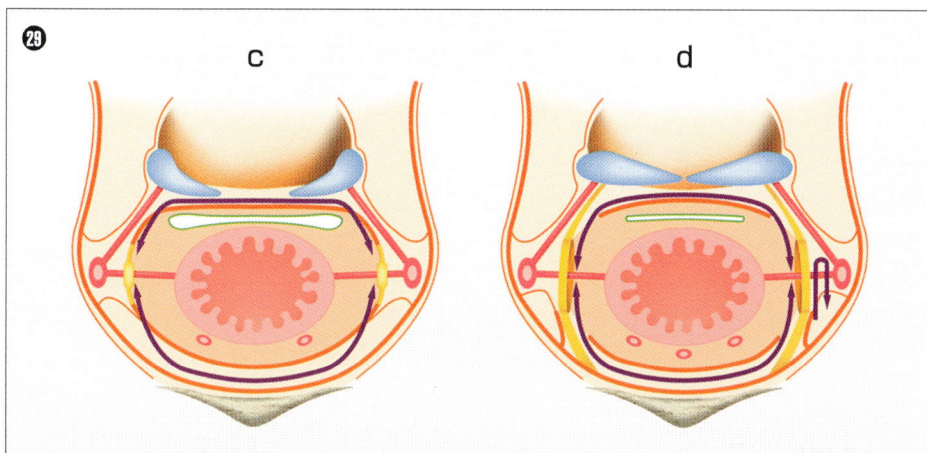

㉘ 剥離する鋏の先端に硬さを感じたら、そこが側方靱帯の臨床的な境界である。
このようにして同定された側方靱帯の輪郭を見定めつつ、骨盤神経叢の平滑でやや硬い面に沿ってこれを鋭的に切離すると急に抵抗が弱まり、そこに挙筋上腔が広がる。
特に硬く感じた部分は中直腸動脈である。結紮をしておく。

㉙ 図cからdへと骨盤神経、骨盤神経叢、そこからの膀胱神経枝を残して、その内側の組織が摘除されたことになる。

㉚ 右下腹神経を内側に引くとその外側、右内腸骨動脈との間の組織が展開する。
内腸骨動静脈に沿った剥離を肛門側に進めると、骨盤神経叢の裏側（外側）に到達する。
ここには神経線維が交錯しているが、丹念に脂肪組織を排除すると多くの場合、中直腸動脈が骨盤神経叢を貫くのを見る。
中直腸動脈根には生殖臓器、泌尿臓器からのリンパ流も合流するQuénuのリンパ節がある。

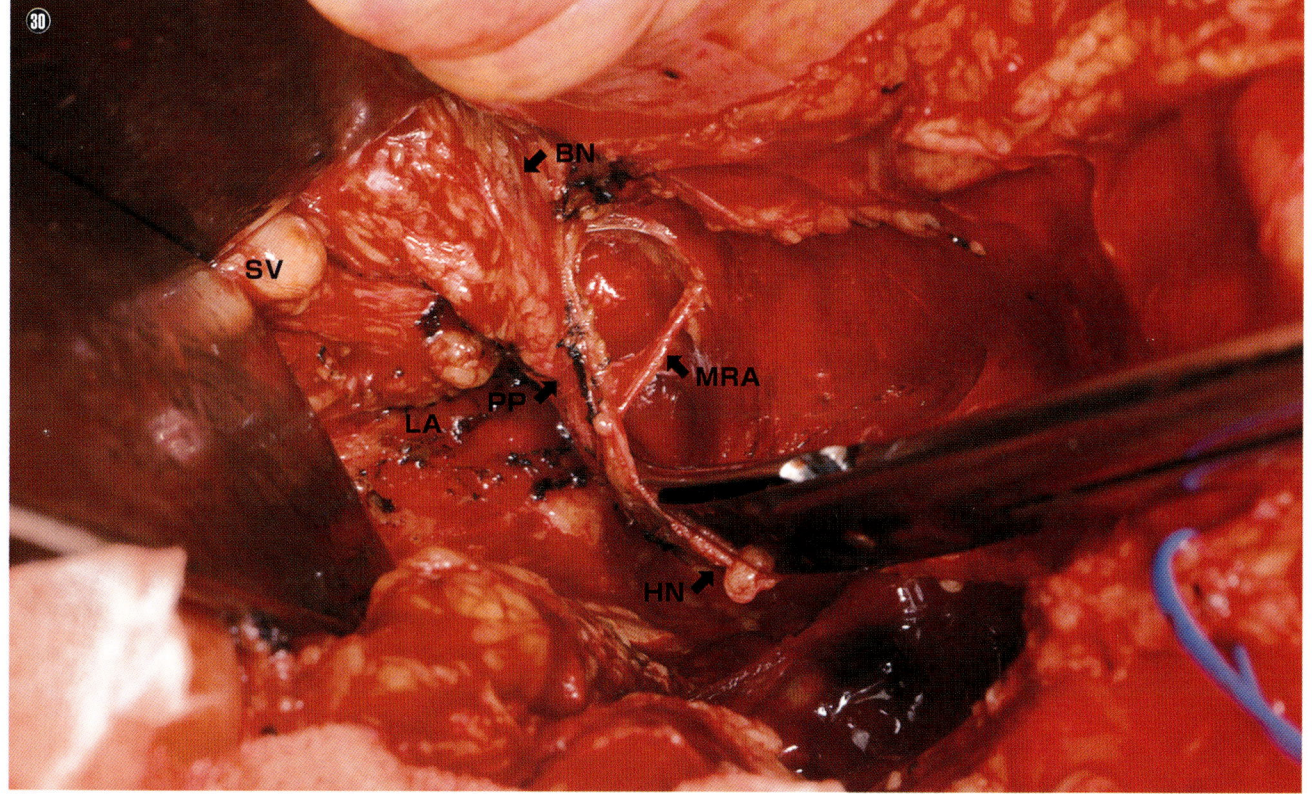

4-❶　直腸癌低位前方切除術　322

直腸切離線でのU字型剥離

直腸周囲組織のいずれの剥離層を選択しても、選択された組織の厚みを守って、直腸切離予定線にまで至らなければならない。

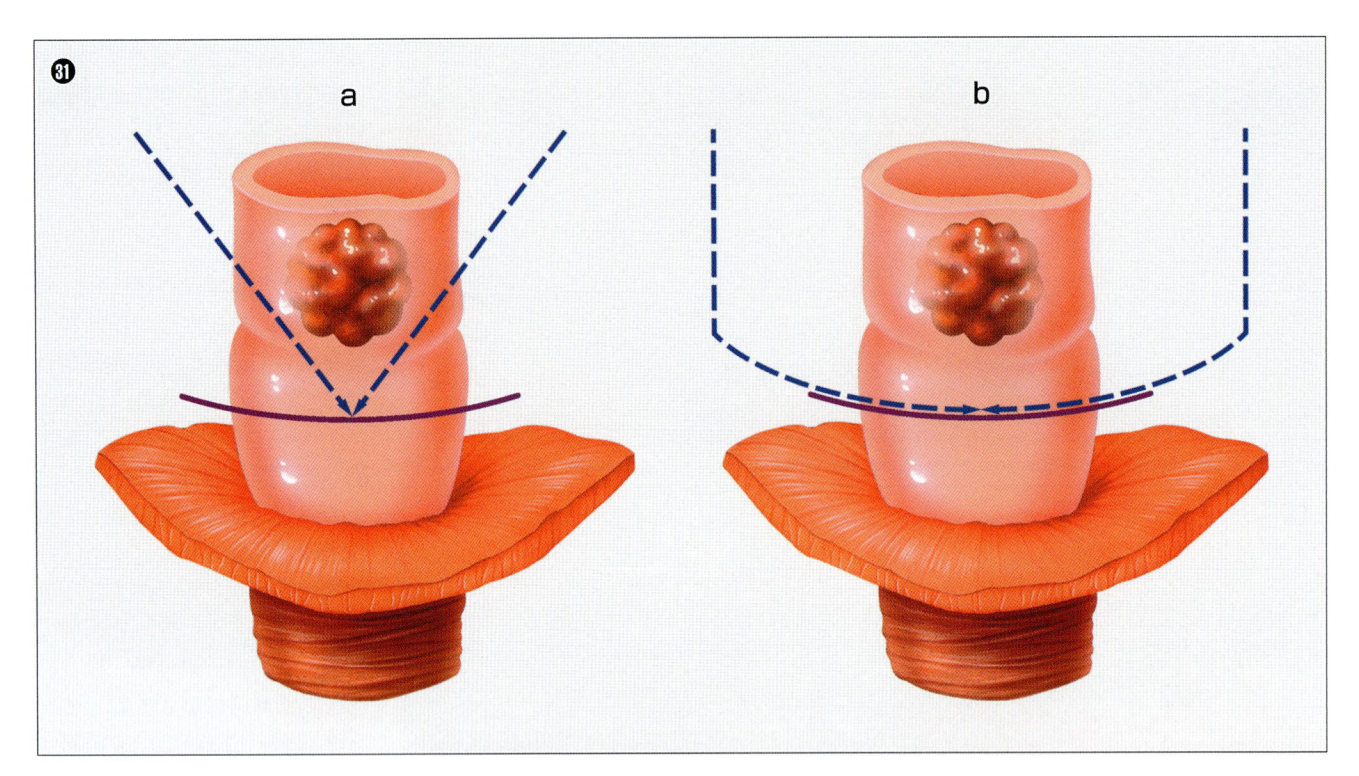

❸❶ 選択された剥離層の厚みが直腸切離線に向かって先細りとなってしまえば、腫瘍周囲のEWの距離が短くなってしまう。狭い骨盤内の手術操作では、往々にして先細りのV字型剥離となりやすい。
十分に意識して、剥離層の厚みを保ちながら切離予定線に至るU字型剥離を心がけなければならない。

❸❷ そのためにはまず、直腸前壁で切離予定線を定め、そこでDenonvilliers筋膜を切開し、下床の脂肪組織を排除して直腸壁筋層を露出させる。
ここでは精嚢に鈎をかけ、その裏側で、Denonvilliers筋膜が前立腺上縁の被膜と癒合するあたりでこれを切開し、直腸壁を確認している。

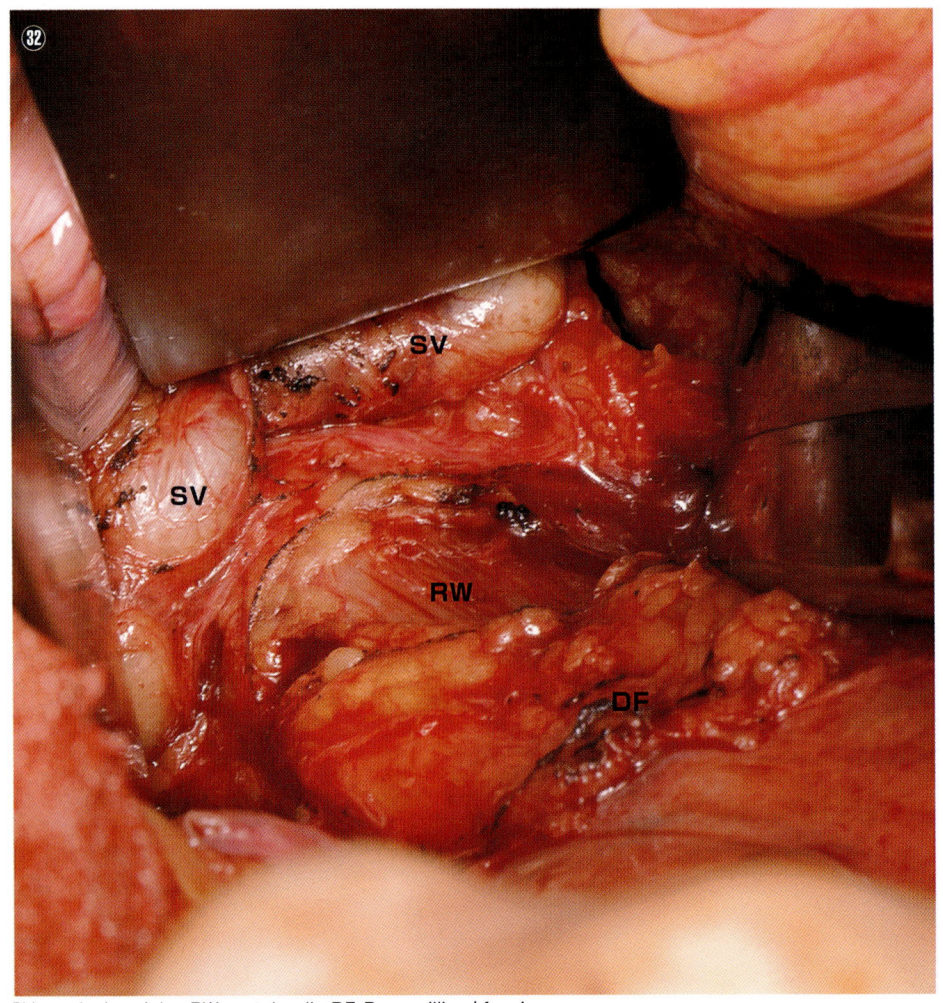

SV：seminal vesicle　RW：rectal wall　DF：Denonvilliers' fascia

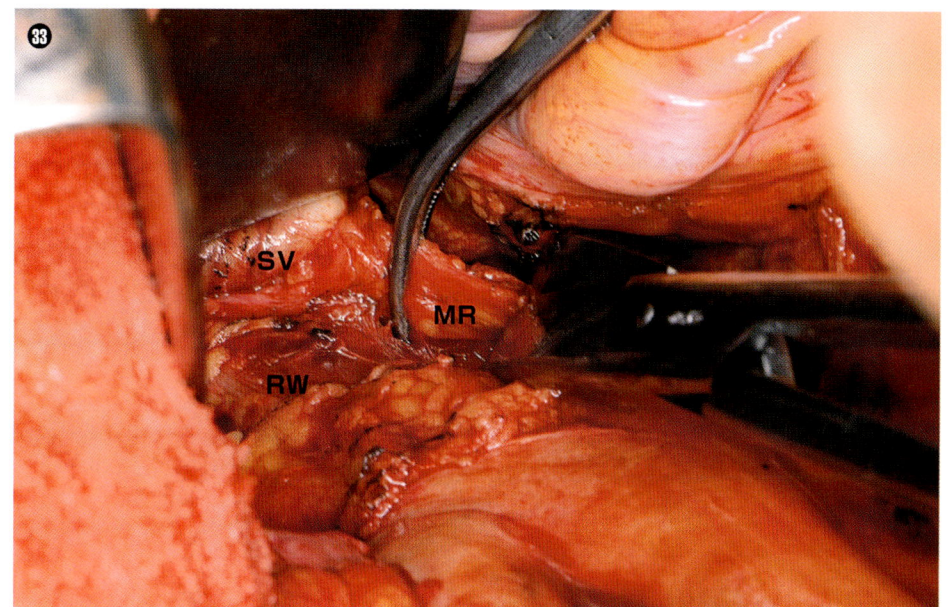

㉝ SV: seminal vesicle　RW: rectal wall　MR: mesorectum

㉞ RW: rectal wall　MR: mesorectum

㉟ RW: rectal wall　MR: mesorectum

㉝ 術者は、常にその左手を有効に使い、直腸を頭側かつ下方に牽引して視野を得る。
直腸筋層と直腸周囲組織とは、わずかに疎な結合組織を介して密に接している。
このわずかな間隙に鋏、またはケリー鉗子を入れ、これを頭⇔尾に動かすと直腸周囲組織は筋層より離れてくる。

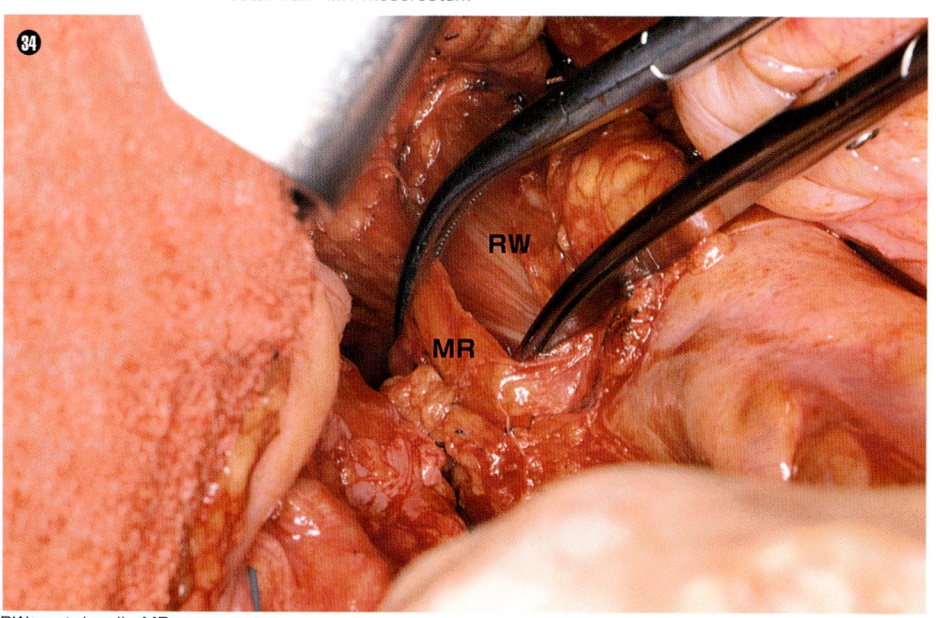

㉞ 直腸前面の筋層に鋏を添え、これを左側壁に移動させ、かつ頭⇔尾にこれを動かしながら剥離を深めていく。
鋏をけっして直腸壁から離さないことが安全で、かつ完全な剥離のコツである。
直腸壁の損傷を恐れて直腸周囲組織内に切り込んでしまうと、かえって出血をきたし、止血に難渋するばかりでなく、適切な剥離層を見失い、U字型剥離が未完成に終わる。

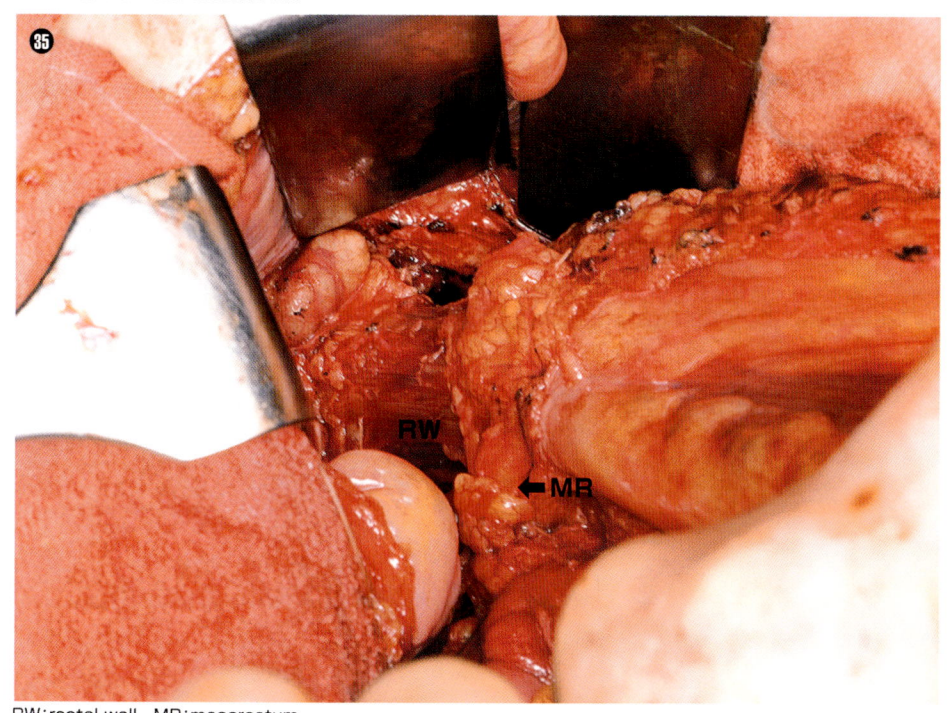

㉟ 一度に多くの組織を剥離せず、鋏が楽に到達できる量の組織を処理していく。
直腸壁から剥離した周囲組織の肛門側と口側をケリー鉗子で把持し、切離して両断端を刺入結紮する。
鉤と左手による牽引の方向を変えながら、剥離を全周に進める。
後面では周囲組織が厚くなり、その中の動静脈も太くなるので、少量ずつの処理で進んでいく。

4-❶　直腸癌低位前方切除術

直腸の切離と吻合

直腸の切離・吻合には、いくつかの方法があるが、器械による切離と吻合が一般的である。
これにもsingle stapler法とdouble stapler法があるが、前者が基本であると考えている。

㊱ 予定切離線で、全周にわたって直腸筋層が露出されている。まず、予定切離線よりやや頭側に鉗子をかけ、残存する直腸を洗浄する。
切離線が高く（口側寄り）余裕があれば直角鉗子を、切離線が低く（肛門側寄り）余裕がなければ巾着縫合鉗子をかける。

㊲ 洗浄後に、直角鉗子の肛門側に巾着縫合鉗子をかける。あるいは、かけてある巾着縫合鉗子を肛門側に滑らせて、切離線に移動させる。
縫合糸を通して直腸を離断する。内容の漏出を予防して、周囲にガーゼを置いておく。

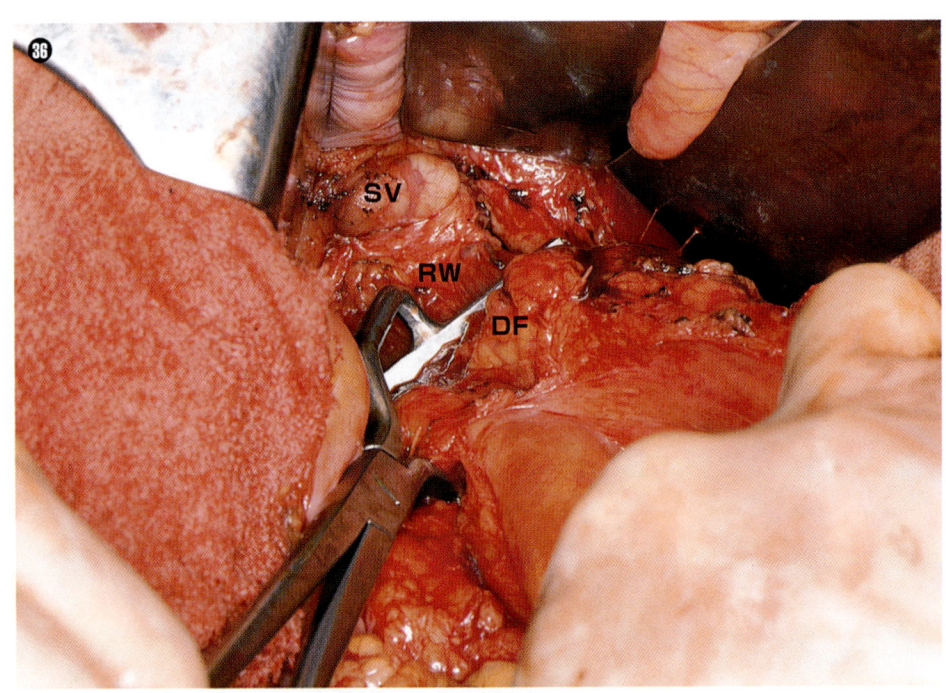

SV：seminal vesicle　RW：rectal wall　DF：Denonvilliers' fascia

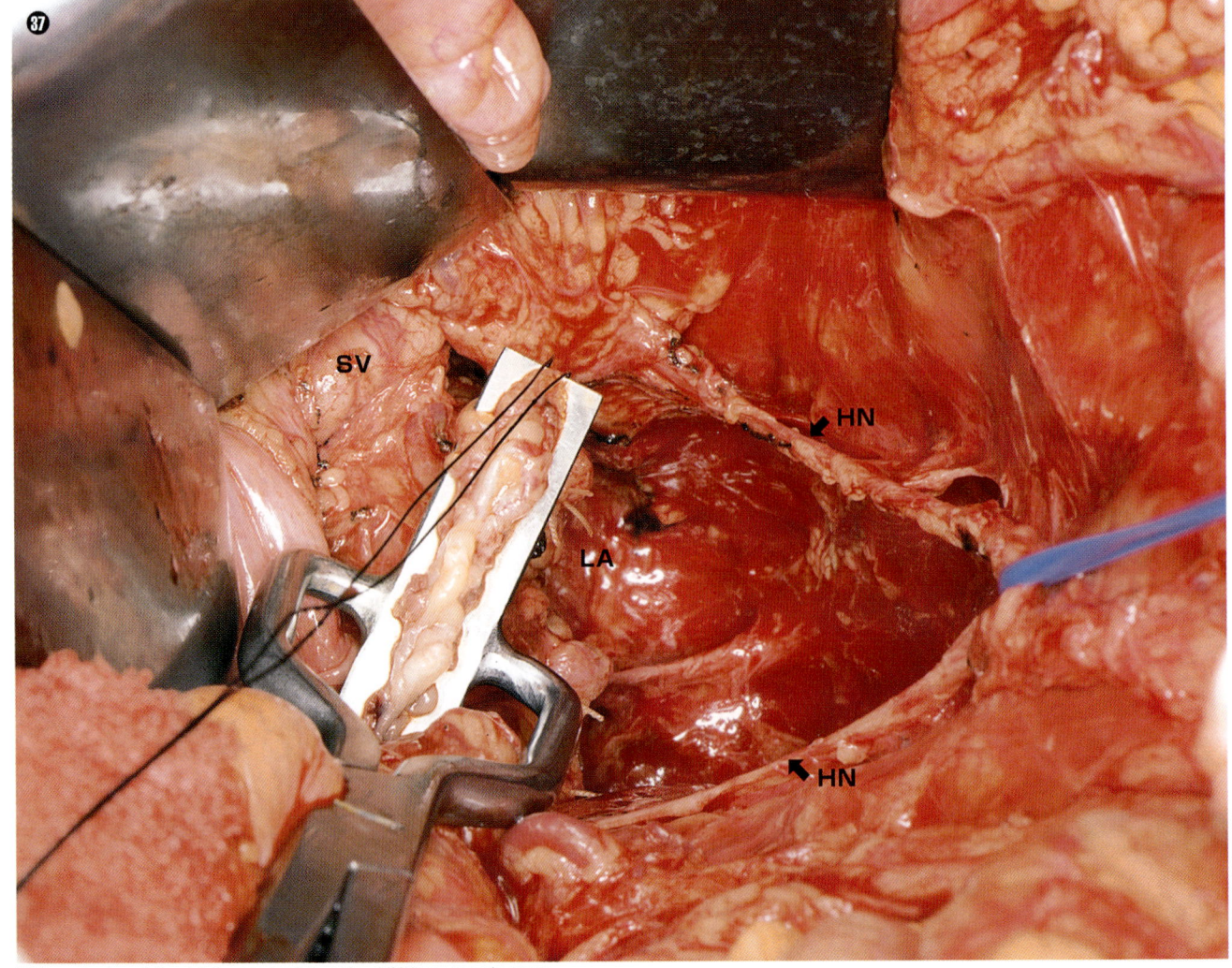

SV：seminal vesicle　LA：levator ani muscle　HN：hypogastric nerve

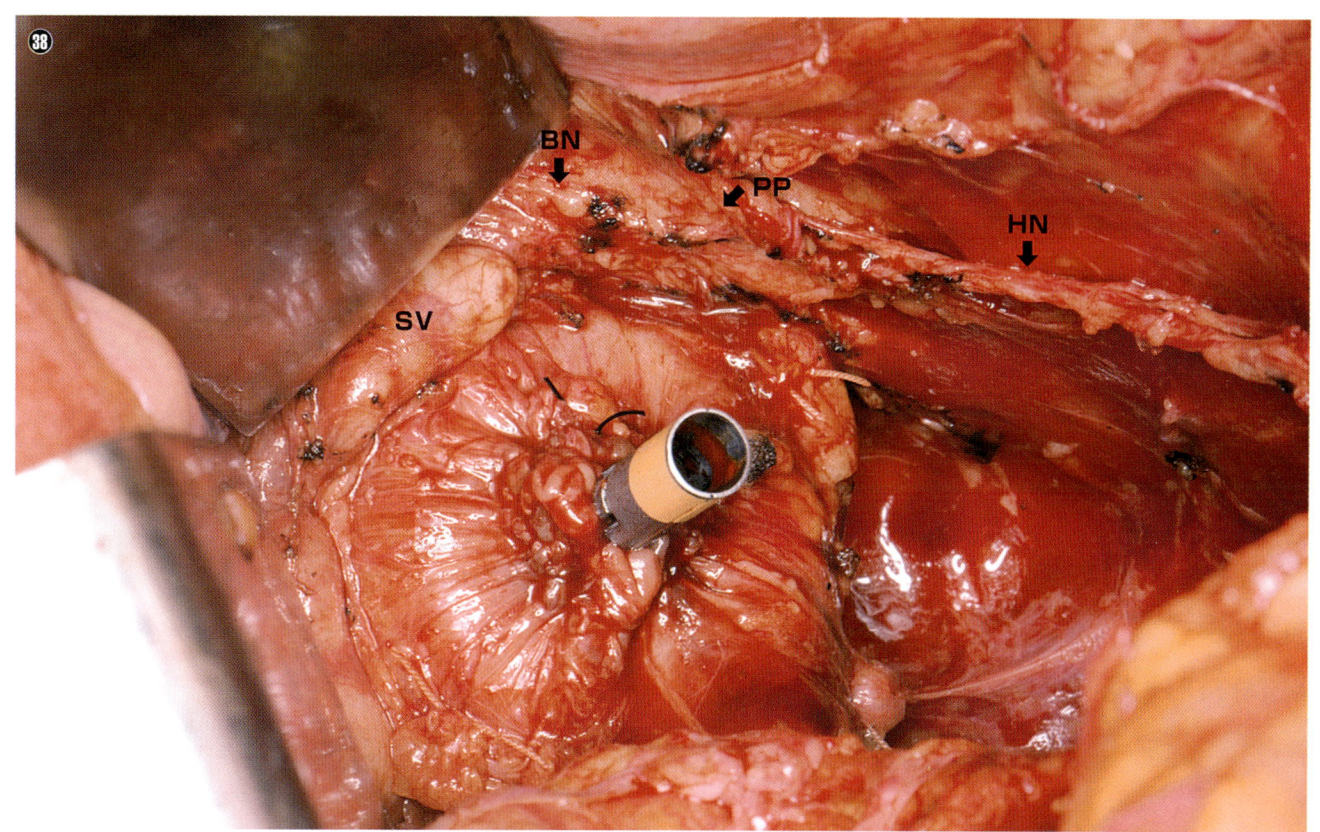

SV: seminal vesicle　BN: nerve fiber to the urinary bladder　PP: pelvic plexus　HN: hypogastric nerve

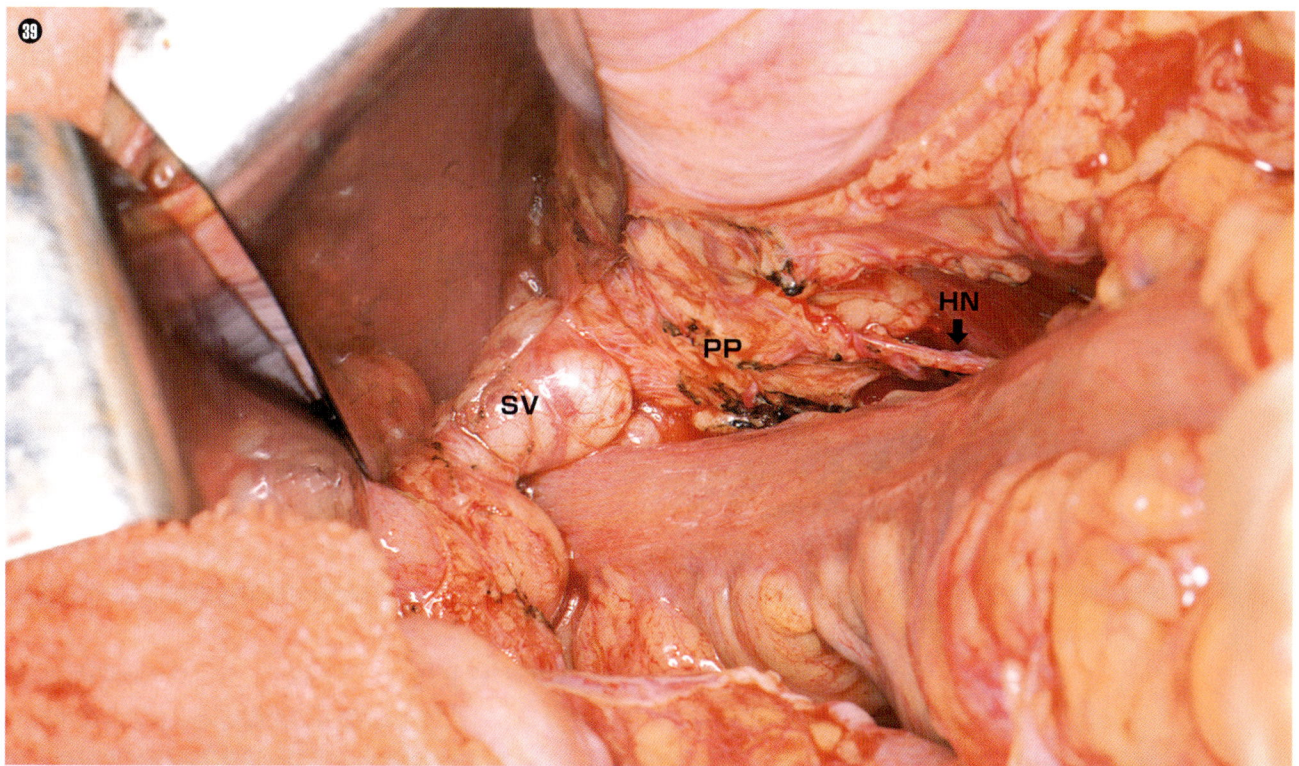

SV: seminal vesicle　PP: pelvic plexus　HN: hypogastric nerve

㊳　直腸離断後に行う大切なことが二つある。
一つは術野全体の止血の確認であり、他の一つは摘出標本の検索である。止血確認で留意すべき個所は精嚢周囲、特に裏面と両側面、そして仙骨前面である。
摘出標本は、その場で検索する習慣をつける。まず、剥離面への癌の露出の有無を見、直腸周囲組織内のリンパ節転移状況を判断する。
可能ならば、直ちに腸管内腔を開き、癌の位置・性格を見る。深達度を判断して、適切なAWの距離であるかを判定する。

㊴　吻合線は精嚢の裏に隠れるが、骨盤内を生食で満たし、肛門よりネラトンを通し、口側腸管をクランプして空気によるリークテストを励行する。柔らかいドレナージチューブを左側腹壁より腹膜下を通して、仙骨前面、吻合部の後面にまで進めておく。

4-❶　直腸癌低位前方切除術　326

4-② 下部直腸癌手術

大阪医科大学一般・消化器外科学教授
谷川允彦

統合的3D-CTイメージングに基づく腹会陰式直腸切除・結腸嚢肛門吻合術

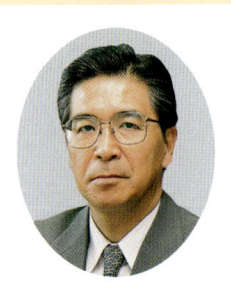

大阪医科大学
一般・消化器外科学教授
谷川允彦

　消化器癌の進展形式や進行程度が、種々の画像検査で以前に増して明瞭に把握できるようになってきた。最近のこの分野の進歩は、目覚ましいものがある。我々はmulti-detector CT機器製造会社ならびに画像解析ワークステーション開発会社と共同研究の形で、消化器疾患の三次元病像解析を行い、術前診断と術式のナビゲーションとして利用を始めている。

　この画像解析は、消化器の病像を従来の二次元ではなく三次元的にとらえているのが最大の特徴である。そればかりでなく、三次元血管像はもとより、独自の工夫を導入することによりvirtual endoscope, virtual enema などの消化管内腔から見た画像を侵襲なしに得ることができるようになってきた。

　加えて、癌病巣ならびにその近傍のリンパ節の腫大程度を画像に描出して、手術範囲の決定と術中の病変把握に役立て、過不足のない手術範囲のナビゲーションとして利用しようとしている。

　我々は、こうした外科的消化器疾患の画像診断方法を「統合的3D-CTイメージング」と称して活用している。本症例の術式決定にもこれを利用した。

　下部直腸癌においては根治性を損なうことなく、可及的機能温存をはかる手術方法が盛んに行われている。肛門温存や自律神経温存が根治性を損なうことなく施行され、直腸切断術や全神経郭清と比較しても術後成績に有意差がないと一般に認識されてきた。

　すなわち、機能温存とは、肛門機能の温存と排尿障害や性機能障害を起こさない自律神経温存とを意味している。しかし、肛門に近い進行癌においては肛門側腸管の安全距離が十分にとれず、また、癌腫が肛門管にかかる時は肛門管を温存することはできず、直腸を切断せざるをえないわけである。それよりも口側の下部直腸癌に対しては、肛門機能温存術式が選択されることが多い。

　我々は、環状吻合器とともに、肛門側の処理に線状縫合器を用いた二重器械吻合法（Double Stapling Technique；DST）による低位前方切除術をその代表術式として行っている。吻合部が外科的肛門管近傍、すなわち恥骨直腸筋上縁の外科的肛門管上縁から歯状線までの間で吻合が行われる超低位前方切除術においては、DSTないし経肛門的な手縫い吻合術を行っている。

　本症例は腫瘍下縁が歯状線口側2.0cm, A1であることから、肉眼的に十分な安全距離を確認しながら直腸切除が行える経肛門的吻合術を施行した。

　直腸肛門管を歯状線で切離して直腸を切除した場合には、直腸の貯留能を失うばかりでなく、括約筋機能もかなり犠牲になるのが通常である。LazorthesやParcらが主としてS状結腸を用いた結腸嚢を作製することにより、排便機能障害の回避に有用であることを1986年に報告した。我々もその意義を臨床的に認めていることから、結腸嚢肛門吻合術を本症例に施行している。

　外科的根治性は、切除範囲とリンパ節郭清範囲に尽きるといってよい。最近の大腸癌研究会の全国集計調査にも示されているとおり、下部直腸癌のMP以深浸潤例では側方リンパ節転移率が有意であることは明確である。左右腰部神経、下腹神経叢ならびにそれに連続する両側骨盤神経叢を温存しながらの骨盤内を、3種の解剖学的剥離面に分けた側方リンパ節郭清法も含めて、インターメディカのご助力による手術写真で紹介する。

CASE & FLOW CHART

症例

56歳・男性

主訴は時折の下血であった。肛門指診にて歯状線から2cmを下縁として、11時から4時までにわたる約4cm径の2型の腫瘍を触知した。貧血はなく、肝肺腎機能に異常を認めなかった。注腸造影では、腫瘍が第二ヒューストン弁より肛門側の下部直腸の前壁主体に存在していることと、そのほかの結腸・直腸に病変が存在しないことが確認された。

これを我々が行っている「統合的3D-CTイメージング」で評価した画像を右上に示す。図左の三次元血管像によると、本症例のS状結腸動脈が第1、第2ともに動脈から分枝しており、

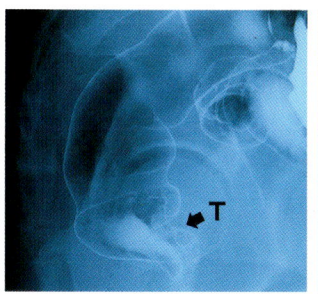

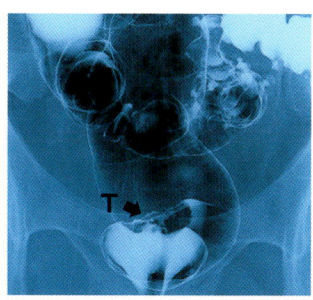

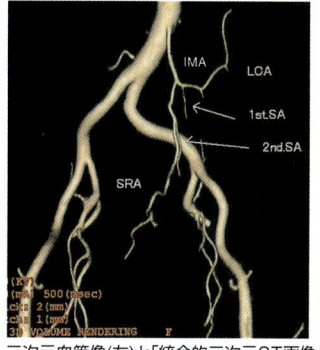

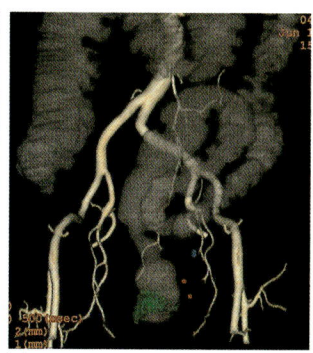

三次元血管像(左)と「統合的三次元CT画像」(右)

下部直腸の原発巣は上直腸動脈ならびに内腸骨動脈の分枝である中直腸動脈により栄養されている。

また、図右には、大腸内に空気を充満させたvirtual enema像と、周辺の腫大リンパ節の描出を合わせた「統合的三次元画像」を示している。原発巣は緑色に、そして周辺の腫大リンパ節を赤色に着色して判別しやすくしている。原発巣は下部直腸の変形を来たし、周辺の腫大リンパ節は直腸間膜内にとどまり、いわゆるapical nodeや側方リンパ節の転移は否定的であると診断できた。

注腸造影は、腫瘍が第二ヒューストン弁より肛門側の前壁主体に存在していることを示す。
T：primary tumor

術式

	手順	図番号
1	下腹部正中切開（臍上より恥骨上縁）	❶
2	S状結腸間膜剥離・授動	❷❸
3	下腸間膜動脈根部の露出、および周辺リンパ節郭清	❹～❾
4	腰部交感神経ならびに上下腹神経の露出と左結腸動脈温存のもとに下腸間膜動静脈切離	❿～⓮
5	S状結腸間膜処理	⓯⓰
6	S状結腸切離	⓱
7	仙骨前面の剥離、両側の下腹神経叢、内外腸骨動脈総腸骨動脈	⓲～⓴ ㉑～㉓
8	精囊（男性）ないし膣後壁（女性）と直腸前壁の間を腫瘍下縁より3cm以上肛門側まで剥離。上部直腸の右側方間膜切離 直腸前面の剥離	㉔ ㉕㉖
9	下腹神経叢に連続した両側骨盤神経叢を露出して、この内側で中直腸動脈ならびに側方靱帯を切離	㉗㉘
10	外腸骨動脈周囲ならびに内腸骨動脈外側、および閉鎖神経周囲のリンパ節郭清を閉鎖孔まで進める	㉙～㉞
11	下腹神経叢ならびに骨盤神経叢と内腸骨動脈の間のリンパ節、ならびに脂肪組織を郭清	㉟
12	会陰より肛門管の展開	㊱
13	歯状線直上で直腸全層を全周性に切離。S状結腸の引き下ろし	㊲～㊷
14	結腸嚢を6cm長の線状カッターで作成	㊸
15	結腸嚢・肛門管吻合	㊹～㊽
16	吻合部にドレーン挿入および後腹膜修復、閉創	㊾

4-❷　下部直腸癌手術　328

3D-CT血管像による手術ナビゲーションと動脈処理

本症例では3D-CT血管像により下腸間膜動脈起始部から分岐する左結腸動脈ならびに第1・第2S状結腸動脈の分枝形態が術前情報として明確に把握でき、有用であった。

❶ 体位は砕石位とし、下肢は会陰操作ができるだけの開脚とした。
下肢に循環障害や神経障害が起こらないように、弾力のある装具で保護し固定した。
皮膚切開は正中線上で、恥骨上縁から臍上まで十分に切開。臍部では左切開とし、腹膜は正中切開で開腹した。

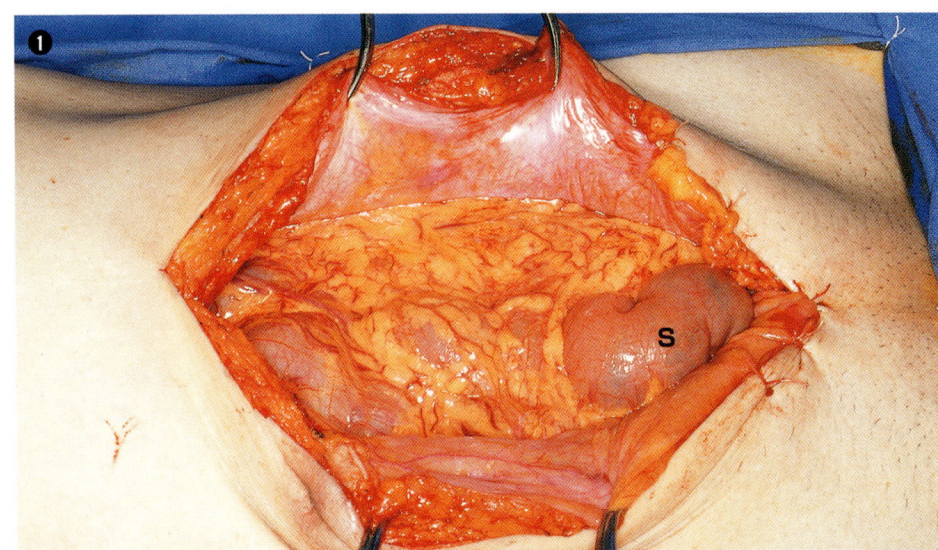

S：sigmoid colon

❷ 腹腔内操作を始める前に肝転移がないこと、ならびに腹腔内を精査し、播種性転移のないことを確認した。
また、原発巣がダグラス窩に露出していないことを確認した。S状結腸間膜左側の外側腹膜との境界部分であるMonk's白線を切開し、Toldtのfusion fasciaと後腹膜下筋膜（subperitoneal fascia）の間の疎性結合織の層に入って、これを剝離していった。

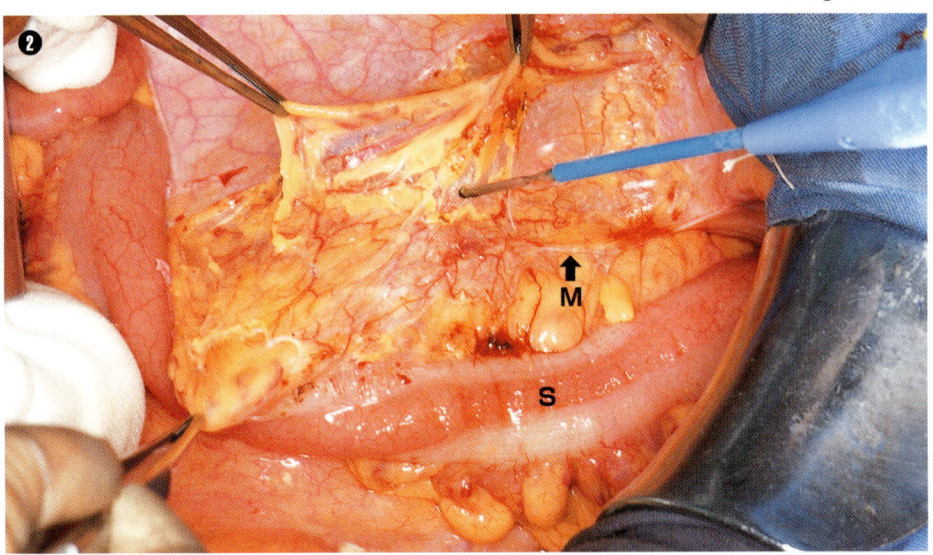

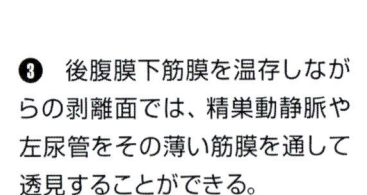

M：Monk's white line　S：sigmoid colon

❸ 後腹膜下筋膜を温存しながらの剝離面では、精巣動静脈や左尿管をその薄い筋膜を通して透見することができる。
頭側は、大動脈側で下腸間膜動脈起始部を確認できる高さまで到達しておき、足側では大動脈分岐部まで進めておいた。

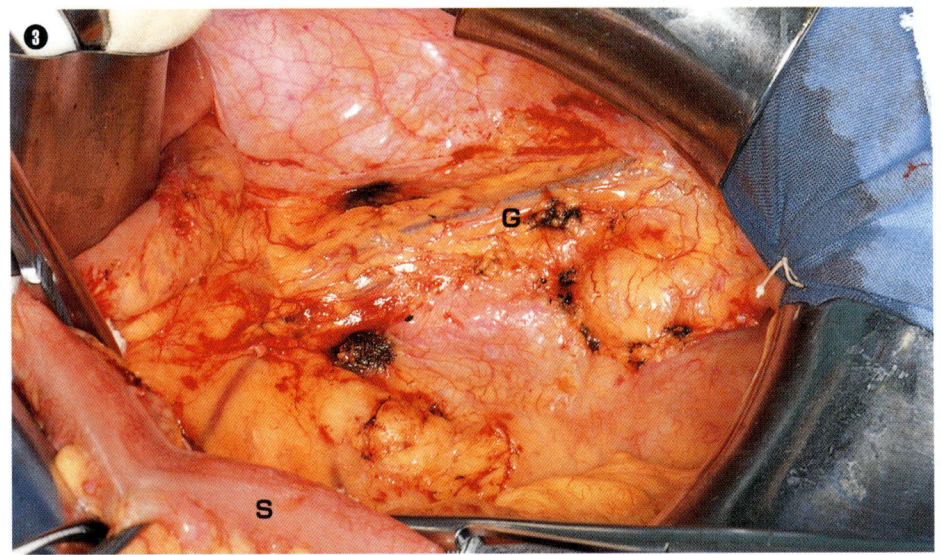

G：left testicular vessels　S：sigmoid colon

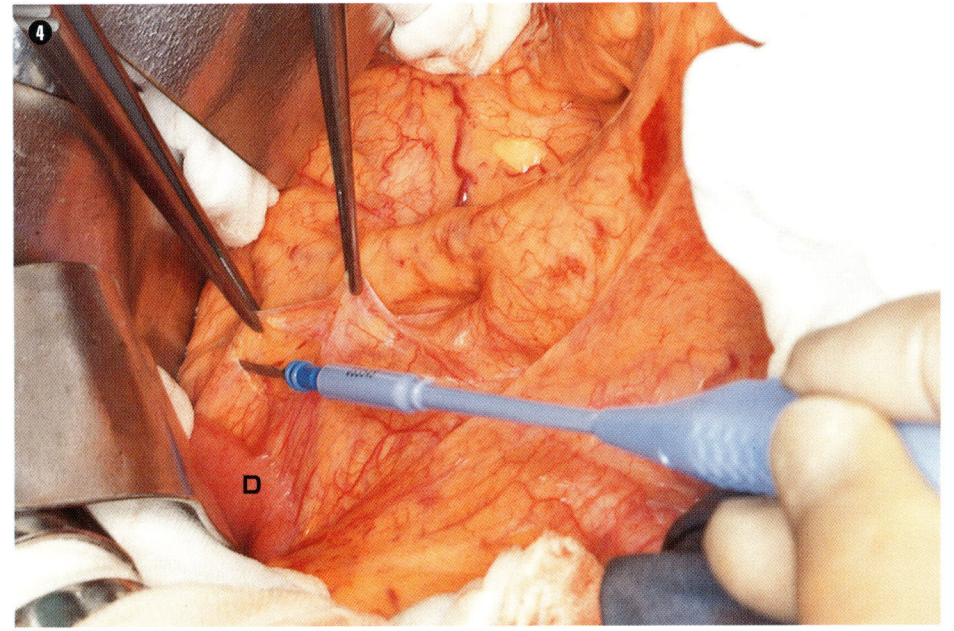

❹ 次いで、左側結腸を左側に倒し、S状結腸を下方に牽引することにより下腸間膜動静脈からなる索状物を緊張させる。
下腸間膜動脈の大動脈からの起始部の位置を確認して、その部の後腹膜を展開した。
同部は十二指腸第三部（下部水平部）の直下に位置することから、その1cm足側において後腹膜を電気メスで切開することにより、下腸間膜動脈ならびにそれを覆うリンパ節、神経組織に前面から到達した。

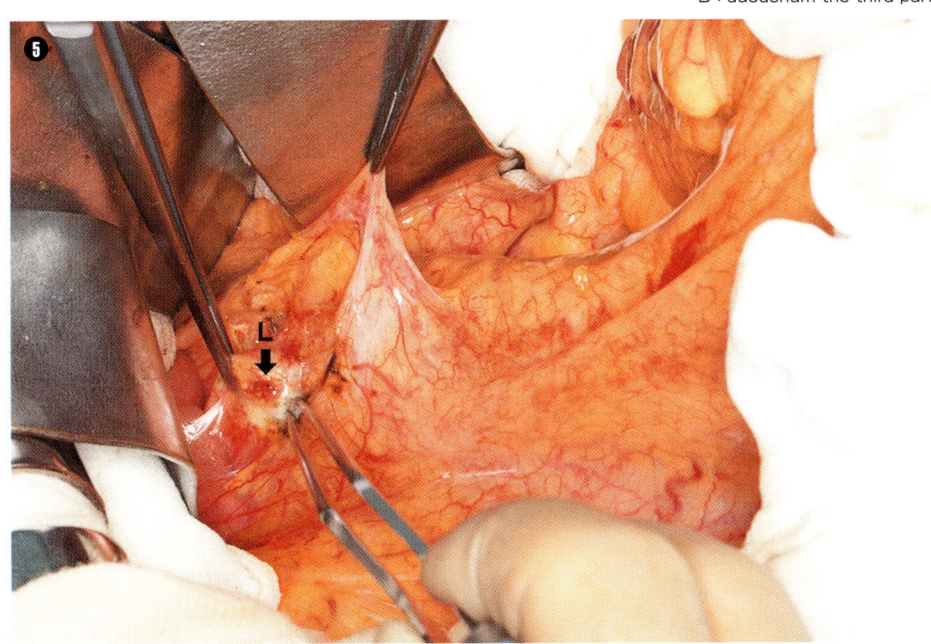

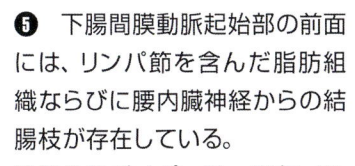

D : duodenum the third part

❺ 下腸間膜動脈起始部の前面には、リンパ節を含んだ脂肪組織ならびに腰内臓神経からの結腸枝が存在している。
これらをバイポーラー電気メスによる剥離操作によって、出血の少ない術野を確保しながら、それぞれを識別しつつ、同部のリンパ節No.253の郭清を徹底していった。

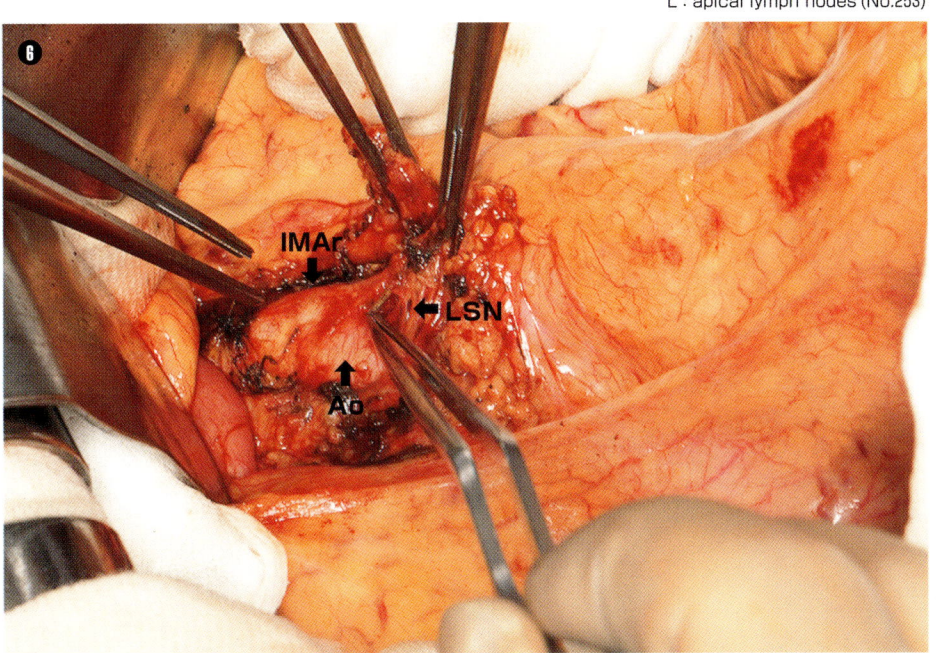

L : apical lymph nodes (No.253)

❻ 下腸間膜動脈起始部の剥離操作を大動脈前面から側壁にまで進めると、下腸間膜動脈起始部の左右に腰内臓神経が走行しているのが確認できる。
これらは左右の上下腹神経叢に連続するため、電気メスの熱傷などによる損傷がないよう十分に留意した。
こうして、下腸間膜動脈起始部からその末梢に向けて、リンパ節組織を含む脂肪組織ならびに神経の結腸枝を郭清しながら、血管壁を露出していった。

IMAr : root of inferior mesenteric artery　LSN : Lumbar splanchnic nerve　Ao : abdominal aorta

4-❷　下部直腸癌手術　330

❼ 下腸間膜動脈の剥離露出を同様に、さらに末梢に進めた。本症例においては、図❽に示すように術前の「統合的三次元CTイメージング」によって下腸間膜動脈から左結腸動脈・S状結腸動脈の分岐形態が確認されているので、その情報を術中ナビゲーションとして血管剥離を安全に進めることができた。

❽ 術前に得た本症例の三次元血管像を示している。
本邦人のS状結腸は欧米人に比べて長く、加えて憩室症などの疾患頻度も少ないことから、我々は直腸切除の際にはS状結腸を可及的に残すように努めている。そうしたことから左結腸動脈の温存に留意しているが、それには術前に侵襲なく得ることができる3D-CT血管像が有用である。
本症例では、下腸間膜動脈起始部から3.5cm末梢の部で、約100度の角度で左側に分岐する左結腸動脈から第1・第2S状結腸動脈が分枝していることを、術前情報として把握することができた。

❾ 下腸間膜動脈起始部の操作と左結腸動脈温存操作をわかりやすくシェーマで示している。下腸間膜動脈起始部においては、左右内臓神経と上下腹神経叢の温存に留意しながら周辺リンパ節郭清を徹底した。
その後、下腸間膜動脈の剥離露出と周辺組織の郭清を末梢に進め、左結腸動脈を温存しながらS状結腸動脈ならびに上直腸動脈を切離して、上方向リンパ節郭清を徹底した。

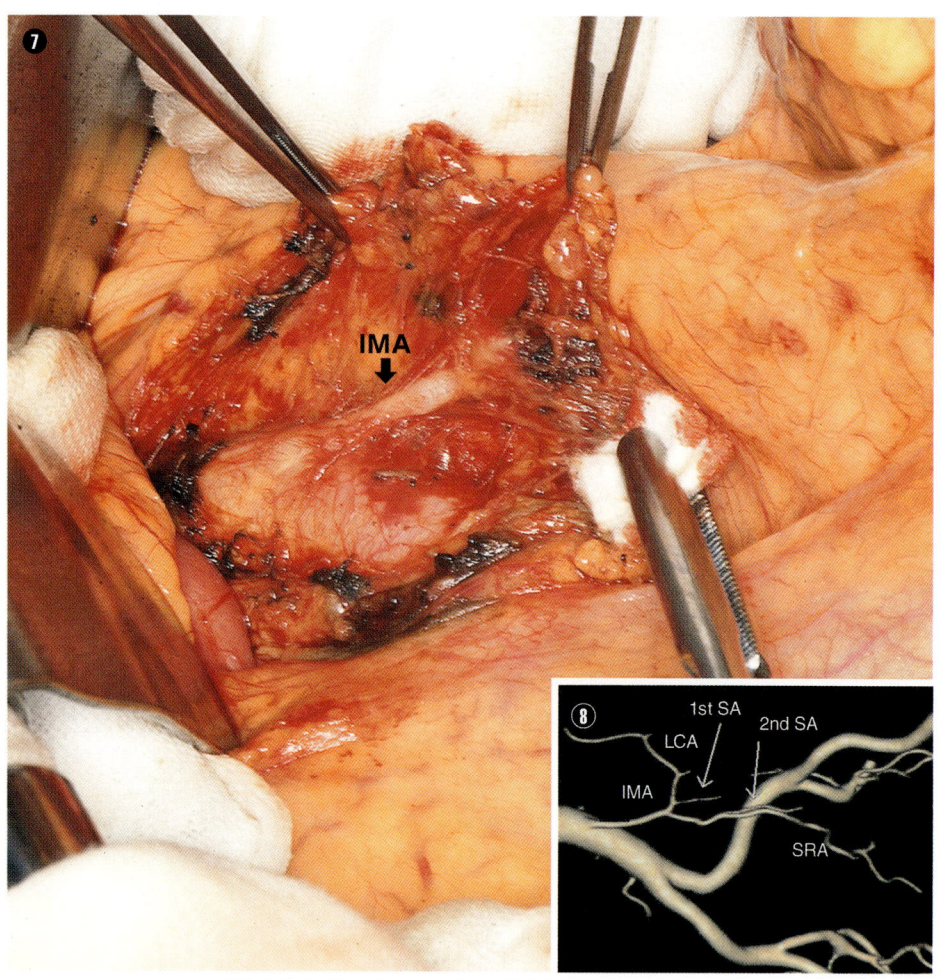

IMA: inferior mesenteric artery　LCA: left colic artery　1st SA: 1st sigmoid artery
2nd SA: 2nd sigmoid artery　SRA: superior rectal artery

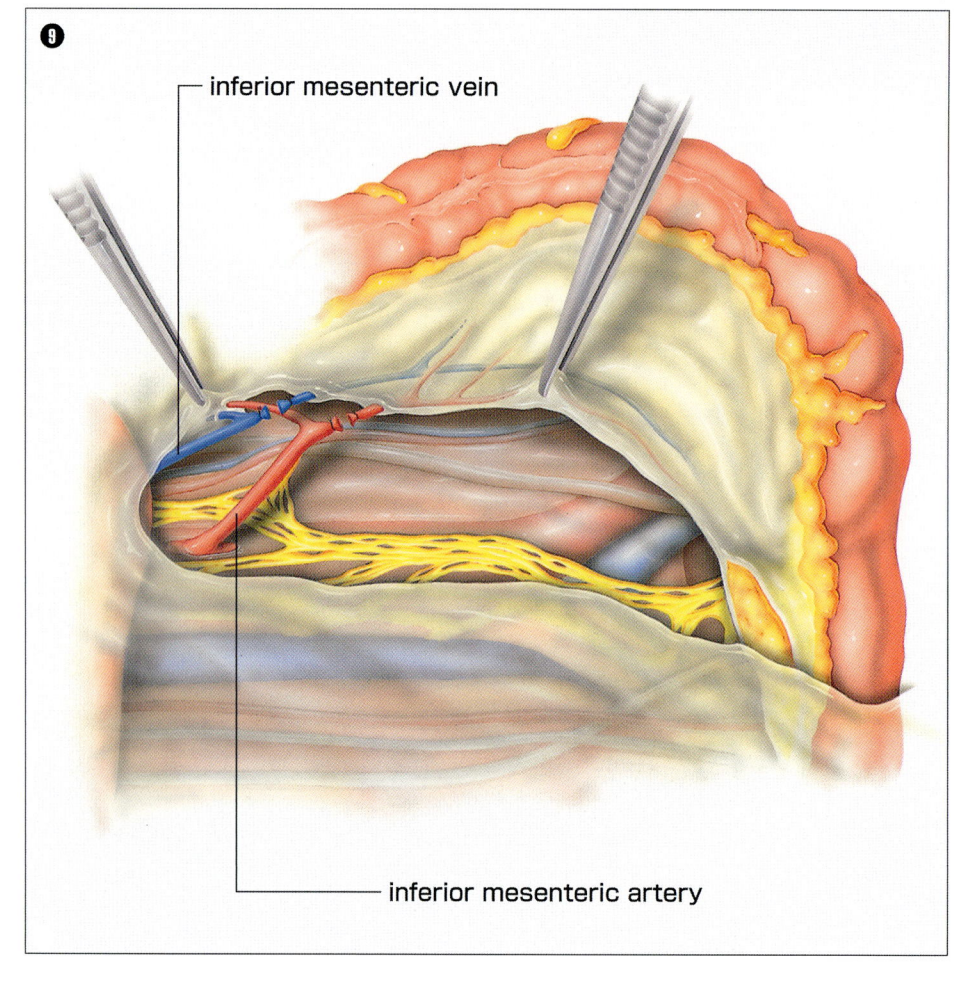

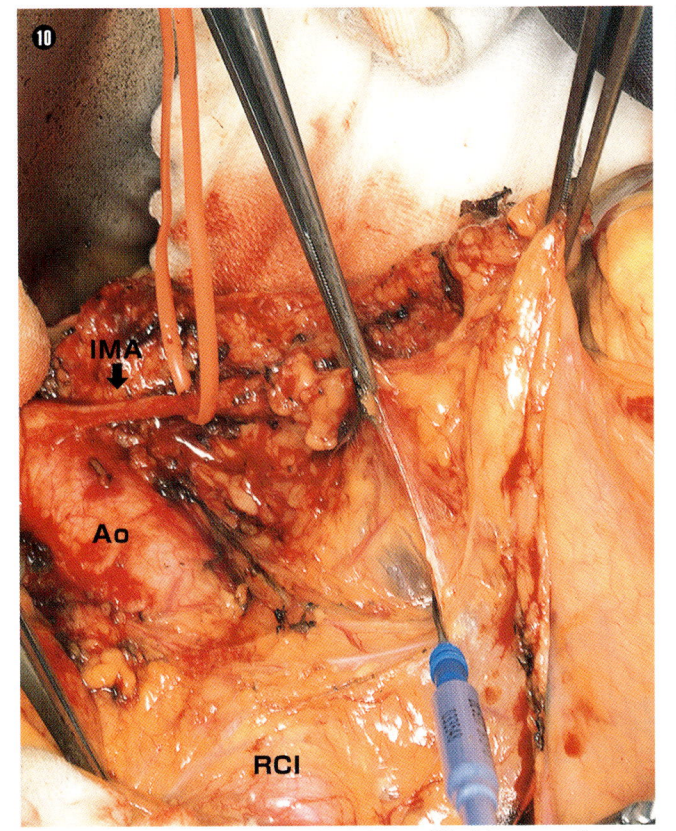

IMA : inferior mesenteric artery　Ao : abdominal aorta　RCI : right common iliac artery

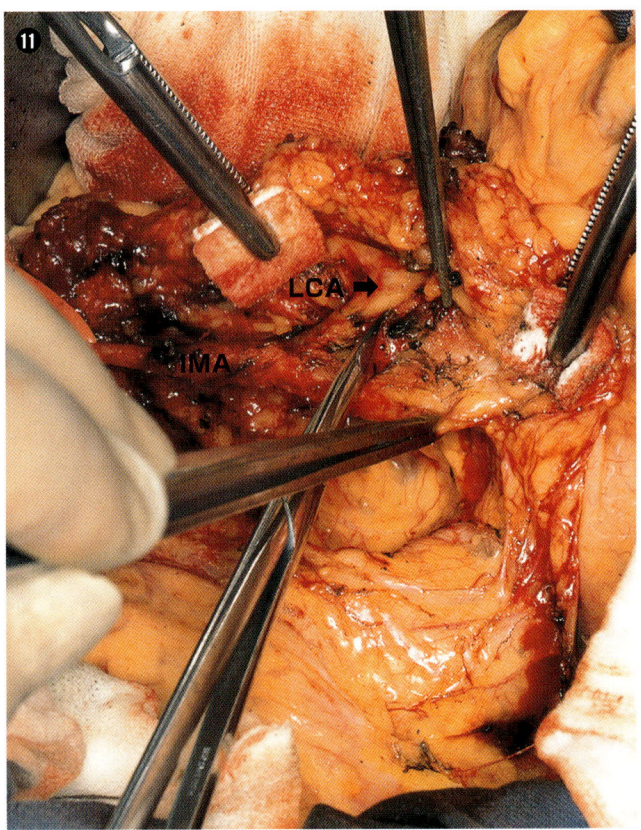

LCA : left colic artery　IMA : inferior mesenteric artery

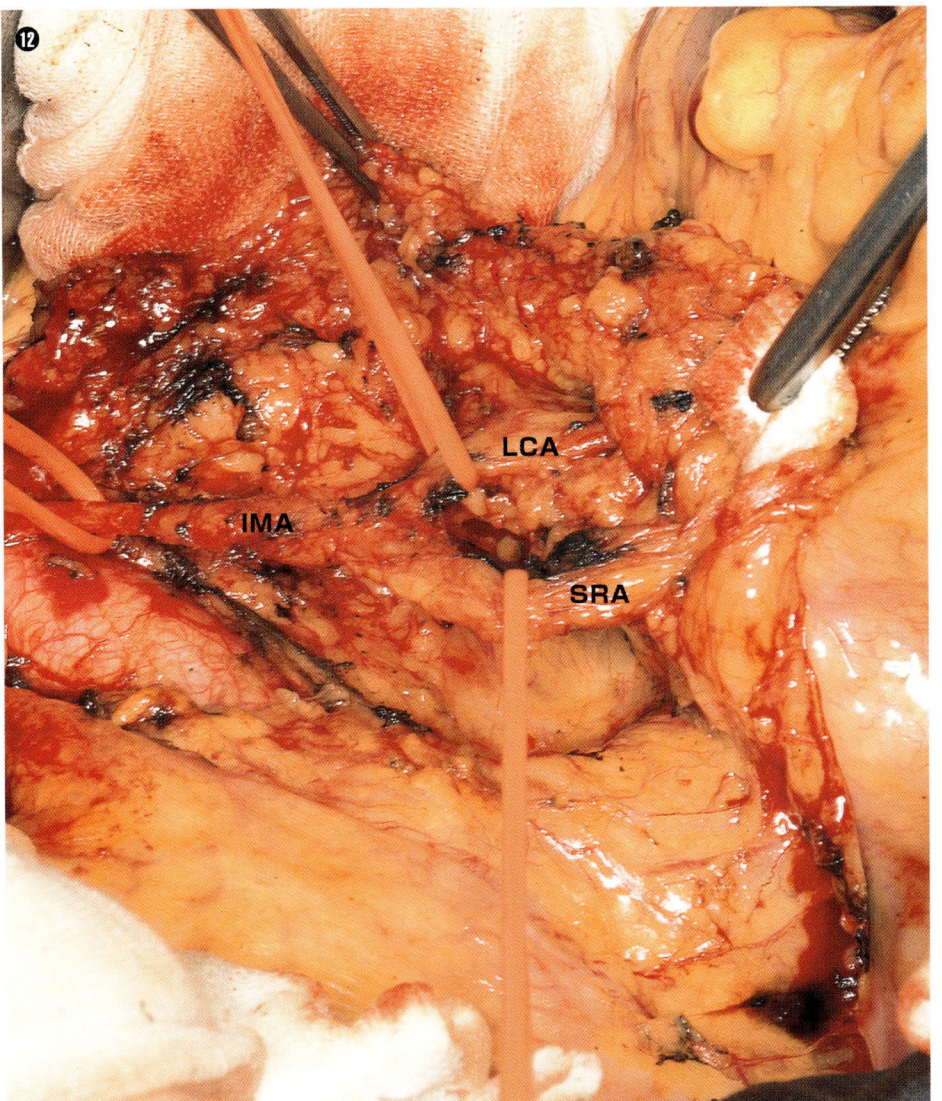

IMA : inferior mesenteric artery　LCA : left colic artery　SRA : superior rectal artery

❿　下腸間膜動脈を左結腸分岐部まで剥離露出したら、S状結腸間膜の切開を大動脈〜総腸骨動脈に沿って、電気メスで延長した。
下腸間膜動静脈の索状物背側の、後腹膜下筋膜直上の疎性結合織層を展開し、その際に結腸左で剥離しておいた剥離面と連絡させておいた。

⓫　3D-CT血管像で示された左結腸動脈の下腸間膜動脈からの分岐形態、ならびにそれから分枝する第1・第2S状結腸動脈の位置関係を参考にしながら、それぞれの血管を剥離露出した。

⓬　左結腸動脈ならびに上直腸動脈にそれぞれテーピングを施して、それらに緊張をかけることにより、周辺組織の郭清を徹底した。

4-❷　下部直腸癌手術

⓭ テーピングした上直腸動脈に緊張をかけておきながら、その分岐部において周辺組織を十分に郭清した後に、二重結紮切離した。

標本採取側の上直腸動脈断端の黒色結紮糸は、標本処理の際に役立てるためのものである。

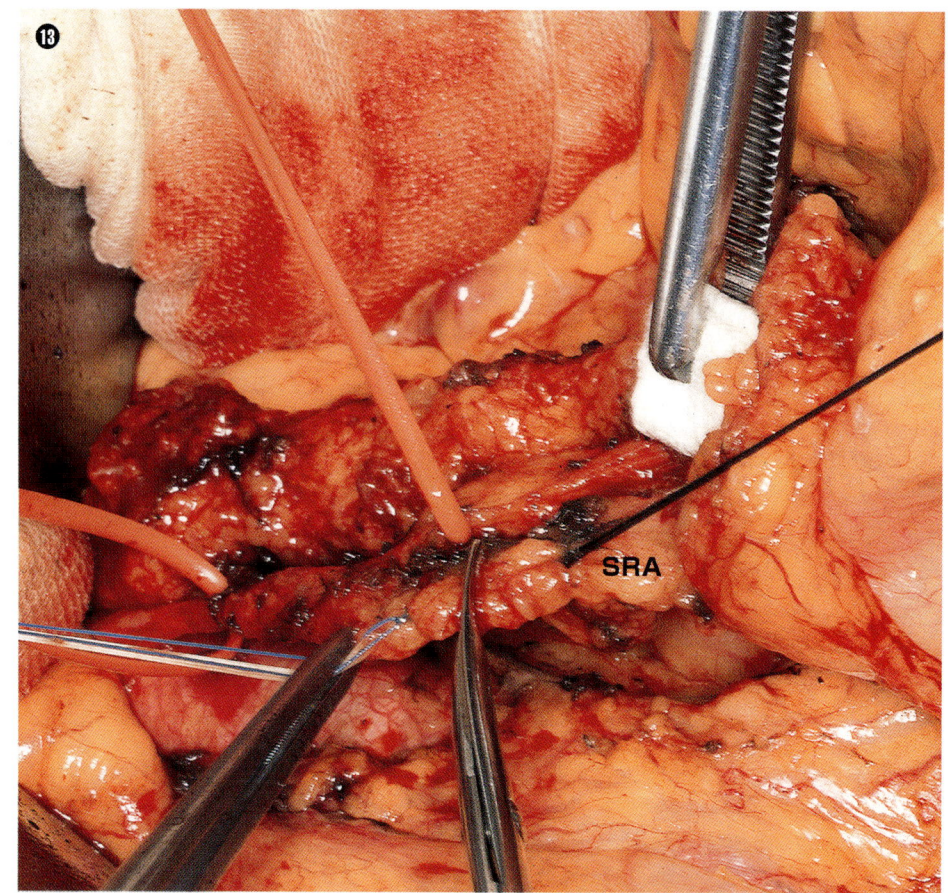

SRA：superior rectal artery

⓮ 上記の上直腸動脈の切離に続いて、第2S状結腸動脈枝の結紮切離を施行した。

この際に、第1S状結腸動脈枝を含む左結腸動脈にかけたテープを牽引しながら、視野と術野を確保した。

これにより、S状結腸から下行結腸の肛門近傍までの授動は十分に可能であると判断できたので、第1S状結腸動脈は左結腸動脈とともに温存することにした。

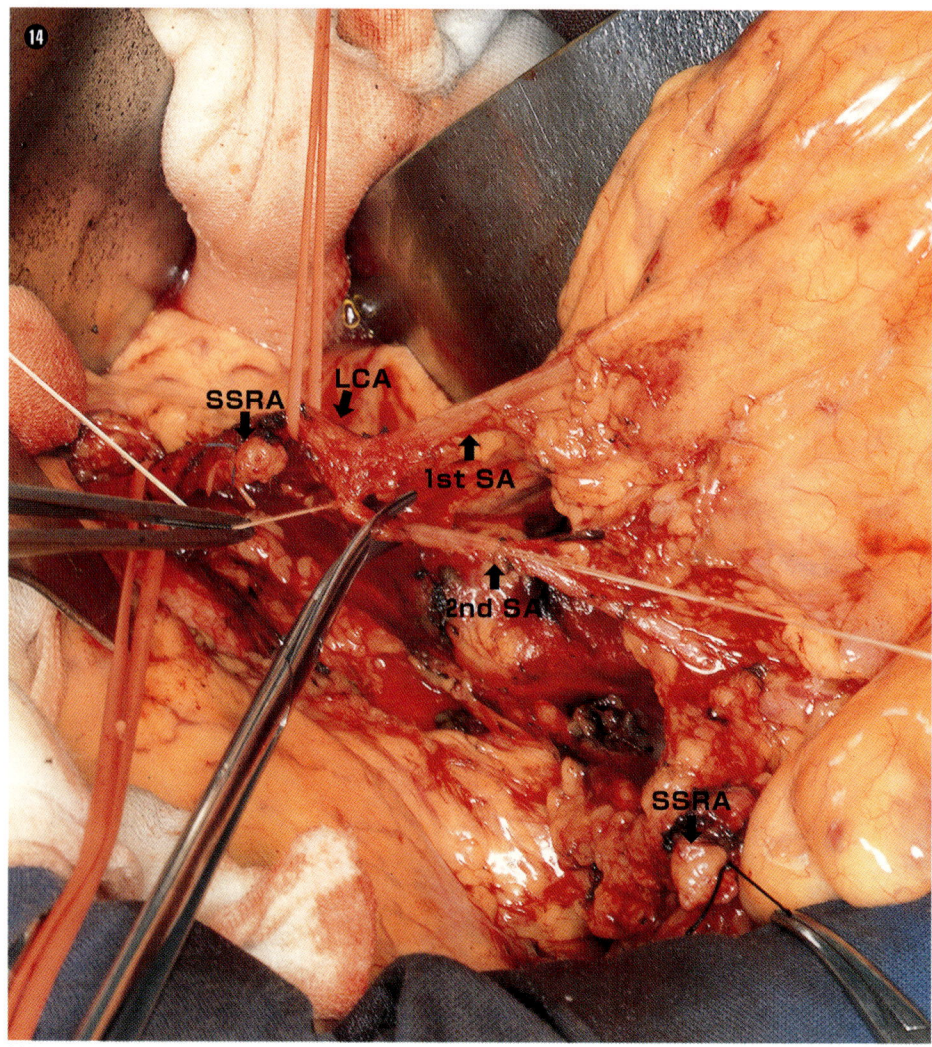

SSRA：stump of superior rectal artery　LCA：left colic artery　1st SA：1st sigmoid artery　2nd SA：2nd sigmoid artery

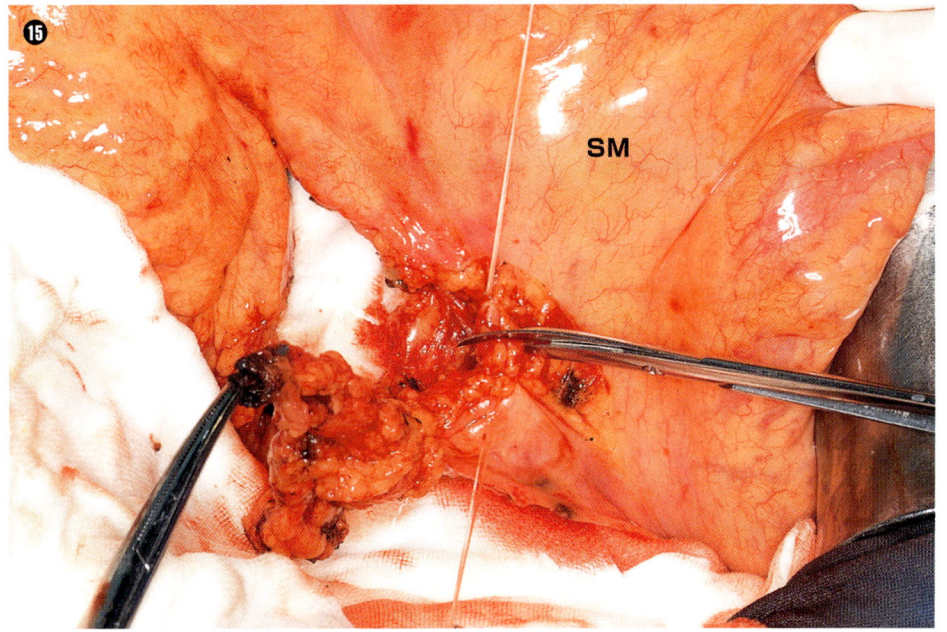

⓯ 下腸間膜動脈およびその分枝群の処理が終了したので、S状結腸切離操作に移った。
S状結腸間膜内の血管アーケードを確認しながら、間膜を切離していった。
2mm径以下の血管群はforceps coagulation techniqueにより電気凝固切離を行い、それ以上の太い索状物は結紮切離した。

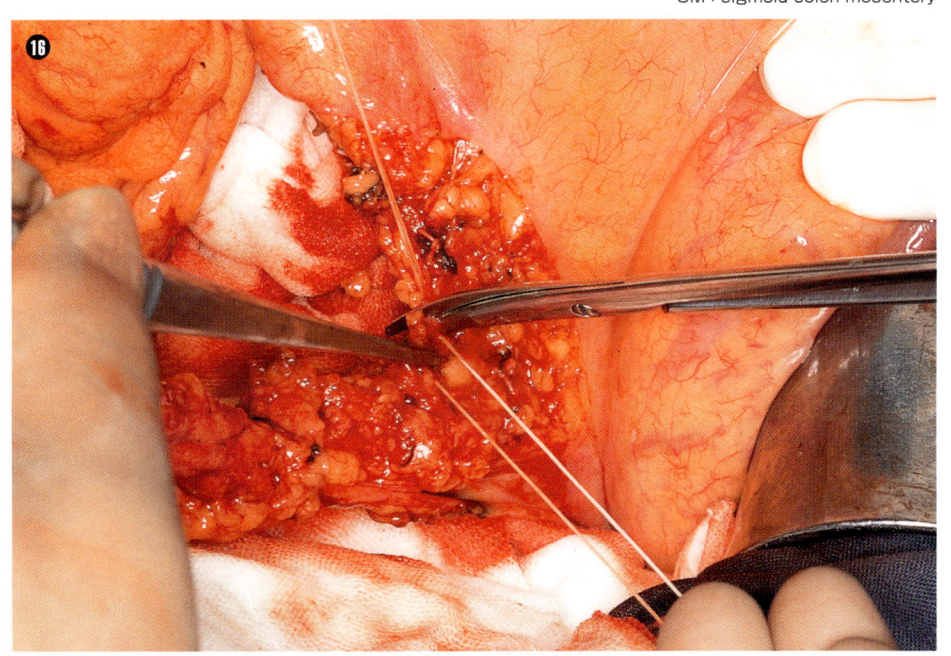

SM : sigmoid colon mesentery

⓰ S状結腸間膜の処理を、しだいに結腸壁に近づけていった。下部直腸疾患であることから、血流が十分に確保された再建用のS状結腸を可及的に長く残せるよう、左結腸動脈ならびに第1S状結腸動脈からのアーケード血管の温存に留意した。

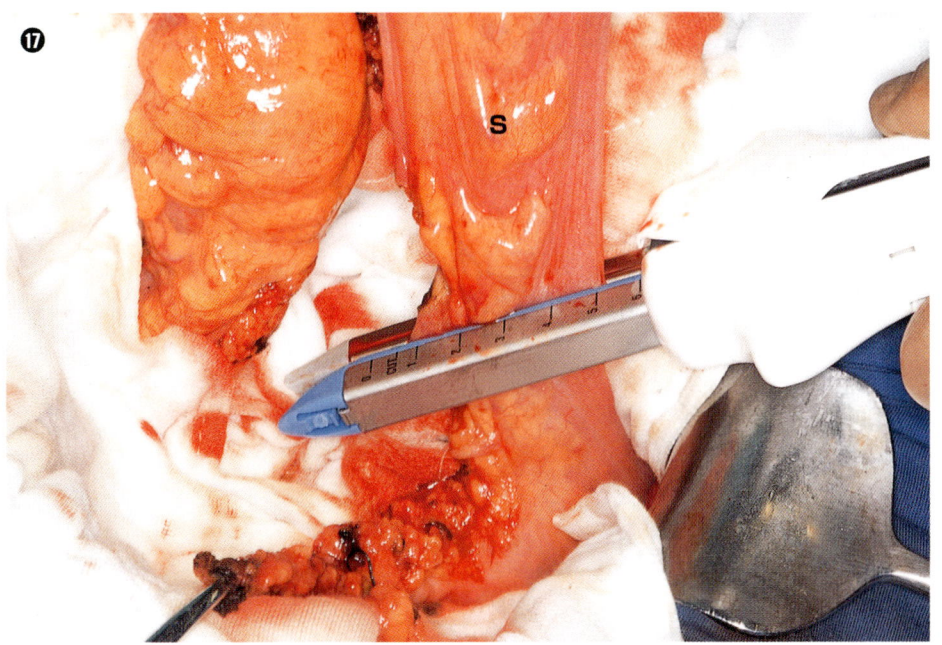

⓱ 腹膜反転部から15cm口側のS状結腸を切離線とした。
これは、原発巣から十分な距離が確保されていることと、結腸嚢作成のうえでも、結腸口側断端が肛門縁まで授動可能であることが確認できたからである。
切離は、線状器械縫合器により行った。肛門側切離断端にはタバコ嚢縫合を施行し、断端を埋没して、内容漏出の予防とした。

S : sigmoid colon

4-❷ 下部直腸癌手術 334

自律神経温存手術

直腸癌における自律神経温存手術は、排尿障害や性機能障害を予防する手術である。本邦で開発された世界に誇る術式であり、術後のQOLに大きく寄与してきた。これの実践には自律神経の解剖学的知識が不可欠である。

⓱ 前述の後腹膜下筋膜を露出する剥離面を、大動脈前壁から総腸骨動脈分岐部前面に延長する。
下腸間膜動脈起始部で確認した左右腰内臓神経に連続する上下腹神経に続いて、下腹神経叢を総腸骨動脈分岐部で確認することができる（図では下腹神経叢を鑷子で把持している）。

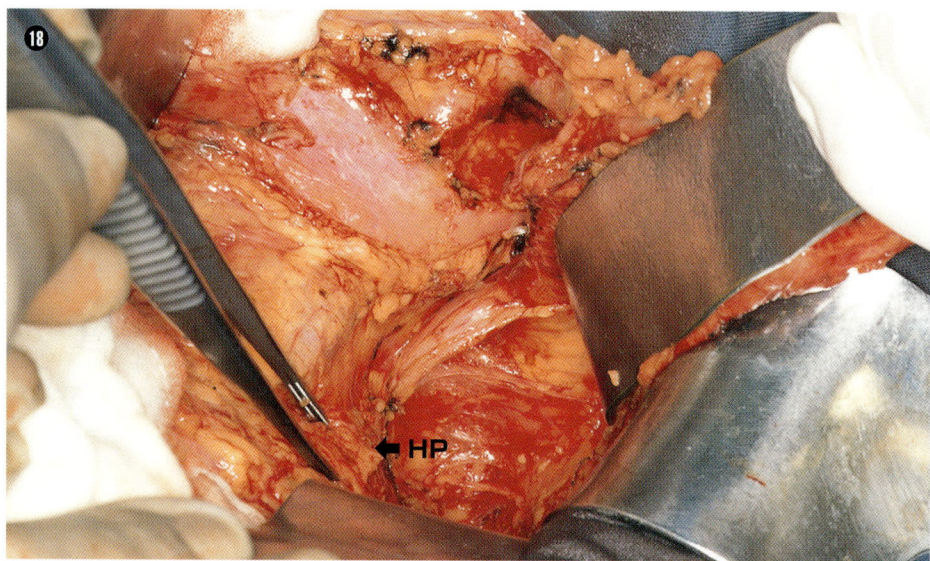

HP：hypogastric plexus

⓲ 直腸後方と仙骨前面の間は疎性結合織からなるが、剥離は決して盲目的には行わず、直視下に行っている。
下腹神経は、左右の骨盤神経叢に向かって、それぞれ左右に分岐する。
それぞれの下腹神経は、総腸骨動脈、内腸骨動脈の内側1～2cmのところを走行しているので、下腹神経の内側（直腸側）の層で剥離郭清を肛門側に進めた。

⓳ 下腹神経内側の剥離を進めると、下腹神経が骨盤神経叢の前頭側から、いわゆる側方靭帯に到達するのが認められた。
この側方靭帯を、骨盤神経叢を温存する形で切離した。したがって、側方靭帯内の中直腸動脈は内腸骨動脈から分岐する部ではなく、それより内側での切離となっている。
側方靭帯の切離を、さらに肛門側に進める。肛門挙筋が露出する、恥骨直腸筋が一部見えるところまで剥離を行って、直腸間膜全切除術（TME；total mesorectal excision）の剥離面を確保しておいた。

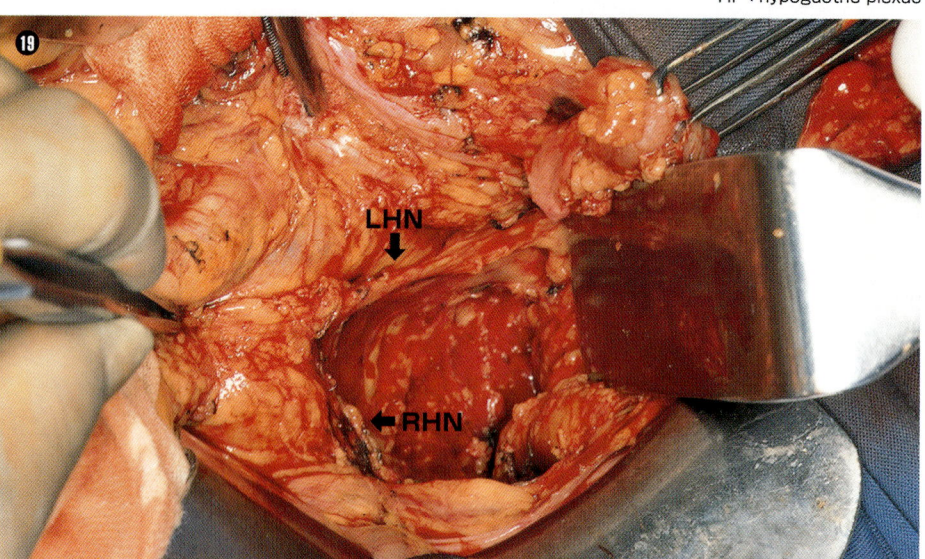

LHN：left hypogastric nerve　RHN：right hypogastric nerve

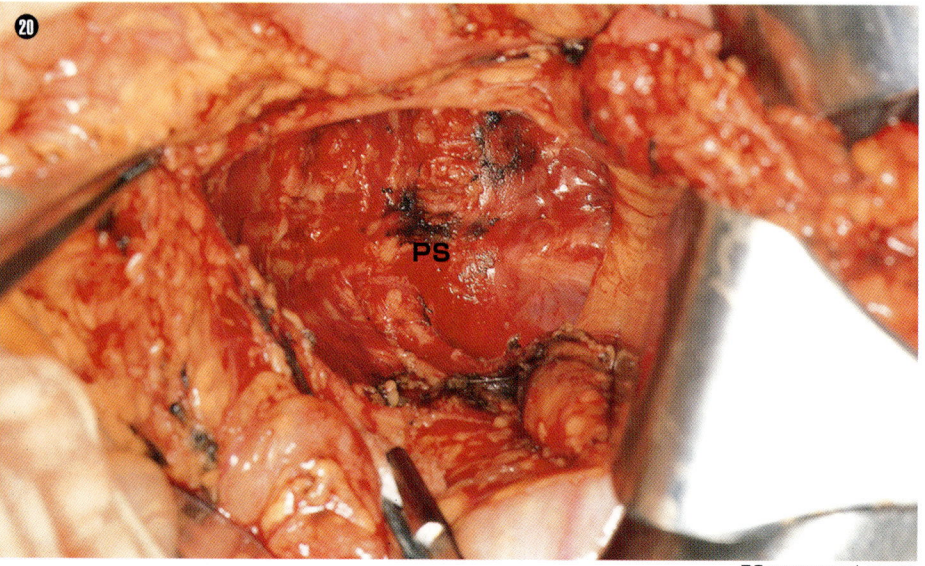

PS：presacral space

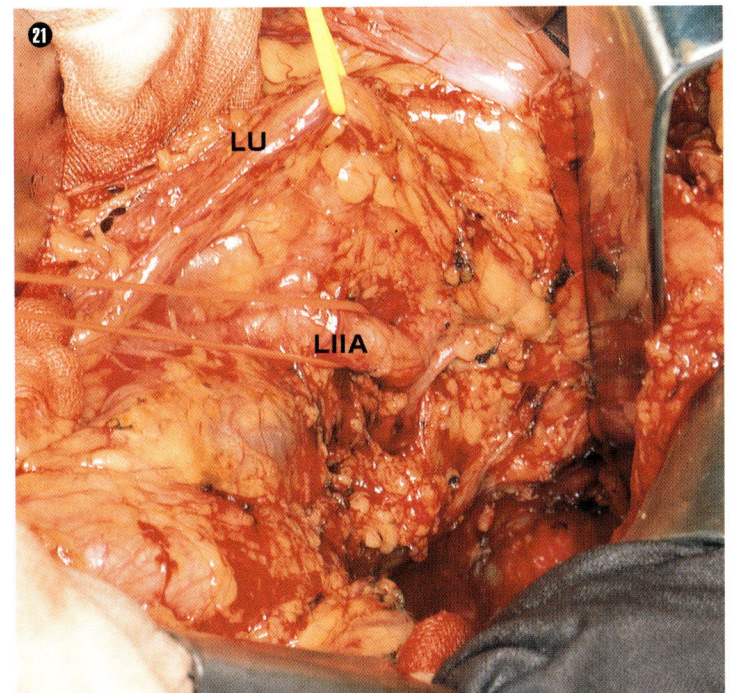

㉑ LU：left ureter　LIIA：left internal iliac artery

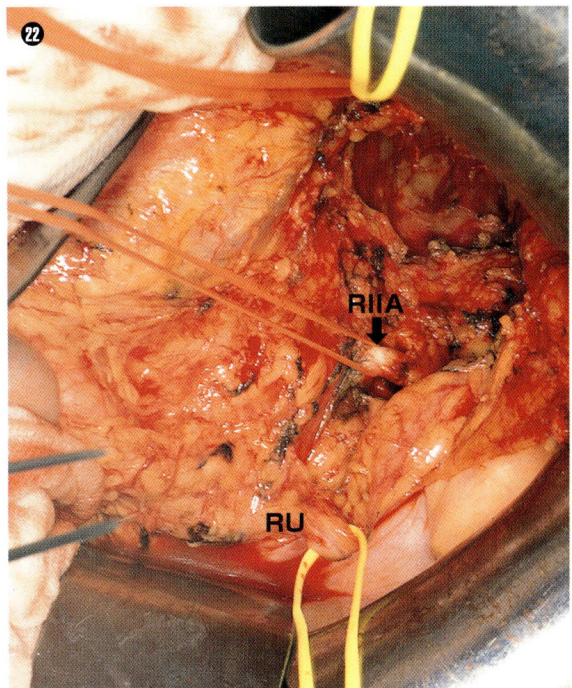

㉒ RIIA：right internal iliac artery　RU：right ureter

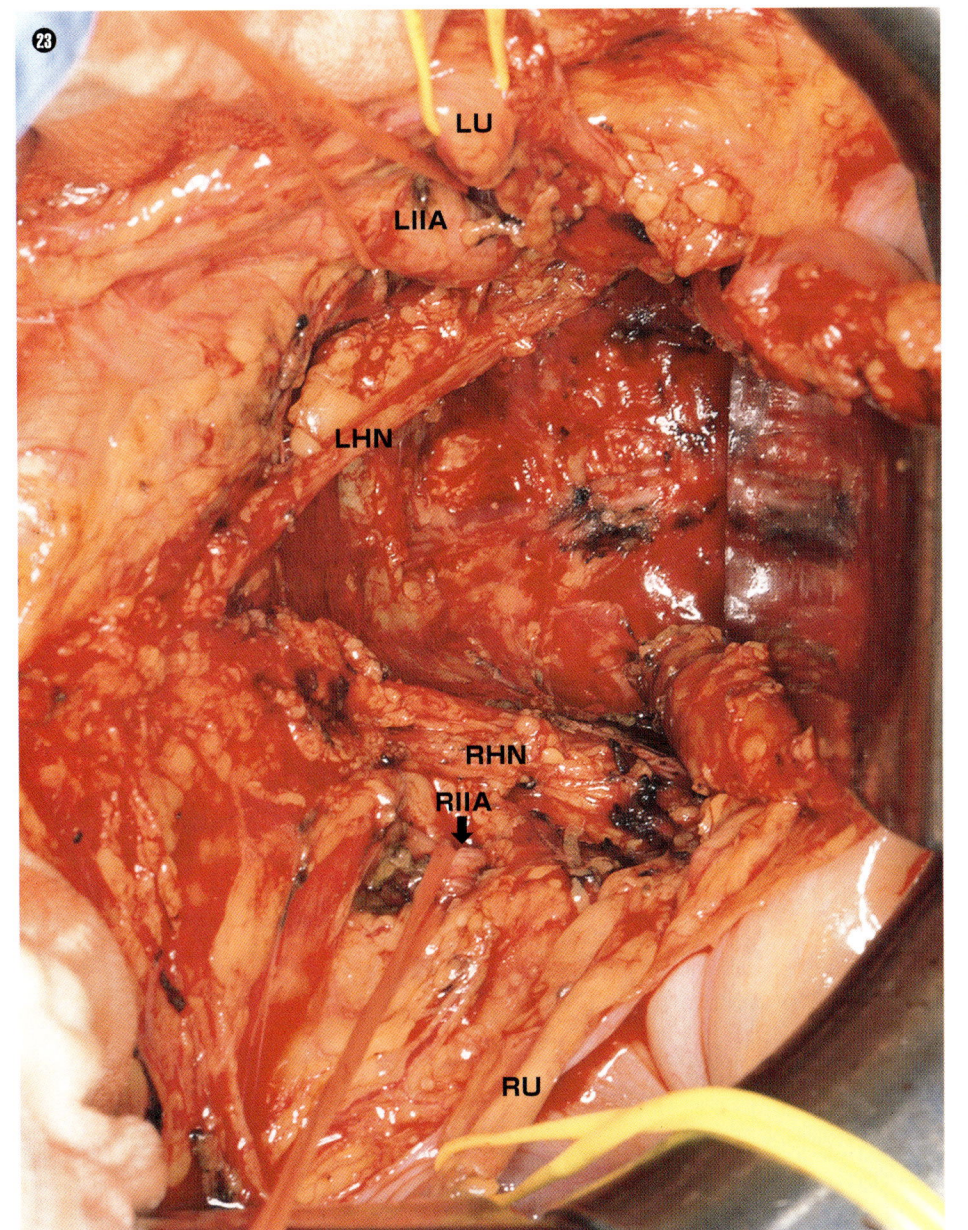

㉓ LU：left ureter　LIIA：left internal iliac artery　LHN：left hypogastric nerve　RHN：right hypogastric nerve
　　RIIA：right internal iliac artery　RU：right ureter

㉑ 次いで、左総腸骨動脈をまたいでいる左尿管に血管テープ（黄色）をかけて外側によけ、左内腸骨動脈を露出してこれに血管テープ（赤色）をかけ、以後の郭清操作に役立てた。

内腸骨動脈は頭側から、まず背側に向かって分枝する上殿動脈と、次いで内側に向かって膀胱下腹筋膜内を走行する上膀胱動脈が分枝するのを確認しながら、さらに肛門側へ内腸骨動脈を露出していく。

これにより、骨盤側面と直腸の間膜との間を肛門側に剥離を進めて、前述の肛門挙筋に達した。

㉒ さらに、右側も図㉑と同様に、右尿管ならびに右内腸骨動脈にテーピングを施す。

直腸間膜と内腸骨動脈分枝、ならびに尿管などが構成する骨盤側壁との間の剥離を肛門挙筋まで施行した。

㉓ 両側下腹神経ならびに骨盤神経叢温存下に、直腸間膜と仙骨前面ならびに骨盤側壁との剥離を行った時点の術野を示している。

㉔ 直腸前方操作に移った。すなわち、直腸と膀胱、精嚢、前立腺との剥離を行い、次いで先にテーピングを施行して側面において剥離郭清しておいた内腸骨動脈を緊張させながら、その内側域と同静脈領域の郭清を行った。

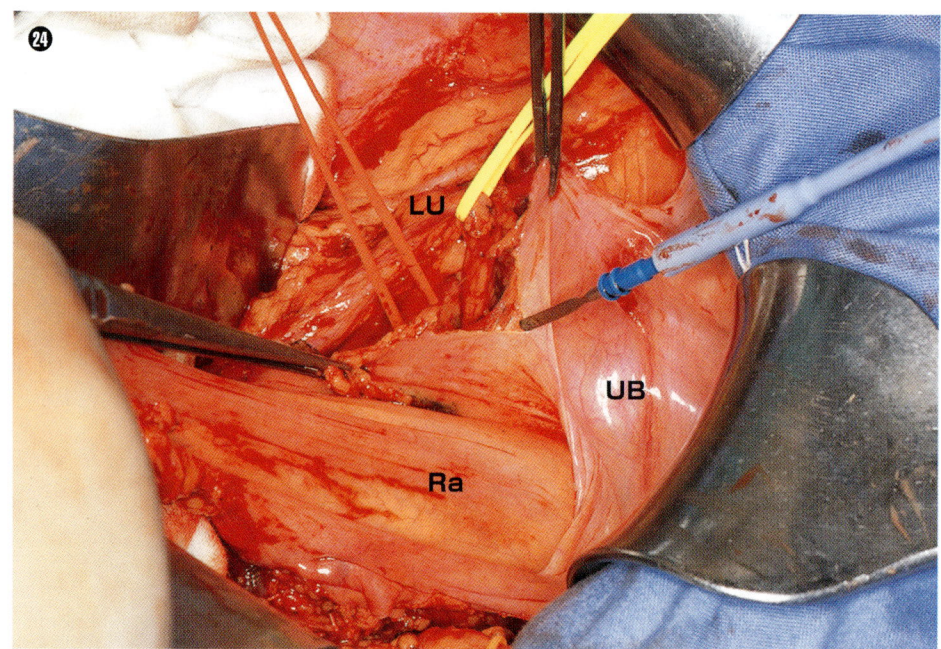

LU：left ureter　Ra：upper part of rectum　UB：urinary bladder

㉕ Denonvillier筋膜の前面を肛門側に向かって剥離すると、まず、直腸前壁の外膜が現れる。これに沿って、電気メスでゆっくりと肛門側に剥離を進めることにより、両側精嚢とそれに続く精管を明らかにしていった。

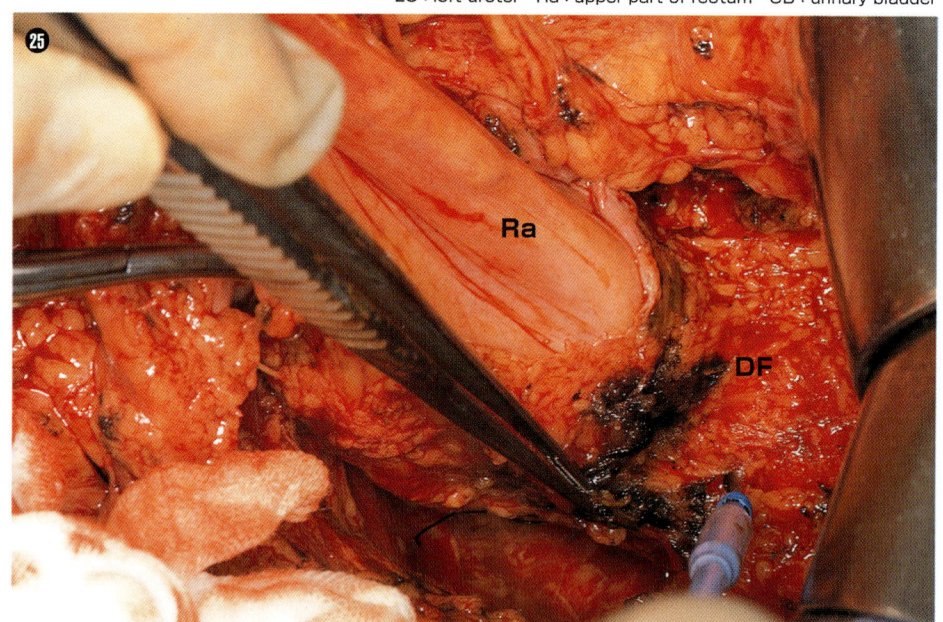

Ra：upper part of rectum　DF：Denonvillier's fascia

㉖ 直腸前壁と精嚢の間の剥離を、さらに肛門側に進めて前立腺直下まで達すると、その左右で直腸膀胱窩（図に示されたバイポーラー剪刀の真下の空隙）が明らかとなる。
これを開いて、前述の肛門挙筋前腔と連続させた。

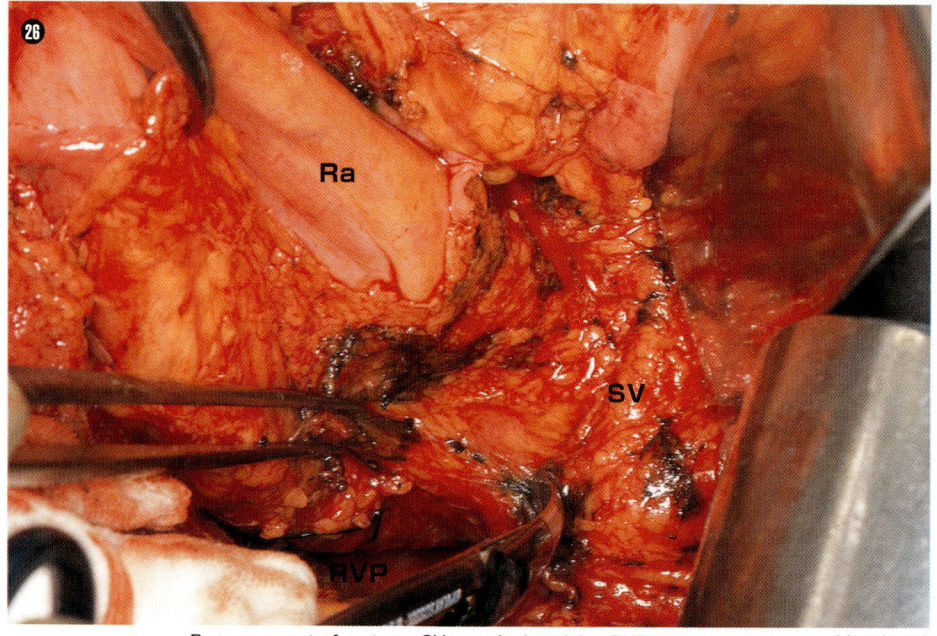

Ra：upper part of rectum　SV：seminal vesicle　RVP：recto-vesical pouch（直腸膀胱窩）

㉗ 精嚢から前立腺直下の下部直腸前壁剥離を左右側方に進めて、精嚢の下側方に走行する尿管を鈎で上方に圧排し、側方靭帯のうちの前下方の部分を展開した。

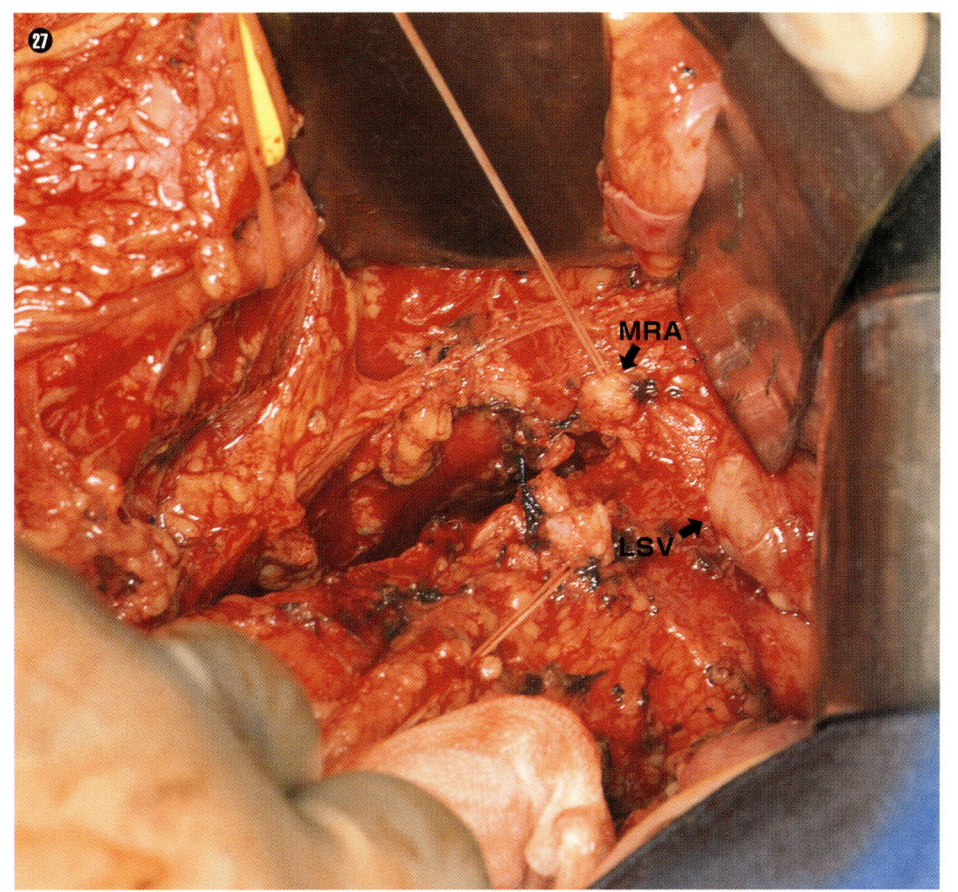

直腸膀胱窩の腹側に存在するこの部分の靭帯内は、下膀胱動脈、膀胱前立腺静脈叢ならびに膀胱・精嚢・前立腺に向かう神経枝を含むことから、術後の排尿・性機能維持に極めて重要であることに留意する必要がある。

図の結紮糸は、下部直腸壁に連続する部分の側方靭帯の切離断端を示しており、その中に中直腸動脈の断端を認めることができた。

この靭帯切離操作で、図左の直腸側腔とその肛門側の挙筋前腔とがつながった。図は左側の操作を示しているが、右側もまったく同様に行った。

MRA：middle rectal artery(stump)　LSV：left seminal vesicle

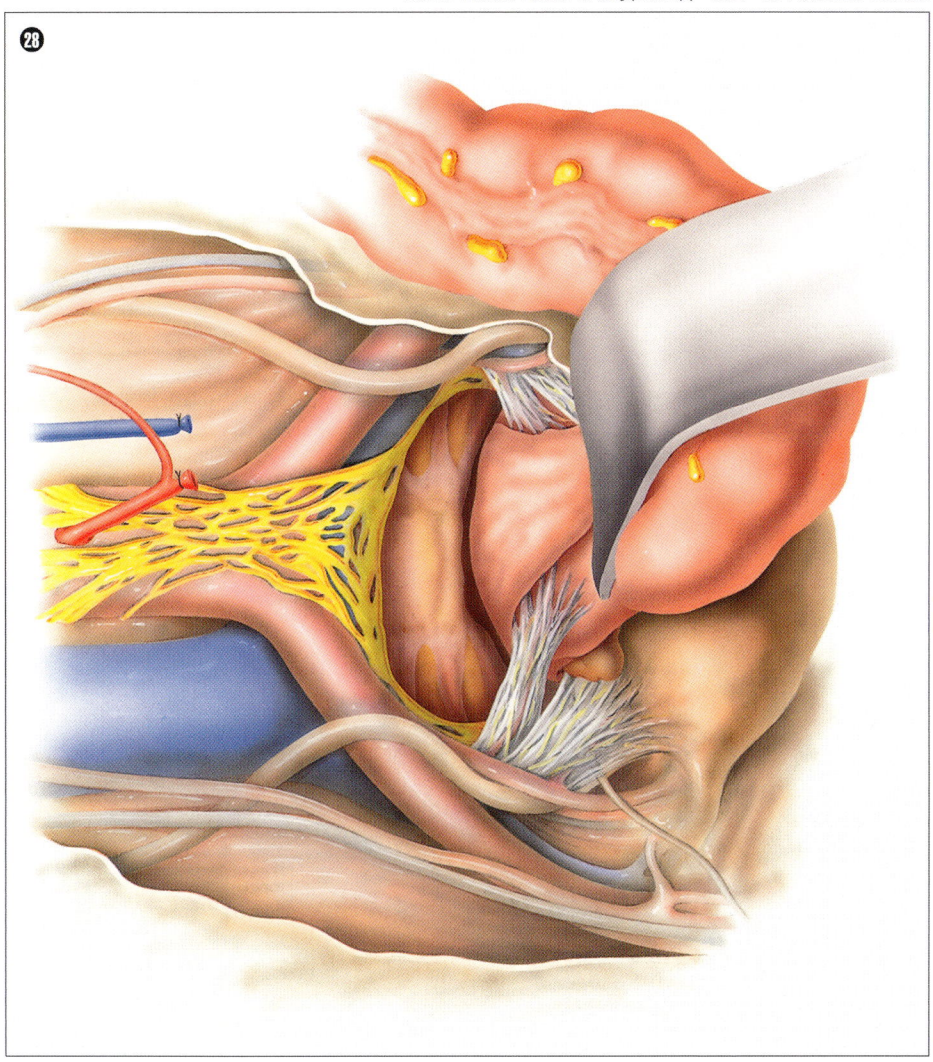

㉘ 下部直腸周辺の局所解剖をシェーマで示している。

すなわち、中直腸動脈（約2割に認められる）・下膀胱動脈・膀胱前立腺静脈叢などを含む側方靭帯は、下部直腸の側壁ばかりでなく精嚢・精管ならびに前立腺の一部側方、さらには尿管の膀胱入行部を包むように存在している。

この解剖学的知識が、側方靭帯の切離に重要である。

すなわち、直腸壁に付着する血管・神経の直腸枝を含んだ側方靭帯は、#262リンパ節郭清のためにその切離は重要である。

一方、膀胱・精嚢ならびに前立腺の一部に付着する側方靭帯の中には、排尿機能や性機能に関与する神経枝・血管が含まれる。それらは容易に識別できないので、温存に留意しなければならない。

側方リンパ節郭清

欧米における下部直腸癌手術の基本術式は、直腸間膜全切除術（TME）であるのに対して、側方リンパ節郭清の重要性が本邦において独自に主張され、検証されてきた。その転移率はA1：7％、A2：＞12％とされており、その郭清の根治性に及ぼす効果は大きい。

㉙ 側方リンパ節郭清操作は、もとより両側に施行したが、図では左側操作について示している。側方郭清は、外腸骨動脈と内腸骨動脈の間の郭清と、内腸骨動脈内側と骨盤神経叢間の郭清の二部分からなる。

まず、内外腸骨動脈間の郭清は、先に尿管にかけておいたテープ（黄色）を外側に牽引して展開された内腸骨動脈、ならびに外腸骨動脈それぞれにテーピング（赤色）を行った。

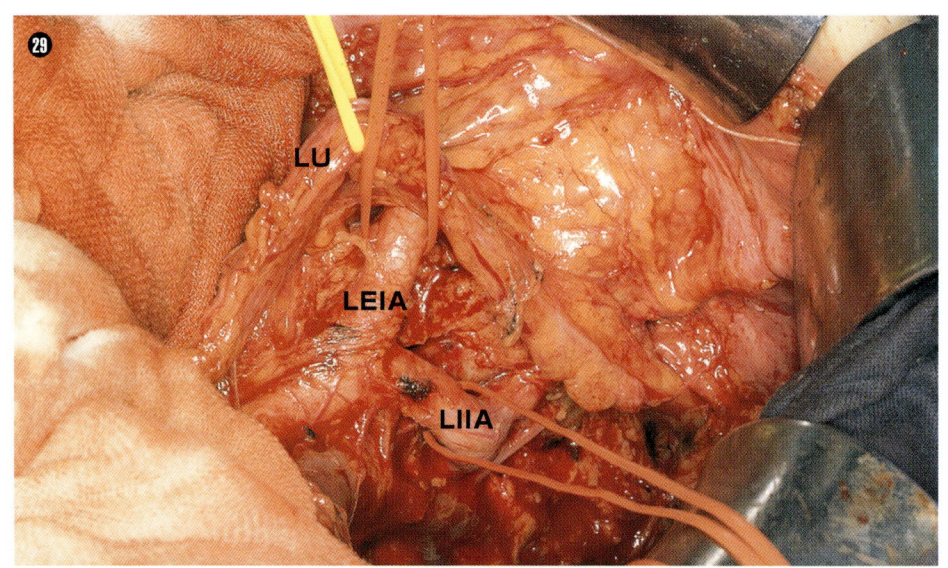

LU：left ureter　LEIA：left external iliac artery　LIIA：left internal iliac artery

㉚ 内腸骨動脈外側に郭清操作を始めるに際して、外腸骨動脈の周囲のリンパ節をまず郭清した。次いで、そのテープを前方に牽引することにより、その内側に位置する外腸骨静脈を展開して、外腸骨動静脈間のリンパ節を周囲脂肪組織とともに郭清した。
この郭清操作を深鼠径部に向けて進め、外腸骨静脈を可及的に長く剥離露出した。
外腸骨動脈と内腸骨動脈の分岐部では、閉鎖神経が頭側から尾側に走行しているので、神経損傷のないように、郭清操作も頭側から尾側へと施行した。

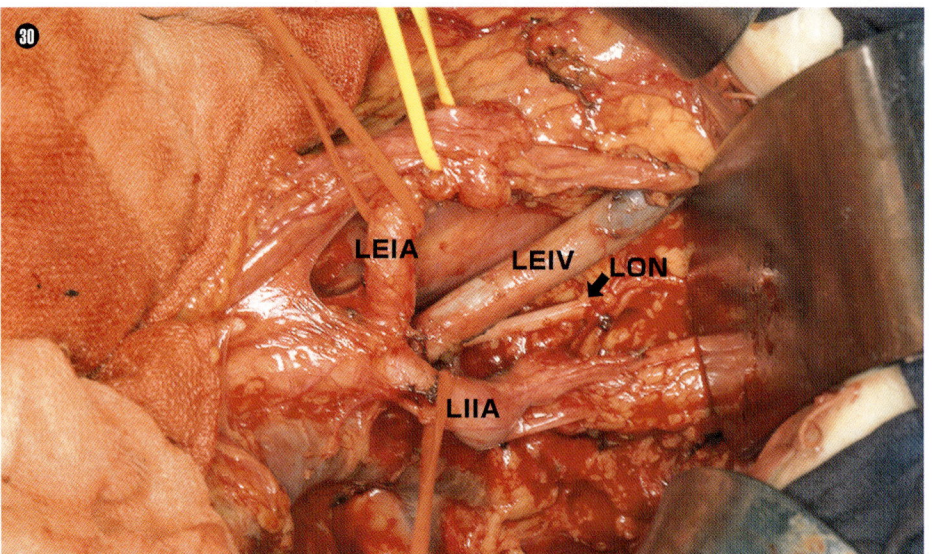

LEIA：left external iliac artery　LEIV：left external iliac vein　LIIA：left internal iliac artery　LON：left obturator nerve

㉛ 次いで、外腸骨静脈と閉鎖神経の間の郭清操作に移った。ツッペルを用いて同静脈ならびに神経を圧排し、その郭清部を展開して、その周囲のリンパ節を脂肪組織とともに郭清していった。
閉鎖神経周囲の、さらに閉鎖孔側の郭清操作には、次の内腸骨動脈外側とその分枝群の剥離露出操作を交えながら進めていった。

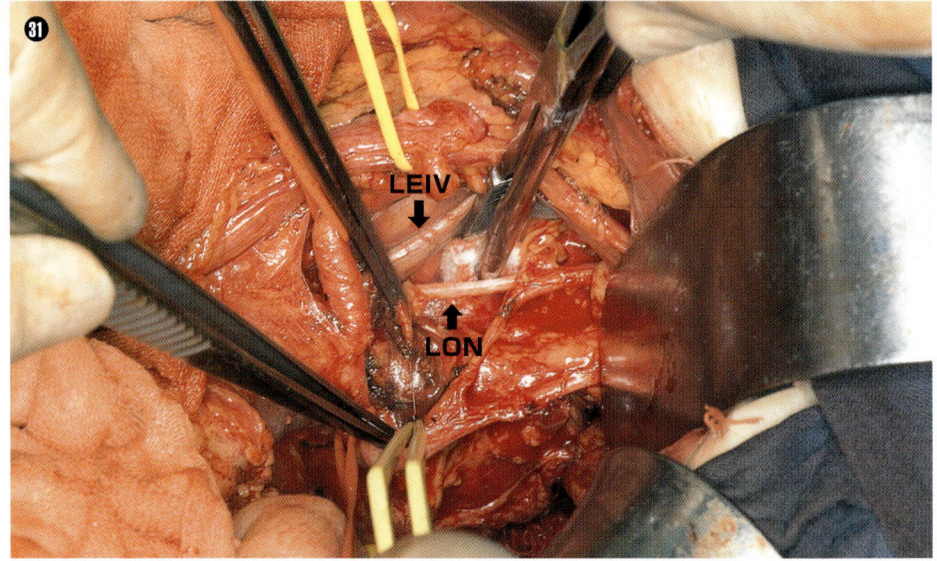

LEIV：left external iliac vein　LON：left obturator nerve

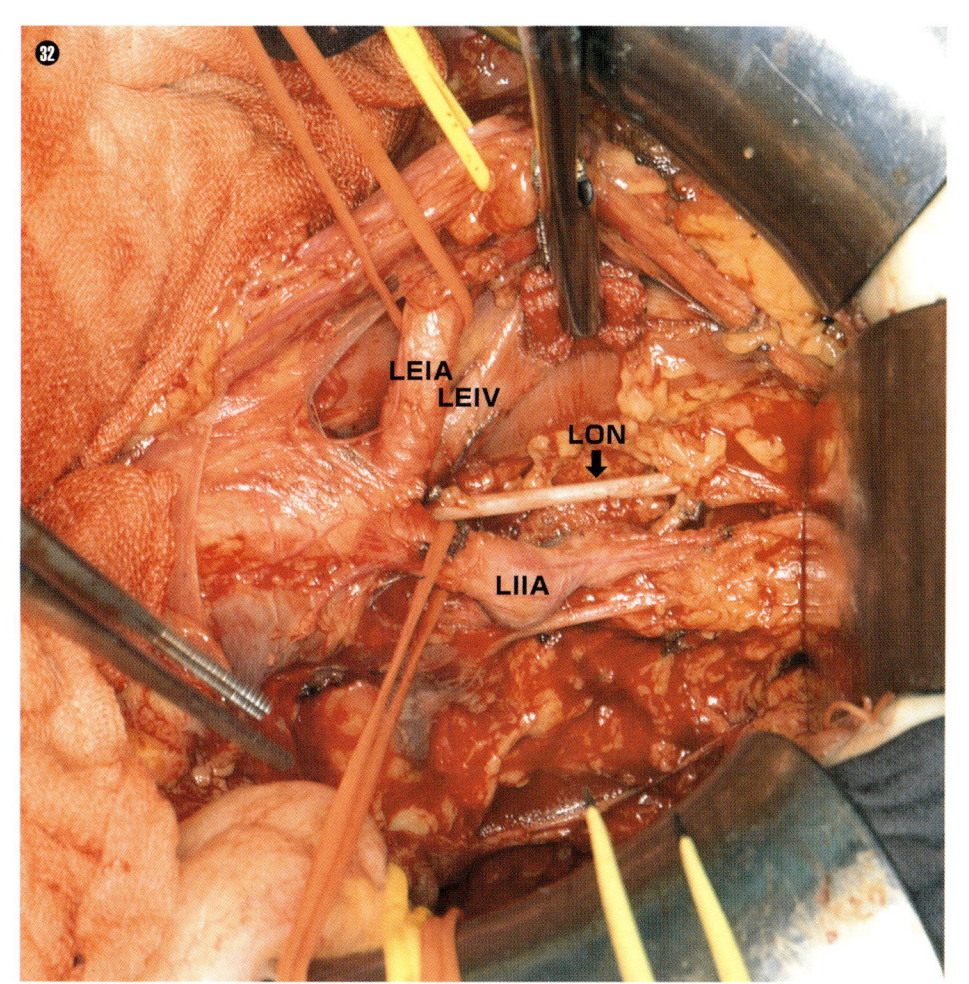

㉜ 内腸骨動脈外側と閉鎖神経の間の剥離郭清操作に移った。内腸骨動脈の分枝である上膀胱動脈、閉鎖動脈、大殿動脈を露出温存しながら、尾側の閉鎖孔に向かって、内外腸骨動脈の間のリンパ節を周辺脂肪組織とともに郭清していった。
図は内腸骨動脈から分枝した閉鎖動脈の剥離露出操作を、バイポーラーメスで行っているところを示している。

㉝ 閉鎖神経を閉鎖孔まで露出しながら、内外腸骨動脈間のリンパ節と周辺脂肪組織の郭清を徹底していった。
この領域の手術操作では排尿障害や性機能障害は生じないので、バイポーラーメスなどによる電気凝固も交えて、閉鎖孔に向けてゆっくりと操作を進めていった。

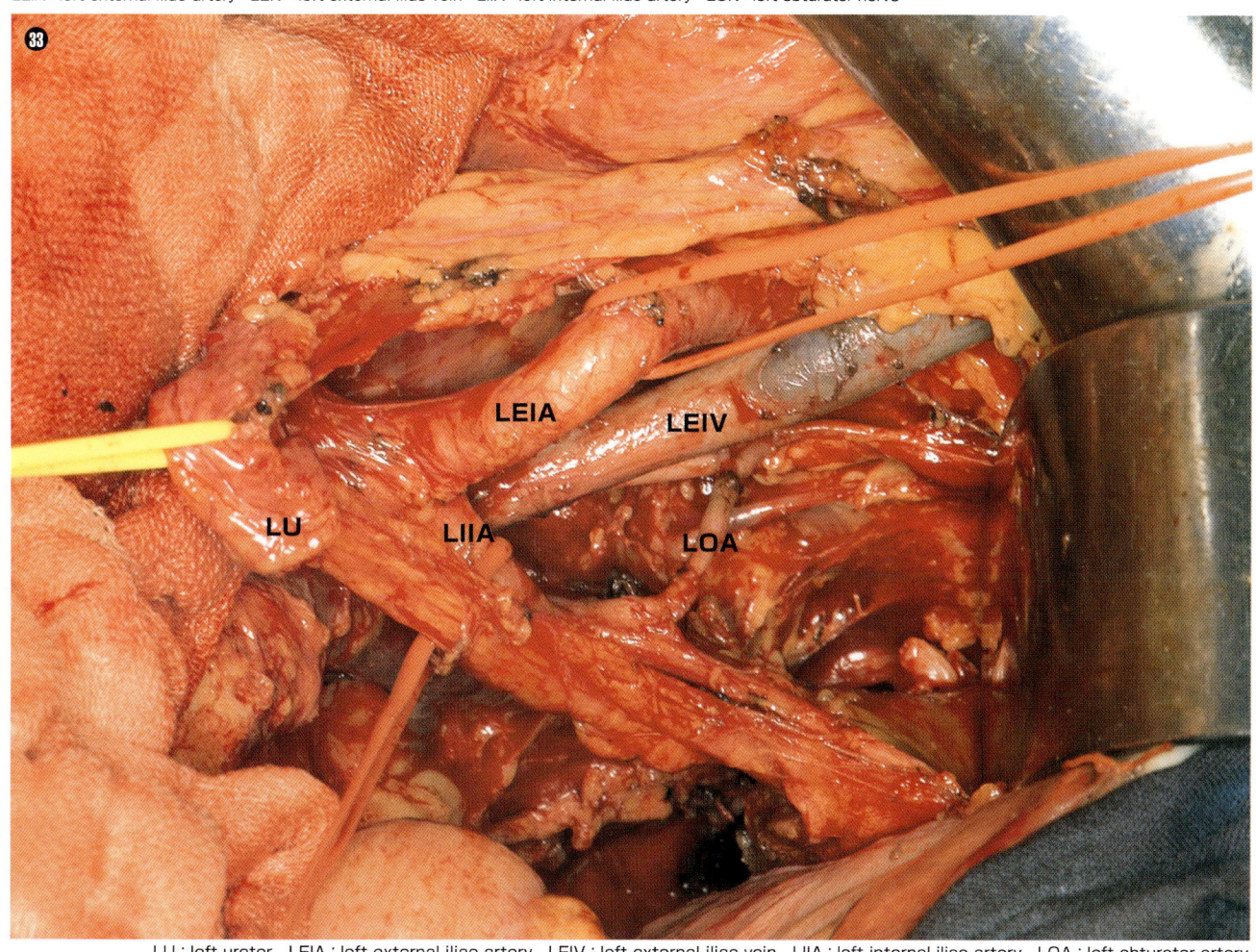

LEIA：left external iliac artery　LEIV：left external iliac vein　LIIA：left internal iliac artery　LON：left obturator nerve

LU：left ureter　LEIA：left external iliac artery　LEIV：left external iliac vein　LIIA：left internal iliac artery　LOA：left obturator artery

4-❷　下部直腸癌手術　340

㉞ 内腸骨動脈剥離をさらに肛門側に進めることにより、本症例では、下腹神経に連続する骨盤神経叢に接する部で同神経叢内へ入る中直腸動脈を認めた。

それより末梢側では、先に精嚢右側で結紮切離した下膀胱動脈の起始部が確認され、内腸骨動脈がAlcock管に入っているところまで確認して、内腸骨動脈外側の脂肪組織、リンパ節を郭清した。

この郭清操作の間に、側方靱帯基部の中直腸動脈、ないし下膀胱動脈起始部のリンパ節に転移が明確であれば、内腸骨動脈を上膀胱動脈が分岐した末梢側で合併切除することにしている。

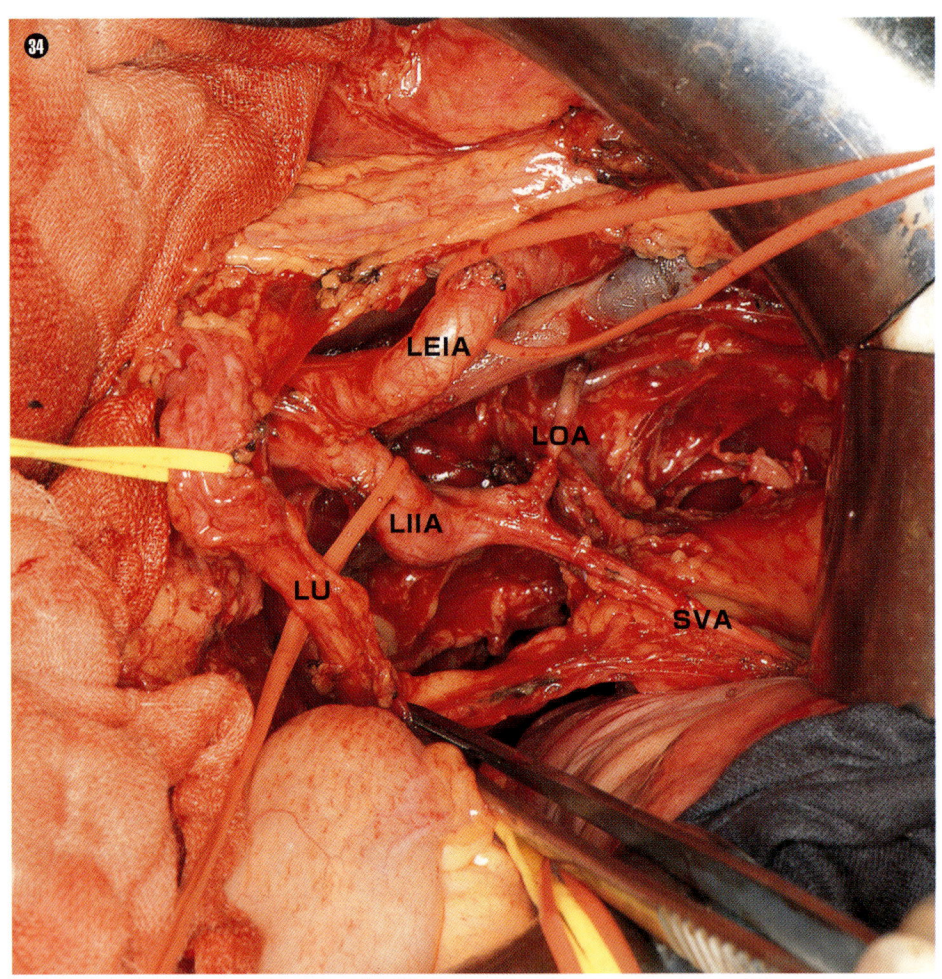

LU : left ureter　LEIA : left external iliac artery　LIIA : left internal iliac artery　LOA : left obturator artery　SVA : superior vesical artery

㉟ 左下腹神経ならびに骨盤神経叢と内腸骨動脈の間の郭清操作に移った。

この領域は、癌の根治性と排尿機能や性機能に関与する神経の存在から重要な郭清領域とされている。

まず、腸骨動脈と下腹神経の間の郭清を行い、下腹神経叢を内側に圧排して、総腸骨動脈前面および中仙骨動脈周囲のリンパ節を郭清した。

さらに図のように、内腸骨動脈内側に沿って下腹神経・骨盤神経叢の間の脂肪組織・リンパ節郭清を尾側に進めた。

この際に、骨盤神経叢の内側で、尾側の側方靱帯内には、神経叢からの膀胱、前立腺、精嚢などへ向かう神経や血管を含んでいる。この部の温存は、術後の排尿・性機能に重要であることに留意している。

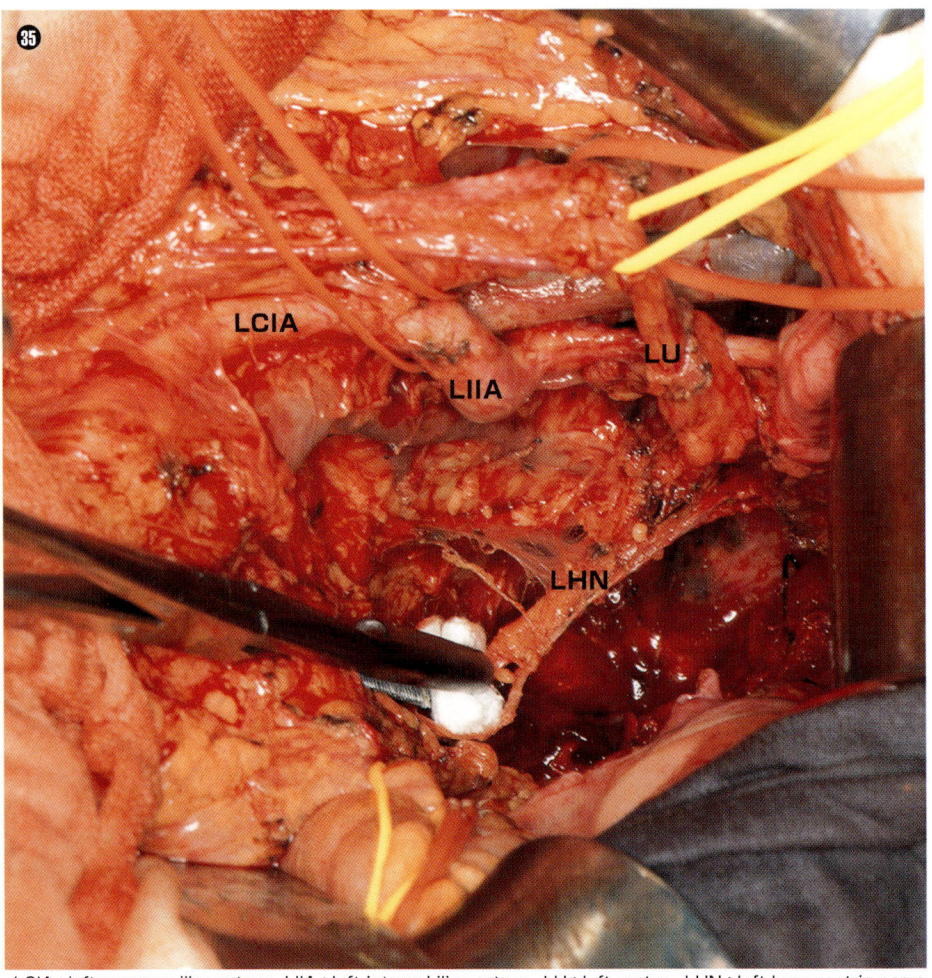

LCIA : left common iliac artery　LIIA : left internal iliac artery　LU : left ureter　LHN : left hypogastric nerve

結腸嚢肛門吻合術

肛門縁に近い下部直腸癌に対して、歯状線を切離して直腸を切除した場合には、直腸の貯留能を失うばかりでなく、括約機能もかなり犠牲になる。結腸嚢肛門吻合はこの弱点を補うため、S状結腸で嚢（pouch）を作製して、術後排便機能の改善をはかるものである。

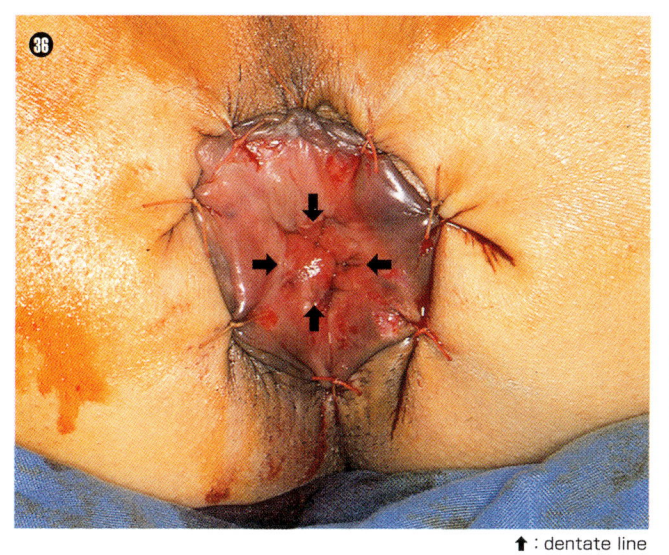

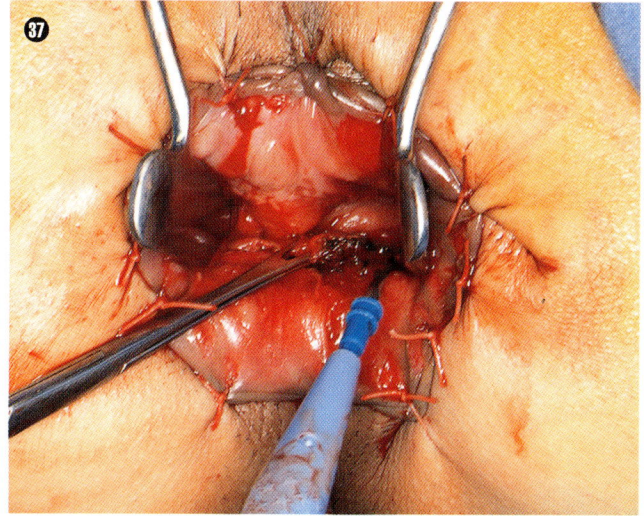

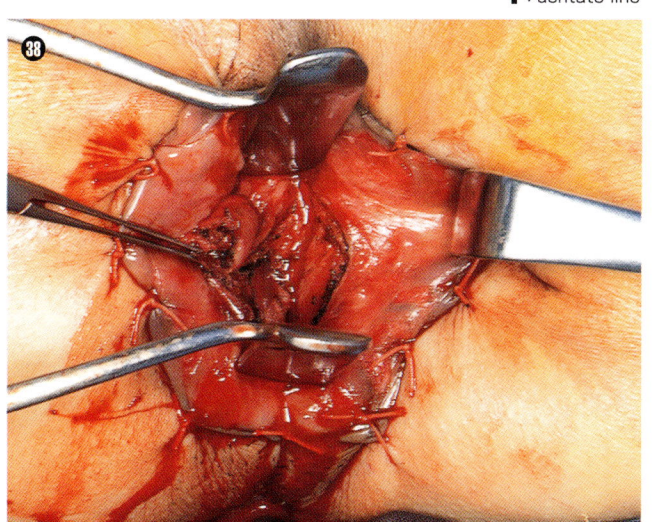

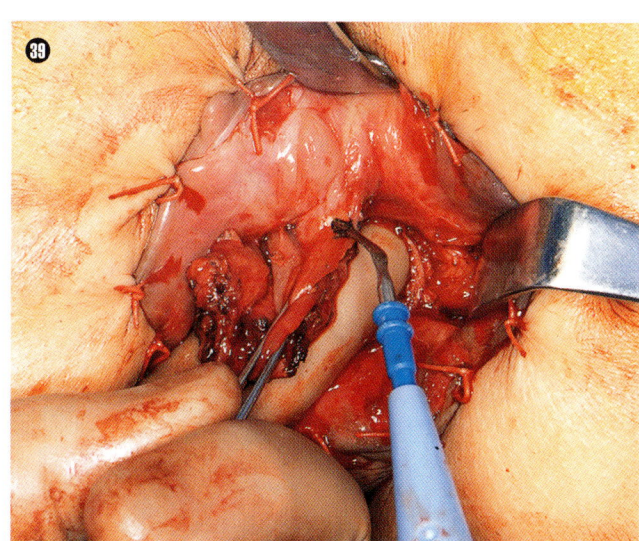

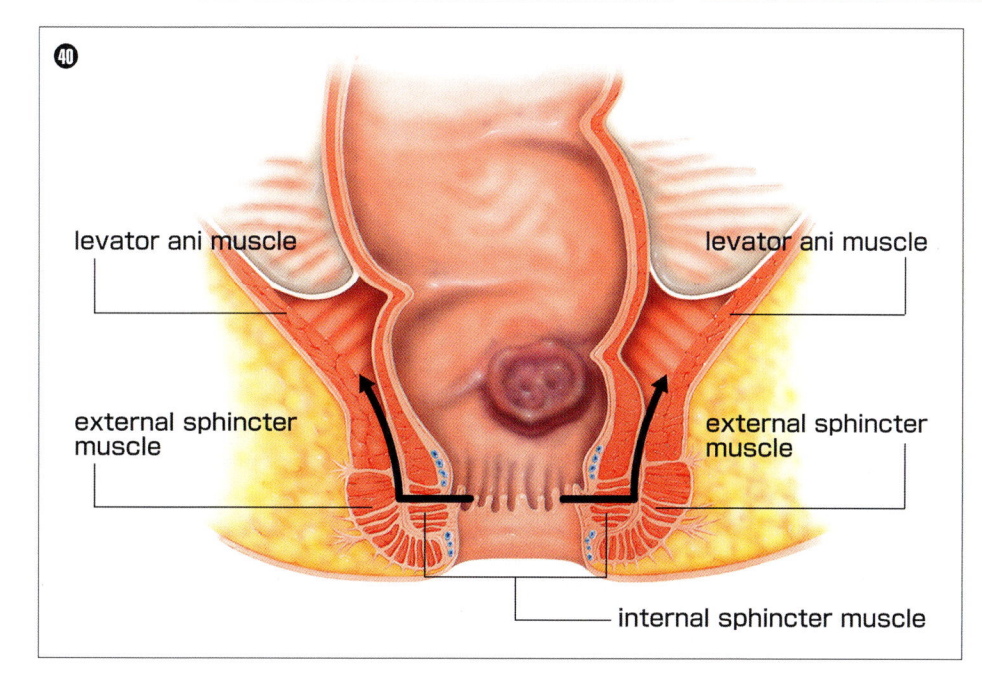

↑：dentate line

㊱～㊵ 肛門周囲皮膚と肛門縁との全周8針の結紮縫合により、肛門粘膜を全周性に開くとともに、隅越式開肛器を用いてゆっくりと肛門を展開した。
10万倍エピネフリン加生理食塩水を歯状線左側粘膜下に注入し、内括約筋に直接当たらないように配慮しながら、電気メスで歯状線口側粘膜を切離した。この操作で全周性に粘膜切離を施行した。下のシェーマは、内肛門括約筋を温存しながら、内外括約筋間溝を口側に剥離することにより、挙筋前腔に達することを示している。

4-❷ 下部直腸癌手術　342

㊶ 歯状線口側粘膜の全周性切離の後に、その粘膜断端を把持して口側に剥離すると、内括約筋および内外括約筋間溝が確認された。
腫瘍細胞の播種と腸内容による汚染を防ぐ目的で、肛門側粘膜断端を結節縫合により閉鎖した後に、内外括約筋間溝を口側に剥離することにより、挙筋前腔に全周性に入った。
こうして、原発腫瘍ならびに周辺リンパ節を含む直腸を摘除した。

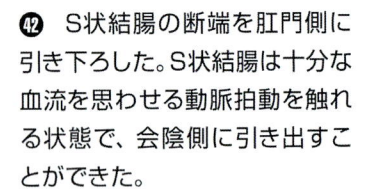

㊷ S状結腸の断端を肛門側に引き下ろした。S状結腸は十分な血流を思わせる動脈拍動を触れる状態で、会陰側に引き出すことができた。
S状結腸末端から6cmの部を折り返して、その折り返し部に6針の結節縫合をかけ、下方に牽引した。

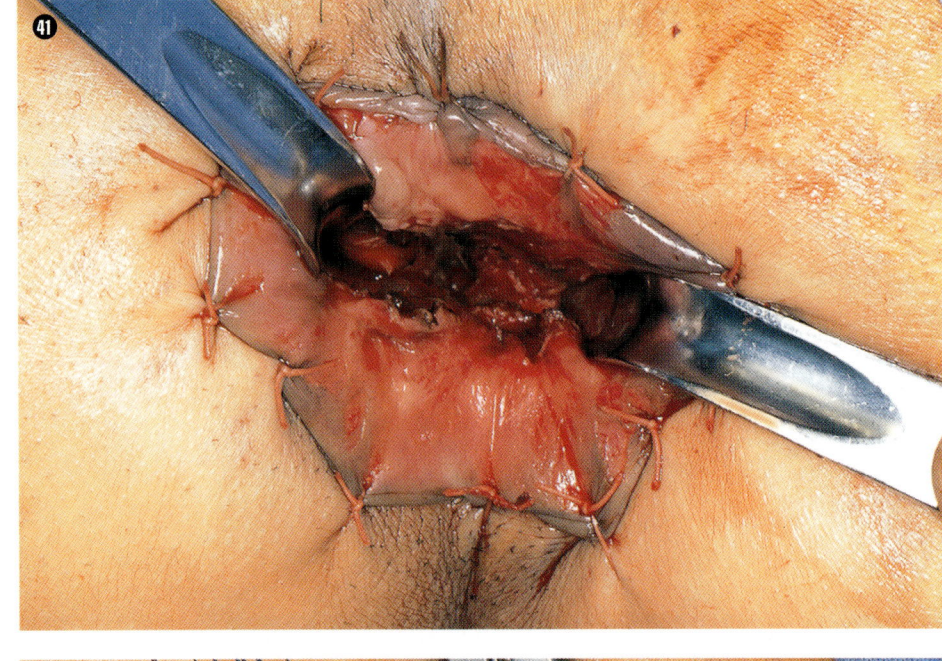

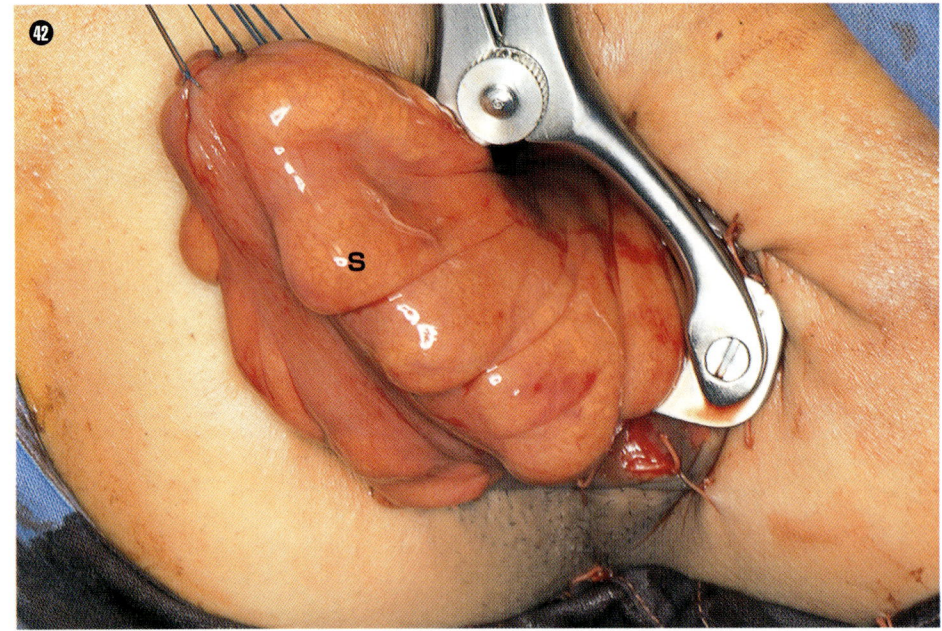

S：sigmoid colon

㊸ 折り返し点において中央に電気メスで小孔を開けて、先にかけておいた結紮糸を下方に牽引しながら、線状縫合器を挿入。隔壁を切離して、約5cm長のJ型結腸嚢を作製した。
線状縫合器をかける際に、S状結腸間膜からの血流が阻害されないように十分に配慮した。

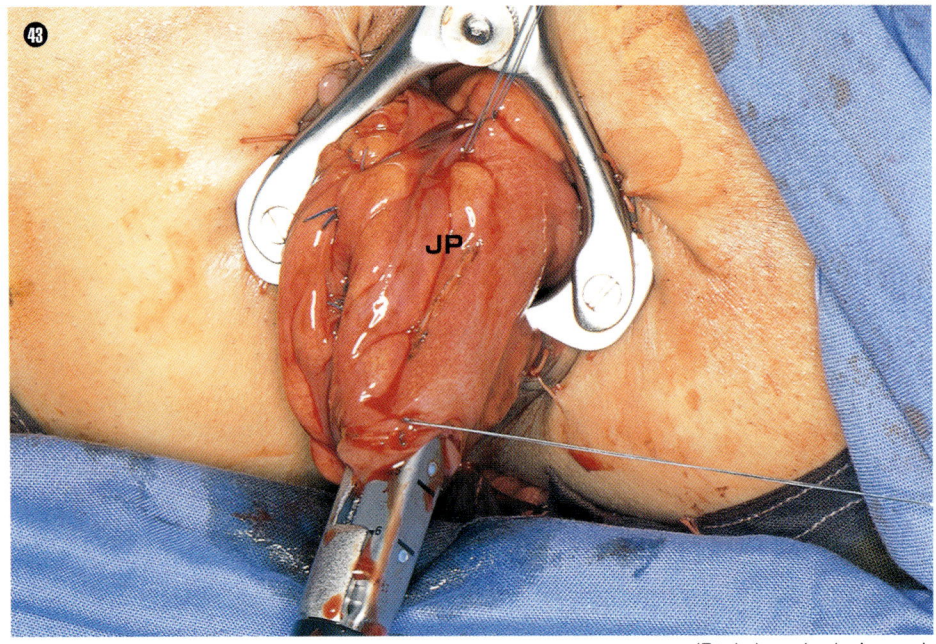

JP：J shaped colonic pouch

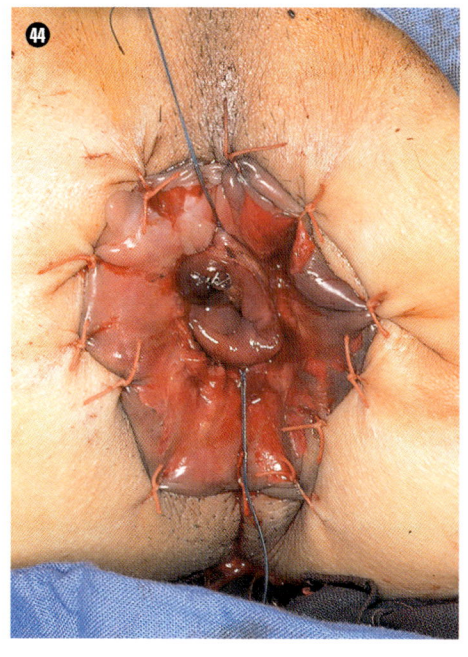

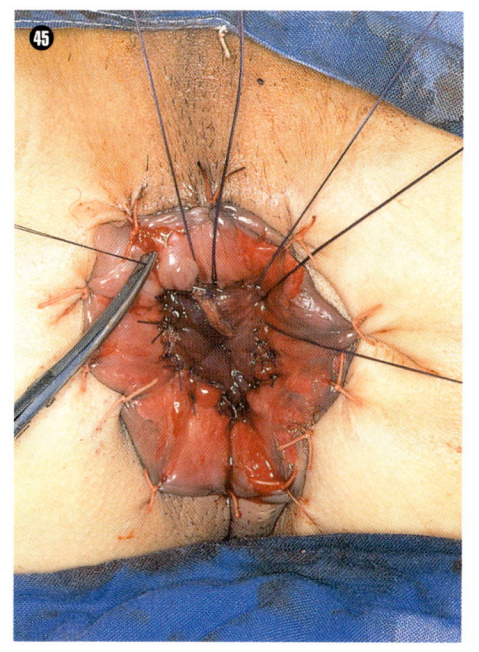

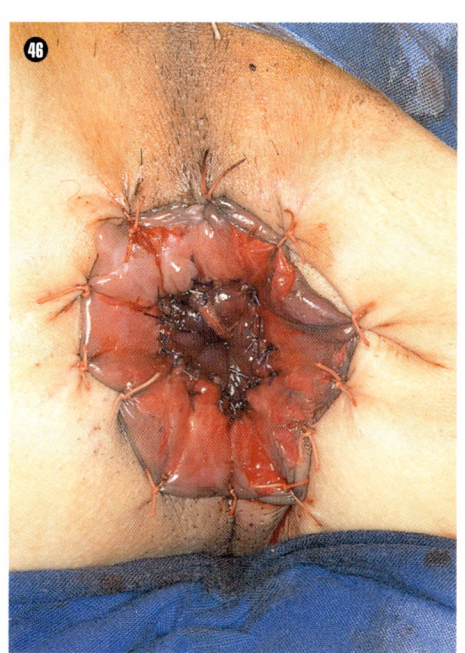

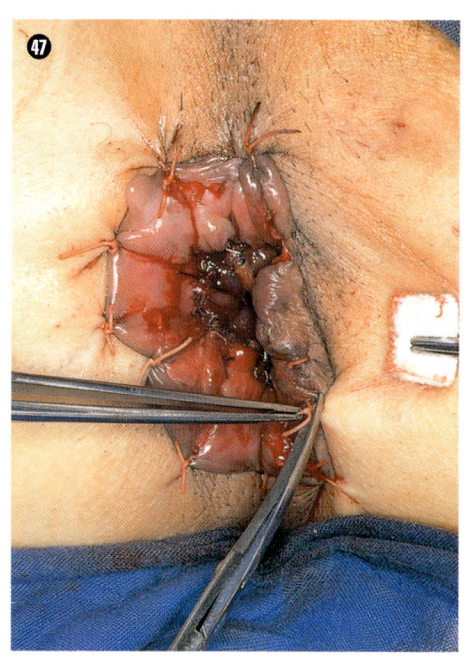

㊹ 線状縫合器を挿入した小孔部を全周性に追加切離して、断端血流を確認した後に、結腸嚢肛門吻合を開始した。
まず、結腸嚢先端近くの結腸漿膜筋層を、上下左右4方向で対応する内括約筋に4-0吸収糸を用いて固定縫合した。
図は0時と6時に、固定縫合がかかった際の状況を示している。

㊺ 結腸全層と内肛門括約筋・肛門粘膜の結節縫合を4-0吸収糸を用いて、全周に合計24針ほど施行した。
全周性の結節縫合を終了し、11時から2時に残された結紮糸を切離しているところである。

㊻ 結腸全層と内肛門括約筋・肛門粘膜の全周性の結節縫合24針が終了し、結紮糸をすべて切離した時点の会陰部術野を示している。

㊼㊽ 結腸嚢肛門吻合を終えて、肛門粘膜の展開を目的に行った肛門縁と肛門周囲皮膚との結紮糸を左側からすべて切離する。

㊾ covering ileostomyを右下腹部に設置し、ダグラス窩にプリーツドレーンを留置。閉腹し、手術操作をすべて終了した。

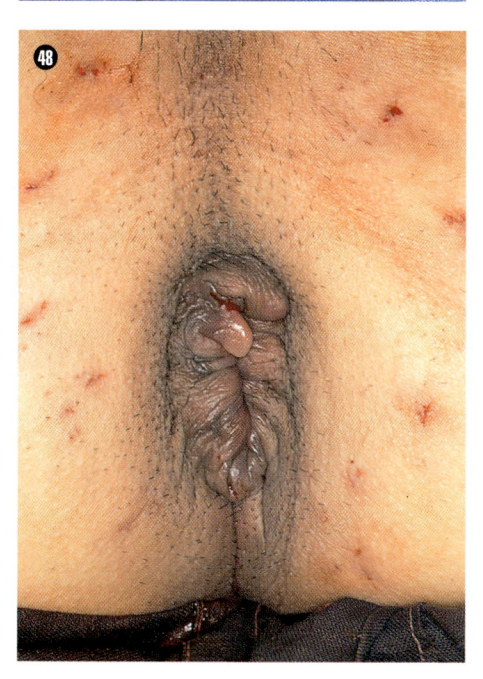

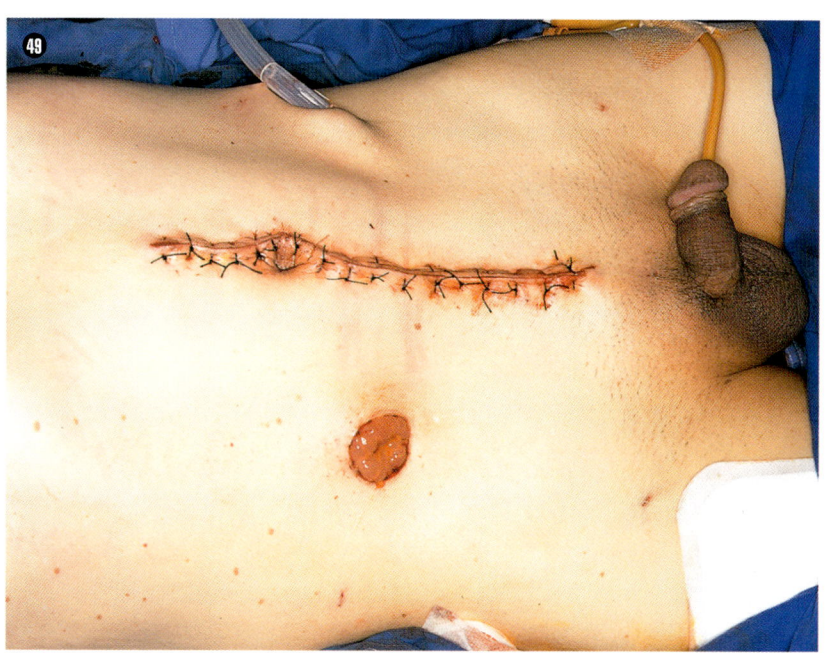

4-❷ 下部直腸癌手術

4-3 直腸切断術

東京医科歯科大学大学院
医歯学総合研究科消化機能再建学教授
杉原健一

**直腸切断術後のQOLは
けっして悪くない。
また、直腸切断術における
無輸血手術も可能**

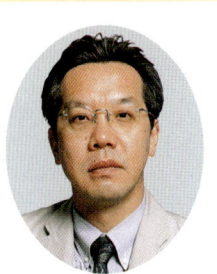

東京医科歯科大学大学院
医歯学総合研究科
消化機能再建学教授
杉原健一

1970年代後半に腸管吻合器が開発され、直腸癌手術では低位の結腸直腸吻合の安全性が高まり、1980年にKnightらによりdouble stapling法が開発されると、さらに低位での吻合が可能になった。これらの機器の開発や手術手技の改良により、直腸癌に対する直腸切断術は、低位前方切除術に取って代わられるようになり、その頻度は1/3に減少した。

私の直腸切断術の適応は、直腸Rb癌のMP'以深でAWが2cm確保できない症例、肛門挙筋や肛門括約筋への浸潤が疑われる症例である。RbのSM'癌に対しては、経仙骨的アプローチによる局所切除＋直腸間膜部分切除を行い、n＋ないしはly＋であれば直腸切断術を適応にしている。

AW1cmで十分であるとの考えや、最近米国で行われるようになったchemoradiationによる腫瘍のdown stageにより、直腸切断術予定症例の括約筋温存ができるようになったとの報告があり、可能な限り括約筋を温存しようとする試みがなされている。括約筋温存術と直腸切断術を評価する場合、腫瘍学的立場と術後QOLの立場の両面からの評価が必要である。

腫瘍学的立場からは、AW1cmで十分となる症例は少なくない。しかし、骨盤底の深部で直腸間膜や周囲組織を含め、確実に1cmのAWを確保するには高度な技術を要することや、最近のストーマ管理技術の向上から見て、直腸切断術後のQOLはけっして悪くはない。このことを考慮すると、私は括約筋温存にはそれほどこだわる必要はないと思う。

私の長年の経験から、QOLに関しては、低位での吻合後の排便機能障害（たとえJ-pouchを作成しても）を考慮すると、かえって直腸切断術後のほうが良好なのではないかと考える。最近、直腸切断術後と前方切除後のQOLについてprospectiveな研究が報告され（Ann Surg 2001;233:149-156）、直腸切断術後のQOLが低位前方切除術後より良好であったと結論している。

筋膜に包まれた臓器間のリンパ流の交流はほとんどないことから、大腸癌手術においては大腸の授動は生理的癒着を剥離し、大腸を胎生期の状態にすることである。正しい剥離層を維持すれば出血はほとんどなく、また、正しい剥離層の維持には鈍的剥離を多用すべきである。腹膜翻転部までの直腸剥離は、直腸固有筋膜で包まれた状態で簡単に行える。

当然、自律神経系はこの筋膜の外側にあるので温存される。腹膜翻転部より肛門側では側方靭帯があるため、側方では口側から続いてきた筋膜が中断されるが、側方靭帯切離後には再び確認することができる。したがって、これらの筋膜を確認しながら授動すれば、出血は少量ですむ。

側方郭清は、腫瘍下縁が腹膜翻転部より肛門側にあるN＋'またはA2症例に適応している。側方郭清は、筋膜構造を破壊する操作であり、側方郭清の頭側縁、尾側縁、背側縁では結紮操作が必要になる。

会陰操作においては、皮下脂肪は電気メスで切離するが、坐骨直腸窩の脂肪組織は鈍的剥離を行う。下直腸動脈の枝は一定の位置にあるので、確認して結紮を行えば、直腸切断術においても無輸血手術が可能である。

CASE & FLOW CHART

症 例

54歳・男性
主訴：便潜血検査陽性
既往歴や家族歴に特記すべきことなし
現病歴：平成13年3月、健康診断にて便潜血検査陽性を指摘され、近医を受診した。直腸診にて直腸の腫瘍を指摘され、当科に紹介された。
身長159cm、体重59kgの小柄な男性で、身体所見は異常がなかった。血液・生化学検査で異常はなく、CEAは4.3、CA19-9は18.9で正常範囲内であった。
直腸指診にて、anorectal ringに近接する10時～12時を中心に、硬結を伴う比較的柔らかな腫瘤を触知した。
注腸二重造影検査、大腸内視鏡検査は、右図のとおりである。内視鏡的超音波検査では、三層の断裂を広汎に認め、SMへのmassive invasionと診断した。内視鏡的超音波検査、骨盤CT検査ではリンパ節腫大を認めず、生検は高分化腺癌であった。
総合診断はRb'、2型'、1/4周性、MP'、N0'、H0'、M0'と判定し、直腸切断術を施行した。
病理組織検査：腫瘍は肛門縁から4cmの右側～前壁に位置し、腫瘍下縁は歯状線に及んでいる。

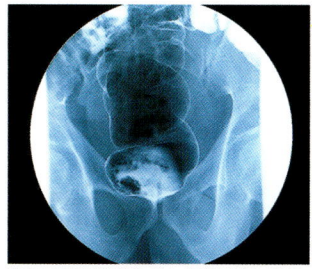

注腸二重造影検査では、下部直腸に楕円形の隆起性病変を認め、周囲に結節状病変を伴っていた。

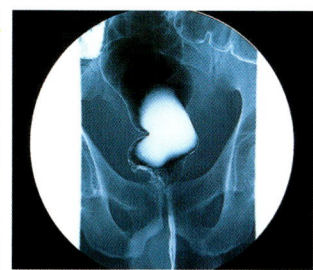

側面像では弧状変形を示し、肛門管上縁まで病変が広がっていた。

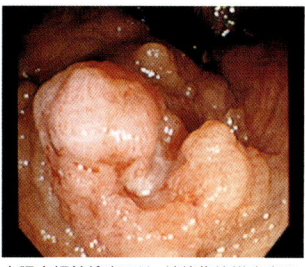

大腸内視鏡検査では、結節集簇様病変の中央に大きな腫瘤を認め、中心に浅い潰瘍を伴っていた。また、病変は歯状線にまで及んでいた。

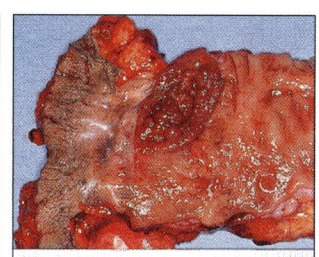

3.8×4.3cmの結節集簇様病変の中央に大きな結節があり、浅い潰瘍を伴っていた。

組織学的には、高分化腺癌、ls+IIa、sm2、ly+、v+、n1+であった。

術 式

1	術前準備とストーマサイトマーキング ❶	11	S状結腸の切離 ⓲⓳
2	体位と肛門の閉鎖 ❷～❹	12	会陰操作の体位 ㉑
3	皮膚切開と腹腔内の検索 ❺❻	13	会陰皮膚切開 ㉒
4	S状結腸の授動 ❼	14	下直腸動静脈の枝の切離 ㉓
5	上下腹神経叢の温存 ❼～⓫	15	肛門挙筋の切開 ㉔㉕
6	S状結腸間膜の切開と上直腸動静脈の切離 ⓬	16	神経血管束の温存 ㉖
7	尿管下腹神経筋膜の切開、直腸後腔の展開と下腹神経の温存 ⓭⓮	17	ドレーンの挿入と会陰皮膚縫合 ㉗㉘
8	直腸前壁の授動 ⓯	18	骨盤腔内の洗浄と温存自律神経の確認 ㉙
9	側方靱帯の切離（左側方靱帯の切離）⓰⓱	19	人工肛門の作成 ㉚～㉝
10	仙骨直腸靱帯の切離 ⓲	20	会陰皮膚縫合糸の結紮 ㉞

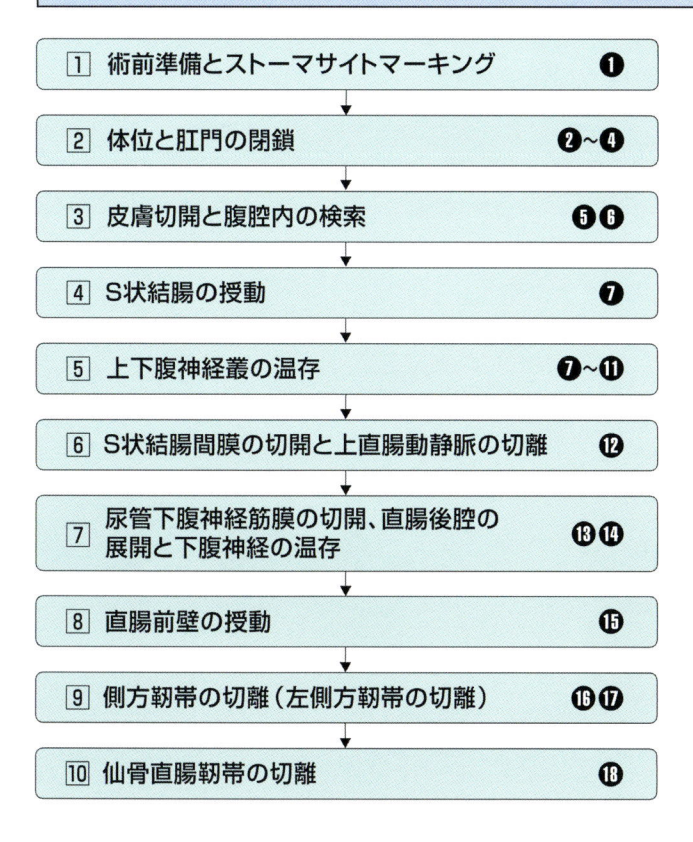

腹腔操作

大動脈周囲郭清や側方郭清を行わない場合、S状結腸や直腸の授動はすべて生理的癒着の剥離である。正しい層を見つけ、鈍的剥離を主体に行えば、出血は少ない。腹腔外直腸の授動でも同様である。層を確認せずに脂肪織を電気メスで切離したり、2本の鉗子で挟んだ間の組織を切りながら進めるのは、解剖や層を無視した操作であり、癌の手術ではない。

❶ 術前にクリーブランドクリニックの基準に従って、人工肛門の位置をマーキング（イレズミ；※）しておく。

術前の腸内清掃は通常の大腸癌術前処置に準じて行う。

つまり、狭窄がなければ2000mlのニフレックによる機械的腸内清掃だけで十分であり、経口抗生物質の投与は行わない。

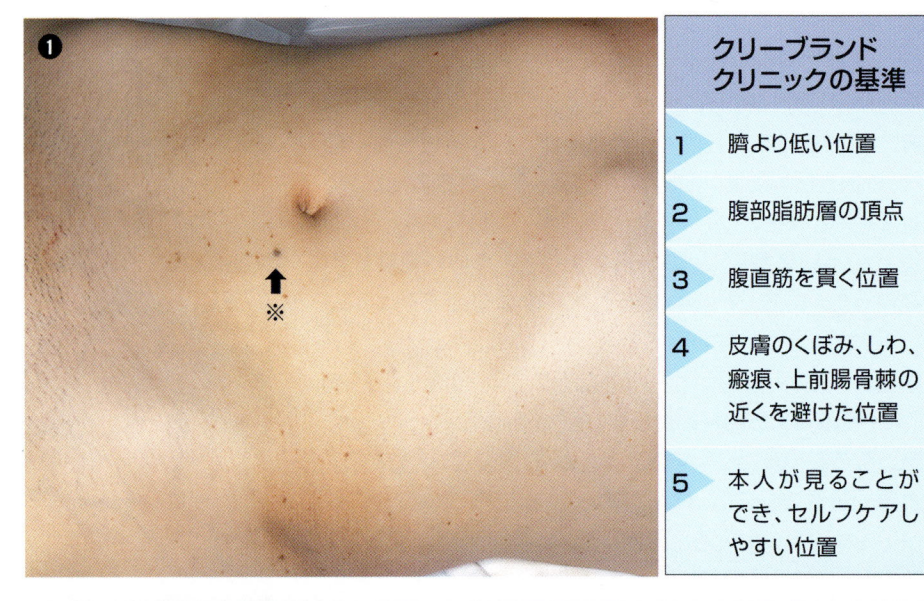

	クリーブランドクリニックの基準
1	臍より低い位置
2	腹部脂肪層の頂点
3	腹直筋を貫く位置
4	皮膚のくぼみ、しわ、瘢痕、上前腸骨棘の近くを避けた位置
5	本人が見ることができ、セルフケアしやすい位置

❷❸ 麻酔が安定したら、体位をとる。開脚位とし、脚の高さは体と水平にする。

左腕は水平に横に出し、右腕は体側に沿ってしまう。臀部には低い腰枕（高さ約5cm）を入れる。静脈血栓予防のため、足から大腿中央部まで弾性包帯を巻き、足にはAVインパルスを装着する。フォーリーカテーテルを留置し、チューブは左大腿上面を通るように固定する。

女性の場合は、生理食塩水1000mlで腟洗浄を行う。

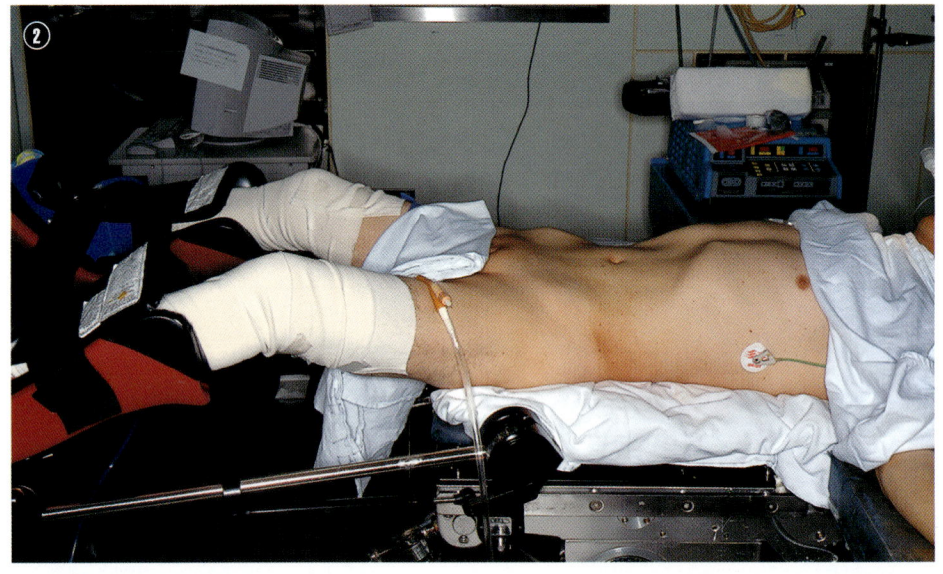

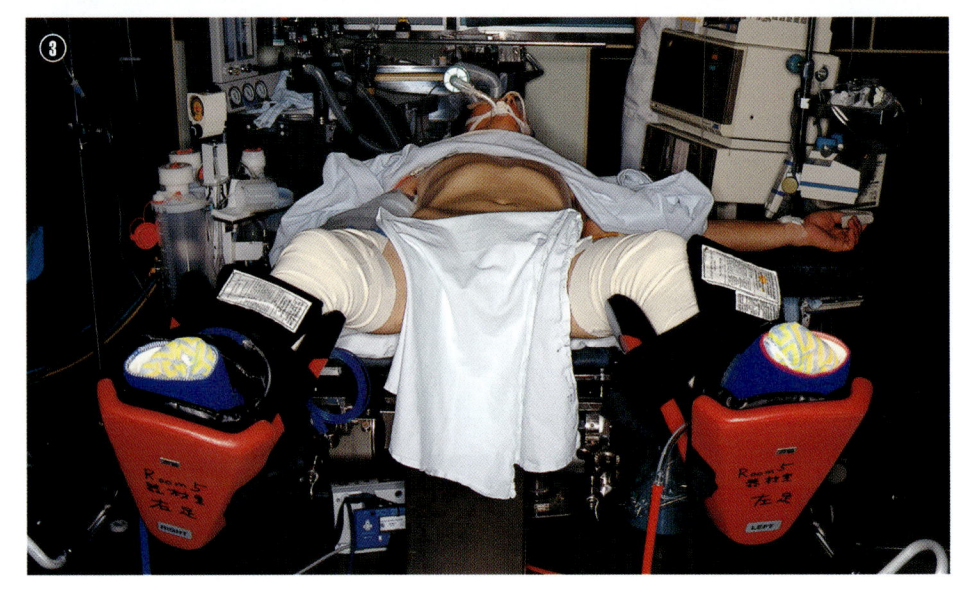

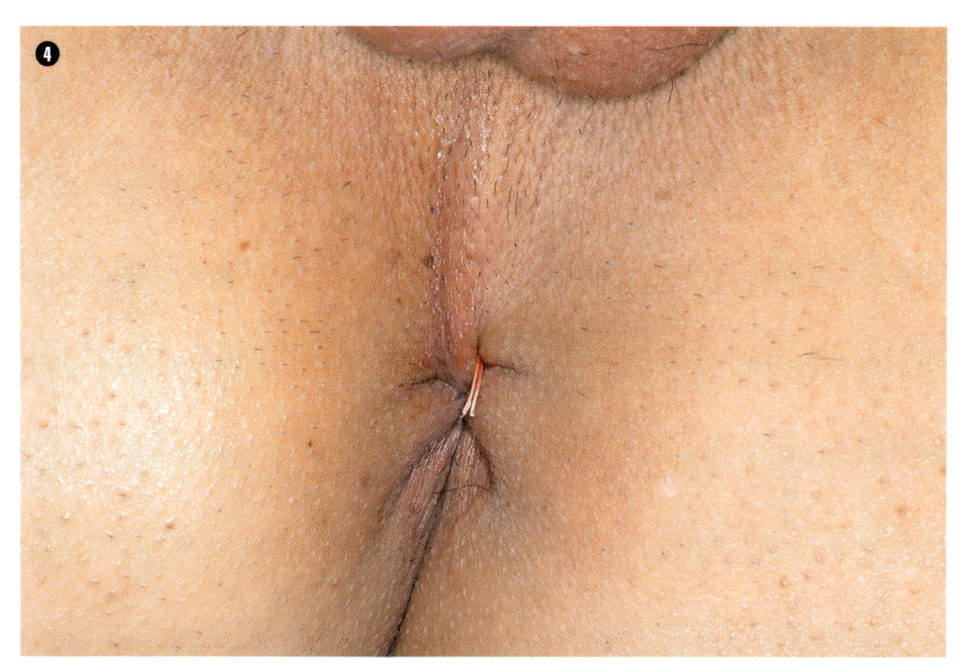

❹ 肛門は、二重のタバコ縫合にて閉鎖する。

消毒はイソジン液を用い、乳首の高さから両大腿中央部までの体表を十分に消毒する。

特に、会陰部は凹凸が多いため、襞の奥に未消毒部を残さないように注意する。

消毒終了後、消毒された足袋、覆い布をかけ、体を持ち上げて臀部にも消毒された覆い布を敷く。

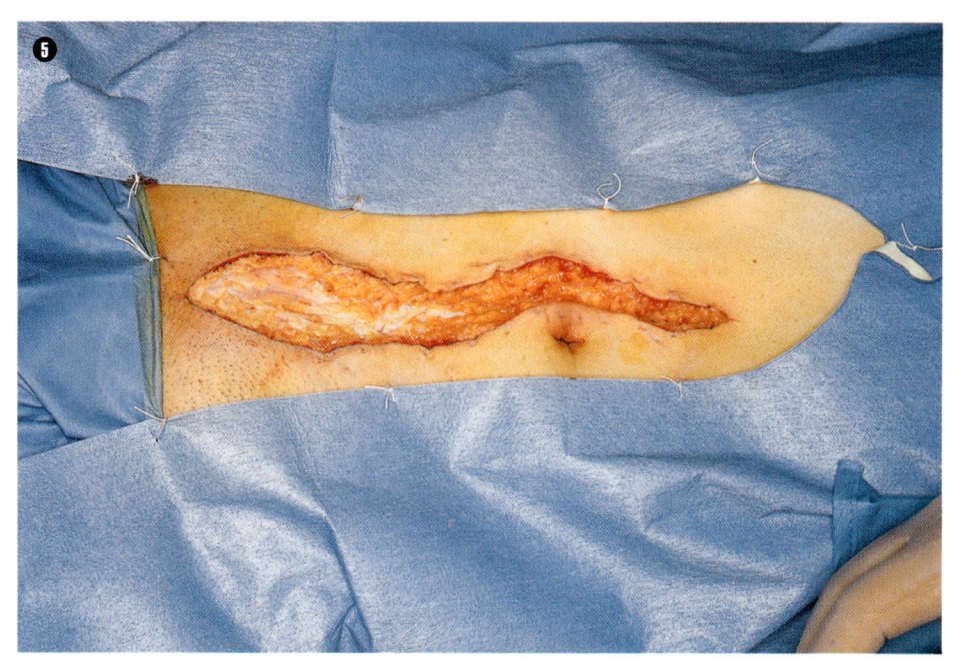

❺ 術者は患者の左側に立ち、恥骨上から上腹部中央に至るまでの長い正中切開をおく。

左中腹部に人工肛門を作成するため、臍の右回りとする。

皮下脂肪を電気メスで切離後、臍の頭側のlinea albaを切開し、開腹する。

下腹部の腹膜切開は、膀胱損傷を防ぐために、正中より左45°の斜切開とする。斜切開された腹膜は、腹腔に垂れてこないように、絹糸で3針皮膚に固定する。

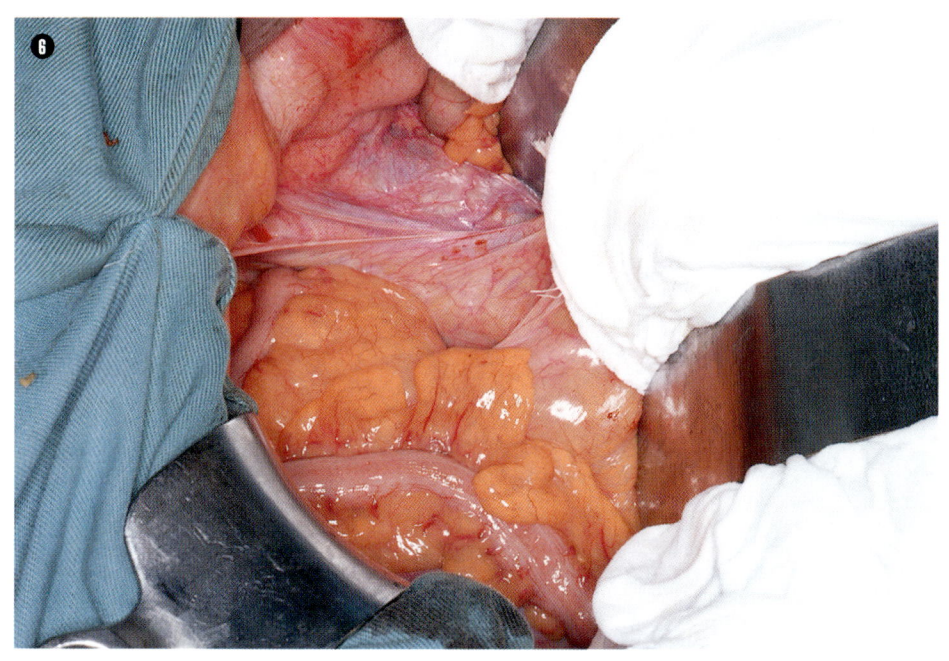

❻ 肝、大腸全体、大動脈周囲、骨盤内腹膜の転移の有無を検索する。

検索後、開創鉤をかけて十分に腹腔を展開し、腹壁に腸フトンを敷いて小腸を腹腔外へ出す。

さらに、腸フトン2枚にて体外へ出した小腸を保護し、それをスパーテルで押さえ、術野を展開する。

4-❸ 直腸切断術

❼ まず、S状結腸の授動を開始する。white lineに沿って電気メスで切開し、S状結腸間膜と後腹膜との生理的癒着（fusion fascia）を鈍的または電気メスで剥離する。
剥離層が正しければ、出血しない。
この際、第1助手はS状結腸を腹側に垂直に牽引し、術者は腎筋膜前葉を鑷子にて強く手前に引くと、正しい剥離層が見えてくる。

❽ S状結腸間膜が後腹膜に折れ返っているラインを見つけ、そこを電気メスで切開すると疎な結合織の領域に入る。
ここでの剥離層は、上直腸動静脈と上下腹神経叢の間である。剥離層の背側を体軸に平行に走る白い細い線維が、腰内臓神経から出た交感神経である。

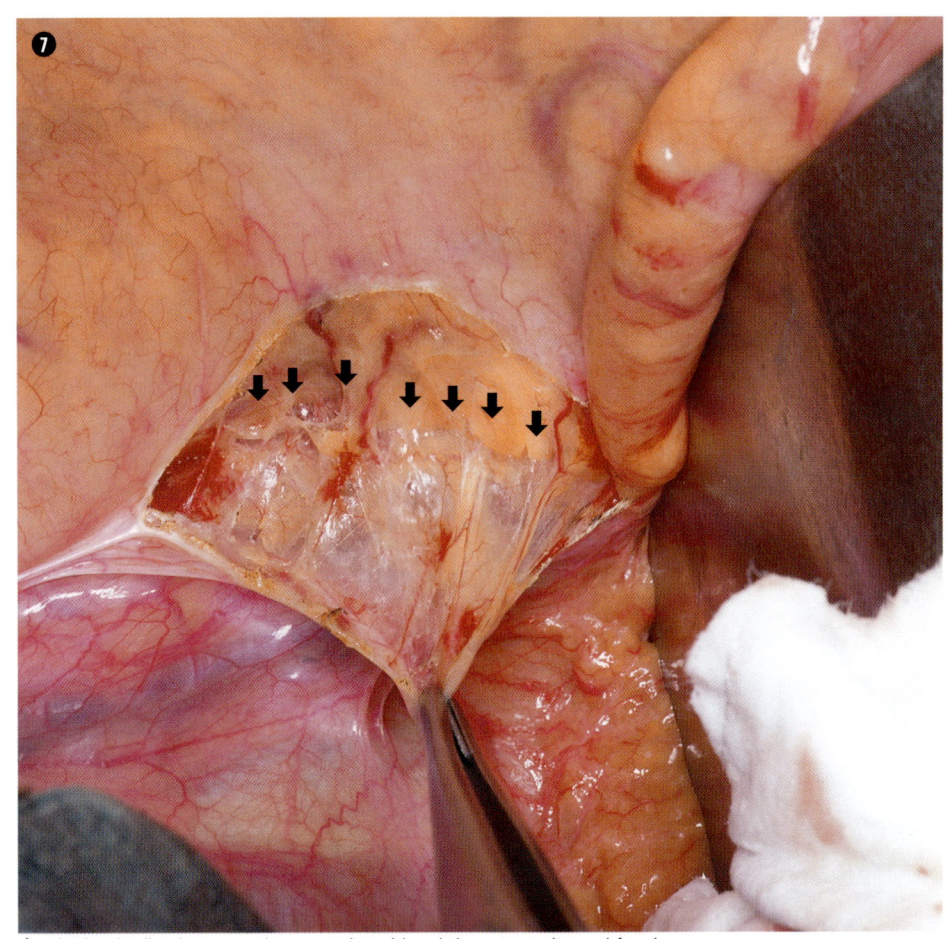

↑：the border line between the mesosigmoid and the retroperitoneal fascia

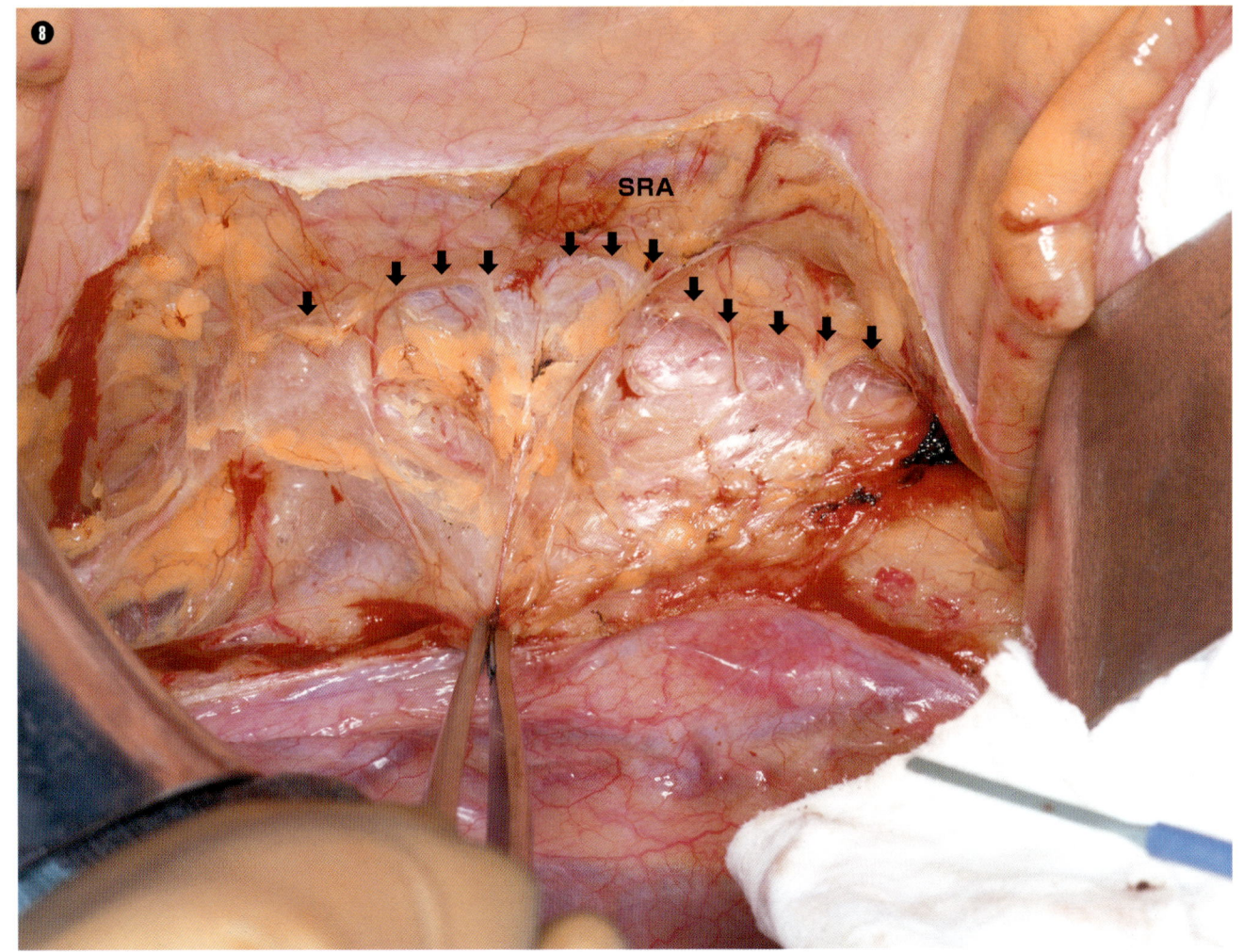

↑：the border line between the mesosigmoid and the retroperitoneal fascia　　SRA：superior rectal artery

349

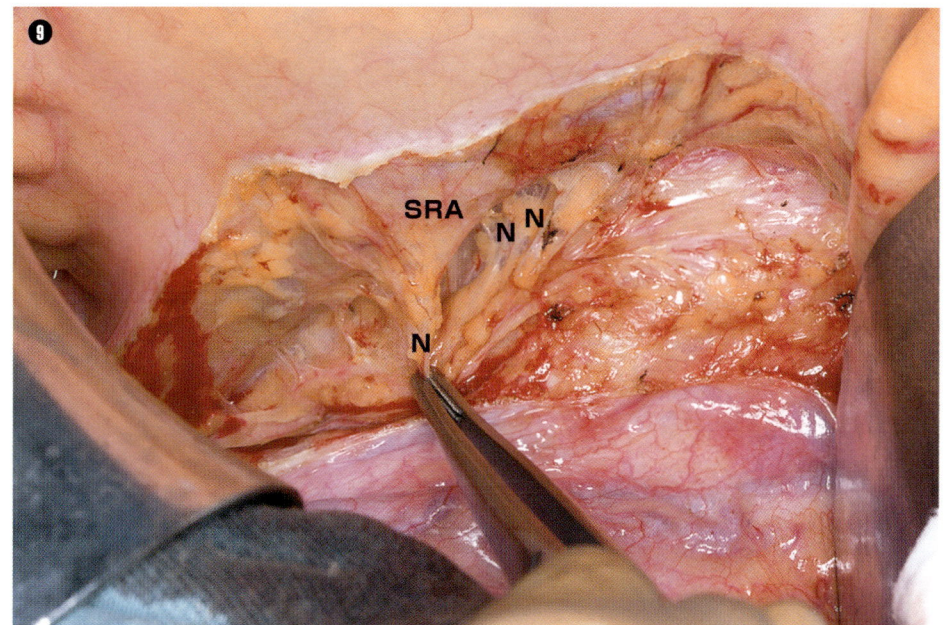

❾ 図❽で切開した疎な結合織の領域を鈍的剥離し、索状物は電気メスで切離する。
索状物は上下腹神経叢から上直腸動静脈への枝であることが多い。
大動脈分岐部より少し尾側に、ほかよりも明らかに太い神経枝が存在するが、これも電気メスで切離する。

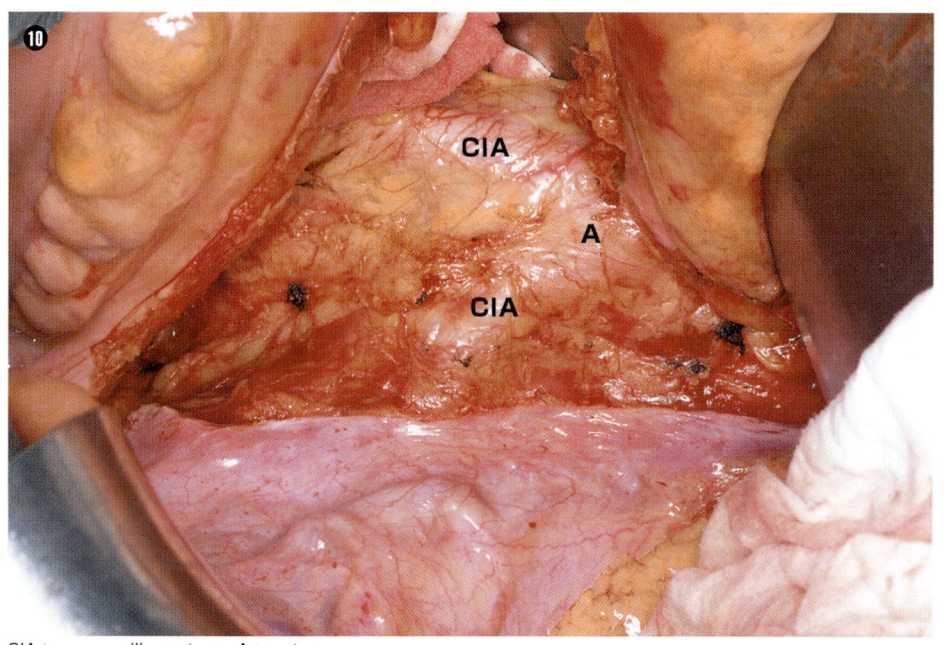

SRA : superior rectal artery　N : branch of superior hypogastric plexus

❿⓫ 剥離を、腎下極から骨盤内まで行い、さらに右総腸骨動静脈を超えるまで十分に行う。
この操作により、上下腹神経叢、左尿管は、尿管下腹神経筋膜（腎筋膜前葉）の背側に温存される。
尿管下腹神経筋膜は、1枚の連続する光沢を持った筋膜として認識される。

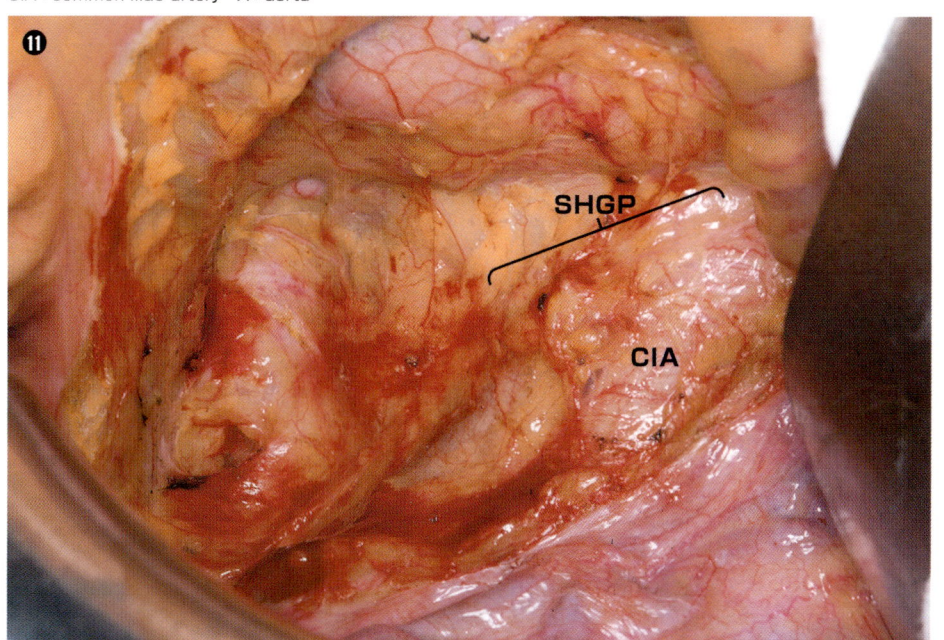

CIA : common iliac artery　A : aorta

⓫ 以上の操作により、上下腹神経叢、左尿管は、尿管下腹神経筋膜（腎筋膜前葉）の背側に温存される。
ここまでの操作は生理的癒着の剥離であり、剥離された臓器間には血管やリンパ管の交流はなく、したがって結紮操作は不要である。

SHGP : superior hypogastric plexus　CIA : common iliac artery

4-❸　直腸切断術　350

⓬ S状結腸を左側に牽引し、S状結腸間膜の根部で腹膜を切開する。

S状結腸間膜はすでに左側から十分に授動されており、この操作により、S状結腸は後腹膜から分離される。

S状結腸動静脈を結紮切離し、下腸間膜動脈の根部へ向かう。本症例は、Rbに存在するMP'癌であるから、左結腸動脈の分岐した末梢で上直腸動脈を切離した。

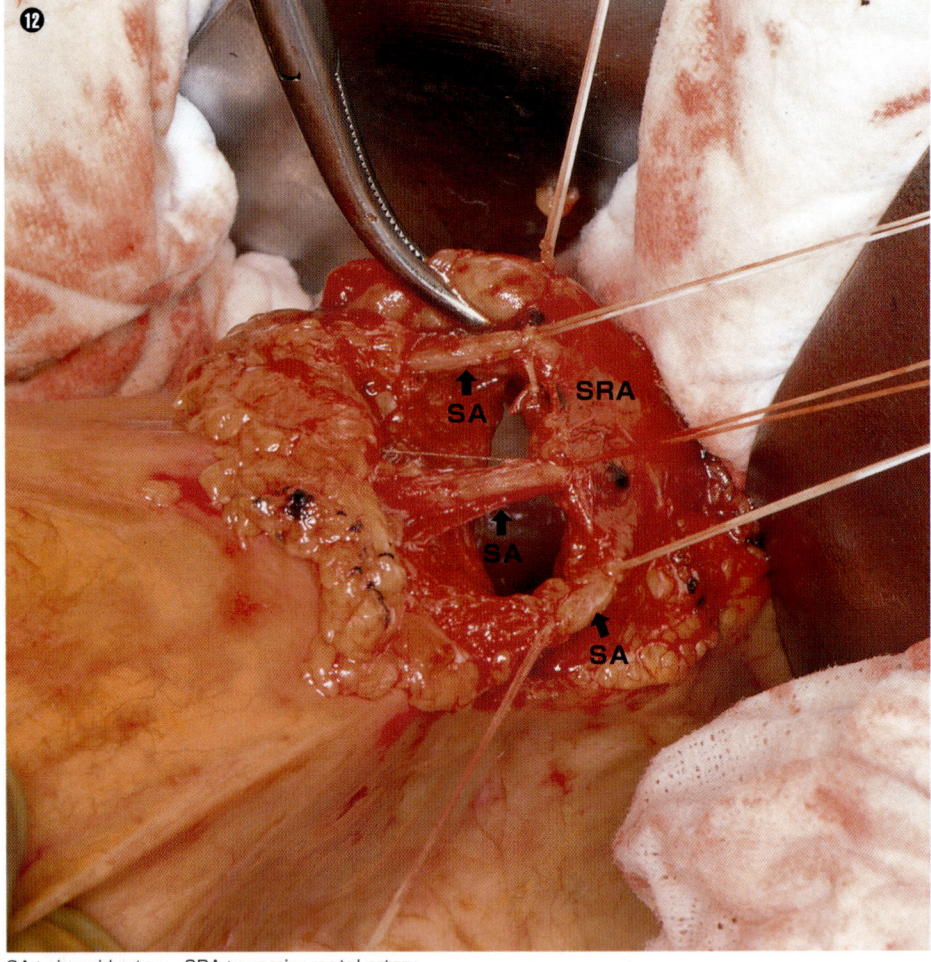

SA：sigmoid artery　SRA：superior rectal artery

⓭ これから骨盤内操作に移るが、ここからは頭高位の体位とする。

尿管下腹神経筋膜が直腸後壁に癒着しているため、直腸後面でそれを電気メスで切開すると、直腸後腔が展開される。

正中において、長クーパー剪刀、または直角鈎を直腸後腔に挿入し、それを腹側に牽引することにより、鈍的に直腸後腔を広げる。

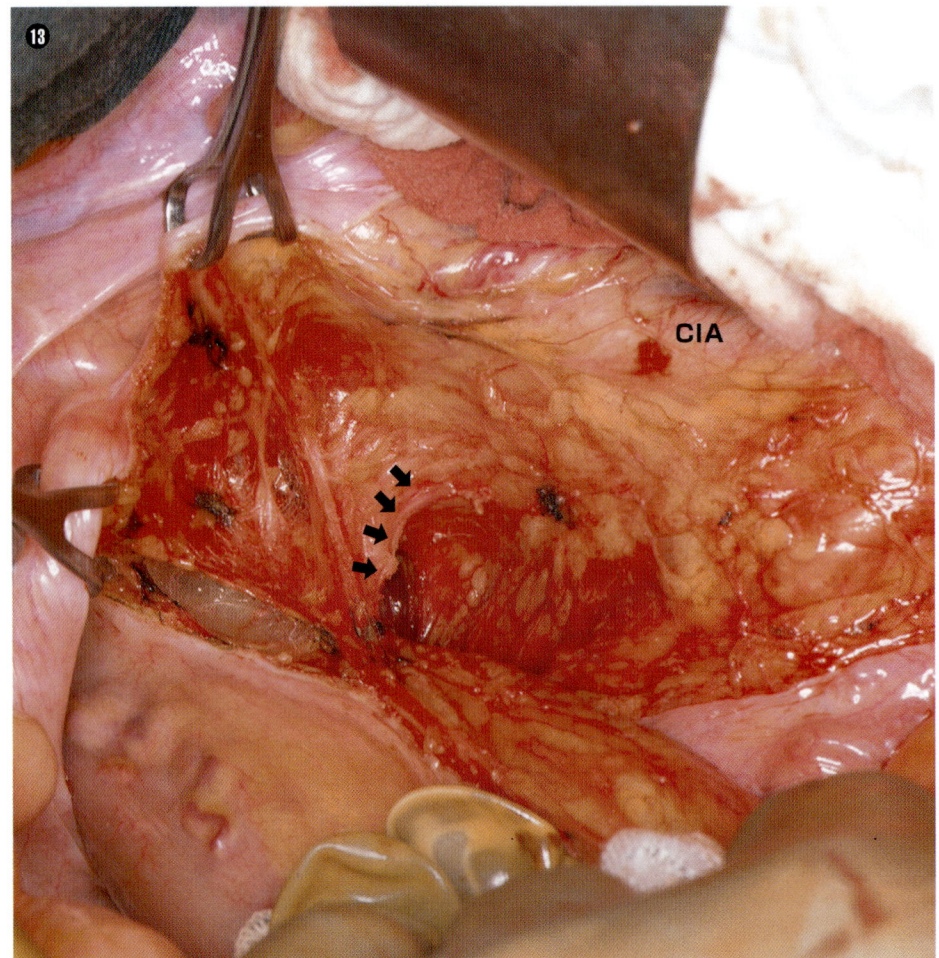

↑：the resection line of the retroperitoneal fascia　CIA：common iliac artery

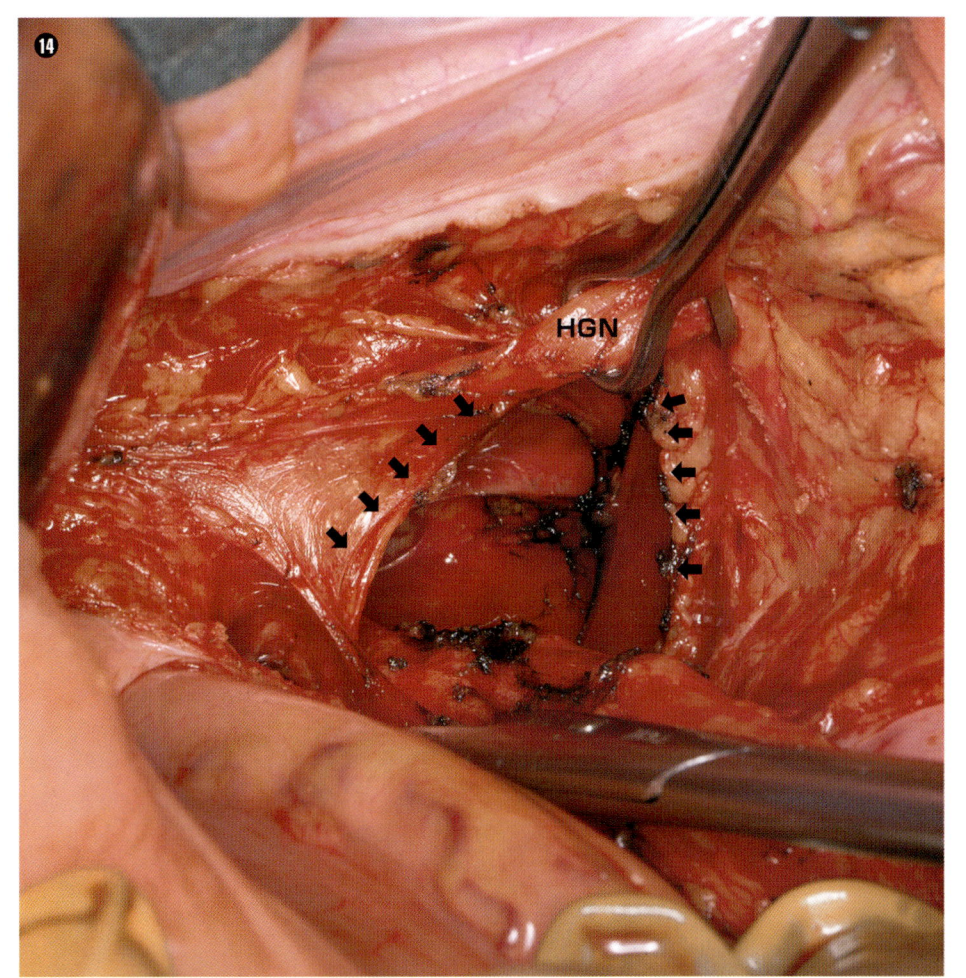

⓮ 尿管下腹神経筋膜の直腸後面での切開線を左右に十分広げる。
この際、下腹神経はバブコック鉗子で把持しておく。
直腸後腔を鈍的に十分剥離する。直腸後腔は尿管下腹神経筋膜より外側にあり、下腹神経温存の場合は、下腹神経と直腸固有筋膜の間を剥離するのだが、その層は尿管下腹神経筋膜の内側である。
したがって、直腸後腔を左右に展開する場合、下腹神経の外側に入らないように注意が必要である。

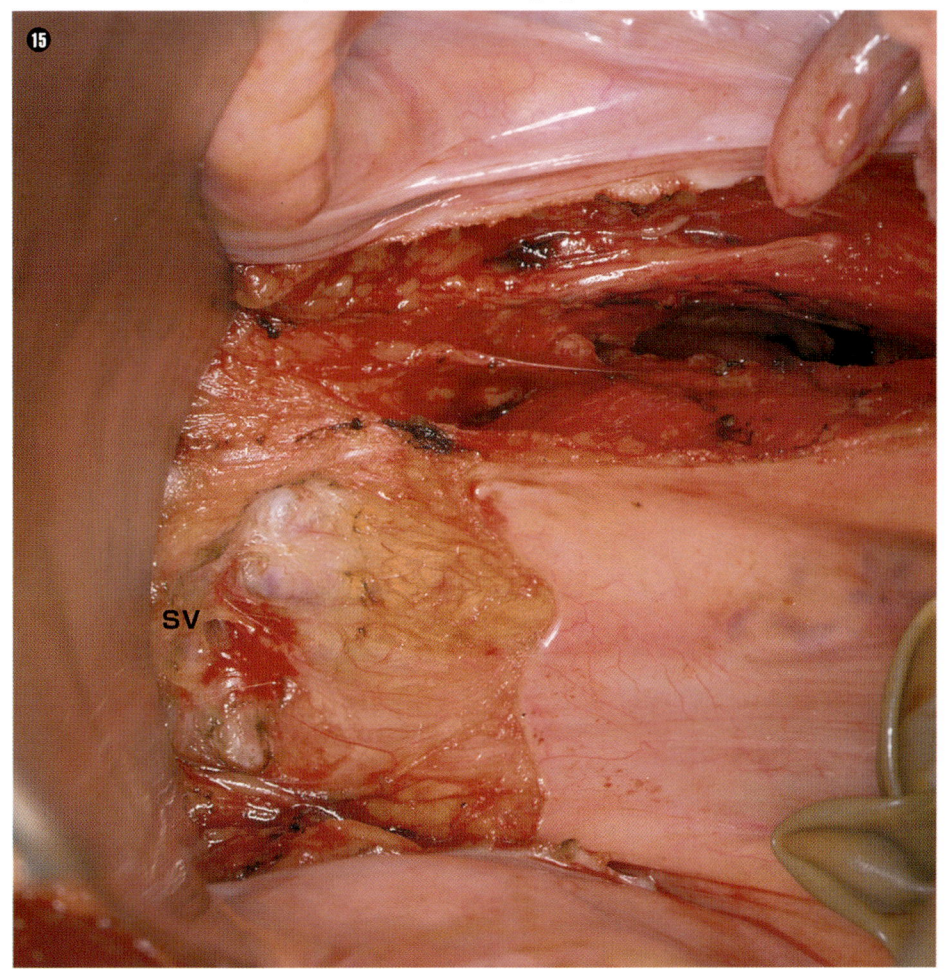

↑：the resection line of the retroperitoneal fascia　HGN：hypogastric nerve

⓯ 精囊腺と直腸の間の腹膜を切開し、精囊腺に鈎をかけ、直腸前壁と精囊腺の間、さらに進んで前立腺との間を鈍的に剥離し、可能な限り肛門側に進む。
ここは疎な結合織であり、剥離層が正しければ鈍的剥離で十分であり、出血はしない。
正しい層の見つけ方は、腹膜切開後、先端に鈎のついた直角鈎を、精嚢に引っ掛けるようにして腹側に牽引する。左手で、直腸前壁を背側に押しつけることにより、剥離面に十分に緊張をかける。
正中部をクーパー剪刀で探ると、疎な結合織の空間が現れる。脂肪織は直腸側に付着する。

SV：seminal vesicle

4-❸ 直腸切断術　352

⓰ 腹膜翻転部より肛門側で、前立腺と直腸の間の側面をクーパー剪刀で探ると、疎な結合織の腔に入る。この腔は、挙筋上腔に連続している。
ここで側方靱帯が明らかになる。
側方靱帯の背側は、直腸固有筋膜から連続する筋膜で裏打ちされている。
この筋膜はさらに壁側筋膜へと連続している。
また、尾側は仙骨直腸靱帯へと続いている。

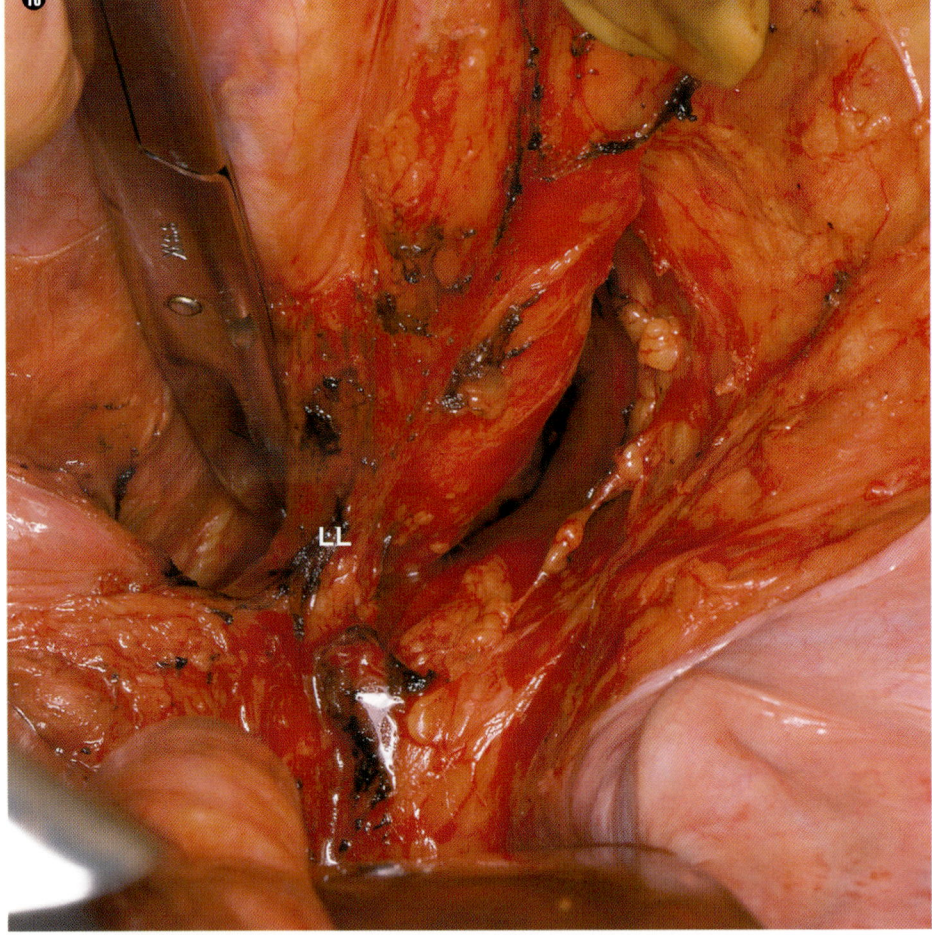

LL：left lateral ligament

⓱ 直腸側壁を骨盤壁から離すように正中に強く牽引して、側方靱帯全体を明らかにし、下腹神経と骨盤神経叢の合流部を確認する。
骨盤神経叢近傍を電気メスの先端で鈍的に探りながら剥離するとともに、索状物は電気メスで切離する。
中直腸動脈があれば、結紮切離する。
側方靱帯の背側面は筋膜で覆われており、その筋膜を切開すると直腸側壁と骨盤壁の間がさらに展開される。

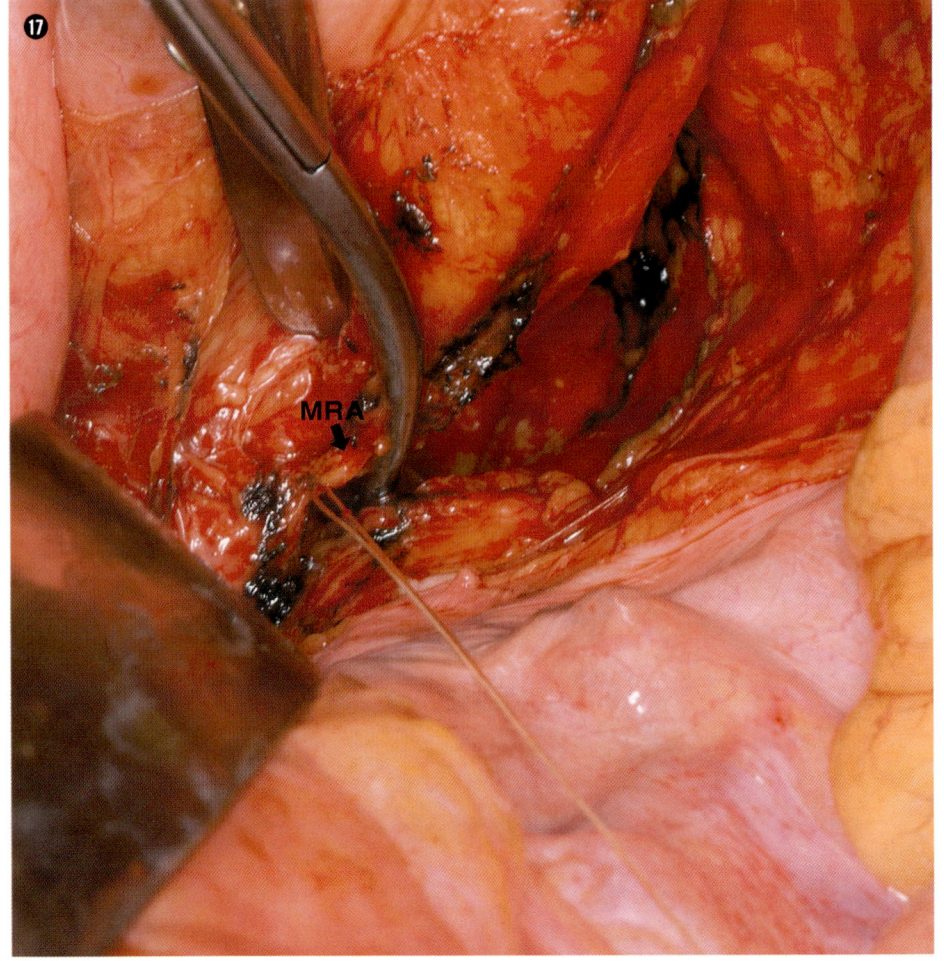

MRA：left middle rectal artery

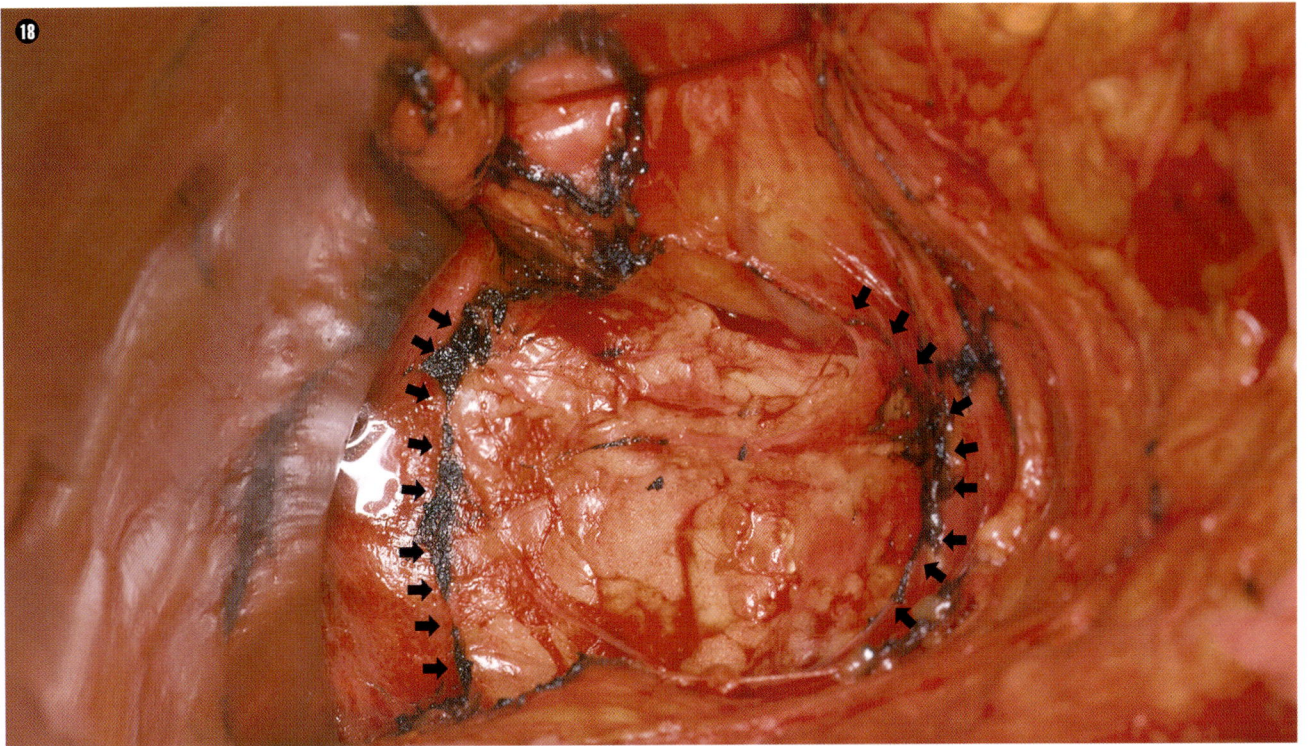

↑ : the resection line of the rectsacral ligament

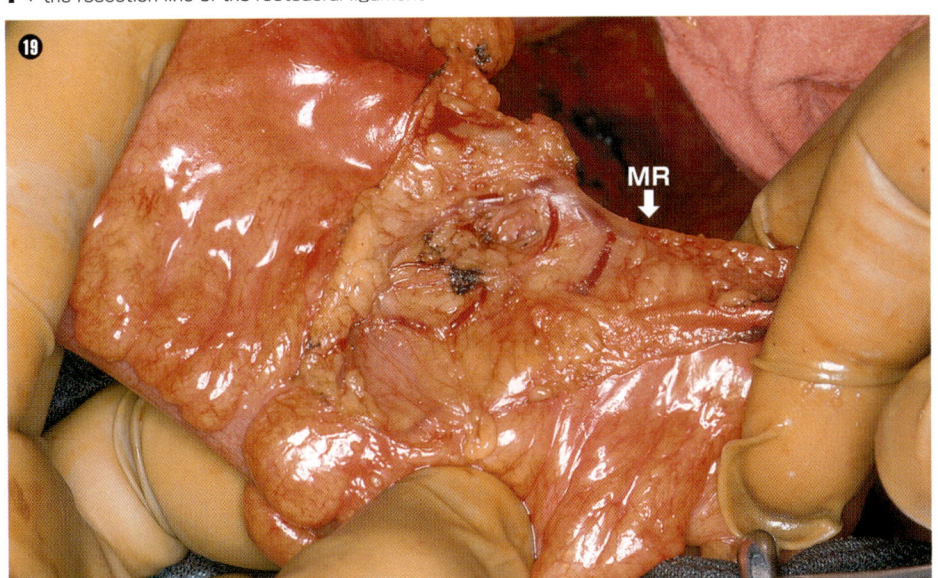

MR : marginal artery

⓲ 両側の側方靭帯を切離した後、直腸後腔を展開すると仙骨直腸靭帯が確認できる。それを電気メスで切開する。
さらに、その肛門側を直角鈎で鈍的に展開すると、肛門挙筋が現れる。

⓳ 第1S状結腸動脈と第2S状結腸動脈の間の辺縁動静脈を露出し、結紮切離する。

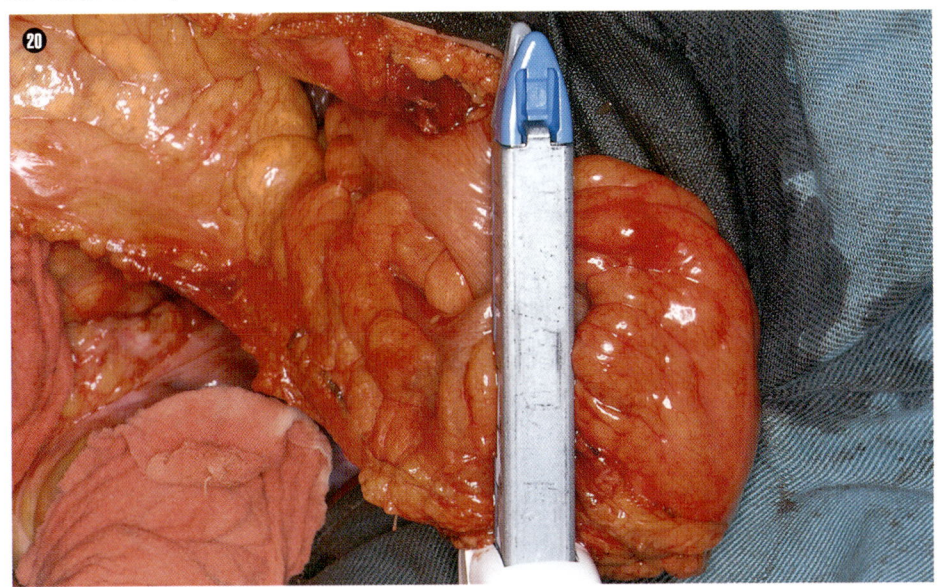

⓴ 次に、腸壁を露出し、GIAでS状結腸を切離する。
このように、腸の切離は腹腔操作の最後に行う。その根拠は、
(1)腸管切離断端による汚染を最小限にする、
(2)腸管の連続性を保っておくことにより骨盤内操作時に緊張をかけやすい、
(3)早期腸管切離による利点はない、
ためである。

4-❸ 直腸切断術 354

会陰操作

以前行われていたような大殿筋を露出し、坐骨直腸窩の脂肪織の大部分を切除する必要はない。下直腸動脈の枝を確認して結紮すれば、出血量は最小限に抑えられる。性機能の温存には、前立腺前面を走っている神経血管束を損傷させないよう注意する。

❷¹ 手術台を高くし、両足を高く上げた砕石位とする。
術者と助手は、椅子に座って手術を行う。
再度、会陰部の消毒を行う。臀部に敷いた布を術者と助手の術衣に、布鉗子で固定することにより、手術器具の脱落を防ぐ。

❷² 肛門外括約筋の外側に沿って、皮膚切開を入れ、皮下脂肪は電気メスにて切開する。

❷³ 坐骨直腸窩の脂肪に達したら、クーパー剪刀による鈍的剥離を行い、さらに頭側に進む。
1時と11時の位置に下直腸動静脈の枝があり、それらを結紮切離する。

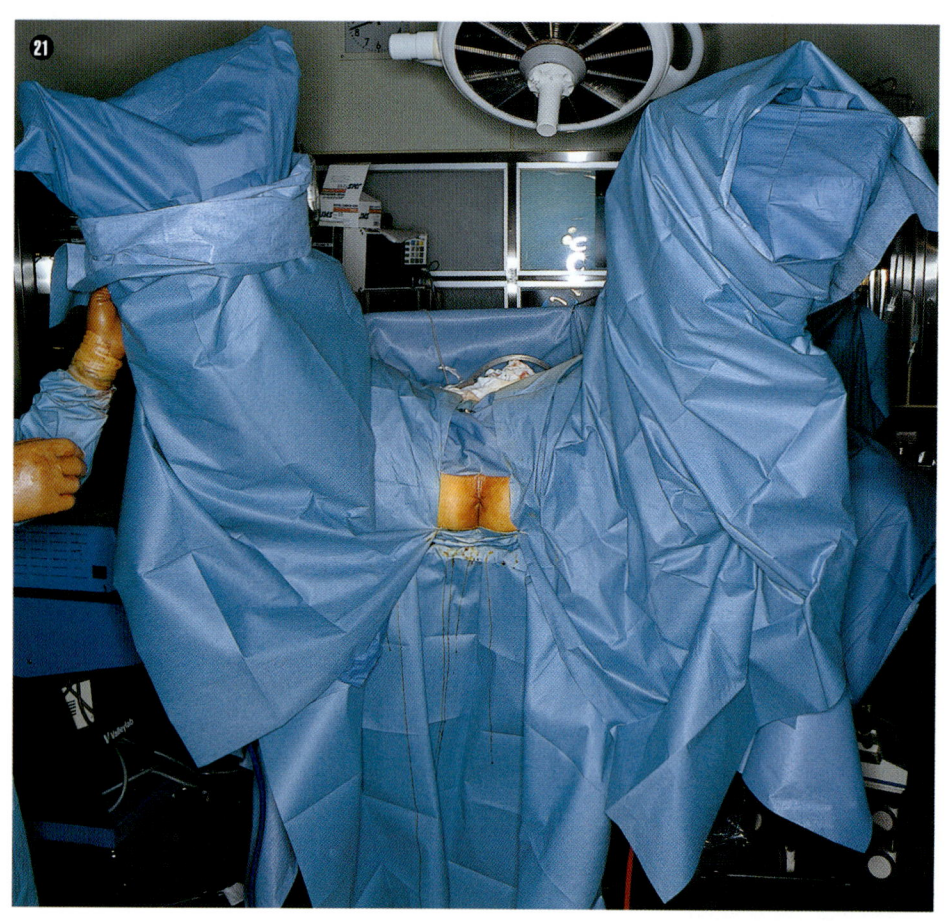

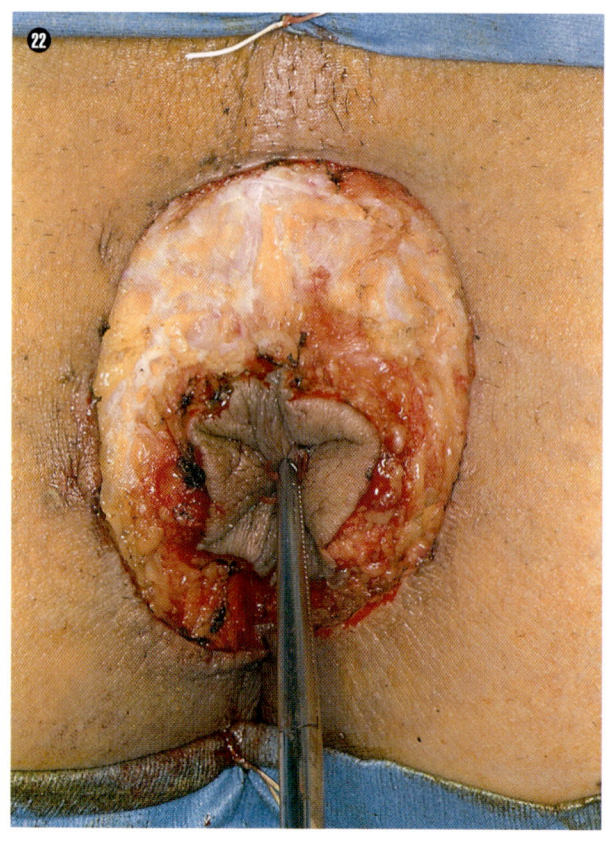

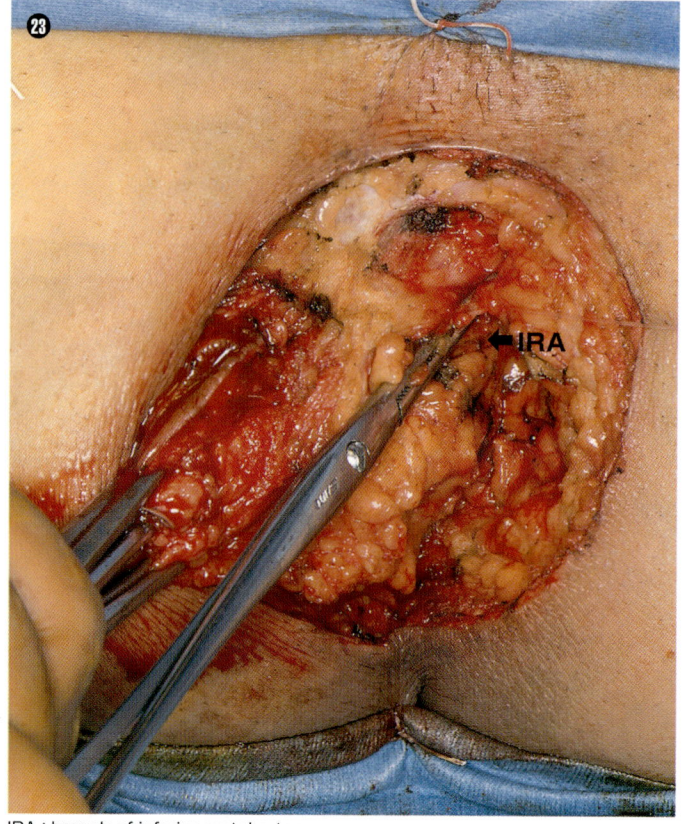

IRA : branch of inferior rectal artery

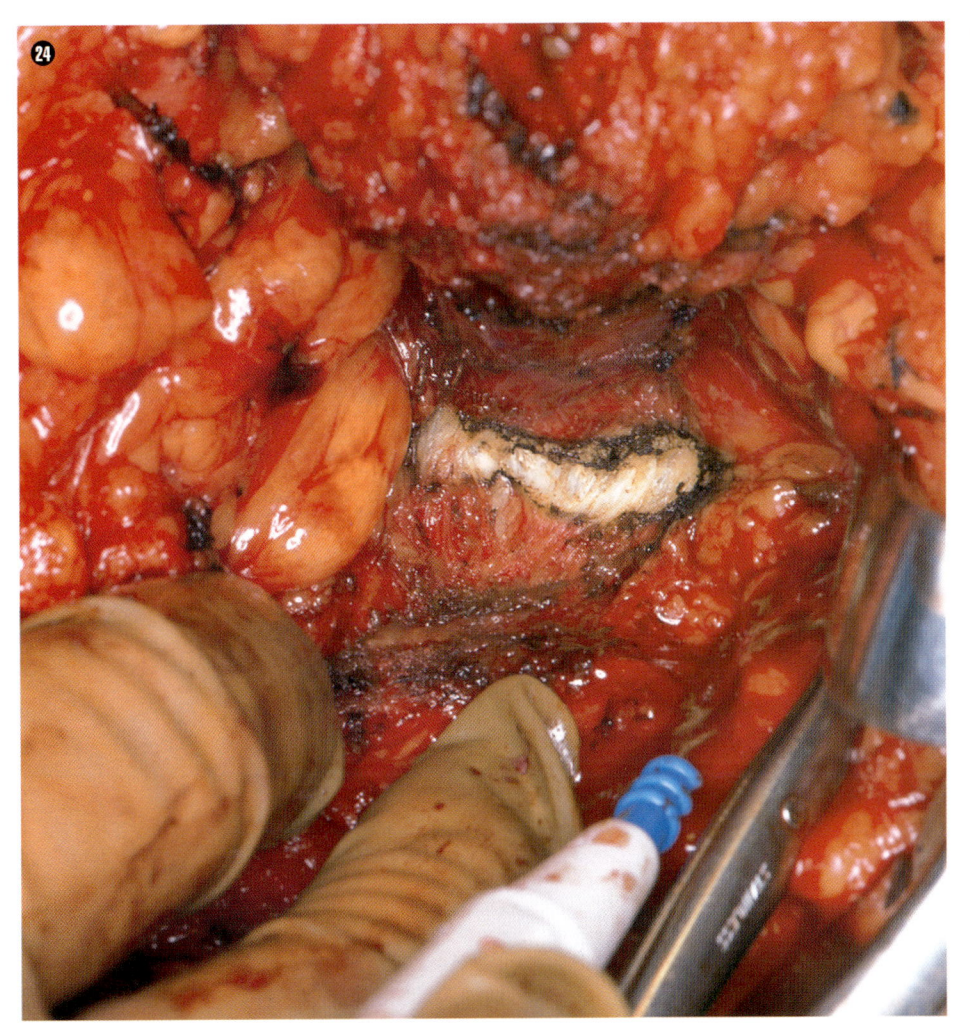

㉔ 会陰開創器をかけた後、尾骨直腸靱帯を切離する。
その頭側にある肛門挙筋を十分に露出してから、それの後壁を電気メスにて切開する。
この際、腹腔側にいる助手が直腸後壁と仙骨の間に手を入れ、ガーゼで肛門挙筋を会陰側に押すことにより、安全に肛門挙筋を切開できる。

㉕ 切開を2/3周に広げた時点で、授動された直腸を会陰創外に引き出す。

㉖ 残りの肛門挙筋を切離するとともに、直腸と前立腺の間を剥離する。
この際、前立腺の後壁表面を走っている神経血管束を傷つけないように注意する。

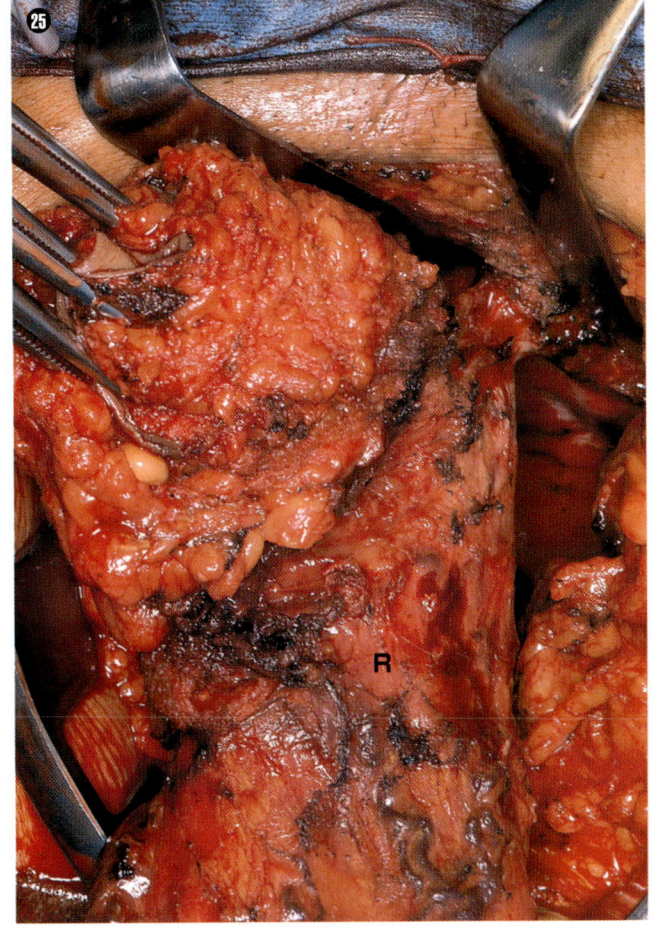

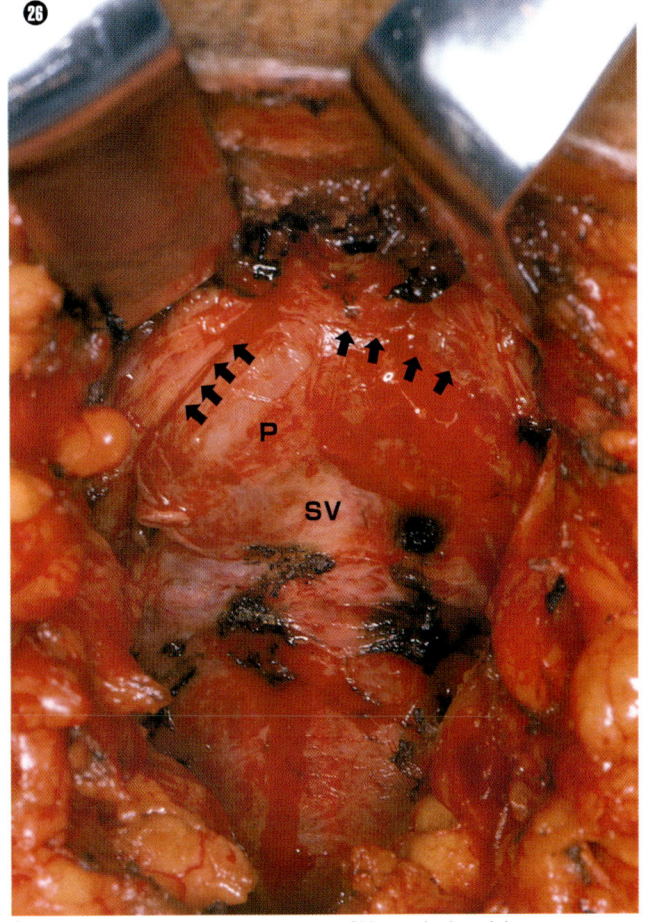

R：rectum

↑：neurovascular band　P：prostate　SV：seminal vesicle

4-❸ 直腸切断術　356

㉗ デュープルドレーンを2時の位置の皮膚から、第3～第4仙椎に向かって斜めに挿入する。
先端が骨盤内死腔の空中でなく、仙骨面に接するように留置することにより、ドレーン効果が高くなる。

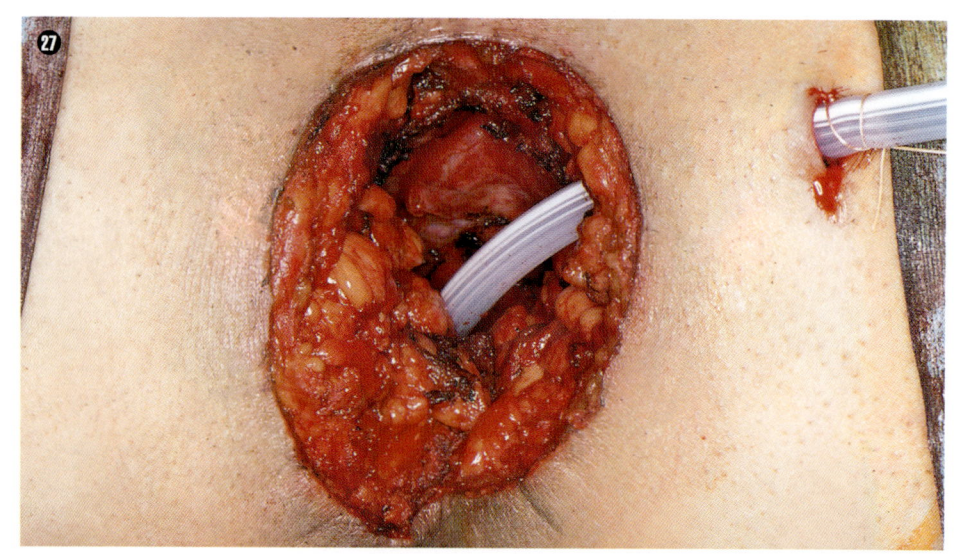

㉘ 止血を十分に確認した後、会陰皮膚をナイロン糸にて垂直マットレス縫合し、結紮はまだ行わない。
これは、後に行う骨盤腔内洗浄に有用である。

㉙ 腹腔側からの止血と自律神経系が温存されていることを確認の後、生理食塩水3000mlで骨盤腔内洗浄を行う。

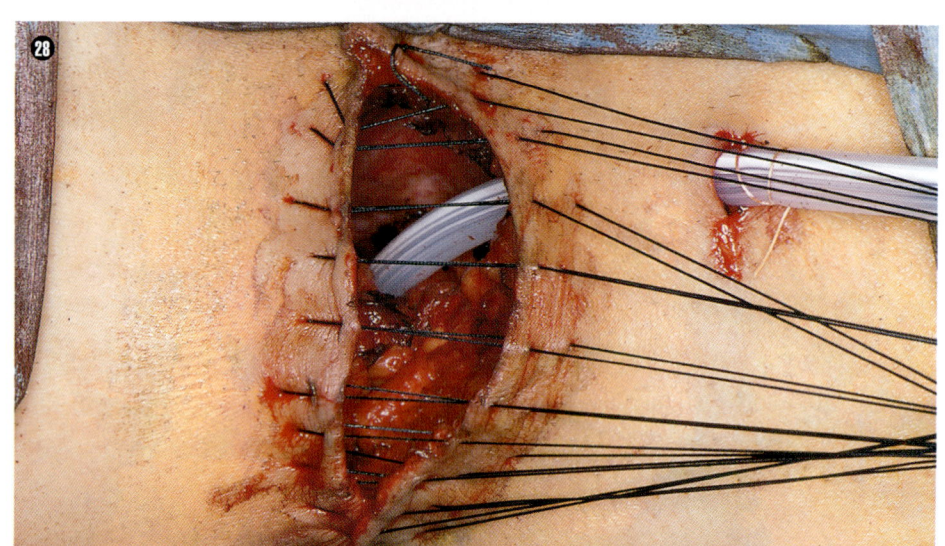

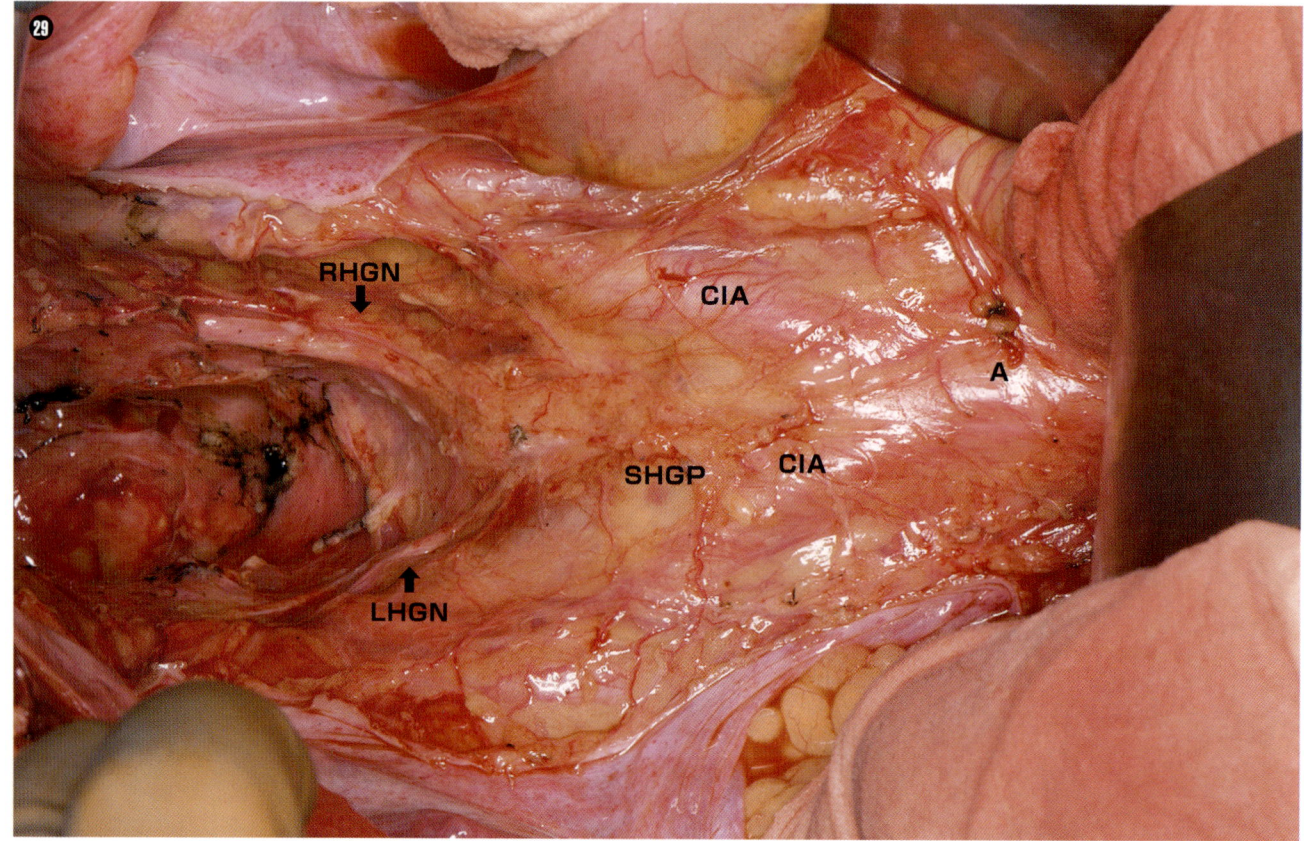

RHGN：right hypogastric nerve　LHGN：left hypogastric nerve　SHGP：superior hypogastric plexus　CIA：common iliac artery　A：aorta

人工肛門作成

術後のストーマ管理を容易にするために、突出型の人工肛門を作成する。人工肛門を観察するため、3日間ほどは便の排出がないこと、また、交換時に創痛を与えないことから、術直後は透明なone piece型のパウチを用いる。

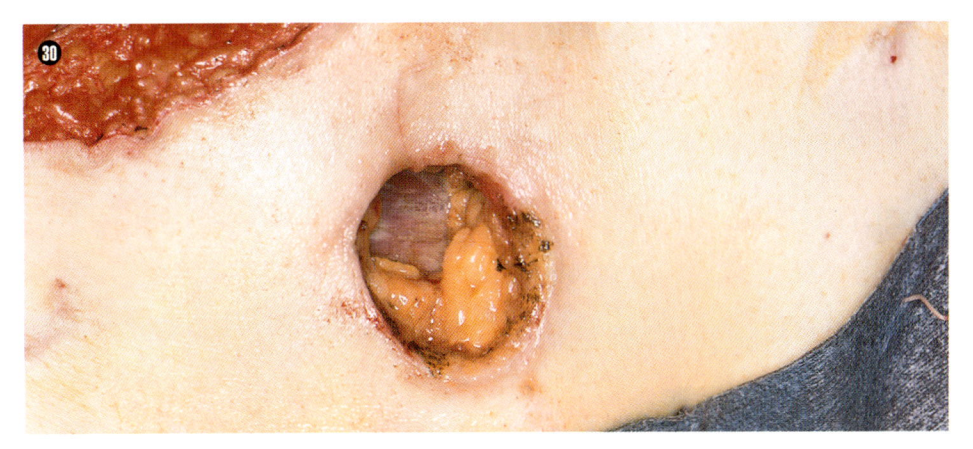

❸⓿ マークした点を中心にコッヘルで皮膚をつまみあげ、直径2cmの皮膚をクーパー剪刀で切除する。
腹直筋筋膜までの皮下脂肪は、電気メスで円筒形に切除する。

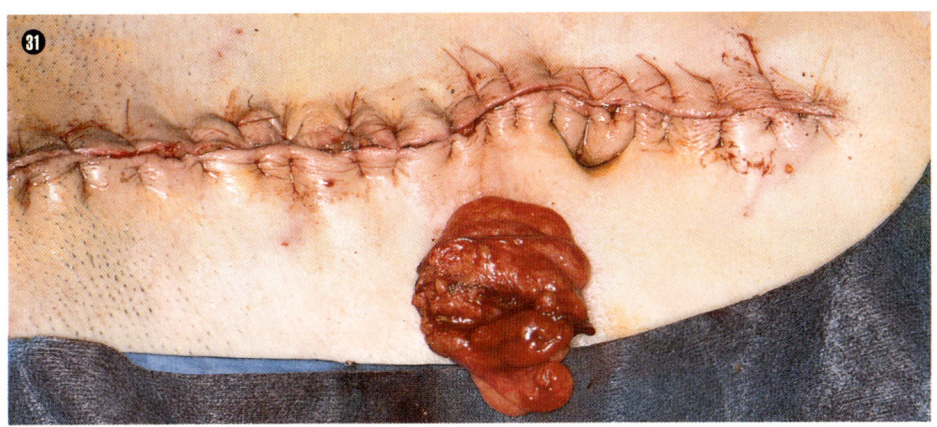

❸❶ 腹直筋前鞘を十字に切開後、後腹膜経路で挙上したS状結腸を、腹直筋間隙から皮膚外へ誘導する。
腹壁を二層に分けて縫合閉鎖し、皮膚縫合線にノベクタンをスプレーする。

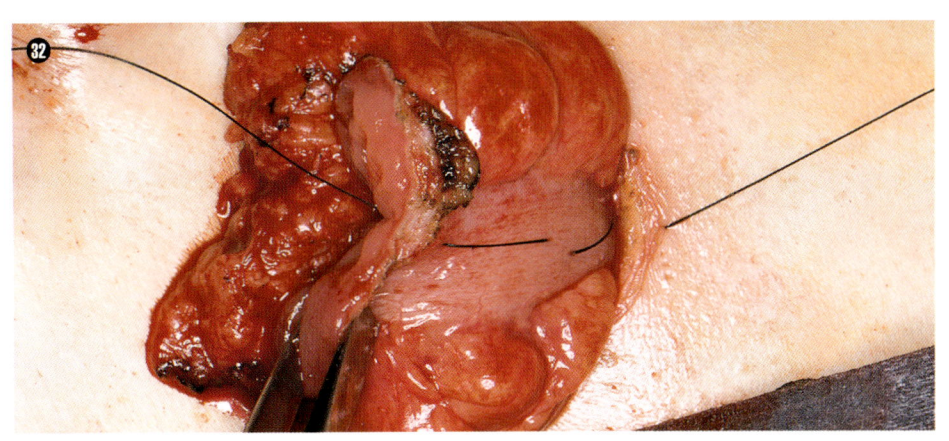

❸❷ GIAによる閉鎖部を切除し、S状結腸内腔を開く。
突出型の人工肛門にするため、4-0絹糸にて腸管全層を通した糸を1.5cm離れた腸管に再度通して、皮膚に縫合する。

❸❸ 全周約16針かける。

❸❹ 人工肛門を作成している間に、会陰創の縫合を行う。

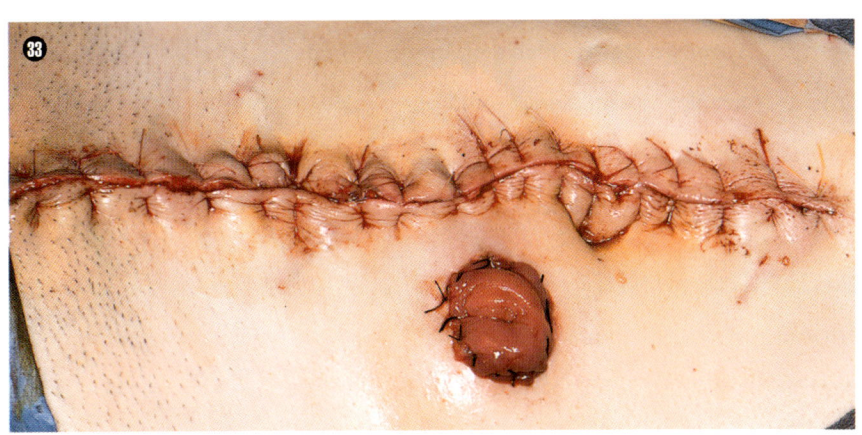

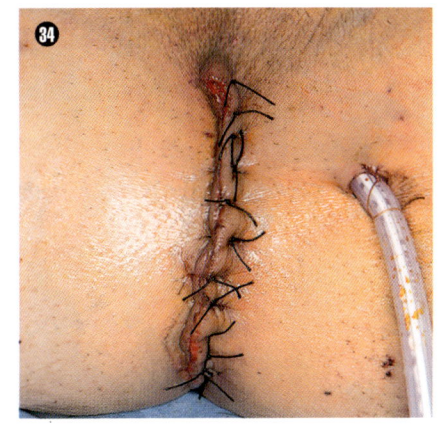

VISUAL LECTURES ON CANCER OPERATIONS IN JAPAN
写真で学ぶ 日本の癌手術
Editor: Yasuo Idezuki, M.D., F.A.C.S. (Hon.)

CONTENTS

VOLUME 1

Chapter 1. Esophagus

1-❶ Radical operation for hypopharyngeal and cervical esophageal cancer
Reconstruction by transplantation of free jejunal loop
Hoichi Kato, Hiroyasu Igaki, Minoru Sakuraba ········ 1

1-❷ Operation for thoracic esophageal cancer
Reconstruction using gastric tube via retrosternal route Masahiko Tsurumaru ········ 23

1-❸ Surgery for the middle third of the thoracic esophagus Reconstruction using a segment of pedicled jejunum via posterior mediastinal route Tetsuro Nishihira ········ 49

1-❹ Operation for thoracic esophageal cancer in patient with previous history of distal gastrectomy Reconstruction using jejunal loop via presternal route
Yoichi Tanaka, Nobuo Isono, Motohiro Nozaki ········ 75

1-❺ Laparoscopic repair of hiatal hernia Toshiyuki Mori, Yutaka Atomi ········ 97

Chapter 2. Stomach

2-❶ Subtotal gastrectomy for gastric cancer with lymph node dissection
Mitsuru Sasako ········ 115

2-❷ Pyrolus preserving gastrectomy with preservation of vagal nerve
Toshiharu Yamaguchi ········ 137

2-❸ Distal gastrectomy assisted by sentinel node navigation surgery
Koichi Miwa ········ 155

2-❹ Total gastrectomy with resection of distal pancreas and spleen
Toshiro Konishi ········ 177

2-❺ Total gastrectomy with resection of spleen Toshiro Konishi ········ 201

2-❻ Segmental resection for gastric cancer and cardiectomy with reconstruction using jejunal pouch Takashi Aikou, Yoshikazu Uenosono ········ 219

Chapter 3. Colon

3-❶ Right hemicolectomy Yoshihiro Moriya, Masanori Uno ········ 241

3-❷ Left hemicolectomy Yoshihiro Moriya, Kenya Kimura ········ 259

3-❸ Sigmoidectomy Susumu Kodaira ········ 277

3-❹ Total colectomy with preservation of anal function Takeo Iwama ········ 291

Chapter 4. Rectum and Anus

4-❶ Lower anterior resection for rectal cancer Takashi Takahashi, Tatsuhisa Nemoto ······ 309

4-❷ Operation for lower rectal cancer Nobuhiko Tanigawa ········ 327

4-❸ Amputation of rectum Kenichi Sugihara ········ 345

VOLUME 2

Chapter 5. Liver

5-❶ Right lobectomy for hepatic cell carcinoma　　Seiji Kawasaki ……… 359

5-❷ Extended left lobectomy for metastatic cancer　　Yasutsugu Bandai ……… 381

5-❸ Right anterior segmentectomy (S5+S8)　　Norihiro Kokudo, Masatoshi Makuuchi ……… 403

5-❹ Caudate lobe resection　　Tadatoshi Takayama ……… 429

5-❺ Right lobectomy with resection of caudate lobe and extrahepatic bile duct for hilar cholangiocarcinoma　　Yuji Nimura ……… 451

5-❻ Adult living donor liver transplantation　　Koichi Tanaka ……… 469

5-❼ Pediatric living donor liver transplantation　　Hiroyuki Furukawa ……… 495

Chapter 6. Pancreas

6-❶ Pancreaticoduodenectomy　　Satoshi Kondo ……… 517

6-❷ Pancreaticoduodenectomy for intraductal papillary mucinous tumor (IPMT)
Yutaka Atomi ……… 539

6-❸ Distal pancreatectomy　　Attempt of identifying sentinel lymph nodes
Mitsuo Kusano ……… 561

6-❹ Isolated pancreatectomy for cancer in pancreatic head　　Akimasa Nakao ……… 579

6-❺ Radical operation for gastrinoma　　Masayuki Imamura, Izumi Komoto ……… 605

Chapter 7. Breast

7-❶ Partial resection with axillary lymph node dissection and modified mastectomy for breast cancer　　Fujio Kasumi ……… 631

Chapter 8. Transarterial chemotherapy for cancer

8-❶ Transarterial chemotherapy and embolization for advanced cancer
Tsuyoshi Miura, Yoshiro Matsumoto ……… 657

執筆者所属一覧 （2009年5月現在）

【監修者】

出月康夫　東京大学名誉教授

【執筆者】 ＊掲載順

VOLUME 1

加藤抱一	公害健康被害補償不服審査会委員
井垣弘康	国立がんセンター中央病院 食道外科グループ・総合病棟医長
桜庭 実	国立がんセンター中央病院 頭頸・形成グループ形成外科医長
鶴丸昌彦	順天堂大学医学部消化器外科講座 上部消化管外科学特任教授
西平哲郎	織本病院副院長
田中洋一	埼玉県立がんセンター副病院長・手術部長
磯野伸雄	日本大学医学部形成外科学系形成外科学分野 助教・病棟医長
野﨑幹弘	東京女子医科大学・名誉教授
森 俊幸	杏林大学医学部外科学教授
跡見 裕	杏林大学医学部外科学教授
笹子三津留	兵庫医科大学外科学教授
山口俊晴	癌研有明病院副院長兼消化器センター長
三輪晃一	富山労災病院院長・外科
小西敏郎	NTT東日本関東病院副院長・外科部長
愛甲 孝	鹿児島大学医歯学総合研究科教授
上之園芳一	鹿児島大学大学院腫瘍制御学・消化器外科学助手
森谷宜皓	国立がんセンター中央病院特殊病棟部長
宇野雅紀	国立がんセンター中央病院外科レジデント
木村賢哉	常滑市民病院外科部長
小平 進	練馬総合病院外科
岩間毅夫	佐々木研究所付属杏雲堂病院副院長・外科部長
高橋 孝	医療法人財団 たむら記念病院副院長
根本達久	医療法人社団 根本医院院長
谷川允彦	大阪医科大学一般・消化器外科学教授
杉原健一	東京医科歯科大学大学院医歯学総合研究科 器官システム制御学系 消化代謝病学腫瘍外科学教授

VOLUME 2

川崎誠治	順天堂大学医学部消化器外科学講座 （肝胆膵外科学）教授
万代恭嗣	社会保険中央総合病院院長
國土典宏	東京大学大学院医学系研究科 臓器病態外科学（肝胆膵外科学）教授
幕内雅敏	日本赤十字社医療センター院長
高山忠利	日本大学医学部消化器外科学教授
二村雄次	愛知県がんセンター総長
田中紘一	先端医療振興財団副理事長・先端医療センター長
古川博之	北海道大学大学院医学研究科 置換外科・再生医学講座教授
近藤 哲	北海道大学大学院医学研究科腫瘍外科学教授
跡見 裕	杏林大学医学部外科学教授
草野満夫	昭和大学客員教授 東旭川病院理事
中尾昭公	名古屋大学大学院医学系研究科消化器外科学教授
今村正之	京都大学名誉教授 大阪府済生会野江病院院長
河本 泉	大阪府済生会野江病院外科部長補佐
霞 富士雄	順天堂大学医学部附属順天堂医院乳腺センター長
三浦 健	三浦病院院長
松本吉郎	みよし胃腸クリニック

索 引

あ
悪性内分泌腫瘍　605
悪性リンパ腫　678
圧迫性呼吸障害　99
アルゴンビームコアギュレーター　232
アルゴンレーザー　501
アンスロンカテーテル　658, 664-666, 669

い
胃
……悪性腫瘍手術　115
……亜全摘出術　137
……潰瘍　137
……下部癌　155
……局所切除術　219
……固定術　97
……切除後症候群　155
……切除術の既往歴　75
……切離　141, 149, 518, 588
……全摘　115, 118, 177
……全摘膵脾合併切除術　177
胃癌　75, 115, 137, 155, 177, 201, 219, 657
……肝転移　675
……縮小手術　219
胃空腸端側吻合　538
胃空腸吻合　134-135, 600, 604
胃十二指腸潰瘍　75
胃十二指腸吻合　173
萎縮性胃炎　116
移植肝サイズ　469
今永法、消化管再建　579, 600
イレウス　73, 158
インジゴカルミン　633
インスリノーマ　605
咽頭・空腸吻合　21
咽頭癌　677

う
右側頸部リンパ節郭清　9
右側結腸授動　241

え
栄養血管、空腸第4枝　62

会陰開創器　356
腋窩下部郭清　641
腋窩ポケットの作製　650

お
横隔膜合併切除、結腸左半切除術　260, 262
黄疸　580, 601
オクトパス　78, 179
オープンラパロスコピー法　102

か
回腸
……J嚢-肛門（管）吻合術　291, 302, 305-306
……横行結腸吻合　242, 252
……嚢炎　291
回腸後横行結腸S状結腸端々吻合　259, 274-275
開腹胆嚢摘除術　581, 588
開放性胃切開　156, 169
潰瘍性大腸炎　291, 306
潰瘍性病変
……、胃癌　156
……、上行結腸癌　242
……、食道癌　24
潰瘍瘢痕　98
下咽頭・頸部食道癌　1
カウンタートラクション　245, 384
下顎腫瘍　677
化学塞栓療法　673
拡大下腹部正中切開　279
拡大肝左葉切除術　381
過形成性ポリポーシス、胃　292
下行結腸
……癌　259, 261
……直腸端々吻合術　278
下肢圧迫帯　101
下縦隔郭清　37
ガストリノーマ　605
家族性大腸腺腫症　291-292
下大静脈靱帯の切離　473
滑脱型、食道裂孔ヘルニア　97, 99, 103, 105
括約筋温存術　345

下内深頸リンパ節郭清、下咽頭・頸部食道癌　1
カニュレーション　232
下腹正中切開　292, 310, 312, 328
下部進行胃癌　115
下部直腸癌　327
カラー切開　59
カラードップラ血流計　466
カラードプラ超音波検査　535
肝
……右葉切除　359, 451-452
……癌　359
……機能障害　404, 470
……細胞癌　359, 404, 429, 448, 657, 672, 674-675
……左葉切除　381
……切除術　605
……線維症　495
……摘出　474, 496
……転移率、ガストリノーマ　605
……尾状葉単独全切除術　429
……片葉阻血法　403
……離断　396, 430, 439-441, 443-445, 452, 496, 501
肝外胆管切除再建　451-452
肝鎌状間膜切離　384
間歇的血行遮断　458
肝硬変　403, 495, 657
……肝　482
……症　35
鉗子
　　atraumatic鉗子　102
　　Doyen腸鉗子　160
　　Fogarty鉗子　374
　　Lister鉗子　165
　　赤倉式食道鉗子　286
　　秋山式断端鉗子　143, 152
　　アリス鉗子　192, 212, 236, 307
　　強彎ケリー鉗子　186
　　巾着縫合鉗子　83, 85, 325
　　ケリー鉗子　146, 149, 207, 209, 314, 324, 416, 473, 549, 551, 593, 614, 620, 623
　　コッヘル鉗子　668
　　サティンスキー鉗子　472, 595, 597-598

弱彎ペアン鉗子　374, 418
縦溝断端鉗子　285
十二指腸断端鉗子　83
小アリス鉗子　7, 18
食道断端鉗子　85
杉田の血管鉗子　476, 484
腸断端鉗子　47
ツッペル鉗子　56, 489
バブコック鉗子　100, 103, 255, 352
ブルドッグ鉗子　87, 401, 413, 415, 418, 421, 459, 474, 524, 534, 546, 588, 603
ペアン鉗子　551, 660-661, 665
モスキート鉗子　167
リスター鉗子　134, 383
鉗子圧挫法　429, 439
肝実質切離　404, 417, 421, 424, 470, 476
肝実質離断　403, 419, 422, 425
肝十二指腸靭帯の郭清　124
環状吻合器　327
肝静脈
……形成術　506
……再建　469-470
……分枝再建　496
癌性腹膜炎　657
肝動脈
……塞栓化学療法　673
……塞栓術　665
……内注入化学療法　675
……吻合　513
肝内胆管病変　403
陥凹性病変、胃　138
ガンマ線検出器　222
肝門処理　366
肝門部空腸吻合　495
肝門部胆管癌　451-452
灌流保存液　481

き

器械吻合　199, 211-212, 218, 241, 252-253, 258, 279, 291
気管合併切除、頸部食道癌　8
気管支ブロッカーチューブ　26
キシロカイン（ゼリー）　236, 454, 633, 659, 667
逆L字切開　382-383, 519
逆T字切開　470, 519, 563
逆流性食道炎　97, 99, 136, 605-606
胸郭最上部リンパ節　49
胸管合併切除、食道癌　24, 35
胸腔鏡下手術、胸部食道癌　75, 77
胸骨後胃挙上　24

胸骨縦切開　5
胸腹部食道胃上部切除　24
胸腹部食道全摘　75
胸部食道癌　23, 49, 75
……下部（Lt）　23, 51
……上部（Ut）　23
……中部（Mt）　23, 49
……中部・下部　49
胸壁前再建、食道癌　75, 96
胸膜合併切除、胸部中部食道癌　58
近位迷走神経切離術　166
金属製巾着縫合器　285
巾着縫合　236

く

区域性胆管炎　451
空腸
……間置再建　236
……空腸吻合　50, 73, 136, 218, 540, 554, 560
……漿膜筋層縫合　604
……食道吻合　21
……切離　588
クーパー剪刀　351-353, 358, 668
公文分類　429
クリーブランドクリニックの基準　347
クロフォード鑷子　474

け

経頸静脈的門脈肝静脈シャント術　495
経肛門的吻合術　327
憩室症　331
経皮経肝胆管ドレナージ　451
経皮経肝門脈枝塞栓術　452
頸部
……U字切開　3
……郭清　1, 24, 40
……食道胃吻合　24
……食道-空腸吻合術　70
……食道離断　79
……リンパ節転移　51
外科的シャント術　495
劇症肝炎　495
血管茎、第4空腸動静脈　60
血管吻合　20
結節集簇様病変、直腸癌　346
結腸
……右半切除術　241-242
……左半切除術　259-260
……全摘　295
……直腸吻合　345
結腸癌肝転移　675

結腸嚢　334
結腸嚢肛門吻合術　327
ケント鉤　179, 193, 295, 361, 432
原発性
……アルドステロン症　382
……肝癌　657, 675

こ

広域正中切開　261
高位背方切除　429, 448
高ガストリン血症　605
抗菌剤投与、大腸癌　301
抗血栓性門脈バイパス用カテーテル　579
硬性癌、乳癌　632, 645
後側方開胸　51
喉頭合併切除、下咽頭・頸部食道癌　1
後腹膜結合織切除　517
後腹膜再発　217
高分化型腺癌
……、胃癌　231
……、結腸癌　260, 278
……、直腸癌　346
後壁連続縫合　492
肛門
……機能温存術式　327
……機能温存大腸全摘術　291
……機能不全　306
……吻合術　302
呼吸機能障害　35
骨蝋　232
コバルト60　678
混合型、食道裂孔ヘルニア　98-99
混合型肝癌　449

さ

臍上部横切開　519
サイトケラチン免疫染色　222, 230
サイフォン式、ドレーン　402
鎖骨下動脈内注入化学療法　676
鎖骨上リンパ節郭清、下咽頭・頸部食道癌　1
左側頸部リンパ節郭清　11
左側結腸癌　261
残胃炎　137
残胃断端漿膜筋層結節縫合　173
残存直腸癌　306

し

シースカテーテル　663, 665
耳下腺癌　678
色素法　219, 561, 633, 635
子宮癌　657

自動吻合器　85-86, 93, 275, 277, 285, 288, 573
自動縫合器　128, 226-228, 237-239, 547
縦隔炎　17
縦隔気管瘻、下咽頭・頸部食道癌　1, 8, 21-22
縦隔神経鉤　27
十二指腸
……温存膵頭切除　539
……ガストリノーマ　605, 617
……球部　127
……空腸吻合　540, 554, 557
……授動術　540-541
……切離　116, 124, 202, 540
……腺腫　76
……壁全層切除術　605
主占拠部位別リンパ節転移率　23
術後肝不全　359
術後縫合不全、胃十二指腸動脈断端　548
術中腹腔洗浄細胞診　581
術中門脈カテーテルバイパス法　579
循環障害、下肢　329
漿（外膜）筋層の縫合　48
小開腹法　293
症候性内分泌腫瘍　605
上行結腸
……癌　242-243
……原発T3N1結腸癌　241
上縦隔郭清、下咽頭・頸部食道癌　1
上中縦隔郭清　25
小腸嚢　238
上内深頸リンパ節郭清、下咽頭・頸部食道癌　1
小児生体肝移植　495
小範囲幽門側胃切除術　169
上皮小体
……機能亢進症　617
……摘除術　617
上腹部正中切開　39, 82, 117, 138-139, 179, 203, 232, 519, 542, 563, 581, 606-607, 619
漿膜
……筋層結節縫合　175
……筋層吻合　553
……筋層縫合　45, 128, 153, 173, 228, 239, 257, 629
……下出血　70
……縫合、腸間膜　16
小網切離　124
食道
……胃接合部　99, 102
……胃透視　50
……胃吻合　46, 236
……癌　1, 23, 49, 76
……癌切除再建術　75
……狭窄　99
……空腸間置小腸嚢再建　236
……空腸吻合　211, 218
……再建　1, 49
……静脈瘤破裂　496
……切除　1
……内視鏡検査　50
……抜去術　7
……噴門間有茎空腸移植術　49
……離断術　495
食道裂孔ヘルニア　97
……TypeⅠ　99
……TypeⅡ　99
……TypeⅢ　98-99
……の分類　99
食物通過不良　72
シリコンラバー　426
自律神経温存手術　309, 335
神経
……障害、下肢　329
……損傷、頸部　56
人工肛門作成　358
浸潤性膵管癌　539, 544
迅速診断、SLN　567

す

膵
……温存、脾合併切除胃全摘術　201
……温存全十二指腸切除術　605, 617
……ガストリノーマ　605
……癌　561, 565, 579, 657
……空腸漿膜筋層吻合　554, 556
……空腸端側吻合　600, 604
……空腸吻合　537, 540
……空腸縫合不全　560
……切除術　605
……切離　178, 193, 518, 540, 573, 580, 591, 608, 613
……胆・消化管再建　536
……分節切除　539
膵液漏　197-198, 201, 561, 573, 578, 613-614
膵炎既往症例、胃癌　131
膵管
……brushing　562
……空腸粘膜縫合　604
……空腸吻合　555-556
……胆管ステント　559
膵管内乳頭
……腫瘍　539
……腺癌　540

膵体尾部
……合併切除　211
……癌　562
……切除術　561
垂直マットレス縫合　357
膵頭十二指腸切除　115, 517, 543, 561, 579, 588
膵頭部
……癌　517, 579-580, 601
……囊胞性病変　540
随伴性膵炎　526
スキルス胃癌　217
ステイーバー・リブ・グリップ　497
ステイスーチャー　44
スパイラルチューブ　26, 33

せ

性機能障害　327, 335, 340
青色リンパ節同定法　162
成人生体肝移植術　469
正中切開　329, 348, 383, 453, 497, 563, 607
切離自動縫合器　553
舌癌　678
遷延性胸水　38
全肝摘出　482
前区域切除　403
穿孔性腹膜炎　619
全消化管洗浄　293
洗浄細胞診　232
前側方開胸　25
選択的動脈内刺激薬注入法　605-606, 617
センチネルリンパ節（SLN）　155, 161, 219, 222-223, 226, 233, 237, 561, 565-568, 632-633, 635
……生検　223, 561, 633
……同定　220, 561, 565
……誘導小範囲幽門側胃切除術　155
先天性
……代謝異常　495
……胆道閉鎖症　496
前壁外層縫合　48
前壁内層縫合　47
前立腺癌　657

そ

総肝管
……空腸端側吻合　600, 604
……空腸吻合　604
総肝動脈リンパ節郭清　129
双極子剪刀　297
層々2層吻合　228
層々2列結節縫合　70

層々2列縫合　71
総胆管索空腸吻合　628-629
塞栓化学療法　672
側々吻合、回腸横行結腸　252, 255
側方リンパ節郭清　327, 339
ソマトスタチン受容体
　　シンチグラフィー　605

た

対側染色　437-438
大腸3弁開創器　117
大腸癌　657
大腸全摘術　291, 305
大動脈周囲リンパ節郭清　115
大網切離　138, 141
大網弁作成　558
大彎前壁側切開　169
蛇行矯正法、挙上腸管　75
タバコ嚢縫合　334
タバコ縫合　348
多発性十二指腸ガストリノーマ　617
多発性内分泌腺腫症1型　605, 617
ダブルクランプ　91
ダブルタバコ縫合　94
単鋭鉤　51
胆管
　……狭窄　393, 469
　……空腸吻合　451-452, 465, 468, 496,
　　　508, 515-516, 537, 540, 554, 557,
　　　604
　……形成　465
　……再建　469
　……細胞癌　359-360
　……切離　496, 501, 540, 546
　……吻合　469-470, 487, 492
胆汁
　……リーク　469, 505
　……漏出試験　402
胆道
　……癌　657
　……走行異常　497
　……閉鎖症　495, 507
胆嚢
　……切除　540, 546
　……摘出　125, 360, 366, 404, 432, 546
ダンピング
　……症状　155
　……防止　137

ち

中間層遊離皮膚移植　22
中内深頸リンパ節郭清、
　　下咽頭・頸部食道癌　1

中腹部正中切開　243
中分化型
　……肝癌　449
　……肝細胞癌　404
中分化型腺癌
　……、胃癌　156
　……、結腸癌　278
　……、上行結腸癌　242
　……、直腸癌　310
中分化扁平上皮癌、頸部食道　2
腸
　……上皮化生　116
　……閉塞病態　73
　……瘻造設、胸部中部食道癌　50, 60,
　　　71, 73
超音波
　……下染色　429
　……カラードプラ法　414
　……凝固切開装置（LCS）　97, 100,
　　　606, 613-614, 623-624
　……凝固切離子　294, 297-298
　……外科吸収装置　459
　……メス　55-56, 307
腸管
　……切離　285
　……内洗浄　242, 252
　……吻合器　345
腸間膜
　……アプローチ　584
　……根部切開創　69
超低位前方切除術　327
直腸
　……切断術　345
　……前方切除術　311
　……粘膜切除　302, 305, 307
直腸間膜
　……全切除術　335, 339
　……部分切除　345
直腸癌
　……手術　345
　……低位前方切除術　309
直角鋏刀　54

つ

ツベルクリン針　633

て

低位前方切除術　327, 345, 382
低タンパク血症　203
低分化腺癌（por）、胃　138
デューブルドレーン　357
転移性肝癌　359, 381, 403, 657, 672,
　　675

と

頭頸部癌　657, 675
統合的3D-CTイメージング　327-328,
　　331
動脈内注入化学療法　657, 675
ドップラー　359
ドプラーエコー　490
トロカー　77, 98, 101-102, 239

な

内視鏡手術用自動縫合器　457
内視鏡的経鼻胆管ドレナージ　451
内反縫合　171
難治性・多発性消化性潰瘍　605

に

肉眼型
　……Type1、食道癌　2
　……Type2+0-IIc、食道癌　2
二次発癌、胃癌　137
二重器械吻合法　327
乳癌　657, 675-677
乳癌根治手術　631
乳腺縫合形成　643
乳糜胸　38

ね

ネラトンカテーテル　93, 326, 397,
　　500, 503, 581
粘液産生膵癌　539
粘膜
　……粘膜内翻縫合　71
　……粘膜縫合　172
　……吻合法　554

は

肺圧排鉤　77-78
肺癌　657
排尿障害　327, 335, 340
排便機能障害　327, 345
バイポーラー　479-480
　……シザース　459-460
　……剪刀　307
肺門部　55
パウチ、小腸　238
薄層法、皮弁形成　646
発光ダイオード　561, 565
パースストリング　287-288
バリウム胃透視　98
バレット食道　99
反回神経麻痺　6, 33

ひ

脾

……温存膵体尾部切除術　606
……合併切除、噴門側胃切除術　235
……合併切除胃全摘術　202, 217
……静脈浸潤閉塞　561
……膵体尾部合併切除　217
非家族性ガストリノーマ　605
微小血管吻合　1, 17, 19
非症候性内分泌腫瘍　605
尾状葉
……切除　451-452
……単独全切除術　429, 448
……固定　437
ヒス角　102, 104
左胃大網動脈根部の郭清　119
左開胸・開腹連続切開　212
左結腸動脈根部切離　259
左上縦隔操作、胸部中部食道癌　56
左乳房温存手術　631, 633
左乳房切除術　631, 646
びまん性多発性腺腫　292
非密生型ポリポーシス　305
ヒューバー針　668-669

ふ

フィブリン糊　379, 420, 449
フォーリーカテーテル　252-253, 304, 308, 347
腹会陰式直腸切除　327
腹腔鏡下
……Nissen手術　97
……手術、食道裂孔ヘルニア　97
……裂孔ヘルニア修復術　102
腹腔洗浄細胞診　115, 563
腹腔動脈周囲の郭清　129
腹腔内洗浄　562, 578
副神経リンパ節郭清、
　下咽頭・頸部食道癌　1
腹部郭清　39
腹部上腹部正中切開　221
腹膜外到達法　485
腹膜播種　179-180, 261
……再発　217
……病巣切除　177, 201
ブジー　103, 111-112
プリーツドレーン　258, 344
ブルゼクトミー　115-117
プレジェット　37
噴門
……固定術　49
……周囲・左胃動脈幹リンパ節転移、
　胸部食道癌　75
……周囲リンパ節郭清、食道癌　79
……側胃切除術　201, 231, 240

へ

閉塞性黄疸　451
ヘガール拡張器　85
ヘマダクトドレーン　643, 655
ヘルニア
……嚢　98, 103-107
……嚢切除　103
……の還納　103
……門閉鎖　97-98, 103
変形逆T字切開　471
扁平上皮癌、食道癌　2, 76
扁平隆起性病変、結腸癌　278
ペンローズドレーン　74, 100, 108, 176, 218, 240, 295, 304, 402, 473, 476, 478-479, 600, 630

ほ

縫合狭窄　628
膀胱損傷　348
縫合不全　17
縫合部腟瘻形成　301
放射線不透性経管栄養チューブ　73
傍食道型、食道裂孔ヘルニア　97, 99, 103, 105

ま

マイクロ下血管吻合　90
マイクロクランプ　88, 91
埋没縫合　644
末梢セクレチン負荷試験　606
マットレス縫合　276, 488, 577
マッピング、リンパ節　230, 240
慢性
……肝炎　403
……肝疾患　359
……肝障害　381

み

右肝静脈再建　469
右頸部郭清、食道癌　79
右噴門リンパ節郭清　132-133
右旁正中領域切除術　403
右門脈枝塞栓術　359
右門脈塞栓術　451
未分化型腺癌、胃癌　220

む

無輸血手術、直腸切断術　345

め

迷走神経
……温存、胃癌　137, 145
……切離後症候群　155

メッツェンバウム剪刀　210, 246, 374, 377, 419, 625, 661
メーヨー剪刀　210
メルセデス・ベンツ切開　383, 471, 497, 542
免疫組織染色　155
綿状縫合器　327, 343-344

も

網嚢全切除　203
モニター腸管　19, 22
モノフィラメント吸収糸　47, 83-84, 91, 94
門脈
……圧亢進症　495, 507
……合併切除、膵頭部癌　517, 534, 591
……カテーテルバイパス法　579, 591, 597
……グラフト処理　482
……枝塞栓術　451
……切離　591
……内癌細胞移出　241
……バイパス用カテーテル　591, 595, 599

ゆ

有茎空腸移植術　49
有茎空腸片　66
有茎空腸片作成　60-61
幽門
……機能温存、胃癌　137
……狭窄症例　134
……形成術　71-72
……保存胃切除術　137
幽門下リンパ節郭清　115
幽門側胃切除　75, 115, 118, 131, 155
幽門輪温存膵頭十二指腸切除術　539-540
遊離空腸移植術　1
遊離空腸片採取　13
遊離腸管移植　1, 21

よ

ヨード染色　2, 33

ら

ラップ固定　98, 103
卵巣癌　657

り

リークテスト　229, 289, 326, 409, 428, 497
リニアステープラー　622, 624

リネアカッター　187, 208, 218
リピオドール塞栓化学療法　657, 672
隆起性病変
　……胃癌　231
　……胸部中・下部食道　50
　……頸部食道　2
　……直腸癌　346
両側季肋下切開　453
両側頸部
　……郭清　24
　……リンパ節郭清　50, 59, 76
両側肋骨弓下切開　519, 563
リンパ液漏　561
リンパ節郭清、下咽頭・頸部食道癌　1
リンパ流域郭清術、胃癌　155
リンファズリン　220-221, 233
リンフォシンチグラム　632

る
ルゴール染色　1, 7, 50, 74
ルビエール溝　412

れ
レトラクター　100-101
連続二重縫合　434

ろ
肋弓下
　……横切開　157
　……切開　497
肋骨挙上器　240
ローンスター・リトラクター　301, 306

数字
Ⅱa型様病変、結腸癌　278
Ⅱc型、食道癌　74
Ⅱc+Ⅲ様進行癌　202
Ⅱc病変、胃癌　156
Ⅱc様進行癌、胃癌　202
0-Ⅰ型、胃癌　231
0-Ⅱc病変、胃癌　220
2型胃癌　116
2型病変
　……結腸癌　260, 278
　……食道癌　76
3領域リンパ節郭清、胸部食道癌　23, 75

A
adjuvant chemotherapy　561
air leak test　516
Albert-Lembert吻合　629

Alcock管　341
Anchor stitch　113
anomaly、肝臓血管走行　410, 412, 414

B
Belghiti　500, 503
Belsey法　97
Billroth
　……Ⅰ法　76, 83, 134, 136
　……Ⅱ法　75, 627
bipolar scissors　543
blue node　221-222, 224-225, 233
Bookwalter　100-101
Braun吻合　554, 560, 604

C
calcium gluconate　605
Calot三角　387, 432
Ce、食道癌　2
Child変法、消化管再建　579, 604
Child法　536
clamp-crushing　439
co-axial setup　101
collar incision　39
collar stitch　114
counterstaining　437
counter traction　204
covering ileostomy　344
crural repair　97-98, 103, 109-110, 113
crushing method　418, 422
cStage IA　220
C型肝硬変　470

D
demarcation line　359, 370, 451, 501
double stapling法　302-303, 325, 345
Dukes A　278
Duple drain　290

E
endoscopic mucosal resection　219
epicholedochal plexus　393

F
fan retractor　102
finger bougie　45
Floppy Nissen fundoplication　97, 111
forceps coagulation technique　334
forceps fracture method　360, 371, 374

functional end to end anastomosis　241, 253, 257

G
Gambee
　……1層吻合　136
　……1層縫合　277
　……法　16, 18, 134
GDA切離　588
Grilloの術式　22

H
hanging maneuver　500, 503
Hassonカニューラ　102
HCV
　……抗体　404
　……陽性、慢性肝炎　561
　……陽性肝硬変　430
hematoxylin and eosin（HE）染色　219, 230
high dorsal resection of the liver　429
histidine tryptophane ketoglutarate　481
hot node　222, 224-225, 233-234
HTK液　481, 506, 514

I
ICG色素蛍光法　561
incisional hernia　258
indocyanine green　565-567
interventional radiology　657
intestinal bag　279, 290
intraductal papillary-mucinous tumor　539-540, 544
intraluminal suturing technique　535
intraoperative endoscopic lymphatic mapping　155-156, 159, 161
isolated pancreatectomy　579
isolated pancreatoduodenectomy　579, 591, 602
　……Child変法再建　579
　……今永法再建　579

J
Jackson Pratts drain　516
J型結腸嚢　343
J字型切開　360-361, 383, 405, 431

K
Kent式リトラクター　563
knot pusher　109

Kocherization　126, 177-178, 181, 201-203, 543, 567, 579

L
layer to layer　554, 557, 560
LED-ICG法　565
LED内蔵ICG励起CCDカメラ　566
LED内蔵蛍光カメラ　565
LED励起ICG蛍光　561
linear cutter　590
linear stapler　134, 254-255, 270, 273, 521, 529, 532, 589
lipiodolization　658
loop ileostomy　306-307
lymphatic basin dissection　155-156, 162-163, 168

M
mapping　219
mesenteric approach　584, 587, 602
mucinous cystic tumor　539
mucosal bridge　238

N
N-Gチューブ　18
Nissen法　97
non-touch isolation technique　241, 579
N staging　219, 233

O
omentectomy　241
outflow block　469, 487, 506
over-and-over method　513-514, 535

P
pancreatoduodenectomy　517, 519, 579, 602
patent blue　155
pick-up法　163-164
poorly differentiated adenocarcinoma　202
pouch、S状結腸　342
Pringle法　371, 374, 382, 396, 416, 418, 429, 439
pStage ⅡA、食道癌　2
Purstring　191-192

Q
Quénuのリンパ節　322

R
recipient artery、左上甲状腺動脈　19

recipient vein、頸静脈　19
recipient vessels、上甲状腺動静脈　8
recipient vessels、浅頸動静脈　21
reversed Trendelenburg's position　101
riding ulcer　98-99
RI法　219, 561, 633, 635
Rosetti変法　97
Rouviere溝　438
Roux-en-Y　177-178, 199, 201, 218
……再建　134, 136, 187
……症候群　134, 136
……吻合　75-76, 95
RT-PCR　222, 230, 232

S
SASI test　605-606, 608, 617
S-B tube　74
Schmieden縫合　174
secretin　605
Seldinger法　657
sentinel node biopsy　631, 633, 635, 640-641, 645
sentinel node navigation　219-220, 231
single stapler法　325
skeletonization
……肝動脈　525
……門脈　525
SLN生検　155
small-for-size graft　469
SMA周囲神経叢右半切除　517
snake retractor　100, 102
somatostatin receptor scintigraphy　605
Stage
……ⅠB、胃癌　202
……Ⅱ、肝癌　430
……ⅡB、食道癌　2
……Ⅲa、結腸癌　260
……Ⅲa、上行結腸癌　242
……Ⅳa、肝細胞癌　404
……Ⅳa、膵癌　561
staple line　128, 134
stasis症状　228
subtotal-stomach preserving　521
super-charge & super-drainage　75
surgical site infection　241, 258
S状結腸癌　277
S状結腸切除術　277

T
Topリンパ節　49, 52-53

total omento-bursectomy　177-178, 182, 184, 202-204, 206
Toupet法　97
transfixing suture　190
trans-illumination　61
tubulovillous adenoma　76
two mapping procedure　633
typeⅣ　451
type2病変、上行結腸癌　242
type 3、食道癌　24

U
UW液　506, 514

V
vasa aberrantia　385
vertical mattress suture　134, 197, 513, 671
vessel sealing system　233

W
Winslow孔　200, 218

Y
Yammer Etcke　134

Z
Zollinger-Ellison症候群　605, 617
Z縫合　33, 197, 419

VISUAL LECTURES ON CANCER OPERATIONS IN JAPAN
写真で学ぶ 日本の癌手術
VOLUME 1

2009年10月1日 初版第1刷発行

[監　修] 出月康夫

[発行人] 赤土正幸
[発行所] 株式会社インターメディカ
　　　　〒102-0072 東京都千代田区飯田橋2-14-2
　　　　TEL. 03-3234-9559　FAX. 03-3239-3066
　　　　URL. http://www.intermedica.co.jp

[印　刷] 凸版印刷株式会社

装丁／株式会社デザインコンビビア（岡野祐三）

ISBN978-4-89996-243-4　C3047
定価はカバーに表示してあります。